NHK出版

健やかな
毎日のための

栄養大全

監修
上西一弘
藤井義晴
吉田宗弘

はじめに

わたしたちの体は、わたしたちが食べたものでできています。そして、食べたものから生み出されたエネルギーを使って、わたしたちは生きているのです。

生命を維持するために、体外から物質を取り入れる活動や現象を「栄養」といい、それらの物質を「栄養素」と呼びます。体に取り込まれた栄養素は、分解されたり、新たに作られたり、他の物質と協調したりしながら体内で働き、それによってわたしたちの健康は守られているのです。

かつて栄養素は食事からのみ摂取するものでした。多くの食材から作られる食事の中には多種類の栄養素が含まれ、相互に作用をしながら、バランスを保って存在するものです。しかし、近年では作用に特化したサプリメントの利用者も増えてきました。サプリメントには、特定の栄養素を純粋な形で手軽に摂取できるというメリットがあります。しかし、市販されている多くのサプリメントに関する情報は、残念ながら信頼できるものばかりではありません。過剰に摂取していては、かえって逆効果になる場合もあるのです。成分についての研究結果は日々報告され、情報は更新されていますが、いまだに間違った過去の情報が流布されている場合も多く見られます。氾濫する情報のなかには誇張されたものも多く、正しいものを見極めるのは大変難しいことです。

本書では、現時点でのできるだけ新しい情報を集めています。話題に上る機会が増えている「機能性成分」に関しても、食材に存在するものだけでなく添加物に利用される成分まで数多くを紹介しています。これらの特殊な微量成分については、研究が進行中のものも多く一般に理解できる情報が少ないものも、あえて紹介しています。

栄養素についての情報は年々更新され、新たな発見も数多くあります。極端な情報が一過的に広がることも少なくありません。それぞれの栄養素についての正しい知識が、「健康生活」への一助となれば幸いです。

NHK出版

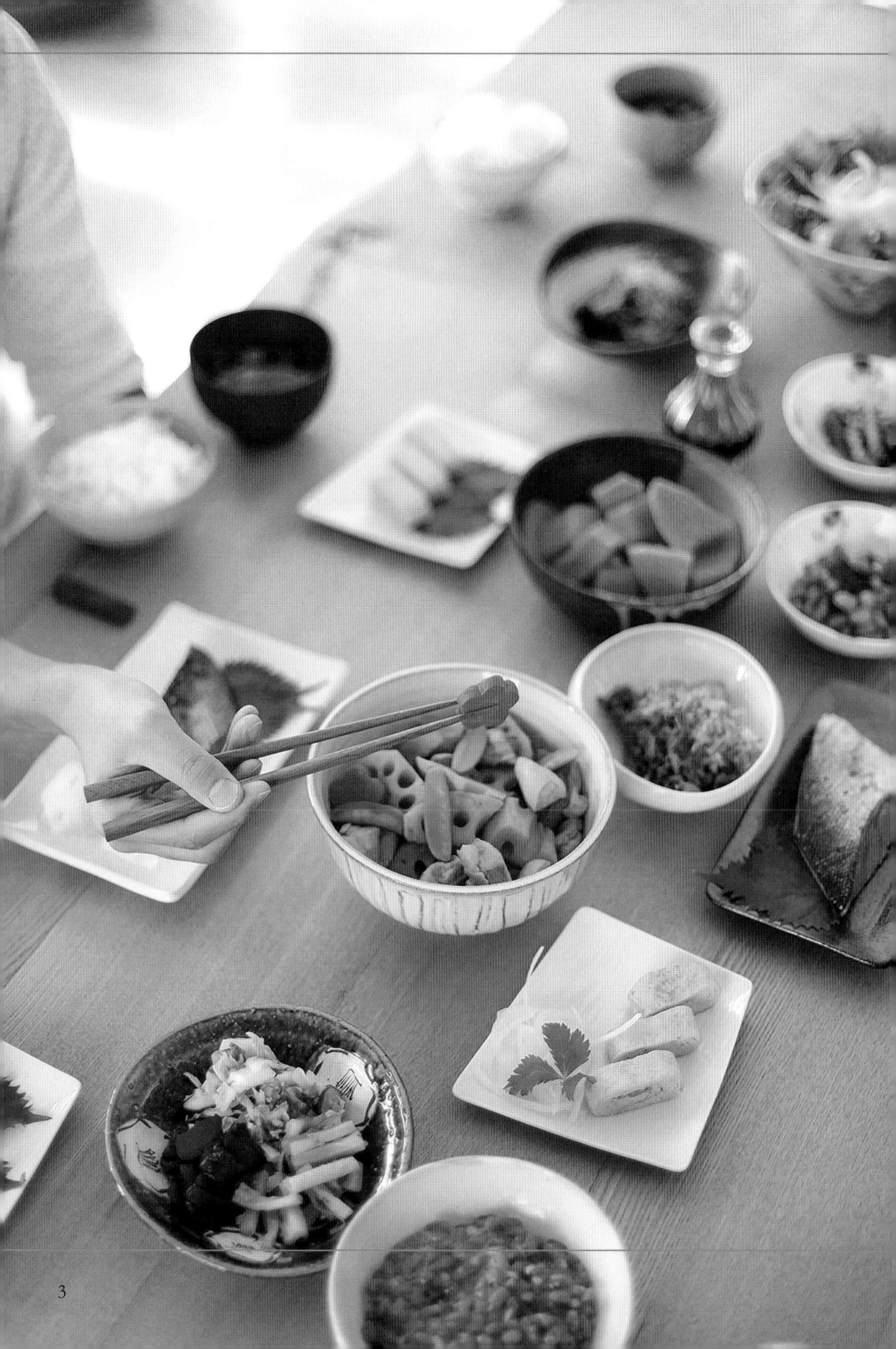

目次

脂質と脂肪酸

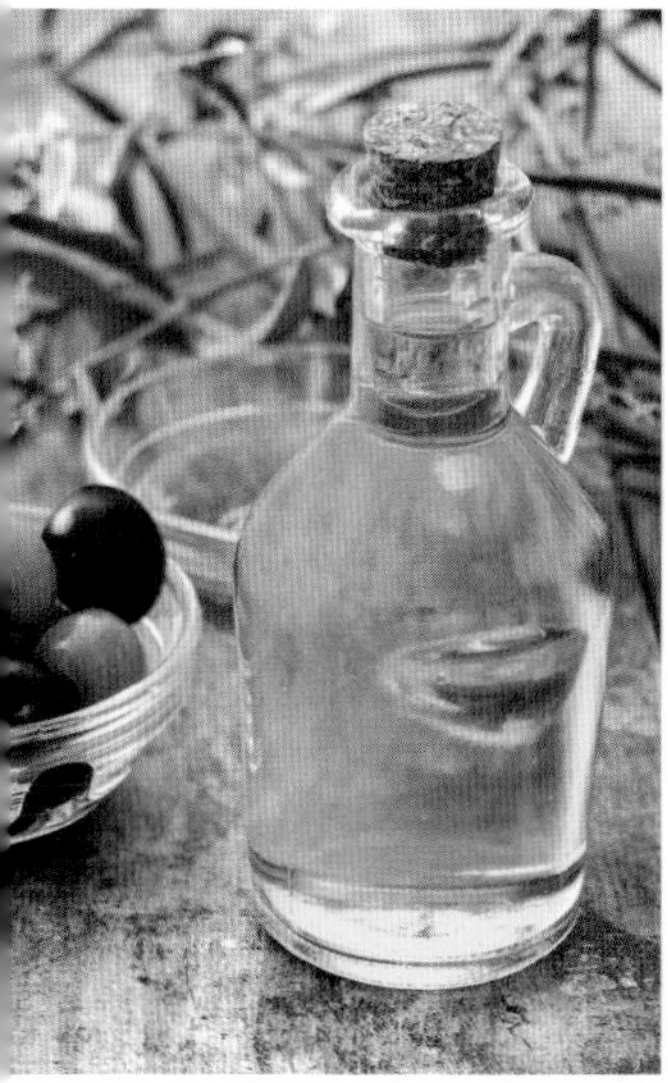

炭水化物と糖質

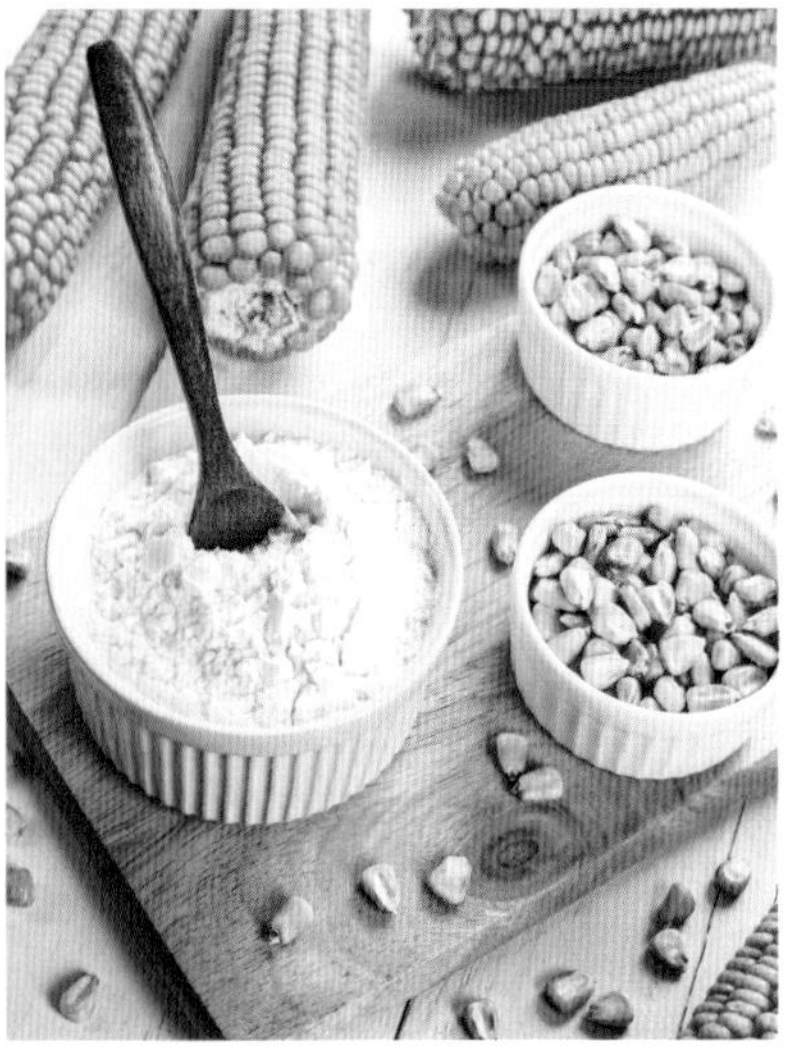

食物繊維とは？

ビタミン

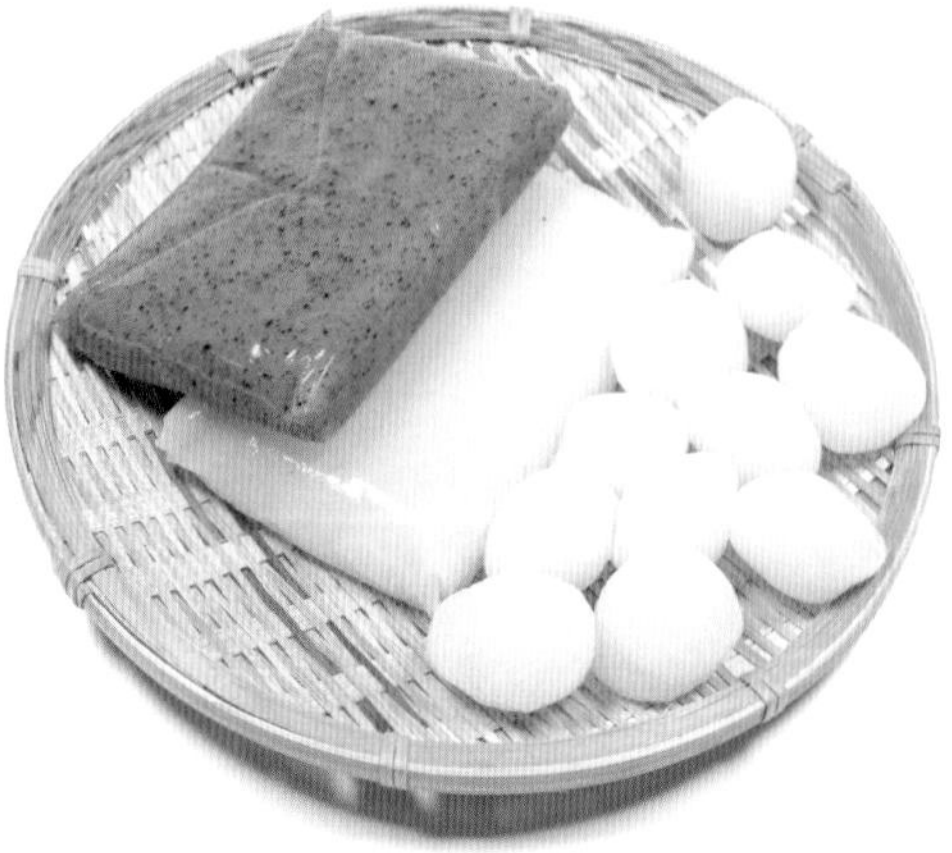

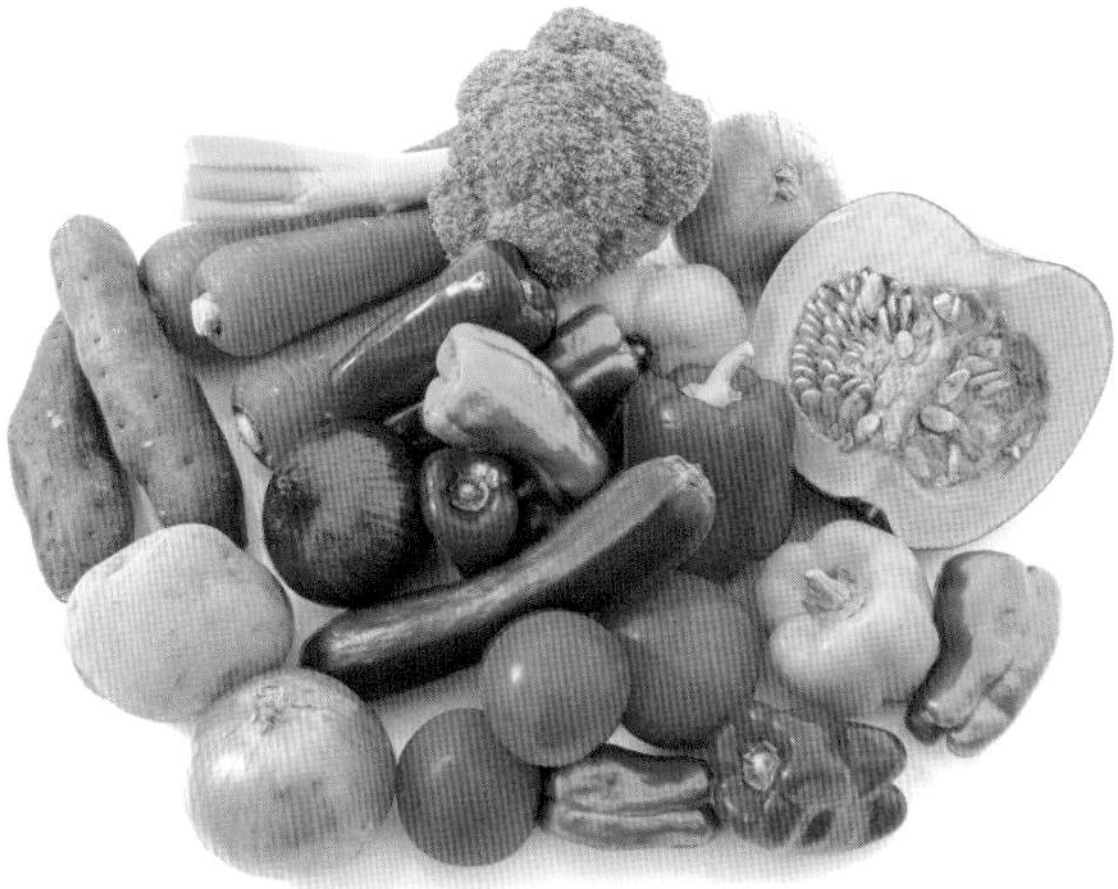

ミネラル

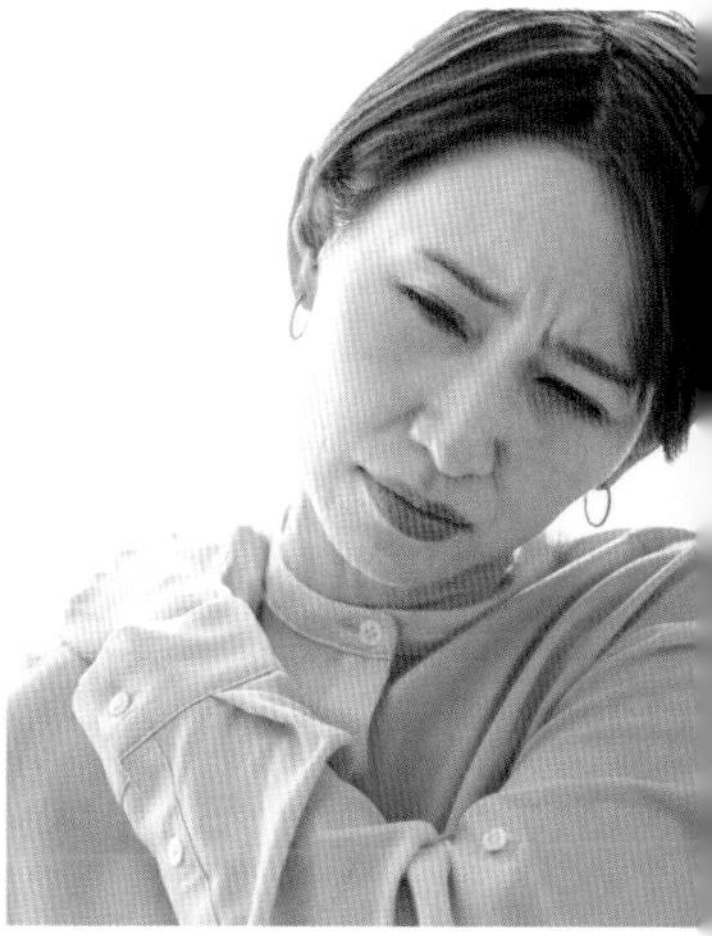

第二章 特殊な機能性成分

特殊な機能性成分

この本の情報について

本書の解説部分は、厚生労働省やその関連組織など、信頼のおけるところが発信している最新の情報を、出来るだけ参考にして構成しています。

特に第二章の機能性成分においては、成分の存在が明確にされていても、その機能については研究が進行中の場合も多くあります。現段階で知られている研究情報などについて触れているものもありますが、今後、新たな情報が発表される可能性もあります。

この本の使い方

- 栄養成分については、文部科学省による「日本食品標準成分表2020年版（八訂）」に基づいて表示してあります。
- 栄養素の摂取推奨量、目安量、目標量については、厚生労働省による「日本人の食事摂取基準」（2020年版）に基づいて表示してあります。
- 構造式に関しては、一般によく知られている形を選んで表示しています。ただし、たんぱく質や多糖類など、分子量が大きく構造が複雑な物質や、構造が決まっていない物質（不定形）については、構造式の表示を控えました。なお、ミネラルは元素であるため、元素記号のみ表示してあります。

第一章　六大栄養素

栄養素とは？

わたしたちの体は、食べたものでできている

わたしたち人間の体は、水、たんぱく質、脂質、無機質など、自然界にある材料で作られています。外から栄養素を摂取しなくても、光合成によってエネルギーを生成できる植物とは違い、動物であるわたしたち人間は、体を作るための材料や、日々の活動に使うエネルギーを、食べ物から摂取しなくてはなりません。

体を作る成分のうち、最も多いのは水で、全体の約70％を占めています。次に多いのはたんぱく質、そして脂質です。ビタミンやミネラルなどの無機質は、全体に占める割合こそ少ないものの、体の機能維持や骨や歯の材料として、欠かすことのできない物質です。

食べ物から摂取する栄養素の中で最も多いのは糖質ですが、体内に存在する量はごくわずかです。なぜなら、糖質は主にエネルギーとして消費され、余剰は脂質として蓄えられるからです。

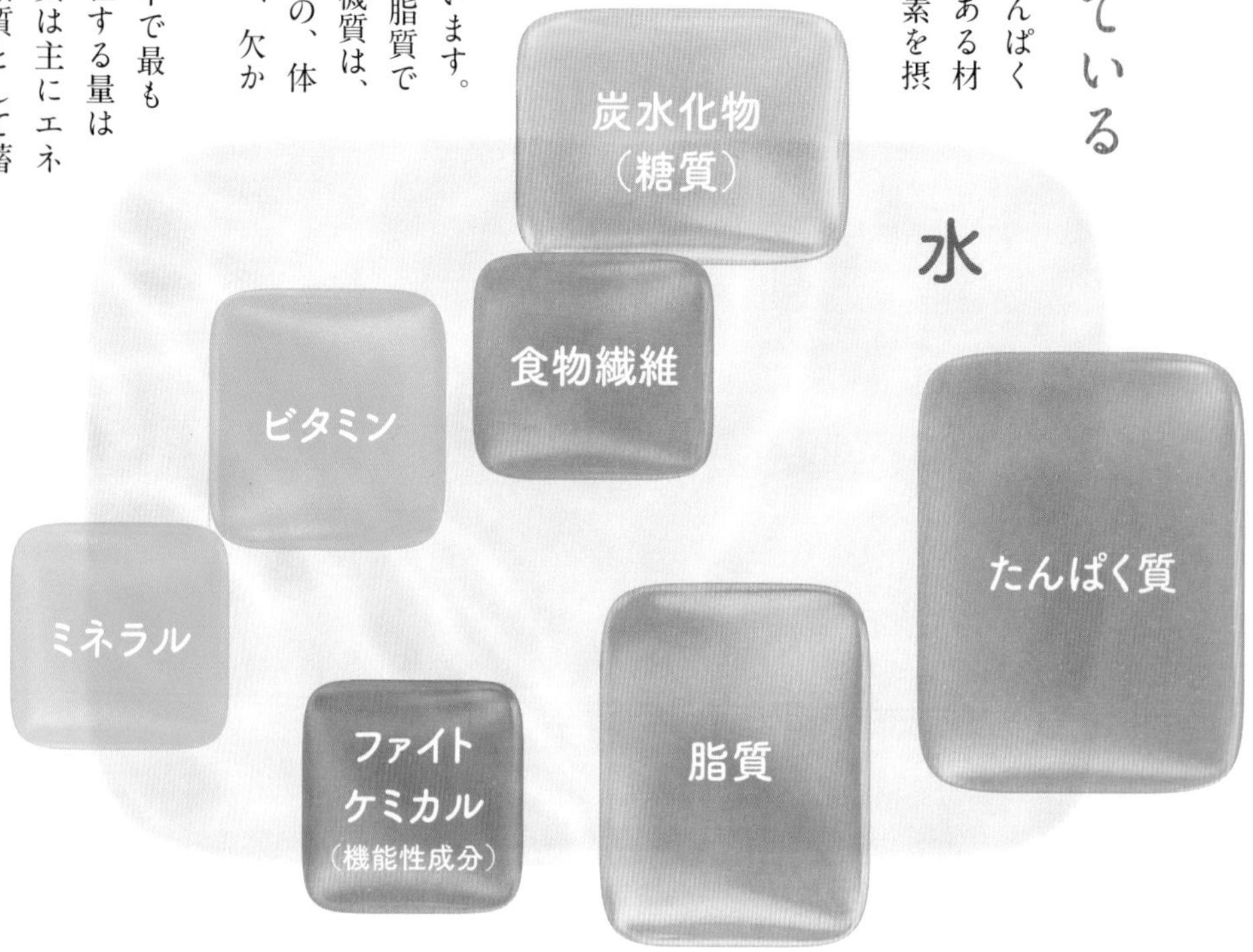

「栄養」ってなんだろう？

食べることを通じて必要な物質を体内に取り込み、体を作るための材料やエネルギーとして使い、生命を維持する。これら一連の食べ物と体の相互作用を「栄養」といいます。そして、食べ物に含まれるもののうち、栄養活動に使う、体に必須の成分が「栄養素」です。

摂取量が多く、エネルギー源となる栄養素が、糖質、脂質、たんぱく質の3つで、これらを「三大栄養素」と呼びます。この三大栄養素に、必要量はわずかながら、生命維持に欠かすことのできないビタミンとミネラルを加えたのが「五大栄養素」。さらに、厳密にいうと栄養素には含まれないものの、体内で重要な働きをする食物繊維を含めて「六大栄養素」、水を加えて「七大栄養素」、さらに、植物が生産する機能性成分であるファイトケミカルを加えて「八大栄養素」という表現が用いられることもあります。

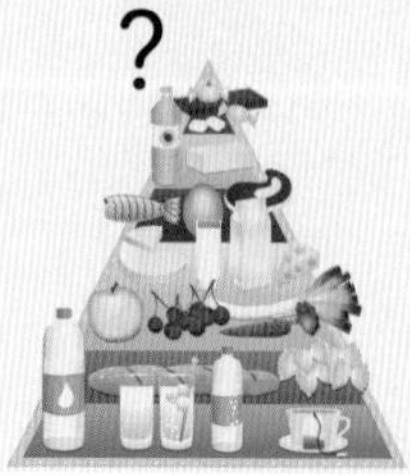

乳幼児期から成長期の栄養バランス

乳幼児期は、人生で最も成長が著しい時期で、この時期の栄養状態はその後の発育に大きな影響を与えます。生後5～6か月以降は、乳汁だけではたんぱく質やミネラルなどの栄養素が不足してくるため、離乳食を始めます。味覚とあごの筋肉が発達し、必要な栄養素の大部分を食べ物から摂れるようになれば、離乳の完了です。

乳幼児は胃の容量が小さいため、3度の食事で不足するエネルギーを間食で補う必要があります。菓子や清涼飲料水ではなく、栄養素をバランスよく含む穀類、いも類、果物などを与えるようにしましょう。この時期の発育状態は、カウプ指数［体重（kg）÷身長（m）^{2}］で判断し、22以上が太りすぎ、19～15が正常、15未満がやせ、13未満が栄養失調とされます。

乳幼児期が終わり、6～17歳ごろにかけては、成人期へ向けて体を発育させる大切な時期。そんな成長期の発育状態を知るには、ローレル指数が1つの目安となります。基礎代謝量は10代（男性15～17歳、女性12～14歳）がピークとなり、エネルギーだけでなく各栄養素の必要量が増えるため、三大栄養素に加えてビタミン、ミネラルなどの微量栄養素も不足しないよう、注意が必要です。

成長期の推定エネルギー必要量（kcal／日）

	男			女		
	Ⅰ	Ⅱ	Ⅲ	Ⅰ	Ⅱ	Ⅲ
6～7歳	1350	1550	1750	1250	1450	1650
8～9歳	1600	1850	2100	1500	1700	1900
10～11歳	1950	2250	2500	1850	2100	2350
12～14歳	2300	2600	2900	2150	2400	2700
15～17歳	2500	2800	3150	2050	2300	2550

*エネルギーは参考値。Ⅰ～Ⅲは身体活動のレベル
レベルⅠ／静的な活動が中心
レベルⅡ／通学し軽い運動も
レベルⅢ／活発な運動習慣がある

乳幼児期の推定エネルギー必要量（kcal／日）

	男	女
0～5か月	550	500
6～8か月	650	600
9～11か月	700	650
1～2歳	950	900
3～5歳	1300	1250

*エネルギーは参考値。身体活動レベルⅡの数値

ローレル指数で学童期の発育を判定

ローレル指数
＝体重（kg）÷身長（m）^{3}×10

ローレル指数	判定
100以下	やせすぎ
145くらい	標準
160以上	肥満

*小児肥満の判定は、（実測体重－標準体重）÷標準体重×100で求める
＋20～29%　軽度肥満
＋30～49%　中等度肥満
＋50%以上　高度肥満

乳児や幼児の発育状態を表すカウプ指数（生後3か月から5歳までの乳幼児）

カウプ指数
＝体重（kg）÷身長（m）^{2}

カウプ指数	判定
13未満	栄養失調
15未満	やせ気味
15～19	標準
22以上	太りすぎ

*厚生労働省基準
*ただし、年齢によって基準値を設けていることもあり

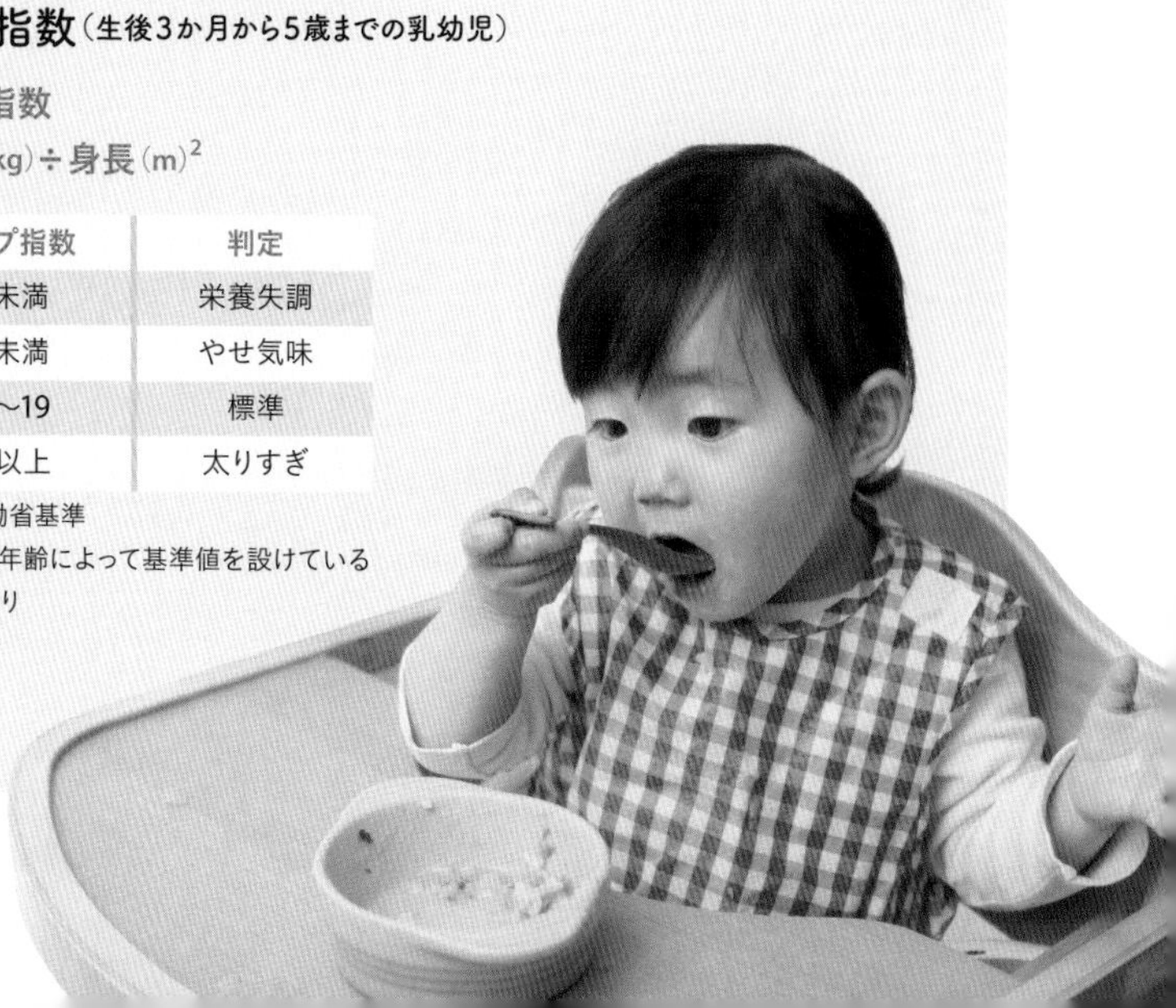

栄養素過剰について

わたしたちの体は、食べすぎには適応できない

体が必要とするエネルギー量を食事から摂取するエネルギー量が上回ると、余った分は脂肪として体に蓄えられます。適度な脂肪はホルモン代謝や体温調節のために必要ですが、脂肪の過剰な蓄積は健康に悪影響を及ぼします。積極的に摂ったほうがよいとされるたんぱく質ですらも、摂りすぎると腎臓や肝臓に影響を及ぼすため、食べれば食べるほどよいというわけではないのです。

そもそも、われわれ人間を含め、動物の長い歴史は常に飢えとの戦いで、生体として、栄養が不足したときに対応するしくみは持っていても、栄養が過剰になったときのしくみは備えていません。そのため、過剰な栄養素の供給が続くと体が対処しきれず、さまざまな不都合が生じてしまうのです。

肥満が引き金となる病気

2型糖尿病

インスリン分泌が低下し、インスリン抵抗性も加わって、血糖値が高い状態が続きます。糖尿病性網膜症、糖尿病性腎症、糖尿病性神経障害などの合併症を引き起こします。

動脈硬化

動脈の血管壁に脂質が蓄積し、硬くなって弾力性が失われた状態のこと。心筋梗塞や脳卒中を起こしやすくなります。

高血圧

血圧が高い状態のこと。動脈硬化を促進し、心臓、血管、腎臓などの負担が大きくなります。

変形性関節症

重い体重を支えるため、膝などの関節が変形し、痛みを感じたり関節が動かしにくくなったりします。

脂質異常症

血液中の脂質の値が基準値から外れた状態で、動脈硬化の促進と関連します。

高尿酸血症

血液中の尿酸値が高い状態。足の親指のつけ根などに尿酸の結晶ができ、強い痛みを感じる「痛風」を引き起こします。

脂肪肝

肝臓の細胞に脂肪が蓄積した状態。

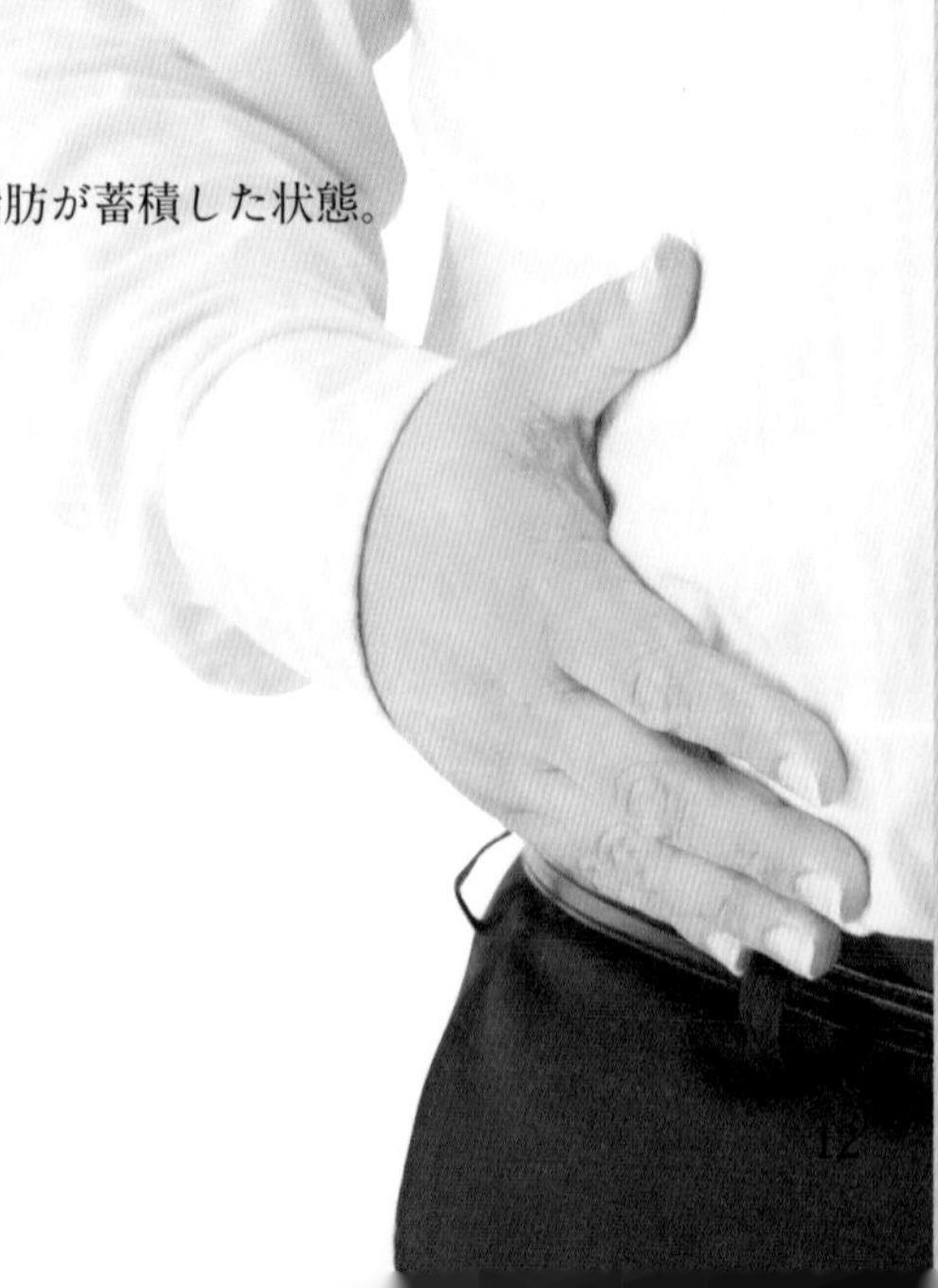

成人期の栄養素バランス

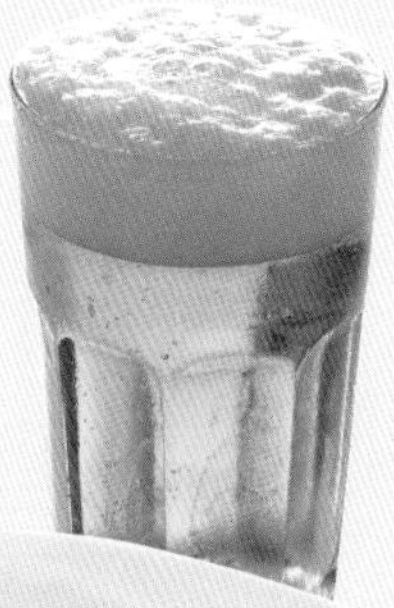

成長期に比べ成人期は、体の成長に使われていたエネルギーの消費が減るため、摂取エネルギーの必要量が減ります。そのため、成長期と同じような食生活を続けていると、エネルギーの過剰からくる肥満を起こしやすくなります。また、働き盛りを迎えて精力的に活動する一方で、ストレスや生活習慣の乱れから心身の不調を感じやすくなる時期でもあります。アルコール類の飲みすぎ、外食や加工食品に頼りきりの生活は、塩分や脂質の過剰、微量栄養素や食物繊維の不足により生活習慣病リスクを高めます。適量でバランスのよい食事を心がける、抗酸化物質を含む食品を積極的に摂るなど、老化を予防するための栄養管理に注意を払うことが大切です。

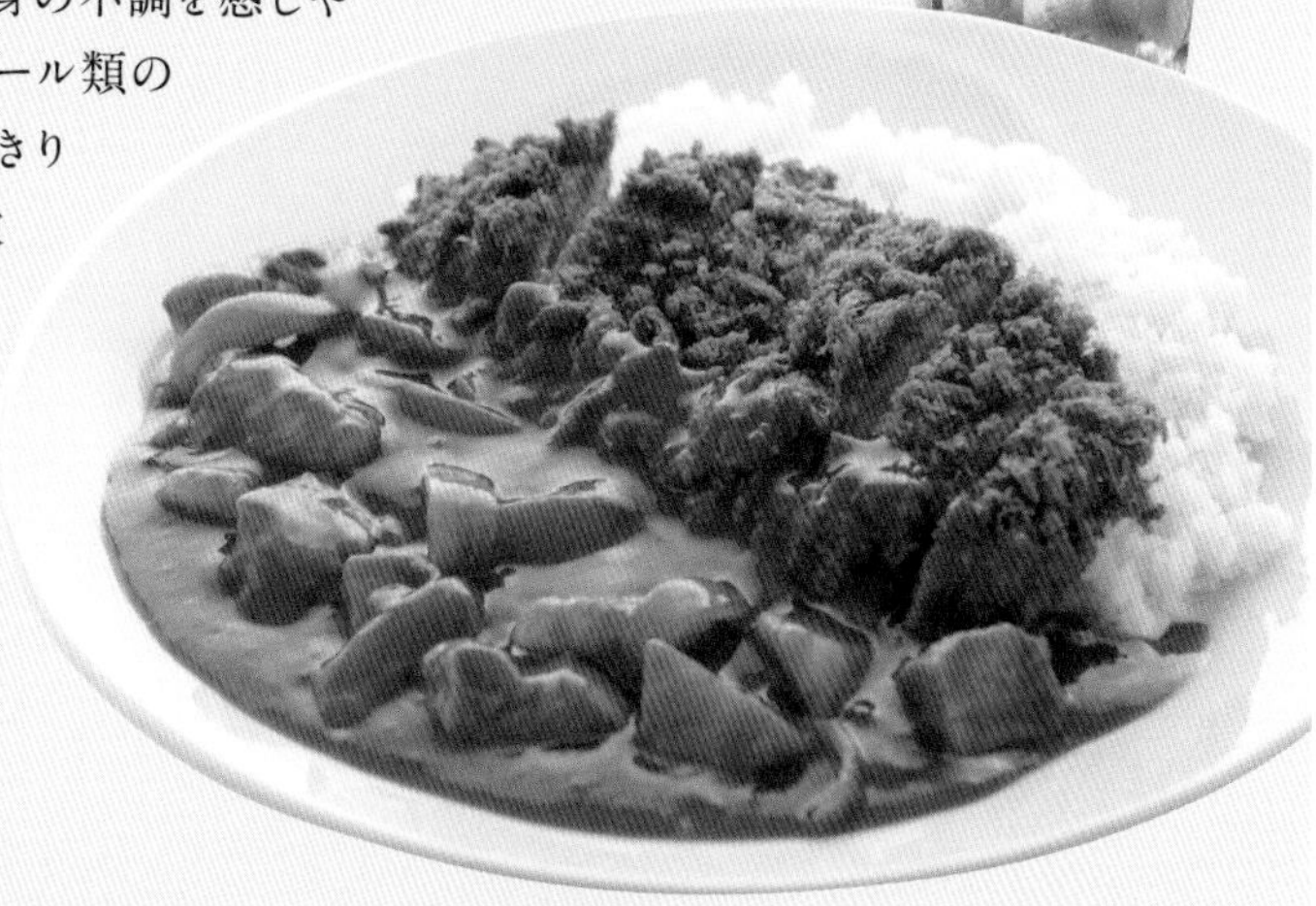

1日あたりの成人期の推定エネルギー必要量

18〜29歳		30〜49歳		50〜64歳	
男性	女性	男性	女性	男性	女性
2650㎉	2000㎉	2700㎉	2050㎉	2600㎉	1950㎉

身体活動レベル：ふつうの場合
日本人の食事摂取基準（2020年版）

エネルギーとカロリー

エネルギーとは体を動かすために必要な力のこと。熱量ともいいます。エネルギーの単位はキロカロリー（㎉）で、これは水1ℓの温度を1℃上げるために必要な熱量と定義されています。

食品の中に含まれる、たんぱく質、脂質、炭水化物（糖質）は、体内で代謝されてエネルギーに変わります。

それぞれの栄養素1gあたり、体の中で作り出すことができるエネルギーは、炭水化物（糖質）とたんぱく質は1gあたり4㎉、脂質は1gあたり9㎉となっています。

日本食品標準成分表2020年版（八訂）での成分名は、それぞれ「利用可能炭水化物（単糖当量）」「アミノ酸組成によるたんぱく質／たんぱく質」「脂肪酸のトリアシルグリセロール当量／コレステロール／脂質」と変更されています。

栄養素不足について

栄養素不足は昔の話？

健康状態は、体に取り入れる栄養素の種類、摂取量、バランスによって左右されます。食べすぎが病気を招くことはもちろんですが、必要な栄養素を十分に摂れないと健康に悪影響があることは、いうまでもありません。

現代は飽食の時代ともいわれますが、それに伴い、食に関するさまざまな健康情報が錯綜しています。中には過度な偏食をすすめるような健康法もあり、食環境に恵まれている場合でも、誤った健康情報を信じることによって栄養素の不足状態に陥る危険性がないとはいい切れません。

栄養素が不足するとどうなる？

栄養素不足（栄養不良）の中でも、たんぱく質とエネルギーの低栄養状態をＰＥＭ（protein-energy malnutrition）といい、るいそう（やせ）やむくみ、低体温、免疫力の低下などが見られます。ＰＥＭは発展途上国において深刻な問題である一方、日本でも、悪性腫瘍や肝硬変の患者、高齢者に見られ、病気の予後や生活の質に大きな影響を与えます。特に基礎疾患を持っている入院患者はＰＥＭを生じやすく、約半数はＰＥＭであるとの報告もあります。

ビタミンやミネラルも、必要な量は微量ながら、不足するとさまざまな欠乏症を起こす可能性があります。

ビタミンとミネラルの主な欠乏症

ビタミンA	夜盲症（とり目）、角膜乾燥症
ビタミンD	くる病、骨・歯の発育不全
ビタミンE	神経・運動機能の低下、溶血性貧血
ビタミンK	出血傾向、骨粗しょう症
ビタミンB_1	脚気、末梢神経炎
ビタミンB_2	口角炎、舌炎、目の疲れ
ビタミンB_6	皮膚炎（ペラグラ）、舌炎、口角炎
ビタミンB_{12}	貧血、末梢神経炎
ビタミンC	壊血病
葉酸	貧血
ナトリウム	倦怠感、食欲不振、意識障害
塩素	食欲不振、消化不良
カリウム	脱力感、食欲不振、不整脈
カルシウム	骨の発育障害、骨粗しょう症
マグネシウム	循環器疾患
鉄	鉄欠乏性貧血
亜鉛	成長障害、食欲不振、皮疹

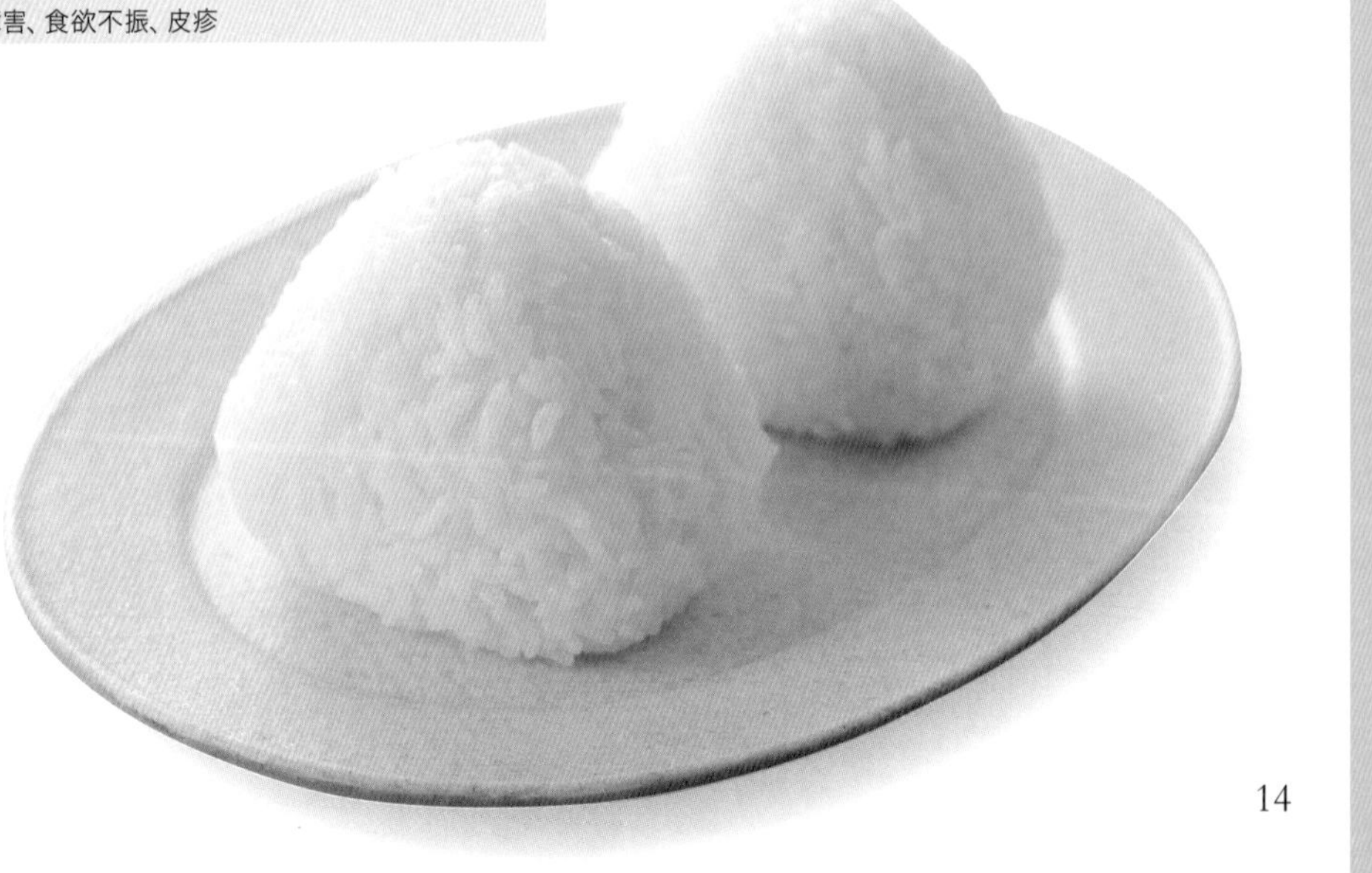

更年期から高齢期の栄養バランス

40歳代後半から50歳代前半にかけての更年期は、女性が閉経を迎える時期です。ホルモンバランスが乱れることで、のぼせや多汗、冷えなどの不調を伴う更年期障害を起こしやすくなります。近年は男性にも、ホルモンバランスの乱れやストレスなどが原因の更年期障害が起こることが知られています。この時期を健やかに乗り切るために、改めて食生活を見直し、運動習慣を取り入れるなどの工夫をすることが必要です。

65歳以上の高齢期に入ると、加齢によってさまざまな生理的変化が見られるようになります。基礎代謝が低下し、消化機能も低下するため、栄養素が十分に吸収されなかったり、余分な栄養素が蓄積されやすくなったりします。成人に比べて必要なエネルギー量は減りますが、咀嚼や飲み込みに問題が生じるようになると、食欲不振になり、低栄養状態となる可能性があります。筋肉の材料となるたんぱく質を十分に摂取しながら、必要なエネルギー量をまかなうために脂質の割合を増やすなど、少ない食事量でも必要な栄養素を摂取できるようにしましょう。

1日あたりの更年期から高齢期の推定エネルギー必要量

65〜74歳		75歳〜	
男性	女性	男性	女性
2400㎉	1850㎉	2100㎉	1650㎉

身体活動レベル：ふつうの場合
日本人の食事摂取基準（2020年版）

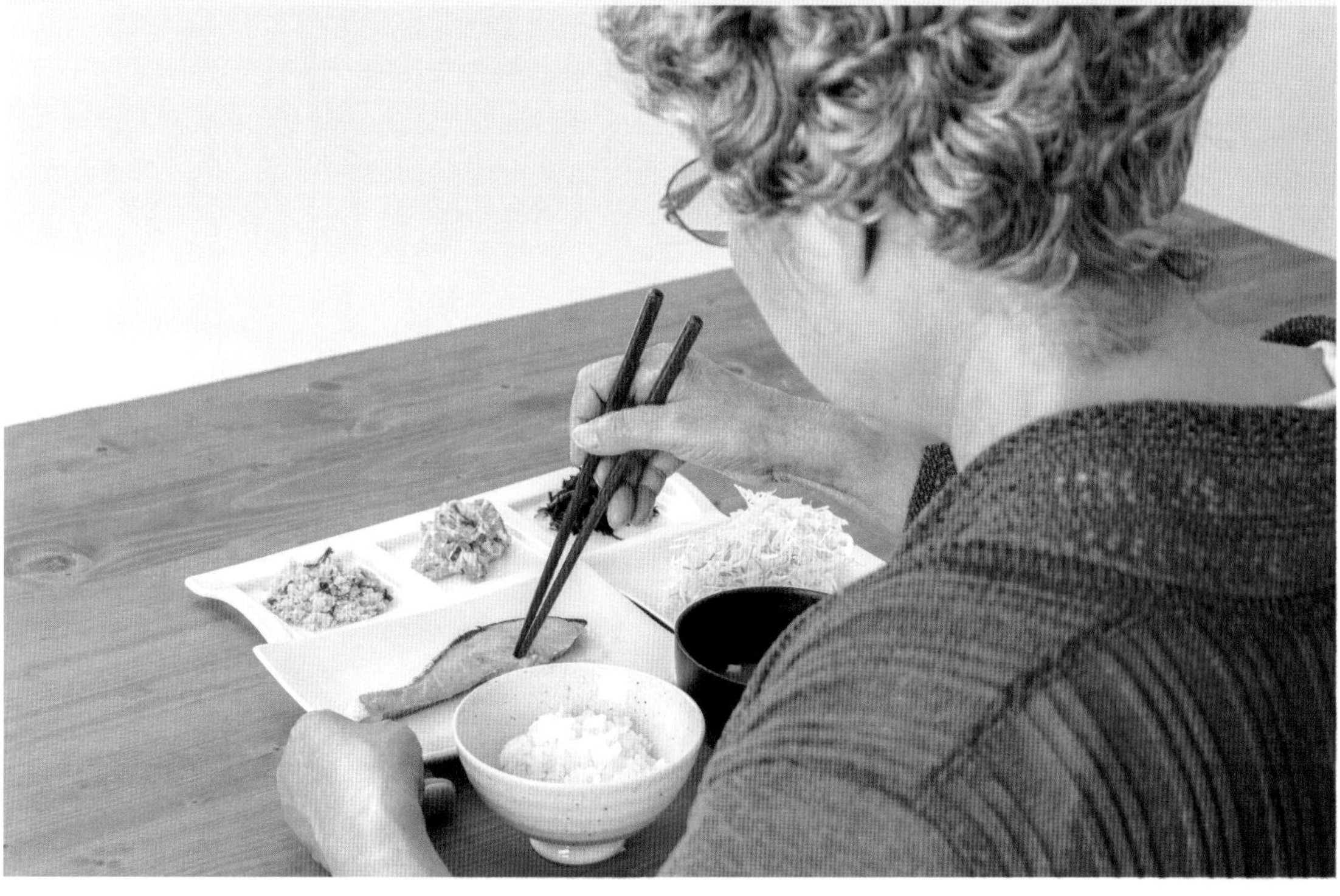

たんぱく質とアミノ酸

細胞や酵素を構成するなど多くの働きをするアミノ酸の集合体

たんぱく質はアミノ酸が多数結合してできた物質で、水以外では人間の体に最も多く存在する物質です。

アミノ酸は自然界には約500種類も存在するといわれていますが、その中で人体を構成しているのはたったの20種類。その20種類のアミノ酸で、人体の中のたんぱく質5～10万種類を作っているのです。つまり、その20種の1つでも欠けると、人体のたんぱく質は作れません。

20種類のアミノ酸のうち、人間の体内で必要量が合成できるのは11種類。これらは「非必須アミノ酸」と呼ばれています。人間の体内では合成できなかったり非常に合成が遅いものと、合成できるけれど必要量をまかなえないヒスチジンを加えた9種類は、食べ物から摂取する必要があり、「必須アミノ酸」と呼ばれています。これらは通常の食生活で不足する心配はほとんどありませんが、無理なダイエットをしている人や極端な偏食の人は注意が必要です。

たんぱく質は体内で常に分解と合成を繰り返し、わたしたちの生命維持のために働いています。筋肉や皮膚など体を作るほか、代謝のために必要な酵素や免疫グロブリンのような防御物質、機能を調整するホルモンを作るなど、多岐にわたる働きで人体の生理機能に関わっています。

皮膚・髪

角質層を形成するのは18種のたんぱく質が結合した「**ケラチン**」。水分を含み弾力性があります。

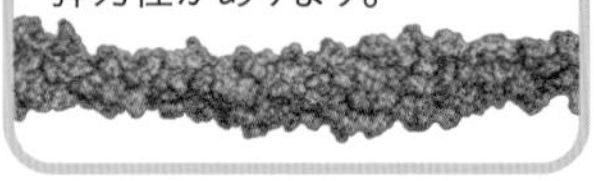

筋肉

収縮たんぱく質の「**アクチン**」、「**ミオシン**」などによって作られています。

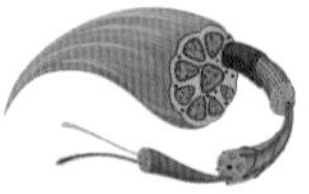

血液

血液中のたんぱく質を「**血しょうたんぱく**」といい、その60%ほどがたんぱく質の一種「**アルブミン**」。

水

胎児では体重の約90%、子どもは約70%、成人男子は約60%、成人女子は約55%、老人は50～55%の水で満たされています。

体の組成バランス（成人）

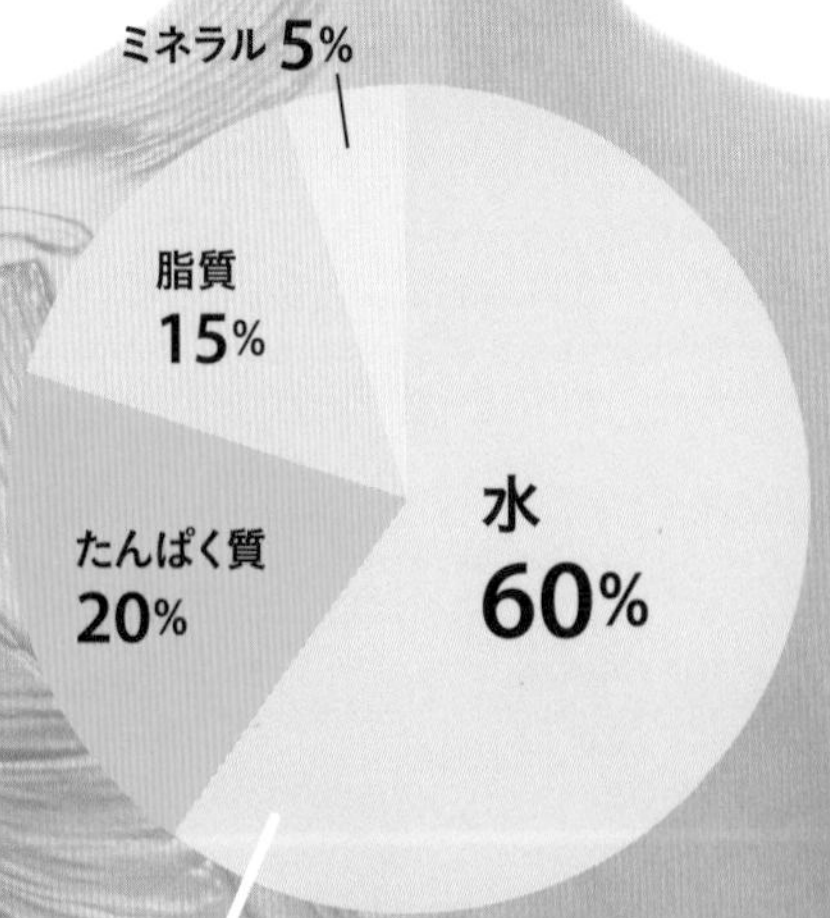

＊数値は成人男女の普通体型基準

たんぱく質の構造

たんぱく質はアミノ酸が約50個以上結合したものです。

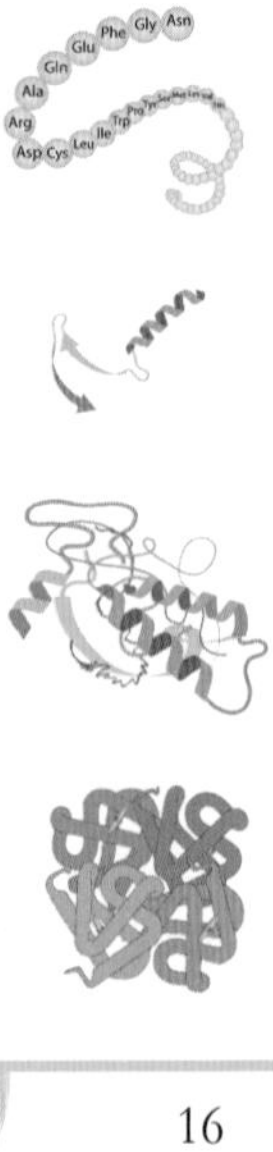

一次構造
アミノ酸が結合したポリペプチド鎖。

↓

二次構造
ポリペプチドがつながった平面構造。

↓

三次構造
二次構造が密に折りたたまれた立体構造。

↓

四次構造
三次構造の分子が2個以上集まった構造（ヘモグロビンの四量体）。

たんぱく質の消化と吸収

消化酵素によってアミノ酸に分解されてから吸収

口から入ったたんぱく質は、噛み砕くことによって一定の大きさの塊になり、飲み込まれます。

胃に送られたたんぱく質は、塩酸を主成分とする胃液と胃液に含まれるペプシンによって分解され、ポリペプチドになります。

十二指腸に送られると、膵液に含まれるトリプシン、キモトリプシン、エラスターゼ、カルボキシペプチダーゼなどの消化酵素によって分解され、オリゴペプチドになります。

小腸内では上皮細胞の微絨毛膜から分泌されるアミノペプチダーゼやジペプチダーゼなどの消化酵素によって、最小単位のアミノ酸か、アミノ酸が2つつながったジペプチドに分解されます。そのまま上皮細胞の微絨毛から吸収されると、全てが最小単位のアミノ酸となって毛細血管から門脈を経て肝臓に送られ、そこから全身の組織に送られます。

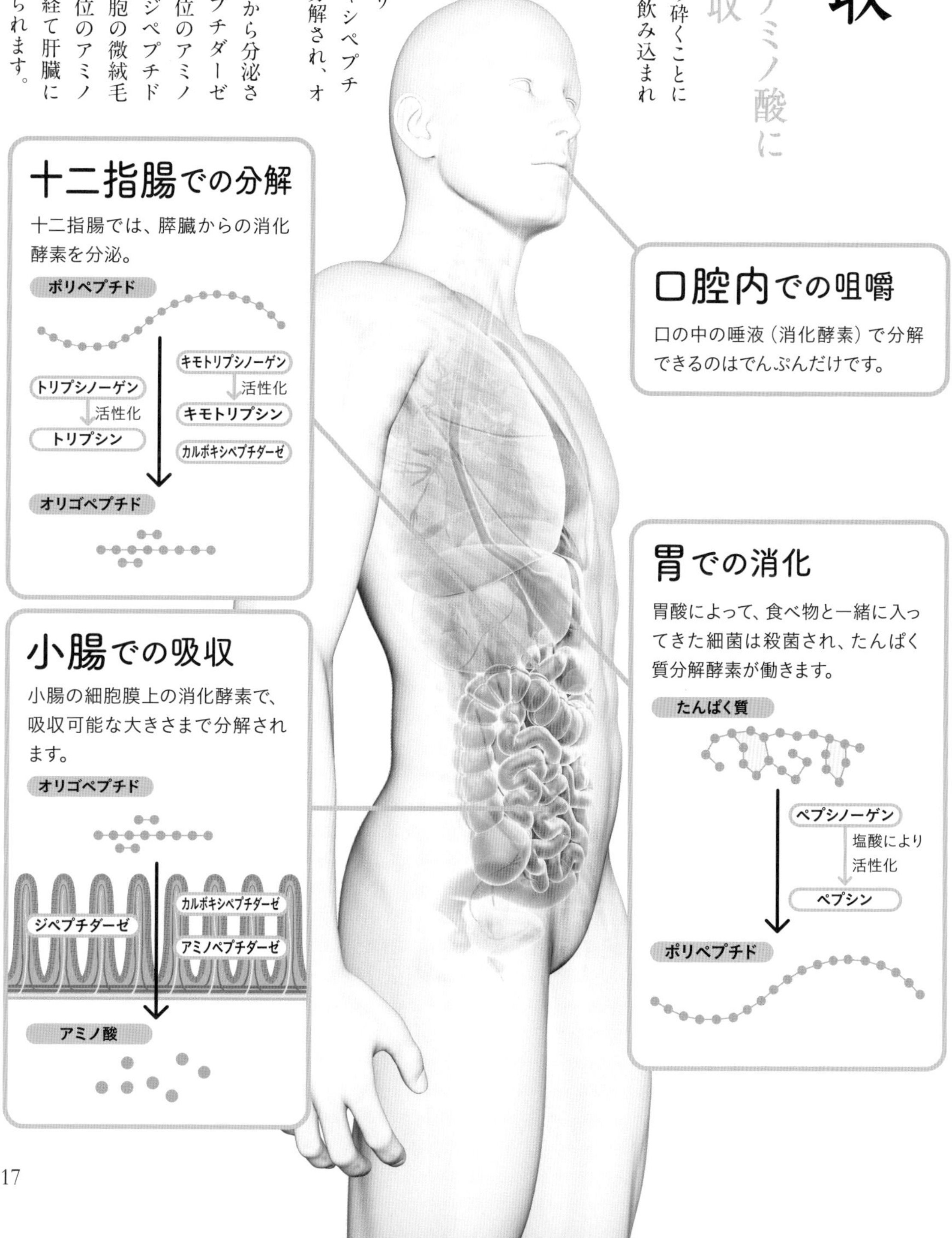

たんぱく質の代謝

生体成分の合成に使われたり、エネルギー源にも

食べ物から摂取し、消化吸収によって分解されたアミノ酸は、筋肉や内臓を構成する体たんぱく質が分解して生じたアミノ酸とともに、肝臓や血液などで合流し、混ざり合って溜めおかれます。これがアミノ酸プールです。その後、アミノ酸は新たな体たんぱく質や酵素、ホルモン、免疫抗体などの合成に使用されるため、全身に送られます。このように、たんぱく質が常に分解と合成を繰り返すことを代謝回転（ターンオーバー）と呼びます。代謝回転の速さは年齢によって異なり、高齢になるほど遅くなります。また、組織によってもその速さは違い、血しょうや肝臓のたんぱく質は約20日間ほどで半分が新しいものに替わり、筋肉は半年ほどで半分が新しくなります。

合成で使い切らなかったアミノ酸は分解され、アミノ基とα-ケト酸に切り離されます（アミノ基転移反応）。窒素を含むアミノ基はアンモニアとなって（酸化的脱アミノ反応）尿素回路で尿素に変換され、尿として排泄されます。一方、残ったα-ケト酸は解糖系やTCA回路（p.76）に送られてエネルギー源となるほか、脂肪酸やグルコースの材料となります。

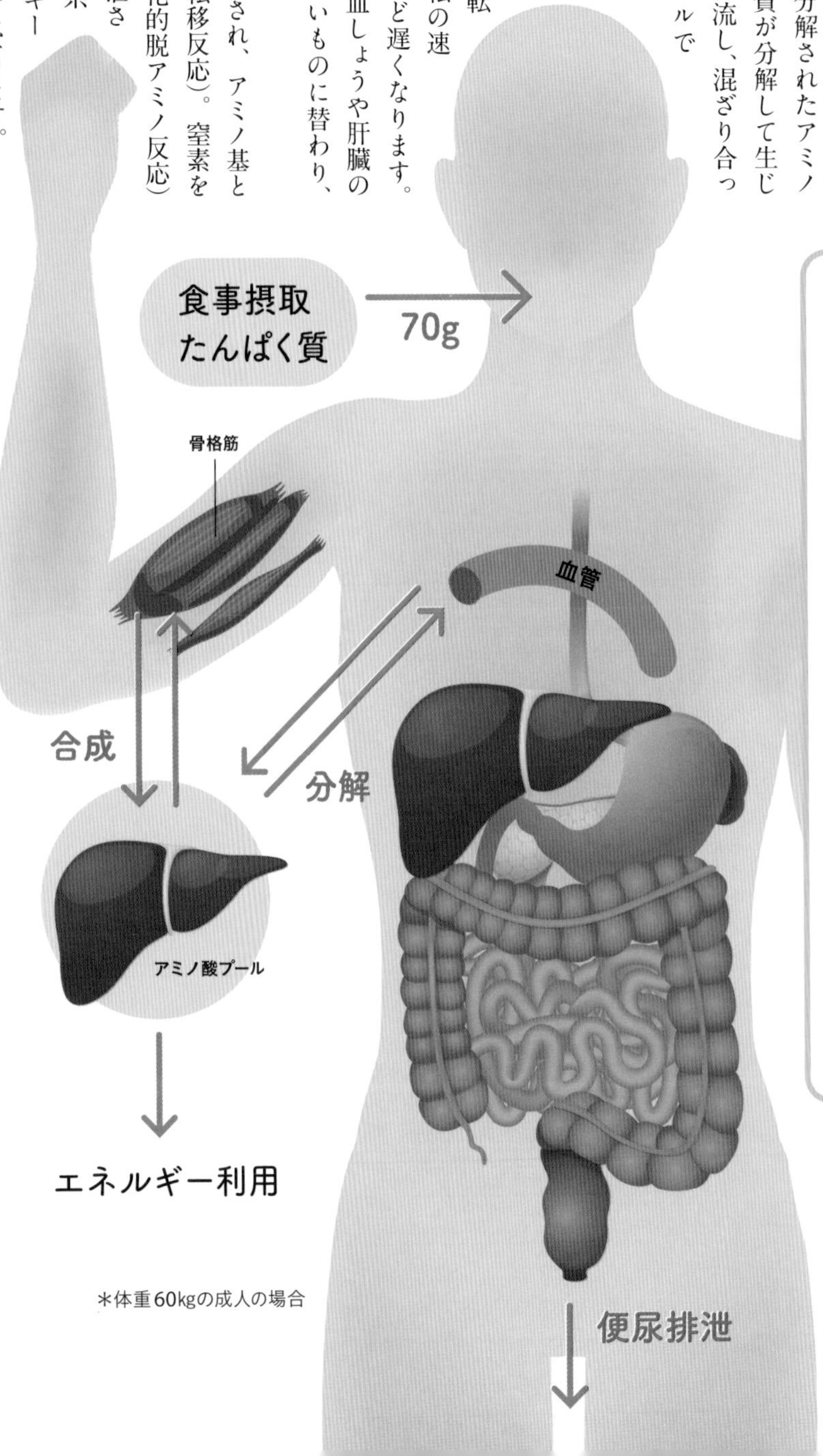

＊体重60kgの成人の場合

代謝回転

毎日、体内のたんぱく質は1〜2%が入れ替わる

体内の臓器は、組織を再生するためにたんぱく質の代謝回転に依存しています。そのスピードはたんぱく質の種類で異なり、赤血球は約120日、肝臓は約20日、筋肉は約180日ほどでその半分が入れ替わります。

たんぱく質はエネルギーとしても利用されますが、体内の血糖が十分にある状態では、たんぱく質を分解しエネルギー源とする必要はありません。そして、未使用の余分なたんぱく質は、体内から除去される場合もあります。

動物性と植物性のたんぱく質

たんぱく質には動物性と植物性がある

たんぱく質を多く含む食物には、肉や魚、卵などの動物性のものと、豆類や雑穀などの植物性のものがありますが、それぞれに含まれている必須アミノ酸の量に違いがあります。

動物性たんぱく質の多くが必須アミノ酸9種を十分に含んでいますが、植物性たんぱく質では不足しているものもあります。

「アミノ酸スコア」は、その9種の必須アミノ酸のバランスを桶図として表したものです。アミノ酸が体内でどれだけ利用されるかは、必須アミノ酸の量によって決まります。

9種の中で1種でも数値が低ければ、ほかの8種も少ない量しか利用されません。この低いアミノ酸を「第一制限アミノ酸」と呼びますが、足りていないアミノ酸を豊富に含む食品と組み合わせれば、アミノ酸スコアは上がります。

スコアの数値は最大値を100とし、それを超えた場合でも、アミノ酸スコアは100と記載されます。

スコア値だけでなく、実際に消化吸収され体内で使用される割合を換算した化学的評価として「PDCAAS（消化吸収率補正アミノ酸スコア）」、「DIAAS（消化性必須アミノ酸スコア）」という最新指標も活用されています。

アミノ酸スコア

桶の9枚の板が9種の必須アミノ酸で、1つでも不足するとそれ以上水が溜まりません。そのバランスを図式化したものです（p.20〜23）。しかし日常の食生活では、ほかの食材から欠けたアミノ酸を補い合うことで、良質なたんぱく質となることが確認されています。

動物性たんぱく質

卵の場合、可食部100gに対して、たんぱく質の量は12.3gとされています。卵1個に含まれるたんぱく質は約6.2gです。1日の成人たんぱく質摂取量の約10%程度を摂取できます。

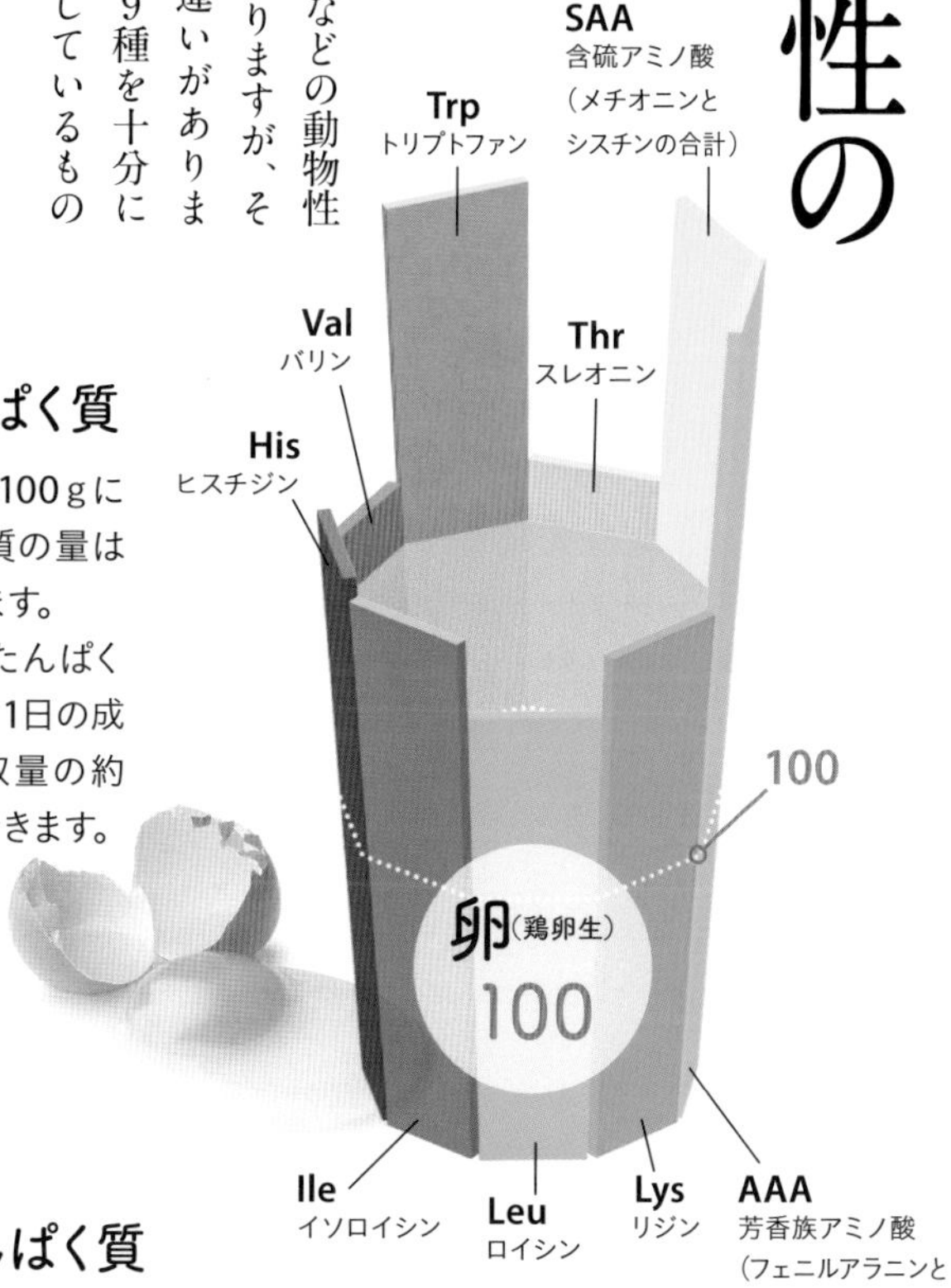

植物性たんぱく質

大豆は植物性の食品の中でもたんぱく質を多く含み、脂質量は少なく食物繊維が豊富です。動物性食品に比べ吸収速度は遅いため、消化に時間がかかりますが、ダイエットには有効です。アミノ酸のバランスを補うため、米、肉、魚を一緒に食べることで、大豆たんぱくでは必要量ギリギリである「含硫アミノ酸（メチオニン、シスチン）」の「補足効果」が期待できます。

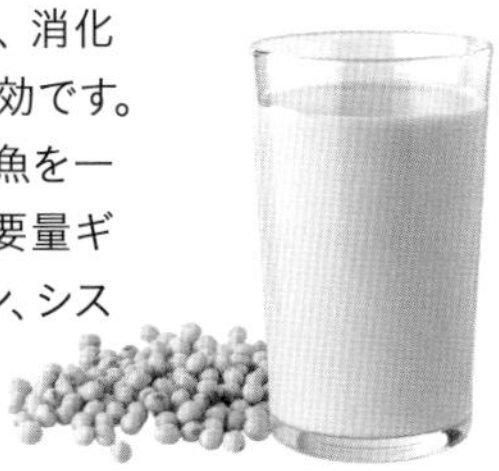

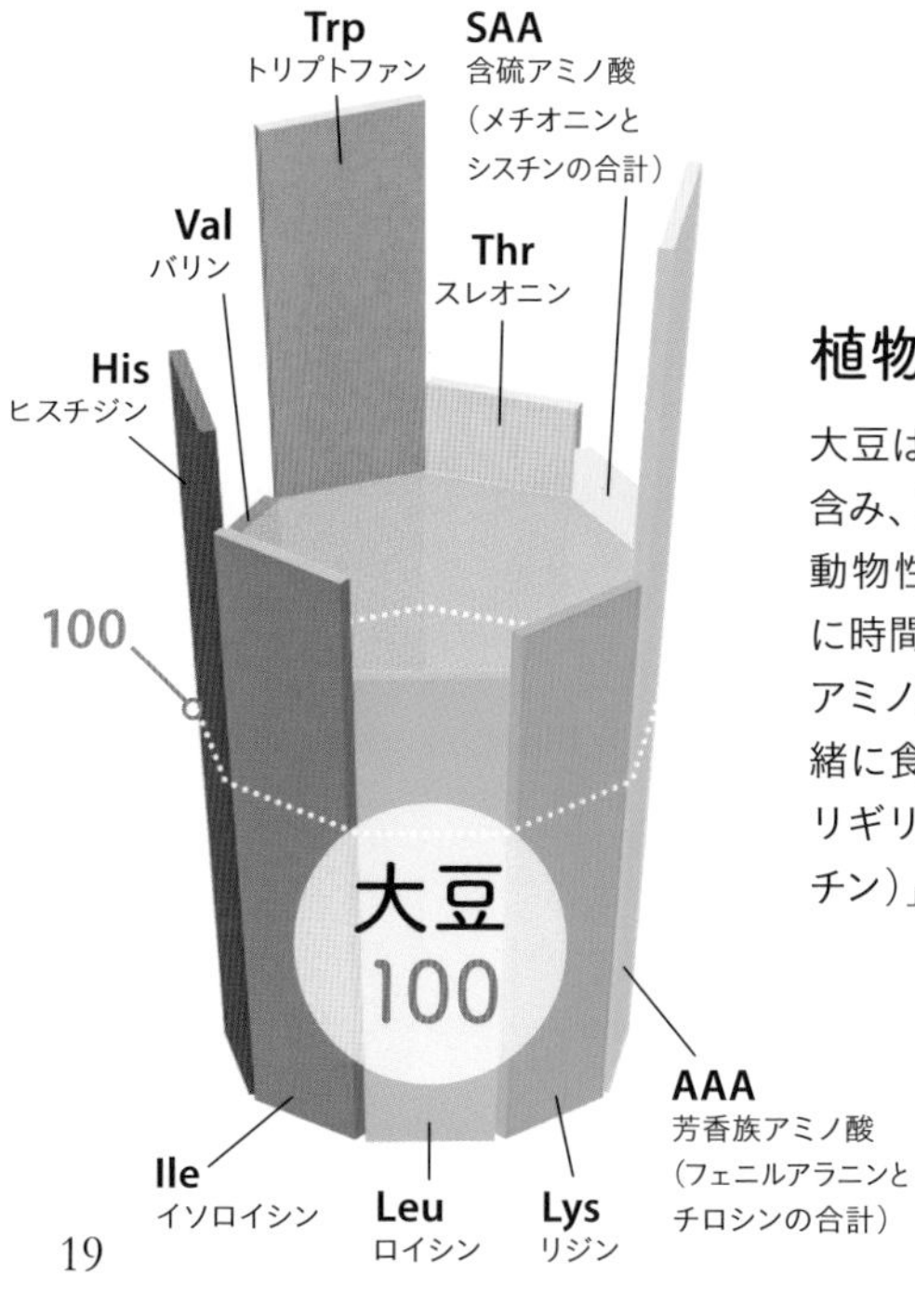

＊アミノ酸含有量については日本食品標準成分表2020年版（八訂）アミノ酸成分表2020年版

動物性たんぱく質

脂質も多い動物性たんぱく質

魚介類を含む肉類、卵、乳製品など動物由来のたんぱく質のことを指します。

動物性食品には脂質が多く含まれ、動物性たんぱく質の体内への吸収率は植物性たんぱく質よりも高いため、それが利点ともなりますが、全体のカロリーが高めになりやすい傾向があります。

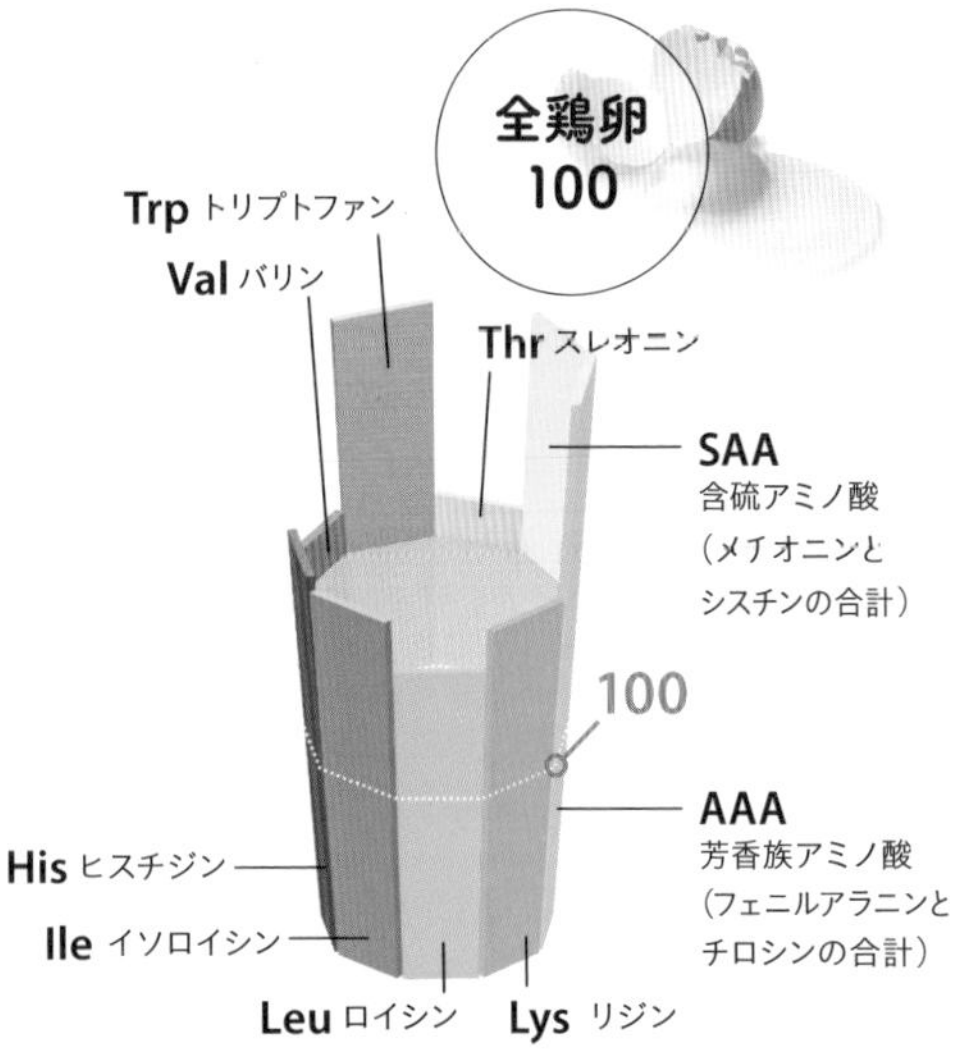

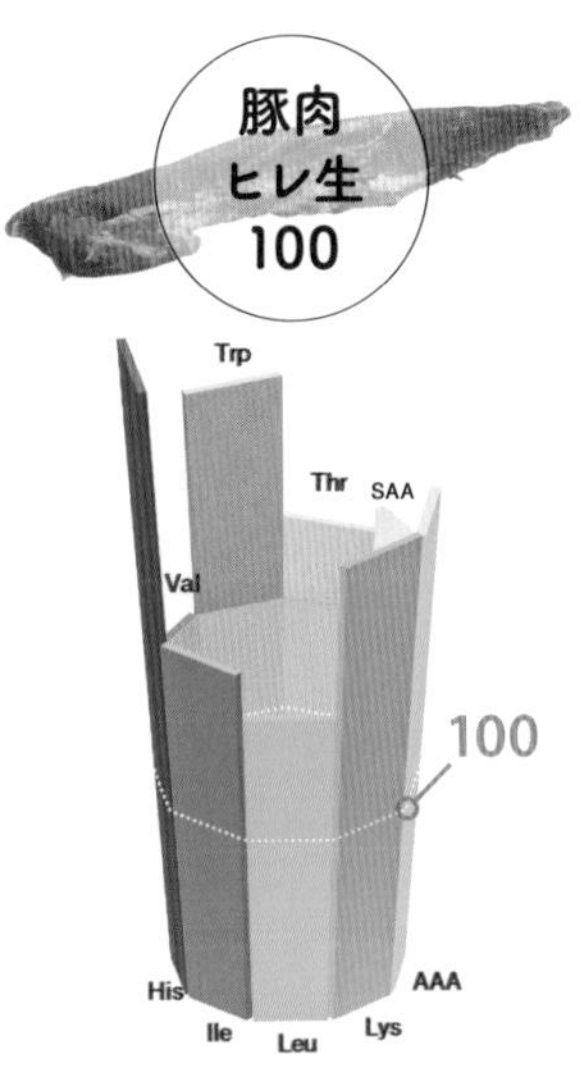

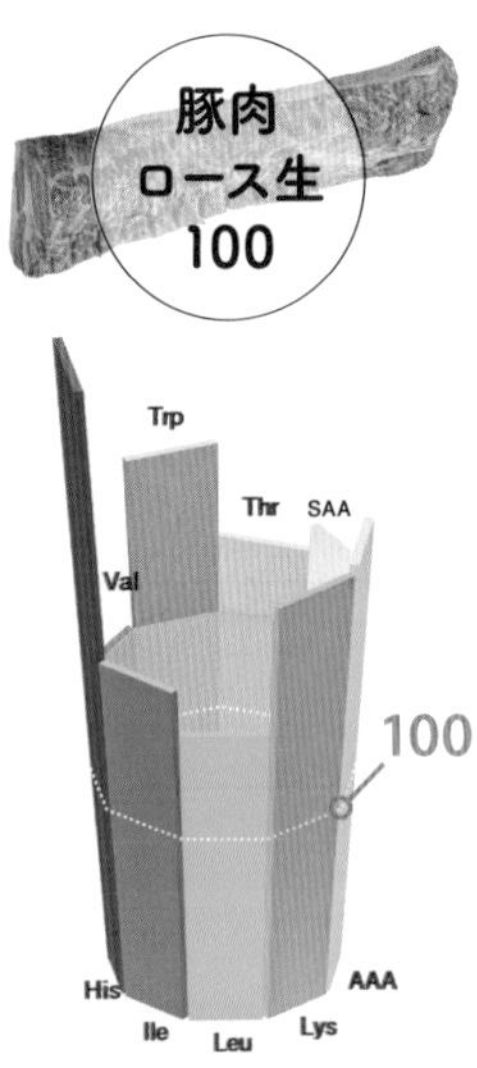

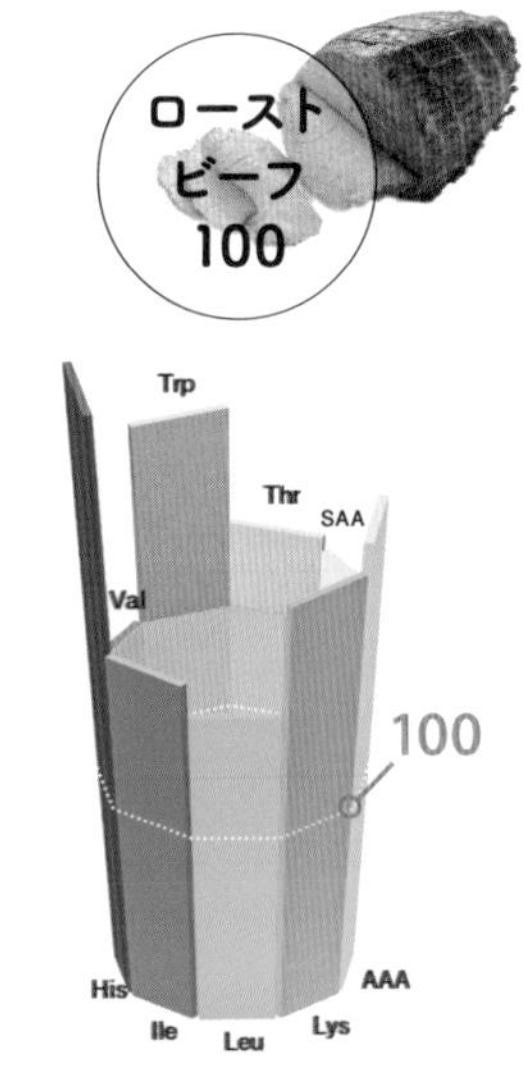

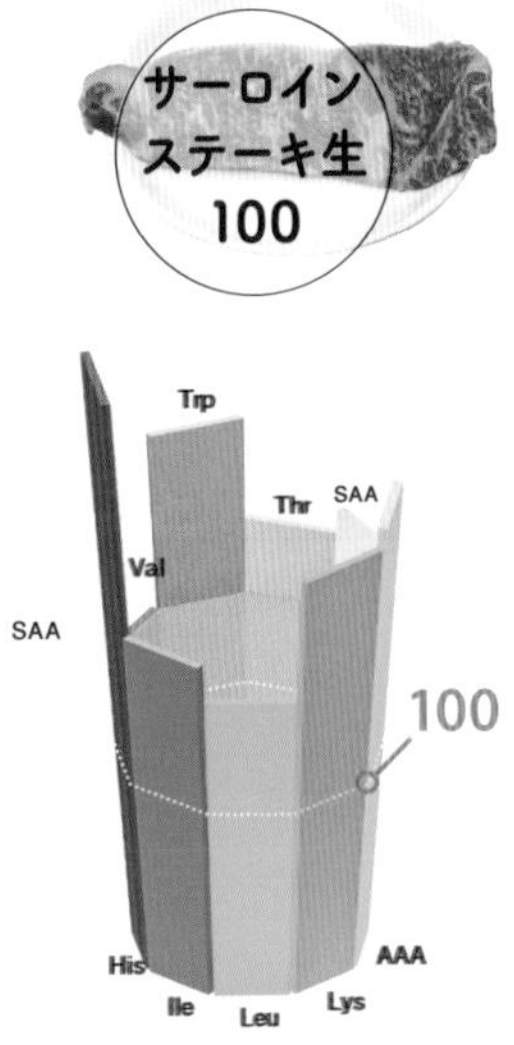

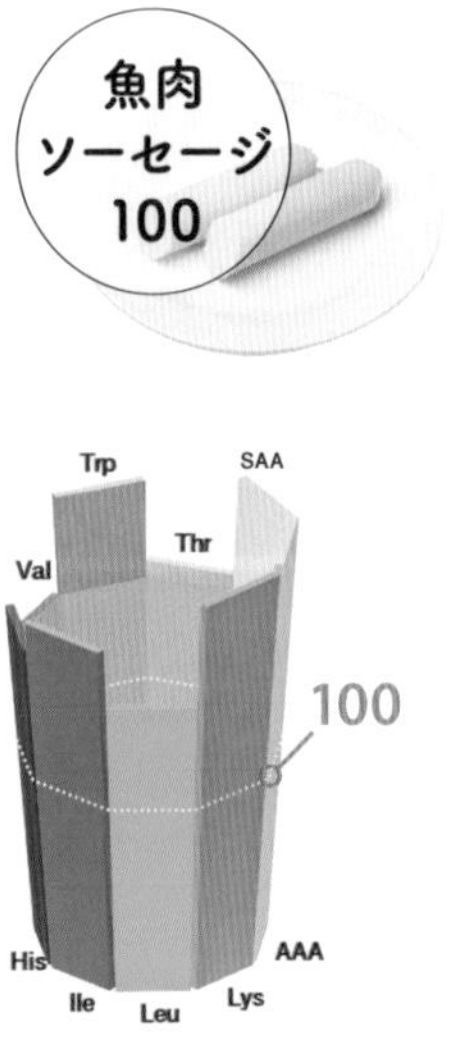

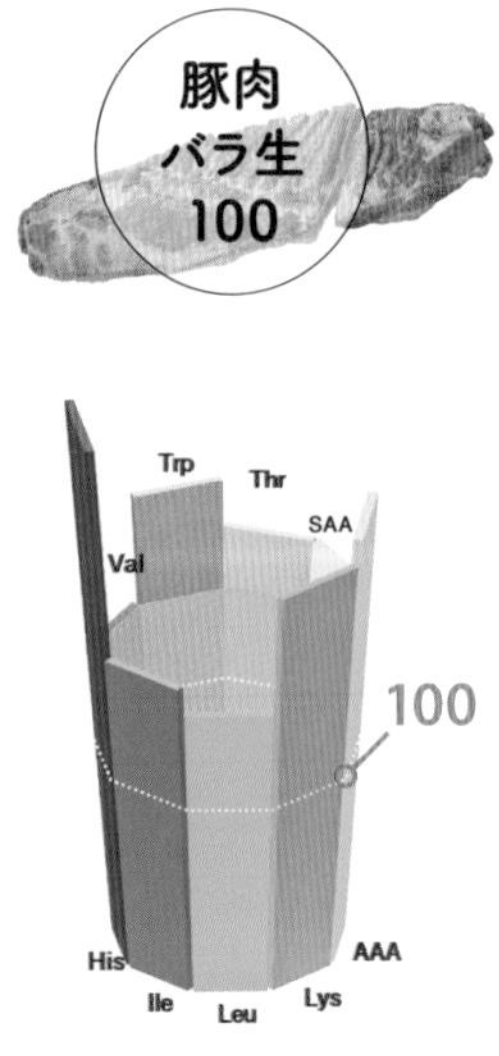

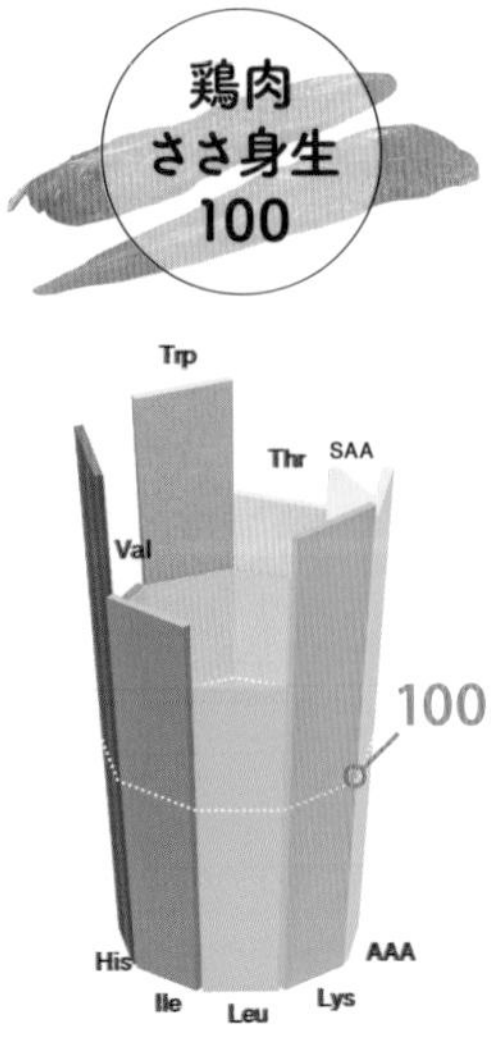

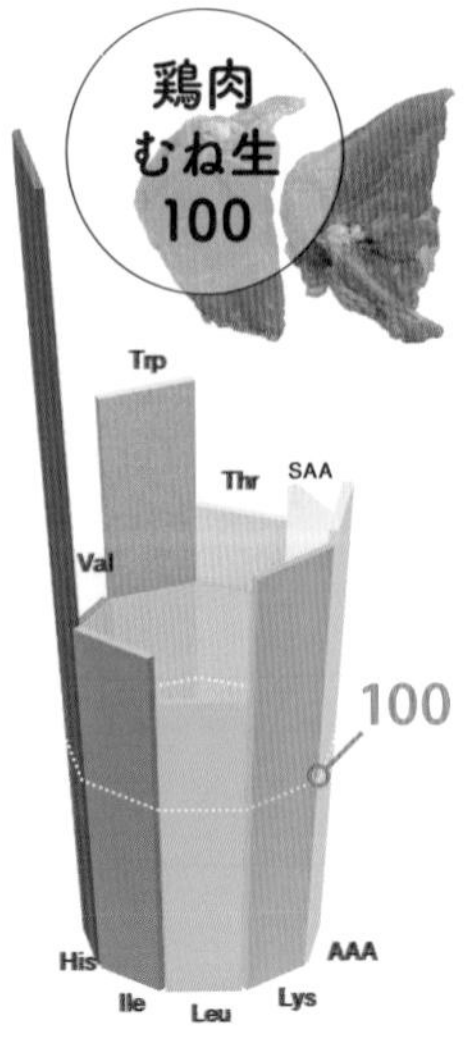

筋肉疲労や
体の疲れを解消する
BCAA

「バリン」、「ロイシン」、「イソロイシン」は枝分かれした構造を持っているので分岐鎖アミノ酸（Branched Chain Amino Acid）といい、頭文字を取ってBCAAと呼ばれます。これらは筋肉を構成している必須アミノ酸の約40％を占めていて、まぐろの赤身や肉や卵などの食品に含まれているほか、理想的な栄養バランスといわれている母乳にも含まれています。アミノ酸の中でも栄養学的効果が注目されています。

また、運動時にはエネルギー源として利用されると考えられ、運動中アミノ酸の必要性が高まるときに摂取すると、筋肉のたんぱく質の分解を抑制したり、あるいは合成を促進する作用があります。アスリートには有効な成分です。

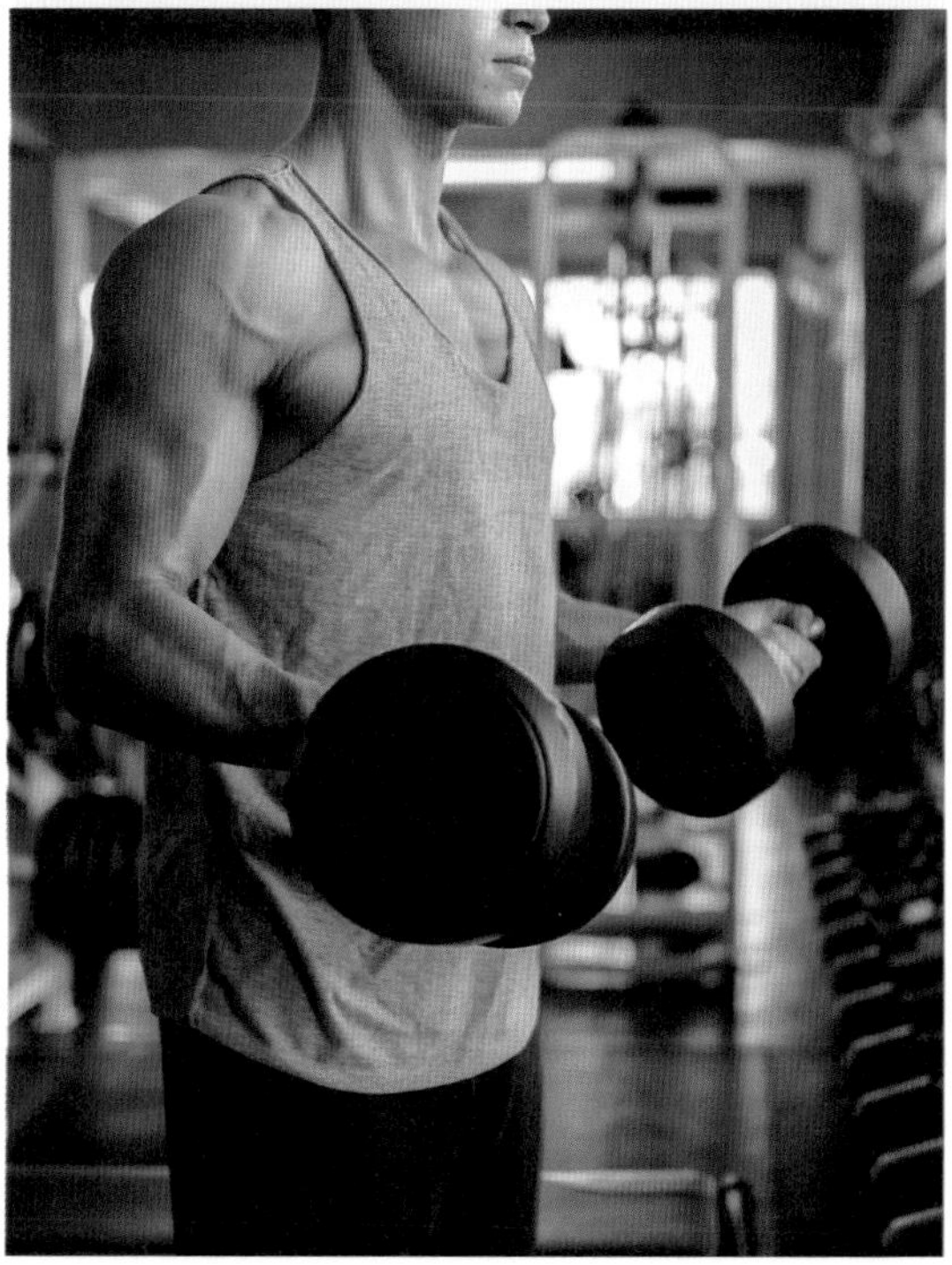

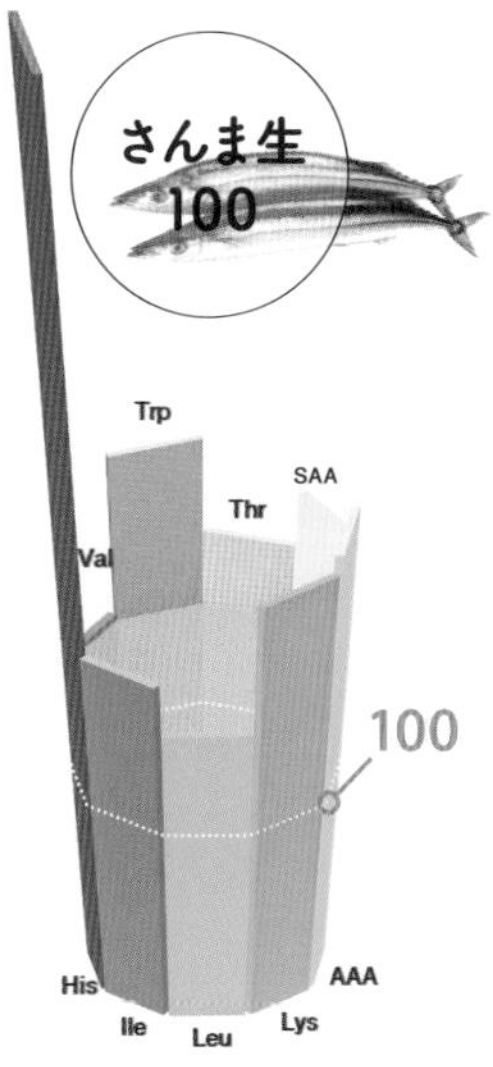

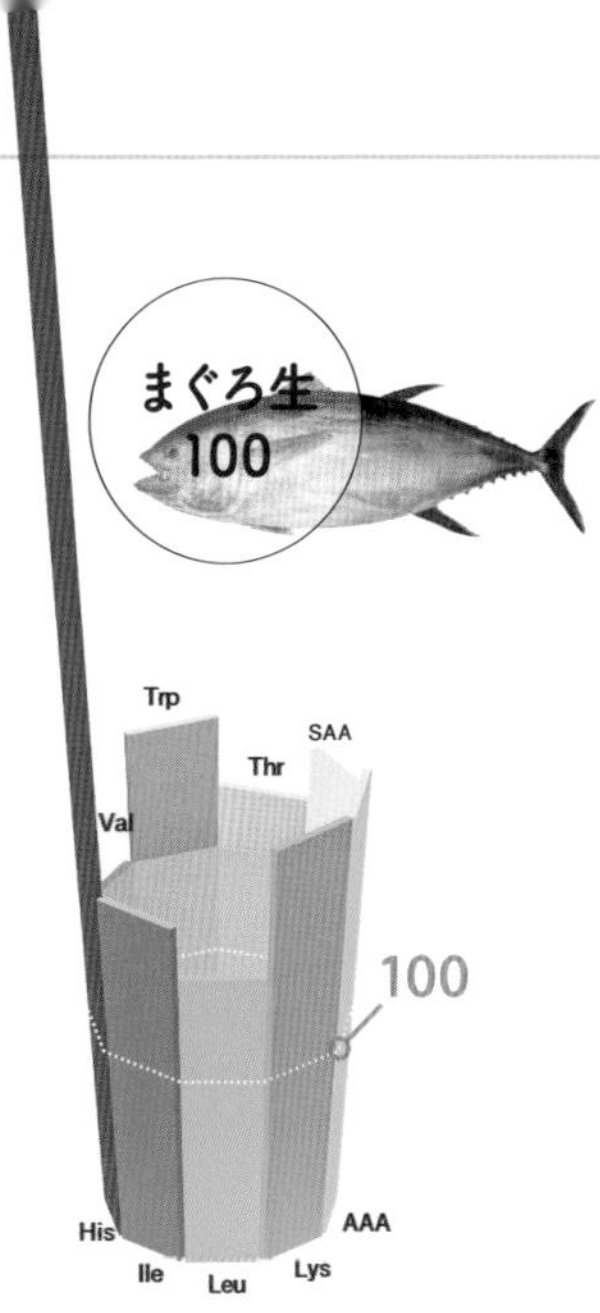

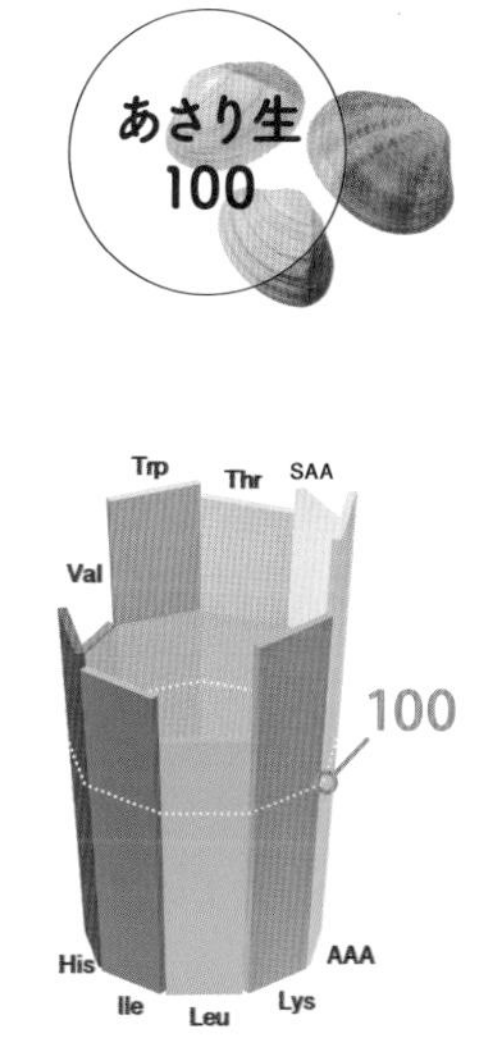

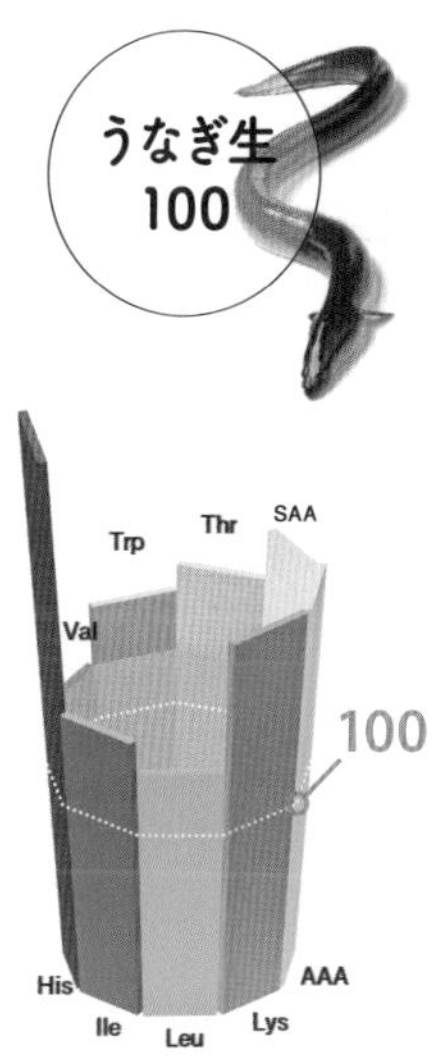

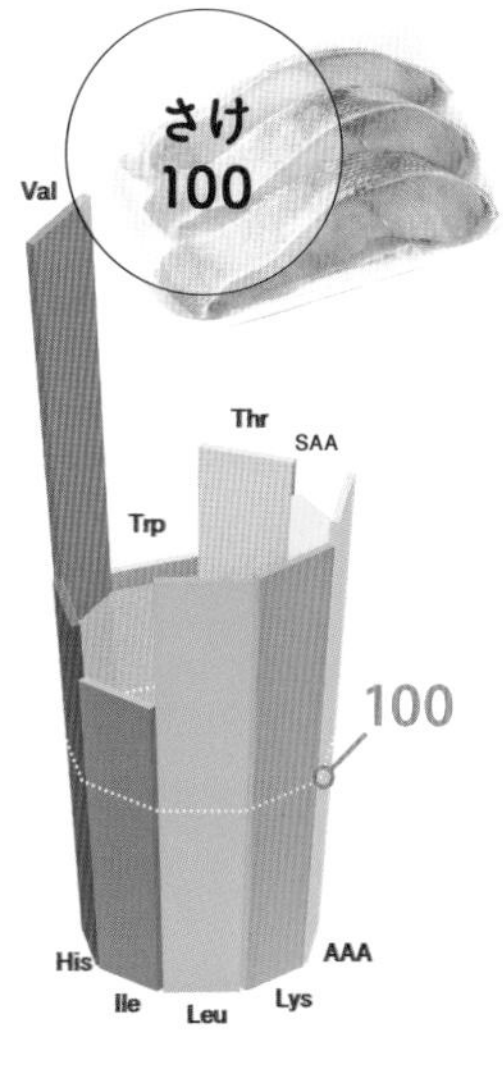

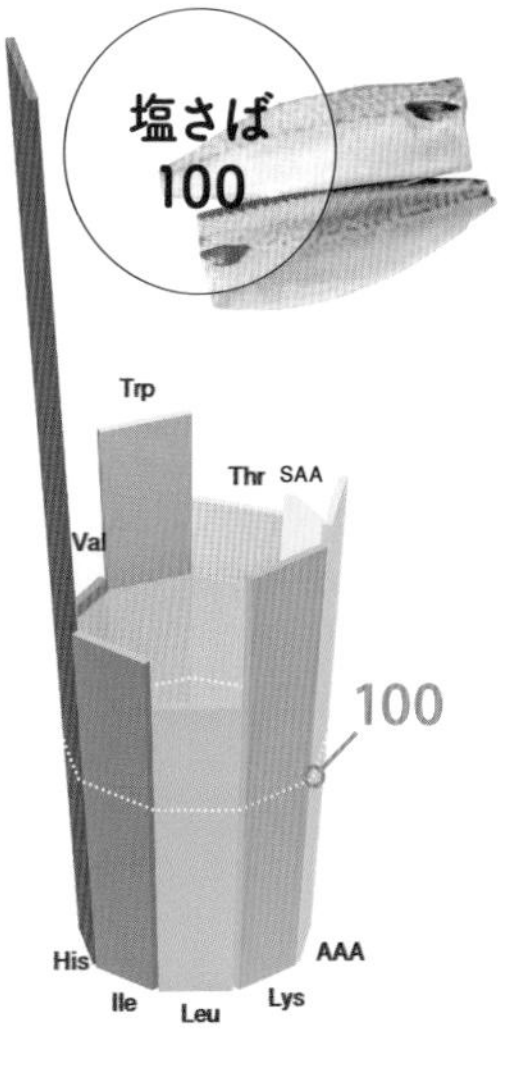

植物性たんぱく質

穀類や豆類に多い植物性たんぱく質

米、小麦、大豆、種類によっては野菜や果物にも含まれているたんぱく質のことを指します。

米食中心の日本人は、動物性たんぱく質よりも米や雑穀のたんぱく質をより多く摂取してきました。摂取エネルギーに対する植物性たんぱく質の割合が多いほど、全体的に死亡リスクが低下する傾向にあるという研究結果もあり、植物性たんぱく質の割合が高い人ほど循環器疾患、心疾患、脳血管疾患による死亡リスクが低いことがわかっています。

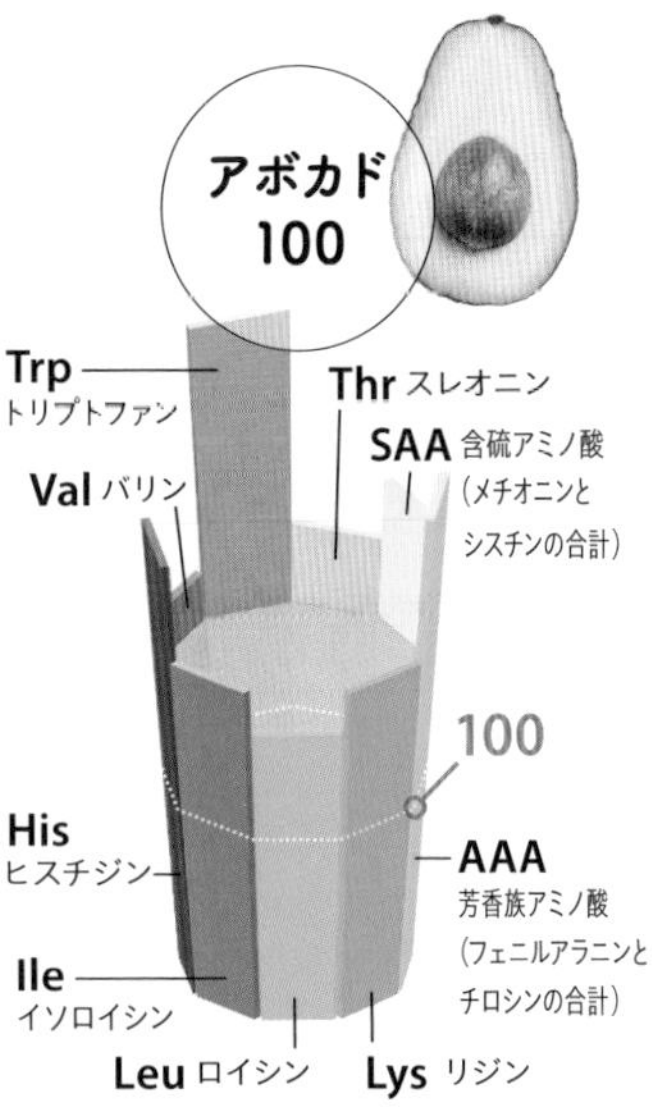

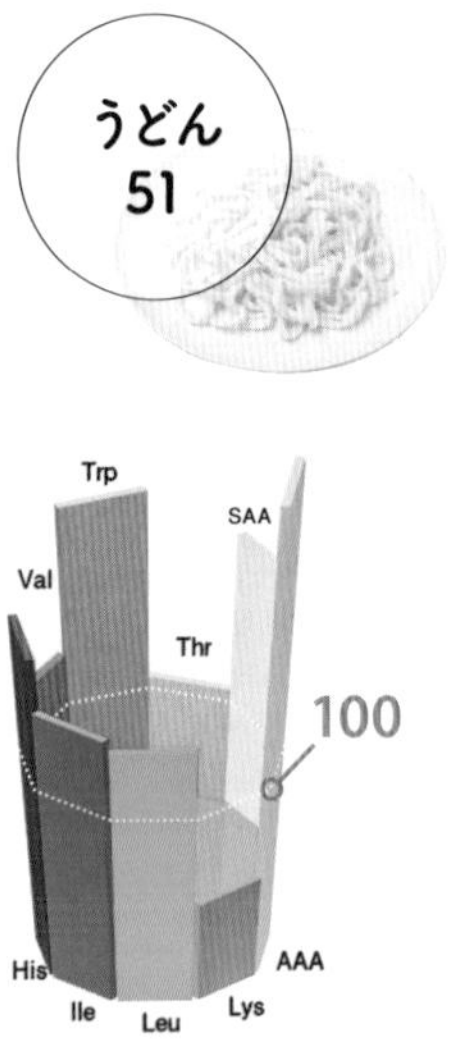

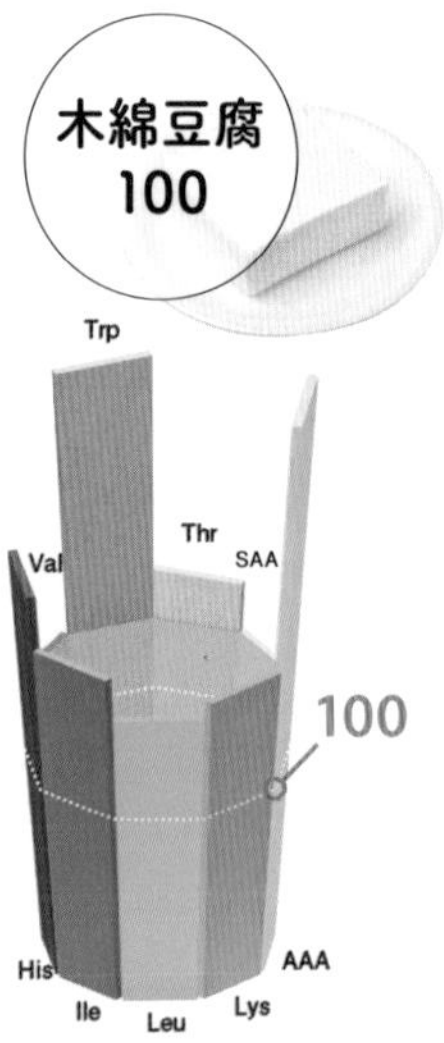

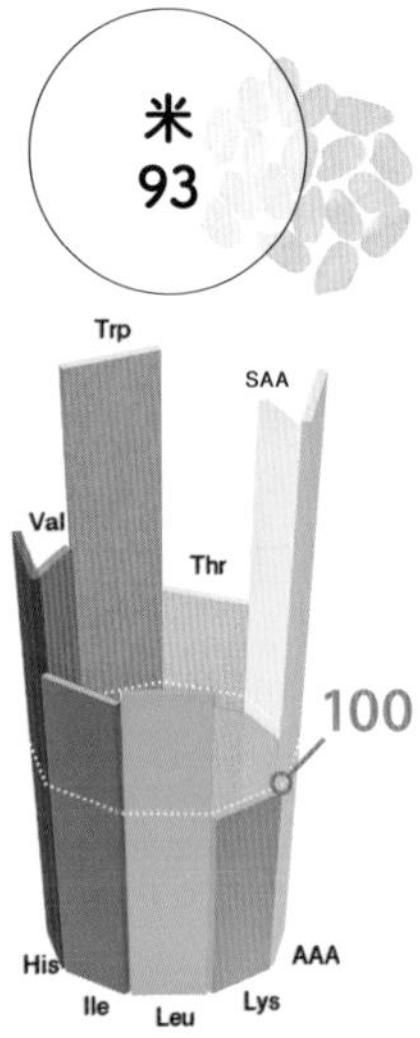

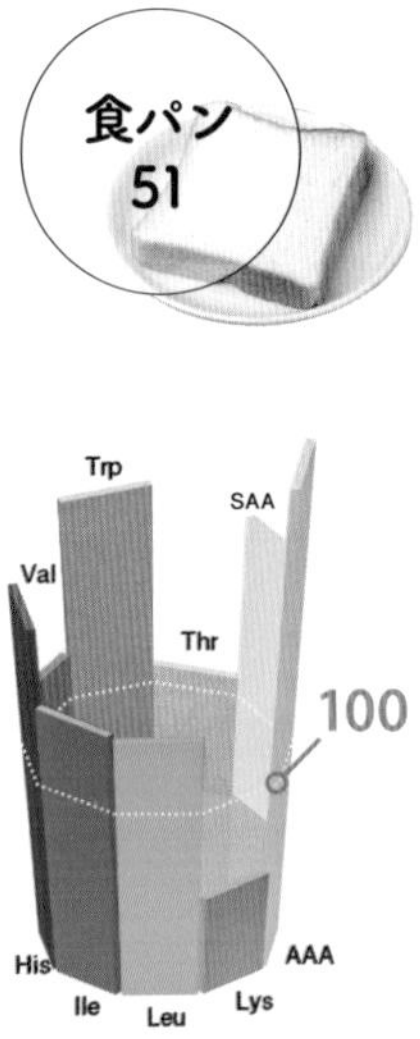

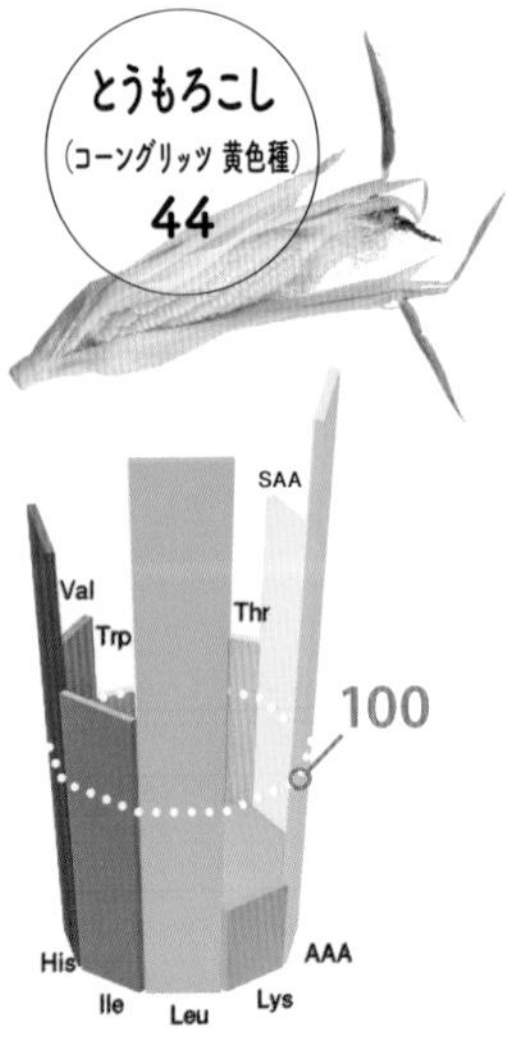

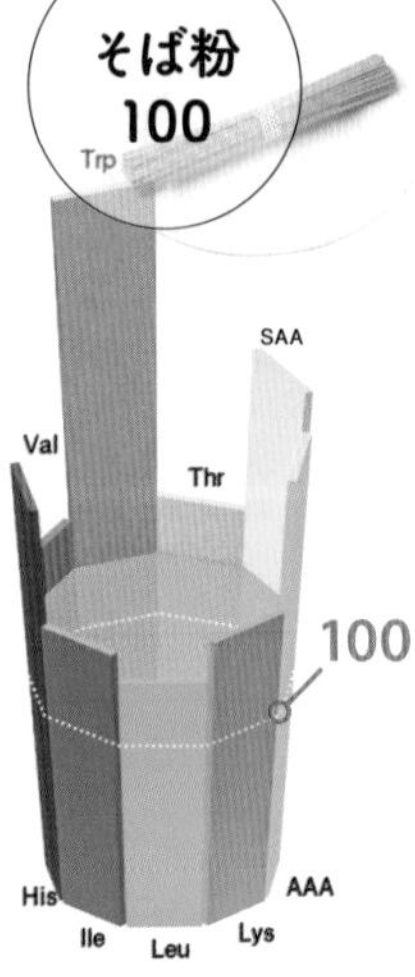

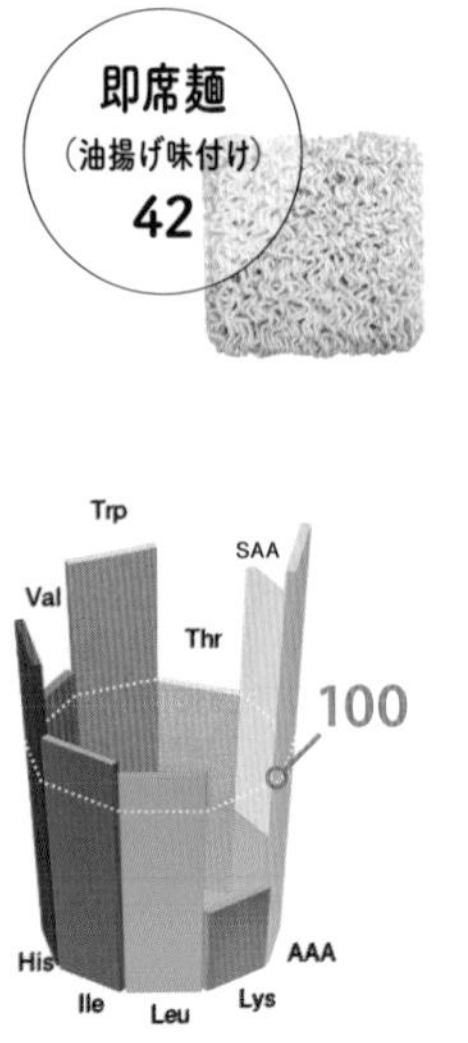

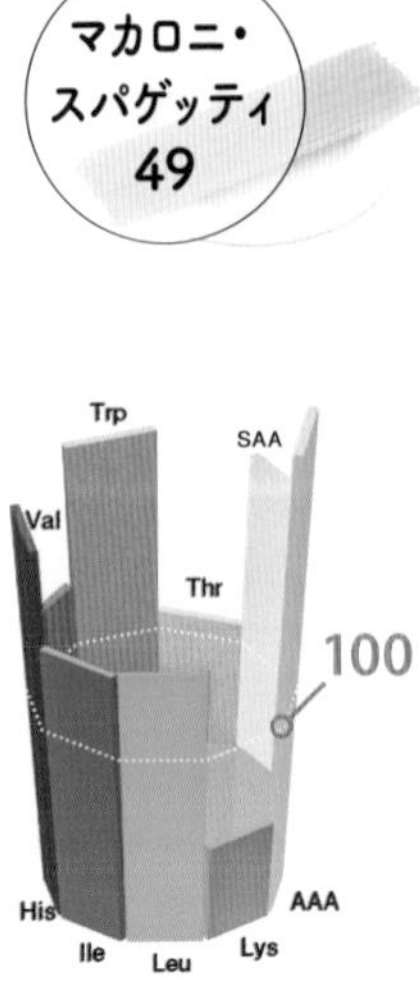

65歳以上の高齢者にはどのくらいのたんぱく質が必要？

たんぱく質は、体のあらゆる組織の材料となる重要な栄養素。成長期の子どもはもちろん、成人から高齢者まで、すべてのライフステージにおいて、毎日の食事から取り入れる必要があります。

一般的な成人の場合、1日あたりのたんぱく質量の目安は、体重1kgあたり1g程度といわれています。高齢者の摂取量の目安も体重1kgあたり1gと同じ。意外かもしれませんが、高齢になっても、食事から取り入れるたんぱく質量は減らさないほうがよいと考えられているのです。持病の有無などの個人差はありますが、高齢になると栄養の吸収効率が下がる傾向にあるため、より積極的にたんぱく質を摂取したほうがよいというわけです。

また、加齢によるサルコペニア［＊1］やフレイル［＊2］を予防するためにも、適度な運動に加え、たんぱく質の摂取が大切になります。

＊1 サルコペニア：筋肉量の減少および筋力が低下している状態
＊2 フレイル：健康な状態と要介護状態の中間の状態

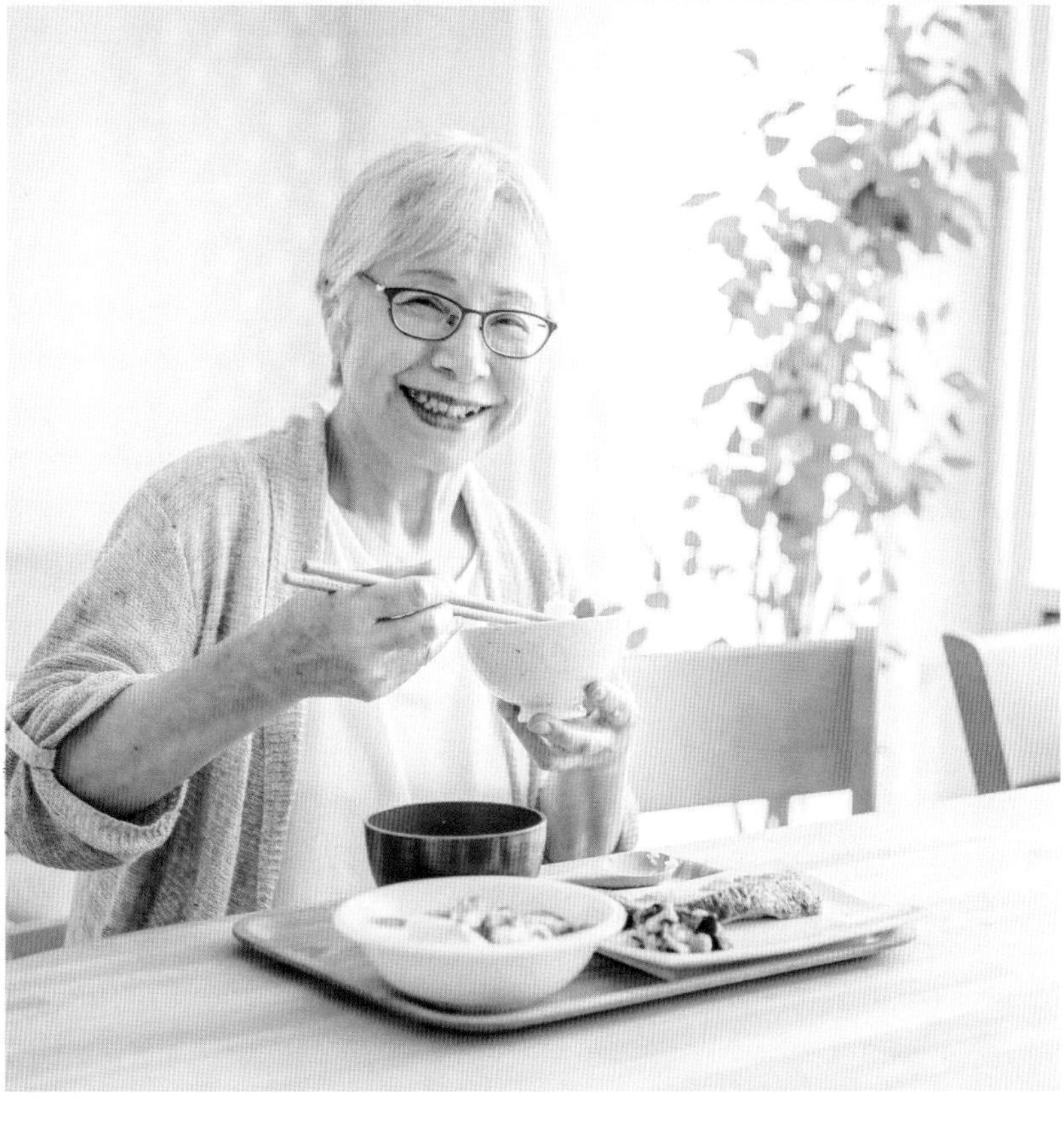

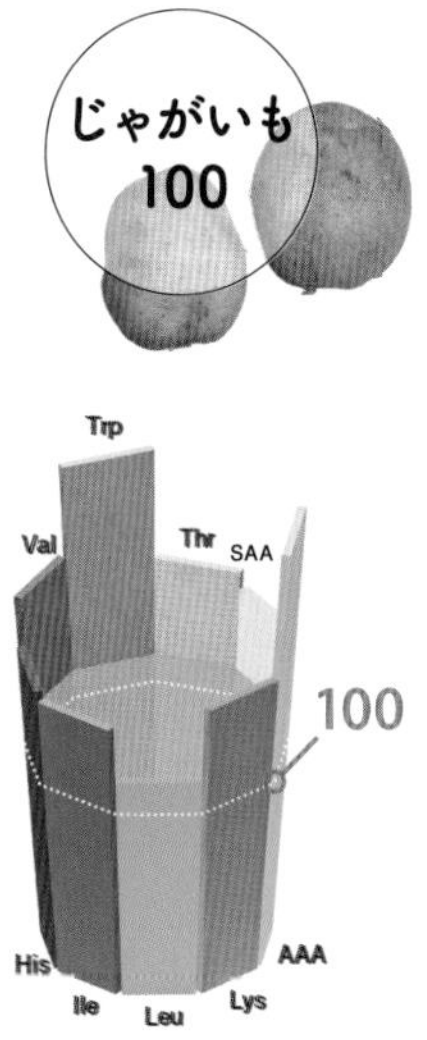

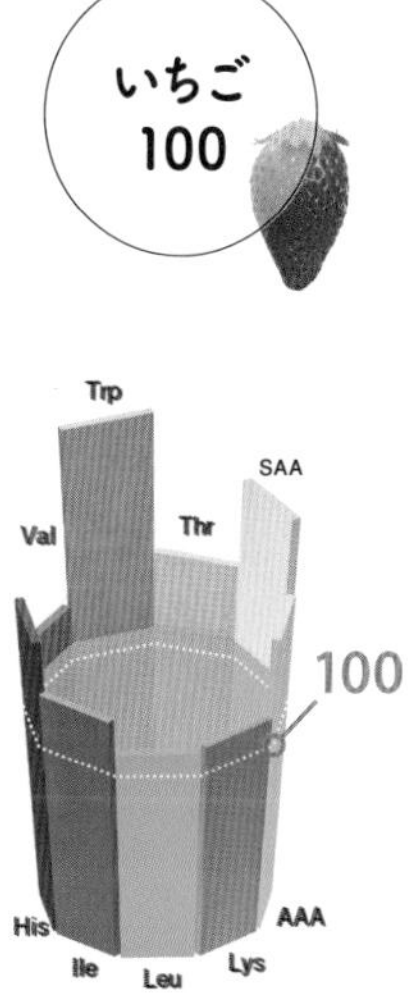

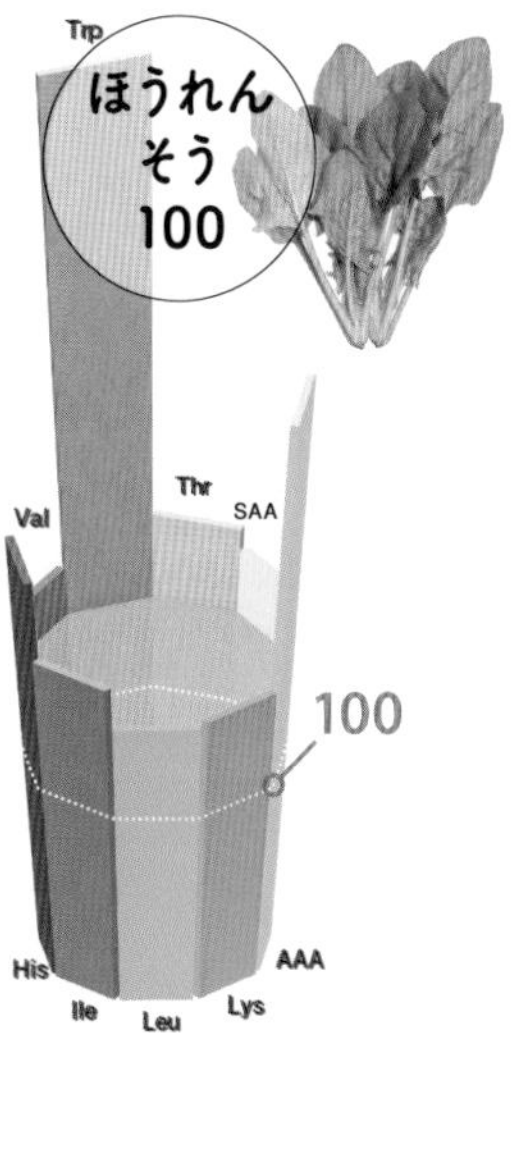

必須アミノ酸

必須アミノ酸とは、人間が体内で作り出すことのできない（または非常に合成が遅い）アミノ酸で、人体を構成する20種類のアミノ酸のうち9種類がこれにあたります。

ヒスチジンは体内で合成できますが、必要量をまかなうことができないので、体内で合成できないロイシン、イソロイシン、バリン、メチオニン、スレオニン、フェニルアラニン、トリプトファン、リジンにヒスチジンを加えた9種類が必須アミノ酸となります。必須アミノ酸以外の11種類のアミノ酸は、肝臓、筋肉、腎臓、腸などで分解・合成することができます。

同じ哺乳類でもネズミなどではこれら以外にアルギニンを、鳥類ではグリシンを必要とします。

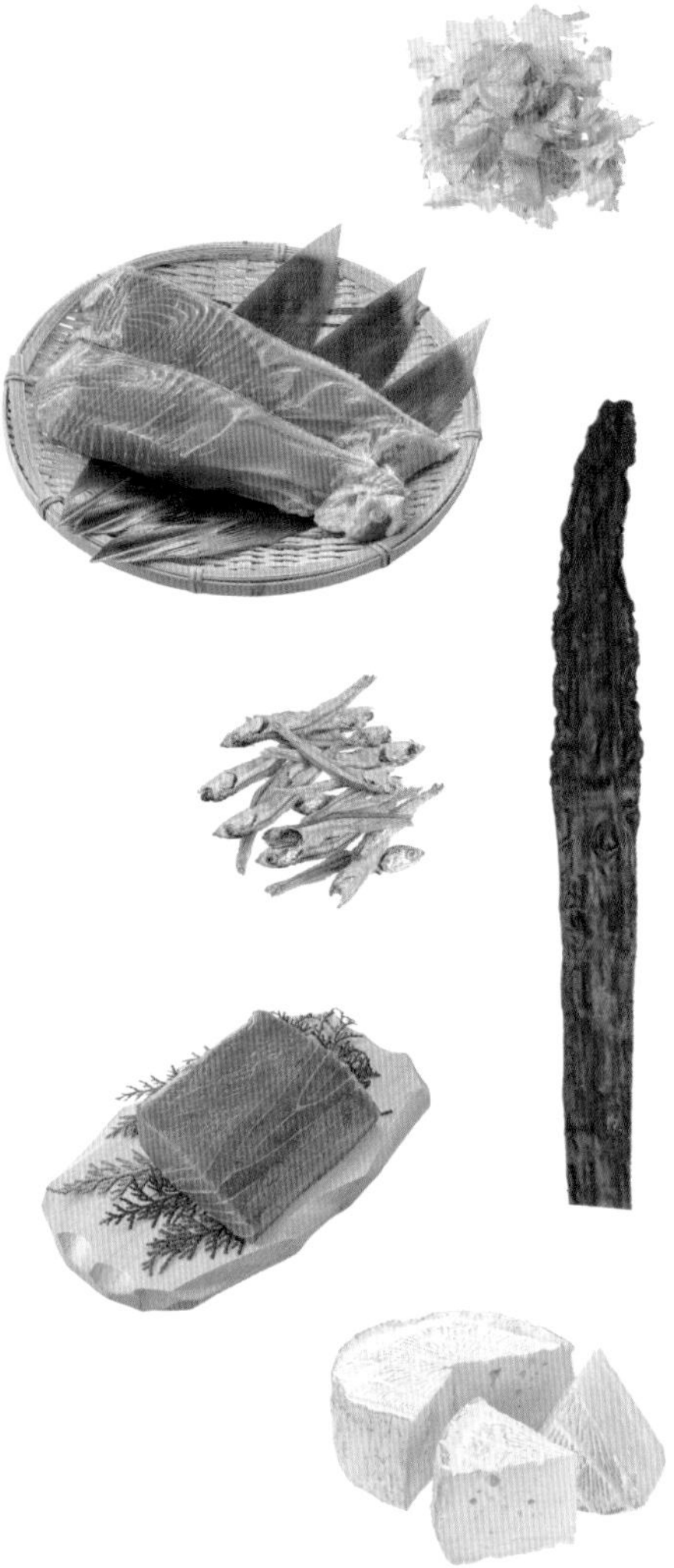

イソロイシン

英名 isoleucine / Ile,I

煮干し、かたくちいわし、まぐろ、かつお節、数の子、チーズなどに多く含まれている分岐鎖アミノ酸です。ロイシン同様に白い結晶で、苦味があります。

バリン、ロイシンとともに筋肉のエネルギー代謝において重要な役割をしています。成長を促進し、疲労を改善するほか、ヘモグロビンを合成するのにも必要なアミノ酸です。

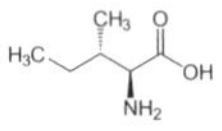

スレオニン（トレオニン）

英名 threonine / Thr,T

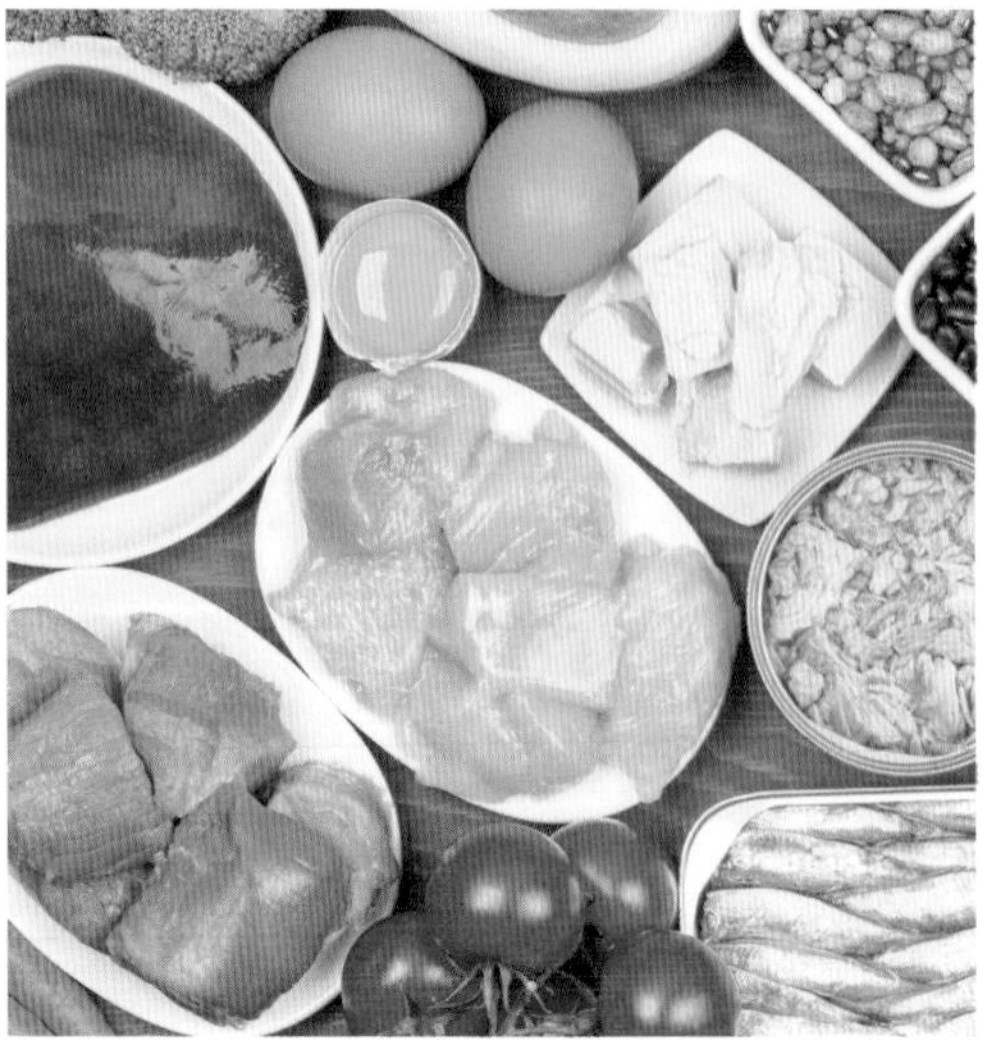

必須アミノ酸の1つで、豚肉、鶏肉、牛肉、まぐろ、大豆に特に多く、カッテージチーズ、プロセスチーズ、魚類、レンズ豆、高野豆腐にも含まれています。穀物にも含まれますが、消化吸収が悪いため不足しやすい成分です。白い結晶でわずかに甘味があります。

成長促進とともに肝機能を高める作用があり、脂肪肝の予防や胃炎の改善、脊髄痙縮に対する効果があるといわれています。

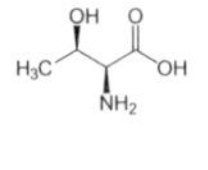

トリプトファン

英名 tryptophan / Trp,W

必須アミノ酸の1つで、牛乳から発見されました。肉、レバー、魚、豆、種子、ナッツ、豆乳、牛乳やチーズなどの乳製品などに多く含まれています。白～薄黄色の結晶で、わずかに苦い味がします。

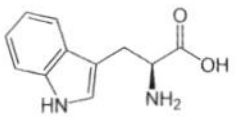

トリプトファンは、脳内の神経伝達物質であるセロトニンや睡眠ホルモンのメラトニンの原料となり、精神バランスを正常に保つために重要な物質です。トリプトファンが不足するとセロトニン不足となり、うつ状態や睡眠障害などが起こります。

適量の摂取には鎮静、うつや不眠改善の作用がありますが、過剰な摂取は発がん物質の生成を招くという研究報告もあります。

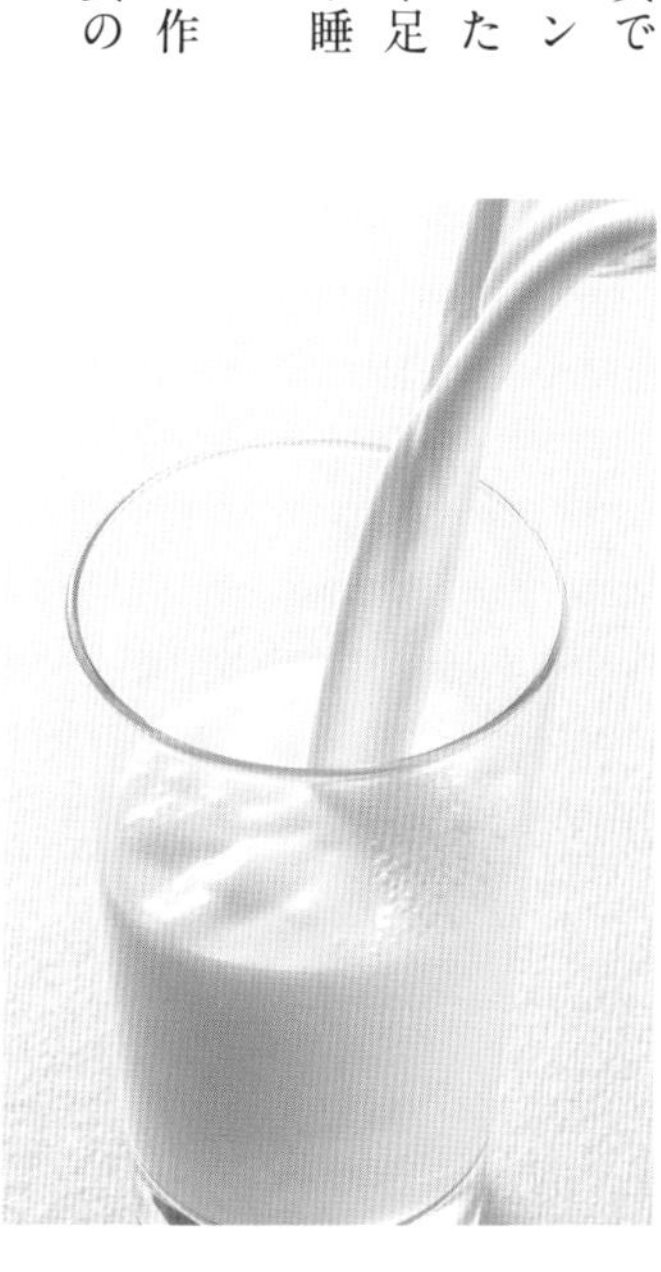

日本人と穀類のたんぱく質

体を作る元になるたんぱく質には、肉や卵などに含まれる動物性たんぱく質と穀類や豆類などに含まれる植物性たんぱく質があります。

動物性と植物性たんぱく質のいちばんの違いは必須アミノ酸のバランス。動物性たんぱく質は9種類の必須アミノ酸を十分に含んでいるものが多く、植物性たんぱく質は9種類のうち不足しているものがあります。

日本人が摂取しているたんぱく質の約1/4は穀類からといわれています。精白米には重量の約7%、小麦粉には6～13%、乾燥大豆には約20%含まれています。

植物性たんぱく質は体内への吸収率が約80～85%と、動物性たんぱく質の約95%に比べるとやや劣ります。しかし、両者にエネルギーの違いは全くありません。現代の食生活では動物性たんぱく質を過剰に摂取していることが多く、植物性たんぱく質の摂取は少ないといわれています。昔の日本人はたんぱく質の大部分を米など植物から摂取していましたが、農民や武士は丈夫な体を持っていました。動物性たんぱく質中心の洋食に対して、植物性たんぱく質中心の日本食が見直されるべきとされています。

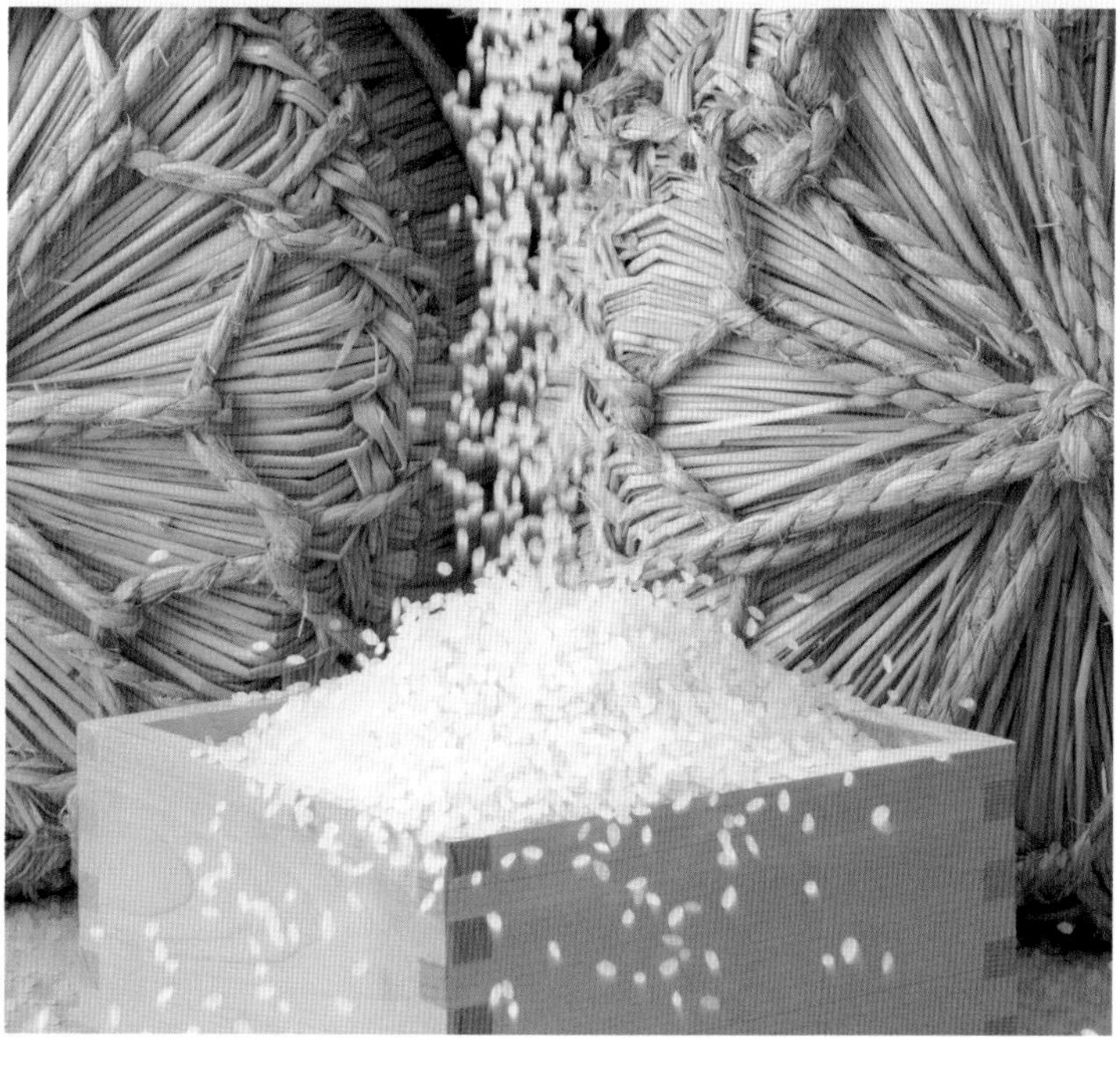

バリン

英名 valine / Val,V

ナチュラルチーズや大豆のきな粉に特に多く、高野豆腐、卵、いわし、ピーナッツ、ごまなどにも含まれている分岐鎖アミノ酸。別名の2-アミノイソ吉草酸は、セイヨウカノコソウ（バレリアン）の根（吉草根）に由来しています。

ロイシン、イソロイシンとともに筋肉を作るのに大切な物質で、サプリメントにもよく配合されています。苦味があり、足の裏の臭いのような刺激臭があるのも特徴です。

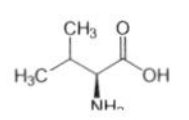

納豆のネバネバはアミノ酸

納豆のネバネバは、1万個ほどのグルタミン酸がひも状につながった「ポリグルタミン酸（PGA）」が主成分となっています。納豆は、かき混ぜるほどに粘りが出て糸を引きますが、これは、大豆の表面にあるPGAがくっつき合って大豆から離れ、糸を作るため。混ぜることで舌触りはよくなりますが、うま味の総量が増えるわけではありません。

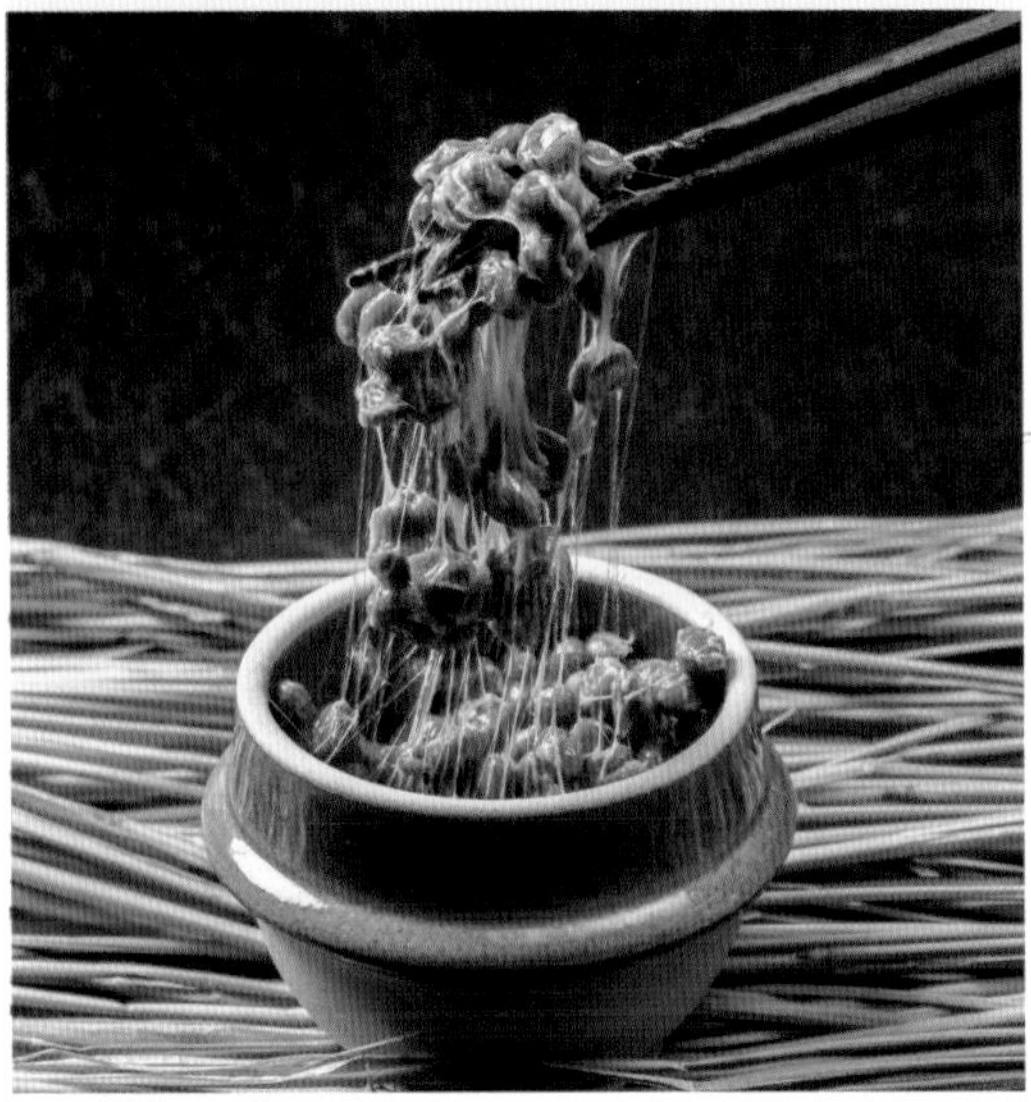

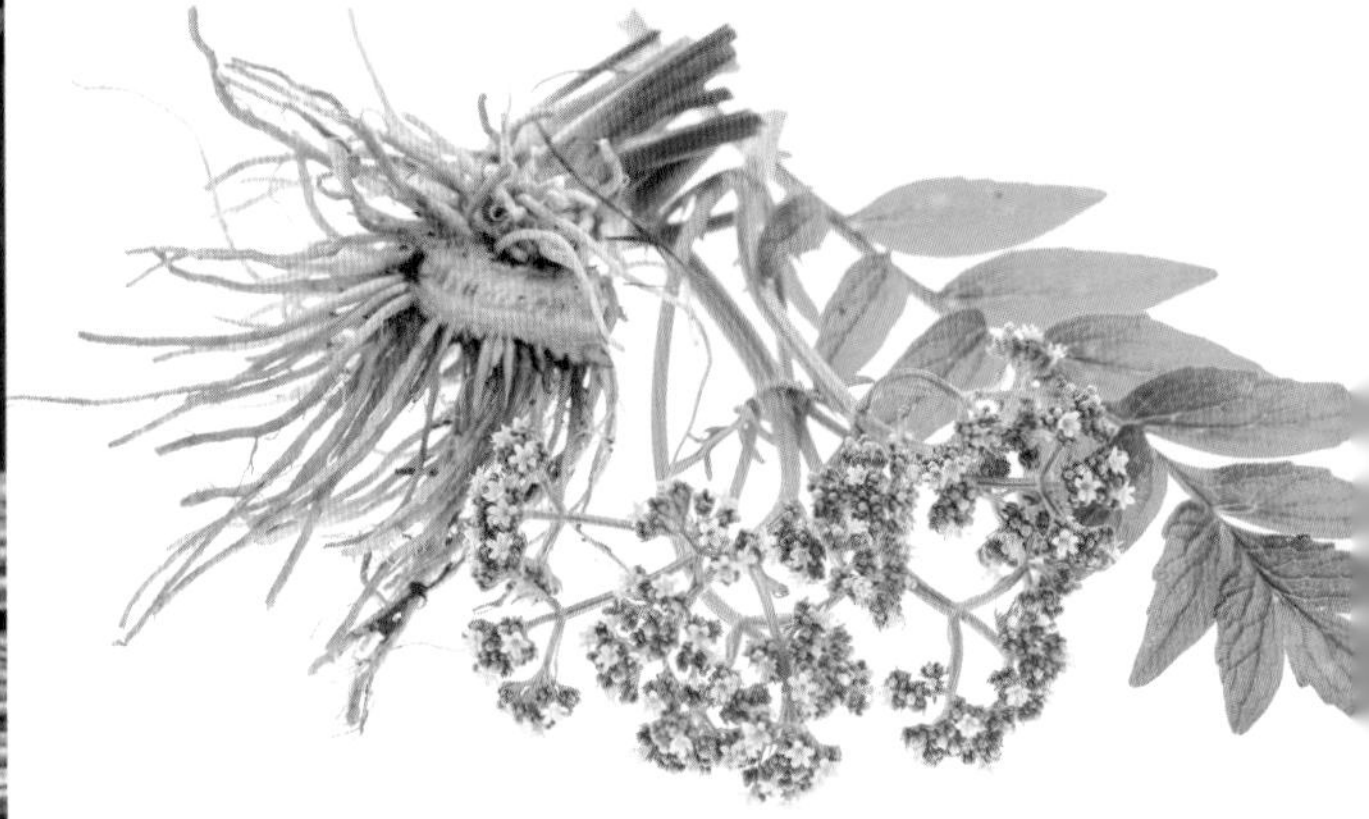

ヒスチジン

英名 histidine / His,H

ギリシャ語で「組織」の意味を持つアミノ酸で、小麦胚芽や麩、米、パン、かつお、まぐろ、肉、チェダーチーズなどに多く含まれます。ヒスチジンは成長に大きく関わっている物質。体内で合成することができますが、必要な量を十分まかなうことができず、食品から摂取する必要があるので、必須アミノ酸とされています。

発育や神経機能補助に役立つほか、赤血球の形成に関わっていて、不足すると貧血を引き起こします。紫外線による皮膚刺激を軽減する作用があり、シミやソバカスなどにも有効だと考えられています。また、アレルギーの原因物質であるヒスタミンはヒスチジンが変性して生成されたものです。

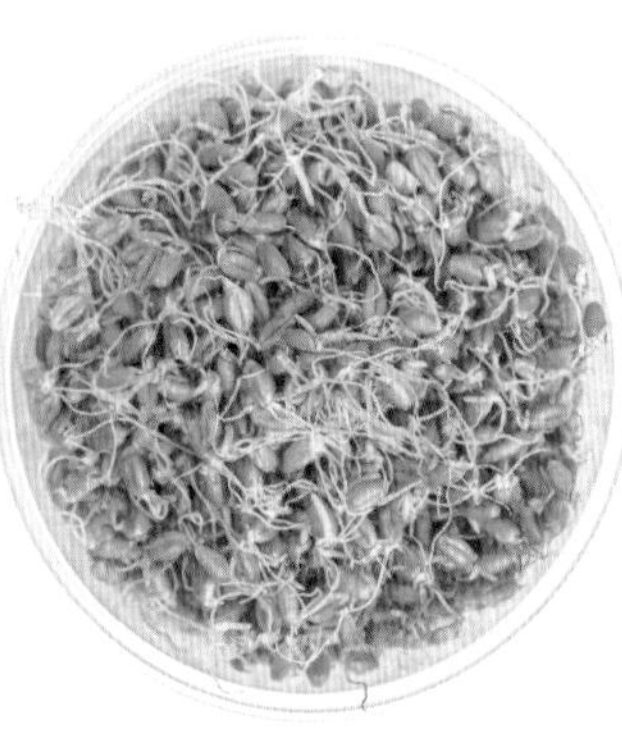

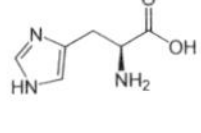

フェニルアラニン

英名 phenylalanine / Phe,F

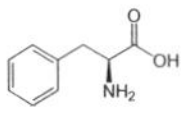

必須アミノ酸の1つで、牛乳、卵、肉、豆類などに多く含まれています。

フェニルアラニンは酵素によりチロシン（p.31）に変換されるほか、脳内でドーパミンやノルアドレナリンなどの神経伝達物質を合成する重要な物質です。

チロシンに変換する酵素の働きが先天的に弱いと、体内にフェニルアラニンが蓄積され、精神発達に障害が起こります。これをフェニルケトン尿症といい、新生児からフェニルアラニンの摂取を制限し、成人まで食事療法を続けます。

フェニルアラニンは甘味料であるアステルパームの原料の1つとしても利用されています。

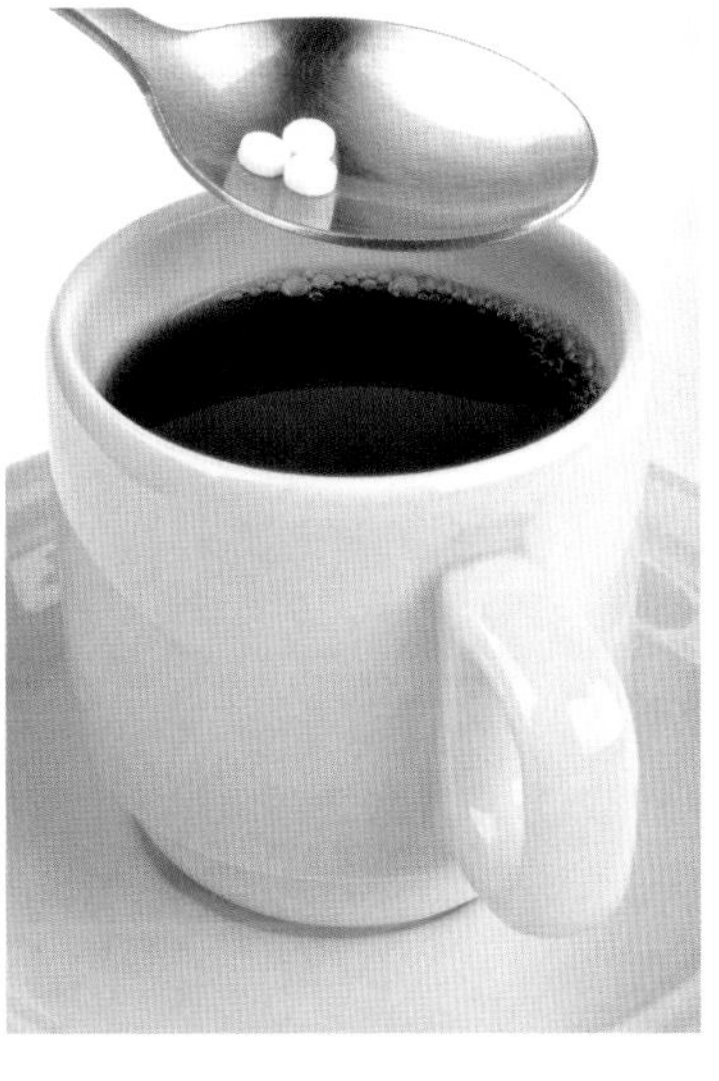

メチオニン

英名 methionine / Met,M

必須アミノ酸の1つで、鶏肉、豚肉、羊肉、まぐろ、かつおなどに多く、卵、牛乳、チーズ、ほうれんそう、グリーンピース、にんにく、ピスタチオ、カシューナッツ、いんげん豆、豆腐などにも含まれています。白い結晶で、硫黄を含んでいるため独特な臭いがあります。

血中コレステロール値を下げたり、肝機能を改善したりする働きが知られています。また、抗酸化作用を高める作用があるため、老化予防や免疫力の増進効果も。医薬品や健康食品、栄養食品などの成分としての利用もあります。

動脈硬化とホモシステイン

ホモシステインは血中にあるアミノ酸の一種です。ホモシステインは必須アミノ酸の1つ、メチオニンの代謝によって生成されますが、ホモシステインが代謝されるにはビタミンB_6やB_{12}、葉酸が必要。中でも葉酸の作用が大きいといわれています。これらの栄養素が不足すると、ホモシステインの代謝が停滞して濃度が高くなり、動脈硬化を引き起こしやすくなります。また、血中のホモシステインが高いと認知症のリスクが高まることが近年の研究で判明しました。

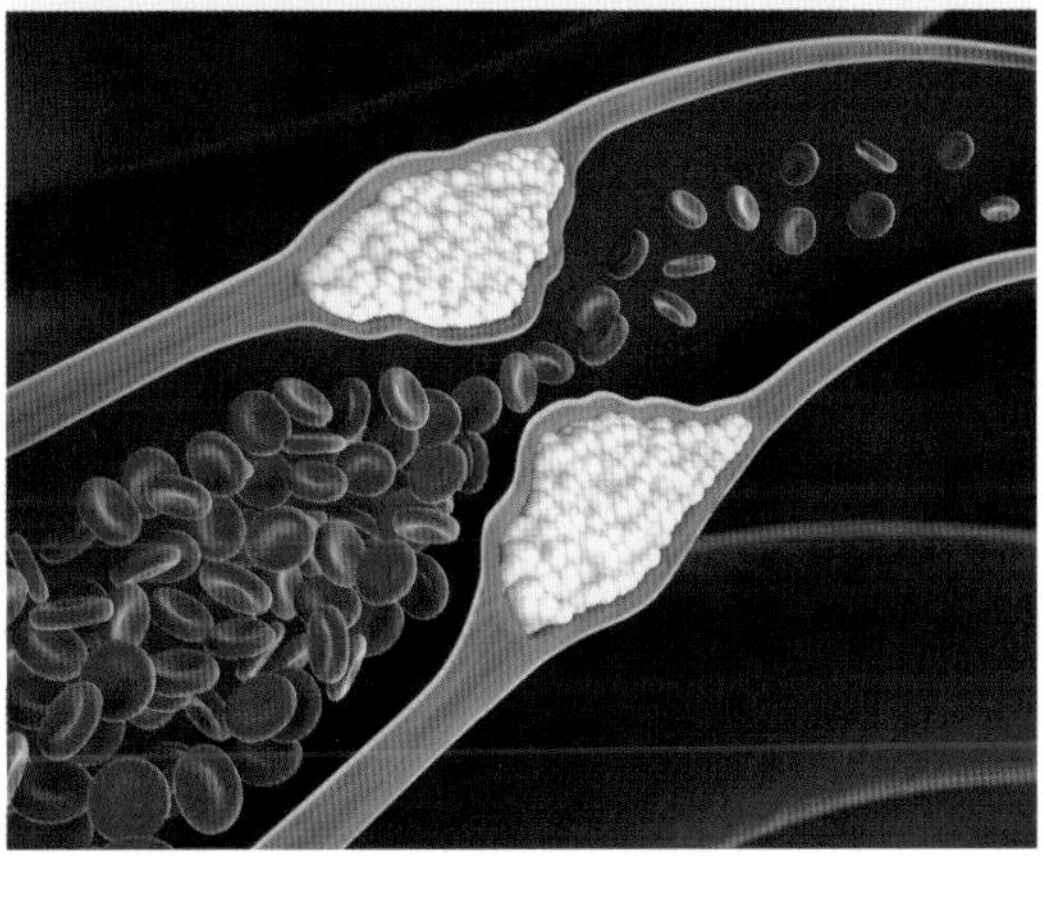

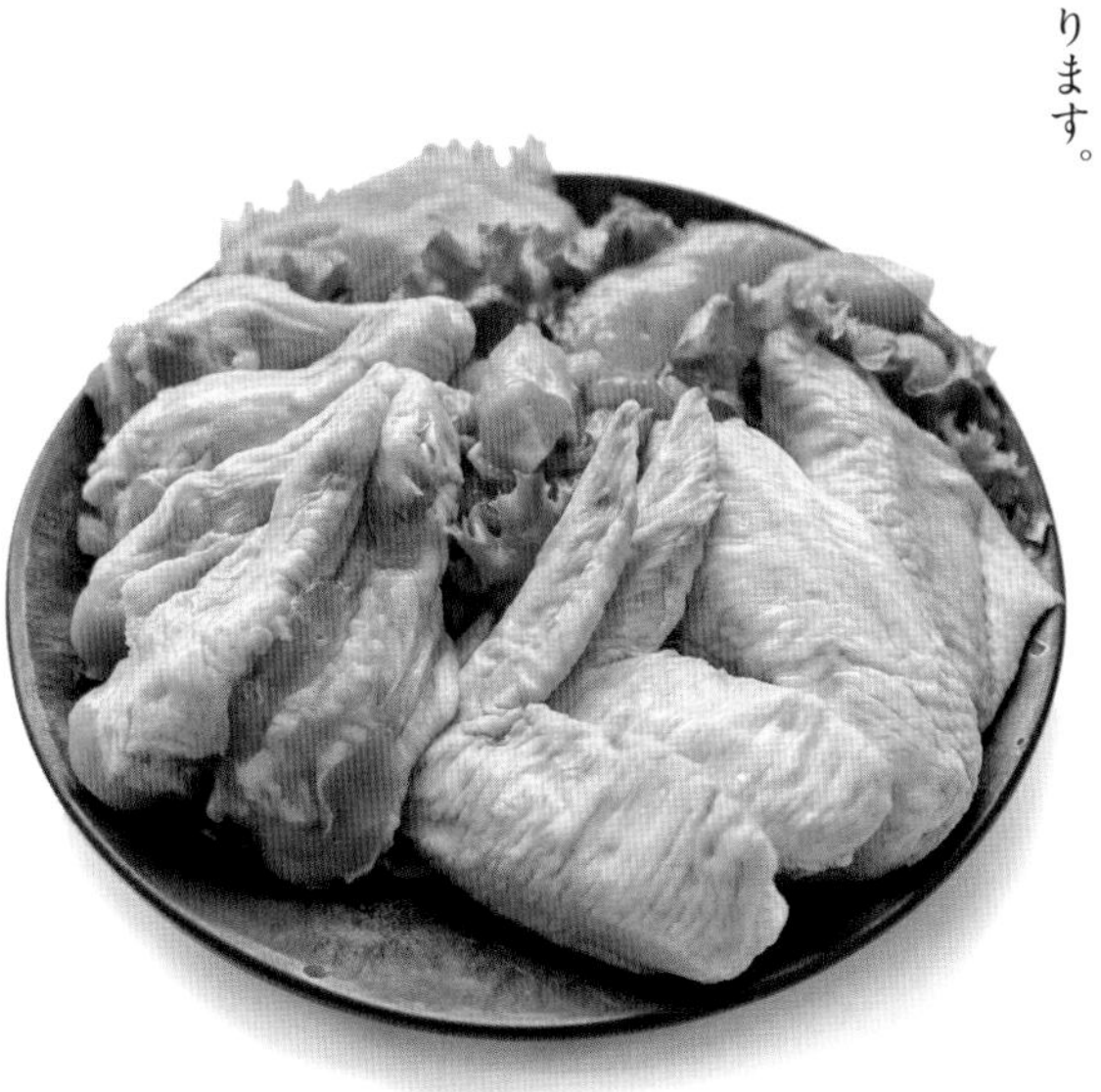

リジン（リシン）

英名 lysine / Lys,K

必須アミノ酸の1つで、動物性たんぱく質には多く、植物性たんぱく質には少ないのが特徴です。肉、魚、豆、高野豆腐などに多く含まれますが、米や小麦、とうもろこしなどの穀類にはあまり含まれていません。

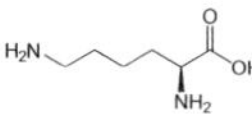

リジンはヒトのたんぱく質の2～10%を占めており、成長や細胞組織の修復には欠かせない物質です。肝機能の向上にも関与しています。また、脂肪の燃焼に関わるカルニチン（p・224）の合成材料でもあります。

リジンが欠乏すると成長障害を起こすことがあるので、子どもは特に、穀類を摂るときにはリジンの多い動物性のたんぱく質を併せて摂るようにしましょう。

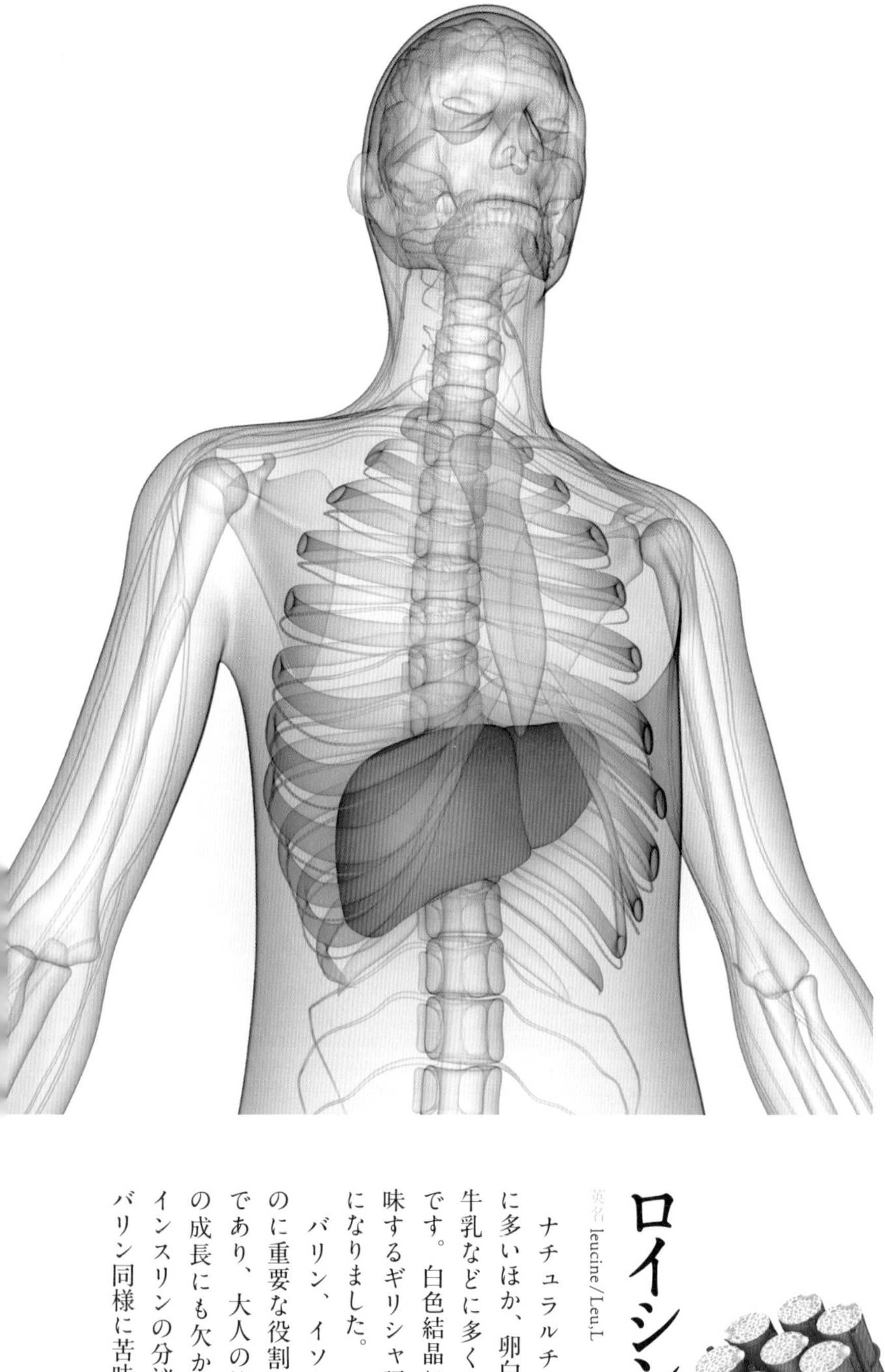

ロイシン

英名 leucine / Leu,L

ナチュラルチーズやきな粉、炒り大豆に特に多いほか、卵白、鶏むね肉、かつお、数の子、牛乳などに多く含まれている分岐鎖アミノ酸です。白色結晶になることから、「白い」を意味するギリシャ語の「leuko」にちなんだ名前になりました。

バリン、イソロイシンとともに筋肉を作るのに重要な役割をしています。筋肉の主成分であり、大人の筋肉維持だけでなく、子どもの成長にも欠かすことができません。また、インスリンの分泌を促進する働きもあります。バリン同様に苦味があります。

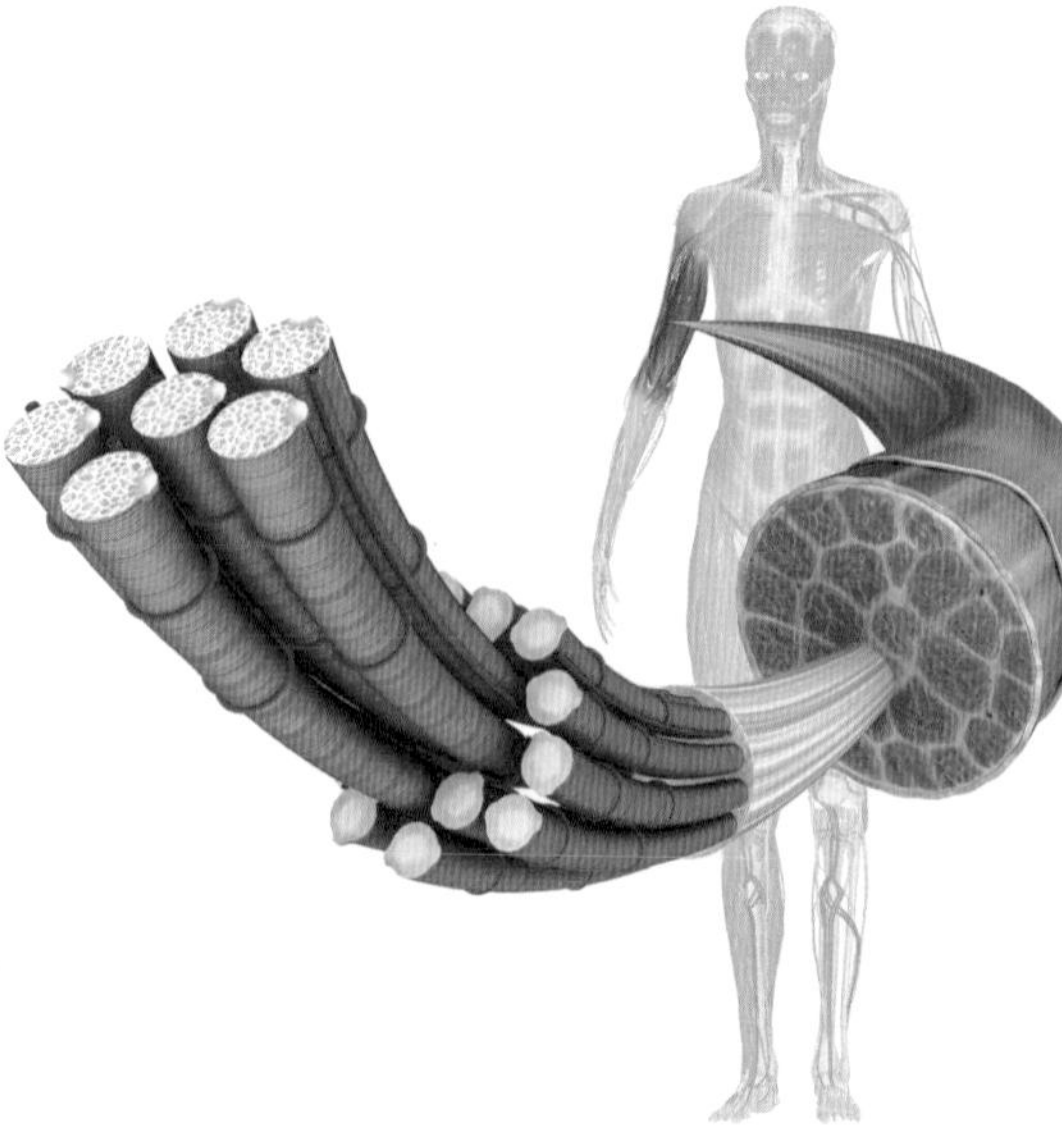

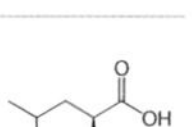

準必須アミノ酸

アルギニン、システイン、チロシンの3種は体内で作ることができますが、成長期などでは合成量が不足して食物から摂取する必要があるので、「準必須アミノ酸」とされます。

　アルギニンは乳幼児では合成量が少ないため、必須アミノ酸として扱われることもあります。システインは必須アミノ酸であるメチオニンから、チロシンは必須アミノ酸のフェニルアラニンから合成され、それぞれの代替となりうるため、準必須アミノ酸と考えられています。なおシスチンはシステインが2個酸化結合した物質なので、この項目に加えて紹介します。

アルギニン

英名 arginine /Arg,R

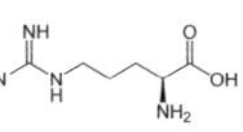

小麦胚芽や米ぬか、そば粉、麩、玄米、えび、豚ロース赤身肉、鶏むね肉、豆乳などに多く含まれます。人間の場合は腎臓でシトルリン(p.37)から合成されます。シトルリンはグルタミンが変換したものです。ちなみに犬や猫はアルギニンを体内合成できません。
　一酸化窒素を発生させることを介して、免疫機能の向上や成長ホルモンの分泌促進、脂肪代謝促進などの働きがあります。特に必要量が多い乳幼児は、十分に合成できないため、必須アミノ酸に準じて扱われています。
　アルギニンはグルタミンとともに免疫増強のための輸液の成分として利用されたり、スポーツ栄養食品や飲料、保湿クリームやシャンプーなどへの配合など、幅広く利用されています。

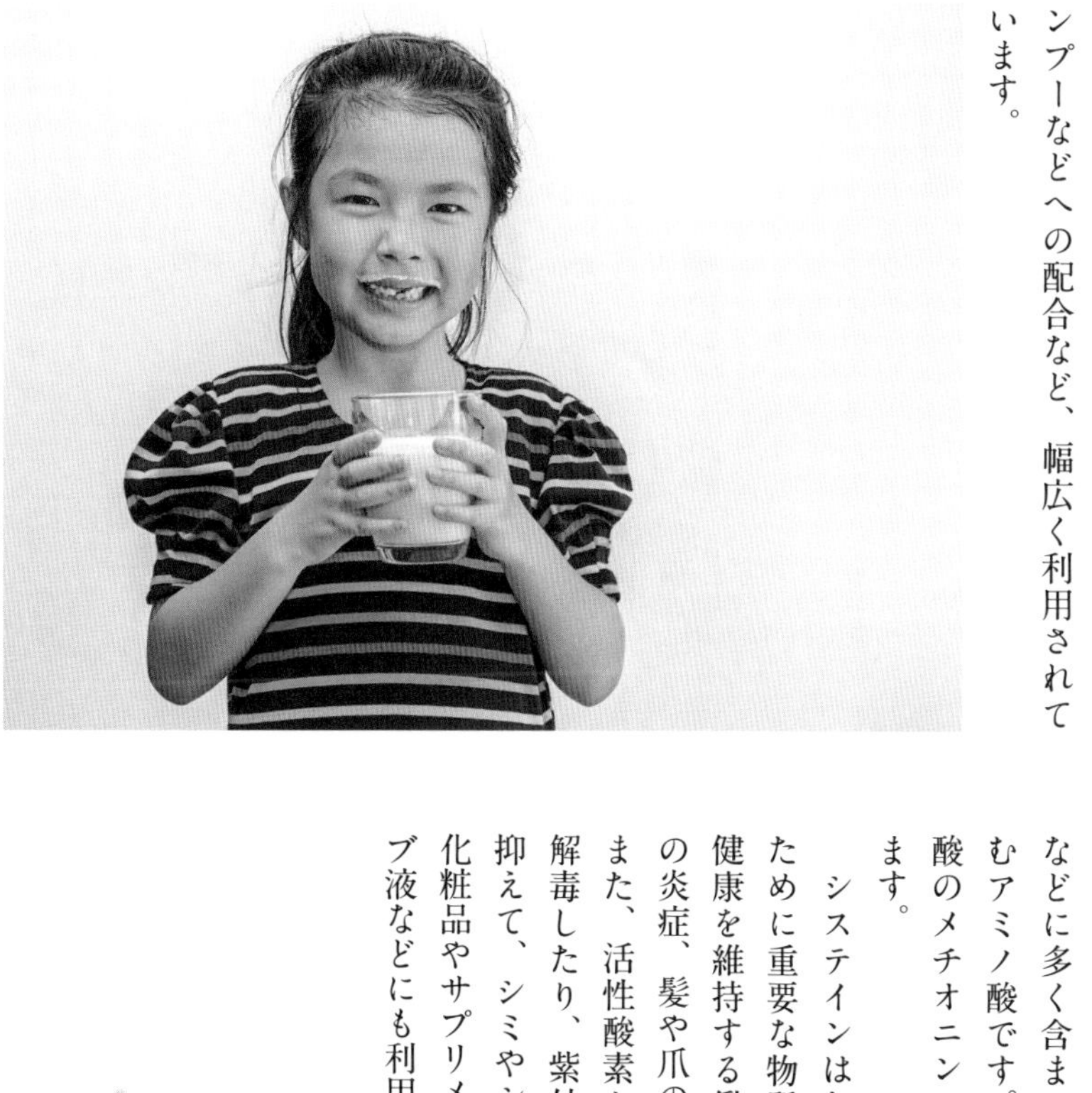

システイン

英名 cysteine /Cys,C

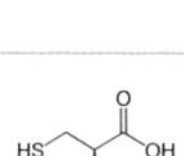

にんにく、たまねぎ、ブロッコリー、芽キャベツ、オートミール、小麦胚芽、レバー、卵などに多く含まれるシステインは、硫黄を含むアミノ酸です。人間の体内では必須アミノ酸のメチオニン(p・27)とセリンから合成されます。
　システインはたんぱく質の立体構造を保つために重要な物質です。毛髪や肌、爪などの健康を維持する働きがあり、不足すると皮膚の炎症、髪や爪の不調などを引き起こします。また、活性酸素から体を守り、有害な物質を解毒したり、紫外線によるメラニンの生成を抑えて、シミやシワを予防します。そのため、化粧品やサプリメント、パーマネントのウエーブ液などにも利用されています。

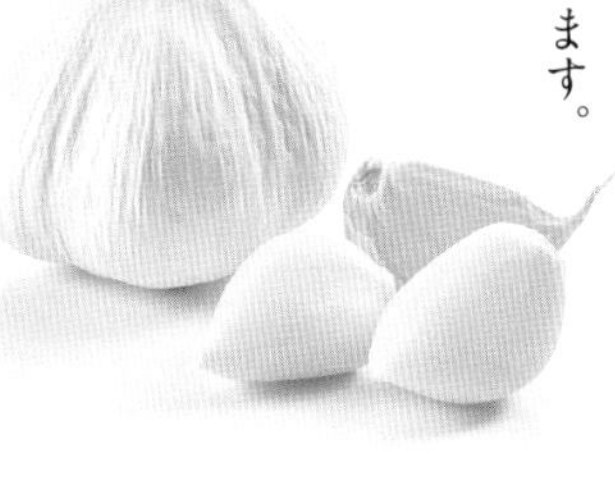

シスチン

英名 cystine

2個のシステイン（p.29）がつながった構造を持つ、含硫アミノ酸。動物の皮膚、角、爪、毛を形成するたんぱく質ケラチンに特に多く含まれていて、人間の毛髪の10～14％をシスチンが占めています。食品では魚介類、乳製品、卵、小麦粉、オートミールなどがよい供給源となります。

シスチンは、特に小麦のグルテンに多く含まれており、うどんのコシ、パンのモチモチ感はシスチンのS-S結合（ジスルフィド結合）が粘り気を出すことで生まれます。

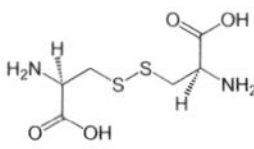

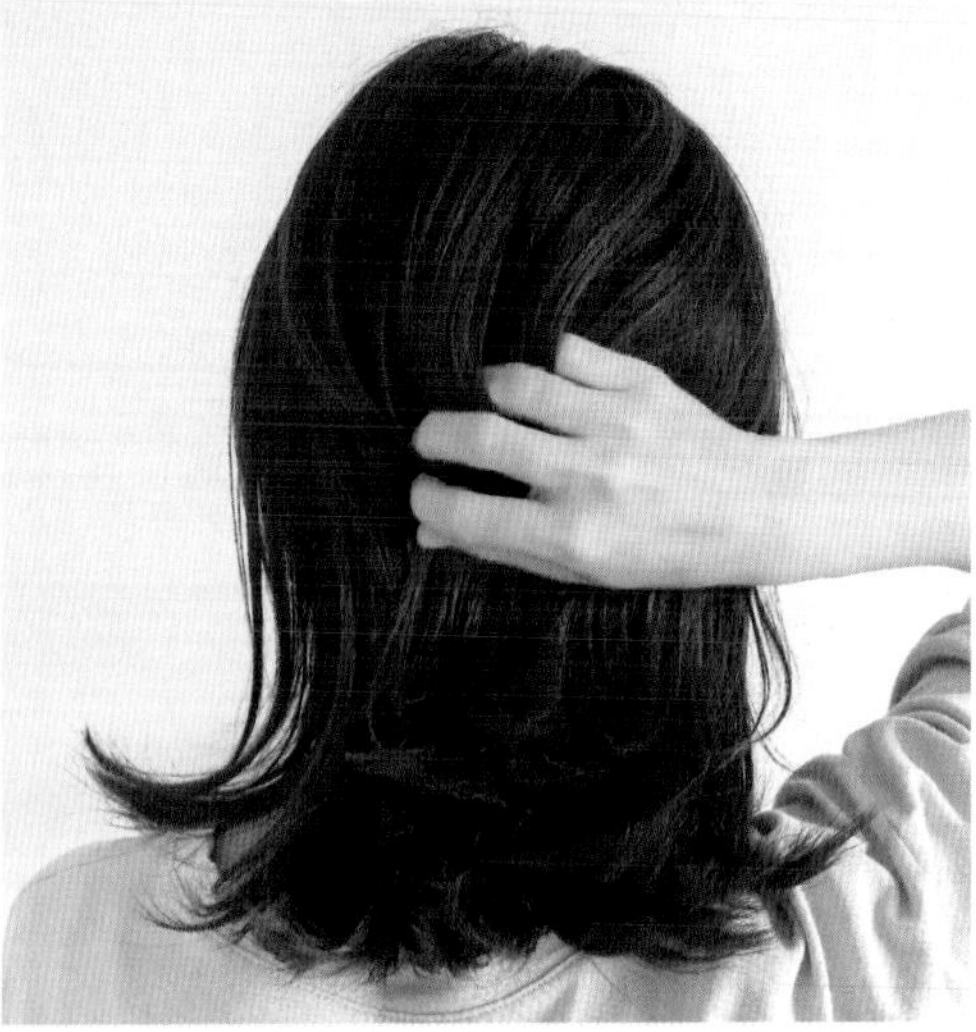

プロテインの種類と特徴

たんぱく質は英語でプロテインといいます。ただし、一般にはたんぱく質を粉末にしたものをプロテインと呼んでいます。プロテインと聞くと、筋肉トレーニングをしている人が摂るものと思っていませんか？ 食欲が落ち、十分なたんぱく質を摂取できない場合、プロテインで補うのは手軽で有効な手段です。

プロテインには3つのタイプがあります。まずは、牛乳から抽出される「ホエイプロテイン」。低カロリーで吸収が早いのが特徴です。ただし、乳製品が苦手な人は要注意です。

次に、牛乳からホエイと乳脂肪分を除いた「カゼインプロテイン」。粘り気があって水に溶けにくく、ゆっくり吸収されるのが特徴。腹持ちがよいというメリットがありますが、消化器官に滞在する時間が長いので、胃腸が弱い人は注意が必要です。

そして、大豆を原料にした植物性たんぱく質の「ソイプロテイン」も、吸収に時間がかかるため腹持ちがよいですが、やや粉っぽいのが特徴です。最近は改良されたものも増え、味も風味もバラエティに富んでいます。

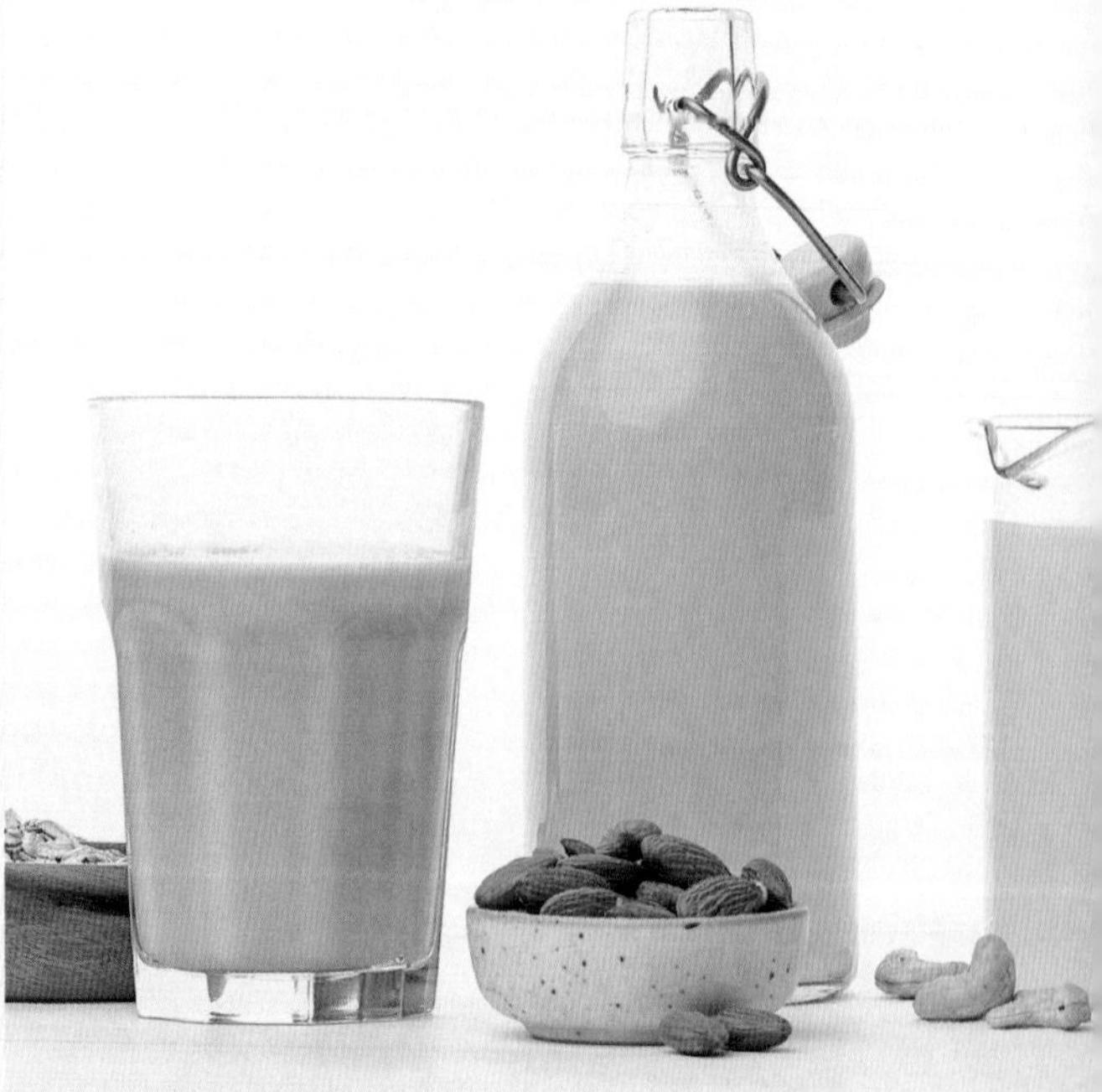

プリン体とは?

肉や魚介類、ビールなどさまざまな食品に含まれている成分。体や内臓を正常に機能させるための役割があり、体内でも生成され、分解されています。プリン体は肝臓で分解され、のちに、尿酸となって体外に排出されますが、血中の尿酸の量が過剰になってしまうと、痛風などの疾患を引き起こします。

プリン体はアルコール飲料に多く含まれており、中でもビールには日本酒やウイスキーに比べて多く、350㎖に約12～35㎎。ちなみに日本酒は180㎖に約2～3㎎、ウイスキーが60㎖に0.06㎎。アルコールのほかに食べ物ではレバーや魚介の白子、いわしなどに多く含まれています。

尿酸の量が過剰にならないようにするにはアルコールを控え、プリン体の多い食品を摂りすぎないようにすることです。また、水分を多く摂り、尿酸を排出することも効果的。

芳香族アミノ酸とは?

ベンゼン環などの環状構造である芳香族基を持つアミノ酸のことで、フェニルアラニン、チロシン、トリプトファン、ヒスチジンの4つがあります。脳内で神経伝達物質になり、神経機能に関わることが多い、重要なアミノ酸です。英語ではaromatic amino acidと表記されるためAAAと略して表されることもあります。

なお、食品成分表[*]のアミノ酸成分表ではフェニルアラニンとチロシンを芳香族アミノ酸として表示しています。

含硫アミノ酸とは?

硫黄(S)原子を含むアミノ酸のことで、メチオニン、システイン、シスチンなどがあります。英語ではsulfur-containing amino acidと表記されるためSAAと略して表されることもあります。

食品成分表ではメチオニンとシスチンの2つを含硫アミノ酸として表示しています。

＊食品成分表は p.250 ～ p.265。

チロシン

英名 tyrosine / Tyr,Y

まぐろ、豚肉、高野豆腐、バナナ、アボカド、りんご、納豆、たけのこなどに多く含まれます。じゃがいもの切り口が変色する原因物質であるチロシンは、たけのこの節の中に白く固まっていたり、長く発酵した納豆の表面にプツプツと現れたりします。

チロシンは必須アミノ酸であるフェニルアラニンから合成されます。神経伝達物質であるドーパミンやノルアドレナリン、甲状腺ホルモンのチロキシン、紫外線から肌を守るメラニン色素などの合成材料として働きます。そのため、チロシンが不足すると、うつや成長障害、白髪などの症状が起こります。一方、過剰に摂取すると、シミやソバカスができやすくなったり、血圧の上昇を引き起こしたりします。

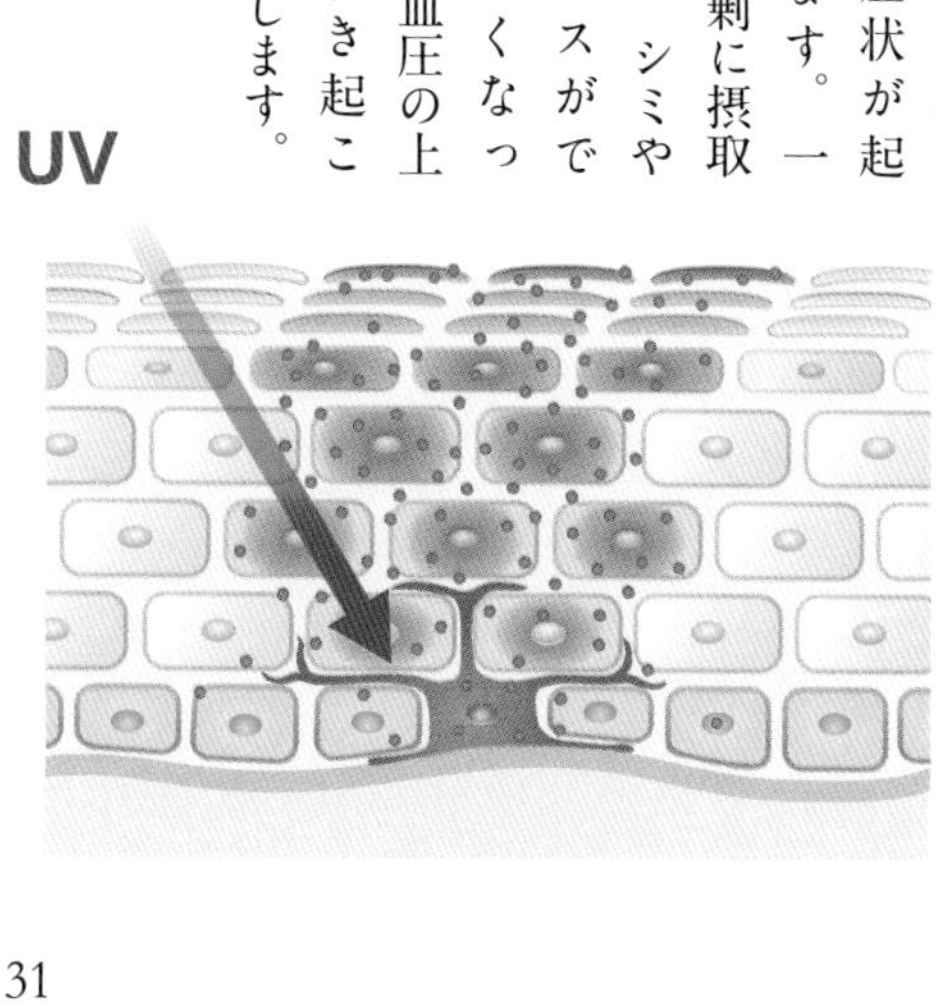

非必須アミノ酸

非必須アミノ酸は「不必要なアミノ酸」という意味ではなく、体内で糖質や脂質、およびほかのアミノ酸から作り出すことのできるアミノ酸のことです。グルタミン酸、グルタミン、アスパラギン酸、アスパラギン、プロリン、セリン、アラニン、グリシンの8種です。これらに準必須アミノ酸（p.29）の3種を含めた11種が、非必須アミノ酸です。

グルタミン酸から合成されるものが多いため、基本的に食事から補うことができると考えられます。グルタミン酸を多く含む食品（魚介類や海藻類）が不足すると、非必須アミノ酸であっても体内で不足する可能性があるともいわれています。たんぱく質を構成する特殊なアミノ酸には、セレノシステイン、ピロリシン、ヒドロキシプロリンがあります。

アスパラギン

英名 asparagine / Asn,N

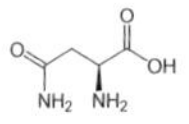

アスパラガスの煮汁の中から発見されたアミノ酸で、アスパラガス、大豆、もやし、じゃがいも、肉類などに多く含まれています。

体内でエネルギーを産生するクエン酸回路（TCA回路）に関わり、エネルギー代謝を促進させるため、運動時の持久力をアップさせる働きがあります。中枢神経系を保護し、神経伝達物質の材料となるほか、たんぱく質の合成に関わり、新陳代謝を活発にさせる働きもあるといわれています。

アスパラギンは、体内でアスパラギン酸とアンモニアから合成されます。そのため、材料であるアスパラギン酸の摂取が足りないと、毒性が強いアンモニアの処理が滞ってしまいます。一方、アスパラギンが多すぎると、乳がんや急性リンパ腫にかかりやすくなるとの研究報告もあります。

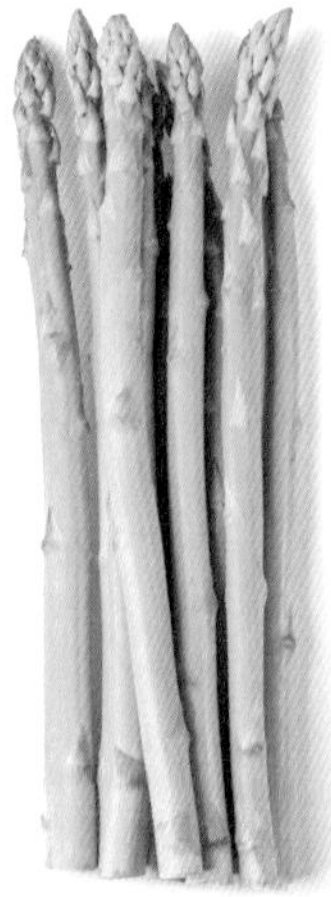

アスパラギン酸

英名 aspartic acid / Asp,D

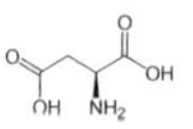

アスパラガスに多く含まれる物質で、帆立て貝柱、するめ、きな粉、豆類、さとうきび、牛肉などに多く含まれています。酸味があります。アスパラギン酸はアスパラギンが加水分解して生成される物質で、この2つは別のものです。

エネルギー産生の促進に関わっているので、エネルギー代謝を高めて疲労回復作用があるとされるほか、体に有毒なアンモニアを尿素として無毒化する働きがあります。カリウムやマグネシウムなどのミネラルを細胞に運び込んで、体液のバランスを保ちます。また、アスパラギン酸は中枢神経系で興奮性神経伝達物質として働きます。

アスパラギン酸はみそやしょうゆなどの発酵食品にも含まれているうま味成分の1つ。人間にとって重要な成分であるからこそ、おいしいと感じられるのでしょう。そのほか、アスパラギン酸は甘味料アステルパームの原料の1つであり、栄養ドリンク、化粧品などにも利用されています。

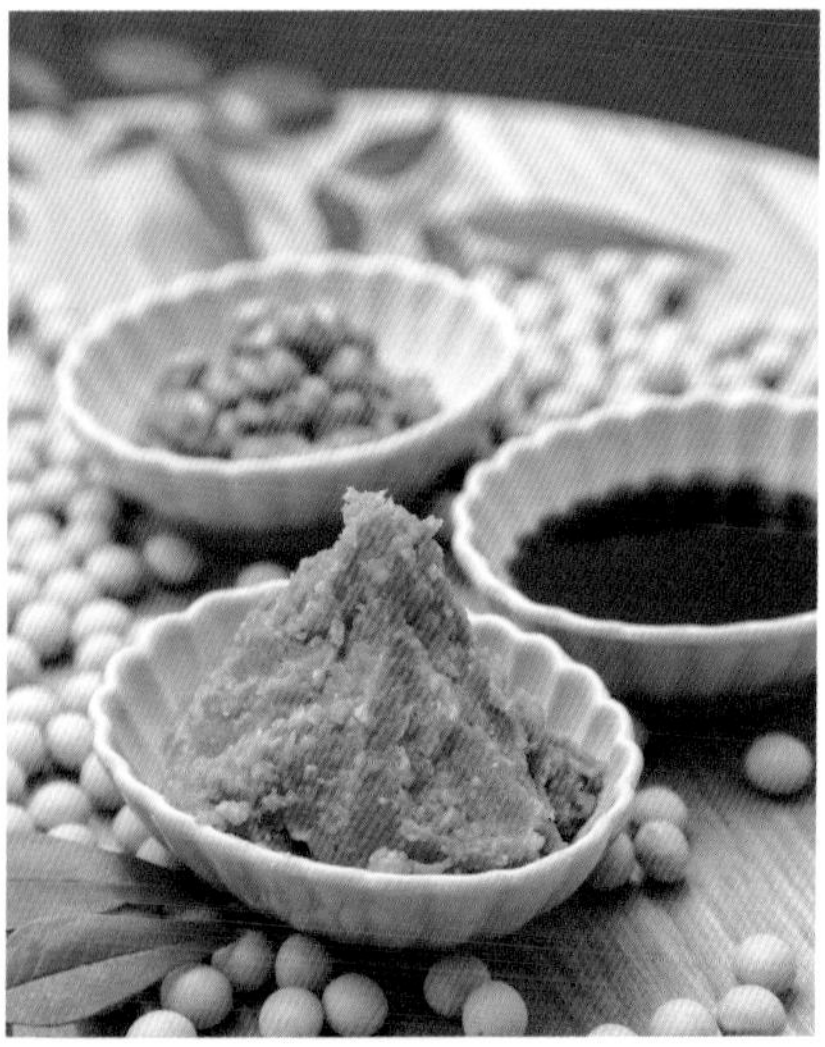

アラニン

英名 alanine / Ala,A

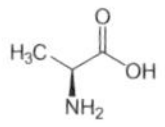

グリシンの次に小さいアミノ酸で、すべてのたんぱく質に豊富に含まれているため、人体にもたくさん存在しています。アラニンはグルタミン酸とピルビン酸から体内で合成することができます。食品では、牛レバー、豚レバー、しじみ、あさり、煮干し、かつお節、ゼラチンなどにも多く含まれています。

肝機能を保護し、アルコールの代謝を促進したり、血糖値を正常に保つよう促す働きがあります。また、アラニンはエネルギー源となるグルコースを作る材料となるため、運動に必要なエネルギーの供給を持続的に行うことができます。

天然保湿因子（ＮＭＦ）の主成分として、化粧品にも配合されています。

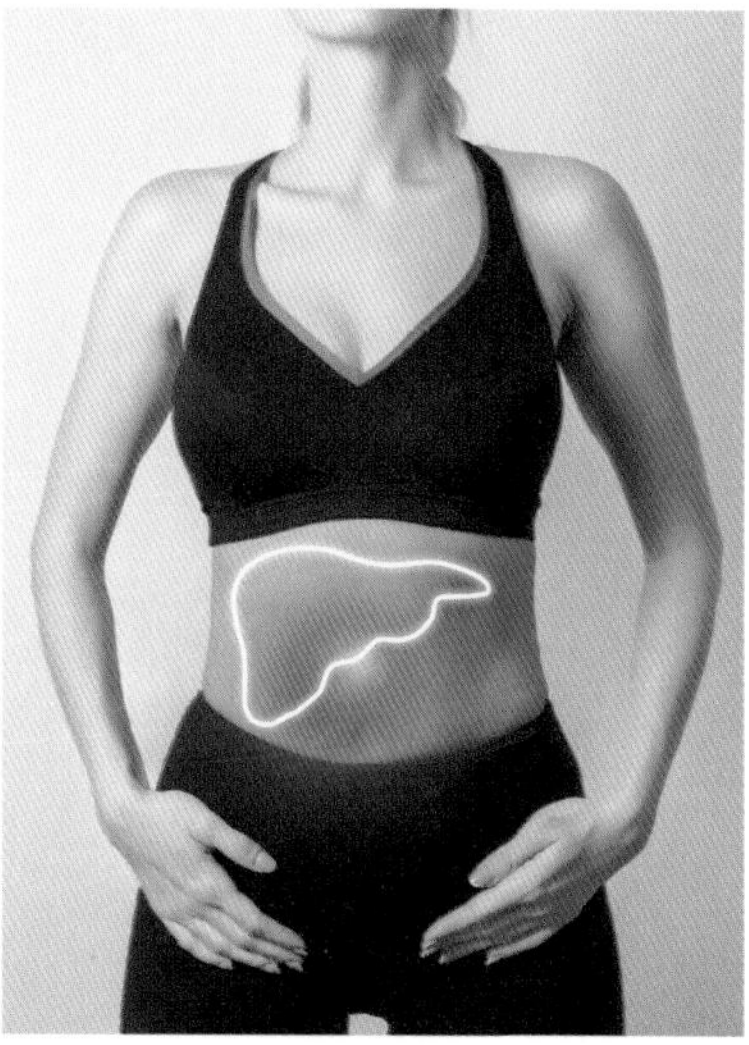

グリシン

英名 glycine / Gly,G

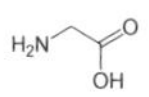

ゼラチンから発見された、最小で単純形のアミノ酸で、えび、かに、帆立て、うになどのほか、肉類全般に多く含まれています。ギリシャ語の「甘い」という言葉にちなんで名付けられたように、甘味がある物質です。

コラーゲンを構成するアミノ酸の1／3はグリシンが占めており、肌や関節の状態を健やかに維持する働きがあります。また、中枢神経系で重要な神経伝達物質として作用したり、睡眠の質を向上させたり、血中コレステロール濃度を下げるなどの働きもあります。菌を抑える（静菌）作用があるので、食品の日持ち向上剤としても用いられます。

グリシンが不足すると不眠症、関節痛、肌荒れなどが起こることがあります。

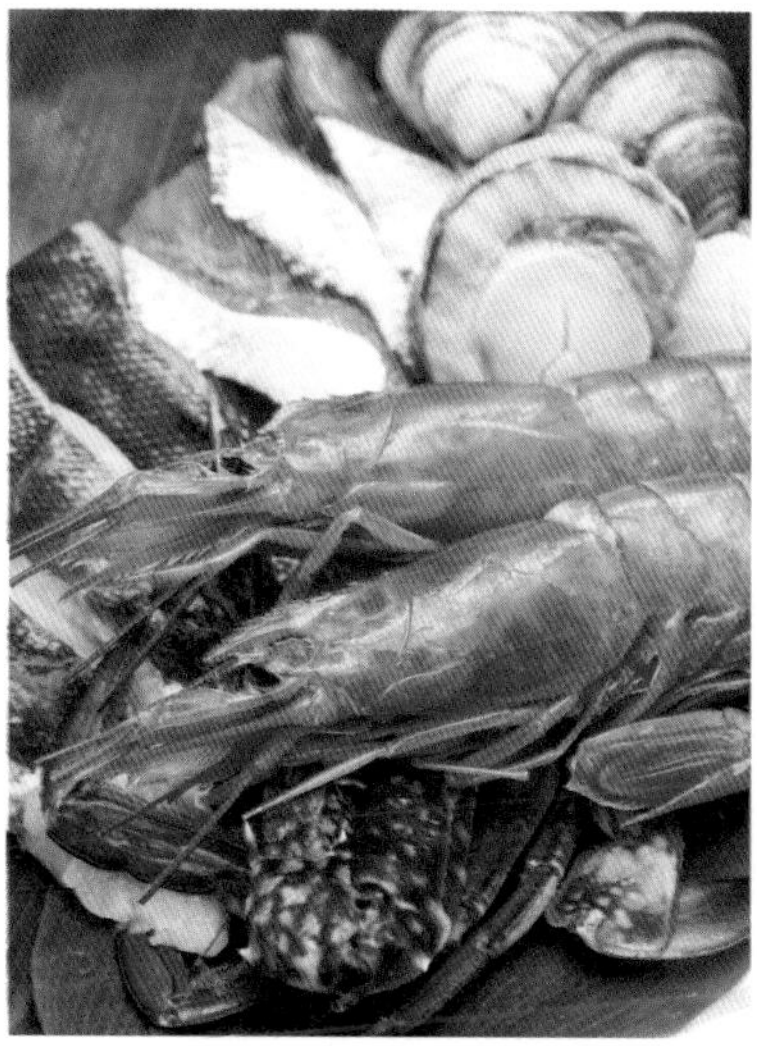

グルタミン

英名 glutamine / Gln,Q

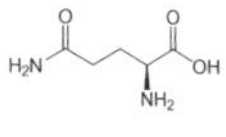

肉、魚、卵、大豆などに多く含まれるグルタミンは、人間の体内に最も多く存在するアミノ酸で、グルタミン酸とアンモニアから生成されます。

免疫細胞のエネルギー源になり、免疫が活性化するので、一部のがんやＨＩＶ感染症などの症状の緩和に利用されることもあります。しかし、代謝形態が複雑であり、有効性については諸説あります。

グルタミンは体内で合成することができますが、ストレスなどで体が傷めつけられると、多くのグルタミンが必要となり、足りなくなることがあります。そのため、アルギニンとともに医薬品として利用されるほか、スポーツ栄養食品や飲料などのサプリメントとしての利用も多く見られます。

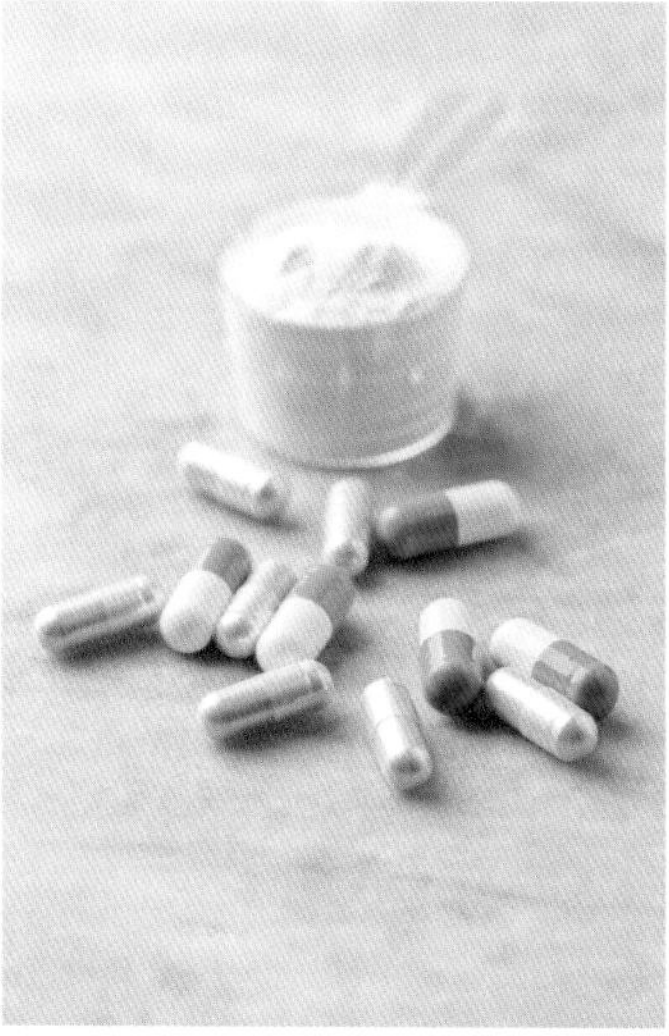

グルタミン酸

英名 glutamic acid / Glu,E

小麦たんぱく質のグルテンから発見されたアミノ酸で、うま味成分としてもよく知られ、昆布、いわし、トマト、白菜、しいたけ、緑茶、チーズなどに多く含まれています。

グルタミン酸はグルタミン生成の材料としても働きます。有害物質であるアンモニアを解毒し、尿素として体外へ排出する働きに関わりがあります。また、中枢神経系の興奮性神経伝達物質としても機能し、脳の活性化を助けているほか、脳の鎮静作用があるγ-アミノ酪酸（GABA）（p.36）を生成します。

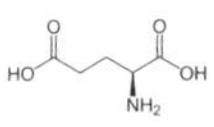

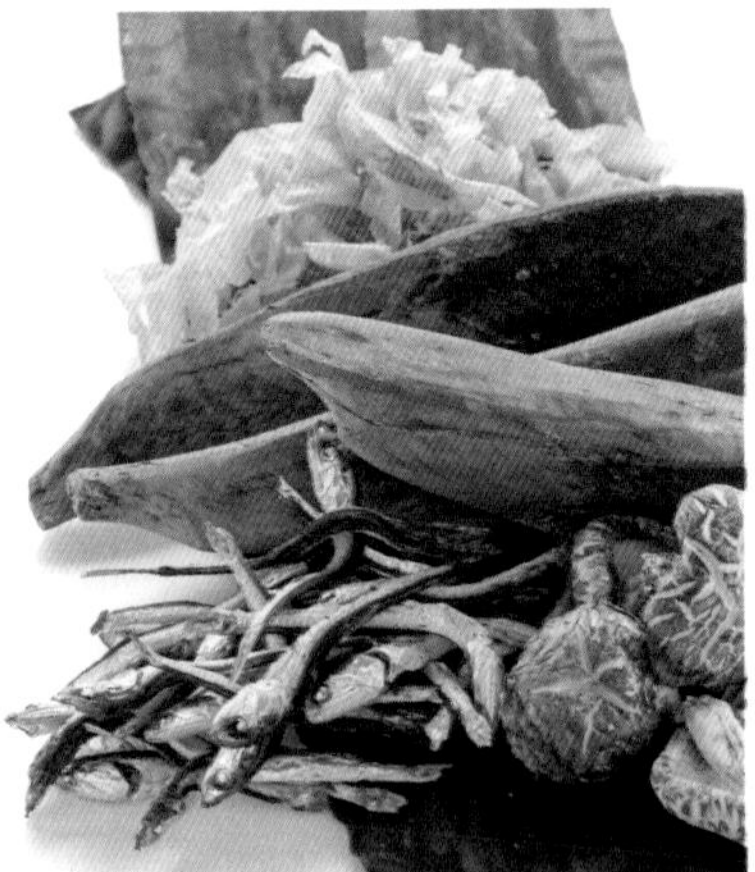

グルタミン酸にうま味があるのは、このように、人間にとって重要な物質であるためだと考えられ、医薬品、食品、栄養剤などに広く利用されていますが、過剰に摂取すると睡眠障害や神経症を引き起こすことがあります。

セリン

英名 serine / Ser,S

シルクのたんぱく質から発見されたアミノ酸で、大豆などの豆類、高野豆腐、かつお節、いくら、のりなどに多く含まれています。

セリンは脳の神経細胞を生成する材料です。また、神経伝達物質のアセチルコリンの働きにも関わっていて、脳の機能を助け、睡眠の質を改善する役割があります。

肌の角質に多く存在し、水分を保持して皮膚の健康を守るセリンは、天然保湿因子（NMF）として化粧品にも配合されています。

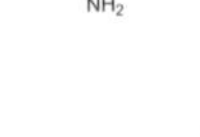

セレノシステイン

英名 selenocysteine / Sec,U

21番目のアミノ酸といわれ、セレン（p.144）を含むのがセレノシステインです。強い抗酸化作用があることで知られる微量ミネラルのセレンがセレノシステインの構成成分となっています。人体にはわずかしか存在していませんが、体内のグルタチオンペルオキシダーゼやヨードチロニン脱ヨウ素化酵素などの重要な酵素の中で見つかっています。

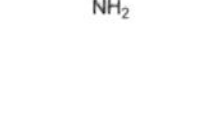

ストレスとたんぱく質

ストレスを受けると心拍数が上がったり、体温が上がったり、血圧が高くなるなど、体はいろいろな反応をし、その結果エネルギーを消耗します。失ったエネルギーを補うためには、体に蓄えられていたたんぱく質を取り崩さなければなりません。まずは筋肉のたんぱく質が、次に血中のたんぱく質が使われます。それでも足りない場合は、そのほかの組織から調達されるというわけです。

ストレスを溜めないことが最重要ですが、日頃から、ストレスダメージに備えて良質なたんぱく質をしっかりと摂取しておきましょう。

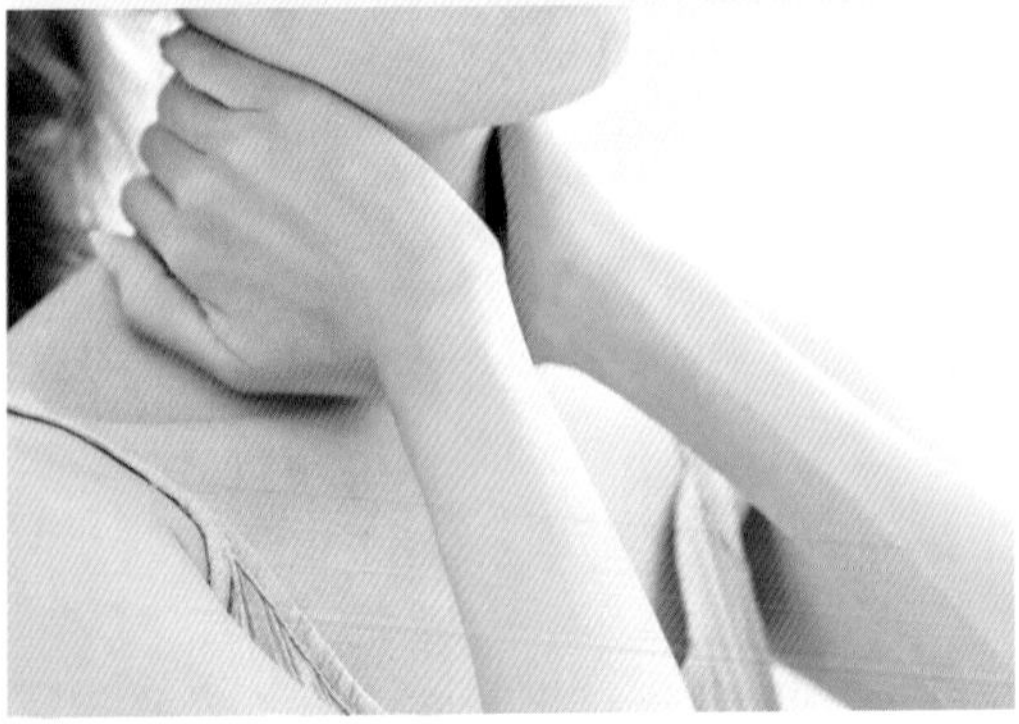

ヒドロキシプロリン

英名 hydroxyproline

プロリン（下記参照）が水酸化された物質。動物の皮膚や骨、軟骨、腱などの結合組織を形成するコラーゲンに多く含まれ、その10%をヒドロキシプロリンが占めています。ヒドロキシプロリンの量を測定することにより、コラーゲンの量を推定することができます。ヒドロキシプロリンを摂取するとコラーゲンの合成が増すとの報告もあり、美肌効果も期待されますが、まだ詳しいところはわかっていないようです。

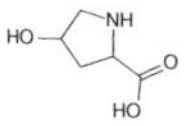

ピロリシン

英名 pyrrolysine

22番目のアミノ酸といわれているのがピロリシン。必須アミノ酸のリジン（p.28）の端にピロリン環［*］という物質がついた珍しいアミノ酸です。動物や植物には含まれておらず、メタン産生古細菌や脱塩素化細菌といった特殊な微生物に含まれていることがわかっています。今のところ、人間には必要ではないと考えられています。

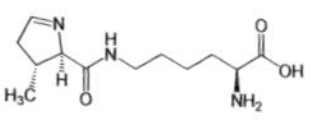

プロリン

英名 proline / Pro,P

豚肉や鶏肉の皮などの動物性のゼラチン質をはじめ、牛乳、チーズ、ヨーグルト、麩、豆腐、豆乳、きな粉、高野豆腐などに多く含まれています。

プロリンはグリシン（p.33）とともにコラーゲンを構成する主要な物質です。コラーゲンの中のプロリンは半分が水酸化されたヒドロキシプロリンとして存在し、コラーゲンの合成や更新、表皮細胞の増殖、角質層の保湿に役立ちます。化粧品への配合や植物成長促進剤としての利用も知られています。

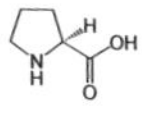

コラーゲンと美肌の関係

コラーゲンは体内に存在するたんぱく質の一種。体内のたんぱく質の約30%を占めており、粘膜や骨、血管、そして肌にも含まれています。

肌は表皮、真皮、皮下組織という3つの構造になっていて、肌のみずみずしさに関係しているのが真皮です。真皮はコラーゲンを網の目のように張り巡らせたスポンジ状になっており、その網の目の間にヒアルロン酸などがあります。加齢や紫外線からのダメージによって、コラーゲンやヒアルロン酸の数は減少するといわれています。

口から摂取したコラーゲンはそのまま肌に届くのではなく、体内で代謝されアミノ酸に分解されます。その後、そのアミノ酸が再び皮膚においてコラーゲンの合成に利用されるかは解明されていませんが、肌の網の目構造の維持に役立っているという研究結果も発表されています。

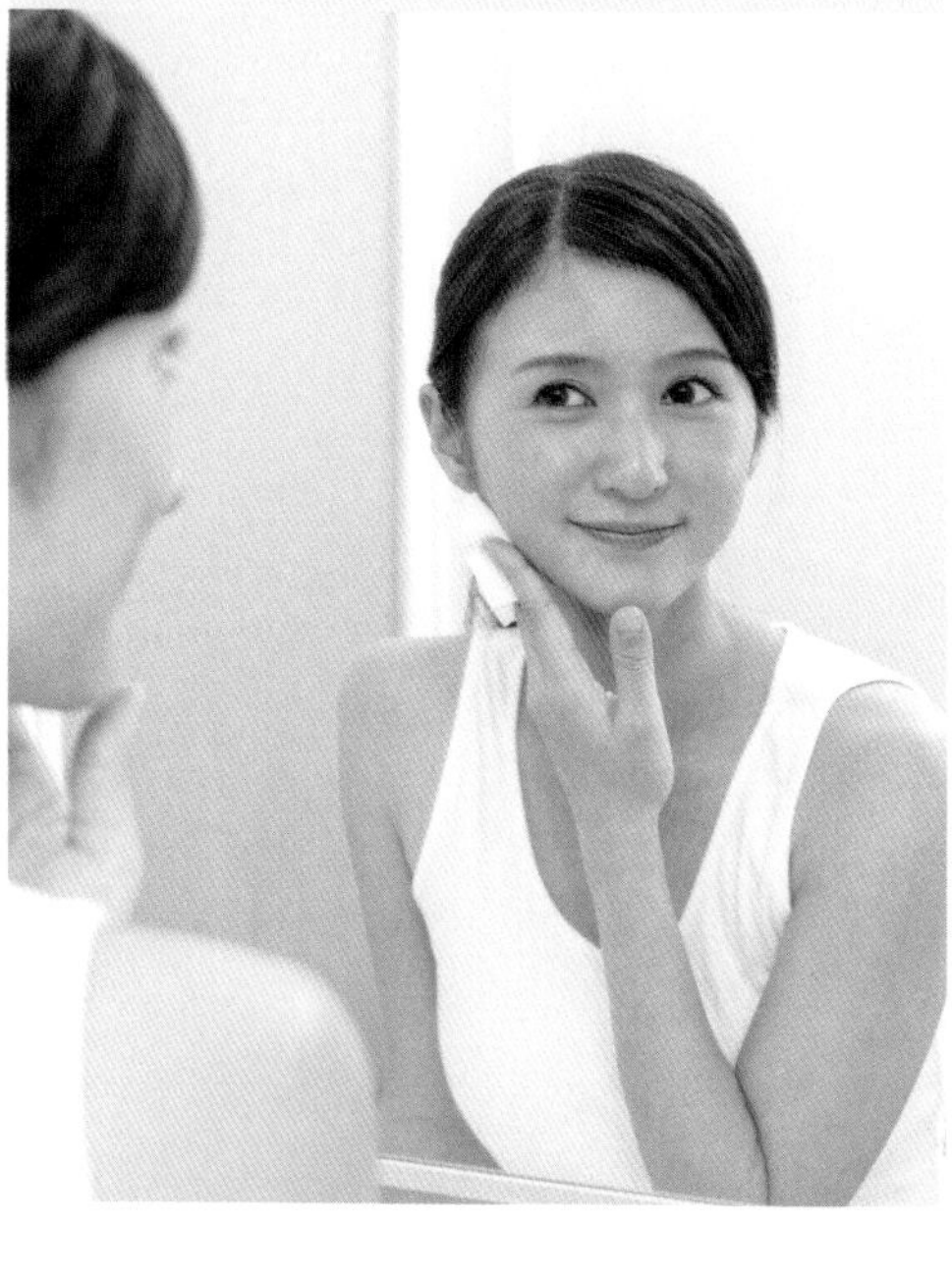

＊ ピロリン環：5員環内に窒素原子を持ち、二重結合を１つ持つ複素環式化合物。

たんぱく質を構成しないアミノ酸

アミノ酸はたんぱく質の構成成分として体内に存在していますが、アミノ酸単体で遊離した状態で存在する場合もあり、これを「遊離アミノ酸」と呼びます。アミノ酸の中で約１％程度が遊離アミノ酸の形で存在しています。

また、特定の植物やきのこ類には、たんぱく質を構成しない特殊なアミノ酸が含まれています。

体内に存在するアミノ酸

人間の体内に存在するのは、γ-アミノ酪酸（ＧＡＢＡ）、オルニチン、シトルリン、タウリン、Ｌ-ドーパ、β-アラニンなどです。

オルニチン

英名 ornithine

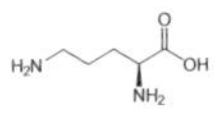

オルニチンは、しじみ、きのこ類（しめじなど）、だだ茶豆などの大豆に豊富なアミノ酸です。肝臓には「オルニチン回路（尿素回路）」と呼ばれる、体に有害なアンモニアをオルニチンの働きで尿素に変えて体外に排出する回路があります。アンモニアは細胞のエネルギー源であるＡＴＰ（アデノシン三リン酸）や、脳のエネルギーであるグルコース（p・79）の生成を妨げる物質で、肝臓に溜まると毒です。オルニチンはこの解毒を助けることで、肝機能の改善に貢献していると考えられています。

オルニチンはペプチドホルモンのグレリンを介して成長ホルモンの分泌を促進することも報告されています。

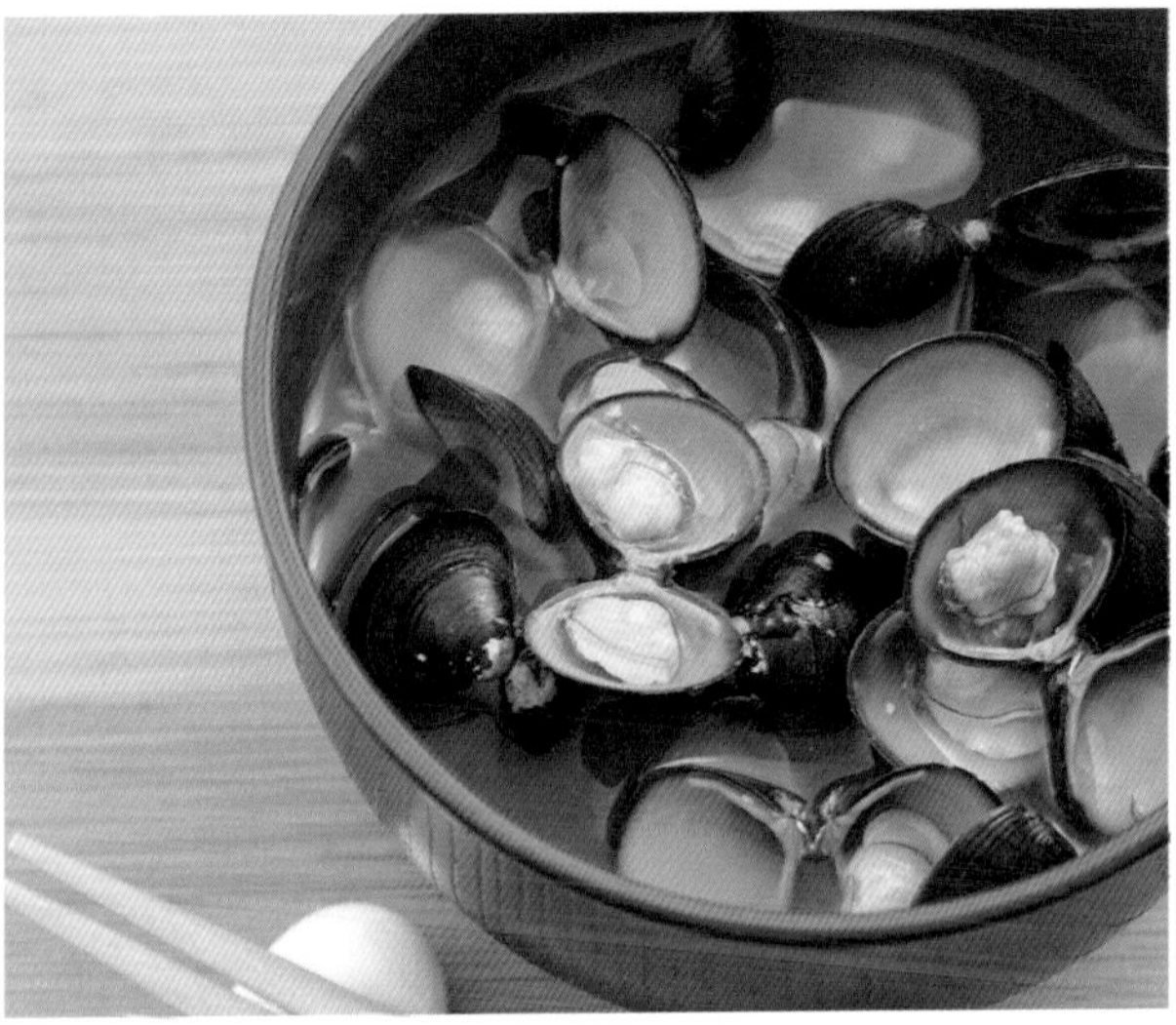

β《ベータ》-アラニン

英名 β-alanine

カルノシン（p・42）を合成する天然アミノ酸で、たんぱく質を構成せず、組織中に存在する遊離アミノ酸です。筋肉中に多く存在しています。β-アラニンを摂取すると筋肉中のカルノシンが増加し、運動パフォーマンスが向上します。スポーツサプリメントとしてよく知られているアミノ酸です。

また、補酵素Ａ（コエンザイムＡ）を構成するパントテン酸の構成物質としても重要です。

γ《ガンマ》-アミノ酪酸（ＧＡＢＡ）

英名 γ-aminobutyric acid

発芽玄米や緑茶、トマト、カカオなどに多く含まれるアミノ酸で、一般にはＧＡＢＡと呼ばれています。体内ではグルタミン酸（p・34）から生成され、人間の脳内に存在し、副交感神経を活性化するので、リラックスや抗不安などの抑制性作用があります。また、血圧を下げる働きもあるとされます。

摂取したGABAは血液脳関門を通過しないため、脳内で生成されたものと同じように働くわけではありませんが、GABAを投与することで効果があったとする論文も発表されています。

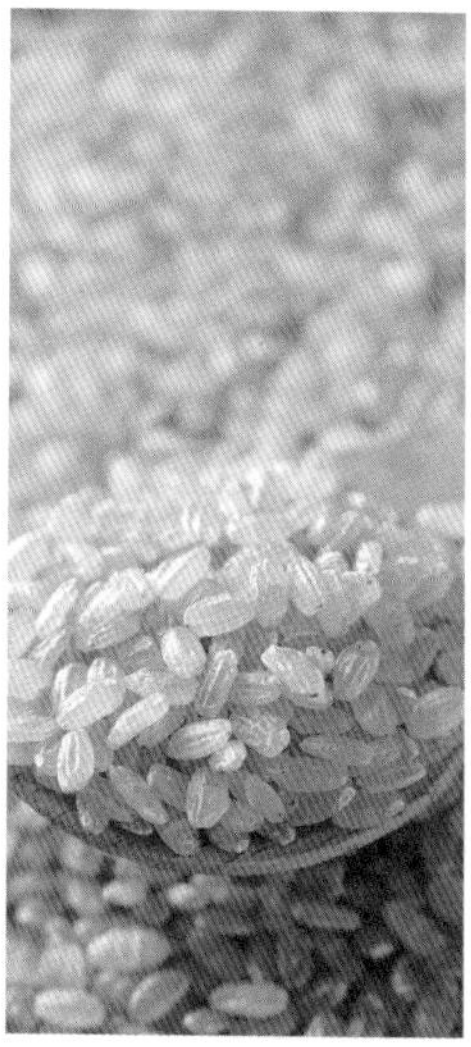

シトルリン

英名 citrulline

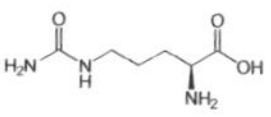

すいかから発見されたアミノ酸で、すいかの学名にちなんで名前がつけられました。メロン、ゴーヤー、とうがんなどウリ科の植物に多く含まれています。人間の体内ではアルギニン（p.29）から酵素によって生成されます。

血流を改善する働きがあり、むくみや冷え性を改善し、肌の調子を整えます。

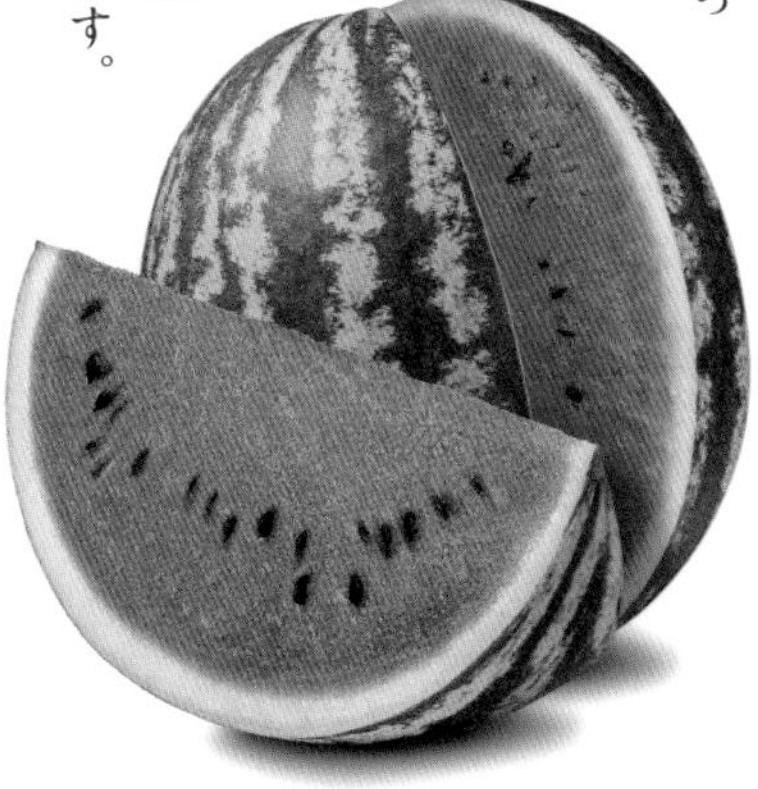

タウリン

英名 taurine

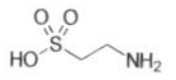

いか、たこなどの軟体動物や、しじみ、あさり、帆立て、かきなどの貝類に多く含まれる、硫黄を含んだアミノ酸。するめの表面に現れる白い粉がタウリンです。化学構造を見ると厳密にはアミノ酸ではありませんが、物質的によく似ているため、アミノ酸の一種とされることがあります。

人体では、心臓、筋肉、骨髄、脳、肺、肝臓、目の網膜など、ほとんどすべての組織に存在しており、生命維持に重要な物質です。肝機能を向上させ、胆汁の分泌促進や解毒を助けるほか、コレステロールを低下させて動脈硬化を予防したり、目の健康を維持する働きもあります。

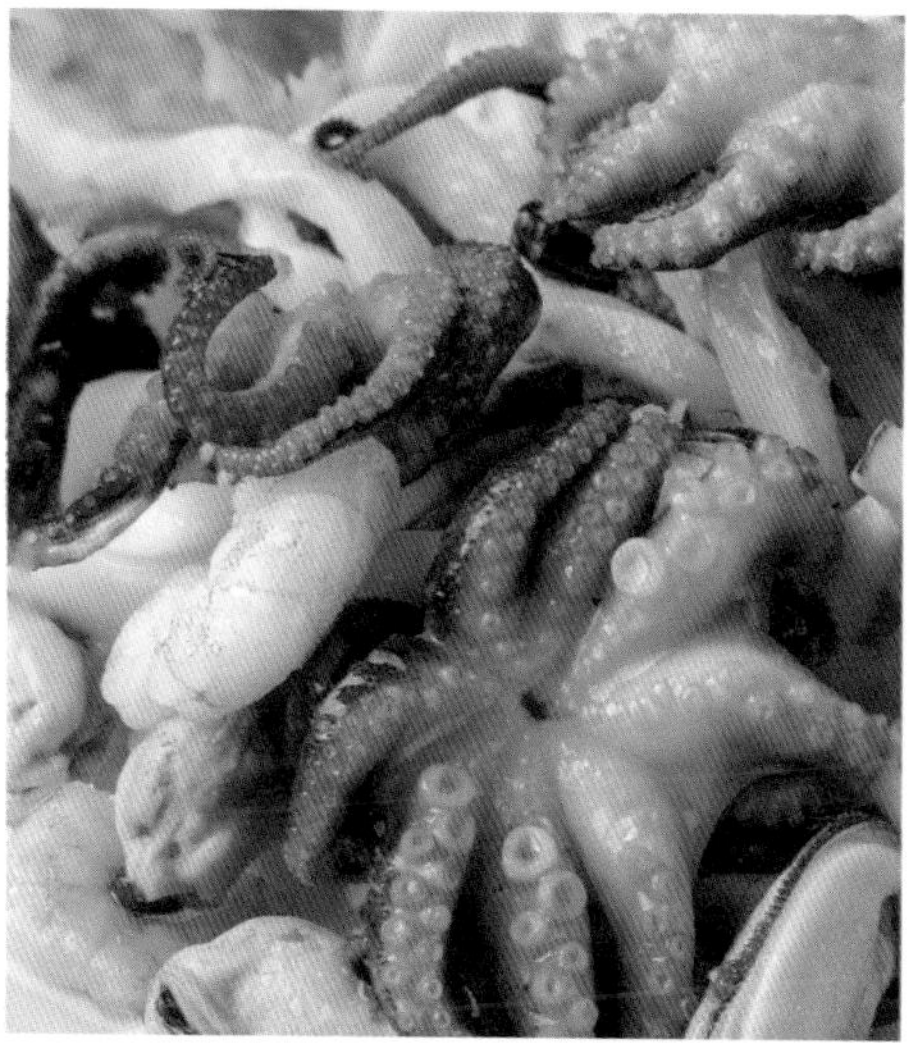

ドーパミンってどんな物質？

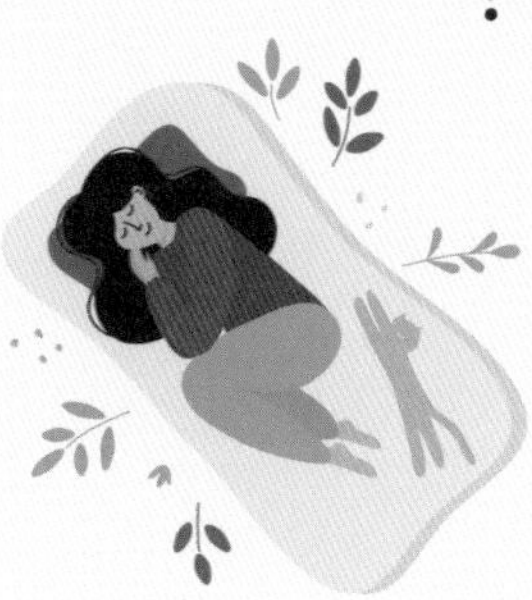

ドーパミンはアミノ酸であるL-ドーパ（p.38）から脳内で合成される神経伝達物質で、快感や意欲、運動機能の調節に関わっています。ほどよい量が分泌されると、やる気が出たり、幸せを感じたりといった作用をもたらしますが、過剰に分泌されると幻覚、幻聴などの症状や、耐性ができるため薬物やギャンブルへの依存を引き起こしやすくなります。

適度にドーパミンの分泌を増やすには、初めての体験によって新鮮な感情を味わうこと、スポーツをして気持ちよく汗を流すことなどが有効といわれています。

L-ドーパ

英名 L-dopa

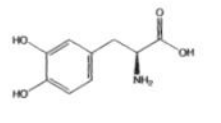

ハッショウマメ（ムクナ）の種子に多量に含まれ、そら豆の種子にも含まれる物質で、たんぱく質を構成しないアミノ酸です。哺乳類の体内では、必須アミノ酸のフェニルアラニンや準必須アミノ酸のチロシンから合成されます。

快感や多幸感、意欲などの機能に関わる神経伝達物質・ドーパミンの前駆体であり、血液脳関門を通過することができるので、神経変異疾患であるパーキンソン病などの治療に用いられます。精神安定作用もあるとされます。レポドパの呼び名も。

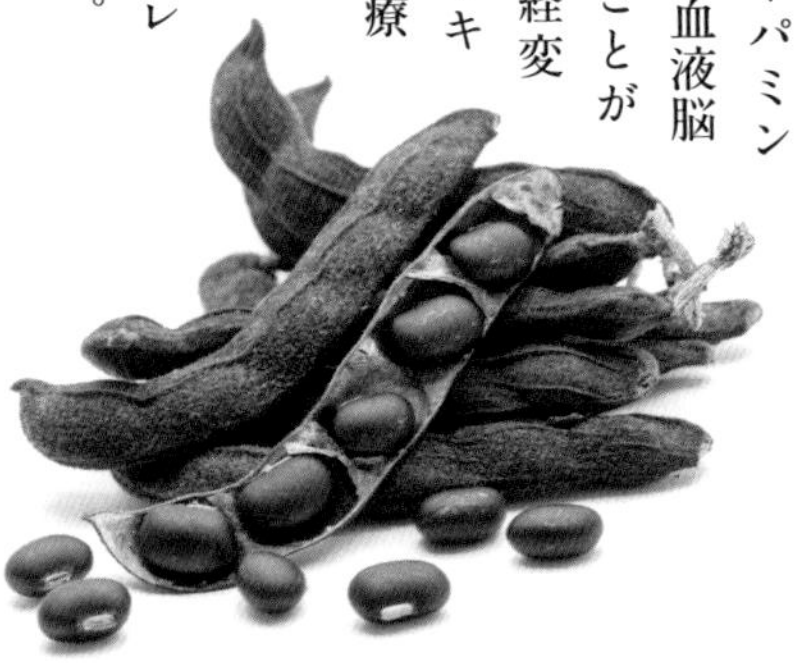

一部の食品に含まれるアミノ酸

特殊な食物やきのこ類には、特殊なアミノ酸が含まれています。たんぱく質を構成するアミノ酸に似た構造を持ち、アミノ酸の正常な代謝を邪魔したり、正常なたんぱく質の合成を妨げることがあり、毒物となります。しかし、テアニン（p.40）のように、よい働きをするものもあります。

アゼチジン-2-カルボン酸

英名 azetidine-2-carboxylic acid / Aze

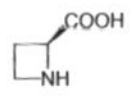

スズラン（キジカクシ科）から発見された物質で、プロリン（p.35）に似た化学構造を持つアミノ酸です。動物や植物に対して、毒物として作用します。ヤブラン（キジカクシ科）やマメ科植物にも含まれています。

1-アミノ-D-プロリン

英名 1-amino-D-proline

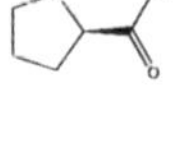

亜麻（アマ科）に含まれる物質で、プロリン（p.35）に似た化学構造を持つアミノ酸です。グルタミン酸と結合してリナチンと呼ばれるペプチドを形成します。1-アミノ-D-プロリンはビタミンB_6と拮抗する物質で、人間にとっては毒性があります。

おいしい物質は体に必要な物質

甘味、塩味、酸味、苦味、うま味。人間がおいしいと感じる物質はいろいろありますが、それらは体にとって必要な栄養素です。たとえば、甘味の糖はエネルギー源であり、脳の唯一の栄養ですし、うま味成分のグルタミン酸は、脳の神経伝達物質です。酸味は腐敗などの信号を体に送るものであり、アルカロイドなどの苦味は、植物が動物に食べられないように身を守るために生産する毒物であることが多くあります。

味覚の経路

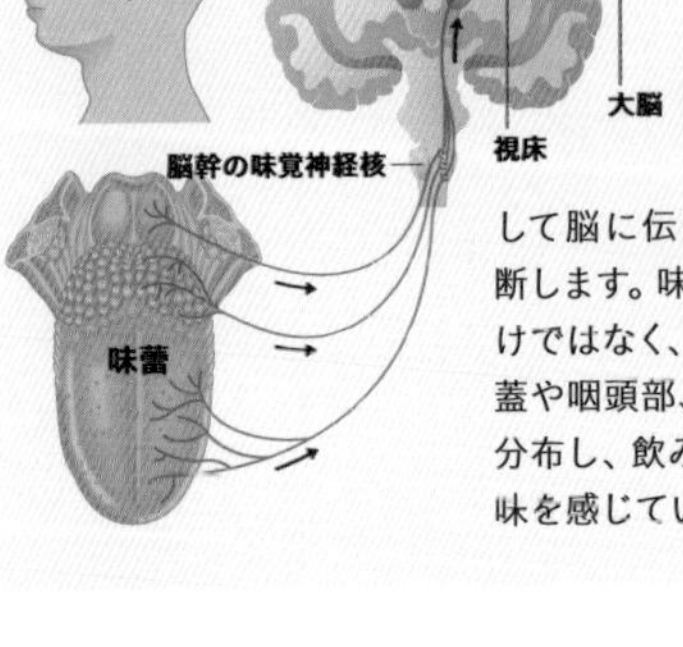

味覚は「味《み》蕾《らい》」という味《み》細胞《さいぼう》で味を感じ取り、神経細胞を介して脳に伝達され味を判断します。味蕾は舌の上だけではなく、口腔内の軟口蓋や咽頭部、食道にも広く分布し、飲み込むときにも味を感じています。

イボテン酸

英名 ibotenic acid

イボテングタケから発見された物質で、テングタケやベニテングタケにも含まれます。化学構造がグルタミン酸に似ているため、中枢神経系の神経伝達物質であるグルタミン酸の受容体に作動し、興奮毒性を発揮します。人間にとってうま味と感じることもあります。

イボテン酸は脱炭酸するとムッシモールという毒に変化します。イボテン酸やムッシモールはハエの発育を阻害する作用があり、古くからハエ取りとして使われていました。

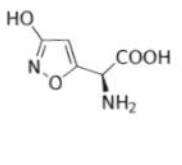

カナバニン

英名 canavanine

なた豆（マメ科）の種子に多量に含まれる物質で、たんぱく質を構成しないアミノ酸です。構造がアルギニン（p.29）と似ているため、カナバニンを摂取するとアルギニンの機能が阻害され、有毒物質のアンモニアが蓄積されます。草食動物や昆虫に食べられないための防御物質で、ムラサキウマゴヤシなど、ほかのマメ科の種子にも含まれています。人間にとっても有毒で、多量に摂取すると全身性エリテマトーデス様の症状や、自己免疫疾患様の症状などを引き起こします。

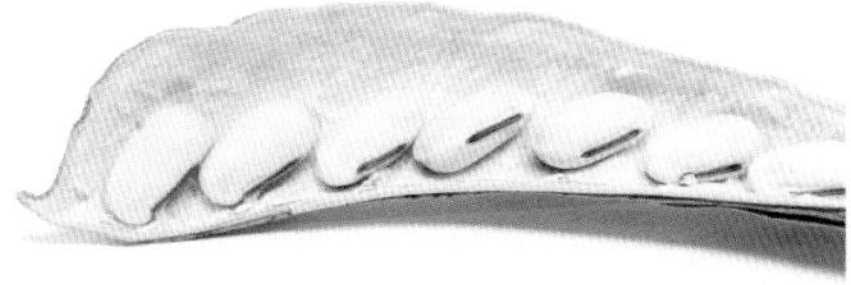

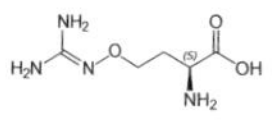

キスカル酸

英名 quisqualic acid

熱帯アジアに自生する蔓性低木シクンシ（シクンシ科）の種子から発見された物質。シクンシは漢方で回虫駆除やニコチンの中和剤として利用されている植物です。

キスカル酸の化学構造は神経伝達物質であるグルタミン酸（p.34）とよく似ているという特徴があります。そのため、摂取すると哺乳類や昆虫のグルタミン酸受容体に働いて、グルタミン酸の作用を阻害します。また、キスカル酸には興奮毒性があるため、脳や脊髄の神経細胞にダメージを与えます。ゼラニウムの花弁にも含まれていて、それを食したマメコガネが麻痺を起こす原因となることがわかりました。

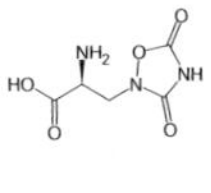

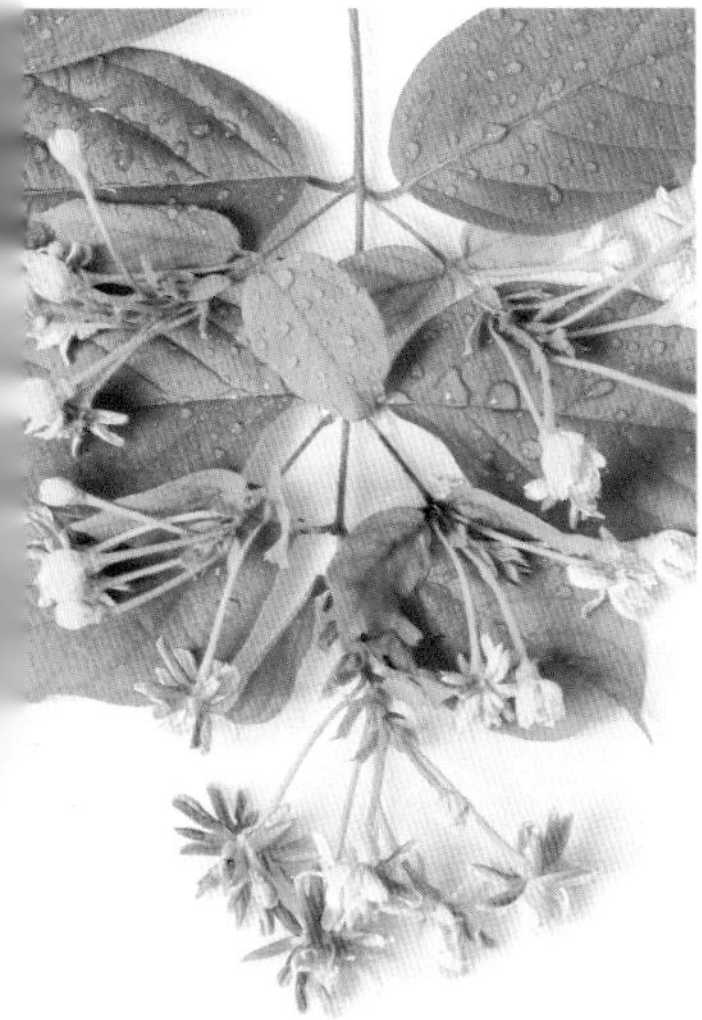

D体とL体
（立体異性体）

全く同じ原子で構成していながら、立体的な配置が異なる物質同士を「立体異性体」（エピマー）と呼びます。D体とL体は右手と左手のような関係です。

ちなみに、天然のアミノ酸はほとんどがL体です。D体のアミノ酸は性質が大きく異なり毒物になることがありますが、中には特殊な生理活性を持っているものもあります。

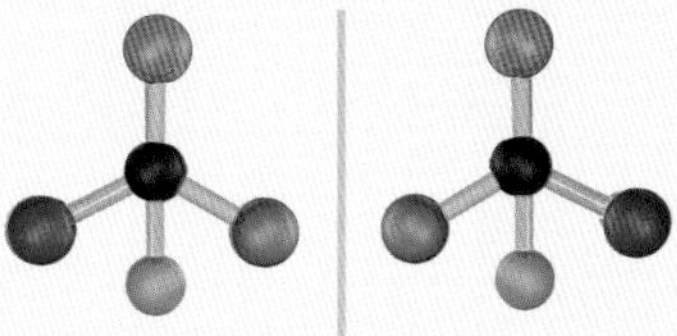

D-アミノ酸　　L-アミノ酸

ジエンコール酸

英名 djenkolic acid

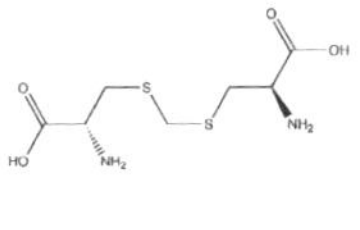

インドネシアやスマトラ、ジャワなどで食用とされるジエンコール豆（ジリン豆）の種子に1～4％含まれる含硫アミノ酸。ジエンコールマメにはにんにくに似た大変強い臭いがあります。ジエンコール酸の化学構造式はシスチン（p.30）によく似ているため、シスチンの作用を阻害して毒物となります。消化代謝されないため、多量に摂取すると結晶化し、血尿や尿路結石を引き起こします。

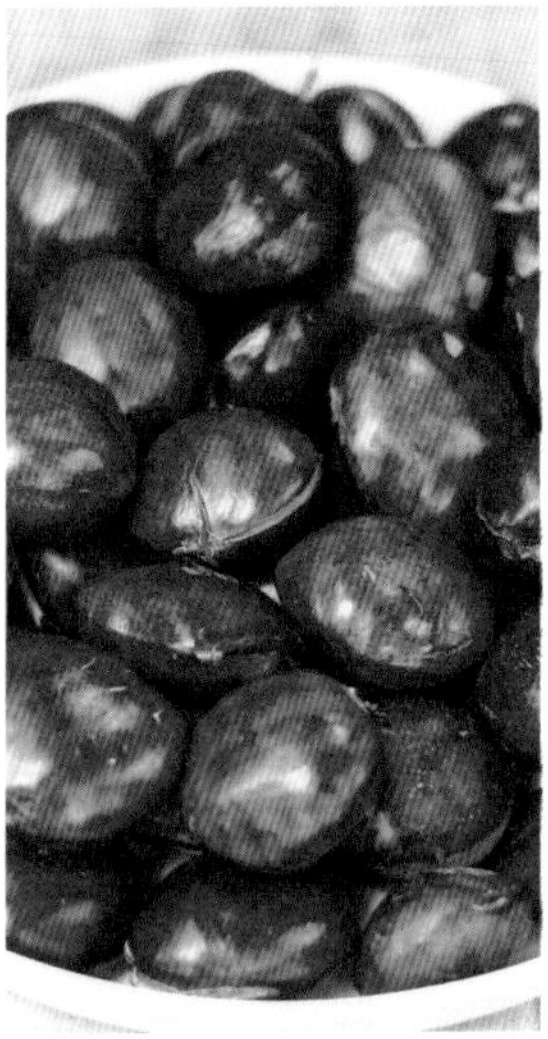

スティゾロビン酸

英名 stizolobic acid

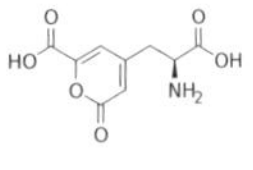

ハッショウマメ（ムクナ）の培養細胞から発見されたアミノ酸。チロシンからL-ドーパ（p.38）を生成する際に生成されると考えられています。

テアニン

英名 L-theanine

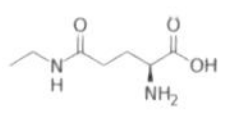

1950年に玉露から発見された物質で、グルタミン酸の一部が変化したアミノ酸です。お茶の持つうま味や甘味成分で、玉露や抹茶などの上質な緑茶に多く含まれます。乾燥茶葉には0.5～3％程度、抽出した緑茶には3％ほど含まれています。

テアニンは茶の木の根で作られ、枝先に送られますが、日光に当たるとカテキンへ変化します。玉露などの上質なお茶は、収穫前に2週間ほど遮光をし、テアニンが多い新芽のみを収穫して作られます。

テアニンには鎮静作用があり、興奮を鎮めて心身をリラックスさせる働きがあります。脳内に入るとドーパミンやセロトニンなどの神経伝達物質に働きかけるため、記憶力や集中力の上昇、血圧の降下、脳神経細胞の保護といった効果があるとする説もあります。

ヒポグリシン

英名 hypoglycin

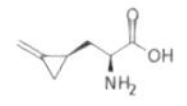

ライチやアキー、リュウガン、ランブータンなどのムクロジ科の未熟な果物に含まれるアミノ酸。ヒポグリシンはリジン（p.28）と似た化学構造をしていて、リジンを分解する酵素の働きを阻害するため、毒性を発現し、中毒性低血糖症候群を引き起こします。ジャマイカや西アフリカでは「ジャマイカ嘔吐病」と呼ばれ、突然の嘔吐や脱水症状、昏睡などの症状があり、死に至ることもあります。ムクロジ科の果実の多食には注意が必要です。

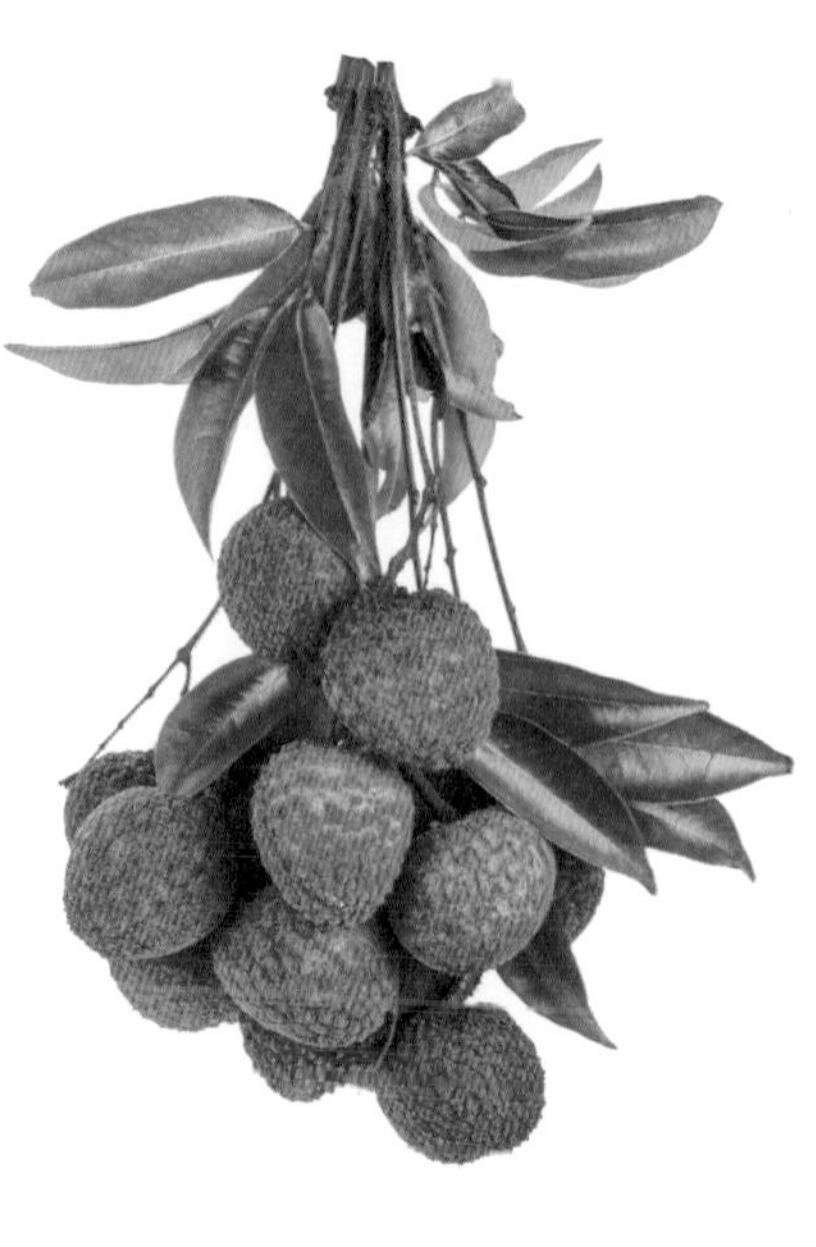

ミモシン

英名 mimosine

オジギソウやギンネム（どちらもマメ科）の種子に多量に含まれる物質で、たんぱく質を構成しないアミノ酸です。動物が摂取して細胞に取り込むと、DNA複製が阻害されます。牛や山羊などはミモシンを分解できる腸内細菌を持っているため、反芻することで解毒ができますが、それ以外のほとんどの動物は、ミモシンを含む葉や種子を食べると中毒を起こし、毛が抜けてしまいます。

きのこには
ヘンなアミノ酸が
140種以上ある

きのこに含まれるアミノ酸には、たんぱく質を構成しているアミノ酸の誘導体が多くありますが、全く異なる構造を持ったものもあります。そのほとんどは動物や人間に食べられないようにするための毒物なのですが、イボテン酸のようにうま味を持っているものや、薬の原料にされているものもあります。

ムッシモール

英名 muscimol

イボテングタケやテングタケ、ベニテングタケに含まれるイボテン酸（p.39）が脱炭酸したものがムッシモールです。ムッシモールは抑制系の神経伝達物質であるγ-アミノ酪酸（GABA）の受容体に作動し、脳の働きを抑制します。そのため、眠気や幻覚などの症状が現れます。イボテングタケなどのきのこを食べると、イボテン酸による興奮とムッシモールによる抑制が同時に起こるため、複雑な中毒症状を引き起こすのです。

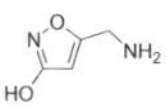

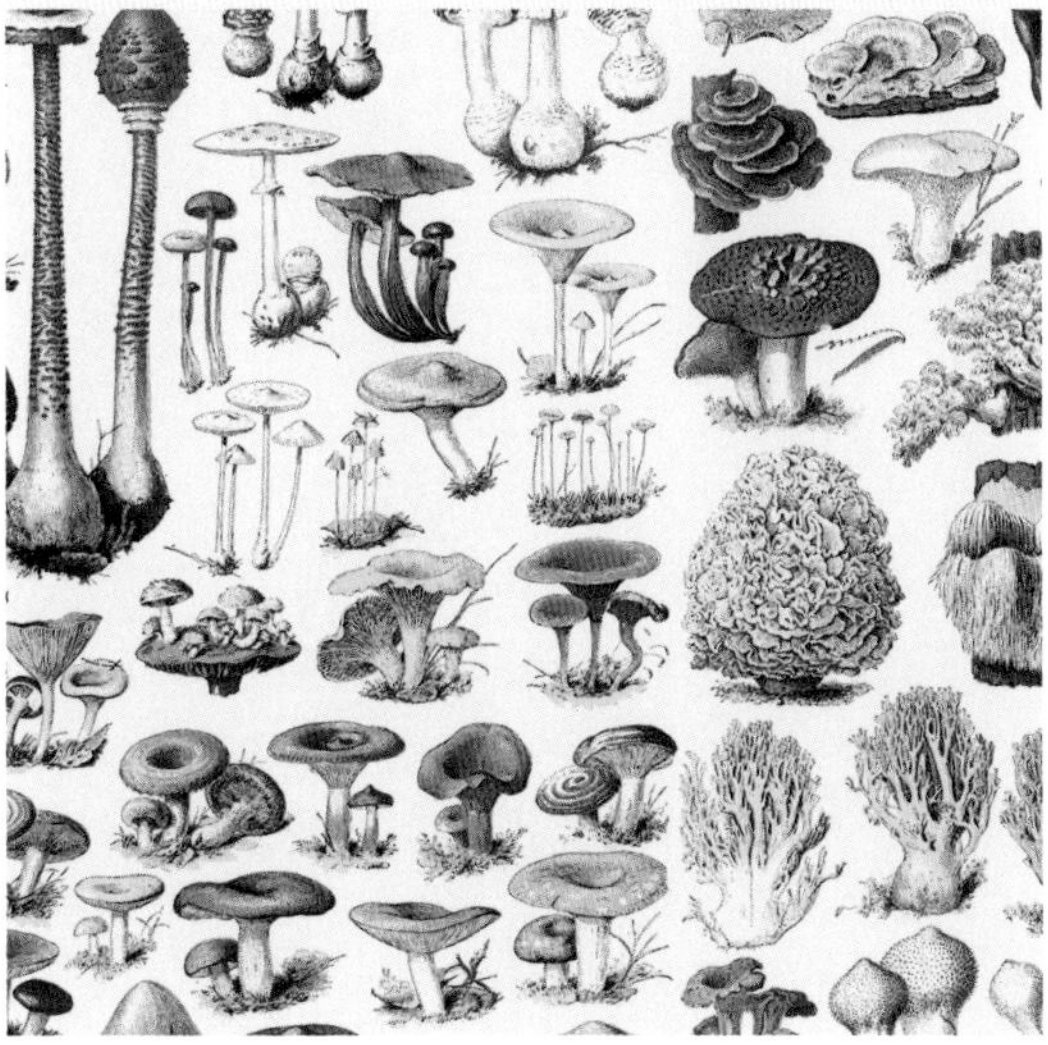

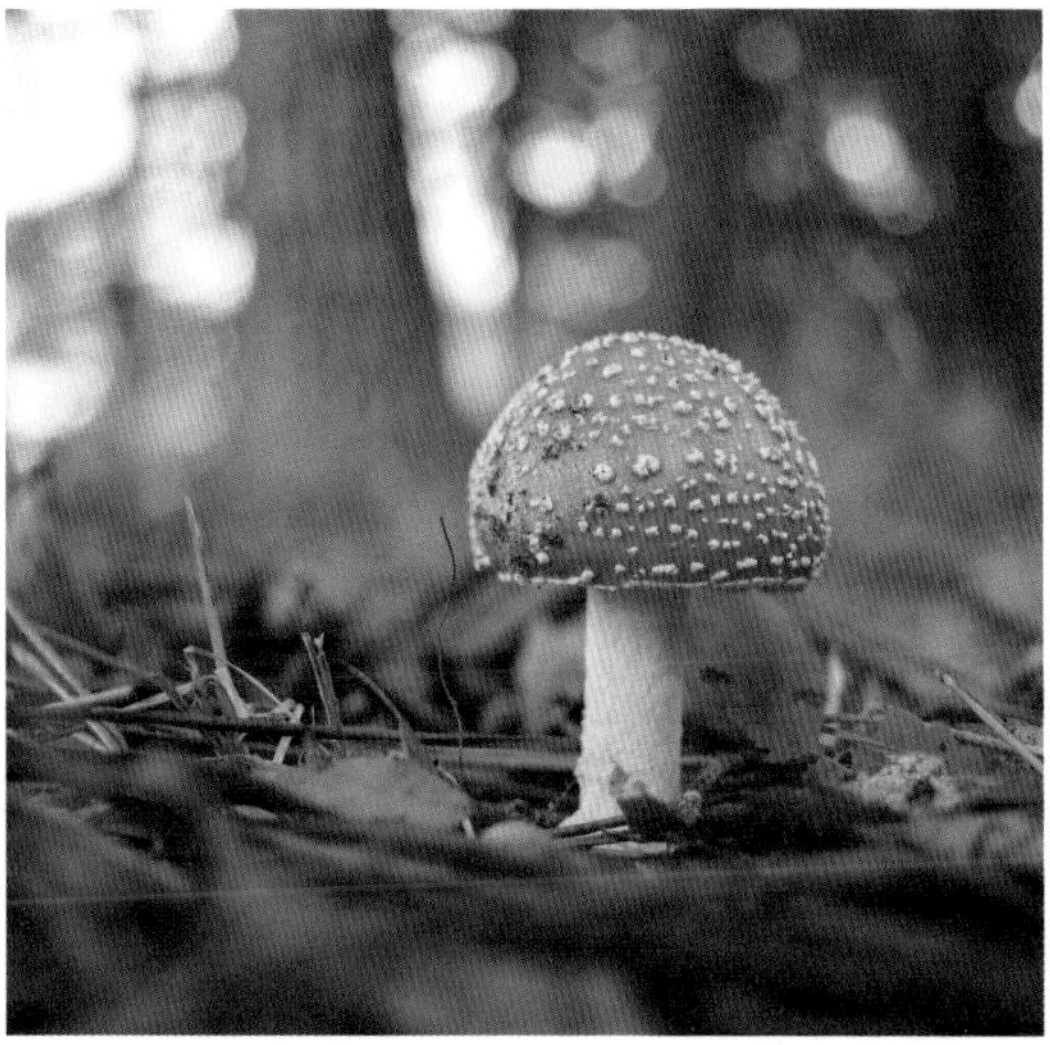

ムギネ酸

英名 mugineic acid

大麦の根から発見された物質で、アゼチジン-2-カルボン酸（p.38）に似た化学構造を持っているアミノ酸です（正確にはイミノ基とカルボキシ基を持っているイミノ酸）。イネ科の植物の根から分泌され、土壌中からの鉄の吸収に関わっています。

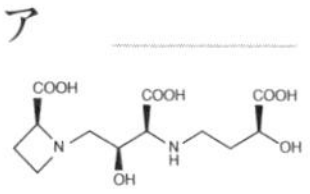

塩化メチルメチオニンスルホニウム

英名 methylmethionine sulfonium chloride

キャベツの搾り汁から発見された物質で、かつてはビタミンUと呼ばれていましたが、化学的にはアミノ酸の一種です。胃粘膜を修復する作用があり、胃潰瘍や十二指腸潰瘍の予防や改善に役立ちます。「キャベジン」をはじめ、多くの胃腸薬に配合されています。

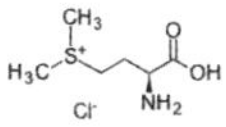

ペプチドとたんぱく質

アミノ酸とアミノ酸がペプチド結合により鎖状に複数つながった物質を「ペプチド」と呼びます。2個つながったものをジペプチド、3個がトリペプチド、4個がテトラペプチド、10個以下をオリゴペプチド、多数つながったものをポリペプチドといいます。50個以上つながったものがたんぱく質です。ペプチドはホルモンや神経伝達物質、抗生物質などとして働きます。

イミダゾールペプチドとは

イミダゾールジペプチド（イミダペプチドとも略される）とは、イミダゾール基を持つアミノ酸のヒスチジンが結合したジペプチドの総称。カルノシン、アンセリン、バレニン、ホモカルノシンなどがこれにあたります。

渡り鳥や回遊魚など、長時間の連続した運動を必要とする生物の筋肉に多く含まれています。

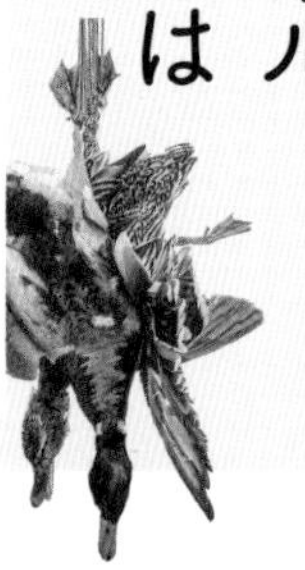

人間の体内に存在するペプチド

人間の体内に存在する代表的なペプチドは、アンセリン、カルノシン、グルタチオン、ホモカルノシンの4種類です。

アンセリン

英名 anserine

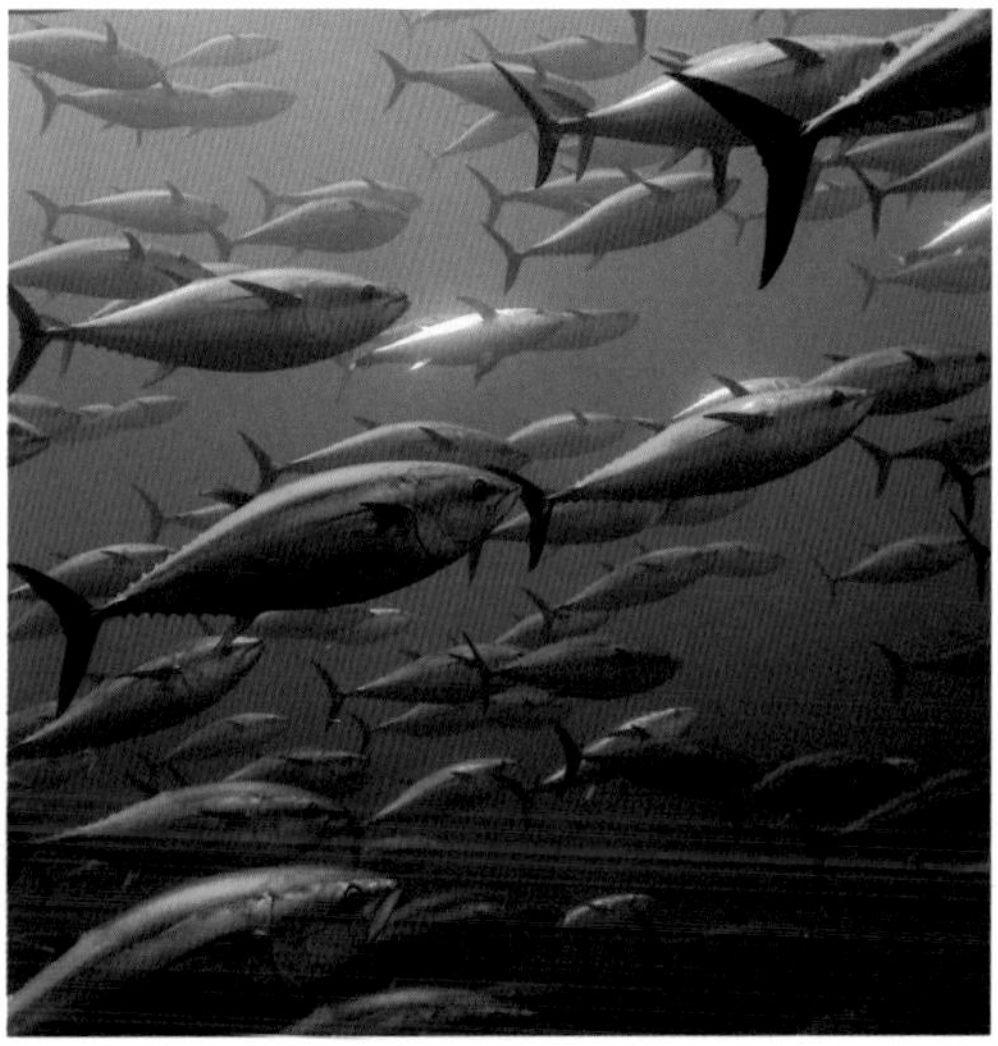

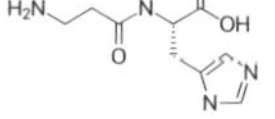

β-アラニンとメチルヒスチジンからなるイミダゾールジペプチドで、別名はβ-アラニル-N-メチルヒスチジン。動物の筋肉に広く存在しています。まぐろやかつおなどの大型の回遊魚がずっと泳いでいられるのは、アンセリンの働きにより、持久力が維持されるからです。さけ、さめ、鳥にも多く含まれています。乳酸の分解をスムーズに行い疲労を回復する働きや尿酸値をコントロールする働きがあるとされます。また、抗酸化作用があり、生活習慣病や老化の予防にも役立つと考えられます。

カルノシン

英名 carnosine

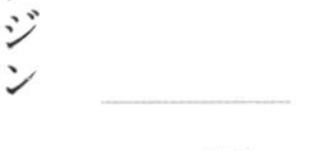

β-アラニン（p.36）とヒスチジン（p.26）からなるイミダゾールジペプチドで、動物の筋肉に広く存在しています。馬の瞬発力や渡り鳥の羽ばたきなど、筋肉がパワーを発揮するときに必要な物質です。カルノシンの量が多いほど、筋肉のパワーは強くなります。食品では肉類に多く含まれます。

運動能力を維持する働きがあるほか、活性酸素を除去する作用があり、生活習慣病や老化、認知症の予防に有効とされています。また、2型糖尿病の予防薬になる可能性があるとされ、研究が行われています。

グルタチオン

英名 glutathione

グルタミン酸（p.34）、システイン（p.29）、グリシン（p.33）の3つのアミノ酸からなるトリペプチドで、体内のほとんどの細胞に存在しています。レバー、かき、アボカド、キウイフルーツ、トマト、パン酵母などに多く含まれています。活性酸素を除去する作用があり、老化や生活習慣病の予防、美肌効果などが期待されるほか、肝臓の解毒作用に必要で肝機能の向上にも有効です。

グルタチオンは日本では医薬品であるため、サプリメントとしての販売はできません。

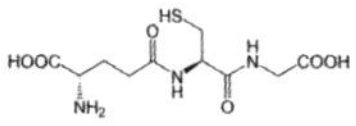

ホモカルノシン

英名 homocarnosine

ヒスチジンとγ-アミノ酪酸（ＧＡＢＡ）（p.36）が結合したイミダゾールジペプチドで、脳内に存在しています。骨格筋の強化に重要な役割をしていると考えられています。

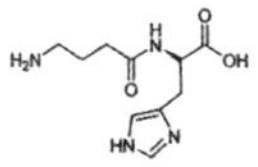

食品中に含まれるペプチド

牛乳に含まれるペプチド

牛乳に含まれるペプチドには、カゼイン、ラクトフェリン、カゼインホスホペプチド、オピオイドペプチドがあります。カゼインとラクトフェリンは分子量が大きいたんぱく質ですが、ここでまとめて紹介します。

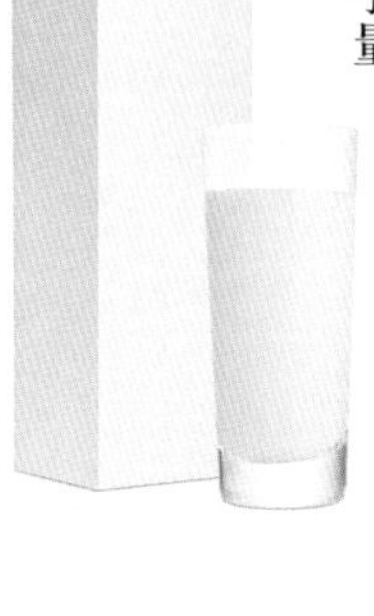

オピオイドペプチド

英名 opioid peptide

カゼインが消化される際に生成されるペプチドで、その働きはまだ十分解明されていませんが、意欲、感情、愛着、ストレスや痛みに対する応答などに関与しているとされます。

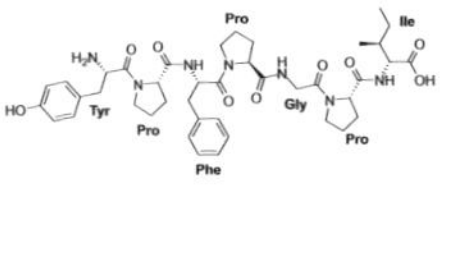

カゼイン

英名 casein

牛乳には約3％カゼインが含まれ、牛乳に含まれるたんぱく質の8割を占めています。バリン（p.26）やロイシン（p.28）などの分岐鎖アミノ酸を多く含み、筋肉増強に役立つとされます。

アスパルテームとは

フェニルアラニン（p.27）とアスパラギン酸（p.32）から作られた化合物で、スクロース（砂糖）の約180～200倍の甘味があります。カロリーは4kcal/gですが、少量で効果があるので、低カロリーといえます。体内ではフェニルアラニン、アスパラギン酸、メタノールに分解され、代謝されますが、メタノールは有害物質であり、健康被害などの報告も挙がっています。フェニルアラニンを含んでいるので、フェニルケトン尿症（p.27）の人は摂取してはいけません。多くの商品に利用されており、安全性をうたっていますが、まだ研究途上だとの意見もあります。

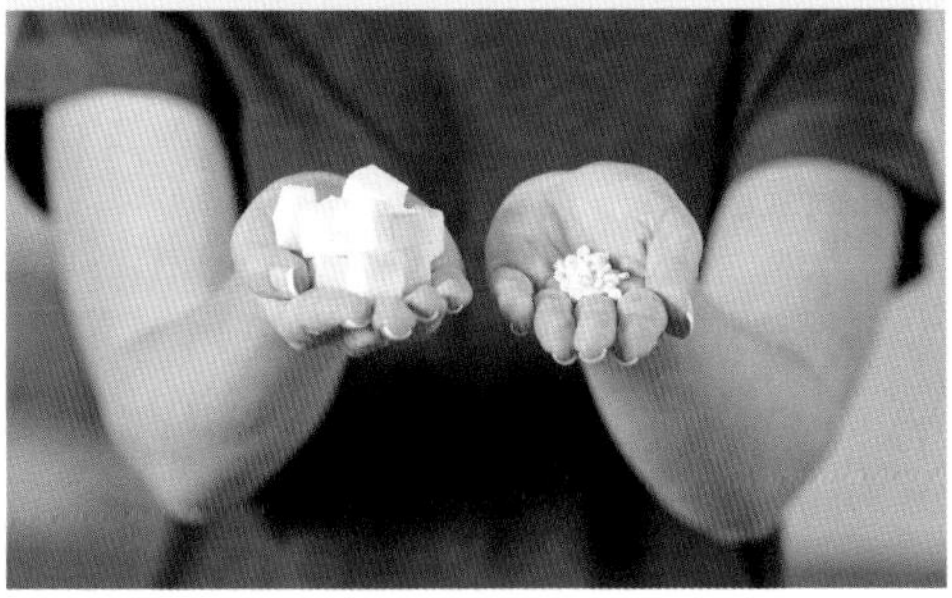

カゼインホスホペプチド

英名 casein phosphopeptide

カゼイン（p.43）が消化される際に生成するペプチドで、カルシウムを溶かした状態に保つ働きがあります。また小腸からのカルシウムの吸収を助ける作用があり、牛乳中のカルシウムの利用効率が高い理由の1つとされています。

酒粕には血圧を下げるペプチドが含まれている

清酒や酒粕中のペプチドは、血圧を上昇させる酵素を制御することで血圧を下げる効果があります。これらのペプチドには調味料のような風味があるのが特徴です。酒粕にはアルコール分は多く含まれませんが、清酒に含まれるアルコールには血圧を上げる作用があるので注意しましょう。

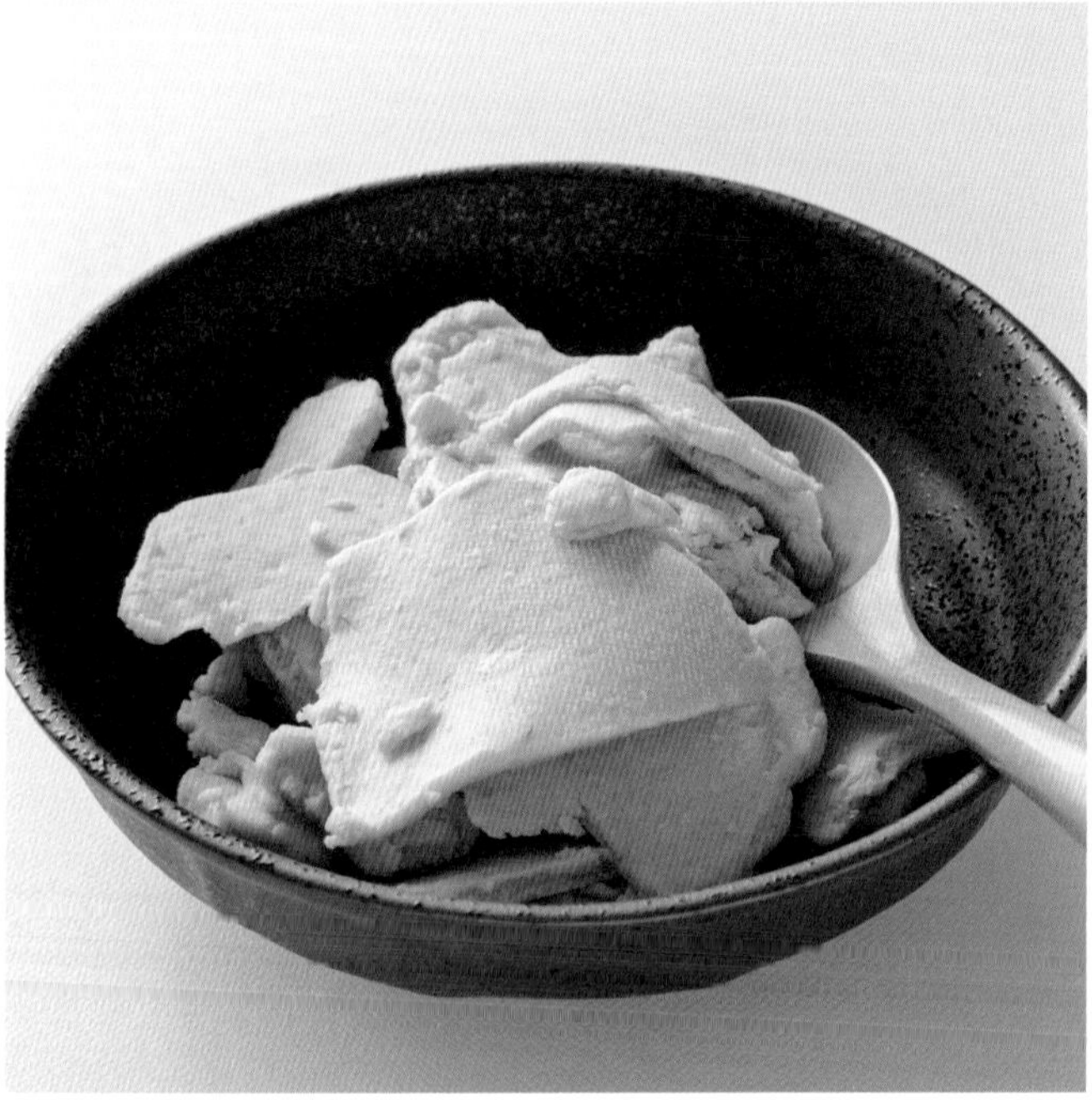

ラクトフェリン

英名 lactoferrin

ラクトフェリンは、母乳に多く含まれる糖たんぱく質です。牛乳には母乳の1割程度しか含まれていませんが、強い殺菌作用、抗ウイルス作用、免疫力の向上、貧血や骨粗しょう症の予防などの作用が知られています。

その他の食品に含まれるペプチド

γ《ガンマ》-グルタミルバリルグリシン

英名 γ-glutamyl-Valyl-Glycine

グルタミン酸（p.34）、バリン（p.26）、グリシン（p.33）の3つのアミノ酸が結合したトリペプチド。帆立てや魚醤などに含まれている「コク味」物質で、それ自体に味はありませんが、コクを生み出します。アメリカや日本で食品添加物の認可を受けています。

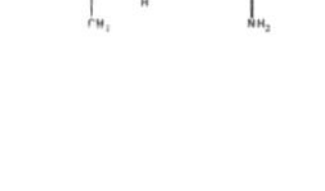

バレニン

英名 balenine

β-アラニン（p.36）に3-メチル-L-ヒスチジンが結合したイミダゾールジペプチドで、別名はオフィジン。ヒゲクジラの筋肉に非常に多く含まれる物質で、疲労を軽減し、疲労感を改善する作用があるとされます。活性酸素を除去する働きもあり、動脈硬化などの生活習慣病や老化の予防に役立つとされています。

レクチン

細胞膜表面の糖鎖に結合するたんぱく質の総称とされていて、細胞を凝集したり分裂発生を促すなどの活性があります。豆類や穀類、野菜の外皮や種子などに多く含まれます。もともと植物が動物に捕食されないように身につけた物質で、動物の体内に入ると炎症などの有害な反応を引き起こします。

コンカナバリンA

英名 concanavalin A

タチナタマメに多く含まれている物質で、レクチンの一種です。Ｄ－マンノースやＤ－グルコースと親和性が高く、がん細胞の増殖を抑制する作用があるとの報告があります。「酵素消化低分子化フコイダン抽出物とナタマメ抽出物との併用による抗腫瘍作用増強効果」という発表を、九州大学が学会で行いました。

ファセオリン

英名 phaseolin

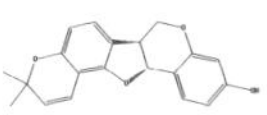

いんげん豆、白いんげん豆に多く含まれる物質で、レクチンの一種。ファセオリンには消化酵素の働きを阻害する作用があり、糖質の吸収を抑制するとして、ダイエット目的のサプリメント商品がたくさん作られています。しかし、その研究はまだ十分とはいえません。以前、テレビ番組のダイエット企画で紹介され、生の白いんげん豆を食べた人が食中毒を起こした事件がありましたが、しっかり加熱をし、適切に摂取すれば安全です。

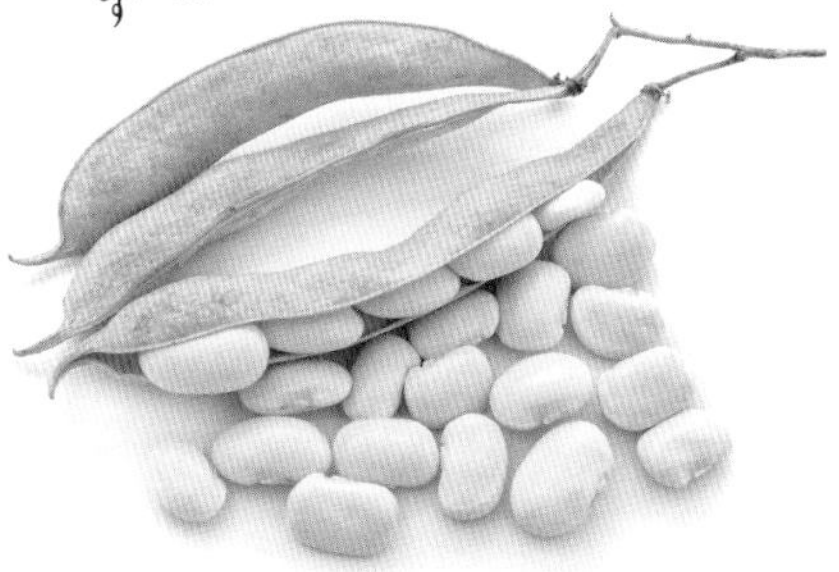

リシン

英名 ricin

トウゴマ（ヒマ／トウダイグサ科）の種子に含まれる猛毒物質で、糖を含むレクチンの一種です。リシンの毒性は古くから知られていて、その強さは青酸カリの３３０倍以上といわれています。摂取してから毒が発現するまで４～８時間かかり、嘔吐、胃痛、下痢、しびれなどが起こり、脈拍が上がってきます。エアロゾル化したリシンが化学兵器として使用されたこともあり、大変危険な毒物です。現在のところ、解毒剤は存在していません。[＊]

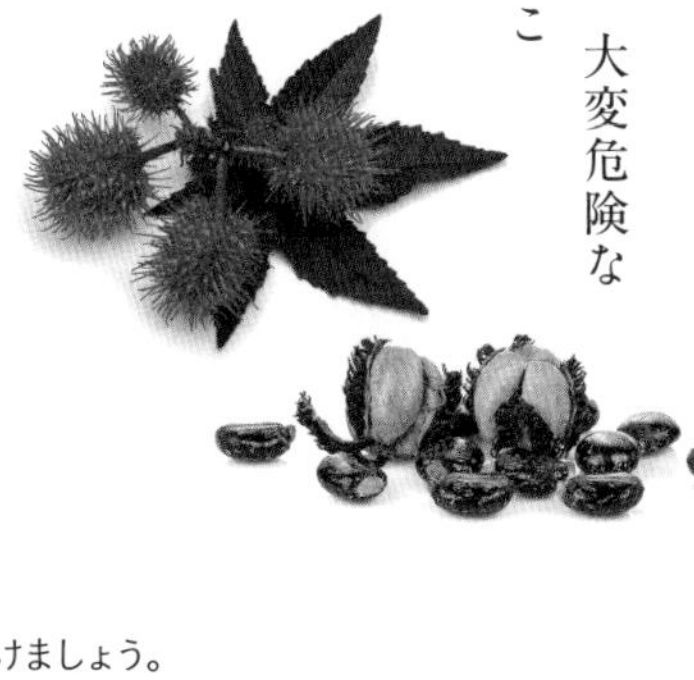

睡眠の質を上げるたんぱく質

たんぱく質に含まれるアミノ酸の中で睡眠の質の向上に一役買ってくれるのが「トリプトファン」と「グリシン」です。トリプトファンは睡眠を促進させるメラトニンというホルモンの元。グリシンは脳をクールダウンして深部体温を下げる作用があります。体温が下がると眠りに入りやすく、質のよい睡眠が得られます。

＊リシンは必須アミノ酸のリジンの別名と同じなので、混同しないように気をつけましょう。

味覚修飾物質

成分自体が食べ物に化学的な変化を与えるわけではなく、味蕾（主に舌に存在する味細胞）に働きかけて、一時的に本来の味とは違うように感じさせる物質を味覚修飾物質と呼びます。

最初に発見されたミラクリンをはじめ、クルクリン、ソーマチン、ネオクリン、モネリンなどはたんぱく質ですが、ギムネマ酸、ジジフィン、ホズルシンはトリテルペノイド配糖体、エリオジクチオール、ステルビンはフラボノイドです。ここでは一緒に紹介しています。

エリオジクチオール

英名 eriodictyol

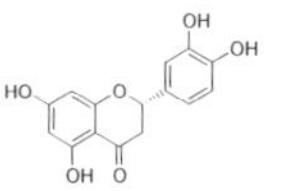

北米に自生する低木イエルバサンタ（ヤーバサンタ／ムラサキ科）の葉から取り出されたフラボノイドの一種で、かんきつにも含まれています。苦味を感じにくくする作用がある味覚修飾物質の1つ。なお、イエルバサンタには同様の作用がある味覚修飾物質のステルビン（p.47）も含まれています。

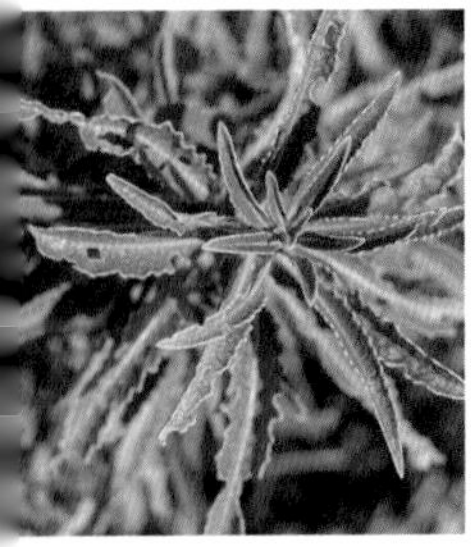

ギムネマ酸

英名 gymnemic acid

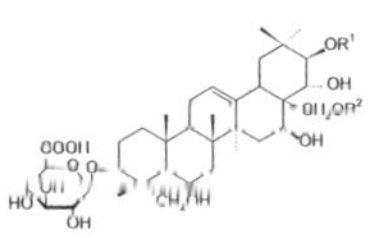

インドやスリランカなど亜熱帯アジア地域に自生するホウライアオカズラ（またはギムネマ・シルベスタ／キョウチクトウ科）の葉から取り出されたトリテルペノイド配糖体。甘味を抑制し、感じなくさせる味覚修飾物質です。インドのアーユルヴェーダでは古くから重要な薬草として扱われています。小腸での糖の吸収を抑え、血糖値を調整する働きがあるといわれ、健康食品として知られています。

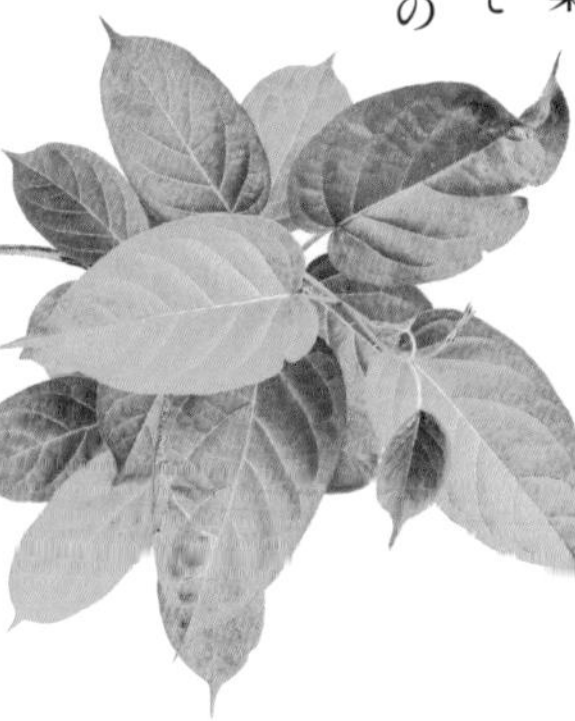

クルクリン

英名 curculin

マレーシア原産のクルクリゴ（キンバイザサ科）の果実から発見された味覚修飾作用があるたんぱく質。ミラクリン同様、酸味が甘味に変わり、その後味がしばらく続きます。また、水ですら甘味を感じるようになります。

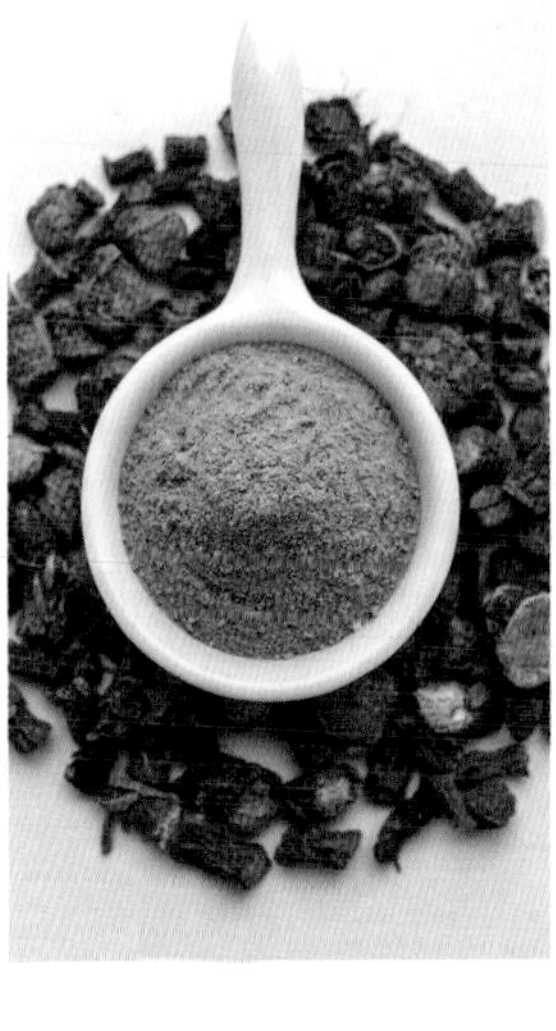

ジジフィン

英名 ziziphin

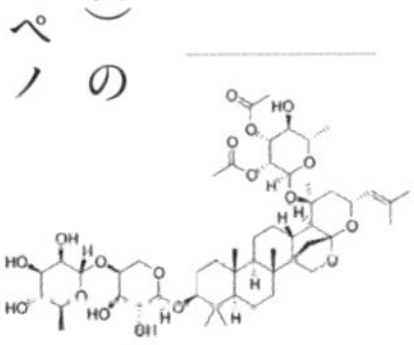

なつめ（クロウメモドキ科）の葉から取り出されたトリテルペノイド配糖体です。甘味受容体に作用し、味覚を変化させる甘味抑制物質です。この葉を噛んだ後に甘いものを摂取しても、甘味を感じなくなります。

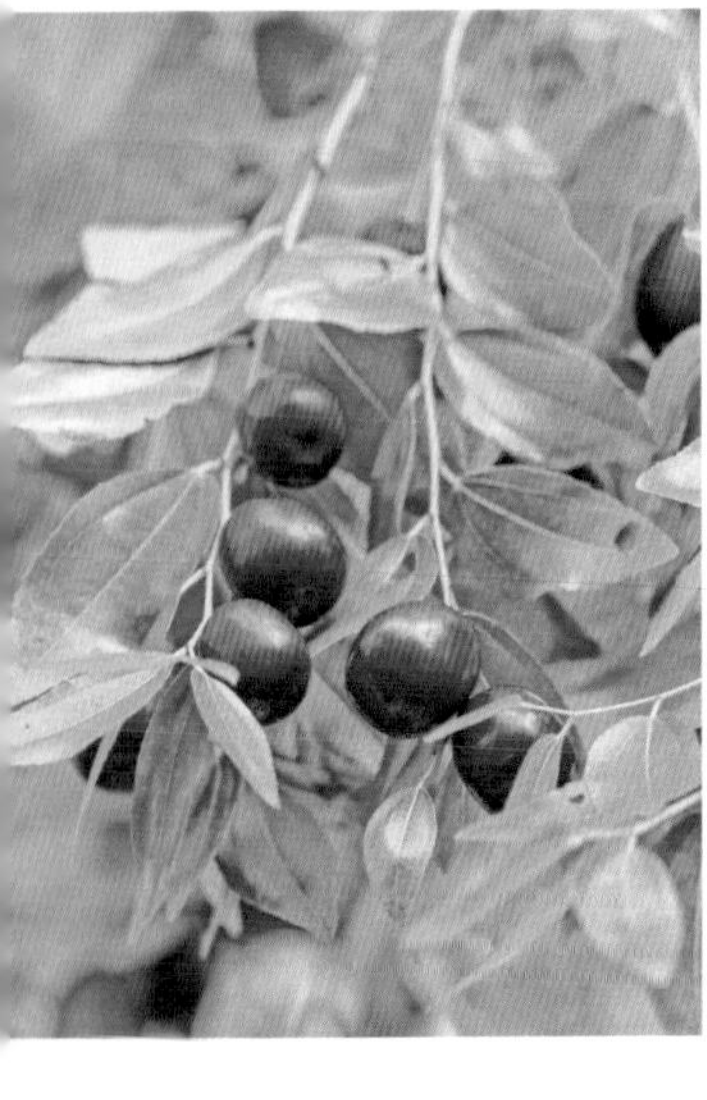

ステルビン

英名 sterubin

北米に自生する低木イエルバサンタ（ヤーバサンタ／ムラサキ科）の葉から取り出されたフラボノイドの一種で、味覚修飾物質。苦味を感じにくくする作用があります。また、白髪を黒く改善する作用があることも知られています。イエルバサンタには、同様の作用がある味覚修飾物質のエリオジクチオール（p.46）も含まれています。

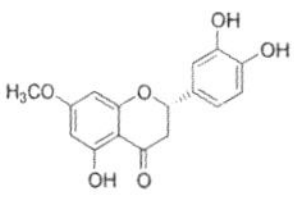

ソーマチン

英名 thaumatin

西アフリカ原産のタウマトコックス・ダニエリ（カテンフェ／クズウコン科）の種子から発見された味覚修飾たんぱく質。酸味が舌の甘味受容体に作用して、甘味を感じさせます。甘味はゆっくり現れるのが特徴です。多くの国々で甘味料や添加物として、食品や医薬品に用いられています。

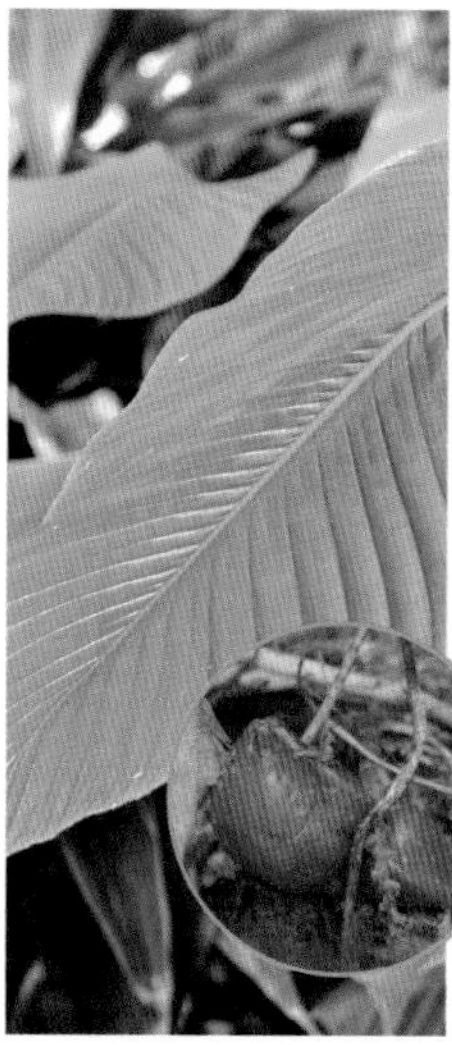

ネオクリン

英名 neoculin

マレーシア原産のクルクリゴ（キンバイザサ科）の果実から発見された味覚修飾たんぱく質です。舌の甘味受容体に作用し、酸味を甘く感じさせます。

ホズルシン

英名 hodulcine

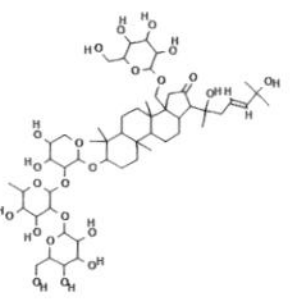

ケンポナシ（クロウメモドキ科）の葉から取り出されたトリテルペノイド配糖体です。ジジフィン（p.46）同様に、葉を噛んだ後に摂取した甘いものの甘味を感じさせないようにする、甘味抑制物質です。

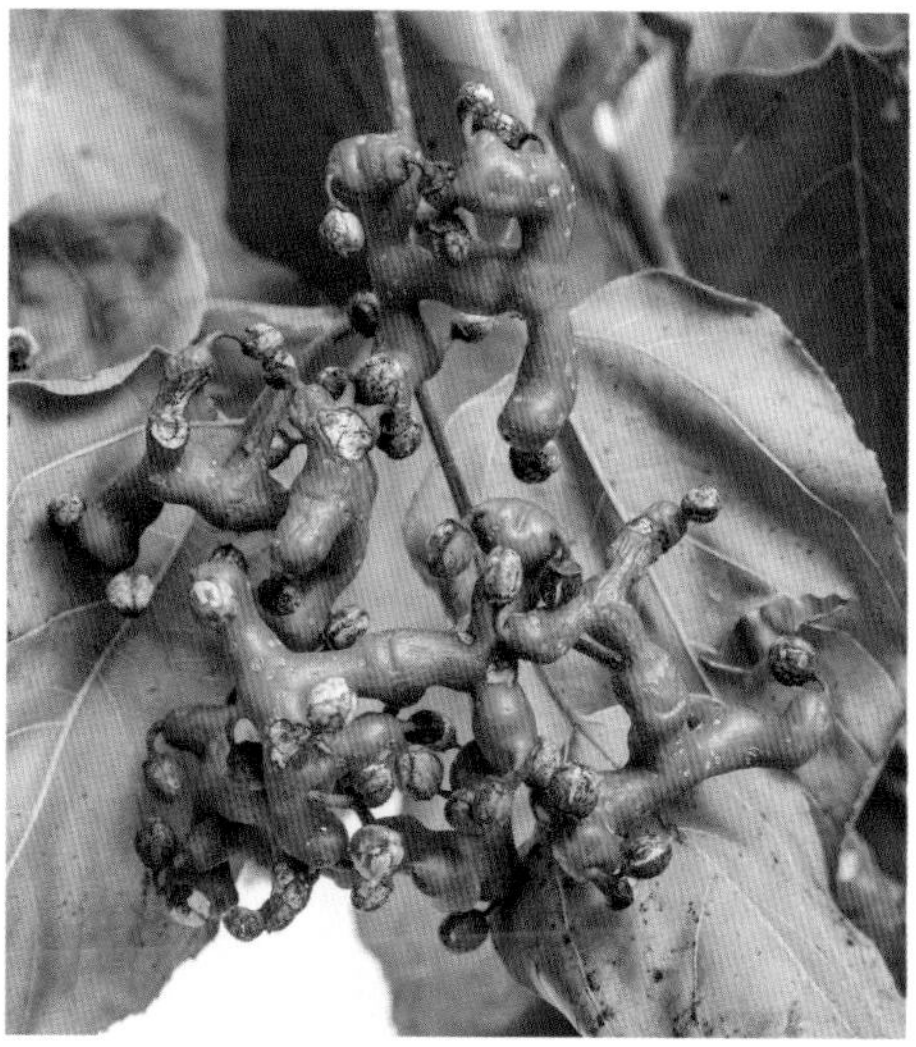

ミラクリン

英名 miraculin

西アフリカ原産のミラクルフルーツ（アカテツ科）の実から発見された、味覚修飾作用があるたんぱく質です。ミラクリンを摂ってから酸味を摂取すると、舌にある甘味受容体が刺激され、酸味が甘味に変わります。ミラクリン自体には甘味はありません。ミラクリンは、1ℓ中に4㎎の低濃度で甘味を発現し、これまでに知られているヒト甘味物質の中で、最も低い濃度で作用する物質であると発表されています。

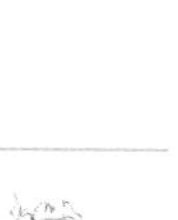

モネリン

英名 monellin

西アフリカ原産のセレンディピティベリー（ディオスコレオフィルム・ヴォルケンシー／ツヅラフジ科）の果実から発見された、味覚修飾作用があるたんぱく質。その酸味が舌の甘味受容体に作用し、甘味を感じさせます。甘味はゆっくりと現れ、後味が長く続くのが特徴。甘味料としての有用性はありますが、高温で味が変化することや栽培が難しいことなどから、さらなる研究が続いています。

発酵食品と微生物

日本人は食の歴史の中で、数多くの発酵食品を生み出してきました。みそやしょうゆなど日本食の調味料の多くは、原料に塩と麹を加えて作られます。原料である大豆、米や麦などに微生物（菌）が働き、分解・発酵することによってでき上がります。原料に含まれるでんぷん、たんぱく質、脂質などを微生物の力で分解し、アミノ酸や糖を生成するわけです。

それらの微生物には、「麹菌」「酵母菌」「乳酸菌」「酢酸菌」「納豆菌」などがあり、千年近い発酵調味料の歴史の中で、その使い分けが確立されてきました。日本食独特のうま味や風味は、微生物の成分分解によって生み出されたものなのです。

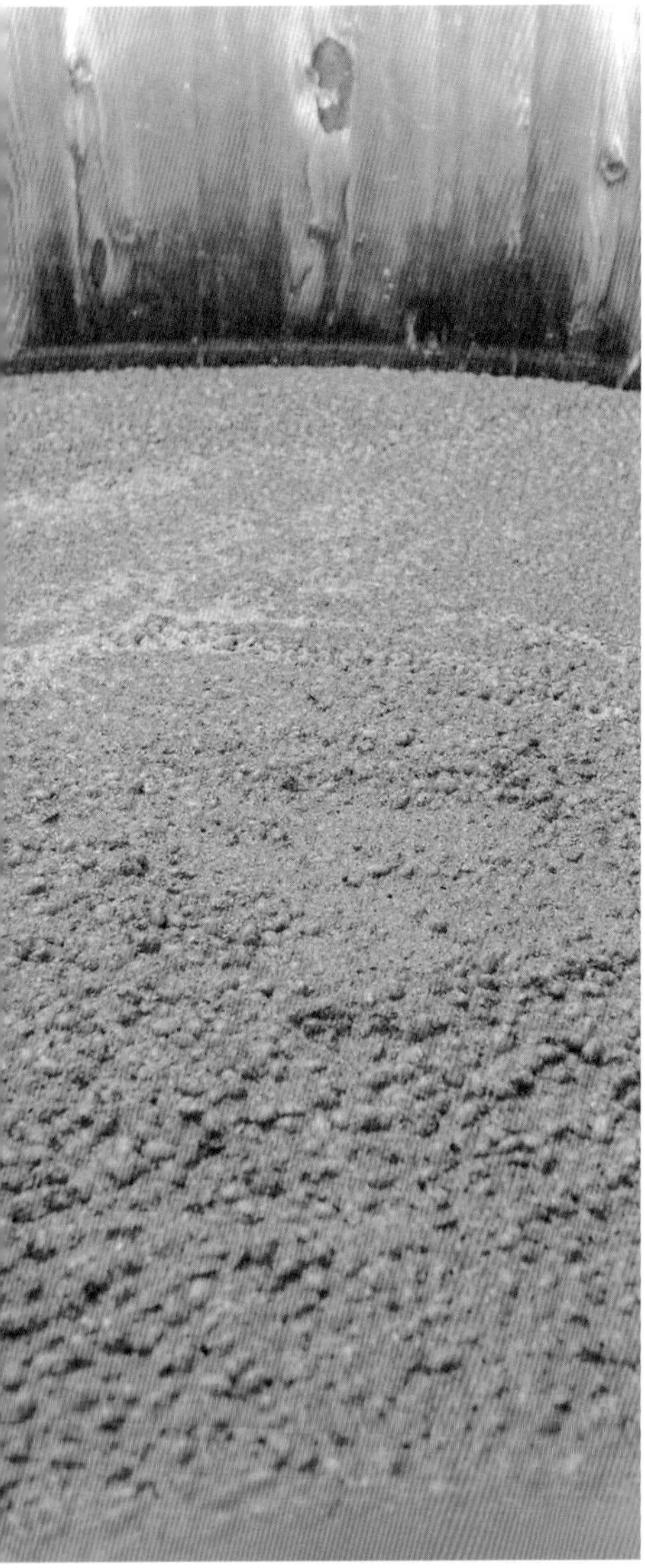

麹菌（ニホンコウジカビ）

糸状菌の一種で、いくつかの種類が使われています。

代表的な麹菌の「アスペルギルス・オリゼ／*Aspergillus oryzae*」は、清酒、みそ、しょうゆなど幅広い食品の製造に利用され、日本醸造学会により日本の「国菌」に認定されています。

そのほかにも、一部のみそ、しょうゆに使われる「アスペルギルス・ソーヤ／*A.sojae*」、泡盛に使われる黒麹「アスペルギルス・リューチューエンシス／*A.luchuensis*」などがあります。

酵母菌

酵母菌は糖を分解し、二酸化炭素とアルコールを生成します。しょうゆの製造では、まず麹菌による発酵で「しょうゆ麹」を作り、次に酵母菌が働いて独特の香味をもたらします。

清酒やワイン、ビールは、酵母菌によるアルコール発酵によって作られます。

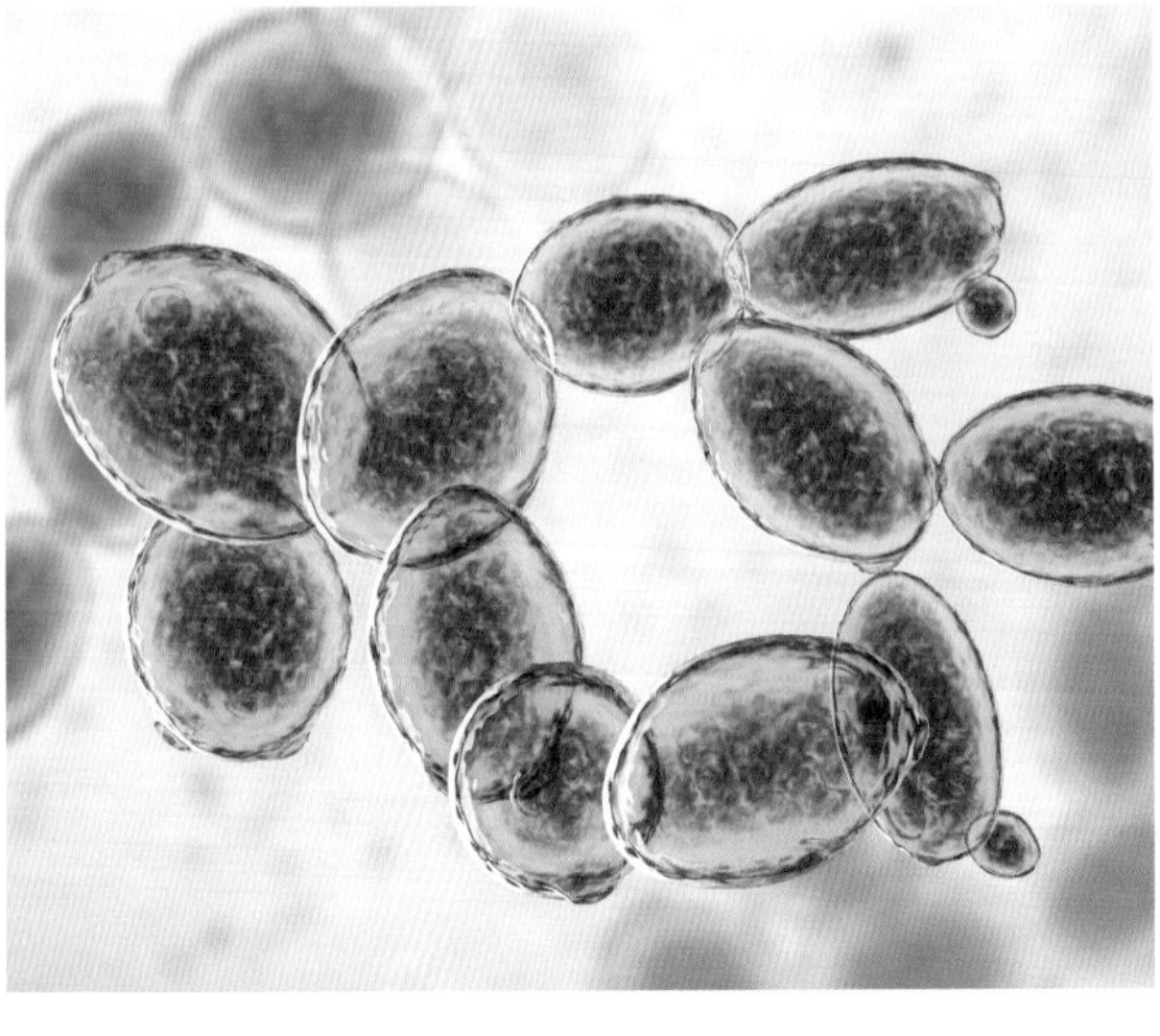

乳酸菌

糖類を分解し、乳酸と風味を生み出します。牛乳を発酵させたヨーグルトやチーズだけでなく、日本の「漬物」も乳酸発酵によるもの。乳酸が増えることでほかの雑菌が増殖しにくくなり、保存性が向上するわけです。

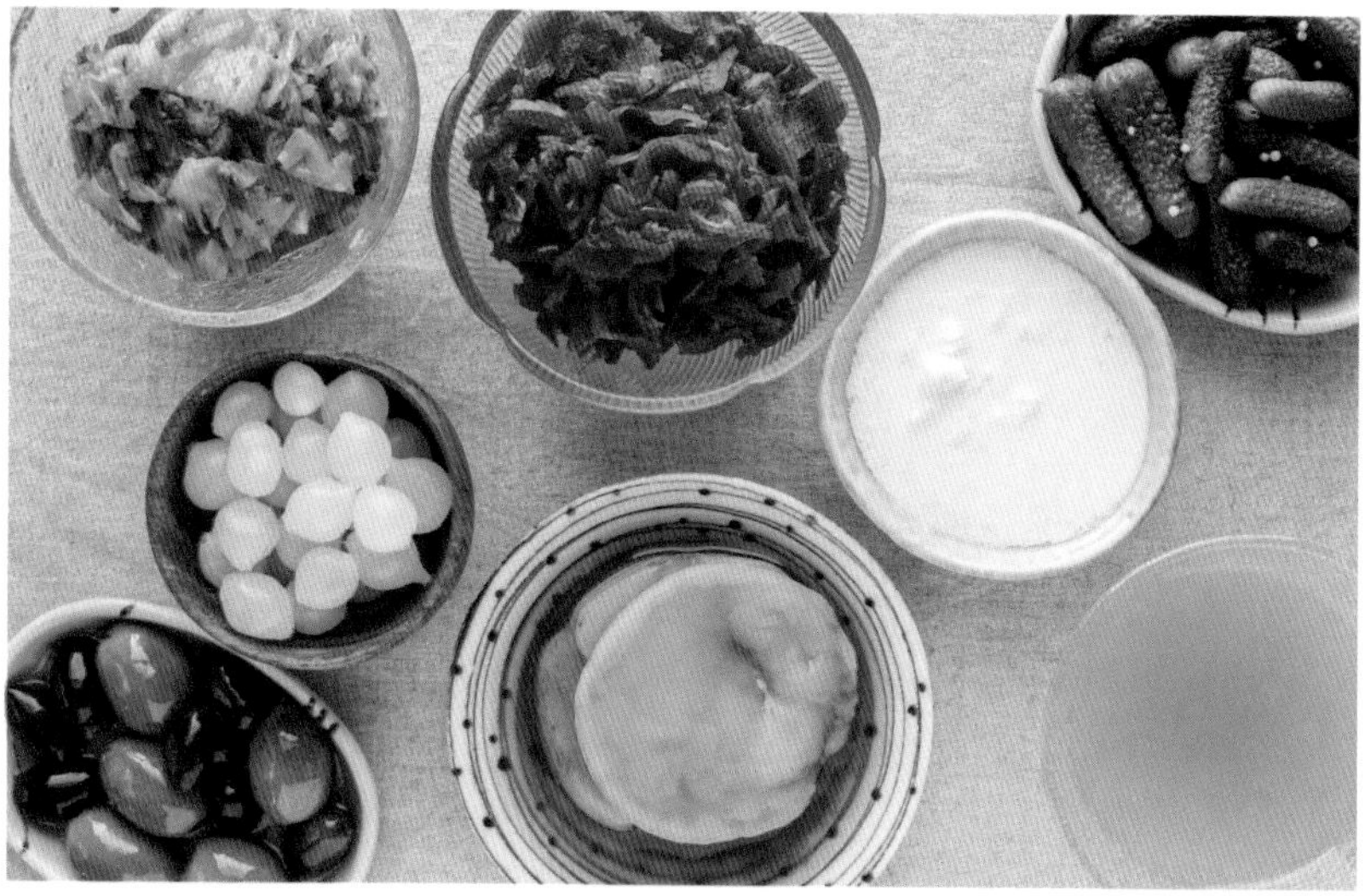

酢酸菌

アルコールを酢に変えるのが酢酸菌。人類が最初に作った調味料は「酢」だといわれています。穀類や果実を酵母菌によってアルコール発酵させ、そこに酢酸菌を加えて発酵させることで、殺菌・防腐作用の高い成分が生まれるわけです。

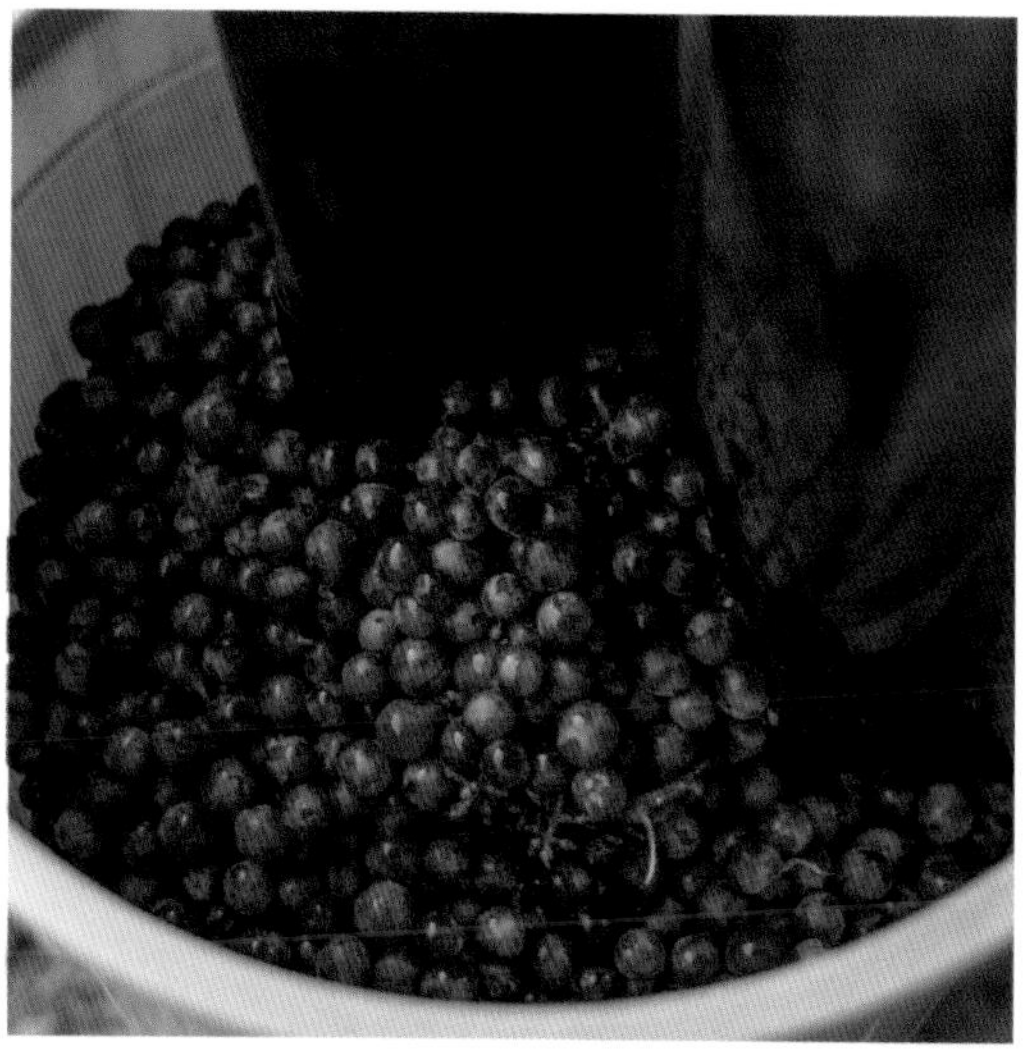

納豆菌

稲わらなど、自然界に広く生息する枯草菌の一種。加熱した大豆を発酵させることで、たんぱく質をアミノ酸へと分解し、ナットウキナーゼという酵素を作ります。独特の風味と粘りは、グルタミン酸（p.34）と食物繊維のフルクタン（p.107）が結合したものです。

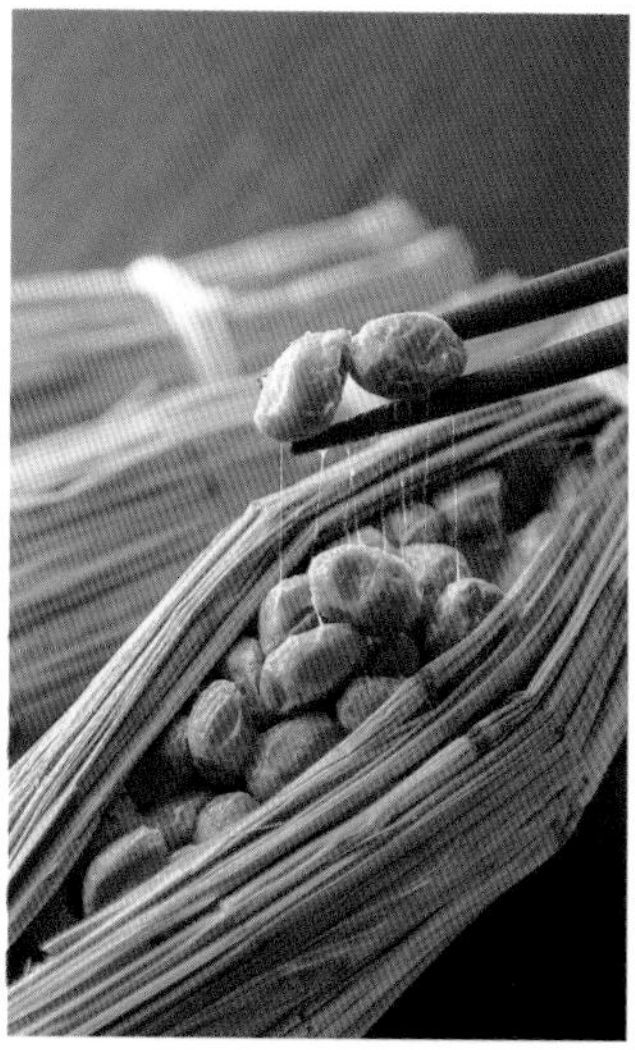

時間栄養学ってどんなもの？

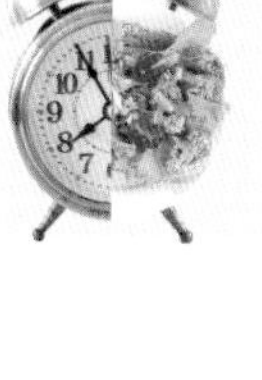

「何をどれだけ食べたか」というもともとの栄養学に加えて、体内時計の働きに基づき「いつどのように食べるか」ということをプラスした栄養学のことです。同じ食事の内容でも食べる時間や順番、速さによって体への影響が違ってきます。3食のエネルギーの割合は朝と昼がそれぞれ3、夜が4というのが理想的だといわれています。

1日分のたんぱく質 摂取推奨量

たんぱく質の1日の摂取推奨量は、18～64歳の成人で男性65g、女性50gとされています。良質なたんぱく質は、肉類、魚類、大豆製品などに豊富に含まれます。

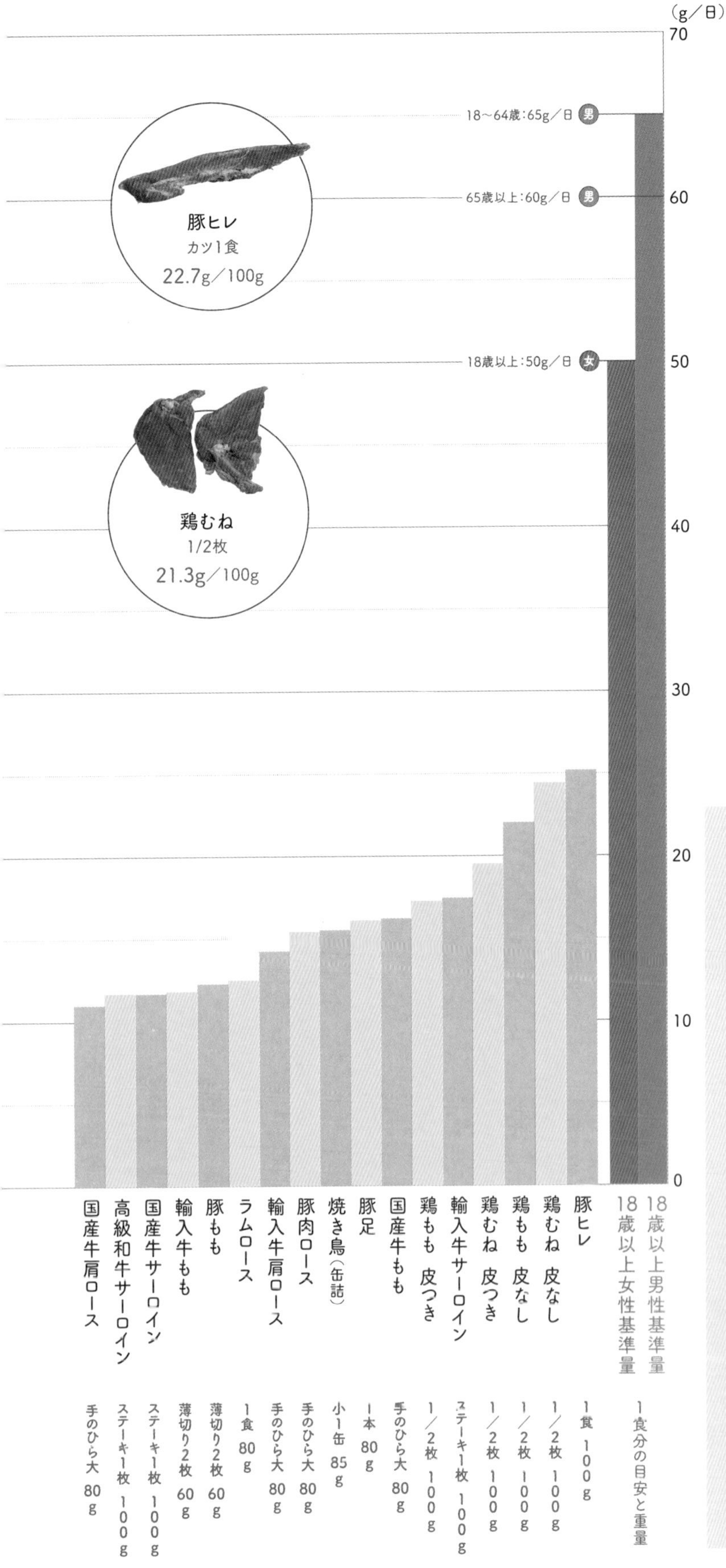

推奨量（RDA）とは

日本人の97～98%において、不足することはないとされる栄養素の摂取量。摂取量の目安であり、満たしていてもエネルギー・栄養素不足が必ず防げるわけではありません。

1日に摂取するたんぱく質の推奨量

性別	男性	女性
年齢（歳）	推奨量（g）	推奨量（g）
1～2	20	20
3～5	25	25
6～7	30	30
8～9	40	40
10～11	45	50
12～14	60	55
15～17	65	55
18～29	65	50
30～49	65	50
50～64	65	50
65～74	60	50
75以上	60	50

身体活動レベルII（ふつう）

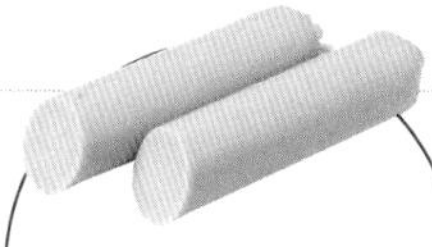

魚肉ソーセージ
1本
11.5g／100g

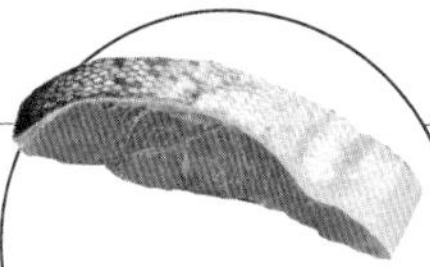

べにざけ
1切れ
22.5g／100g

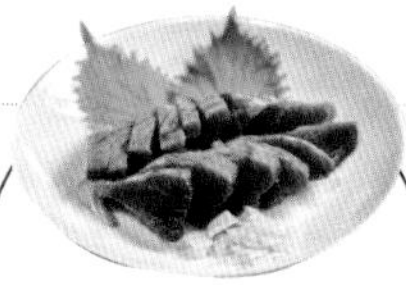

かつお（春獲り）
さしみ1食
25.8g／100g

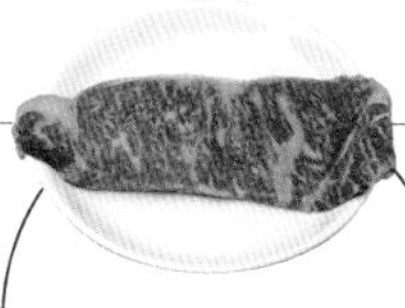

輸入牛肉サーロイン
ステーキ1枚
17.4g／100g

木綿豆腐
1/2丁
7.0g／100g

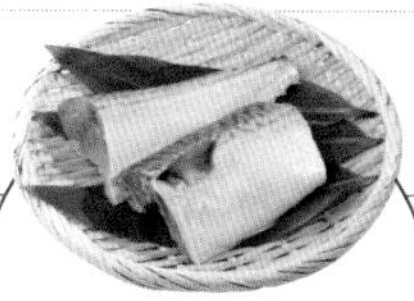

塩さば
1切れ
26.2g／100g

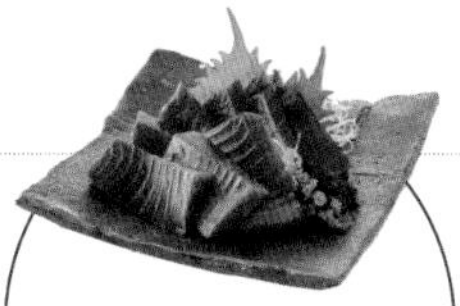

ほんまぐろ赤身
さしみ1食
26.4g／100g

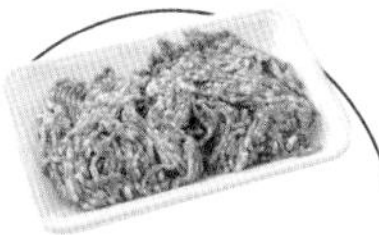

豚ひきにく
鶏卵大
17.7g／100g

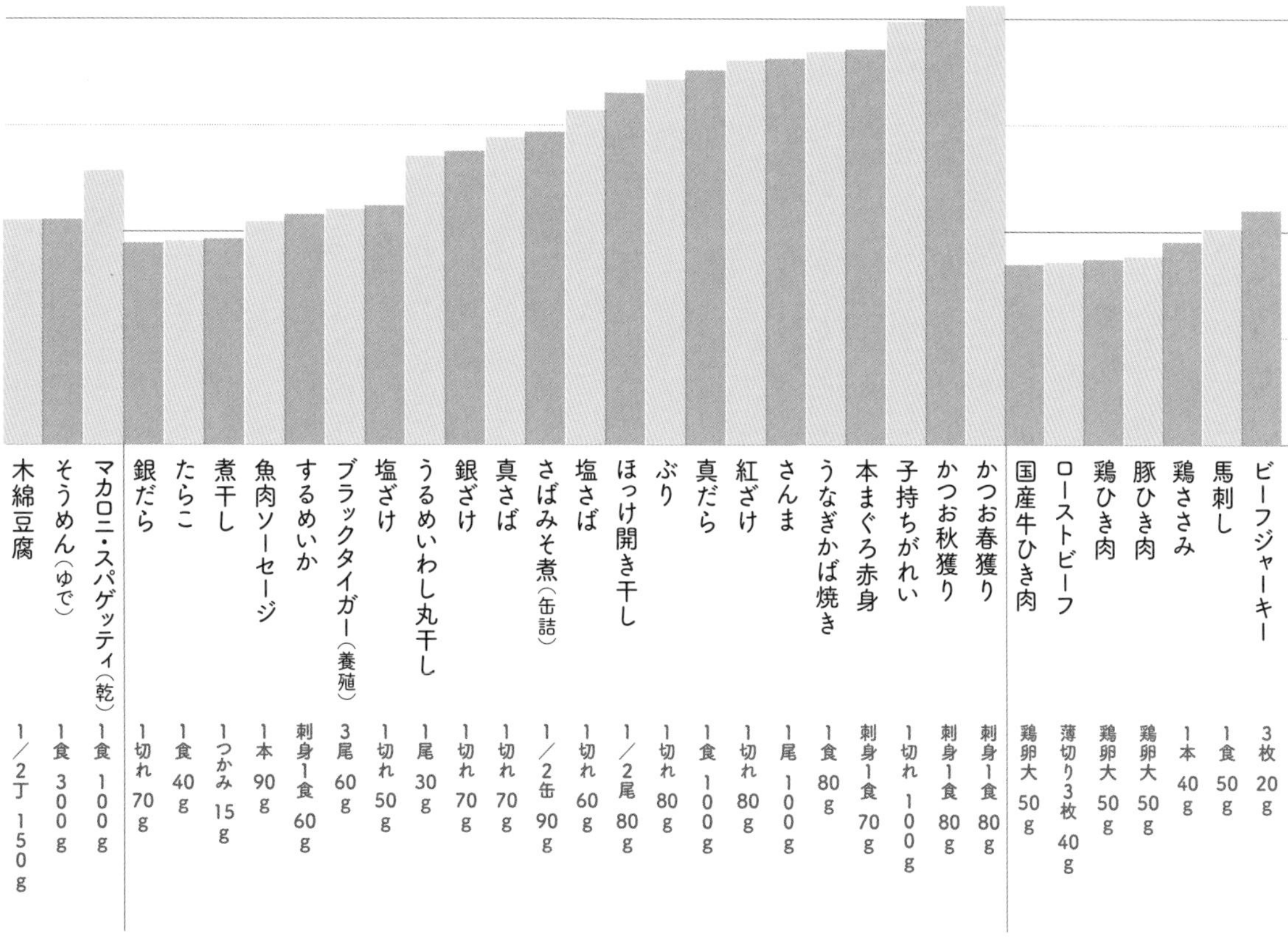

脂質と脂肪酸

エネルギー源であるだけでなく生理活性物質の材料となる

脂質は水に不溶で有機溶媒に溶ける生体成分です。「単純脂質」、「複合脂質」、「誘導脂質」に大別されます。

単純脂質はグリセロール（グリセリンとも呼ばれるアルコールの一種）と脂肪酸のみがエステル結合［*］したものです。中性脂肪の一種であるトリアシルグリセロール（トリグリセリド）は単純脂質です。

複合脂質とは、グリセロールと脂肪酸にリン酸や糖がエステル結合したもの。細胞膜やリポたんぱく質の材料となるリン脂質が、代表的な複合脂質です。

誘導脂質は、単純脂質と複合脂質の加水分解から作られます。脂肪酸やコレステロール、脂溶性ビタミン類などがこれにあたります。

脂肪酸はさまざまな脂質の構成成分で、炭素が鎖状にたくさんつながった構造をしており、構造中に二重結合（p.148）を含まない「飽和脂肪酸」と二重結合を含む「不飽和脂肪酸」に分けられます。

コレステロールは細胞膜、血液、肝臓に多く含まれていて、ホルモンや胆汁酸の合成材料として使われます。生理的に大変重要な物質ですが、血中濃度が高くなると動脈硬化を引き起こす要因となります。

脂質はヒトの体の細胞や血液中に存在する物質で、体を動かすための大切なエネルギー源です。1gあたり9kcalと高いエネルギーを生み出します。生体の維持に重要な機能を果たす一方、使われずに余った分は中性脂肪として皮下や内臓に蓄えられるので、食事からの脂質摂取量は総エネルギー量の2～3割を目標に設定し、過剰にならないよう注意しましょう。

食材に含まれる脂肪酸

不飽和脂肪酸

常温では液体。植物油を構成する脂肪酸の大半がこれにあたります。動物性ですが、青魚のEPAやDHAも常温で液体です。二重結合を複数含む多価不飽和脂肪酸（ω3脂肪酸とω6脂肪酸）は体内で合成できないので、必須脂肪酸とされています。

多価不飽和脂肪酸

ω《オメガ》3脂肪酸

α-リノレン酸

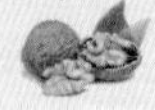

クルミなど

EPA（エイコサペンタエン酸）

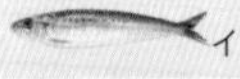

イワシなど

DHA（ドコサヘキサエン酸）

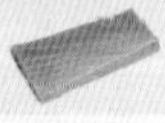

マグロなど

ω《オメガ》6脂肪酸

リノール酸

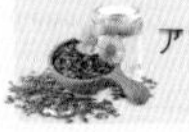

アマニ油など

γ-リノレン酸

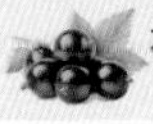

カシスなど

アラキドン酸

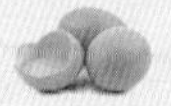

卵など

一価不飽和脂肪酸

オレイン酸

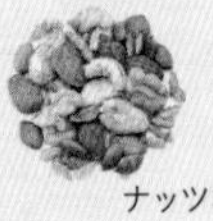

ナッツなど

飽和脂肪酸

肉や乳製品など動物性の脂に多く含まれ、重要なエネルギー源となります。ココナッツ油、パーム油など熱帯植物の油脂やチョコレート原料のカカオにも多く含まれています。

短鎖脂肪酸

酪酸

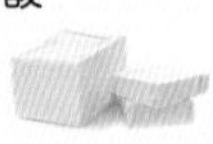

バターなど

中鎖脂肪酸

ラウリン酸

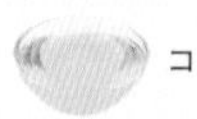

ココナッツ油など

長鎖脂肪酸

ミリスチン酸

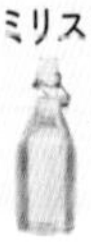

ココナッツ油など

パルミチン酸

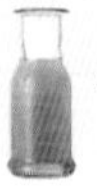

パーム油など

ステアリン酸

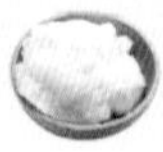

牛脂など

リン脂質

レシチン

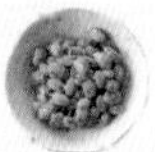

大豆など

＊ エステル結合：カルボン酸（-COOH）とアルコール(-OH）が結合する際、それぞれが-Hと-OHを失って水分子（H2O）が離脱し、新たな化合物となること。脱水縮合反応。

脂質の消化と吸収

脂肪酸とグリセロールに分解されてから吸収

　食事から摂る脂質はその大半がトリアシルグリセロール（中性脂肪）です。トリアシルグリセロールは水に溶けないため、そのままでは消化できません。まず十二指腸に送られ、胆汁酸の界面活性作用によって細かい粒状（ミセル）にされ、そこに酵素リパーゼを含んだ膵液が分泌されると、脂肪酸とグリセロールに分解されます。

　その後、小腸の上皮細胞の微絨毛から吸収され、細胞内で再びトリアシルグリセロールに合成されますが、血中に流れやすくするために水溶性のたんぱく質と結合して、カイロミクロン（キロミクロン）という親水性のある「リポたんぱく質」に変化します。カイロミクロンはコレステロールや脂溶性ビタミンなども取り込み、リンパ管を経由して血液に入り、全身を巡ります。

　一方、中性脂肪の中でも分子中に8～12個の炭素を持つ中鎖トリアシルグリセロールは、消化吸収の行程が異なります。リパーゼによって中鎖脂肪酸とグリセロールに分解されると、そのまま小腸の上皮細胞から吸収されて門脈より肝臓に運ばれます。

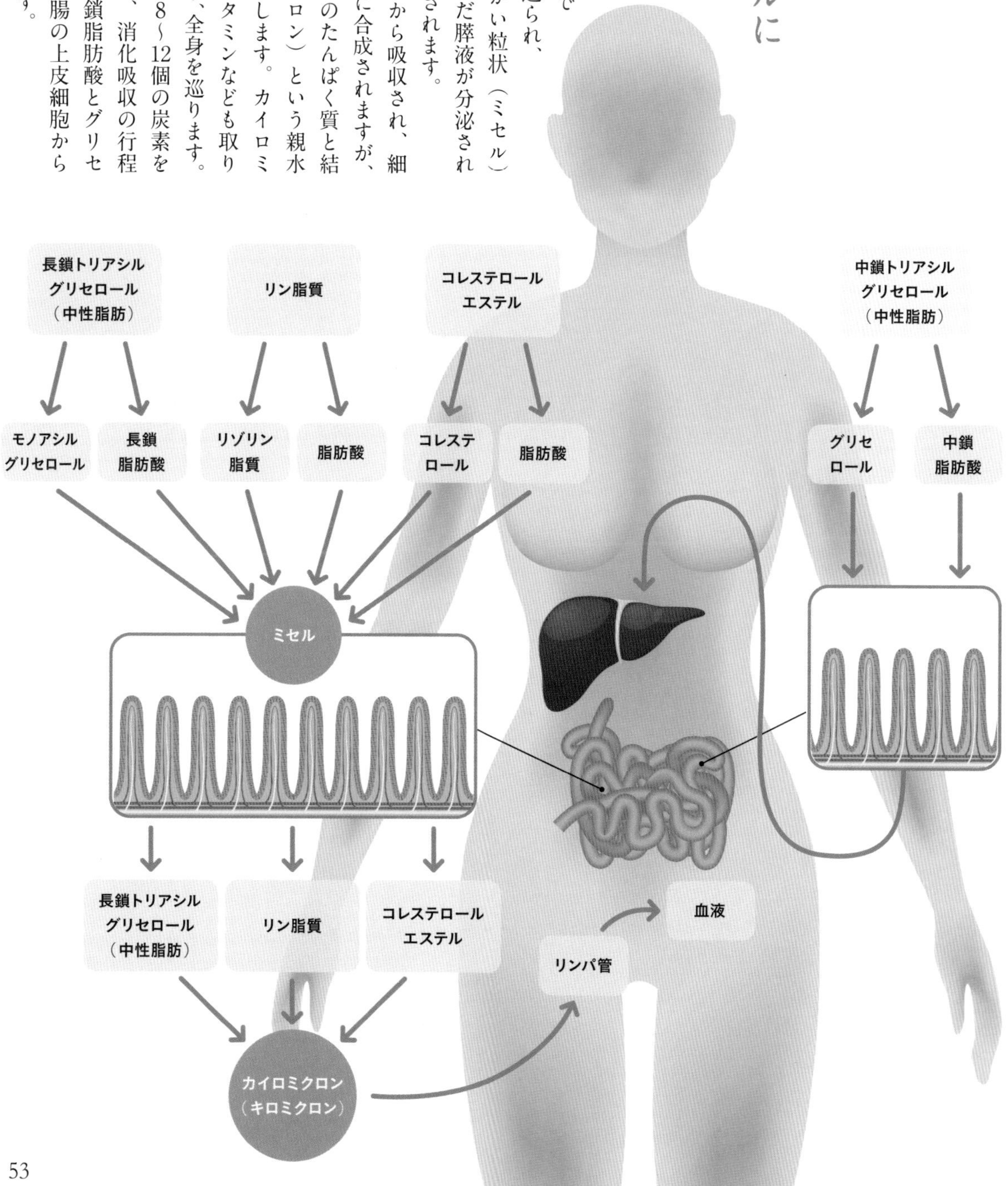

脂質の代謝

ＡＴＰを作り出し、コレステロールなどの合成にも

摂取された脂質は小腸で吸収されたのち、たんぱく質と結合してカイロミクロンというリポたんぱく質になります。水と相性がよい形のリポたんぱく質はコレステロールやリン脂質も取り込み、脂質を包み込んだ状態で血液の中に溶け込むことができます。

カイロミクロンは全身に運ばれて、体の各組織で分解されると、トリアシルグリセロール（中性脂肪）として取り込まれて使われます。余ったトリアシルグリセロールは、脂肪組織で貯蔵されます。

貯蔵された脂肪は、必要に応じてグリセロールと脂肪酸に分解され、さらに脂肪酸は分解されて（β-酸化）、アセチルＣｏＡに変化します。そこからＴＣＡ回路（クエン酸回路）に入ってエネルギー（ＡＴＰ）を産生する場合と、ケトン体を合成する場合があります。

一方、肝臓でも、トリアシルグリセロールやコレステロールの合成が行われます。それはＶＬＤＬ（超低比重リポたんぱく質）によって運ばれ、脂肪細胞や筋肉に蓄えられます。運搬の途中で、一部がＬＤＬ（低比重リポたんぱく質）となって分かれ、細胞膜の構成に必要なコレステロールを末梢組織に運びます。末梢組織で余ったコレステロールは、ＨＤＬ（高比重リポたんぱく質）によって肝臓へ戻されます。血中にＨＤＬが多いと、コレステロールを多く回収するため、動脈硬化の予防にもなります。

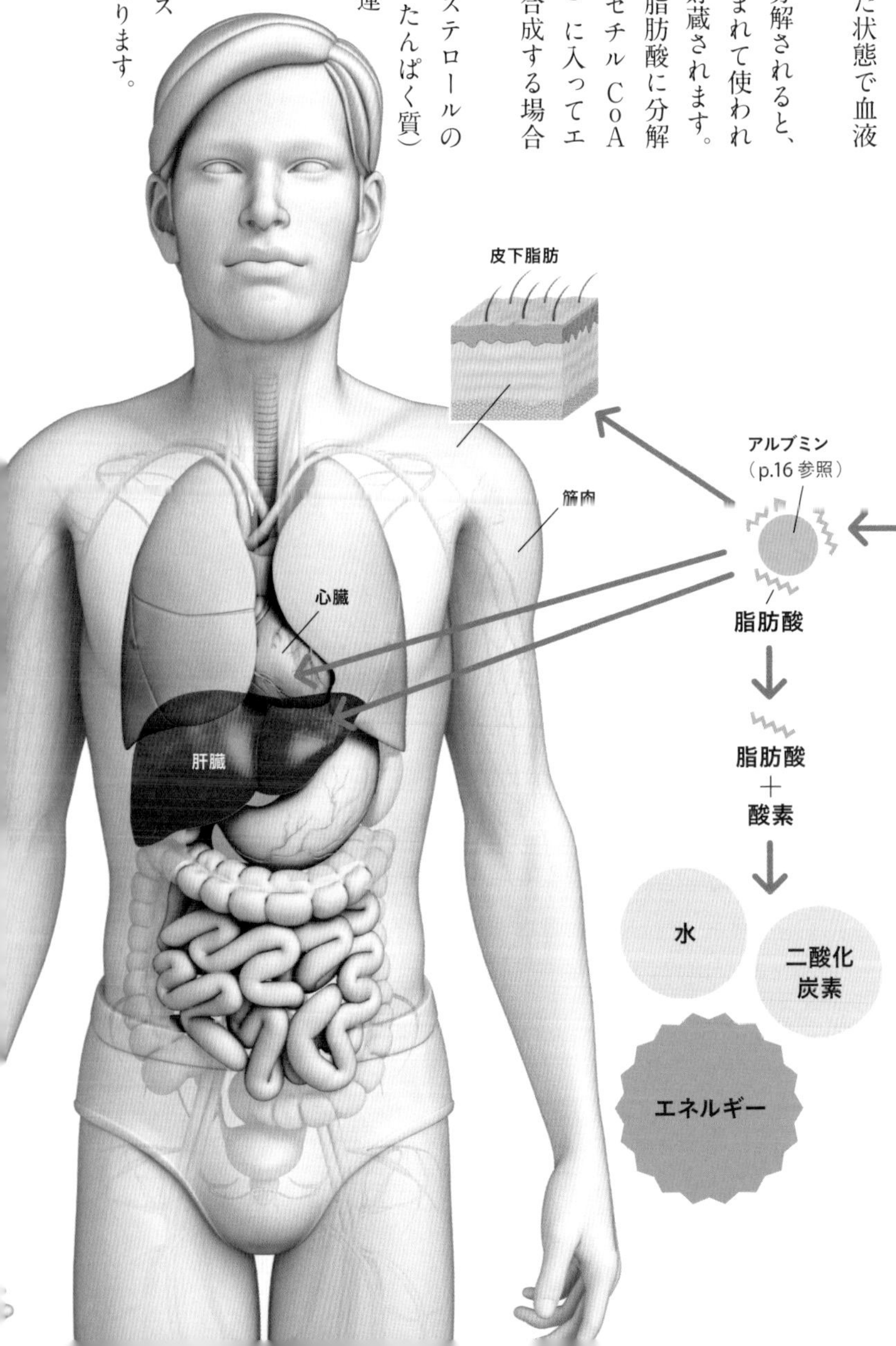

3色の中性脂肪

余剰エネルギーとなった中性脂肪は、基本的に「白色脂肪細胞」ですが、脂肪を燃やすことが得意な「褐色脂肪細胞」や「ベージュ脂肪細胞」という脂肪細胞も存在しています。

白色脂肪細胞

脂肪を蓄えることを得意とする細胞。
皮下、内臓周辺に存在。

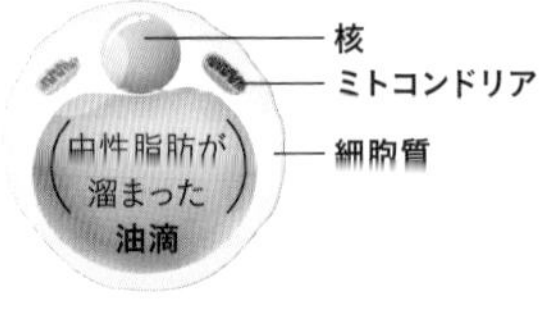

ベージュ脂肪細胞

皮下に存在し、白色脂肪をベージュ脂肪に変換することで体脂肪を分解しやすくする。

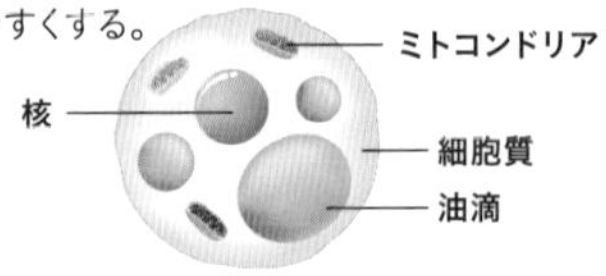

褐色脂肪細胞

成人では首、脇の下、背骨周辺に存在。寒さの中で体温を保てるのは、褐色脂肪が熱を作り出しているから。

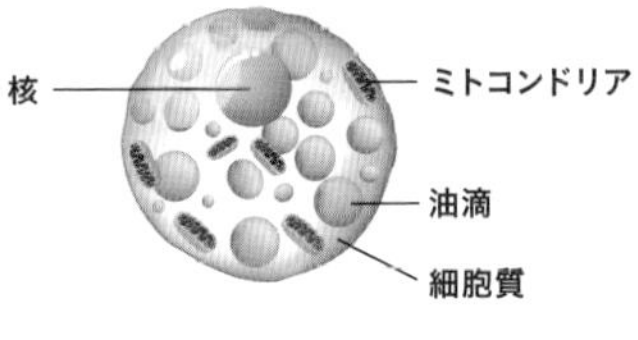

コレステロールとは

コレステロールは脂質の一種で、トリテルペノイド（p.208）からできています。胆石から見つかったので、胆汁を意味するcholeと固体を意味するstereosを合わせ、化学構造がアルコール体であるためコレステロールと名付けられました。

コレステロールは、一般の人には健康に悪い成分とのイメージがありますが、実は生命維持に必須な重要な物質です。主に、細胞膜の成分、性ホルモンなどの重要なホルモンや、ビタミンD、脂肪の消化に必要な胆汁酸の原料となります。

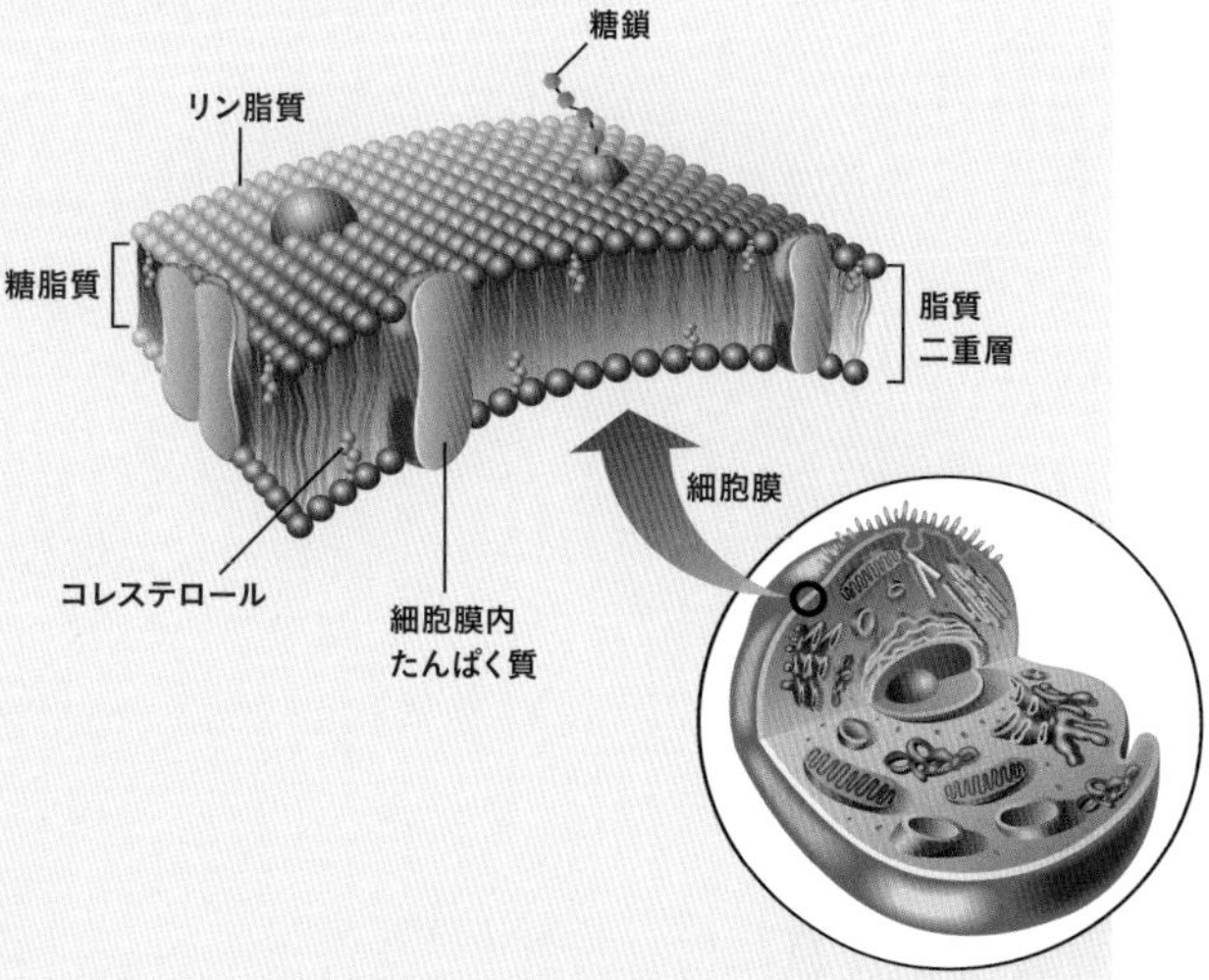

コレステロールと中性脂肪

血液中に含まれる脂質の主なものはコレステロールと中性脂肪ですが、それぞれ役割が違います。コレステロールはホルモンや脂肪の消化吸収を助ける胆汁酸などの原料になっています。中性脂肪はエネルギー源になります。コレステロールが不足すると、肌や髪の毛に潤いがなくなったり、細菌に感染しやすくなります。中性脂肪が不足すると、エネルギー不足になり、その結果、疲れやすくなったり、脂溶性のビタミンの吸収が悪くなり、ビタミン不足になる可能性があります。

コレステロールには善玉（HDL）と悪玉（LDL）がありますが、LDLコレステロールは肝臓で作られたコレステロールを全身に運ぶ働きがあり、HDLコレステロールは全身から余分なコレステロールを回収して肝臓へ戻す働きがあります。

コレステロールも中性脂肪も血液中でのバランスが崩れると、血管が硬くなり、これがさらに進行すると、動脈硬化などを引き起こすリスクが高くなります。

正常な血管

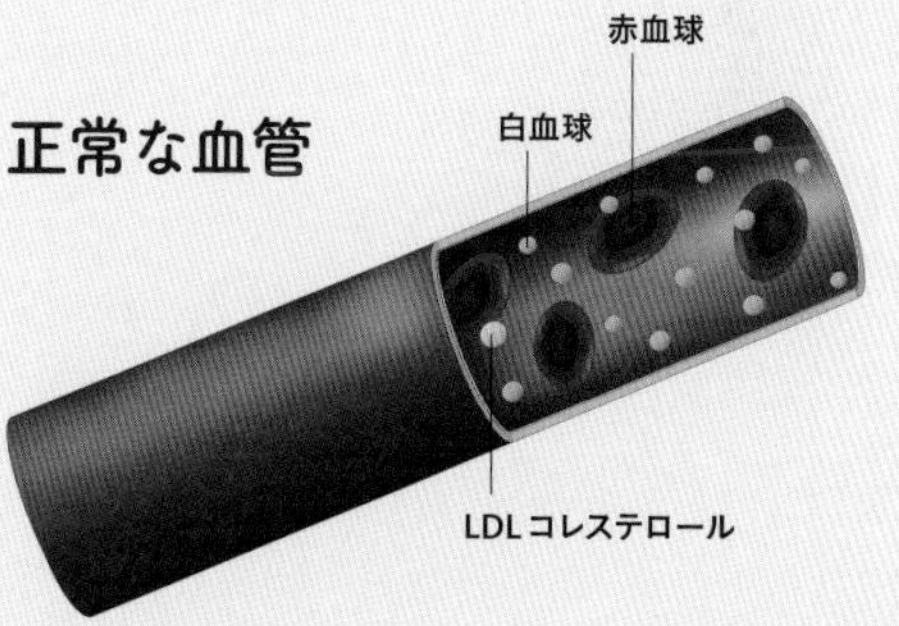

動脈硬化が起こった血管

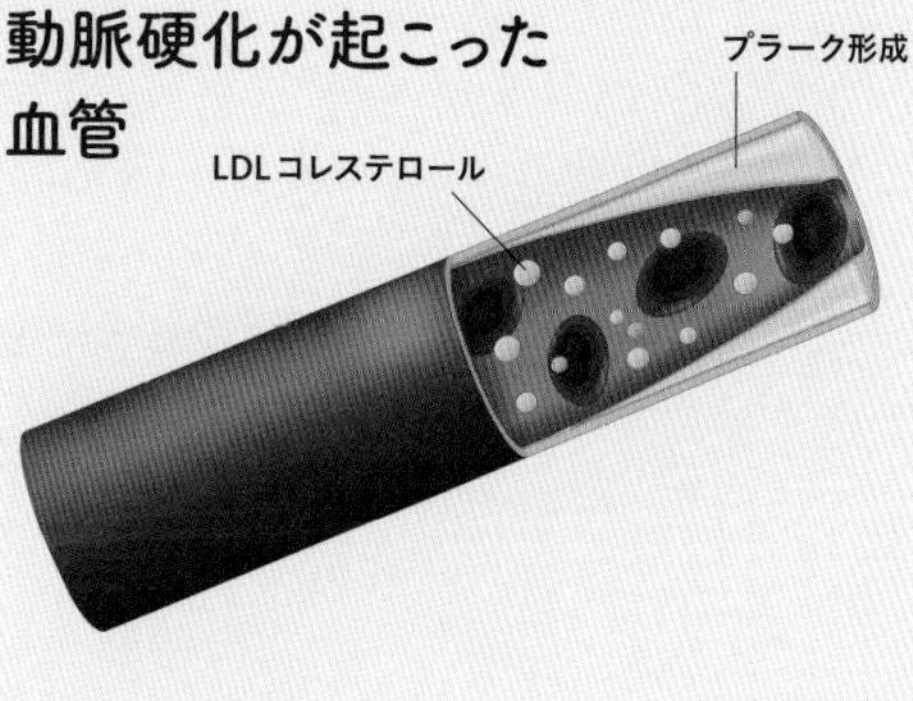

不飽和脂肪酸

常温では液体で、主に植物の油に多く含まれています。酸化しやすいのが特徴ですが、動脈硬化の予防や血圧降下など、さまざまな作用を持っています。

ヒトの細胞膜の主成分は、炭素数が18～20個の脂肪酸を含むリン脂質の二重膜でできており、「脂質二重層」といいます。この脂肪酸の多くは多価不飽和脂肪酸です。

多価不飽和脂肪酸

ω《オメガ》3脂肪酸

重要なホルモンの材料となる必須脂肪酸

脂肪酸の分子構造のメチル基末端から3番目の位置に二重結合を持つ不飽和脂肪酸。体内で重要なホルモン作用をするプロスタグランジン[*]の材料となります。細胞膜の成分としては5%程度含まれています。ω3脂肪酸は血液循環を促進する働きがあり、生活習慣病予防に役立つとして知られています。ただし、熱に弱く酸化しやすいため、生のまま摂取するのがおすすめです。n-3系脂肪酸と表記されることもあります。

α《アルファ》-リノレン酸

英名 α-linolenic acid (ALA) / C18:3, ω3

しそ、えごま、なたね（キャノーラ）、大豆、亜麻の種子など、植物に多く含まれている不飽和脂肪酸です。必須脂肪酸の1つで、1日あたりの必要量は2g程度。炭素数は18で、二重結合は3つ。αをつけずに単にリノレン酸と呼ばれることもあります。

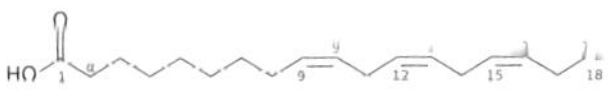

エイコサペンタエン酸

英名 eicosapentaenoic acid (EPA) / C20:5, ω3

炭素数20で二重結合が5つの不飽和脂肪酸です。プロスタグランジン、トロンボキサン-3、ロイコトリエン-5（すべてエイコサノイド）の前駆体であるω3脂肪酸の多価不飽和脂肪酸の1つです。EPA

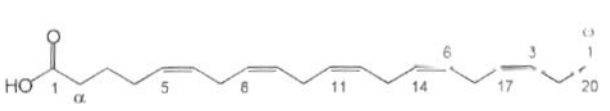

食用油と熱の関係

食用油の種類はさまざまです。一般的に売られている油脂の中で多いのは植物油。植物の種や実から精油されたもので、多くは常温では液体です。動物性の油脂はバターやラードなどがあり、常温では固体のものが多いです。

油脂は空気中の酸素分子と反応すると酸化します。酸化すると、色や味が変化し、栄養も低下して「過酸化脂質」という体に悪い油になり、動脈硬化などを引き起こす原因になると考えられています。

きちんと保管していても油の酸化は避けられないといわれていますが、加熱するとさらに酸化が進むものがあります。サラダ油やごま油、コーン油、大豆油などです。揚げ物や炒め物などには、加熱しても酸化しにくいオリーブ油やバター、キャノーラ油、米油などを使うのがおすすめです。

＊ プロスタグランジン：アラキドン酸から（人間の体内で）生合成される生理活性物質で、血圧上昇・降下、痛みの発生、発熱、筋肉の収縮、子宮収縮など多岐にわたる作用を引き起こす重要なホルモン。生体内の各組織で局所的に働いている。

としてよく知られています。魚油、肝油、にしん、さば、さけ、いわし、ナンキョクオキアミなどに含まれるほか、母乳にも含まれています。

ドコサペンタエン酸

英名 docosapentaenoic acid（DPA）/ C22:5, ω3,6

炭素数22で二重結合が5つの不飽和脂肪酸。2つの異性体があり、アザラシ油に含まれるクルパノドン酸と呼ばれるω3脂肪酸と、オズボンド酸と呼ばれるω6脂肪酸があります。しかし、通常DPAと表示されるときは、ω3脂肪酸であるクルパノドン酸を指しています。

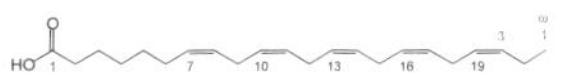

ドコサヘキサエン酸

英名 docosahexaenoic acid（DHA）/ C22:6, ω3

炭素数22で二重結合が6つの不飽和脂肪酸。DHAとしてよく知られています。たら、にしん、さば、さけ、いわしなどの魚類に多く含まれます。日本人は魚類を食べることによって多く摂取していましたが、近年は魚の消費量が減ったので、摂取量は減少しています。「中性脂肪を減らし、脳の神経機能を高める」として、食品添加物や健康補助食品に利用されていますが、過剰摂取は血液が固まりにくくなるなどのリスクがあるので注意が必要です。

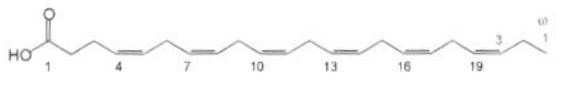

必須脂肪酸

脂肪酸には、体内で合成できるものと合成できないものがあり、合成できないものを必須脂肪酸と呼びます。食物から摂取しなければならない必須脂肪酸は、α-リノレン酸とリノール酸の2つです。

α-リノレン酸はω3脂肪酸で、えごま油、アマニ油などに含まれます。

リノール酸はω6脂肪酸で、ベニバナ油、コーン油、大豆油などに含まれます。

ω3脂肪酸のエイコサペンタエン酸（EPA）、ドコサヘキサエン酸（DHA）、ω6脂肪酸のγ-リノレン酸、アラキドン酸などは体内で合成できますが、広義の必須脂肪酸に含めることがあります。

白血球の働きを抑えて抗炎症作用をもたらすω3脂肪酸に対して、ω6脂肪酸は白血球の働きを活性化して病原菌と戦う作用があり、二つは正反対の働きをしています。従って、この二つの脂肪酸をバランスよく摂取することが、大変重要だといえるのです。

理想的な摂取バランスは、ω3脂肪酸：ω6脂肪酸が1：2とされます。しかし、現代人はω6脂肪酸を過剰摂取していて、1：10以上の場合も多いといわれています。体にとってはどちらも大切な脂肪酸。健康を守るためにそのバランスを見直しましょう。

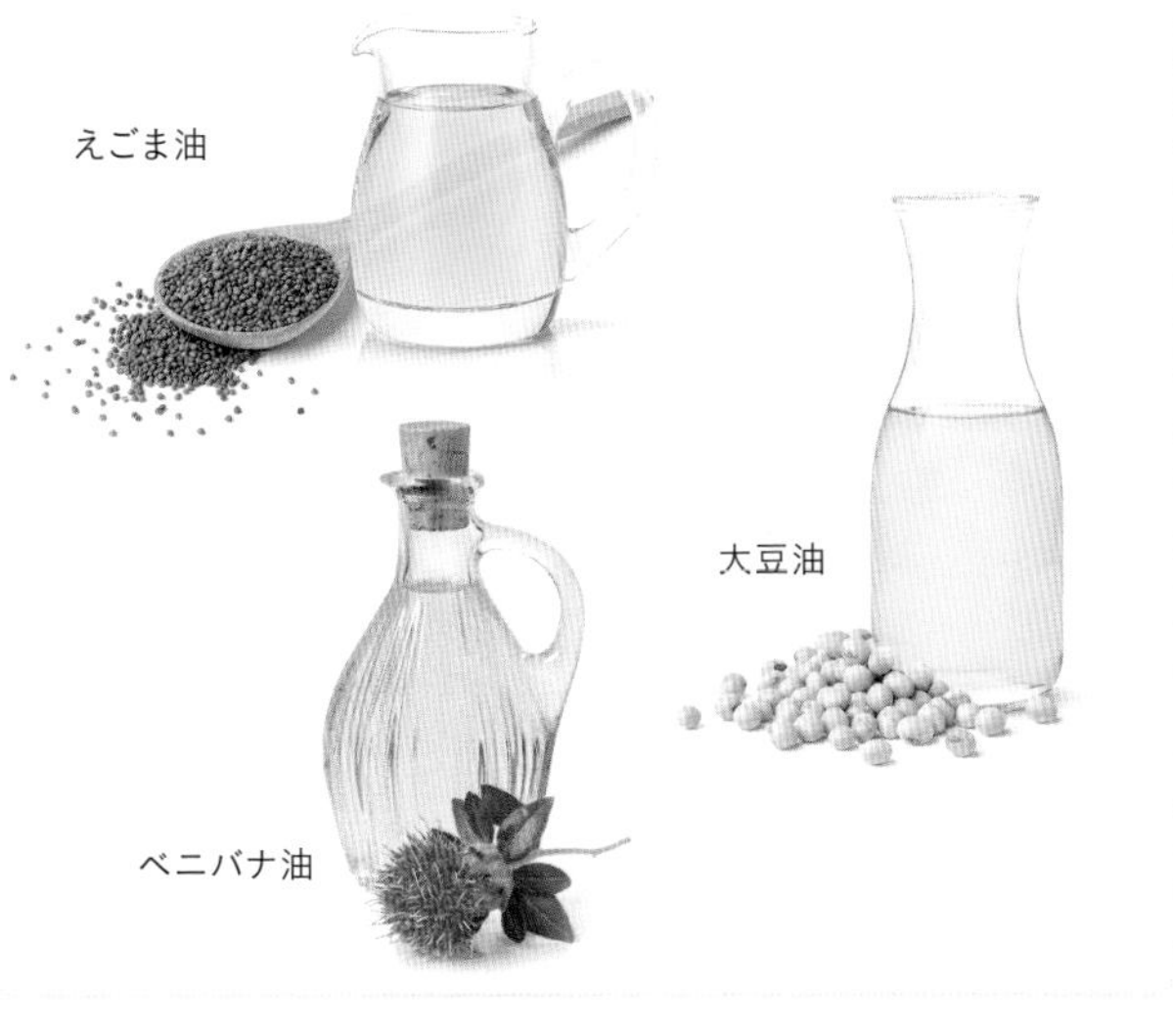

ω《オメガ》6脂肪酸

必須脂肪酸として扱われるが摂りすぎには注意

脂肪酸の分子構造のメチル基末端から6番目の位置に二重結合がある不飽和脂肪酸。体内で合成できないので必須脂肪酸として扱われますが、摂りすぎるとアレルギーを引き起こす場合などもあり、過剰摂取には注意が必要です。アカバナ科のメマツヨイグサなど特殊な植物に含まれるγ-リノレン酸（GLA）、動物に含まれるアラキドン酸（AA）、肉類に多く含まれるドコサテトラエン酸（DTA）、ドコサペンタエン酸（DPA）などがあります。n-6系脂肪酸と表記されることもあります。

アラキドン酸

英名 arachiconic acid（AA）/ C20:4, ω6

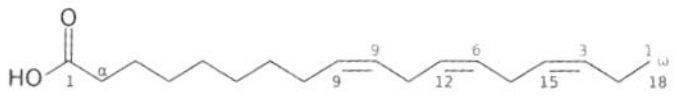

肉類や魚介類、レバー、卵などに含まれています。動物の細胞膜中にリン脂質（ホスファチジルエタノールアミン、ホスファチジルイノシトールなど）として存在し、脳や肝臓、皮膚などのあらゆる組織に含まれます。ヒトは体内で合成できるので厳密には必須脂肪酸ではありませんが、1歳未満の乳児は、体内でアラキドン酸を合成する力が弱いため、粉ミルクなどにアラキドン酸を添加したものが販売されています。炭素数20で二重結合が4つの多価不飽和脂肪酸です。

γ《ガンマ》-リノレン酸

英名 γ-linolenic acid (GLA) / C18:3, ω6

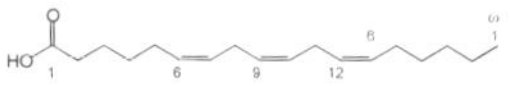

メマツヨイグサの種子から得られる油（月見草油）に多量に含まれており、プロスタグランジンの前駆体になるので血糖値、コレステロール値、血圧を下げる効果があります。炭素数18で二重結合が3つの多価不飽和脂肪酸。不飽和度の高い脂肪酸は酸化されやすいので保管や摂りすぎに注意が必要です。

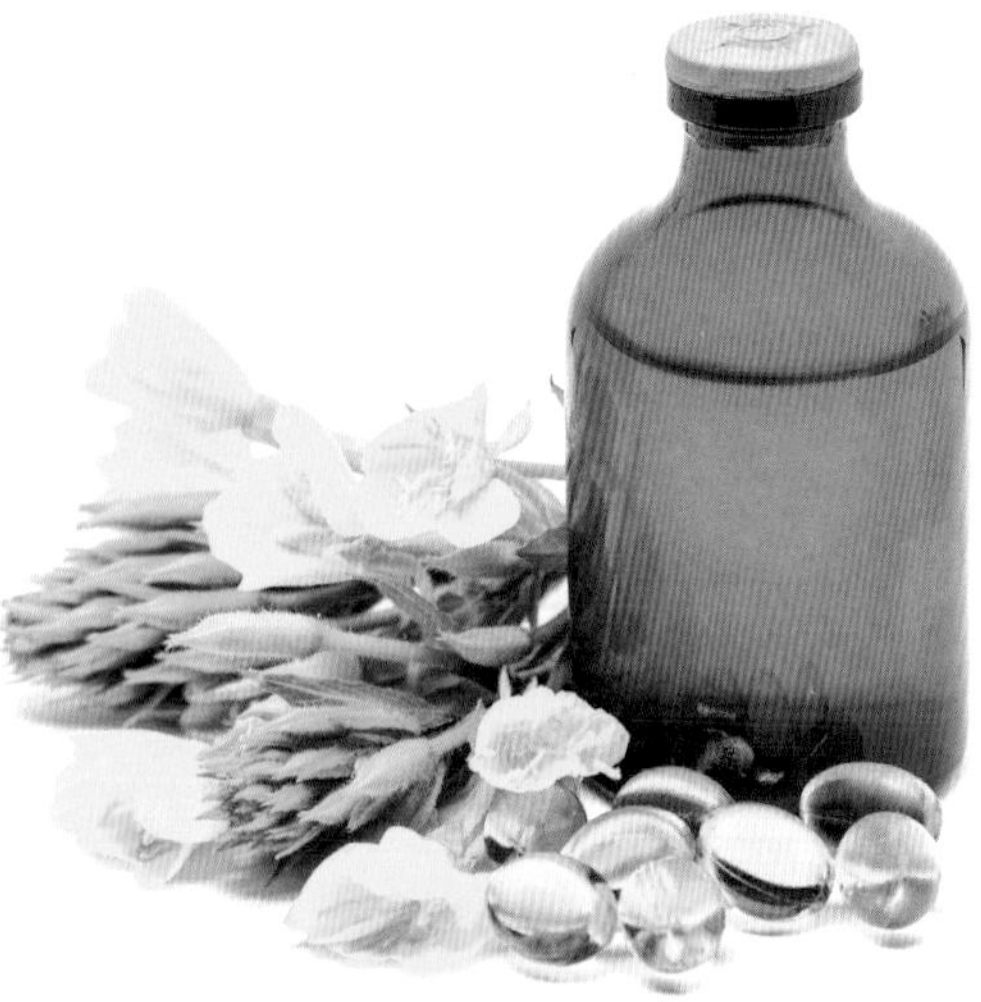

ヘンプオイルの効果

ヘンプオイルとは麻の種子（ヘンプシード）から抽出された油のこと。体内で合成できないω3脂肪酸とω6脂肪酸が含まれています。

スキンケアのオイルとしても効果が高いといわれ、保湿作用があります。ω6脂肪酸のγ-リノレン酸には抗炎症作用があり、にきびや湿疹など肌のトラブルの改善も期待されています。

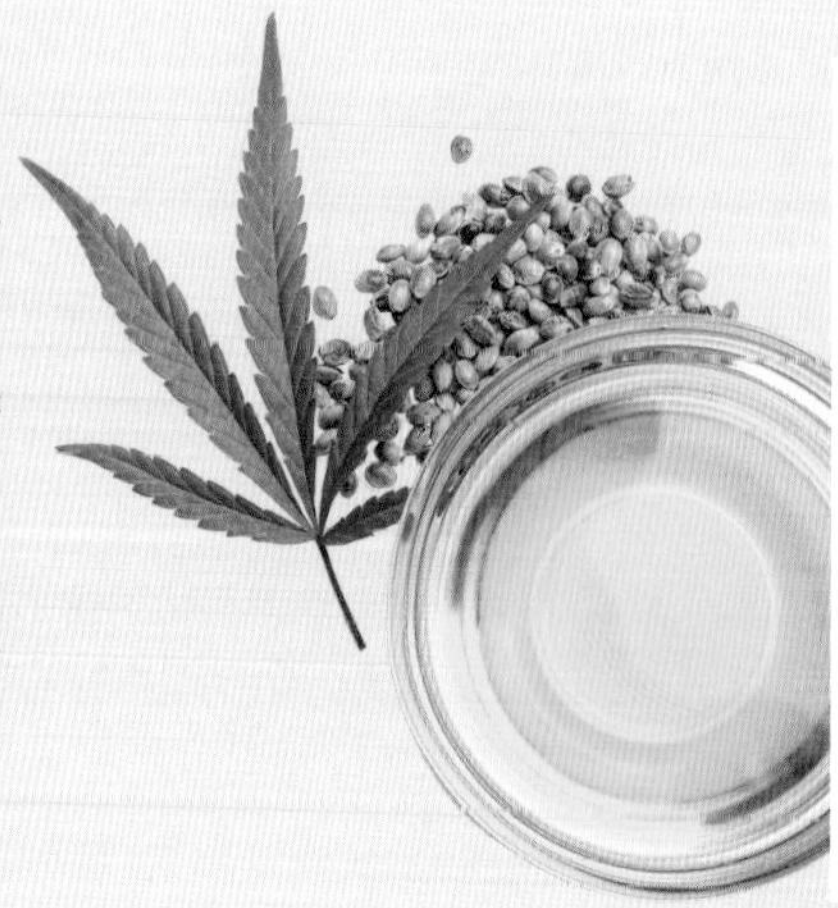

至福物質 アナンダミド

アラキドン酸の一部は、脳内で「アナンダミド」という物質に変化します。この物質は「至福物質」とも呼ばれ、幸福感や高揚感をもたらすことが知られています。快感などに関係する脳内麻薬物質の1つとも考えられますが、中枢神経系および末梢神経系でも多様な機能を持っています。中枢神経系では、ワーキングメモリー、睡眠パターン、鎮痛、摂食の調節、動機づけや快感の形成など、心理・行動に対する多彩な役割があると考えられています。子宮での胚の着床にも重要とされます。また免疫抑制作用を示し、白血球などを介して免疫・炎症の調節に関与すると考えられています。

肉を食べたときに感じる幸福感は、肉に含まれるアラキドン酸が脳内でこの物質に変わることによると考えられています。アラキドン酸は霜降り肉よりも赤身肉に多く、特に豚レバーには多く含まれています。

テトラヒドロカンナビノール

英名 Tetrahydrocannabinol / THC, Δ 9-THC

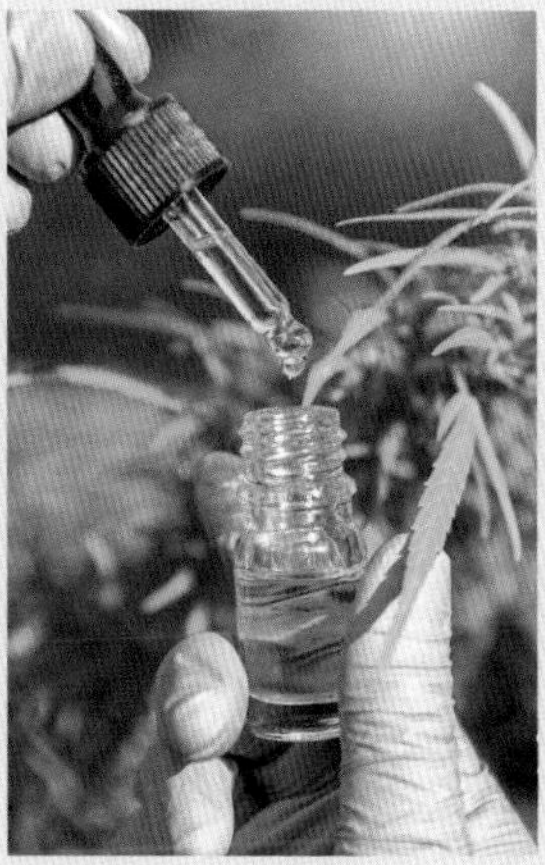

大麻（マリファナ）に含まれ、THCとも呼ばれる物質で幻覚作用があり、依存性もあります。精神に作用し、リラックス感や陶酔感、多幸感をもたらしますが、同時に視覚や聴覚、時間や空間感覚に変化を引き起こします。大麻にはTHC以外にも、カンナビジオール（CBD：規制対象外なので健康食品として流通している）など、いろいろな成分が含まれ、なかには医学的に有用なものもあります。欧米では大麻を医療に利用しているところもあり、日本においても「医療大麻」の採択については議論が続いています。

本来は神経伝達物質のアナンダミドが結合する部位（カンナビノイド受容体）にこのTHCが結合することがわかり、その作用経路が解明されました。

ドコサテトラエン酸

英名 docosatetraenoic acid (DTA) / C22:4, ω6

ドコサテトラエン酸は、炭素数22個で二重結合が4つあるω6脂肪酸の1つです。すべての二重結合がシス体［*］の異性体をアドレン酸と呼びます。

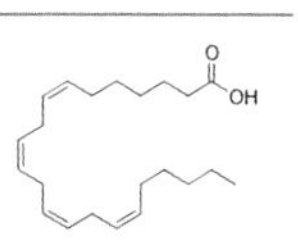

リノール酸

英名 linoleici acid / C18:2, ω6

炭素数18で二重結合が2つの代表的な多価不飽和脂肪酸です。ベニバナ、ひまわり、とうもろこし、ごま、大豆など、植物の葉や種子の油に多く含まれ、ヒトの体内で合成されないので必須脂肪酸となっています。ヒトの体内でアラキドン酸を経てプロスタグランジンなどの生理活性物質の原料となり、細胞膜の膜脂質としても重要ですが、過度の摂取は大腸がんなどのリスクを高めるという報告もあります。

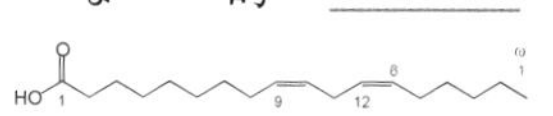

＊ シス体、トランス体：立体異性体のなかで、同じ置換基が二重結合に対して同じ側にあるものをシス体（シス型）、反対側にあるものをトランス体（トランス型）と呼ぶ。シスは*cis*あるいはZで、トランスは*trans*あるいはEで表される。

一価不飽和脂肪酸

不飽和脂肪酸のうち、炭素間の二重結合を1つ持つのが一価不飽和脂肪酸。

酸化されにくいという特徴があり、オリーブ油に多く含まれるオレイン酸が、一価不飽和脂肪酸の代表です。オレイン酸をはじめとする一価不飽和脂肪酸は、厚生労働省の食事摂取基準において摂取の目標量や目安量が設けられてはいませんが、循環器系疾患の予防に寄与する可能性があるとされています。

イコセン酸

英名 icosenoic acid / C20:1

イコセン酸はゴンドウ酸とも呼ばれ、さまざまな植物油やナッツなどに含まれる脂肪酸です。特にホホバオイルに多く含まれ、酸化安定性が高く、370℃以上の高温でも変化が少ないとされます。皮脂バランス調整作用、保湿作用、殺菌作用などが報告されています。

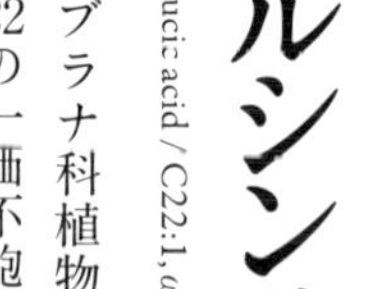

ホホバオイル

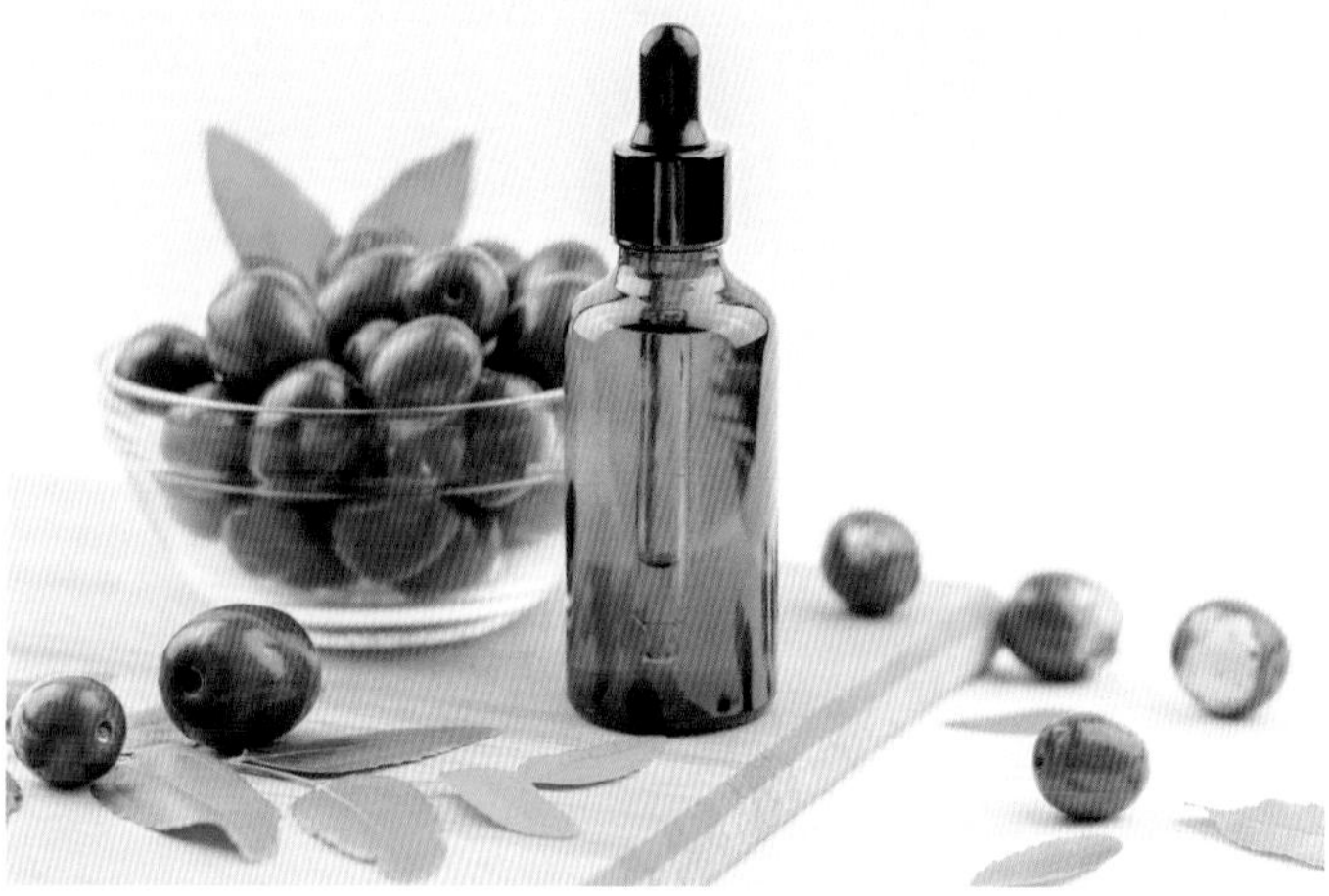

エルシン酸（エルカ酸）

英名 erucic acid / C22:1,ω9

アブラナ科植物の種子に含まれる炭素数22の一価不飽和脂肪酸で、なたね、アラセイトウ、からしの種子から作られる植物油の40～50%を占めます。過剰摂取すると心臓障害を引き起こし、心不全リスクが高まるとの報告があります。品種改良によって生まれたエルシン酸を含まないなたねを「キャノーラ」といい、現在流通しているなたね油はほとんどがキャノーラから生産されています。

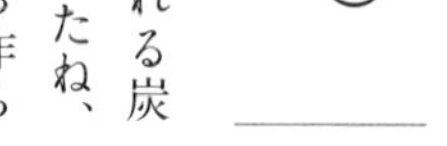

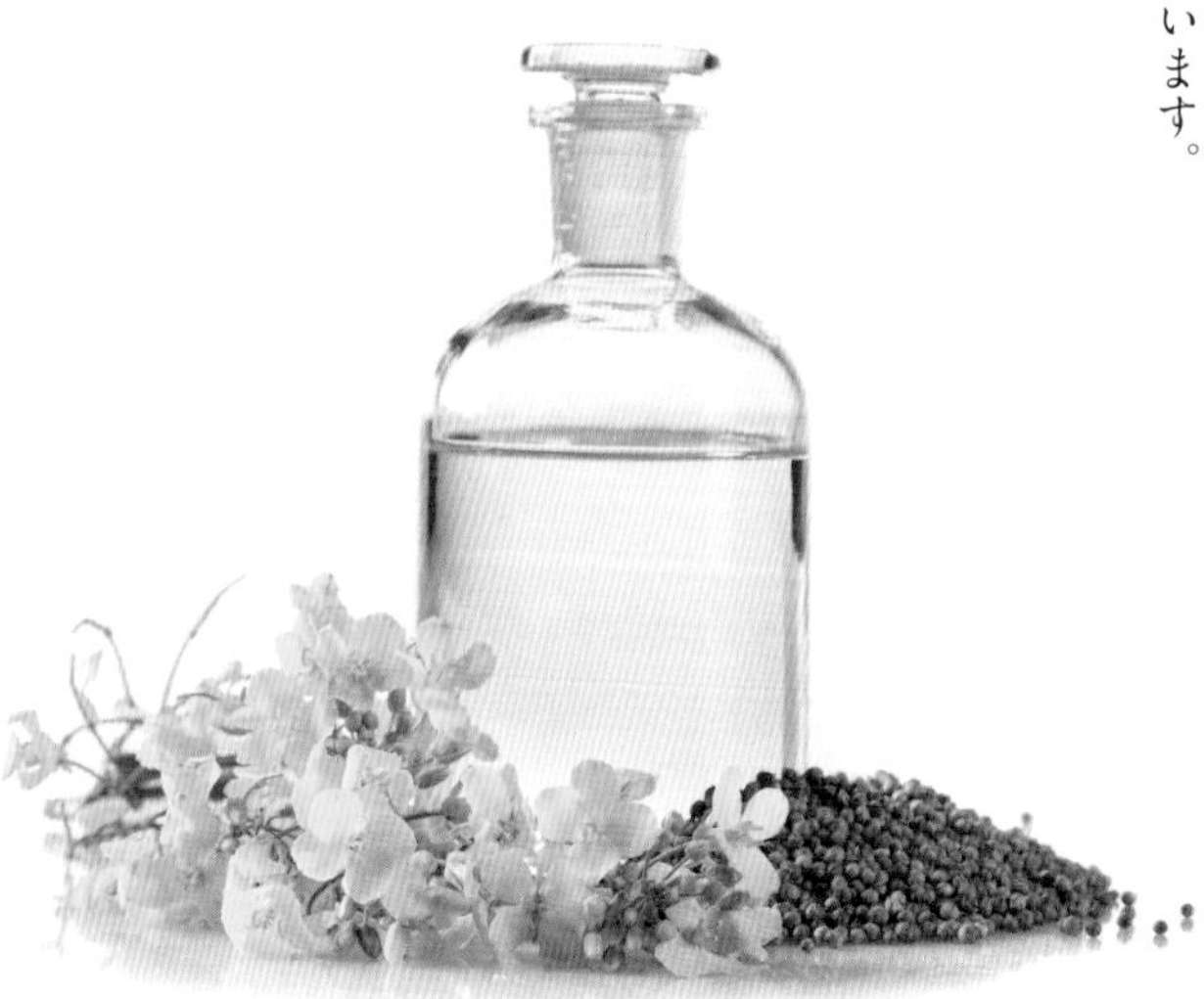

オレイン酸（オクタデセン酸）

英名 oleic acid / C18:1, ω9

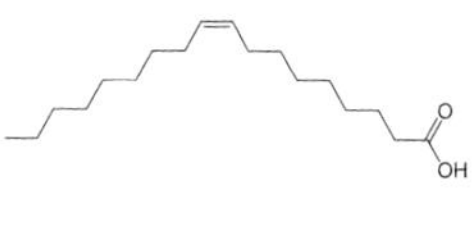

オレイン酸はヒトの筋肉の膜脂質の50％、細胞膜の10～20％を占める重要な脂肪酸です。体内で飽和脂肪酸のステアリン酸から合成できるため必須脂肪酸ではありませんが、酸化しにくく健康によい脂肪酸です。

オリーブ（*Olea europaea*）の油から単離されたことがその名の由来。血中コレステロールを減らして生活習慣病を予防する働きが報告されています。豚の脂肪（ラード）や牛の脂肪（ヘット）には全脂肪中50％近く含まれ、肉のおいしさの指標の1つともいわれます。母乳にも含まれ、母乳全脂肪中の25％がオレイン酸です。

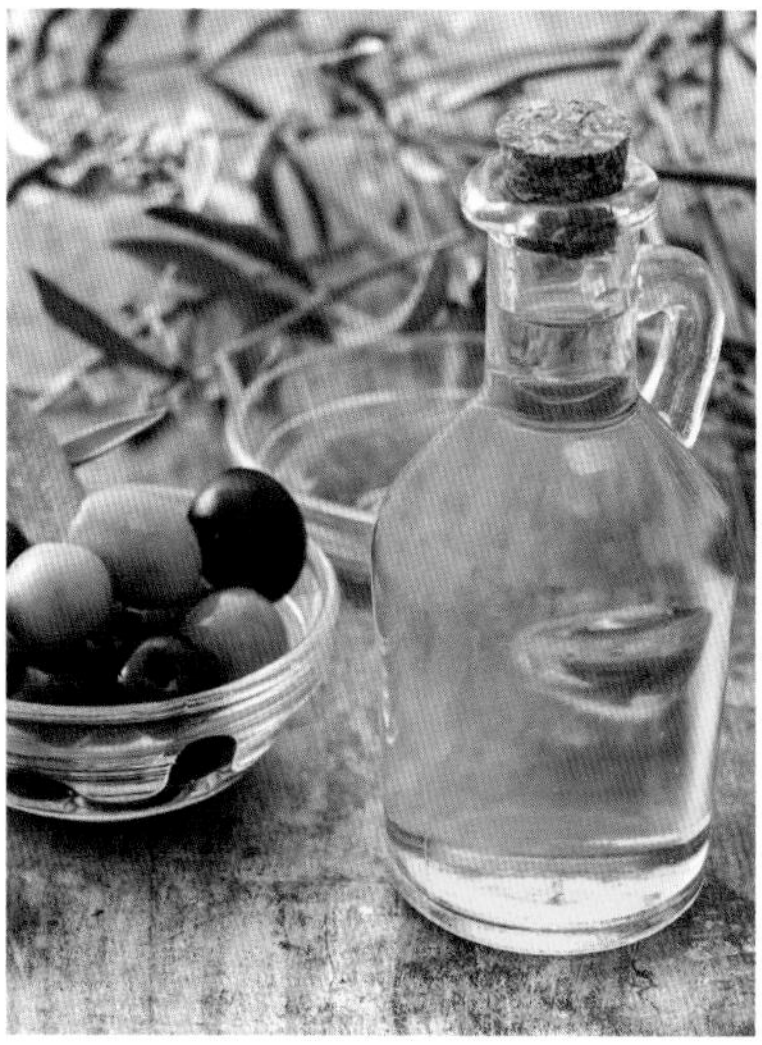

ミリストレイン酸（テトラデセン酸）

英名 myristoleic acid / C14:1

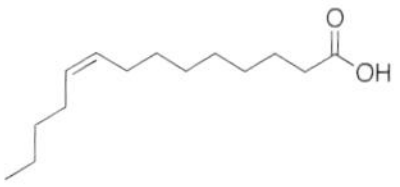

ミリスチン酸（p.68）から生合成されます。天然には少ない脂肪酸ですが、香辛料のナツメグなどを含むニクズク科の種子の油に多量に含まれます。炭素数14で二重結合が1つある脂肪酸。

10-ヒドロキシ-2-デセン酸

英名 10-hydroxy-2-decenoic acid（10-HDA）/ C10:1

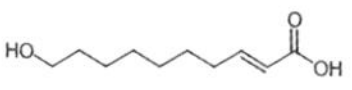

ローヤルゼリーに2～6％含まれる特殊な脂肪酸で、女王蜂の長寿の原因と考えられています。腫瘍の血管新生を阻害するという研究や、肌の潤いを増すという報告があります。炭素数が10で二重結合を1つ持つ一価不飽和脂肪酸です。

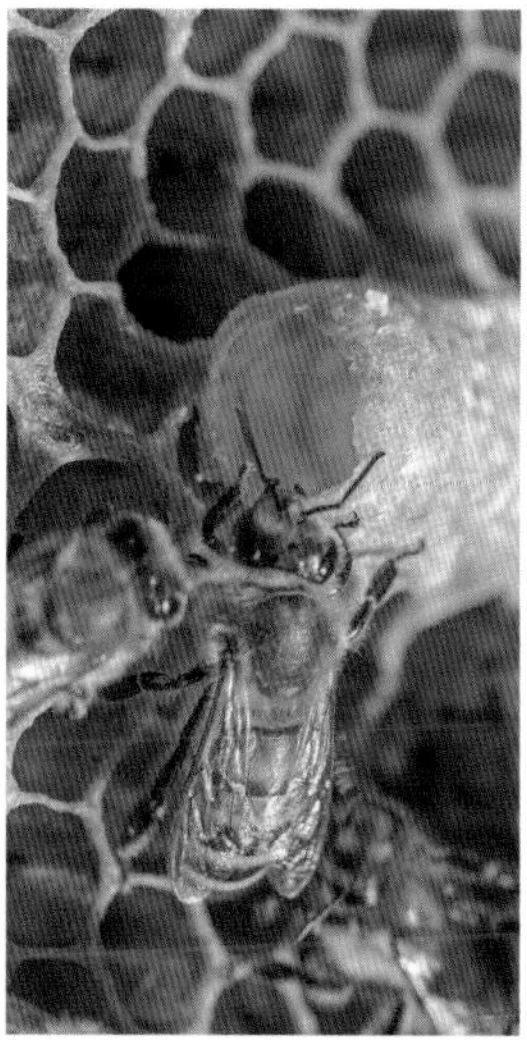

ω《オメガ》9脂肪酸とオレイン酸

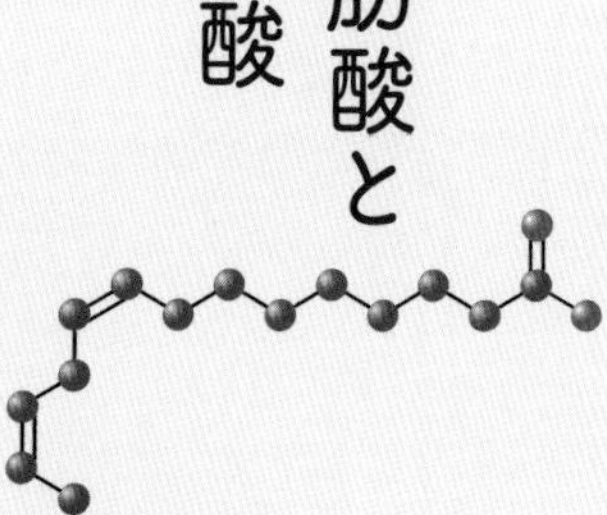

ω9脂肪酸（n-9系脂肪酸）は、分子構造のメチル基末端から9番目の位置に二重結合がある不飽和脂肪酸。ω3やω6脂肪酸とは異なり、人間の体内で合成できるので必須脂肪酸ではありませんが、栄養素として重要なオレイン酸はω9脂肪酸です。

オレイン酸は二重結合が1つなので酸化されにくく、肉のおいしさの指標とされ、血中コレステロールを減らすなど健康によい脂肪酸とされます。一方、同じω9脂肪酸でも、なたねなどアブラナ科植物の種子に含まれるエルシン酸は、過剰摂取すると心臓障害を引き起こすとして避けるべき脂肪酸とされます。

ω《オメガ》7脂肪酸

生活習慣病予防につながる脂肪酸

分子構造のメチル基末端から7番目の位置に二重結合がある不飽和脂肪酸をω7脂肪酸と呼びます。動物にはあまり含まれておらず重要性が低いと考えられてきましたが、コレステロールを減少させ、動脈硬化や高血圧を防いだり、インスリンの分泌を促進したり、血管を柔らかく弾力のある状態に保つなど、さまざまな働きがあるとして注目されています。

バクセン酸

英名 vaccenic acid / C18:1,ω7

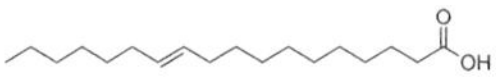

牛などの反芻動物の脂肪、牛乳やバター、ヨーグルトなどの乳製品に含まれています。哺乳動物はバクセン酸を抗発がん性のある共役リノール酸のルーメン酸に変換します。バクセン酸はトランス体（p.59）ですが、シス体（p.59）のシス－バクセン酸はシーバックソーン（サジー）油に含まれており、健康によいとされ、動物実験でコレステロールを低下させる作用が報告されています。炭素数18で二重結合が1つあるオクタデセン酸の中で、オメガ7位に二重結合がある脂肪酸です。

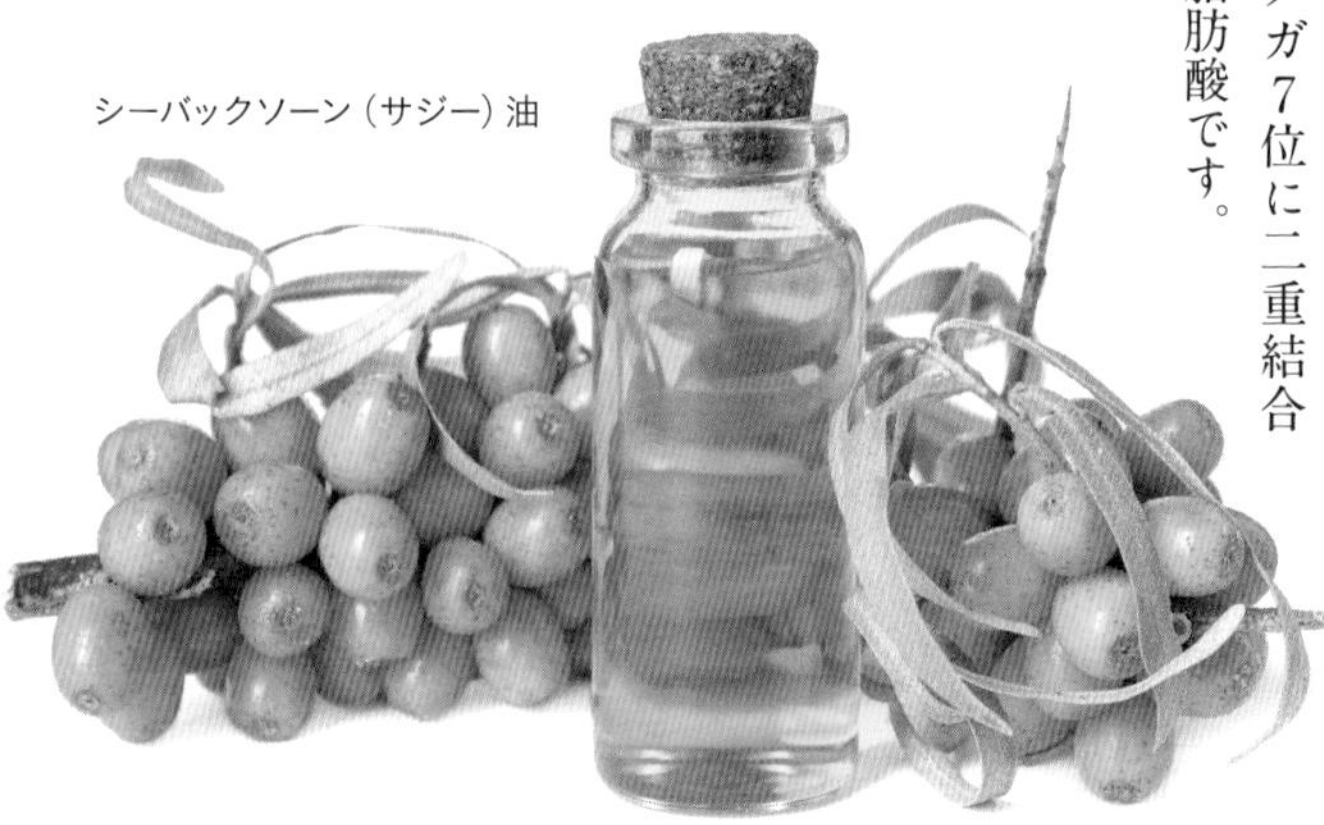
シーバックソーン（サジー）油

パルミトレイン酸（ヘキサデセン酸）

英名 palmitoleic acid / C16:1,ω7

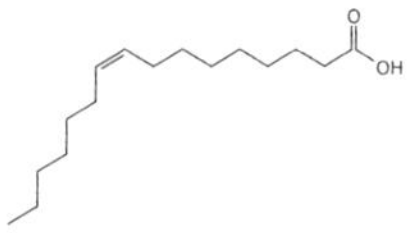

さまざまな動物性油脂、植物油、魚介の油に含まれますが、特にマカダミアナッツやシーバックソーン（サジー）油には、高濃度で含

トランス脂肪酸のリスク

トランス脂肪酸は脂肪を構成している成分で不飽和脂肪酸の一種ですが、飽和脂肪酸に近い性質があります。食品に含まれている天然のものと油脂を加工・精製するときにできる人工のものがあります。天然のものは牛や羊などの反芻動物の胃の中の微生物の働きによって作られたもので、牛乳や乳製品の中に微量に含まれています。一方、油脂を加工・精製する過程でできる人工のものは、マーガリンやショートニングに含まれています。また、これらを使って作られたお菓子や揚げ物などにも含まれています。

トランス脂肪酸の過剰摂取は、血液中のLDLコレステロールが増加し、HDLコレステロールが減少する原因になることが判明しています。トランス脂肪酸を多く摂り続けると、動脈硬化のリスクが高まるといわれ、世界保健機関（WHO）は、トランス脂肪酸から摂取するカロリーを総摂取エネルギー量の1%未満にすることを目標として示しています。

まれます。肝臓脂質の代謝を促進することで、糖尿病による高血糖および高トリグリセリド血症を低減する作用が報告されており、肥満の予防にこの脂肪酸を多く含む油の摂取は、肥満の予防になる可能性があります。炭素数16で二重結合が1つある不飽和脂肪酸です。

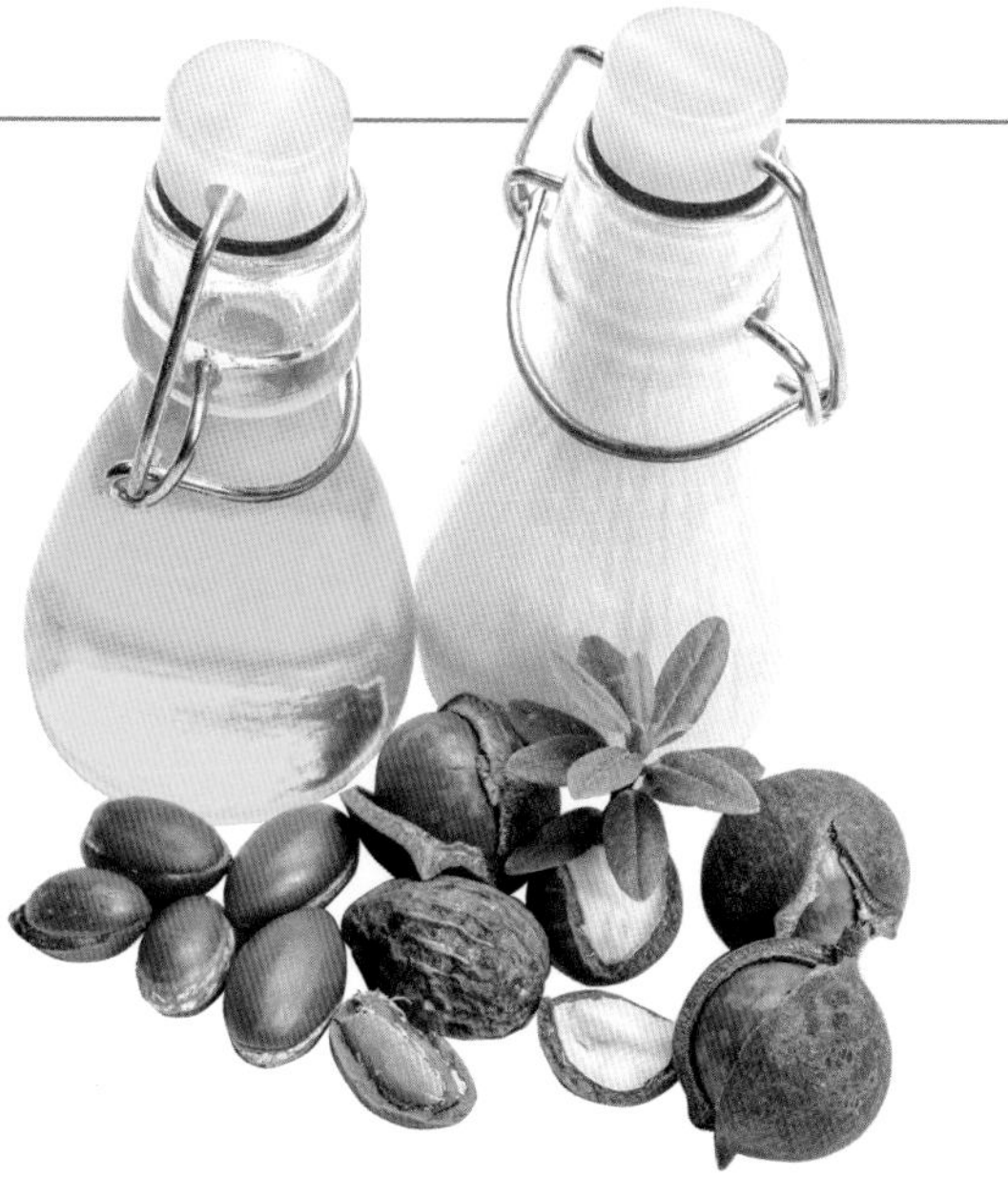

ヘプタデセン酸

英名 heptadecenoic acid / C17:1, ω7

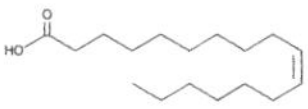

牛肉中の脂肪酸組成の2％を占めており、牛の腸内細菌によって合成されたものと考えられています。炭素数17で二重結合が1つある珍しい脂肪酸です。

脂肪がつきにくい油 ジアシルグリセロール

一般の食用油の主成分はトリアシルグリセロールという脂肪酸ですが、脂肪がつきにくい油として近年注目されているのが、ジアシルグリセロールを含んだ油です。油脂成分の一種で、この油は1998年にトクホ（特定保健用食品）として認定されました。

トリアシルグリセロールは十二指腸で分解されてから小腸で吸収され、吸収後は元のトリアシルグリセロールに再合成されます。再合成されたものは血中の中性脂肪として全身にいきわたり、エネルギーとして利用されますが、利用されなかった中性脂肪は体脂肪として蓄積されます。ジアシルグリセロールもトリアシルグリセロール同様、小腸で吸収されますが、分解された後はトリアシルグリセロールに再合成されないため、血中の中性脂肪が蓄積しにくいといわれています。

2009年に製造過程において不純物が高濃度で含まれていたことが判明し、企業が表示許可を取り下げています。そのため、現在は発売を中止しています。

ジアシルグリセロールは、通常の食品に含まれている量を摂取する分には、安全性が認められています。

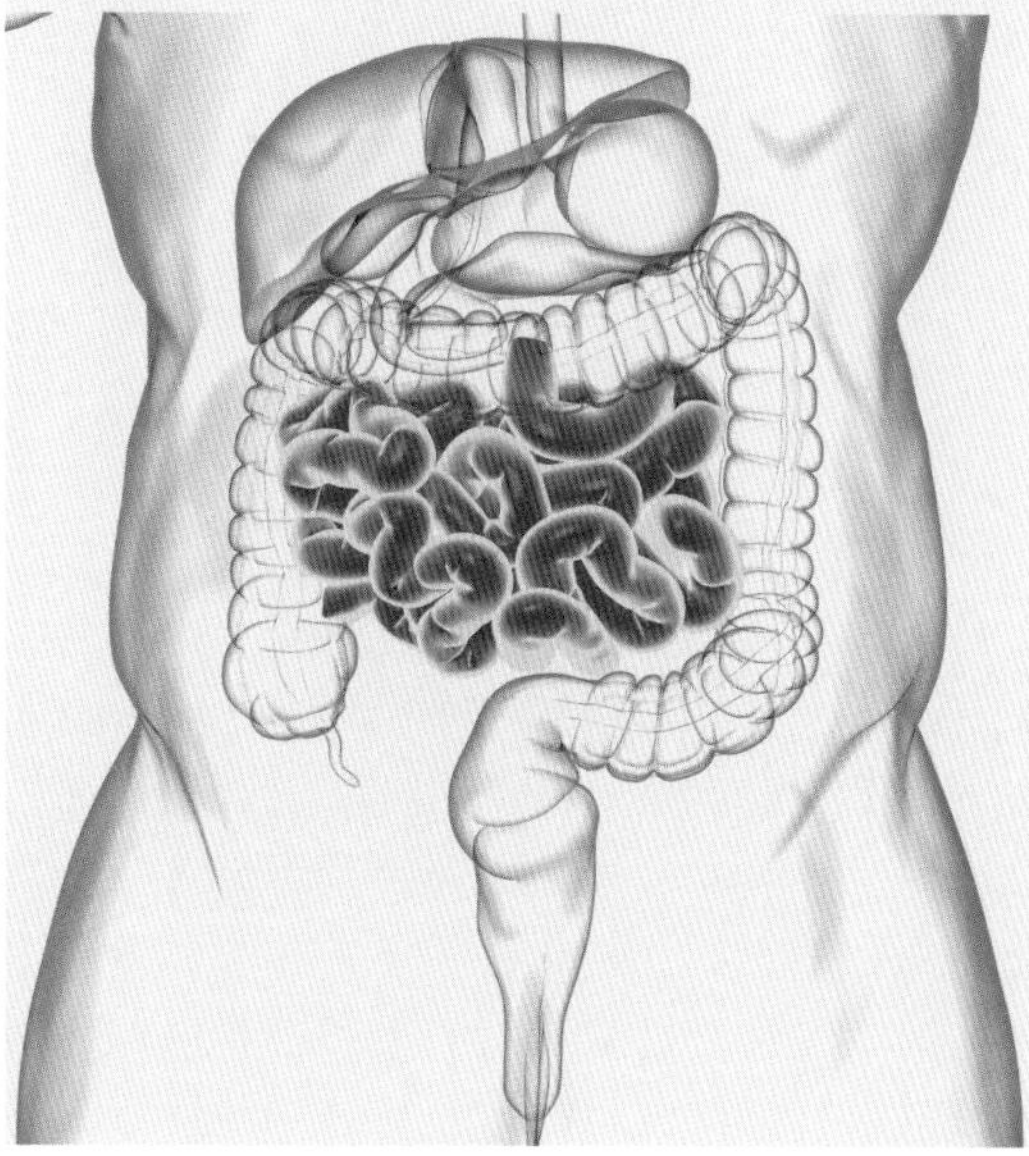

飽和脂肪酸

一般的に、常温で固体の脂肪酸。乳製品や肉などの動物性脂肪に多く含まれます。体内で重要な働きをしますが、摂取しすぎると血液中に悪玉コレステロールが滞り、動脈硬化の原因となります。

短鎖脂肪酸

炭素数が3から8の脂肪酸。「低級脂肪酸」とも呼ばれています。炭素の数をいくつにするかについては諸説ありますが、ここでは悪臭の程度から8までとしました。「低級」というのは「炭素数が少ない」という意味で、品質が悪いというわけではありません。しかし、これらの脂肪酸はどれもひどい悪臭がします。

イソ吉草酸

英名 isovaleric acid / C5:0

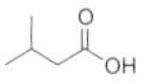

足の裏の臭いの原因物質で、チーズ、汗、足、加齢による口臭のような不快感を伴う刺激臭があります。天然物として多くの植物や精油中に存在しています。非常に低い濃度でも臭気が感知され、悪臭防止法では特定悪臭物質として規制対象になっています。検知閾値《いきち》濃度（どれだけ低い濃度で臭うか）は0.05ppbです。吉草酸（p.65）の構造異性体で、炭素数5の脂肪酸です。

イソ酪酸

英名 isobutyric acid / C4:0

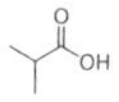

マメ科やセリ科の植物中に存在し、納豆の臭いの原因の1つです。炭素数4の枝分かれした脂肪酸で、酪酸（p.65）の構造異性体。ジメチル酢酸とも呼ばれます。

エナント酸（ヘプタン酸）

英名 enanthic acid / C7:0

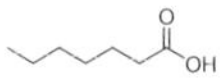

ぎんなんの臭いの主成分の1つで、きわめて強い腐敗臭を持ちます。香料の原料となるほか、たばこに添加されることもあります。炭素数7の脂肪酸。

カプリル酸（オクタン酸）

英名 caprylic acid / C8:0

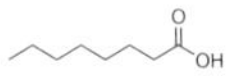

弱い不快な腐敗臭を持つ油状の液体です。カプロン酸と同様、山羊の油に含まれるためカプリル酸と呼ばれます。ココナッツやバター、母乳などにも含まれます。カンジダ菌などのバクテリア（細菌）を殺す作用があり、カンジダ症などの治療に用いられます。炭素数8の脂肪酸。

カプロン酸（ヘキサン酸）

英名 caproic acid / C6:0

カプリ（capri）とは山羊（*Capra aegagrus*）の学名に由来し、山羊の毛の油の分解物から得られたことから命名されました。バターやパーム油、ココナッツ油にも含まれています。炭素数6の脂肪酸。

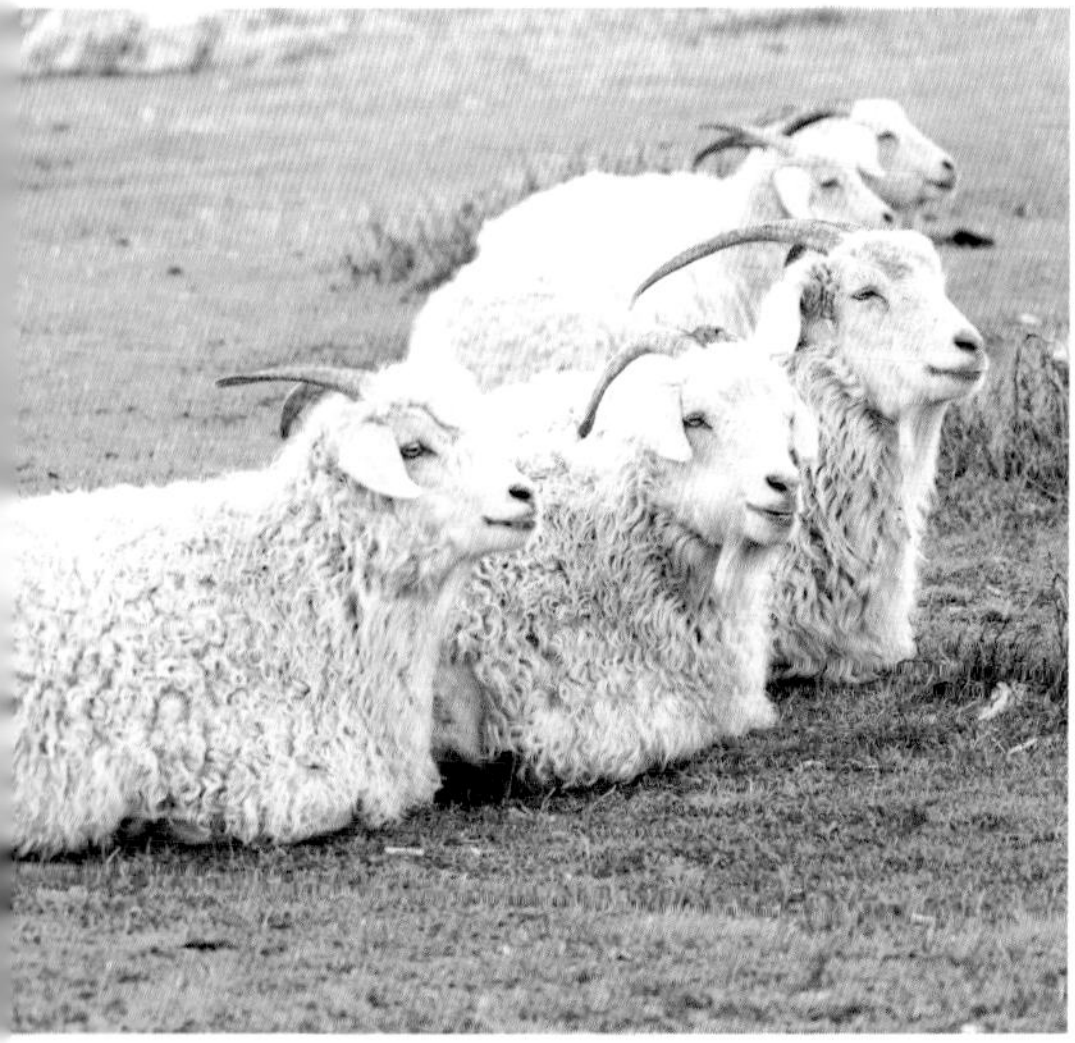

プロピオン酸
（プロパン酸）

英名 propionic acid / C3:0

炭素数3の脂肪酸で、油脂の加水分解により得られる脂肪酸のうち、最も炭素数の少ないものです。防かび効果があり、保存料としてパンなどに添加されていましたが、強い臭気があるため現在は使われていません。安全性が高いので、食肉調製品、加工食肉および加工魚介類における保存料などとして認められていました。その名は「最初の脂肪酸」という意味で、「脂肪酸」というときはプロピオン酸よりも炭素数が多いものを指し、これより少ないギ酸（p.224）と酢酸（p.225）はカルボン酸に分類されます。

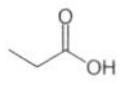

吉草酸
（ペンタン酸）

英名 valeric acid / C5:0

セイヨウカノコソウ（吉草／学名 *Valeriana officinalis* L.）から最初に発見されたので吉草酸と呼ばれます。とても臭いのですが、天然の臭気成分であり、薄めると人間の気持ちを鎮める作用があるとされ、香水等に添加されることがあります。炭素数5の脂肪酸。

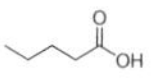

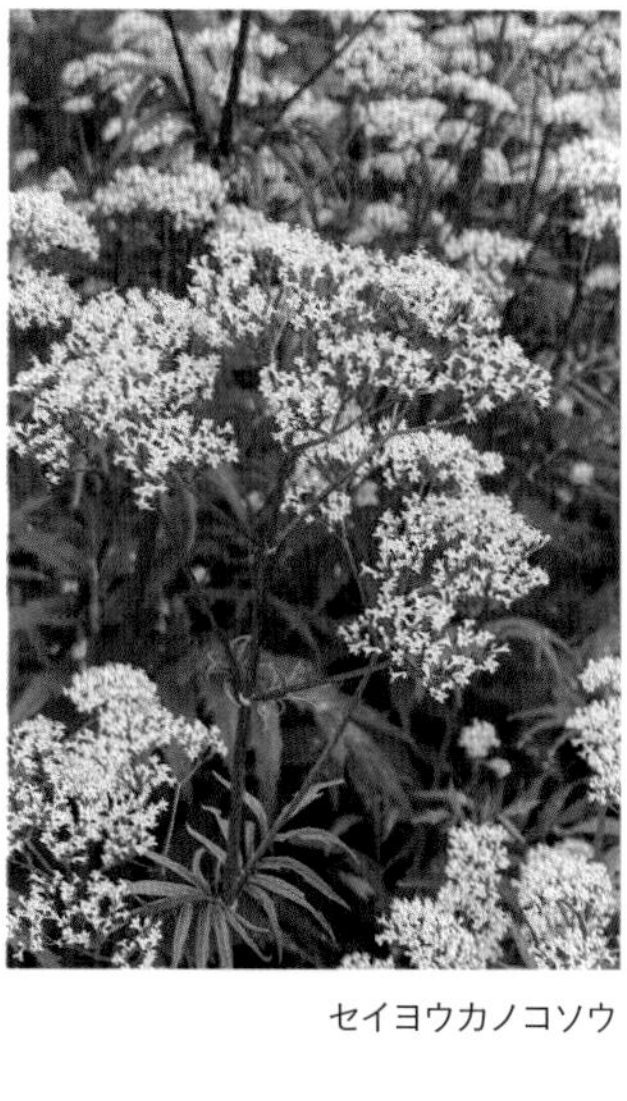
セイヨウカノコソウ

酪酸
（ブタン酸）

英名 butyric acid / C4:0

はじめはバターから得られたため、ラテン語でバターを意味する「butyrum」から、酪酸（butyric acid）と呼ばれました。チーズにも含まれています。蒸れた足の悪臭の原因物質の1つ。ぎんなんの臭いもこの物質が原因で、動物の死体の臭いの原因の1つでもあります。哺乳類はごく微量でも酪酸の臭いを探知することができ、犬では10ppb、ヒトでも10ppmから感知することができます。炭素数4の脂肪酸で、構造異性体にイソ酪酸（p.64）があります。

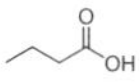

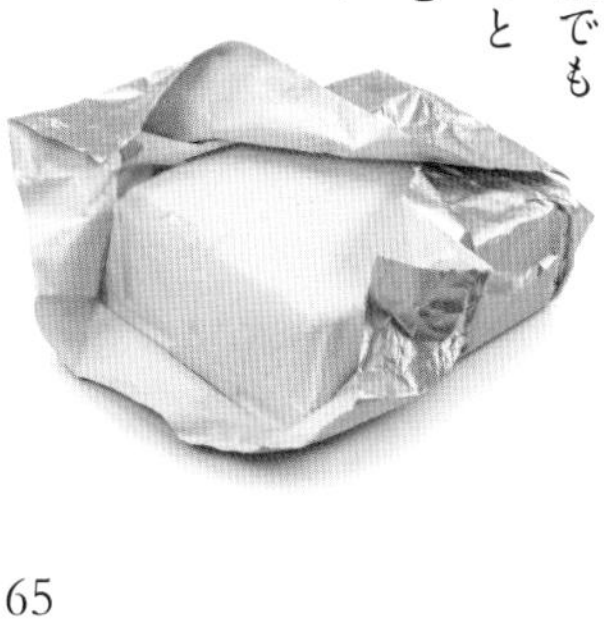

脳はコレステロールでできている？

人間の体内には100〜150gのコレステロールがあり、その1/4が脳に存在します。脳にある500億個〜1兆個もの神経伝達細胞を構成し、情報を体の各部に伝達する重要な役割を担っています。コレステロールが不足すると、神経伝達細胞も不足し、情報が伝達できません。しかし、過剰になると、認知症のリスクが高くなるとの説もあります。

脳の約60%が脂質

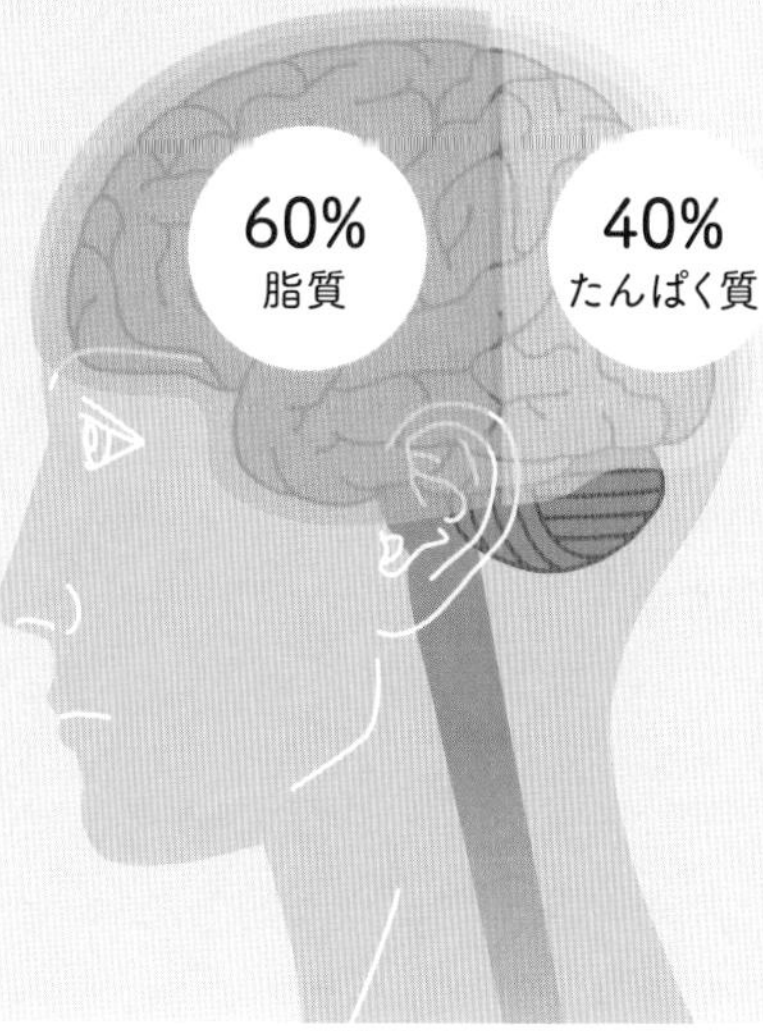

中鎖脂肪酸

炭素数が9から12程度の脂肪酸を中鎖脂肪酸と呼びます。

中鎖脂肪酸は、直接肝臓に運ばれるので、長鎖脂肪酸に比べて分解されやすく、体に脂肪がつきにくいという性質があります。

ペラルゴン酸（ノナン酸）

英名 pelargonic acid / C9:0

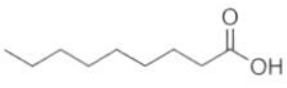

テンジクアオイ属（*Pelargonium*）、キイチゴ属、イソギク属の植物の精油に含まれています。動物に対する毒性が低い除草剤としても利用されています。除草活性は、この物質が植物に付着すると、表面から細胞内に取り込まれ組織浸透過程で細胞壁を破壊し、細胞内pHを急激に低下させることで内容物を漏出し枯死させるためです。ヒトの皮膚にも存在しており、加齢に伴う臭いの原因物質として知られています。2-ノネナール以外の加齢臭成分として2008年に特定されました。炭素数9の中鎖脂肪酸。

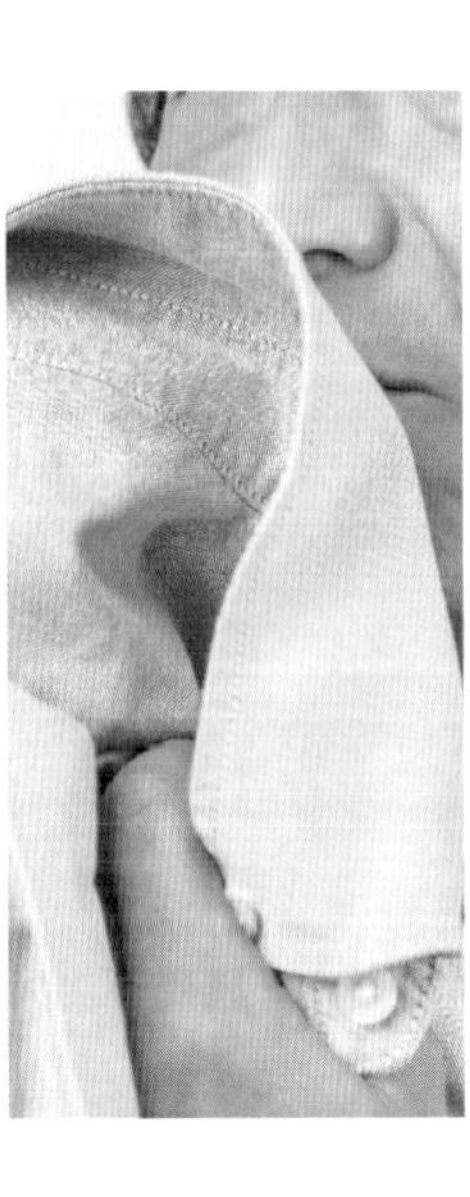

カプリン酸（デカン酸）

英名 capric acid / C10:0

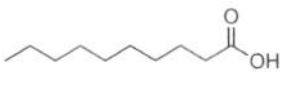

山羊の油から採られたため、カプリン酸という別名があります。パーム油、ココナッツ油とバターにも含まれています。炭素数10の中鎖脂肪酸。

ラウリン酸（ドデカン酸）

英名 lauric acid / C12:0

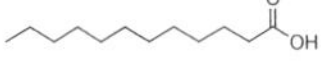

ココナッツ油、パーム油に含まれ、人間の母乳の匂いの主成分にもなっています。抗菌活性を持っていますが、ヒトに対する毒性は非常に低く、石鹸やシャンプーに多く用いられます。炭素数12の中鎖脂肪酸。

サラダ油とは、どんな油？

低温下でも結晶化しないように精製された食物油のこと。現在、サラダ油と表記できるものは日本農林規格（JAS規格）により定められた基準を満たしたもののみです。原材料も定められており、なたね、綿実、大豆、ごま、ベニバナ、ひまわり、とうもろこし、米、ぶどうです。なお、原材料が1つの場合、その原材料の名前を商品名につけ「○○油」と表記することができます。

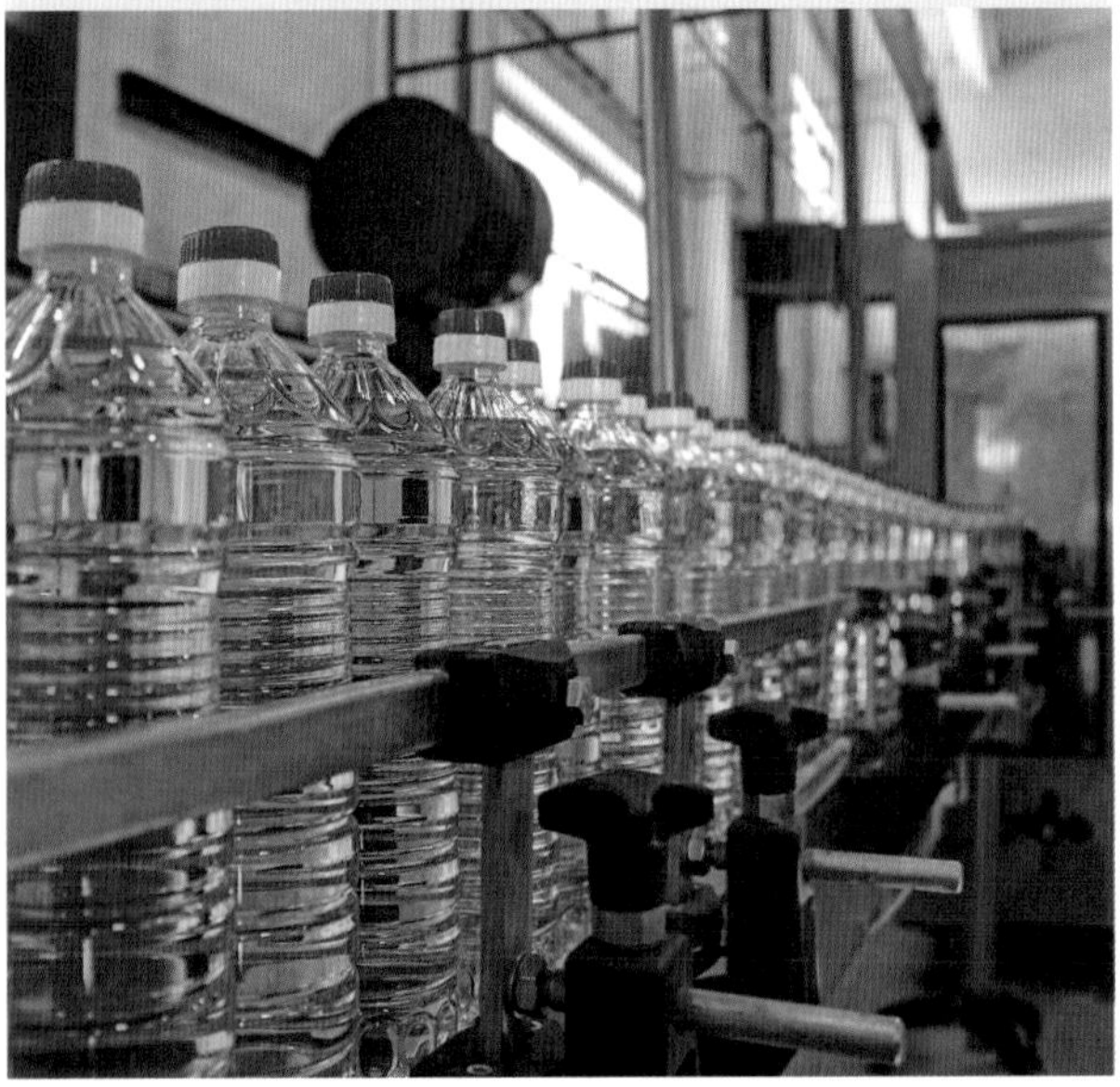

NHK出版

売上カード

注文・補充カード

書店（帖合）印

年　月　日

部数　部

NHK出版

NHK出版 編

NHK出版

健やかな毎日のための

栄養大全

定価:3,080円

（本体2,800＋税10%）

ISBN978-4-14-011375-2

C2077 ¥2800E

9784140113752

NH

健

栄養

書店様へお願い

◉お送

◉機械処

BBBN4-14-0

長鎖脂肪酸

炭素数13以上の脂肪酸。「高級脂肪酸」と呼ぶこともあります。動植物の細胞膜は、主に長鎖脂肪酸のミリスチン酸、パルミチン酸や、リノール酸、リノレン酸、アラキドン酸等、多価不飽和脂肪酸（ω3とω6）とグリセリンが結合してできたリン脂質などで構成されています。

アラキジン酸
（エイコサン酸）

英名 arachidic acid / C20:0

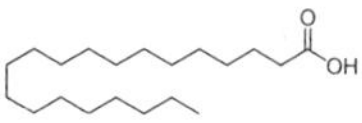

ピーナッツ油に約1%含まれる、炭素数20の長鎖脂肪酸です。ピーナッツの学名 *Arachis* に由来します。大豆油、ひまわり油にも約2%含まれています。

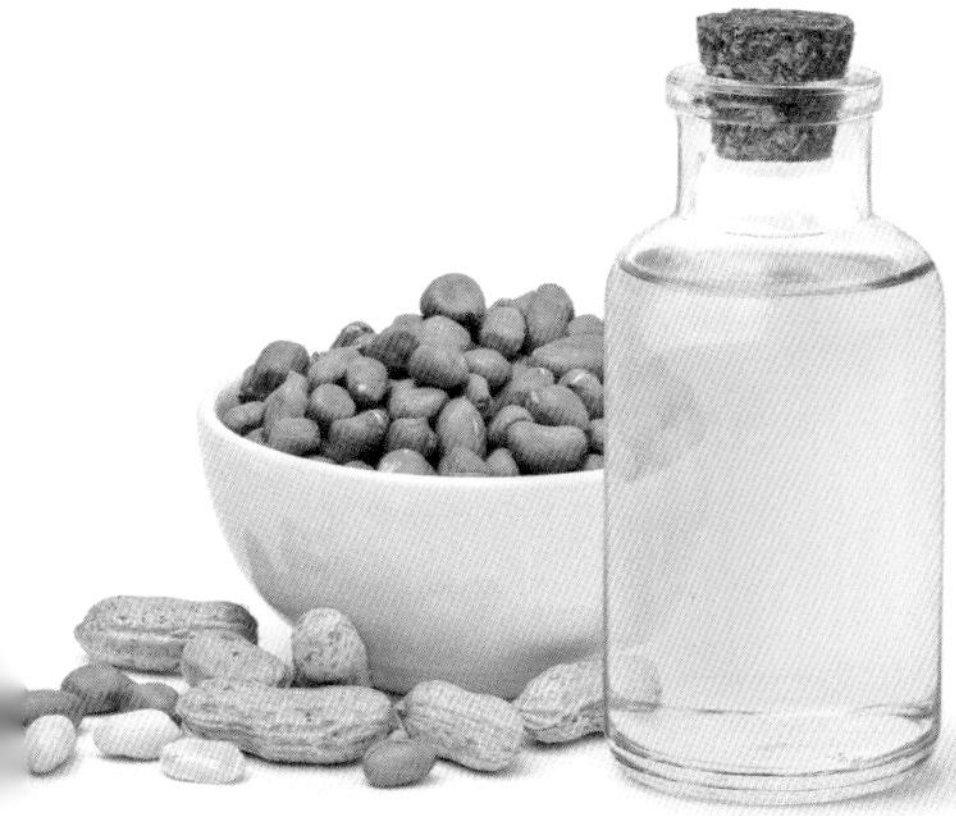

ステアリン酸
（オクタデカン酸）

英名 stearic acid / C18:0

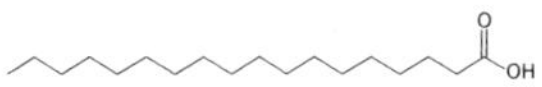

炭素数18の長鎖脂肪酸で、牛脂をはじめ多くの動植物油脂中に豊富に含まれる代表的な飽和脂肪酸です。二重結合を持たないため非常に安定性が高く、日光にさらしても変質しません。食品添加物として、滑剤、離型剤、増粘安定剤、固結防止剤、あるいはフレーバーを付与する補助剤として使用されます。

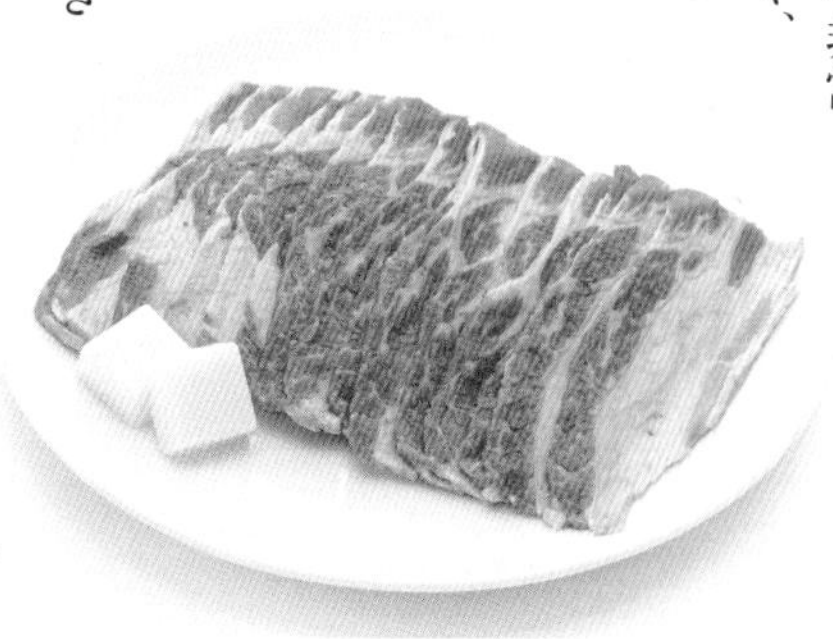

トリデカン酸

英名 tridecanoic acid / C13:0

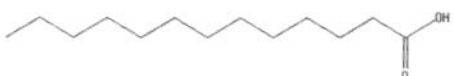

一般に、炭素数が奇数の脂肪酸は天然にはほとんど存在しませんが、牛や羊などの反芻動物の第一胃にすむ微生物が生産し、乳牛の場合、牛乳中の乳脂肪として分泌されます。この物質も炭素数13で、天然にはほとんど存在しない特殊な物質です。奇数脂肪酸の種類としてはほとんどが飽和脂肪酸で、トリデカン酸（C13）、ペンタデカン酸（C15）、ヘプタデカン酸（C17）が主なものです。

パルミチン酸
（ヘキサデカン酸）

英名 palmitic acid / C16:0

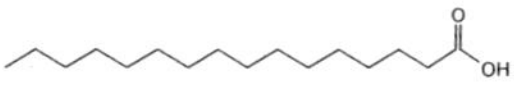

パーム油やココナッツ油の主な構成成分で、ラードやヘットにも多く含まれます。炭素数16の長鎖脂肪酸。南部アフリカや西アフリカのスーダン・サヘル地帯に分布するウルシ科の植物マルラ（*Sclerocarya birrea*）から採れるオイルは、オレイン酸約69%とパルミチン酸約16%を含み、皮膚の水分含有量を増加させるため、アフリカ諸国で保湿オイルとして使われています。

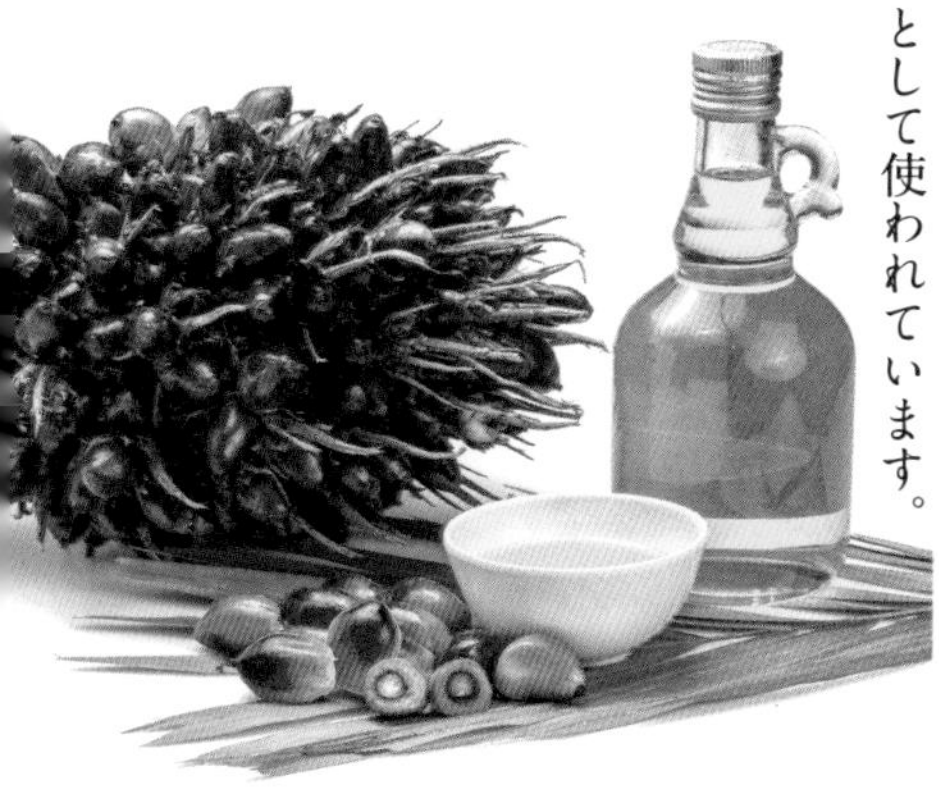

ベヘン酸（ドコサン酸）

英名 behenic acid / C22:0

炭素数22の長鎖脂肪酸。モリンガ（ワサビノキ）から採れるモリンガ油の9％を占めています。ベヘン酸はなたね油やピーナッツ油にも含まれ、ショートニングの原料など、食品としての有用性が高い脂肪酸です。しかし血中コレステロール値を上昇させる作用があるため過剰摂取に注意が必要とされます。

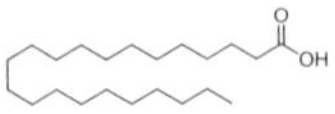

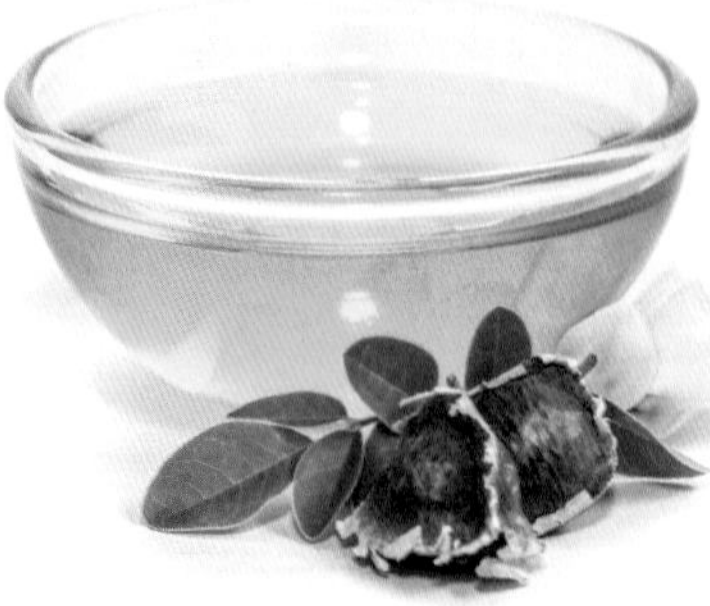

ペンタデカン酸

英名 pentadecanoic acid / C15:0

炭素数15の長鎖脂肪酸。牛乳中の乳脂肪に含まれており、乳脂肪摂取の指標として使用されます。女性の男性型脱毛症（FAGA）にペンタデカン酸グリセリド配合製剤が効果があるとして、育毛剤として注目されています。ただし外用薬であり、飲んでも効果はありません。

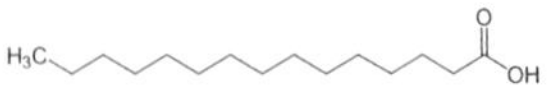

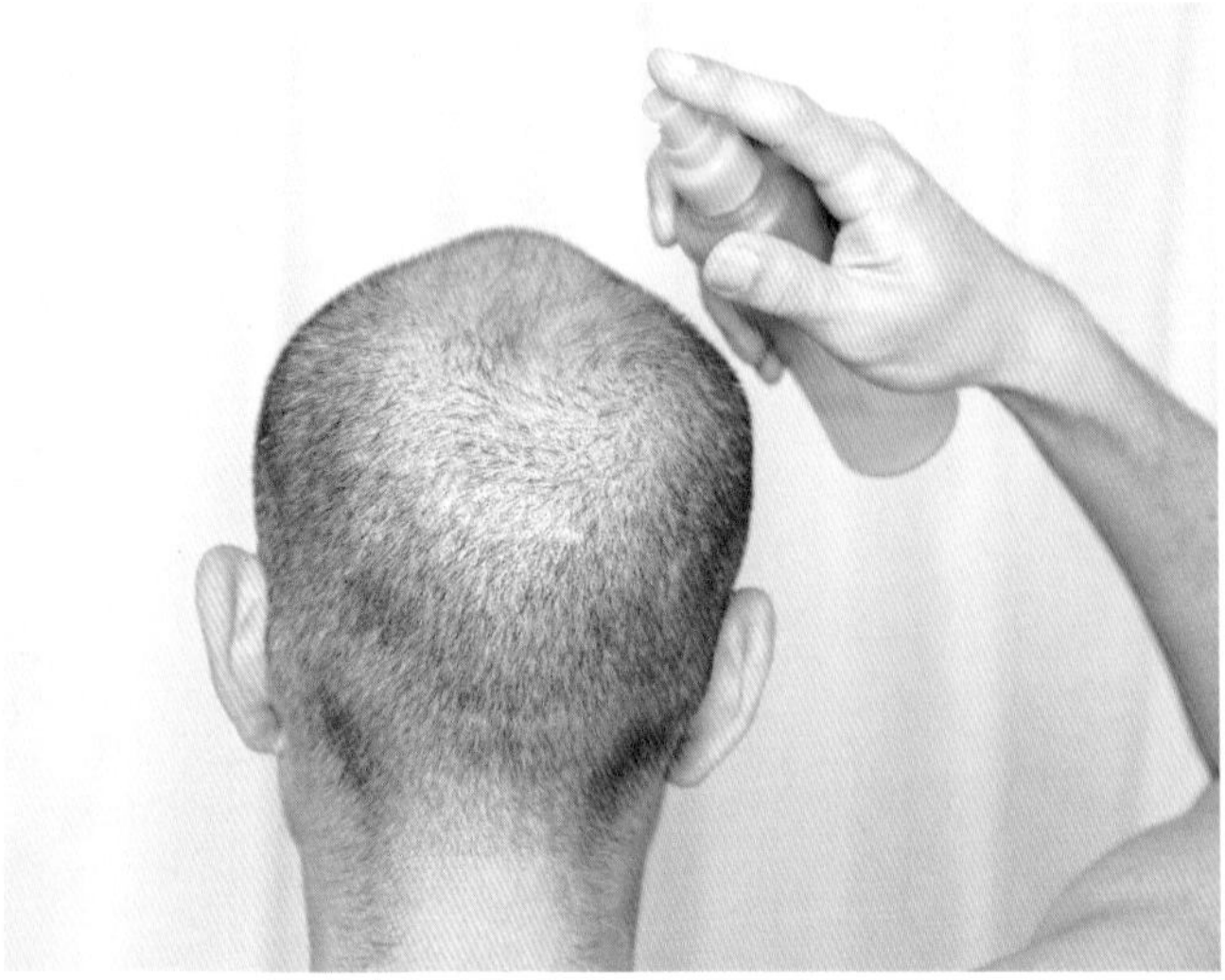

ミリスチン酸（テトラデカン酸）

英名 myristic acid / C14:0

炭素数14の長鎖脂肪酸。動物性・植物性脂肪中に広く見られる飽和脂肪酸で、ココナッツ油、パーム油に多く含まれます。植物では、ニクズク、テンニンカに含まれます。

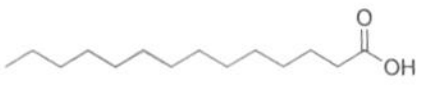

亜鉛塩であるミリスチン酸亜鉛は、化粧品の潤滑剤、増粘剤、安定剤として、口紅、アイシャドウ、ファンデーションなどに用いられています。

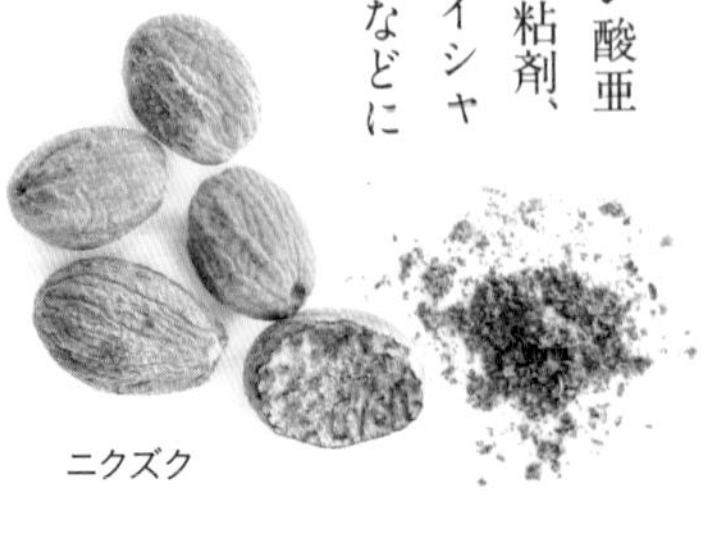

ニクズク

リグノセリン酸（テトラコサン酸）

英名 lignoceric acid / C24:0

炭素数24の長鎖脂肪酸。ほとんどの脂肪に少量含まれており、ピーナッツ油には1.1～2.3％含まれています。リグニン合成の副産物としても作られるので、リグノという名がついたようです。

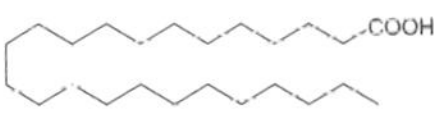

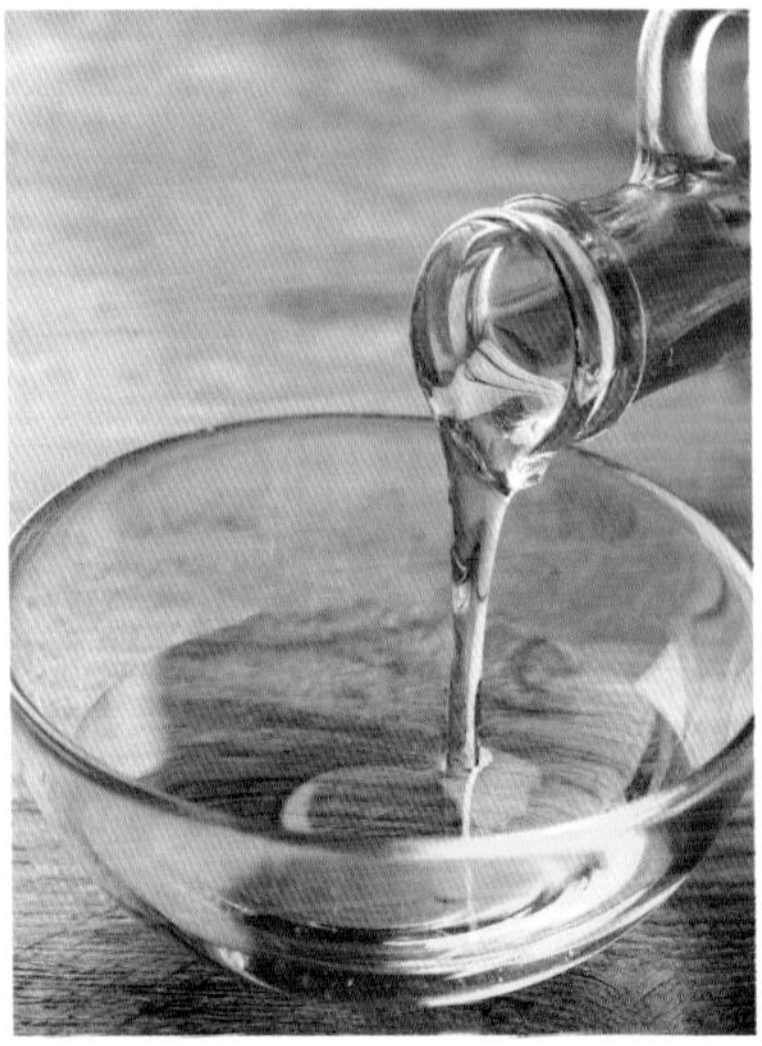

香りと食欲の関係

香りを感じ取るのは鼻腔の最上部にある小さな嗅覚器です。そこにある嗅粘膜の中の受容細胞があらゆる香りをキャッチしています。そして、香りは大脳皮質の嗅覚野で判断されます。香りを感じると、脳はいい香りやおいしそうな香りのときに唾液を分泌し、食欲を増進させます。また、自分の好みの食べ物の香りをかぐと、リラックスして交感神経が抑制され、胃腸が活発に働き、食欲が出てくるといわれています。

一方、苦手な香りをかぐと、唾液の分泌が低下し、食欲が減退します。また、ストレスなどを感じ、交感神経が活発になると、食欲が減退するといわれています。

香りの好き嫌いは子どものころからの食生活などによるものが大きいと考えられています。大人になっても苦手で食べられないものは、子どものころの香りの記憶に起因することもあるのかもしれません。

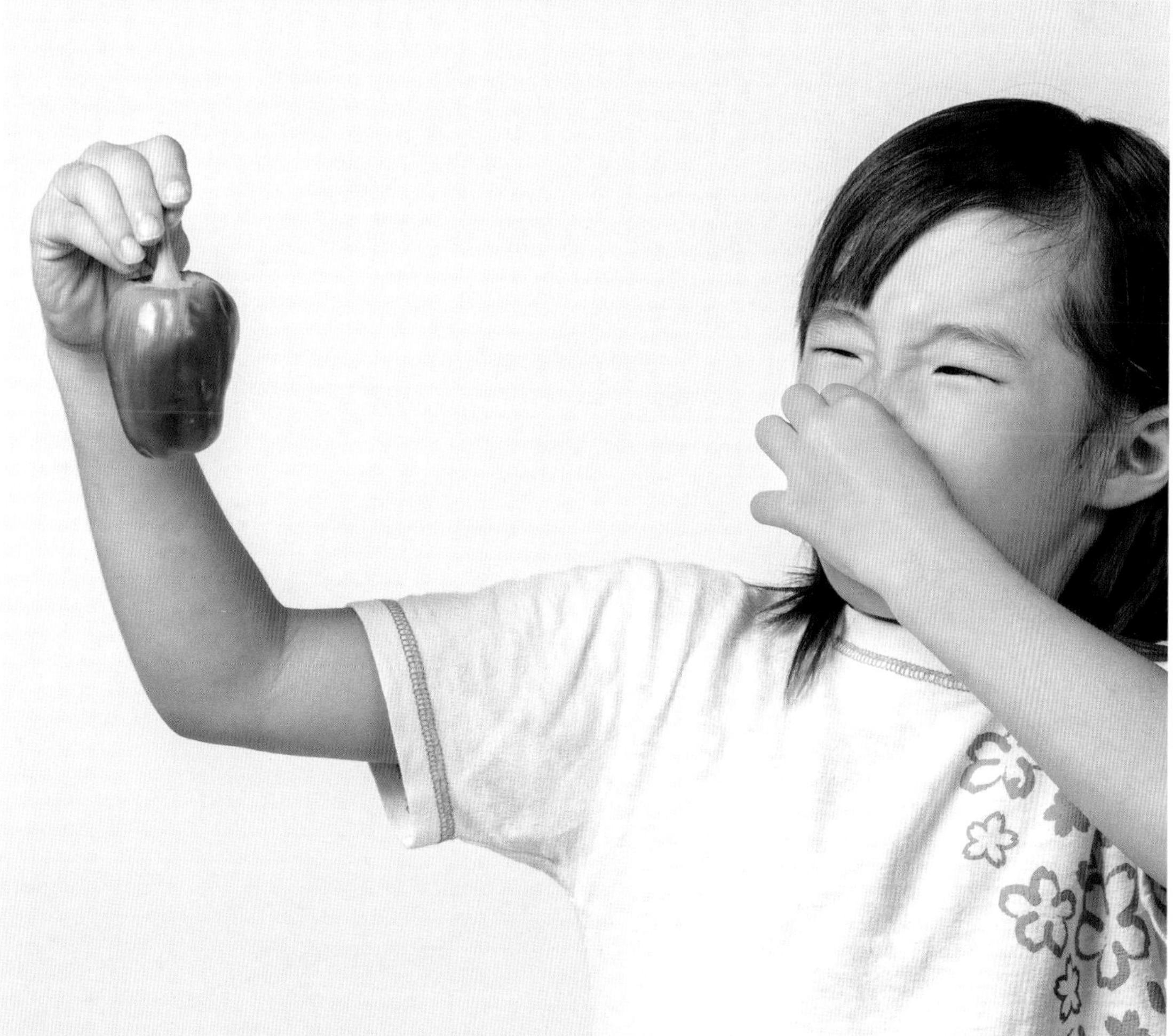

リン脂質

分子構造中にリン酸エステル部位を持つ脂質の総称。糖脂質やコレステロールとともに細胞膜の主要構成成分となり、生体内のシグナル伝達にも関わる重要な物質です。

ホスファチジルコリン

英名 phosphatidylcholine（PC）

神経伝達物質であるアセチルコリンの材料として、きわめて重要な物質。グリセロリン脂質の親水部にコリンがリン酸エステル結合しており、疎水部のグリセロール骨格に2つの脂肪酸がエステル結合した構造をしているリン脂質です。

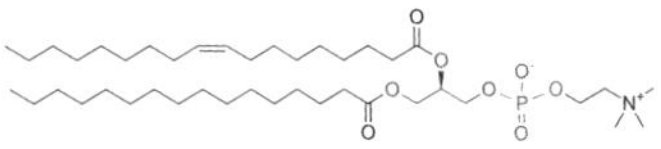

レシチン

英名 lecithin

ギリシャ語で卵黄を意味するレキトス（lékithos）がその名の由来で、卵黄、大豆製品、穀類、ごま油、コーン油、小魚、レバー、うなぎなどに多く含まれます。自然界の動植物においてすべての細胞中に存在しており、生体膜の主要構成成分です。体内で脂肪がエネルギーとして利用・貯蔵される際、たんぱく質と結びついてリポたんぱく質となり血液の中を移動しますが、このたんぱく質と脂肪の結合にレシチンが必要となります。体内のレシチンの総量は、体重60kgのヒトで600g程度。不足すると、疲労、免疫力低下、不眠、動脈硬化、糖尿病、悪玉コレステロールの沈着など多くの症状の原因となります。

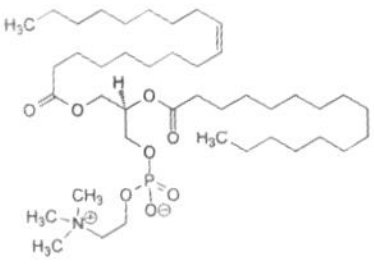

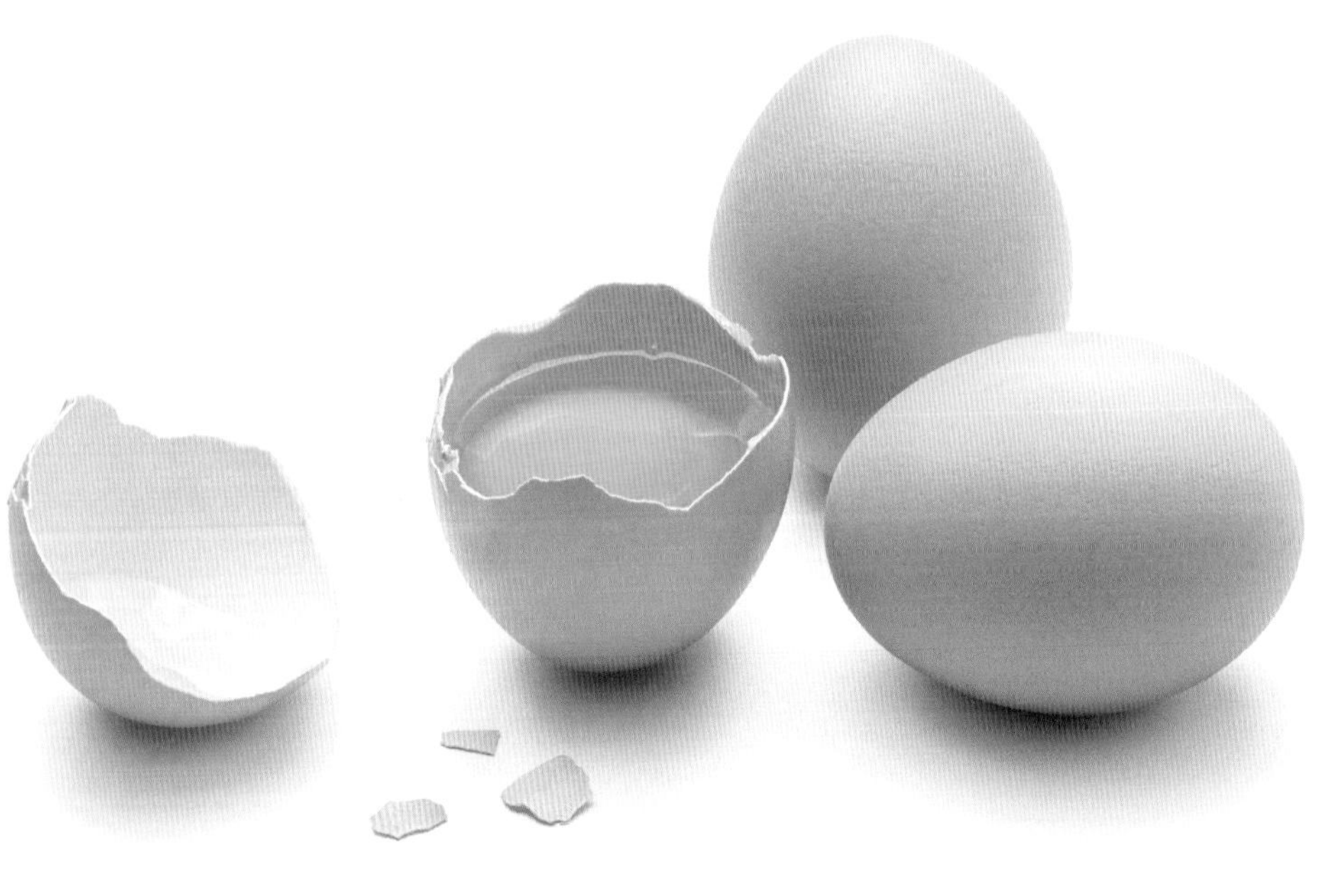

特殊な脂肪酸

脂肪酸の中でも、特異的かつ珍しい生理学的特性を持つものです。

ステルクリン酸

英名 sterculynic acid

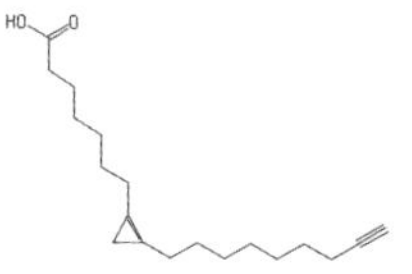

ヤツデアオギリ（*Sterculia foetida*）という植物の学名がその名の由来で、ワタ（綿）などのアオイ科の種子油に含まれています。ヤツデアオギリはインドシナ地域の住民が食用にしていますが、発がん性や急性毒性、慢性毒性などが報告されています。一方、殺虫効果および抗真菌性を持つことも知られています。マルバル酸の末端に三重結合を、中間にシクロプロペン環を持ち、分子の状態が不安定な長鎖の一価不飽和脂肪酸です。

タリン酸（タリル酸）

英名 tariric acid

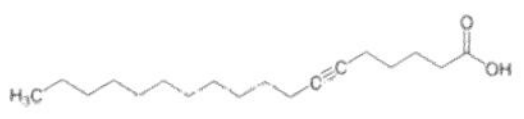

ハマナツメモドキ（*Ximenia americana*）という植物に含まれ、グアテマラなどでは食用にされ、種子油も料理用に使われます。咳止め、食欲不振、胆汁障害等に効用があり、脂肪蓄積促進活性があるとの報告があります。インスリンの分泌を促進することも報告されています。三重結合を持つ珍しい脂肪酸です。

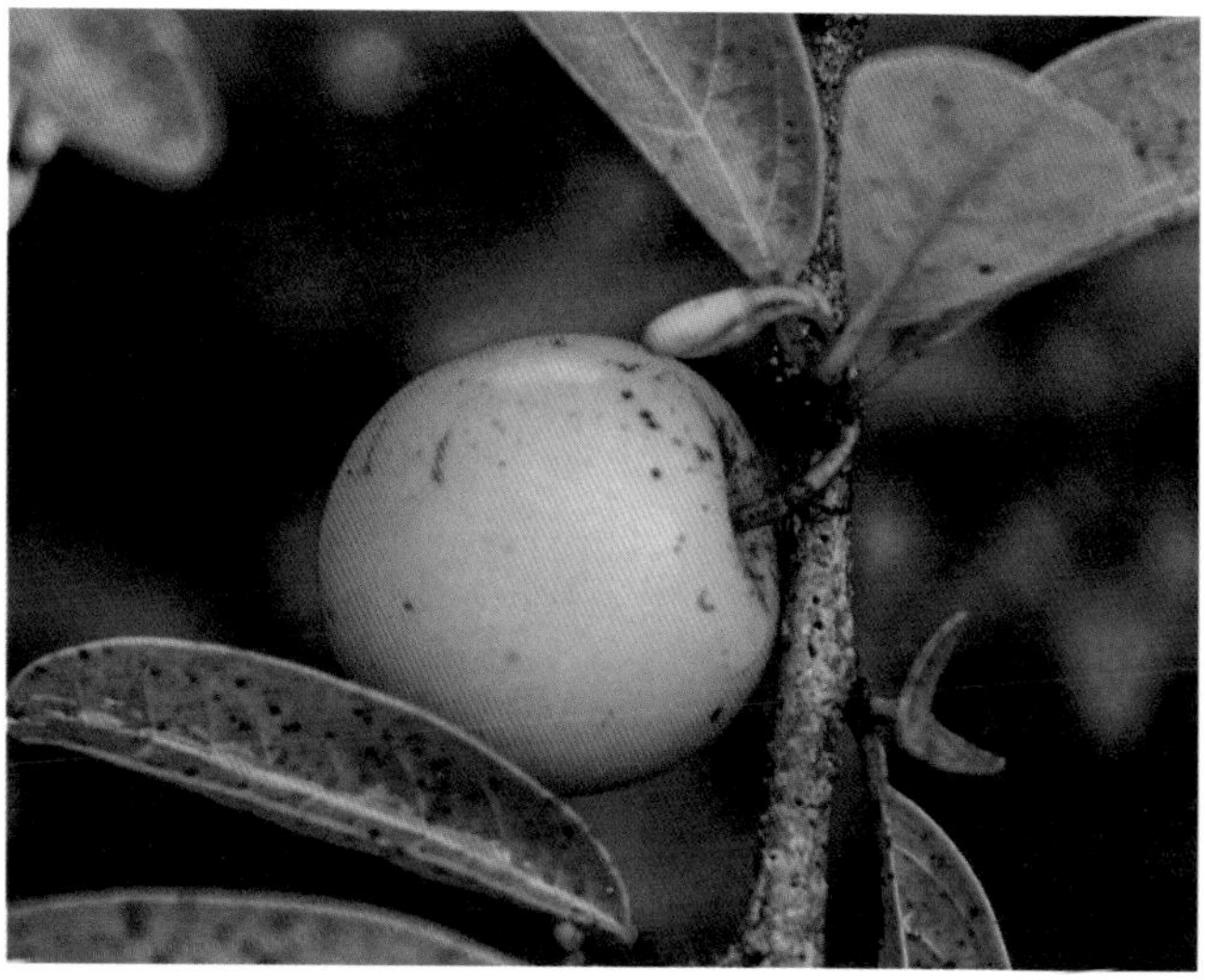

マルバル酸

英名 malvalic acid

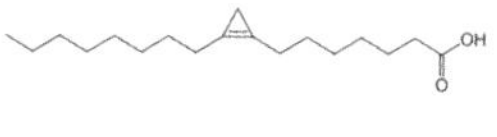

炭素数18でオメガ9位に三角形のシクロプロペン構造を持つ珍しい脂肪酸です。綿実油に含まれており、名前はワタ（綿）が属するアオイ科の学名（*Malvaceae*）に由来します。綿実油を摂取した動物の発育異常の原因の1つと考えられています。食用の綿実油は不純物を除去し精製する工程で高温で加熱するので、不安定な構造を持つマルバル酸やステルクリン酸は安定な物質に変化し、その量は大幅に減少します。しかし、市販の綿実油には1％程度のシクロプロペン脂肪酸が含まれていることがあるので、人間に対する安全性に関してはさらに研究が必要との意見もあります。

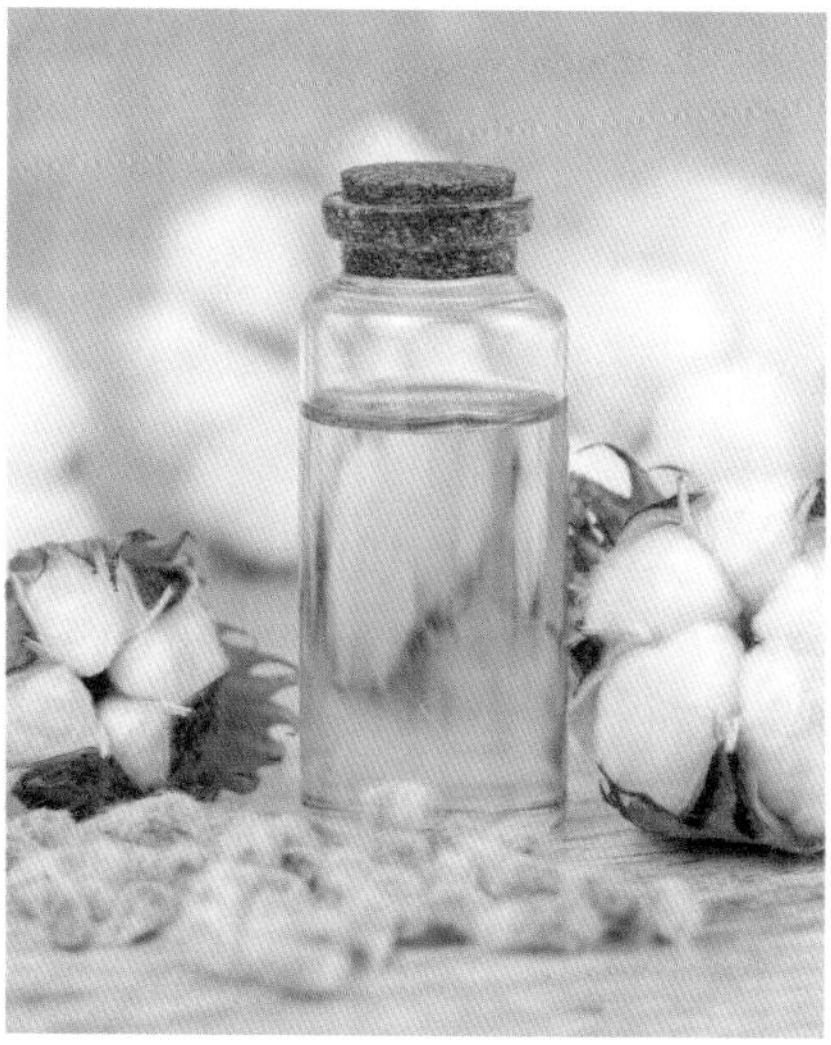

1日分の脂質摂取目標量

脂質の摂取目標量は、総エネルギー摂取量に占める割合として示されています。脂質を多く含むのは、油脂類のほか、脂身の多い肉類や魚類、菓子パン、ナッツ類、インスタントラーメンなどです。

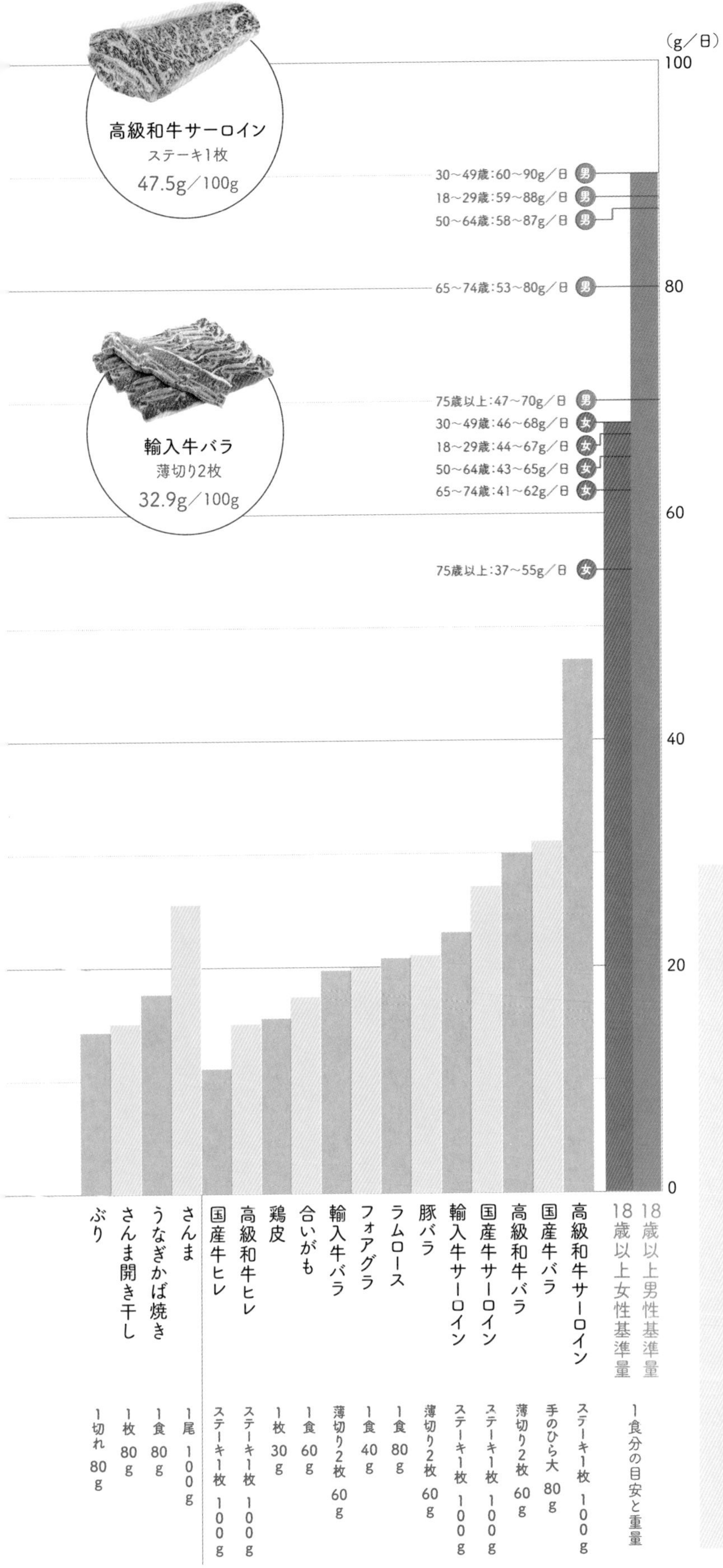

目標量（DG）とは

生活習慣病の発症予防のために現在の日本人が当面の目標とすべき摂取量とされています。

1日に摂取する脂質の目標量

性別	男性	女性
年齢（歳）	目標量（g）	目標量（g）
1～2	21～32	20～30
3～5	29～43	28～42
6～7	34～52	32～48
8～9	41～62	38～57
10～11	50～75	47～70
12～14	59～87	53～80
15～17	62～93	51～77
18～29	59～88	44～67
30～49	60～90	46～68
50～64	58～87	43～65
65～74	53～80	41～62
75以上	47～70	37～55

身体活動レベルII（ふつう）

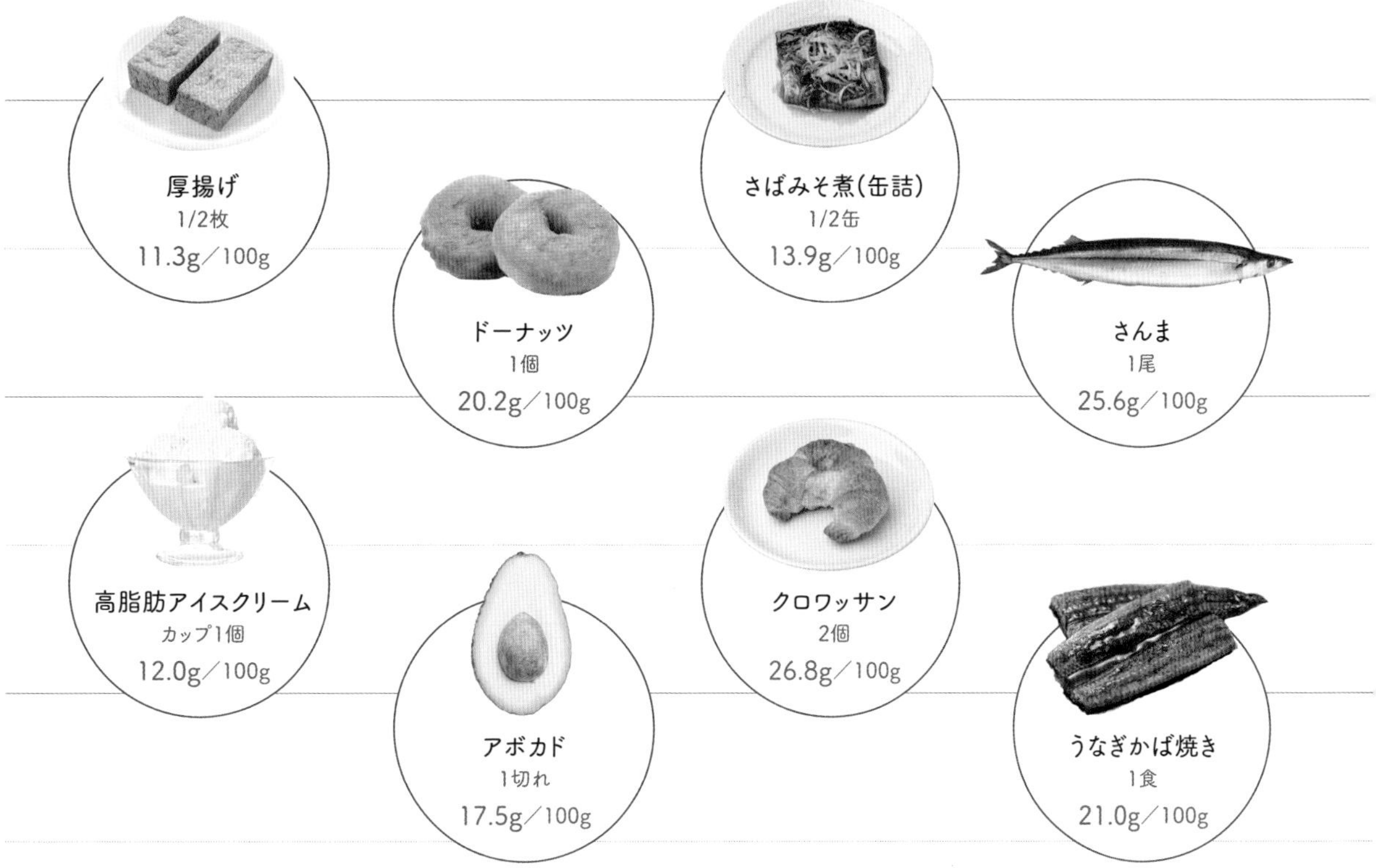
厚揚げ
1/2枚
11.3g／100g
ドーナッツ
1個
20.2g／100g
さばみそ煮(缶詰)
1/2缶
13.9g／100g
さんま
1尾
25.6g／100g
高脂肪アイスクリーム
カップ1個
12.0g／100g
アボカド
1切れ
17.5g／100g
クロワッサン
2個
26.8g／100g
うなぎかば焼き
1食
21.0g／100g

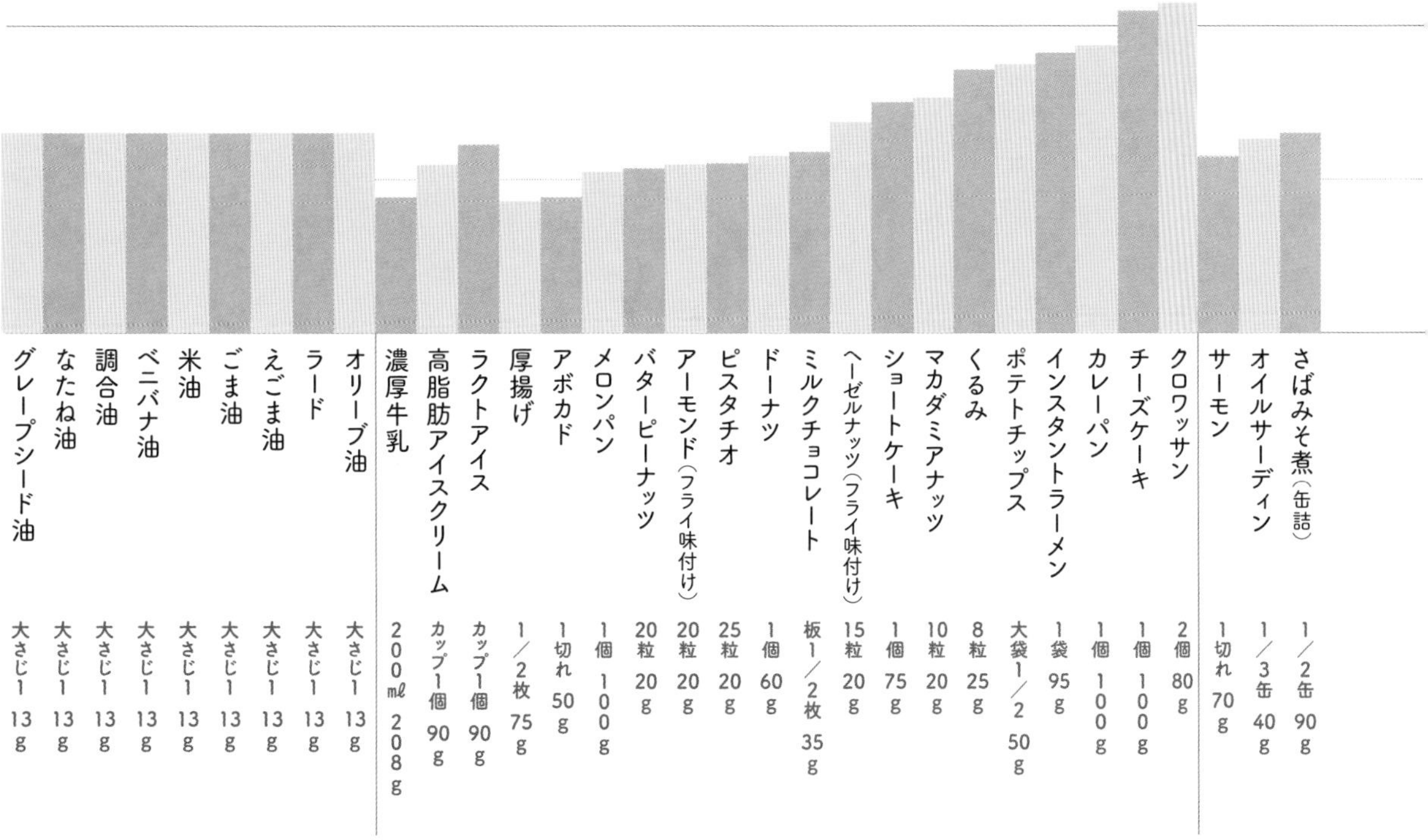
グレープシード油 大さじ1 13g
なたね油 大さじ1 13g
調合油 大さじ1 13g
ベニバナ油 大さじ1 13g
米油 大さじ1 13g
ごま油 大さじ1 13g
えごま油 大さじ1 13g
ラード 大さじ1 13g
オリーブ油 大さじ1 13g
濃厚牛乳 200mℓ 208g
高脂肪アイスクリーム カップ1個 90g
ラクトアイス カップ1個 90g
厚揚げ 1／2枚 75g
アボカド 1切れ 50g
メロンパン 1個 100g
バターピーナッツ 20粒 20g
アーモンド(フライ味付け) 20粒 20g
ピスタチオ 25粒 20g
ドーナツ 1個 60g
ミルクチョコレート 板1／2枚 35g
ヘーゼルナッツ(フライ味付け) 15粒 20g
ショートケーキ 1個 75g
マカダミアナッツ 10粒 20g
くるみ 8粒 25g
ポテトチップス 大袋1／2 50g
インスタントラーメン 1袋 95g
カレーパン 1個 100g
チーズケーキ 1個 100g
クロワッサン 2個 80g
サーモン 1切れ 70g
オイルサーディン 1／3缶 40g
さばみそ煮(缶詰) 1／2缶 90g

炭水化物と糖質

炭水化物と糖質の違いとは

炭水化物と糖質の分類は混乱しています。炭水化物という用語はその多くの分子式がCm（H_2O）n と表され「炭素に水が結合した化合物」のように見えたことに由来し、古くは「含水炭素」とも呼ばれました。しかしこの構造に該当しないものもあるので、炭水化物と呼ばず「糖質」あるいは「糖」と呼ぼうと提案されました。

しかし、今もなお「炭水化物」は使い続けられており、「糖質」と「糖類」の定義も混乱しています。

従来の炭水化物は、栄養的な分類から、エネルギーとして利用可能な「糖質」と、エネルギーとならない「繊維質＝食物繊維」に分類されていました。これとは別に、構造に基づく分類として、単糖、二糖、少糖（オリゴ糖）、多糖に分類されました。この分類に従えば、セルロースなどの繊維質は多糖に分類されます。

現在の分類は、炭水化物という用語が残され、その中に糖質と繊維質を分け、糖質を単糖、二糖、少糖、多糖と分類し、単糖と二糖を糖類としています。しかし、この分類ではセルロースは構造的には多糖であるのに、繊維質であるために、多糖に分類されなくなってしまいます。

このような混乱が起きているのは、炭水化物という用語を残したこと、シュガーを「糖類」と翻訳してしまったためです。代表的なシュガーである砂糖の主成分は二糖のスクロース（Sucrose：ショ糖）であり、ブドウ糖と果糖からできています。

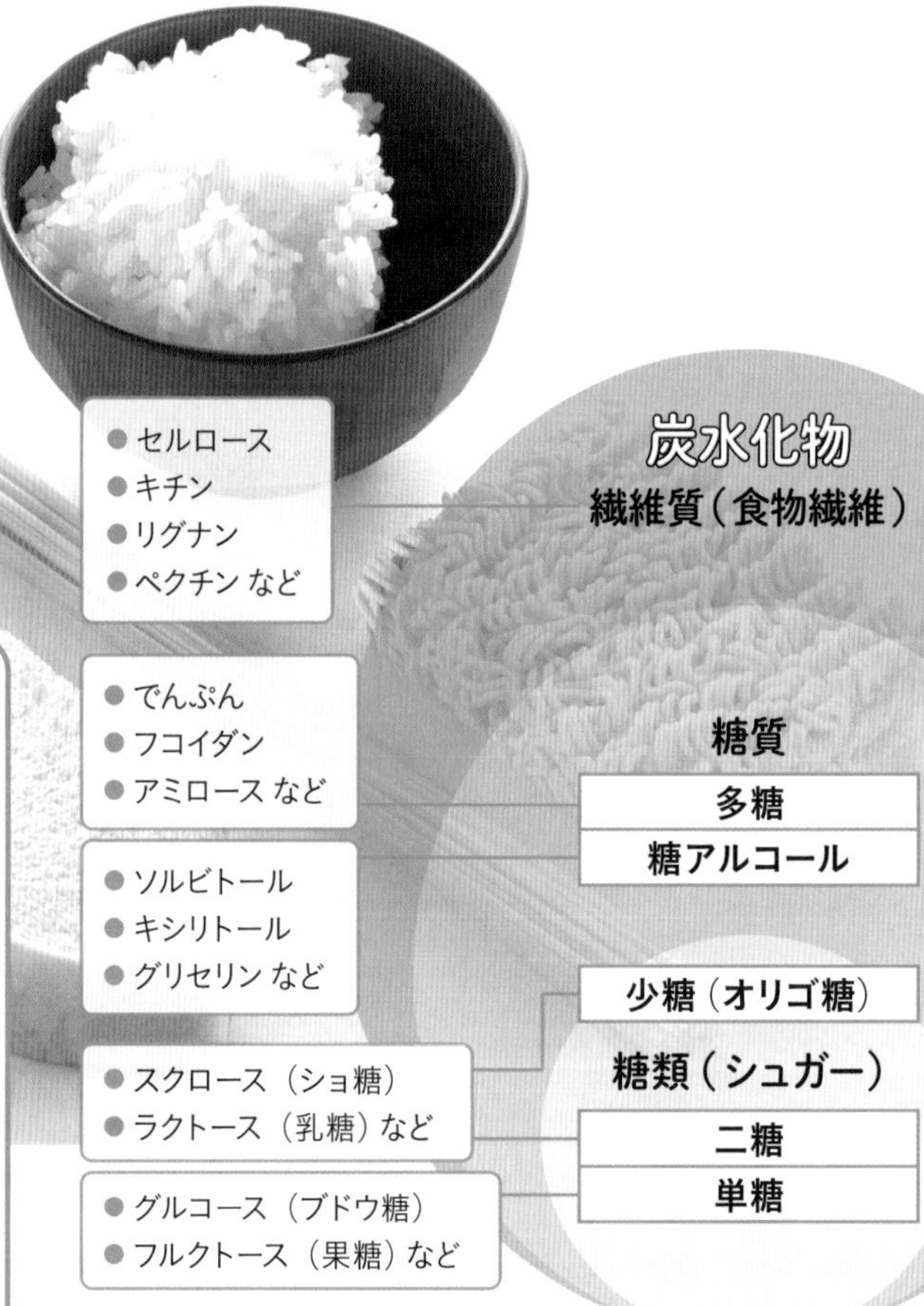

でんぷんの構造

でんぷんとは、植物の光合成によって作られた貯蔵多糖（多糖類）。体内へのグルコース（ブドウ糖）の供給源となります。主にアミロースとアミロペクチンによって構成されています。

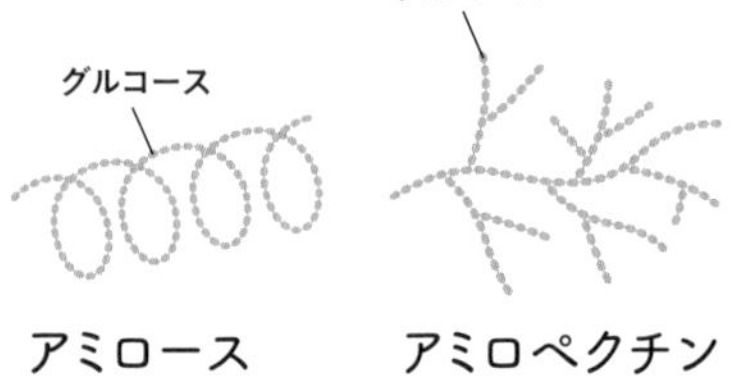

糖質の消化と吸収

酵素によって単糖に分解されてから吸収

糖質は最小の単位である単糖になって体に吸収されます。二糖や多糖が吸収されるためには、単糖に分解される必要があります。

人間の体に最も多く摂取されるのは、多糖のでんぷんです。口から入ったでんぷんは咀嚼され、口腔内で唾液に含まれる消化酵素α-アミラーゼによって分解され、二糖のマルトースになります。胃を通過し、十二指腸へ送られるとα-アミラーゼを含んだ膵液が分泌され、マルトースやデキストリンに分解されます。小腸に移ると、上皮細胞の微絨毛から分泌される消化酵素のマルターゼによって、単糖のグルコース（ブドウ糖）に分解されます。最終分解物であるグルコースは上皮細胞の微絨毛膜から吸収され、毛細血管から門脈を通って肝臓に運ばれます。

二糖のラクトースとスクロースは、小腸に送られると、ラクトースは酵素ラクターゼによって、スクロースは酵素スクラーゼによって分解され、吸収されます。

主な糖質の消化吸収

食材の糖質は、唾液や膵液のα-アミラーゼで少糖にまで分解されます。小腸粘膜にある消化酵素でも分解（膜消化）され、同時に吸収が行われます。

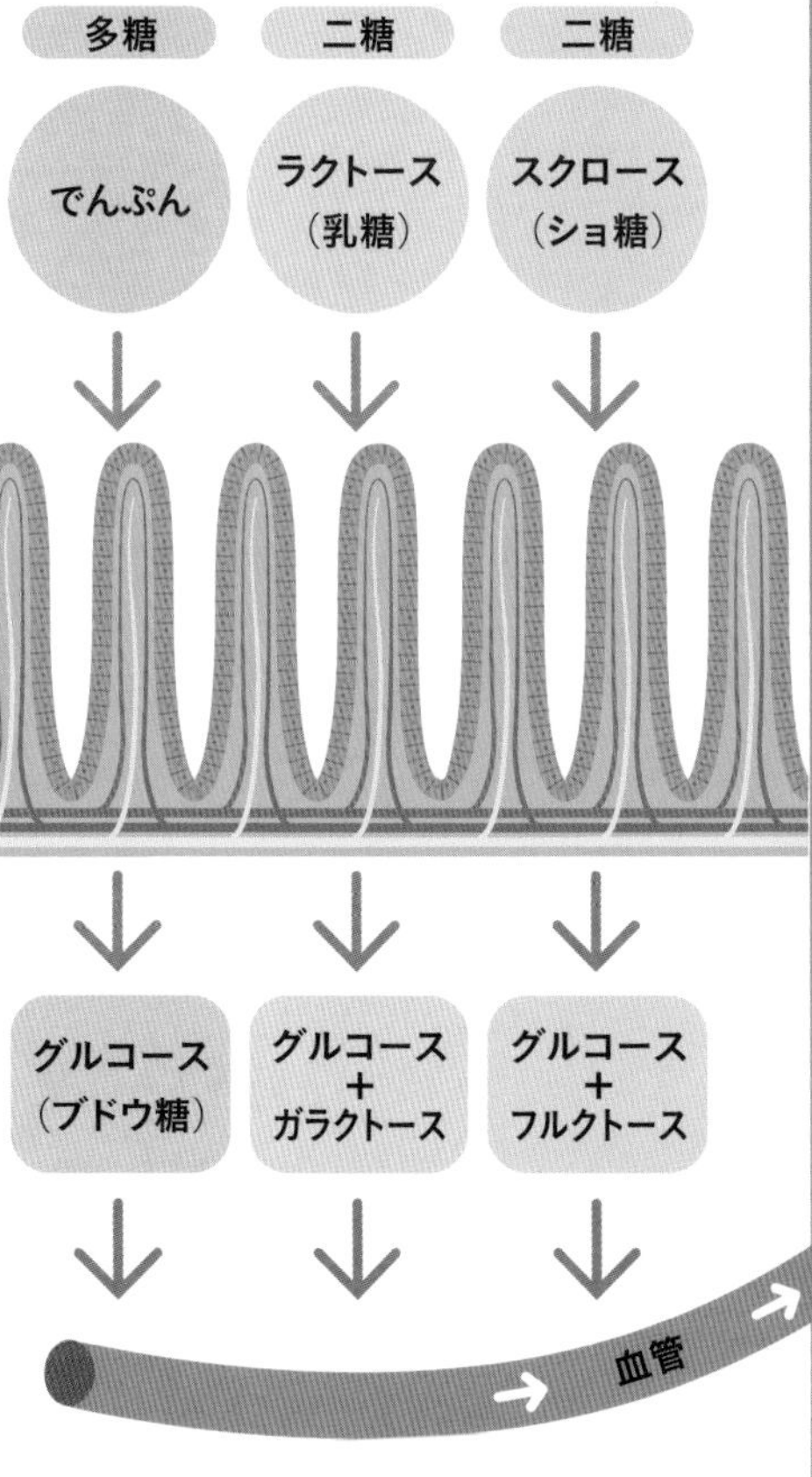

吸収の速度と血糖値

糖質は、単糖まで分解されて小腸から吸収されます。単糖のグルコース（ブドウ糖）は、吸収されると血糖値を急激に上げる傾向があります。インスリン分泌能が正常な場合はこれをコントロールできますが、膵臓や血管、体に負担がかかります。

これを防ぐには分解吸収までの「時間」が重要になります。精製された白米より、玄米はゆっくりと時間をかけて吸収されます。食べる順番を「野菜→肉・魚→炭水化物」とすることでも、糖の吸収を穏やかにすることができます。

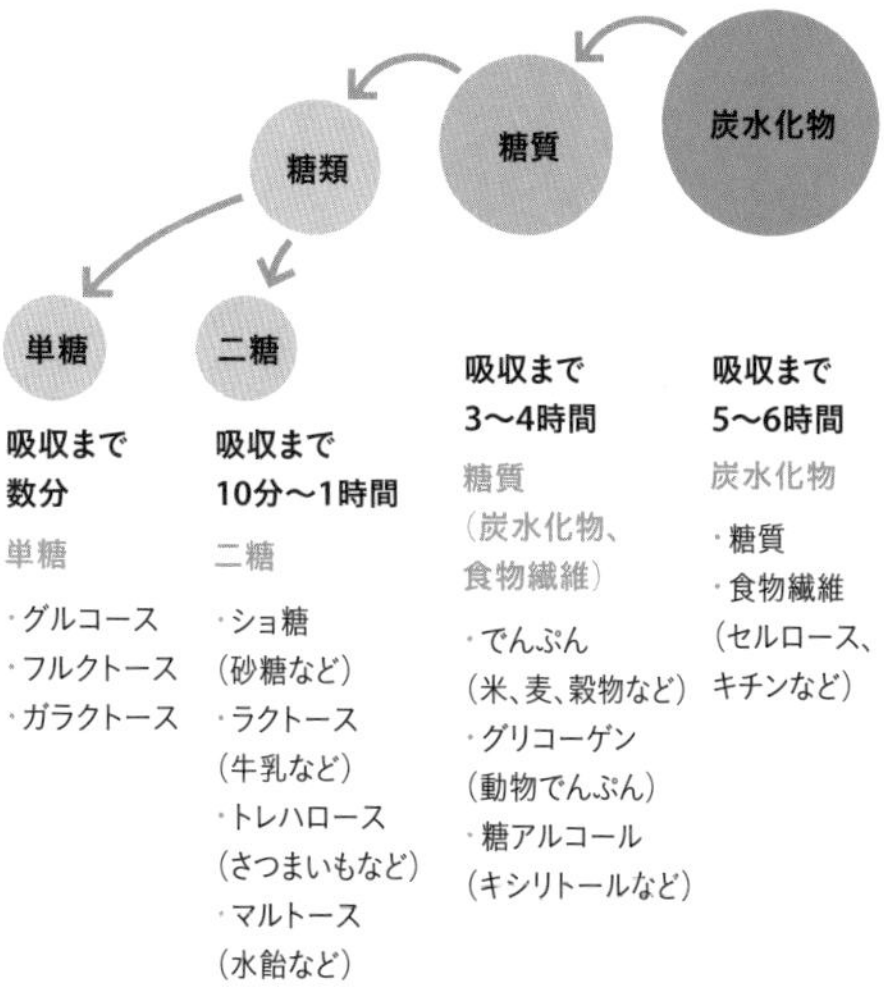

糖質の代謝

生命活動に必要なATPを作り出す

小腸で消化吸収されたグルコースは肝臓で貯蔵されるほか、血液中で血糖となって全身を巡ります。グルコースが増えて血糖濃度（血糖値）が高くなると、濃度調整のため、血糖は筋肉や脂肪組織に取り込まれて貯蔵されます。グルコースは筋肉では高次多糖類のグリコーゲンとなり、脂肪組織では体脂肪となります。血糖はエネルギー源として常に必要なものであり、その濃度調整は自律神経が行っています。特に、脳や神経系は糖質由来のネルギーのみを利用するため、血糖値の維持は大変重要なのです。

一方、グルコースは、無酸素状態で行われる解糖系と、有酸素状態で行われるクエン酸回路（TCA回路）系の2つの系統を経て、最終的に二酸化炭素と水に分解されます。この間にエネルギーが作られています。糖質がエネルギーに変換される際には、補酵素となるビタミンB_1が必ず必要です。

グルコースは2つに分解され、2分子のピルビン酸または乳酸になりますが、このとき、エネルギー貯蔵物質であるATP（アデノシン三リン酸）2分子が作られます【解糖系】。

ピルビン酸は酸素を得るとミトコンドリア内でアセチルCoAに変換され、オキサロ酢酸（p.224）と縮合してクエン酸（p.224）になります。そこからいくつかの段階を経ながらTCA回路を一巡してオキサロ酢酸に戻り、再びクエン酸になるまでの間にATP30〜40分子が作られます【TCA回路系】。

TCA回路系に進むためには呼吸からの酸素が必要です。酸素がないとピルビン酸は乳酸（p.226）に変わり、代謝は解糖系のままで止まってしまうだけでなく、疲労物質の乳酸が蓄積していきます。

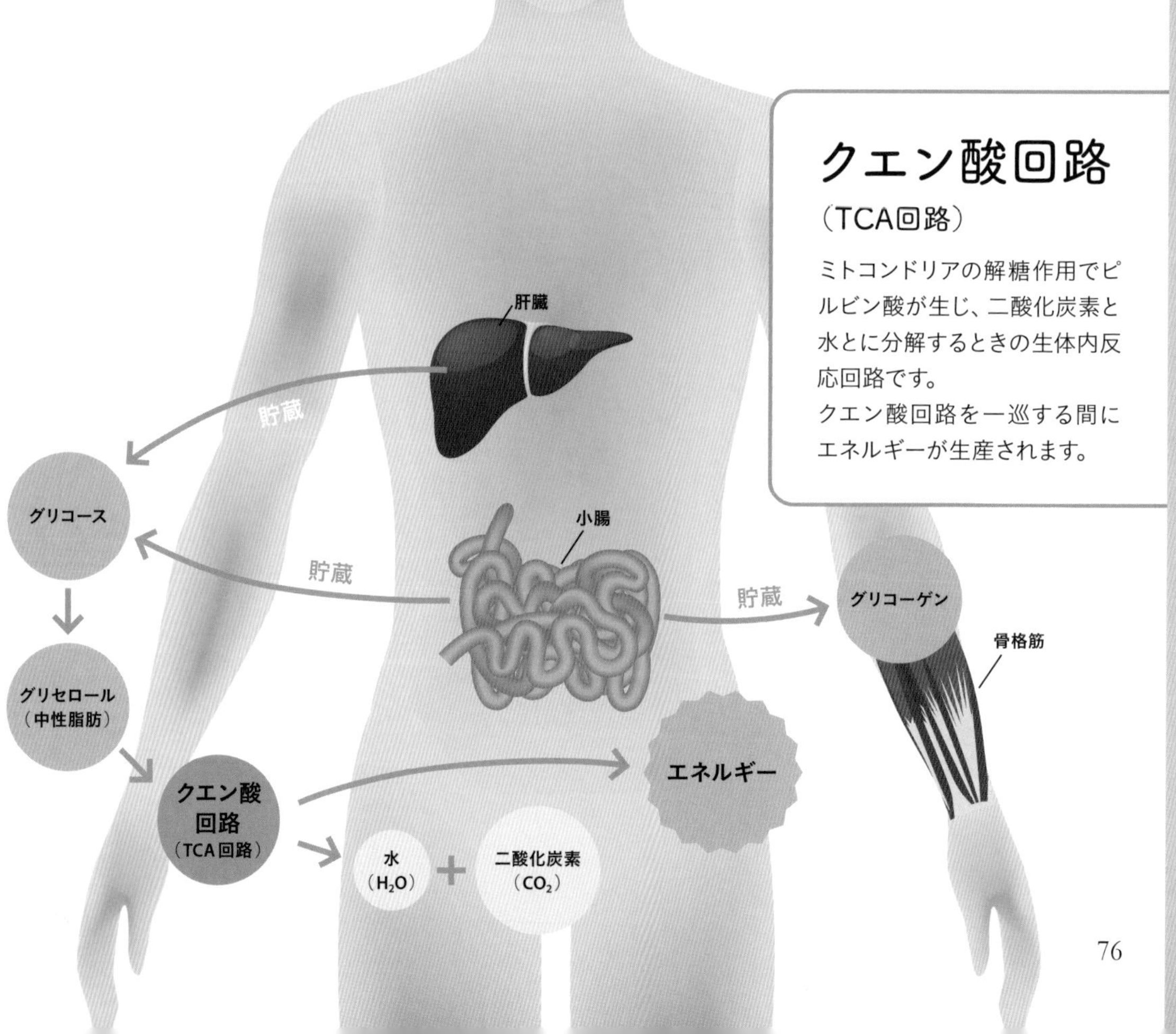

クエン酸回路

（TCA回路）

ミトコンドリアの解糖作用でピルビン酸が生じ、二酸化炭素と水とに分解するときの生体内反応回路です。
クエン酸回路を一巡する間にエネルギーが生産されます。

エネルギーの
1日推定必要量（年齢別）

カロリー（kcal）は脳や心臓など体の中のさまざまな部位を動かしたり、運動したりするために必要なエネルギーの単位。1calは1gの水の温度を1℃上昇させるのに必要なエネルギー量と定義づけられています。エネルギーの過剰摂取や不足も体に悪影響を及ぼしますが、年齢や性別、活動量によっても1日に必要なエネルギーの目安は異なります。

厚生労働省の『日本人の食事摂取基準』（2020年版）によると、人間が1日に必要とする推定エネルギーは、［基礎代謝基準値×参照体重×身体活動レベル］で計算されています。基礎代謝とは、何もせずじっとしているときに消費される、呼吸や心拍、体温の維持など生命を保つために必要最小限のエネルギーのこと。身体活動レベルとは、運動や日常生活など1日にどのくらいの活動をしているかを表す指標のことです。

最もカロリーが必要な年齢は、男性が15〜17歳の成長期にあたる時期で2800kcal、女性では12〜14歳の2400kcalとなっています。

1日あたりの推定エネルギー必要量

18〜29歳		30〜49歳		50〜64歳		65〜74歳		75歳〜	
男性	女性	男性	女性	男性	女性	男性	女性	男性	女性
2650kcal	2000kcal	2700kcal	2050kcal	2600kcal	1950kcal	2400kcal	1850kcal	2100kcal	1650kcal

身体活動レベル：ふつうの場合
日本人の食事摂取基準（2020年版）

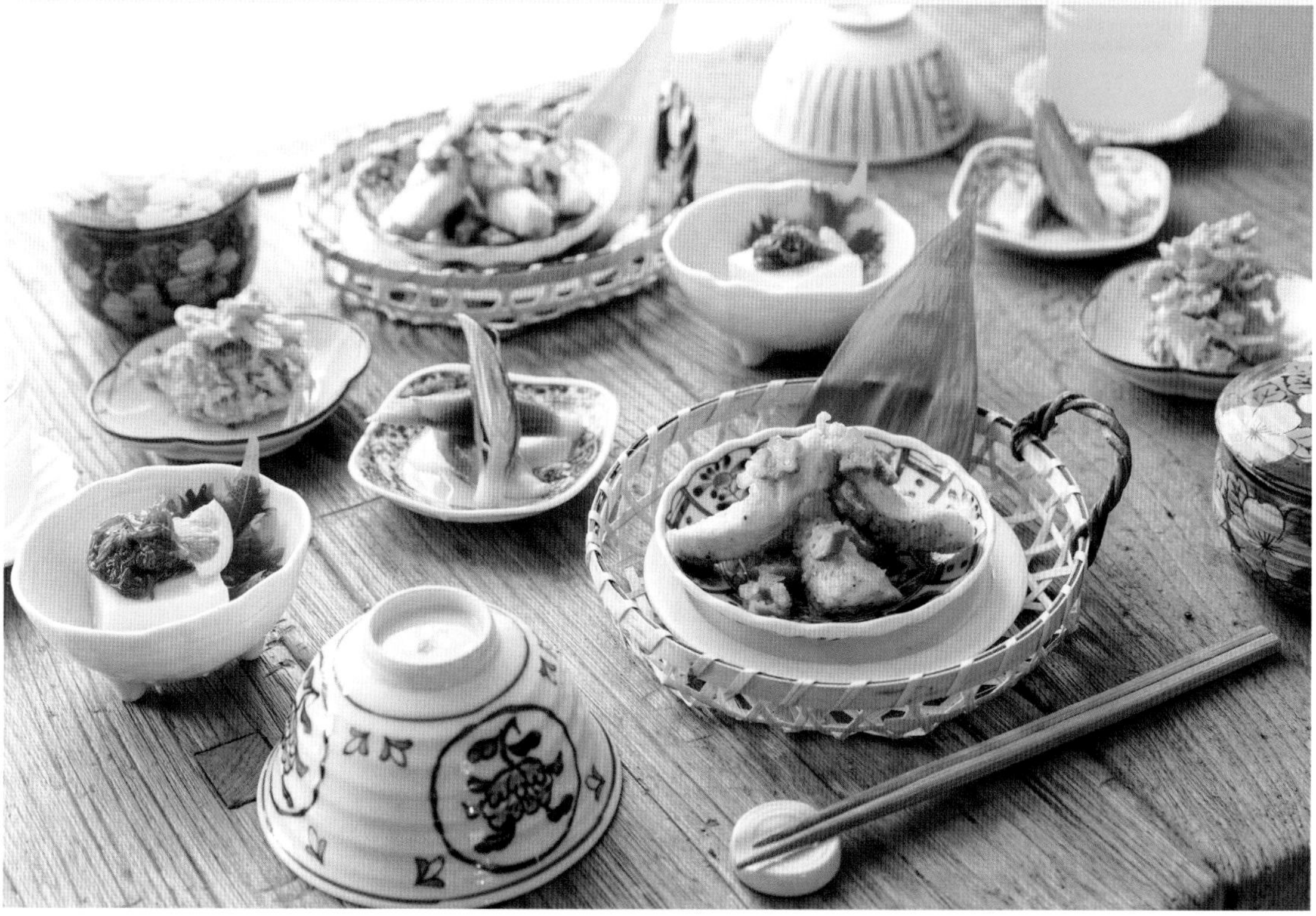

単糖

単糖とは糖質の最小構成単位のこと。最も単純な形の糖質で、甘味があり、水によく溶けます。炭素数により三炭糖から七炭糖に分類されます。

アルドース

英名 aldose

アルデヒド基を含む単糖の総称。天然に存在する糖に多く、主要なものとして、グルコース、ガラクトース、キシロース、マンノース、アラビノース、リボースなどがあります。反応性に富むアルデヒド基を持つため自分自身は酸化されやすく、ほかの物質を還元する性質があるので還元糖とも呼ばれます。

アラビノース

英名 arabinose

針葉樹の心材中に遊離状態で存在するほか、アラビアゴム、サクラゴム、ペクチン質など結合状態で広く植物界に分布します。

五炭糖（ペントース）およびアルドースに分類される糖の一種で、ほかの単糖とは異なり自然界にD体（p.39コラム）よりもL体のほうが多いという特徴を持ちます。

砂糖の50％程度の上品な甘味を持ちますが、小腸で吸収されにくいので栄養となりにくく、また、グルコースの吸収を司る酵素α-グルコシダーゼの活性を抑えてグルコース吸収を阻害する作用があるので、血糖値の上昇を抑制する作用があります。そのため、ダイエットによいとされます。

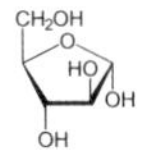

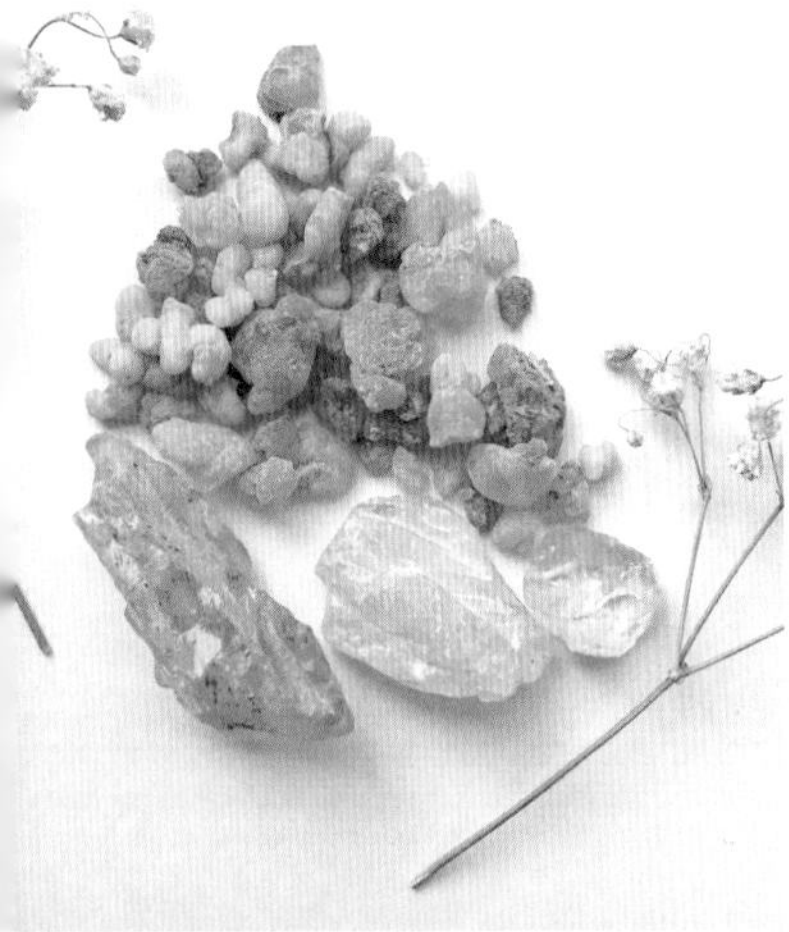

ガラクトース

英名 galactose

グルコースの立体異性体（エピマー）（p.39コラム）で、乳製品やてんさい、植物のガムや粘液に含まれています。ヒトのエネルギーとなる成分で、二糖のラクトース（乳糖）はガラクトースとグルコースが結合してできています。

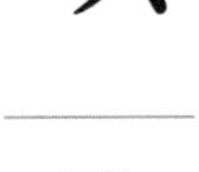

キシロース

英名 xylose

単糖、五炭糖およびアルドースに分類され、別名木糖といわれます。ヘミセルロースの構成成分として植物界に広く分布しています。主に、とうもろこしの芯、わら、綿実殻を加水分解などして作られます。還元することによってキシリトールとなるほか、キシロースイソメラーゼによってキシルロースになります。

小腸で吸収されにくく、グルコースの吸収を抑え血糖値を抑制する作用があります。

グルコース

英名 glucose

最も単純な糖で、ブドウ糖（葡萄糖）とも呼ばれます。血糖として血液中を循環しており、エネルギー源として最も重要な物質です。植物の葉緑体において、太陽光のエネルギーを使って水と二酸化炭素から合成されます（光合成）。乳糖やショ糖、麦芽糖、セルロース、グリコーゲンなどといった炭水化物の加水分解によっても得ることができ、果実、はちみつ、体液中に遊離状態でも存在しています。

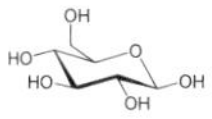

マンノース

英名 mannose

グルコースの立体異性体（エピマー）ですが、性質が大きく異なります。単体として果実や果皮などに含まれるほか、こんにゃくや果実の果皮に含まれるマンナンの構成成分となっています。食品から摂取したマンノースの90％は30〜60分で尿中に排出され、残りのほとんどは9時間以内に排出されます。そのため、食べても太らない糖であるとされます。

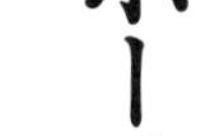

リボース

英名 ribose

地球生物に普遍的に見られる糖で、生物体内ではグルコースを原料に合成されます。それ以外に、隕石からも見つかっています。天然型のD体は、食品添加物や運動後の栄養補助食品に利用され、非天然型のL体は抗ウイルス薬などの医薬品の原料となっています。

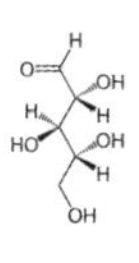

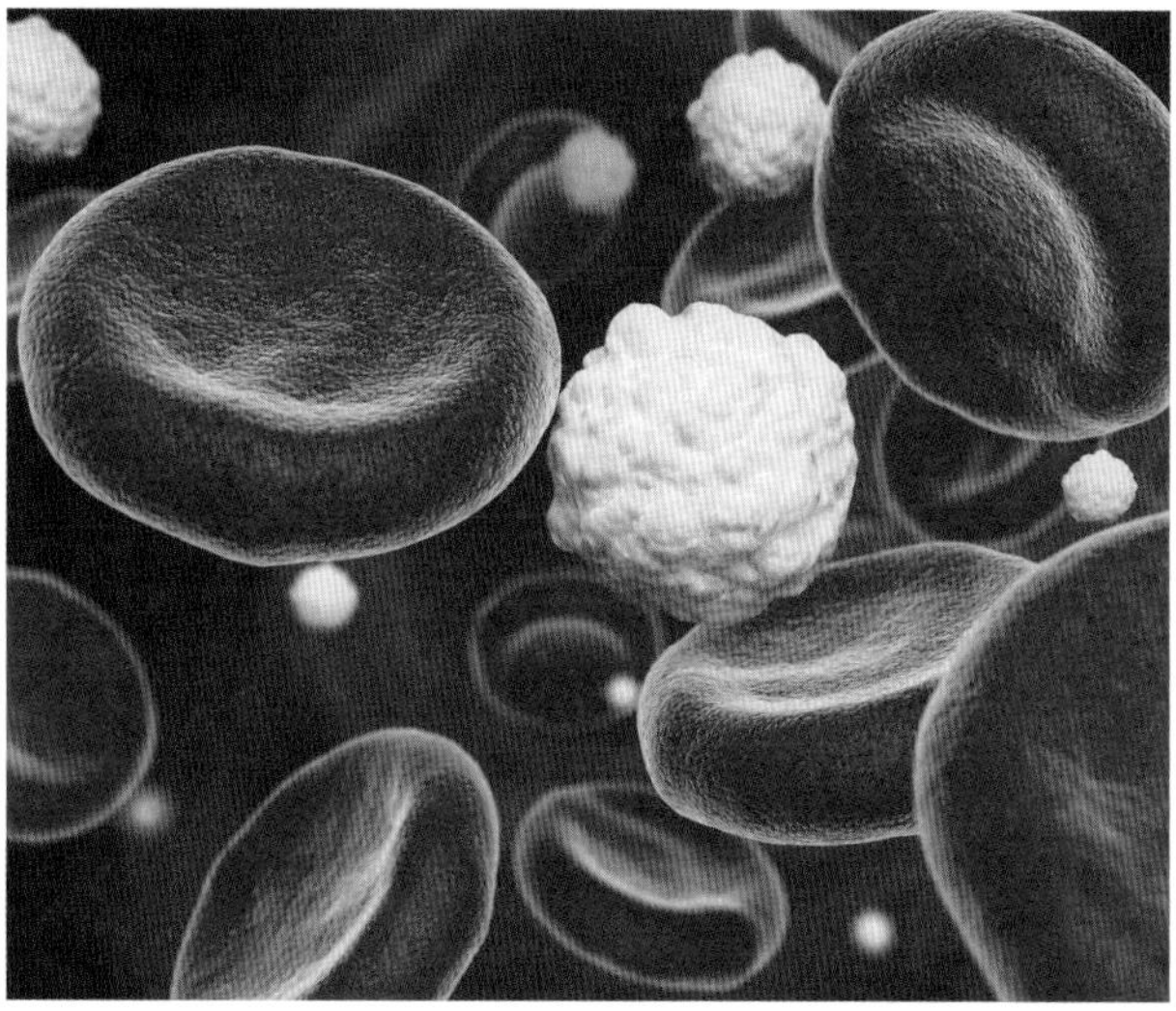

糖質オフのダイエットにはリスクも

糖質オフダイエットはご飯やパン、麺などに含まれている糖質の摂取量を抑制し、体重を落とすダイエット方法。糖質はエネルギー源として重要な栄養素です。糖質を制限してしまうと、頭痛や眠気、めまい、思考力の低下を招きます。また、脳が十分に働くためのエネルギーである糖が不足し、低血糖症を引き起こす可能性が高まります。ほかにも食物繊維が不足して便秘になったり、体内で蓄積された脂肪が燃焼されてエネルギーを作り、ケトン体という物質ができるため体臭や口臭がきつくなる、ともいわれています。厚生労働省の『日本人の食事摂取基準』（2020年版）によると、1日の基礎代謝量が1500㎉の場合、1日に必要な最低糖質量は約100ｇとなっています。

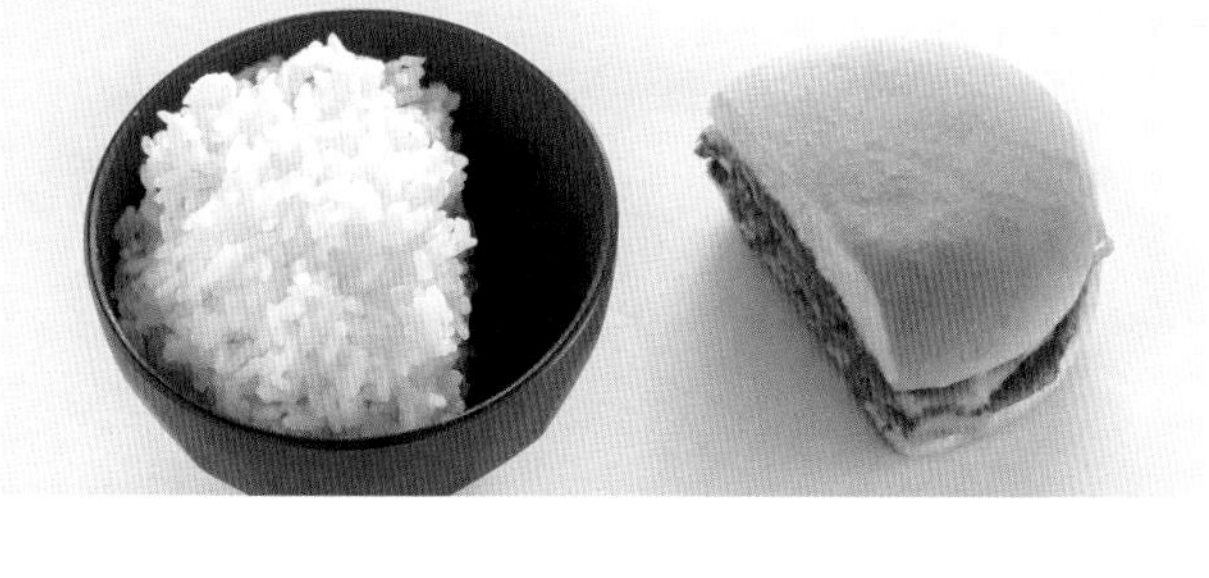

ケトース

ケトン基（ケトン性カルボニル基）を持つ単糖の総称。よく知られているものとして、フルクトース（果糖）、キシルロース、リブロース、ソルボースなどがあります。強く酸化するとケトン基のところで炭素鎖が切れて2個のカルボン酸が生成されます。たとえば、フルクトースは酸化されてシュウ酸（p．226）とメソ酒石酸になります。

キシルロース

英名 xylulose

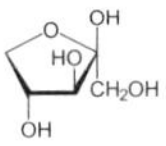

五炭糖（ペントース）に分類される単糖で、自然界にはL体、D体（p.39）の立体異性体がともに存在します。

キシルロースはキシロース（p.78）からキシロースイソメラーゼという酵素によって、あるいはキシリトール（p.94）からキシリトールデヒドロゲナーゼという酵素によって生成します。L-キシルロース還元酵素を欠損した人は尿にL-キシルロースが存在するので、五炭糖尿症と呼ばれます。L-キシルロースはグルコースと同様に還元糖として反応するので、尿にグルコースが出てくる糖尿病患者と間違えられることがありましたが、糖尿病ではありません。

ソルボース

英名 sorbose

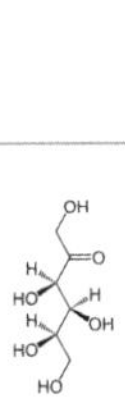

ヘキソースおよびケトースに分類される単糖の一種。天然にはL体の方が多く、自然界から見つかった初めてのL体糖です。D-グルコースを酢酸菌やグルコン酸菌で発酵させることにより得られ、合成アスコルビン酸の原料となります。食品添加物、甘味料として認められています。

リブロース

英名 ribulose

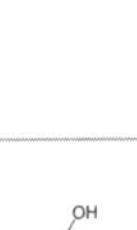

ケトースに分類される五炭糖の1つ。自然界にはL体、D体の両エナンチオマー（鏡像異性体）[*]がともに存在します。リン酸基のついたリブロース-1,5-ビスリン酸は、光合成の回路において、二酸化炭素を固定する重要な働きを担っています。

人工甘味料とは?

人工甘味料は化学的に合成されて作られた甘味料で、糖アルコールと合成甘味料の2つに大別されます。現在、日本で使用が許可されている合成甘味料はサッカリン[*]、アスパルテーム（p.43）、スクラロース、ネオテーム、アドバンテーム、アセスルファムK（カリウム）の6種類です。糖アルコールはキシリトール、ソルビトール、エリスリトールなどです。苦味が少なく甘味が長く続く、水に溶けやすいなどの特徴があり、さまざまな食品に使われています。人工甘味料は砂糖に比べ、甘味が強いため、少量でも甘くなります。そのため、摂取カロリーが少なくてすみ、無理なくカロリーが減らせるといわれています。

＊1980年代、サッカリンは発がん性の可能性があるとされ、使用禁止になりましたが、90年代に再度科学的な評価が行われ、人間に対する発がん性はないと結論づけられました。

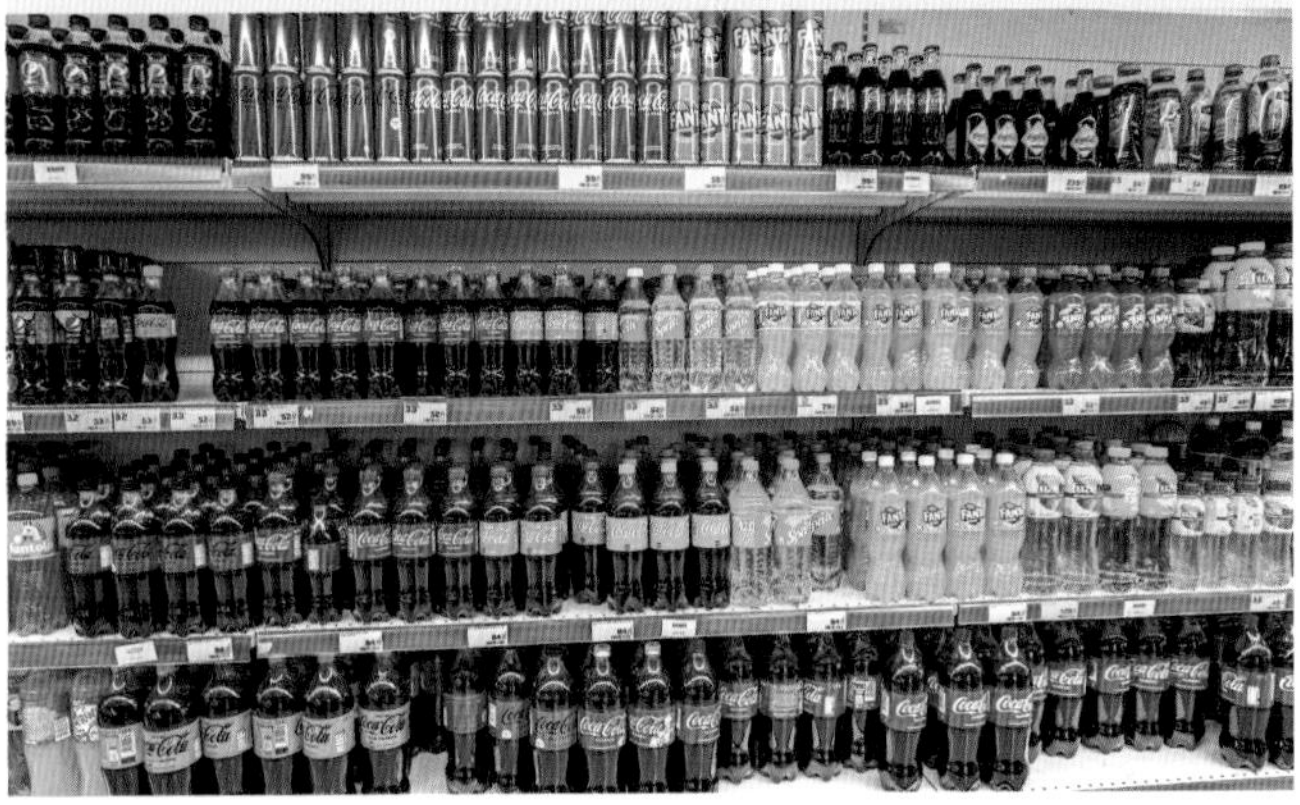

＊ 鏡像異性体：立体異性体の中で、光学異性体と呼ばれる物質同士のうち、鏡に映すと重なり合うようなものを、エナンチオマーまたは鏡像異性体と呼ぶ。p.39 コラムにある D 体と L 体はエナンチオマー。

糖新生

動物が、ピルビン酸、乳酸、糖原性アミノ酸（糖新生に利用できるアミノ酸）、プロピオン酸、グリセロールなど、糖質以外の物質から、エネルギー源であるグルコースを生産する経路を「糖新生」といいます。

人間の場合、糖新生を行うことができるので、グルコースやこれの元になる炭水化物（糖質）は必須の栄養素ではありません。しかし、急速に減量しようとして、絶食をしたり、食事量を減らしたりして炭水化物が不足すると、これを補うために糖新生が起こり、筋肉を分解して糖を作るため、足の筋肉が減って転んで怪我をすることがあるので注意が必要です。肉食動物では、糖新生の酵素活性が高く、たんぱく質を分解して糖原性アミノ酸を生成し、体内で糖を合成します。

一方、反芻動物では、胃の中にすむセルロースを分解するバクテリアが糖を揮発性脂肪酸に変えてしまうので、プロピオン酸から糖新生を行います。

持久力を必要とするマラソンなどのスポーツでは、筋肉と肝臓に貯蔵されているグリコーゲンから糖を生成して利用します。そこで、試合前に高炭水化物食を摂って筋肉や肝臓にグリコーゲンを蓄えるカーボローディング（グリコーゲンローディング）という食事法があります。

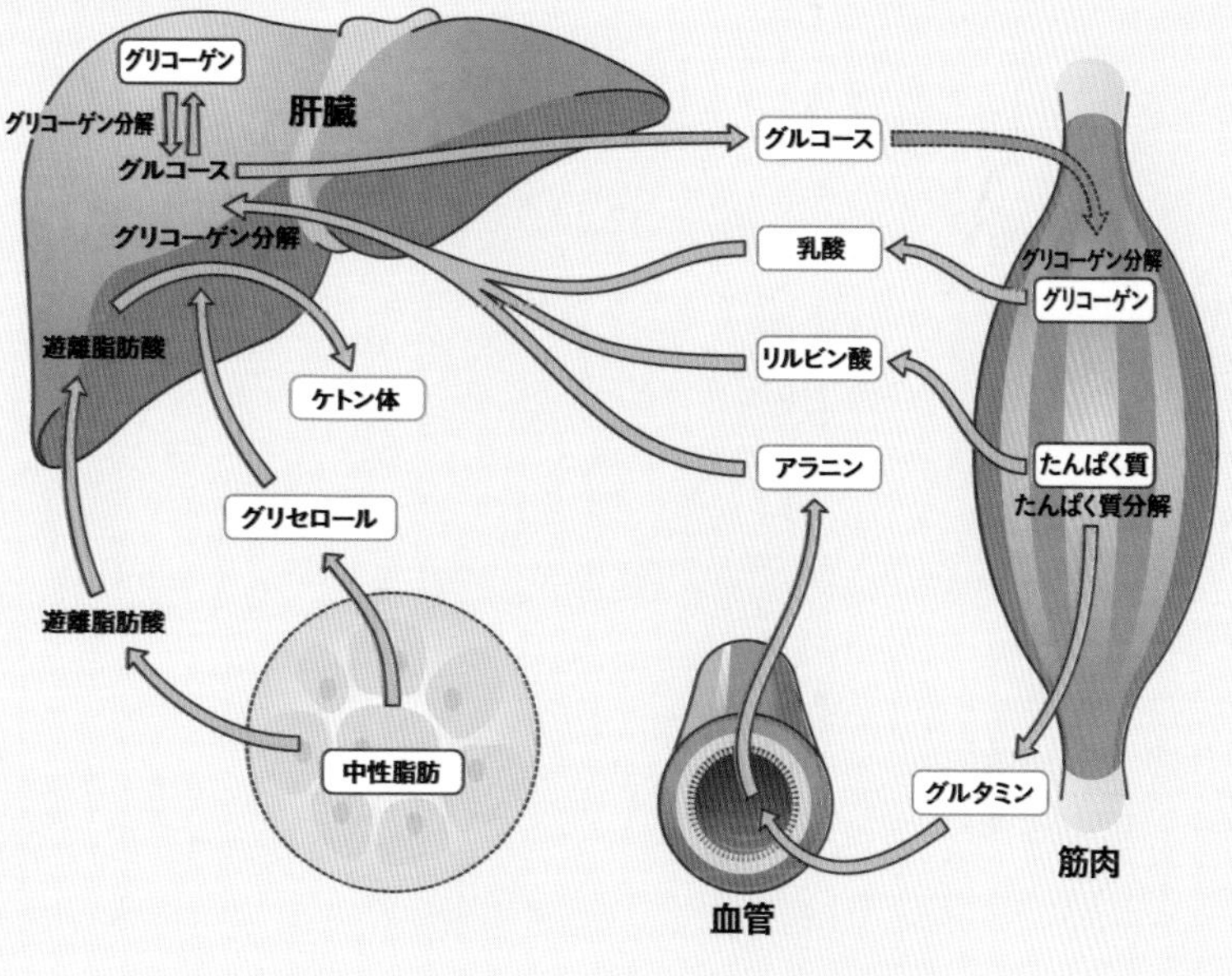

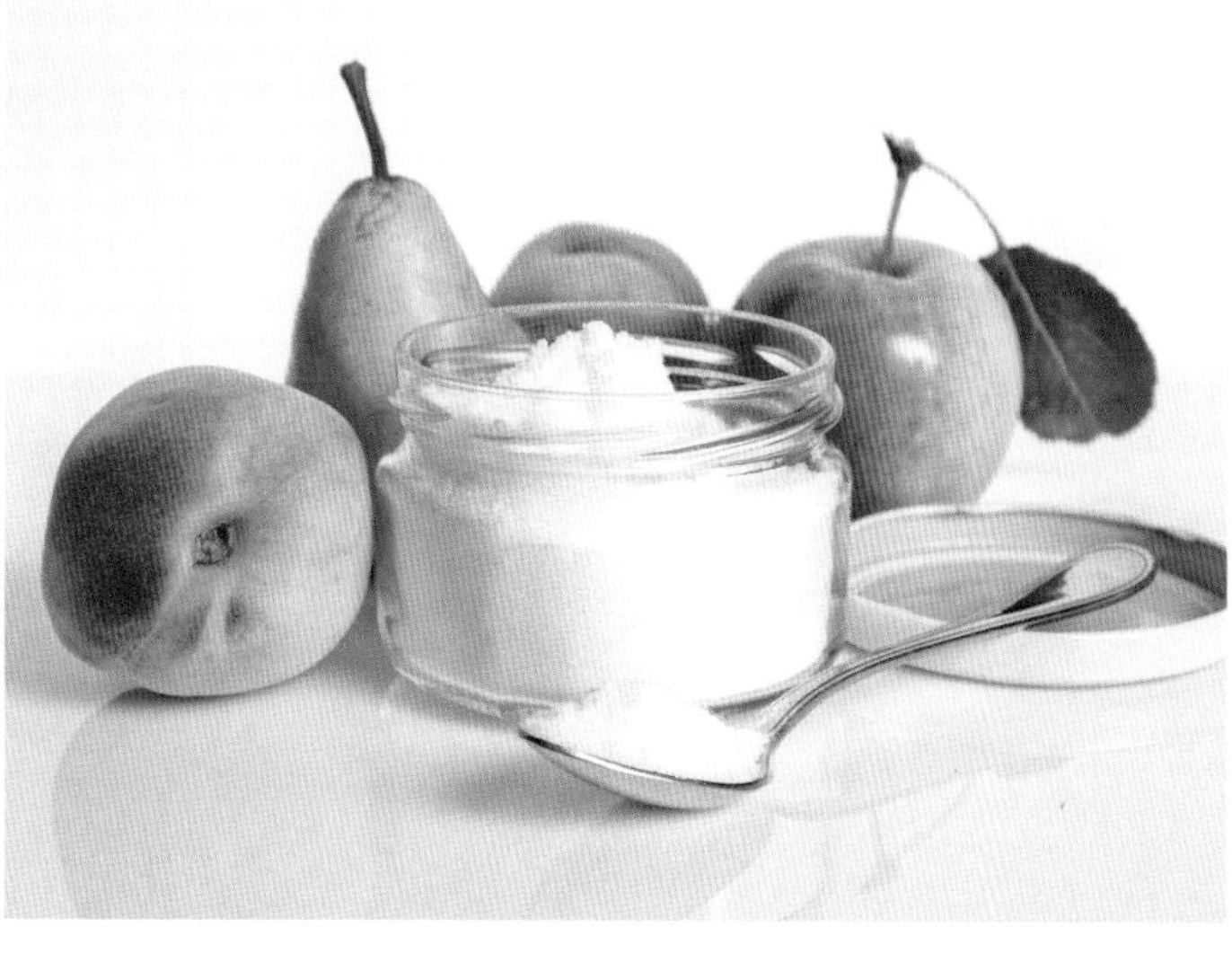

フルクトース（果糖）

英名 fructose

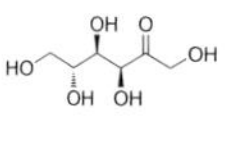

はちみつ、多くの果実、ベリー類、メロン、てんさいなどの根菜に多量に含まれています。果糖とも呼ばれ、すべての糖の中で最も多く水に溶けます。天然に存在する糖の中では最も甘く、スクロース（砂糖の主成分）の約2倍の甘さです。また、冷やすと甘味が強くなる性質があります。

特殊な単糖

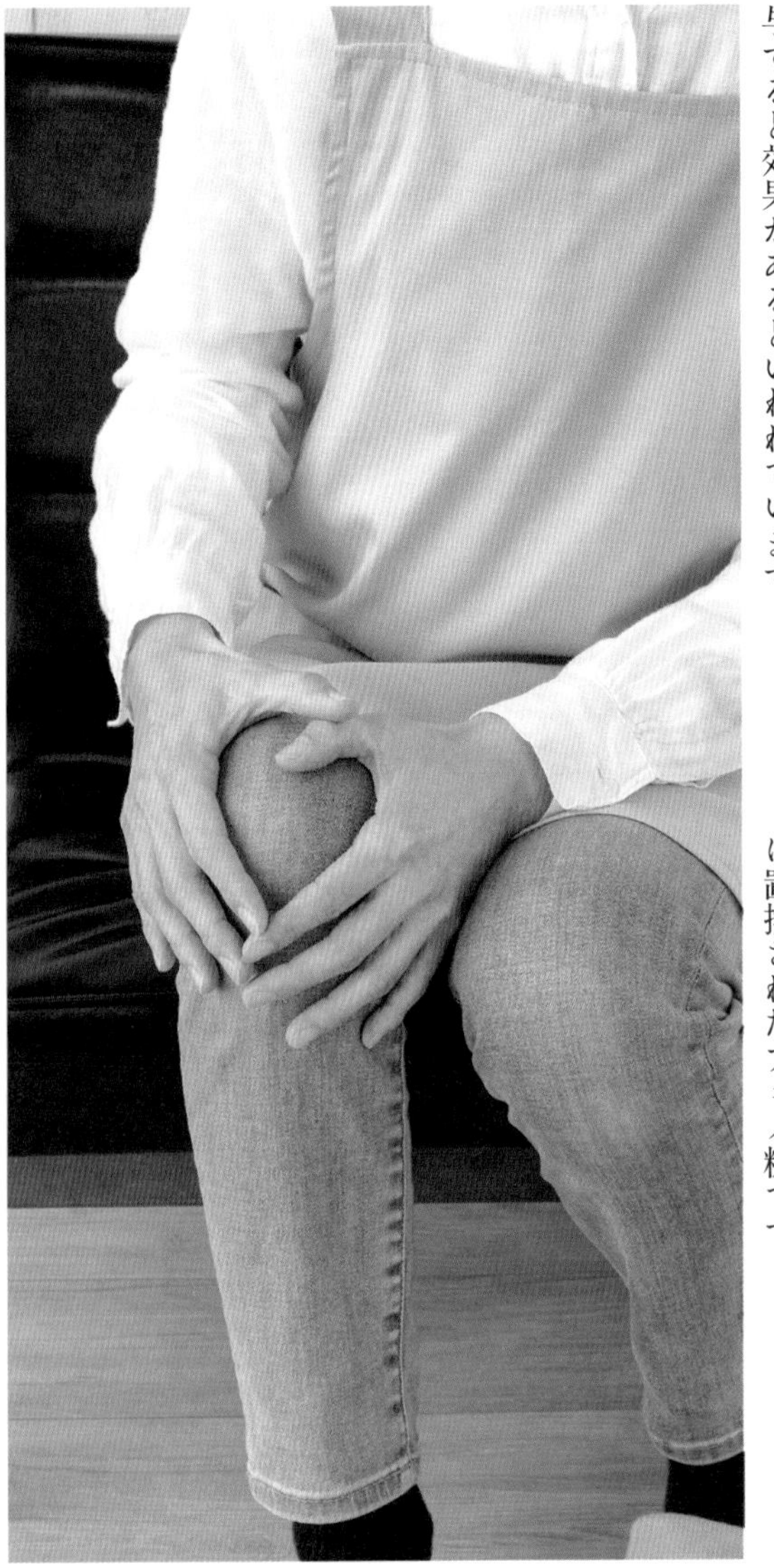

N-アセチルグルコサミン

英名 N-acetylglucosamine

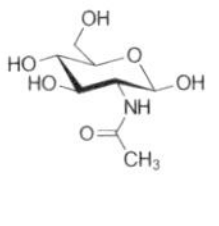

グルコサミンのアミノ基がアセチル化された単糖で、細菌の細胞壁、昆虫、甲殻類、線虫など脱皮動物の外被の基質を構成しているキチン質の成分です。疼痛の神経伝達物質として作用するため、重症でない骨関節炎に投与すると効果があるといわれています。

グルコサミン

英名 glucosamine

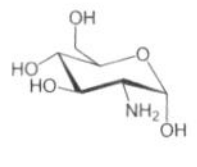

自然界では貝の殻、動物の骨および骨髄、かにやえびなどの外殻のキチン質の主要成分として多量に存在しています。健康食品として販売されていますが、膝関節の痛みをやや緩和する効果が認められているものの、臨床的には大きな差ではないとの報告が多いようです。グルコースのヒドロキシ基がアミノ基に置換されたアミノ糖です。

血糖値スパイクを防ぐ食べ方

血糖値スパイクは、食後に血糖値が急上昇することです。糖尿病でない人でも起こる可能性がある現象で、「糖尿病予備軍」ともいわれています。食後に血糖値が急激に上昇しても一時的なものですぐに正常値に戻るため、自覚症状がほぼありませんが、この現象が続くと動脈硬化や認知症などのリスクが高まると考えられています。

予防のためには、よく噛んでゆっくりと食べ、はじめに野菜やたんぱく質などを食べてから炭水化物（糖質）を食べるようにすること。炭水化物の吸収が緩やかになり、血糖値の急上昇を抑制できます。ご飯も白米より玄米や五穀米、パンもライ麦パンや全粒粉などの食物繊維を多く含んだもののほうがよいといわれています。また、血糖値の上がりやすさを示す指標GI値（グリセミック・インデックス）の低い食べ物を選ぶのも、効果が期待できます。

セドヘプツロース

英名 sedoheptulose

ベンケイソウから発見された、天然界には少ない炭素数が7の単糖です。植物に特有の成分を合成するシキミ酸経路を阻害するため、草を枯らす除草活性があります。

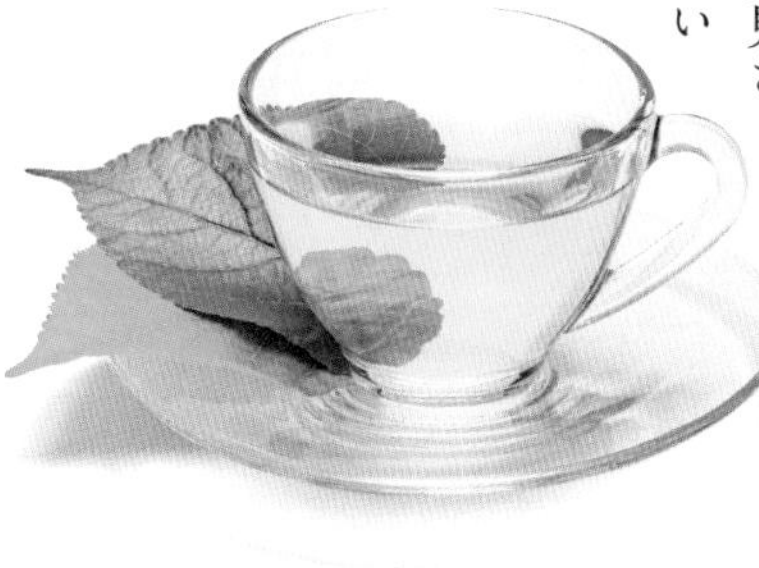

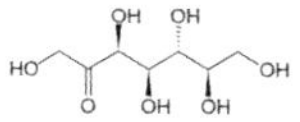

デオキシノジリマイシン

英名 deoxynojirimycin

クワの根や葉に含まれています。グルコースに似た構造をしている（イミノ糖）ため、グルコースに作用する酵素であるα-グルコシダーゼの阻害剤となります。昆虫にとっては有害な物質ですが、糖尿病に効果が期待できます。

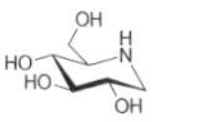

フコース

英名 fucose

ヒバマタ（*Fucus*）という海藻の細胞壁成分であり、昆布などのネバネバ成分としても知られるフコイダン（p.92）を構成しています。特に褐藻類にフコイダンが多く存在し、陸上植物では、ペクチン（p.107）、キシログルカン[*]に存在しています。便通の改善や、腹囲の脂肪の低下効果が確認されています。

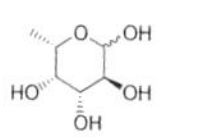

AGEs 糖化は老化を促進する

トーストや肉などを焼くと褐色になり、香ばしい匂いがします。実は、これと同じことが体内でも起こっているのです。体の中で余ったたんぱく質や脂質と糖が結びつくと、体内の熱で変性し、老化物質を生成します。この物質をAGEs（Advanced Glycation End-products/たんぱく糖化最終生成物）と呼びます。AGEsが体内に蓄積されると、肌や髪、骨などの不調や、炎症性の疾患の発症が起こります。言い換えると、シワや白髪が増えたり、骨がもろくなったり、動脈硬化や糖尿病合併症といったさまざまな疾患を起こしやすくなるということです。これは、年齢による通常の衰えではなく、極端な老化といえます。

「酸化」が体のさびだとすると、「糖化」は体の焦げ。どちらも老化を促進します。

エネルギー源として糖は重要な栄養素ですが、摂りすぎた糖が体内でどうなるのか、その危険性を今一度意識しなければいけません。

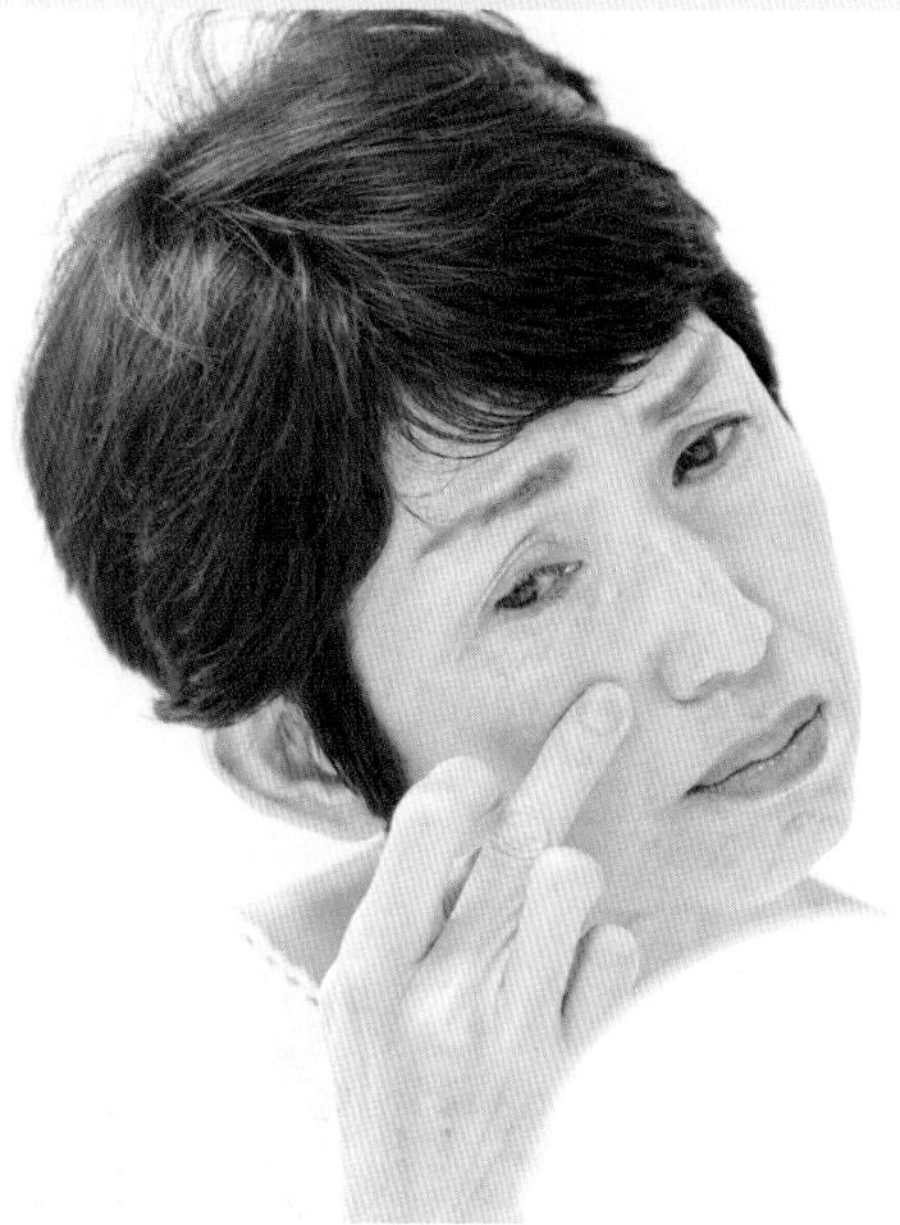

＊ キシログルカン：グルコース同士が結合して長くつながった多糖であるグルカンの中で、側鎖としてキシロースを持っているもののこと。側鎖があるため水に溶けやすくなり、粘性を持つので、増粘剤やゲル化剤としての利用も。

二糖

糖質の最小構成単位である単糖2分子が脱水縮合し、グリコシド結合したもの。砂糖の主成分であるスクロース（ショ糖）、グルコース2分子が結合したマルトース（麦芽糖）やトレハロース、グルコースとガラクトースが結合したラクトース（乳糖）などがあります。

スクロース（ショ糖）

英名 sucrose

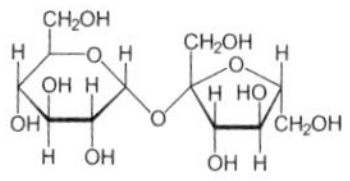

砂糖の主成分。無色の結晶で強い甘味があり、てんさいやさとうきびなどから得られます。加水分解によってエネルギー源のグルコースになる重要な栄養素ですが、現在では摂りすぎると肥満、虫歯、糖尿病などの原因になるとされています。ショ糖（蔗糖）とも呼ばれ、単糖であるグルコース（ブドウ糖）とフルクトース（果糖）が結合した二糖です。

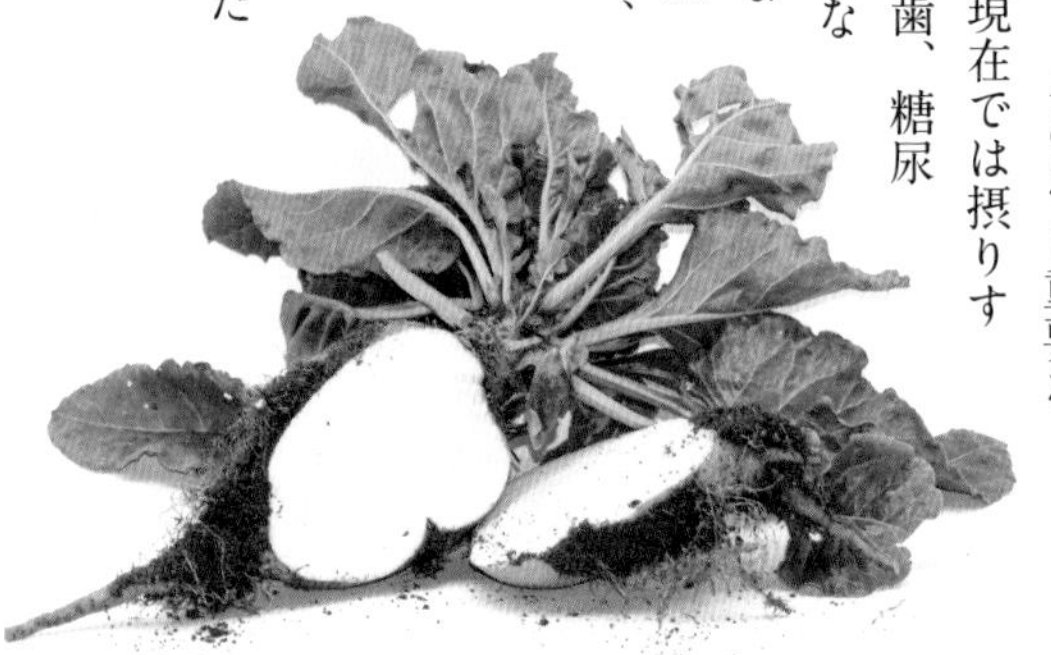

トレハロース

英名 trehalose

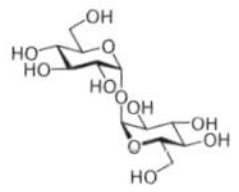

砂糖の50％の上品な甘さ。しいたけ、しめじ、まいたけ、なめこ、きくらげなどのきのこ類に多く含まれていることから、マッシュルーム糖ともいわれます。ひまわりの種子、イワヒバ、海藻類のほか、自然界の多くの動植物や昆虫、微生物中に存在しています。バッタ、イナゴ、蝶、蜂など多くの昆虫の血糖は、トレハロースです。餅や団子などが時間とともに硬くなるのを抑制する効果（老化防止）が高いため、多くのでんぷん系食品に使われています。熱や酸に対する高い安定性や保湿作用、たんぱく質の変性抑制作用もあります。抽出が難しいため、1995年以前は貴重な糖でしたが、岡山県のバイオ企業、株式会社林原がでんぷんからトレハロースを生成する酵素を産出する菌を発見し、価格を1／100に下げることに成功しました。グルコース2分子が1,1-グリコシド結合してできた二糖です。

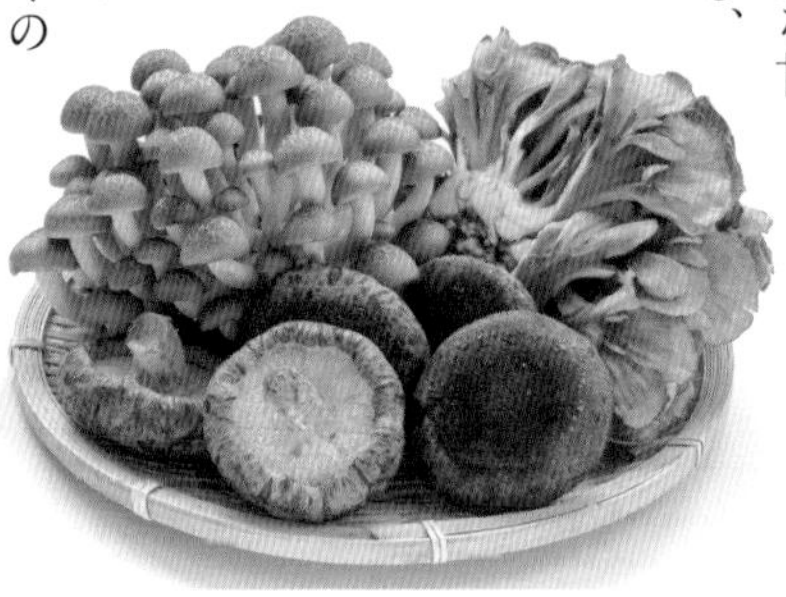

マルトース（麦芽糖）

英名 maltose

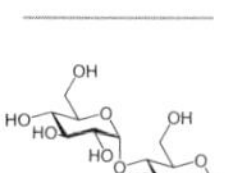

砂糖の25％程度の甘味を持ち、麦芽糖とも呼ばれます。グルコース2分子が結合した二糖で、でんぷんやグリコーゲンなどから、唾液に含まれるα-アミラーゼや膵液に含まれる消化酵素の作用により分解されて生成します。ご飯をよく噛んでいると甘くなるのは、口の中でマルトースが生成しているからです。

ラクトース（乳糖）

英名 lactose

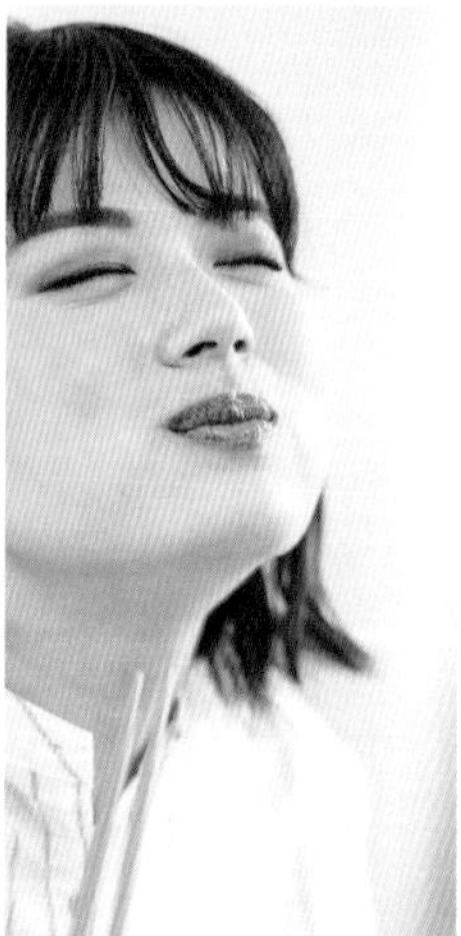

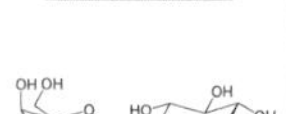

乳糖とも呼ばれ、哺乳類の乳に含まれています。砂糖の50％の甘味を持ちます。母乳に含まれる乳糖の一部は分解されずに大腸に達し、乳児の大腸内のビフィズス菌を増やす働きがあるとされます。乳児は乳糖を小腸のラクターゼによってグルコースとガラクトースに分解・吸収し、ガラクトースは乳児の肝臓でグルコースに変換されエネルギー源として利用されます。

ムコ多糖

アミノ糖を含む多糖をムコ多糖と呼びます。ヒアルロン酸、コンドロイチン硫酸などの動物由来で粘り気のある物質です。

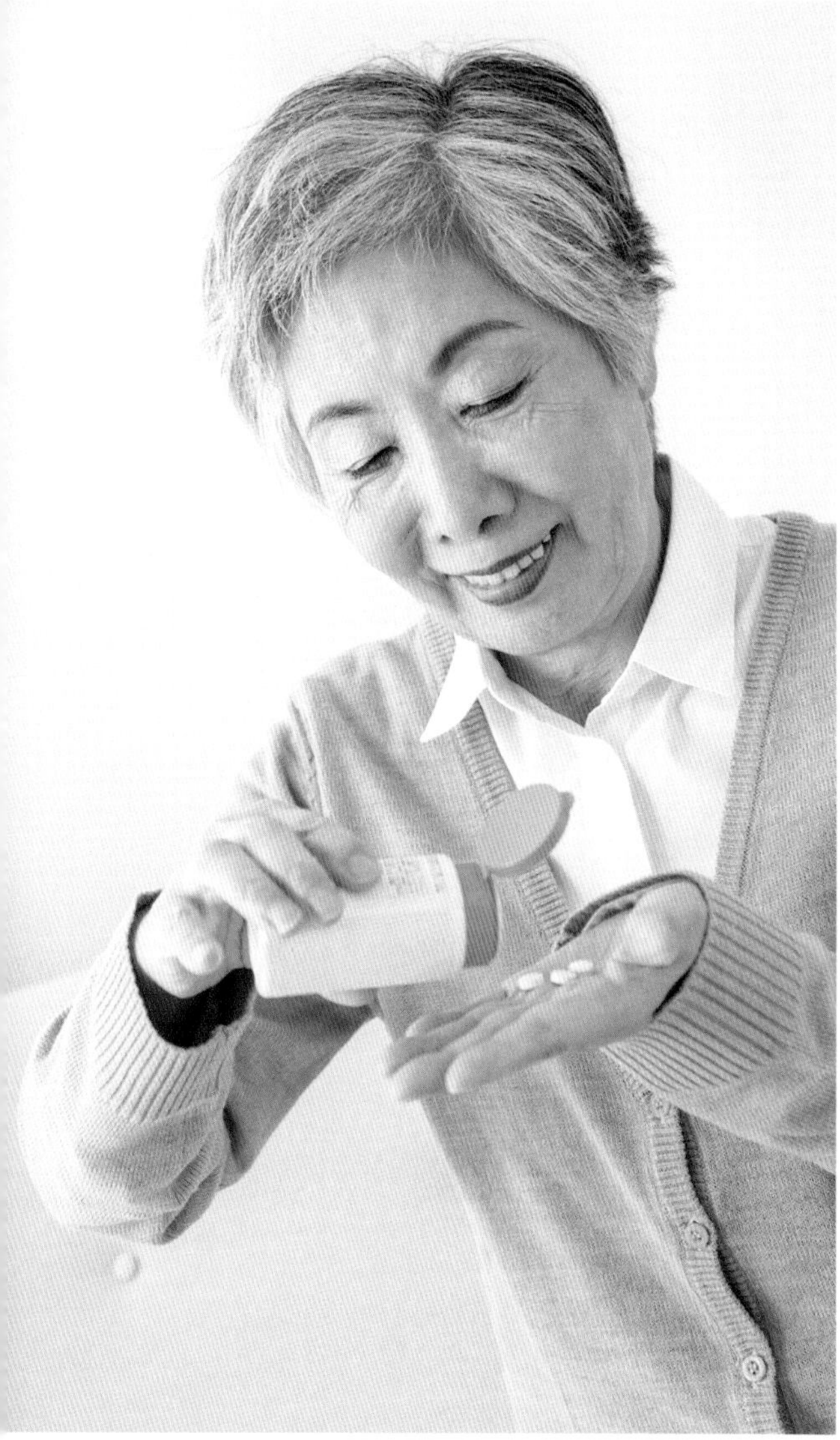

コンドロイチン硫酸

英名 chondroitin sulfate

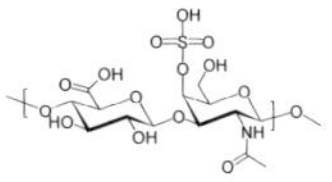

皮膚や軟骨などの結合組織、脳など、あらゆる組織に広く見られる物質です。変形性膝関節症の予防効果があるとされますが、「変形性関節症に対する健康食品のメタアナリシス」という論文では、「効果は統計的に有意な差はあるが臨床的には小さなものである」と報告されています。N-アセチルガラクトサミンとD-グルクロン酸が直鎖状に連結してできた、多糖に硫酸が結合した物質です。

ヒアルロン酸

英名 hyaluronic acid

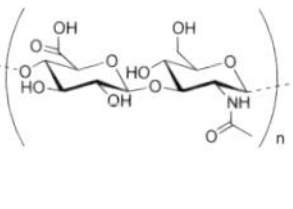

保水性が高く、水分を含むことによって粘り気を持ちます。動物の体内に広く分布しており、皮膚、軟骨、眼球などでは特に重要な役割を担っています。日本では、保湿成分として化粧品に使われたり、健康食品として膝の違和感や乾燥肌に対する機能性表示がありますが、経口投与での効果では有効な結果が得られていません。変形性関節症や成人の美容を目的とした注射はＦＤＡ（米国食品医薬品局）によって医療承認されています。N-アセチルグルコサミンとD-グルクロン酸が直鎖状に連結してできた巨大な多糖で、分子量は80万から２００万もあります。

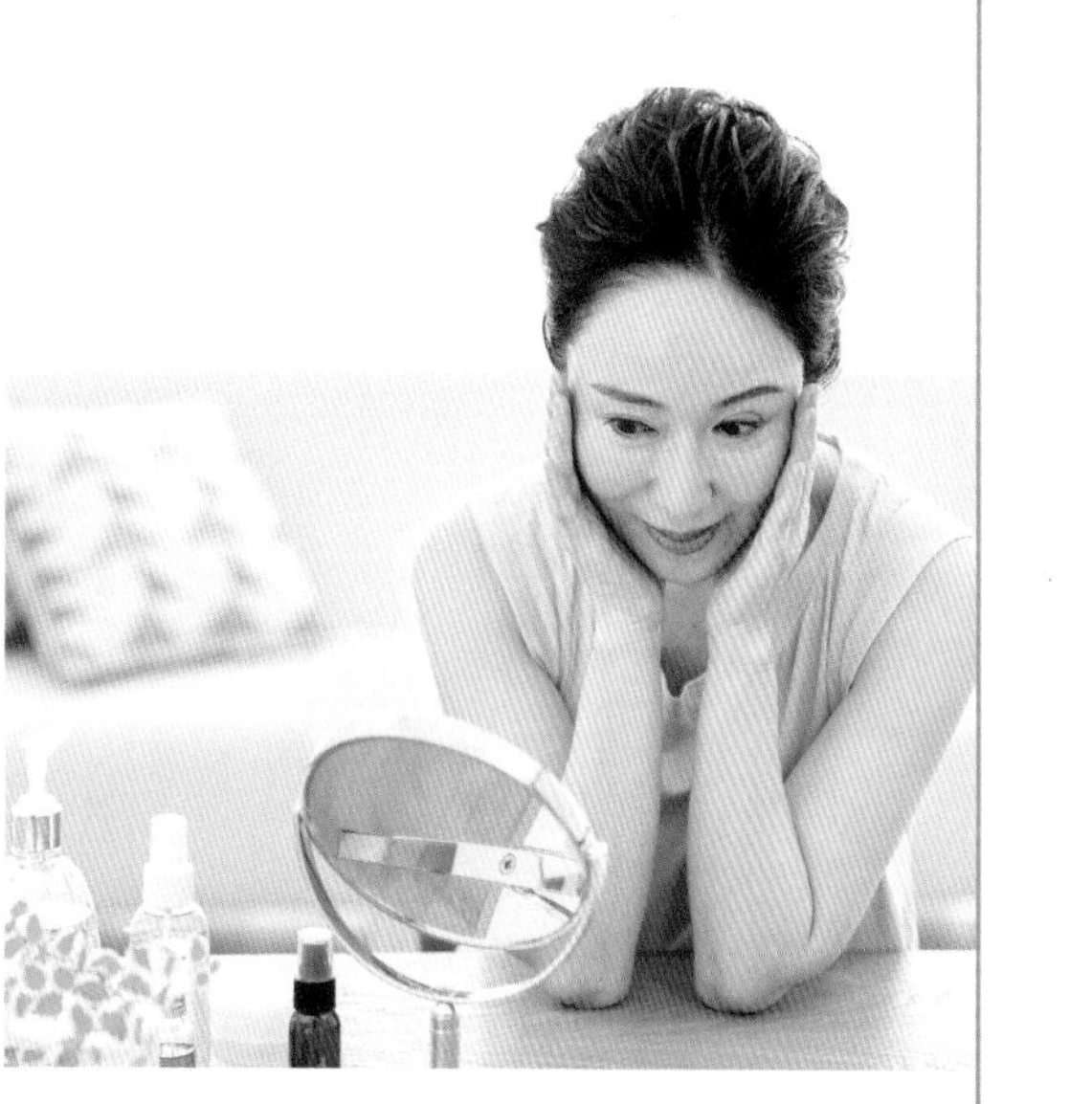

短鎖炭水化物

FODMAPは、発酵性の（Fermentable）オリゴ糖（Oligosaccharides）、二糖（Disaccharides）、単糖（Monosaccharides）、ポリオール［＊］（And Polyols）の5つをまとめた略語で、短鎖炭化水素とほぼ同義。これらを含む食物を食べすぎると過敏性腸症候群を引き起こす可能性があるといわれています。小腸で吸収されにくいこれらの短鎖炭水化物は、大腸に入ると大腸内の細菌に食べられ、水素やメタンのようなガスを発生させます。これらのガスが大腸を膨張させ、腸壁の神経が痛みの信号を脳に送ることで症状が出ます。痛みを緩和させるには、短鎖炭水化物の摂取を減らすことが有効とされます。

過敏性腸症候群ってどんな病気？

過敏性腸症候群とは、大腸に腫瘍や炎症などがないにもかかわらず、便秘や下痢など、排便の異常が数か月以上続くときに考えられる病気の1つです。英語表記の"Irritable Bowel Syndrome"の頭文字をとって「IBS」と表記されることもあります。

IBSになる原因は、まだはっきり解明されていませんが、ストレスなどによって腸のぜん動運動が激しくなったり、知覚過敏状態になって痛みを感じやすい状態になることで、不快な症状が出ると考えられています。また、IBSによる腹痛や便通の異常は、加齢によって軽快することもわかっています。

IBSの治療には、薬物療法以外に、アルコールや香辛料などの刺激物や、腸内でガスを発生させる原因となる短鎖炭水化物を控える、ヨーグルトなどの発酵食品を積極的に摂るなどの食事療法が有効とされています。薬物療法や食事療法でも症状がよくならない場合は、ストレスマネージメントやリラクセーション、認知行動療法などの心理療法が有効な場合があります。

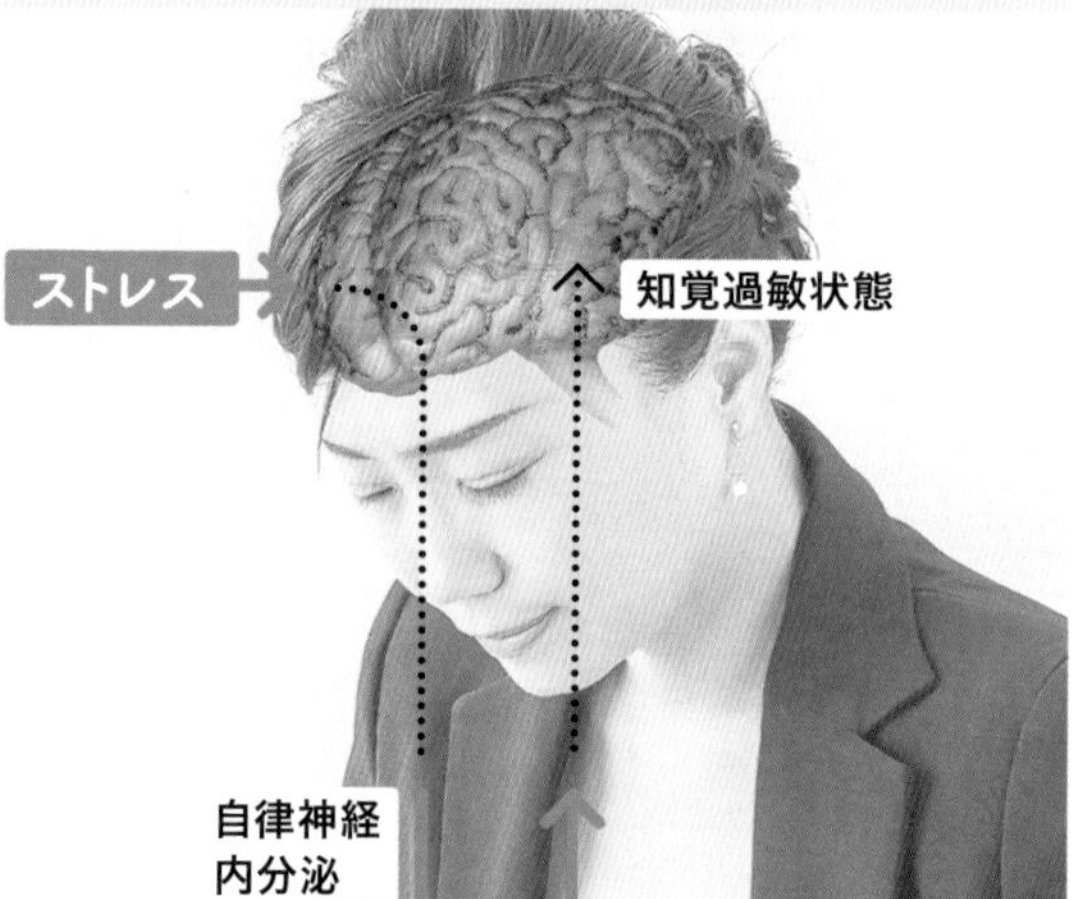

＊ ポリオール：2個以上のヒドロキシ基（−OH）を持った炭水化物で、キシリトールやソルビトールなど。

オリゴ糖

単糖がグリコシド結合によって数個結合した糖類のオリゴマー（重合体）で、分子量としては３００～３０００程度です。オリゴはギリシヤ語で「少ない」を意味する語であることから、少糖と呼ぶこともあります。オリゴ糖の明確な定義はなく、二糖以上をオリゴ糖とする場合も三糖以上をオリゴ糖とすることもあります。上限についても幅がありますが通常十糖までです。三糖ではラフィノース、パノース、マルトトリオース、メレジトース、ゲンチアノースなど。四糖ではスタキオースなどが知られています。また、ブドウ糖が環状に結合したオリゴ糖としてシクロデキストリンがあります。

オリゴ糖は小麦、ライ麦、にんにく、たまねぎに含まれています。二糖を含むのは、牛乳（乳糖）、焼き菓子（ショ糖）、麦芽由来の飲料（麦芽糖）などです。単糖は蜂蜜、一部の果物に含まれ、ポリオールはソルビトール、マンニトール、キシリトール、イソマルトといった無糖の甘味料に含まれています。

胃酸や消化酵素で分解されずに大腸まで届き、ビフィズス菌など善玉菌のエサになることから、腸内環境を改善する働きがあるとされ、トクホ（特定保健用食品）として認められています。

ヒトミルクオリゴ糖

ヒトの母乳に含まれているさまざまなオリゴ糖の総称。乳糖と脂肪に次いでヒトの乳に3番目に豊富な固体成分で10～25g/ℓの濃度で存在しており、構造が異なる約200のヒトミルクオリゴ糖が知られています。組成には個人差があり、授乳期間中にも変化します。女性の80%における主要なオリゴ糖はフコシルラクトースで、母乳中には約2.5g/ℓの濃度で存在しています。ヒトミルクオリゴ糖は新生児にとっては難消化性ですが、腸内細菌、特にビフィズス菌のエサとなります。これらの腸内細菌が腸内で優勢になることで、病原性細菌が減少し、それによって腸内フローラが健康に保たれ、腸内感染症のリスクが低減されます。また、ウイルス感染や細菌感染のリスクを著しく低下させ、下痢や呼吸器系の病気にかかる機会を減少させることが報告されており、母乳で育てられていない赤ちゃんにはベビーフードのサプリメントとして使用されています。

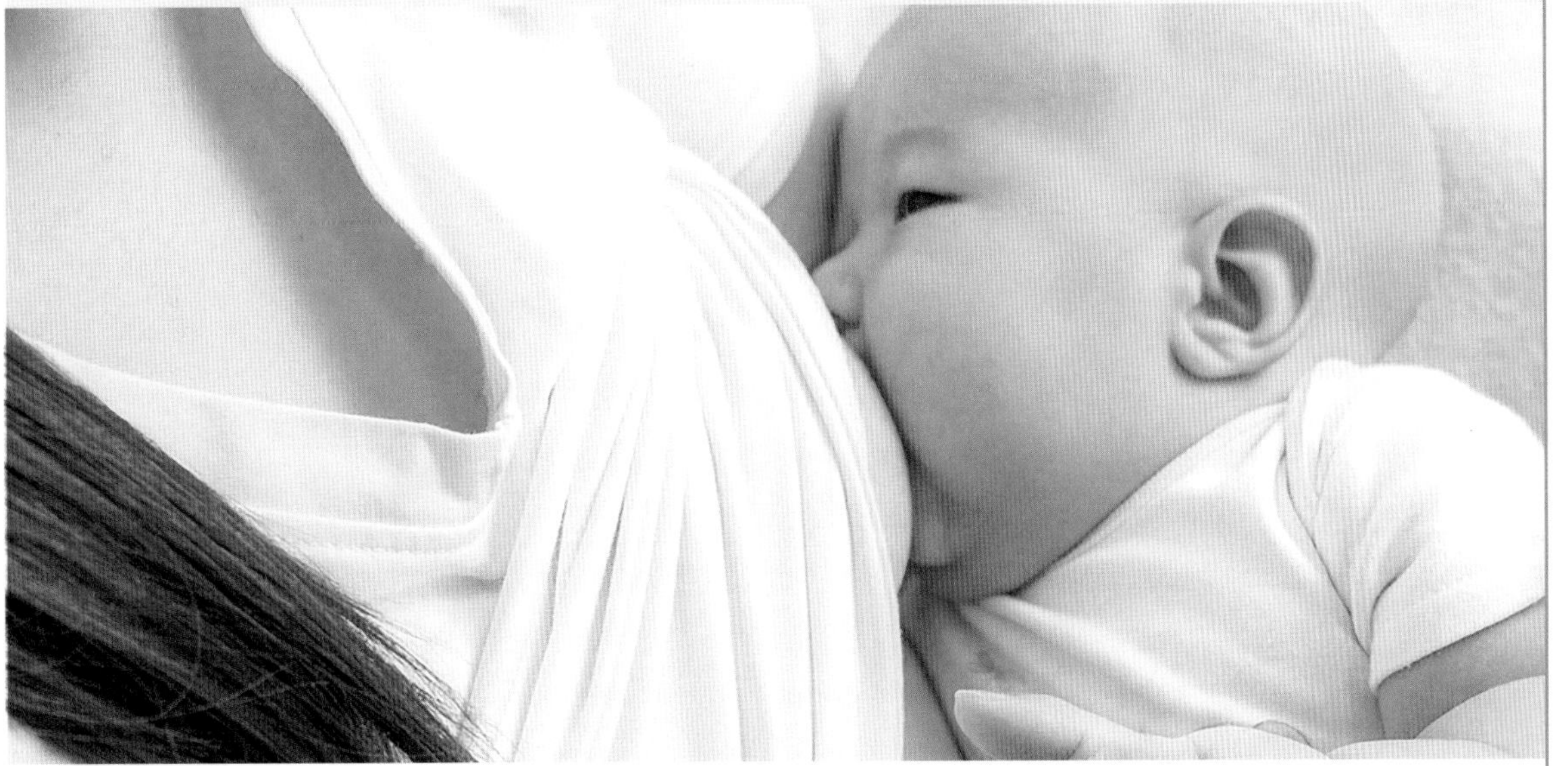

スタキオース

英名 stachyose

天然に存在する非還元性のオリゴ糖で、甘さは砂糖の30%、エネルギー量は50%程度です。ダイズオリゴ糖の主成分の1つで、大豆に3～4%含まれるほか、ウリ科植物などでも多く見られます。ビフィズス菌増殖作用があるほか、納豆菌にも有効に働き、スタキオースが多い大豆は納豆製造に適しています。

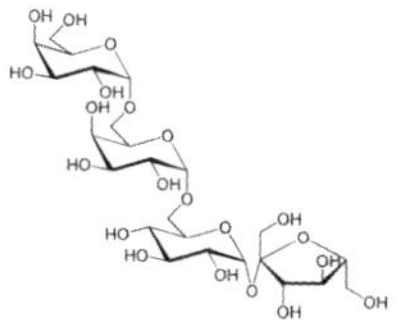

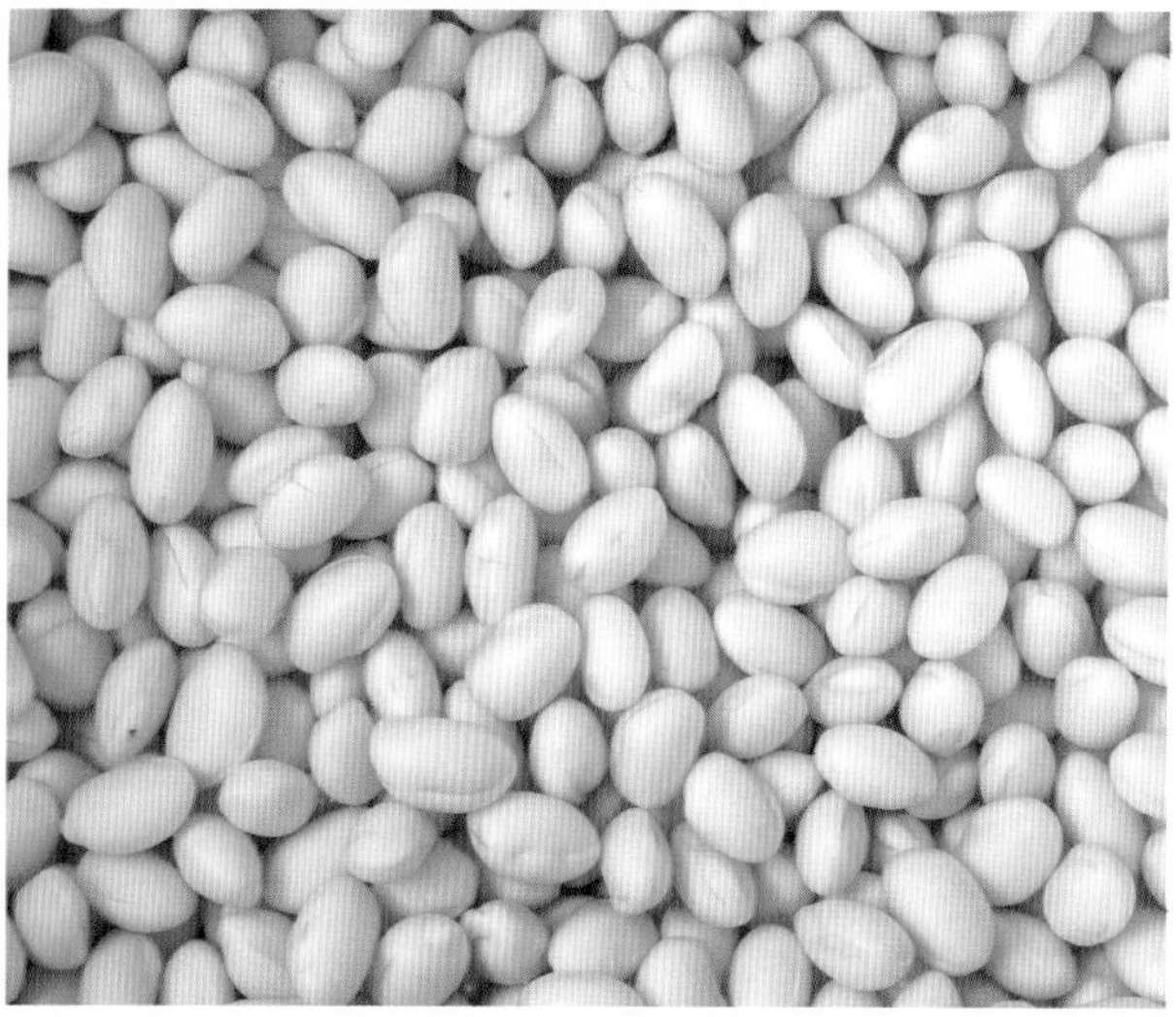

パノース

英名 panose

天然に存在するオリゴ糖で、甘さは砂糖の約40%。まろやかで砂糖に近い甘味があります。多糖の一種プルランの加水分解で生成します。日本酒などに含まれ、非常に高い抗蝕性（虫歯を防ぐ効果）があるほか、ビフィズス菌を増やし腸内環境を整える働きもあります。

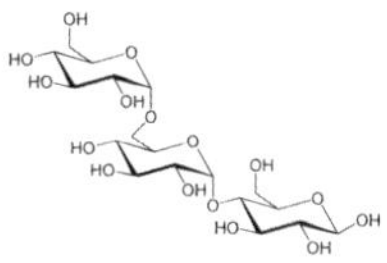

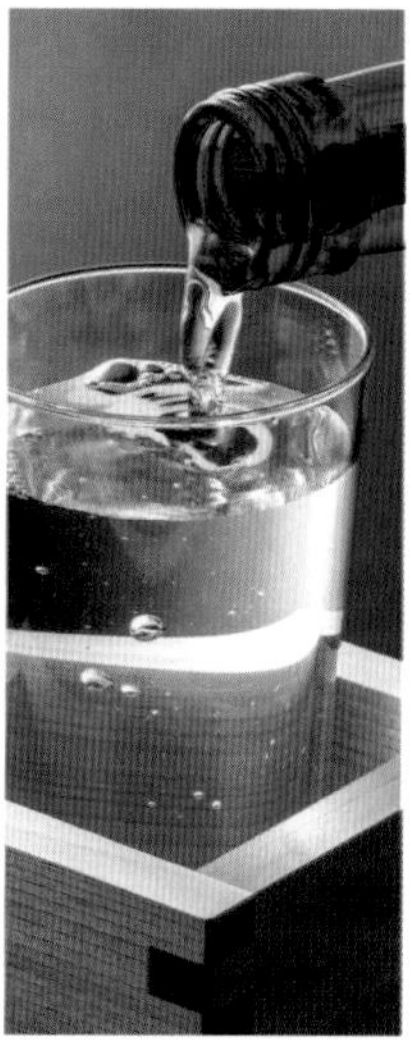

マルトトリオース

英名 maltotriose

砂糖の約30%の甘味を持つオリゴ糖。砂糖の一部をこの物質に置き換えることで、甘味を抑えた食品を作ることができます。また、腐敗防止やでんぷんの老化抑制にも役立つとされます。でんぷん分解酵素α-アミラーゼによる、アミロースまたはでんぷんの分解で生成します。

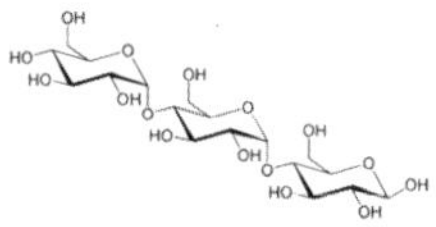

メレジトース

英名 melezitose

メレチトースとも呼ばれ、樹液を食する昆虫類によって作られる非還元性のオリゴ糖（三糖）です。アリの誘引物質で、アリと共生するアブラムシの出す蜜や、糖蜜などに含まれています。昆虫にとって有益な物質で、体内の水分保持力を減らすことによって浸透圧を下げる目的で作られています。

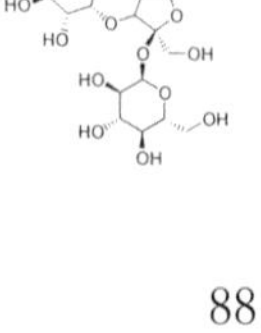

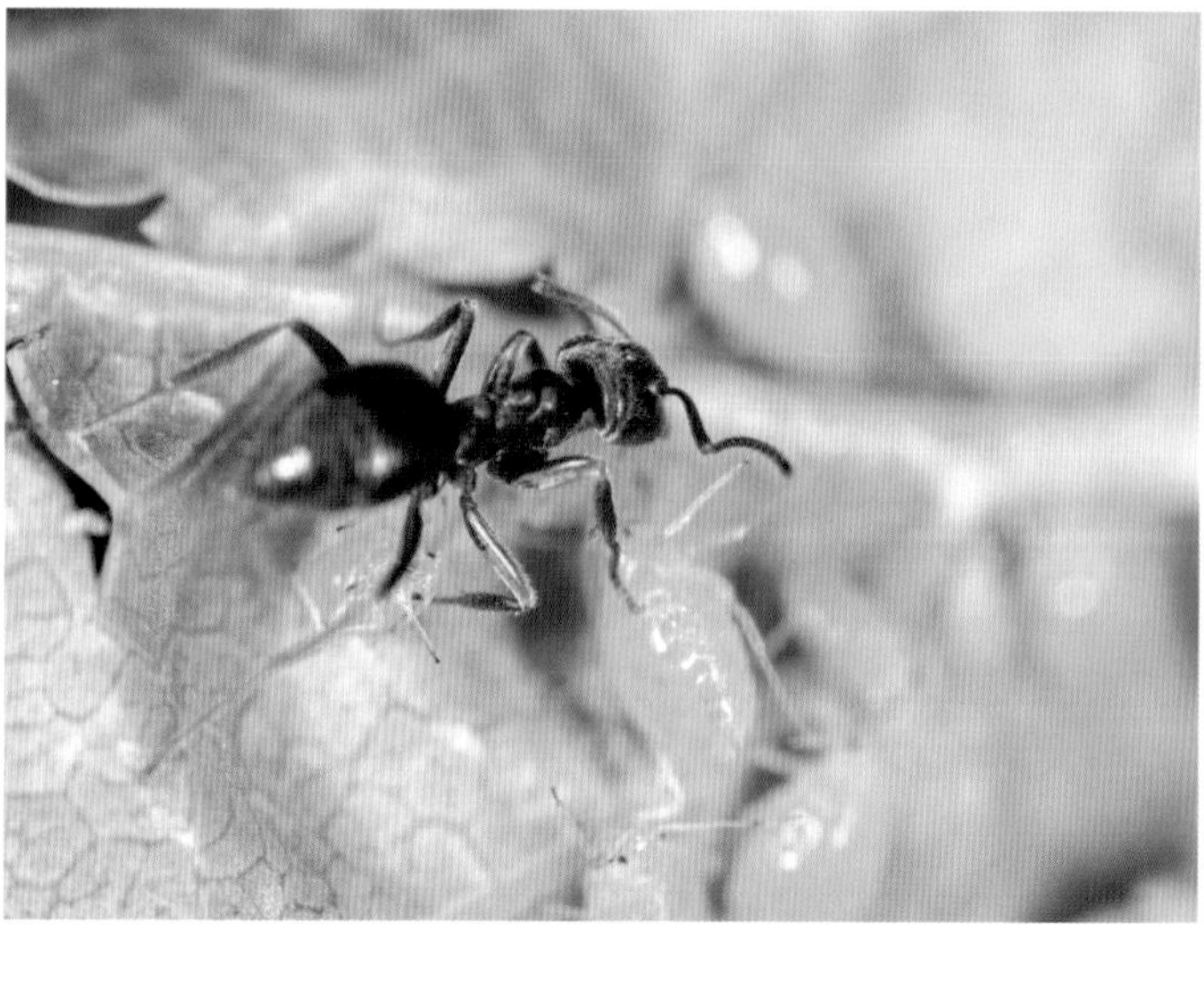

砂糖の種類と違い

砂糖の主な成分はショ糖という、甘味を生み出す物質。砂糖の原料はさとうきびとてんさいで、製法の違いから分蜜糖と含蜜糖の2つに大別されます。分蜜糖は原料から抽出した糖汁から蜜を分離させ、結晶だけを取り出した純度の高いもので、上白糖やグラニュー糖、三温糖などがあります。一般的に精製された砂糖として認識されています。一方、含蜜糖は結晶を分離せずに煮詰めた砂糖のことで、黒砂糖やてんさい糖、きび糖などがこれにあたります。分密糖に比べ、ミネラルが豊富に含まれ、素材特有の甘味とコクがあります。

精製された砂糖は体によくないといわれますが、これは体内で吸収されやすいため、血糖値が急上昇するからだといわれています。WHO（世界保健機関）は食品加工中や調理中に加えられる糖類を摂取エネルギー量の10％未満、できれば5％未満に抑えるよう推奨していますが、厚生労働省が定める『日本人の食事摂取基準』（2020年版）では砂糖の摂取量に関する定めはありません。

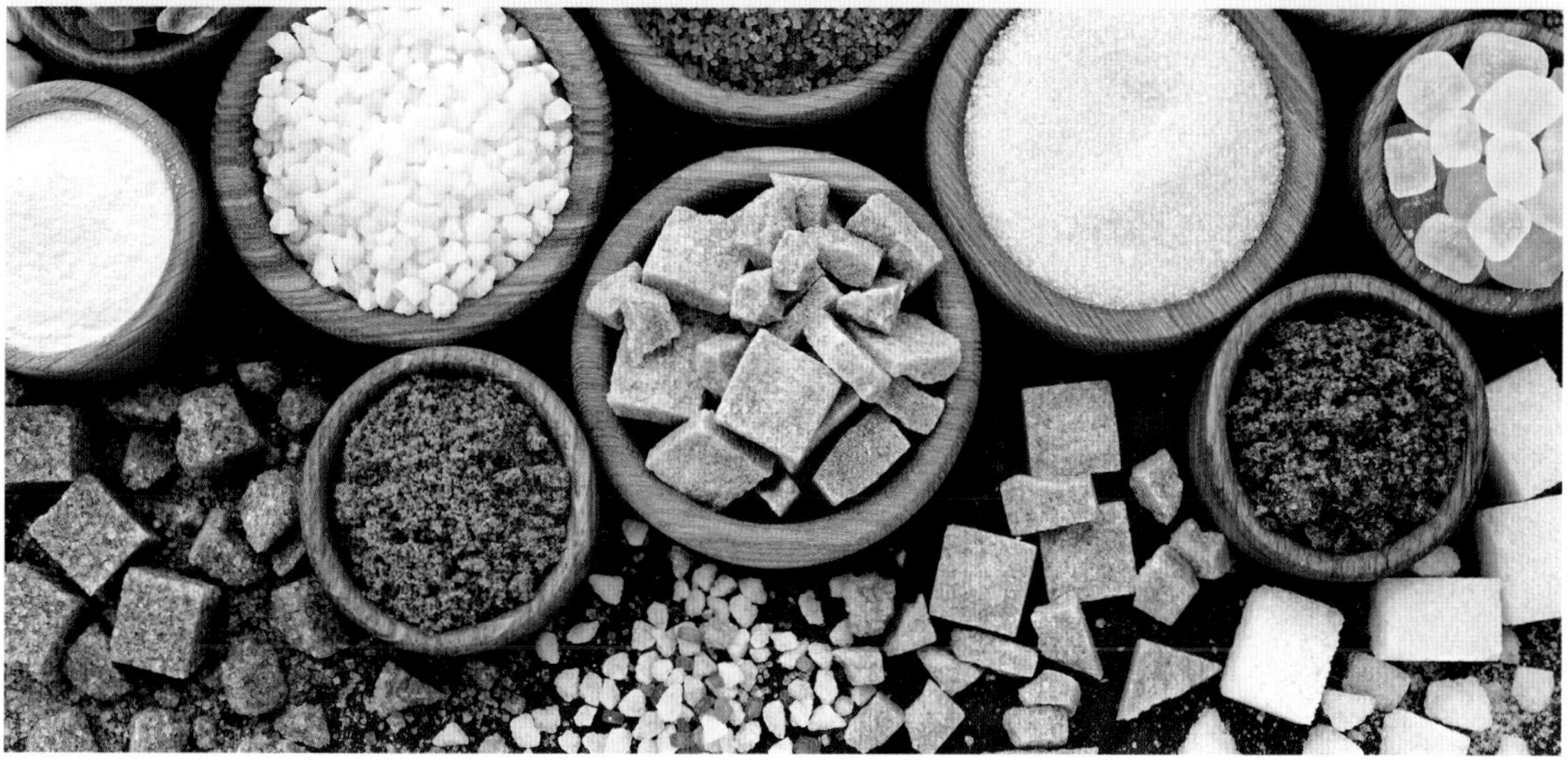

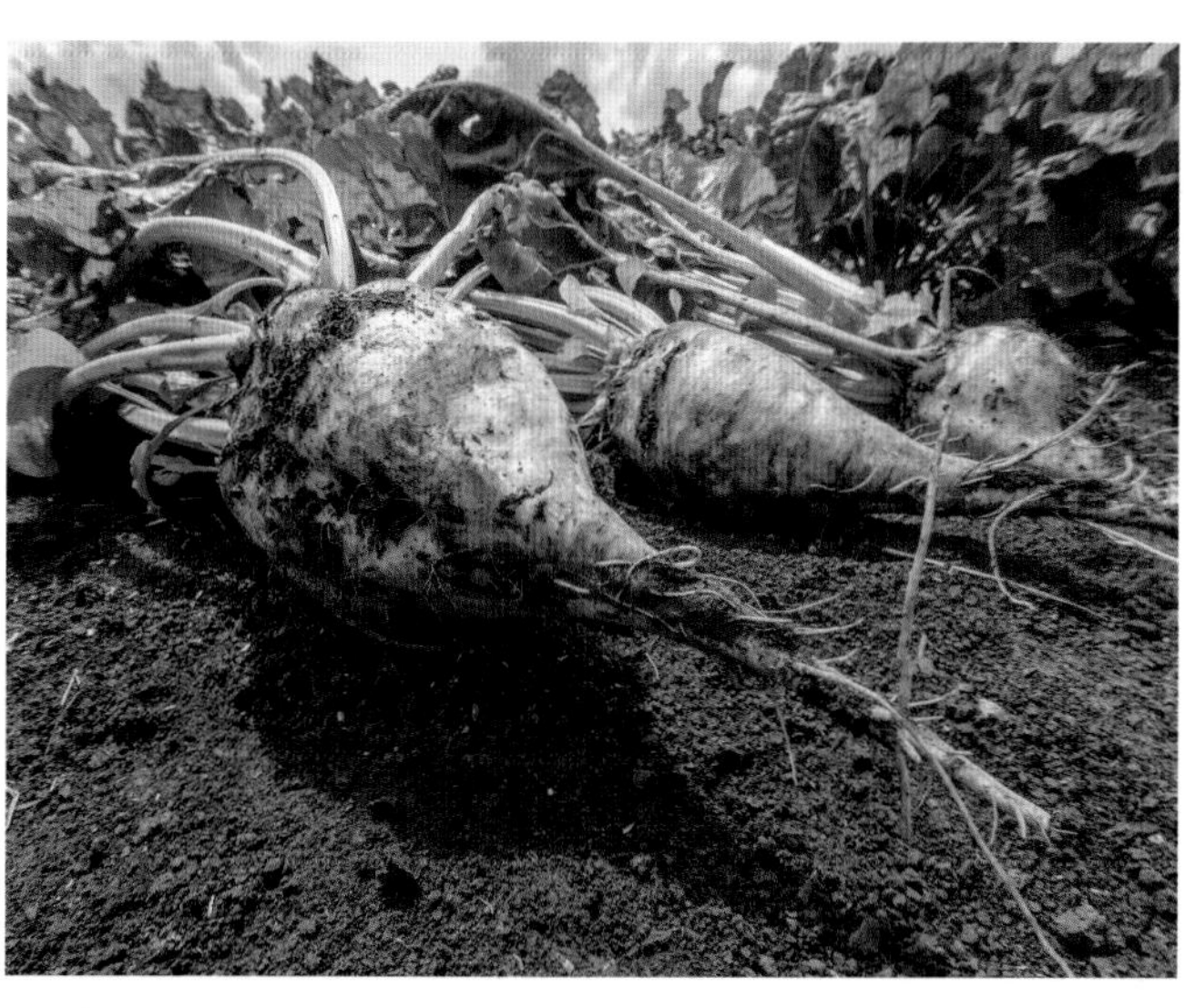

ラフィノース

英名 raffinose

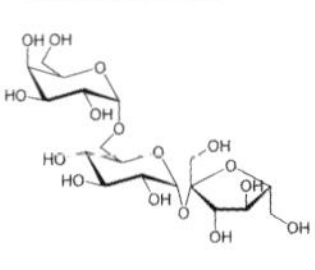

天然に存在するオリゴ糖の一種。甘さは砂糖の約20％、エネルギー量は半分で、大腸まで届いてビフィズス菌を増殖させます。主にてんさいが原料になりますが、キャベツ、ブロッコリー、アスパラガスなど、植物に広く含まれています。フルクトース、ガラクトース、グルコース分子が1つずつグリコシド結合によって連なった三糖です。

配糖体とアグリコンの関係

配糖体は、糖がグリコシド結合によりさまざまな原子団と結合した化合物の総称です。

配糖体の元となる糖をグリコン（glycone）と呼び、糖の部分が外れた物質をアグリコン（aglycone）と呼びます。アは「〜がない」という意味です。たとえば、サリシンはヤナギの樹皮などに含まれる配糖体ですが、そのアグリコンはサリチルアルコールです。

配糖体は、そのアグリコンの種類や性質によって細分されています。以下のその例を示します。

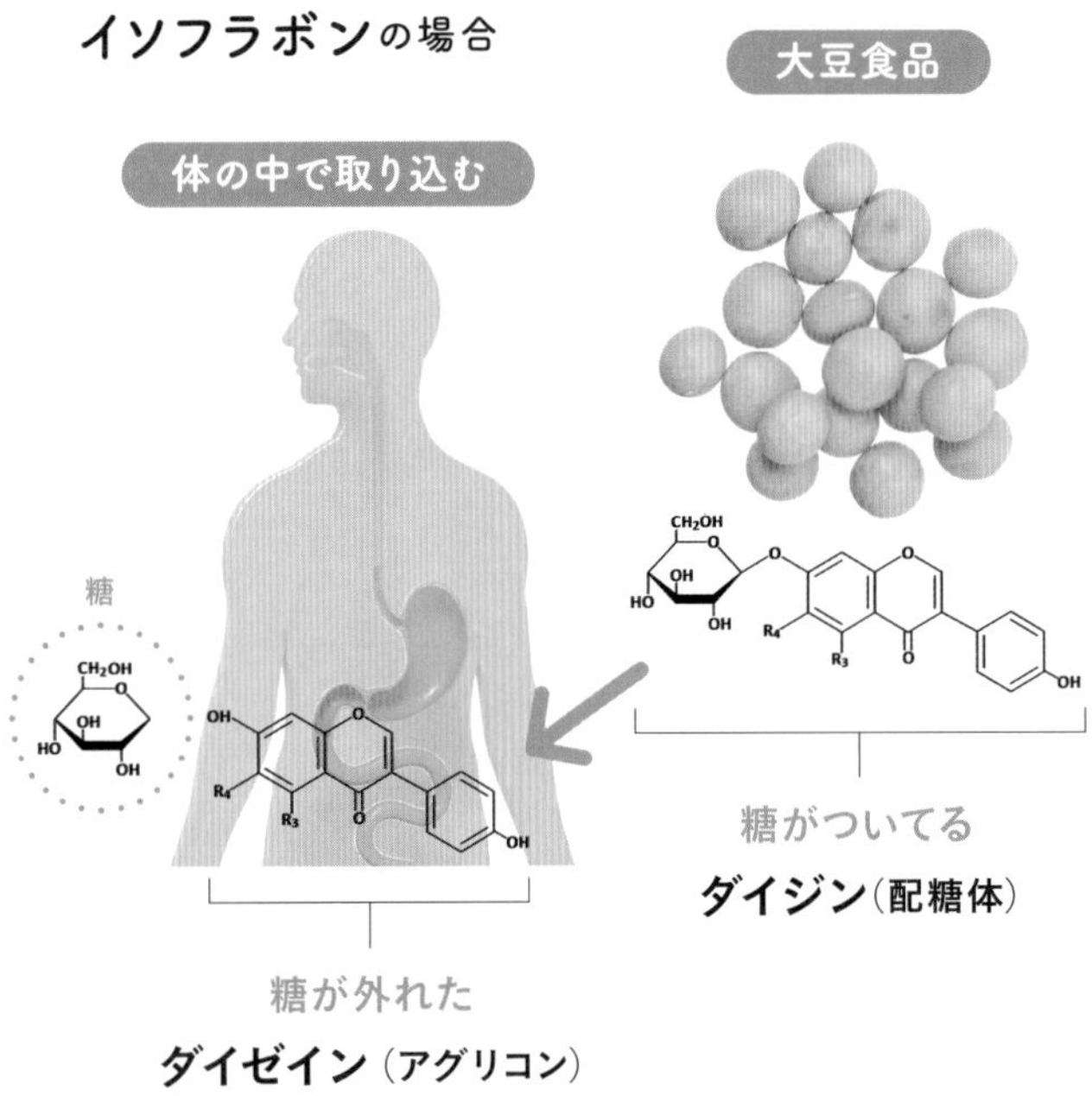

アントシアニン

アントシアニジンをアグリコンとする配糖体です。植物の花などの色素としてよく知られています。アントシアニンの色はpHによって変化し、一般に酸性では赤くなり、塩基性では青くなります。

青酸配糖体

シアノヒドリンをアグリコンとする 配糖体です。胃酸によって加水分解されて青酸を発生するので、元の配糖体も有毒です。うめやびわなどのバラ科植物の未成熟な果実に含まれるアミグダリンが有名です。

強心配糖体

心臓の働きを強めたり、不整脈を抑える強心作用を持つ配糖体で、糖とステロイドとラクトンから構成されています。ジギタリス、スズラン、キョウチクトウなどに含まれる成分が有名です。摂りすぎると心臓の動きを止めてしまう毒物になります。

イソフラボン

大豆製品やクズの根（葛根）などに含まれる配糖体のダイジンやゲニスチンは、女性ホルモン様作用があることで知られているイソフラボン（p.189）の一種です。口から摂取されたイソフラボンの配糖体は腸内細菌によって糖が切り離されると、アグリコンになって腸から吸収されます。それぞれダイジンはアグリコンのダイゼインに、ゲニスチンはアグリコンのゲニステインになるというわけです。

サポニン

植物によく含まれる配糖体で、水溶液が発泡性のものです。水とも油とも混ざる性質（両親媒性）があり、汚れを落とすので、石鹸として利用されます。植物由来のものはステロイドやトリテルペンの配糖体で、じゃがいもの芽に含まれるソラニン（p.200）や未熟なトマト果実に含まれるトマチン（p.201）など有毒なものがあります。

多糖

単糖分子がグリコシド結合によって多数重合した物質の総称で、水に溶けないセルロースやキチンなどと、加熱すれば水に溶けたりゲル（ゼリー状の物質）になるでんぷん、グリコーゲン、アガロース、ペクチンなどがあります。動物に消化されない多糖も多く、これらは食物繊維として扱われます。「多数」の定義は幅が広く、２分子以上の単糖が結合した糖を含むこともあります。

アミロース

英名 amylcse

うるち米（普通の米）に多く含まれる糖で、通常のでんぷんには20％ほど含まれます。米に含まれるアミロースの量が多いと、硬く、パサパサした食感になることから、低アミロース米（ミルキークイーン、ゆめぴりか等）も開発されています。もち米のアミロースの割合は０％です。

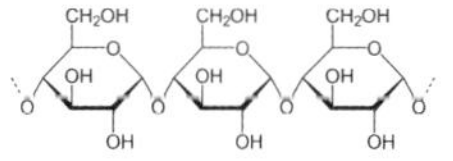

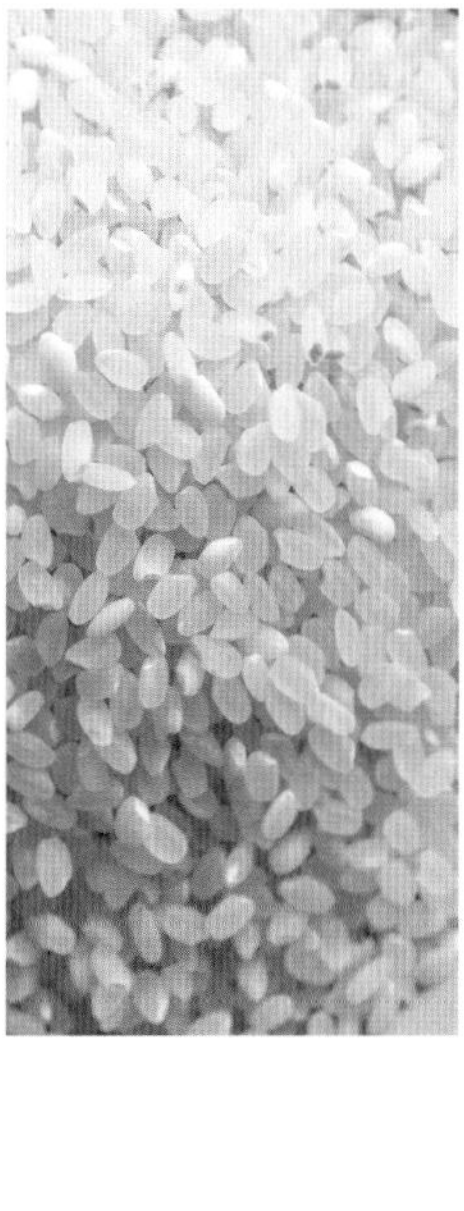

アミロペクチン

英名 amylopectin

うるち米のでんぷんでは80％ほど、もち米のでんぷんではほぼ１００％を占める成分で、もち米の粘りはアミロペクチンによるものとされています。アミロペクチンは1万個以上25万個程度、最高で１００万個ものグルコースからできている巨大分子です。

一般に、うるち米はアミロースが含まれているので粘りがない、もち米はアミロペクチンが多いので粘りがあると理解されていますが、でんぷんの物性については現在もよくわかっていません。アミロペクチンの枝分かれの程度、分岐の長さなどが重要な働きをしているようです。

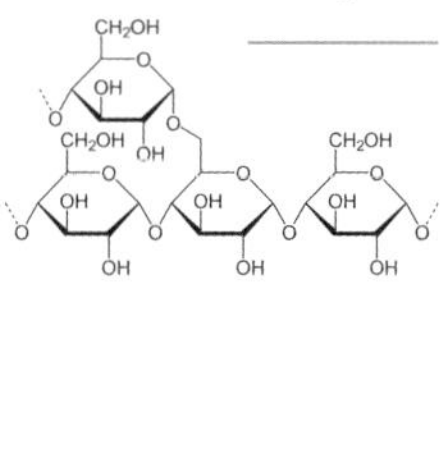

「糖質ゼロ」と「糖類ゼロ」は意味が違う！

「糖質ゼロ」と「糖類ゼロ」は意味が違うので注意が必要です。「糖質」は、p.74の下図に分類してあるように、「炭水化物から食物繊維を除いたもの」の総称で、でんぷんやグリコーゲンなどを含みます。「糖類」は、「糖質から多糖・糖アルコール・少糖を除いたもの」、すなわちショ糖（砂糖）、ブドウ糖、果糖など、甘いものです。

つまり、糖類ゼロの食品を選んでも糖質は含まれています。糖質であるでんぷんなどの多糖やオリゴ糖（少糖）は、消化されて糖類になるので、血糖値を上げたり、太る原因になることがあります。ダイエットを考えるなら、「糖類ゼロ」だけでなく、「糖質ゼロ」にも留意する必要があります。

ただし、糖質の中でも、キシリトールやエリトリトールなどの糖アルコールは糖類になりにくいので、血糖値が上がりにくく太りにくいとされます。糖質と糖類、食物繊維は食品のパッケージに表示されていますので、確認してみましょう。

グリコーゲン

英名 glycogen

かき、しじみなどの貝類やスイートコーンに多く含まれ、かきのグリコーゲンを加えたキャラメル菓子「グリコ」は有名です。動物の貯蔵多糖で「動物でんぷん」とも呼ばれます。多数のグルコース分子が結合した構造の多糖類です。

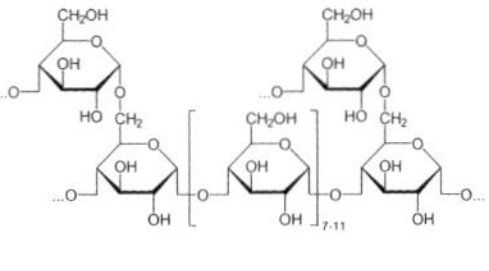

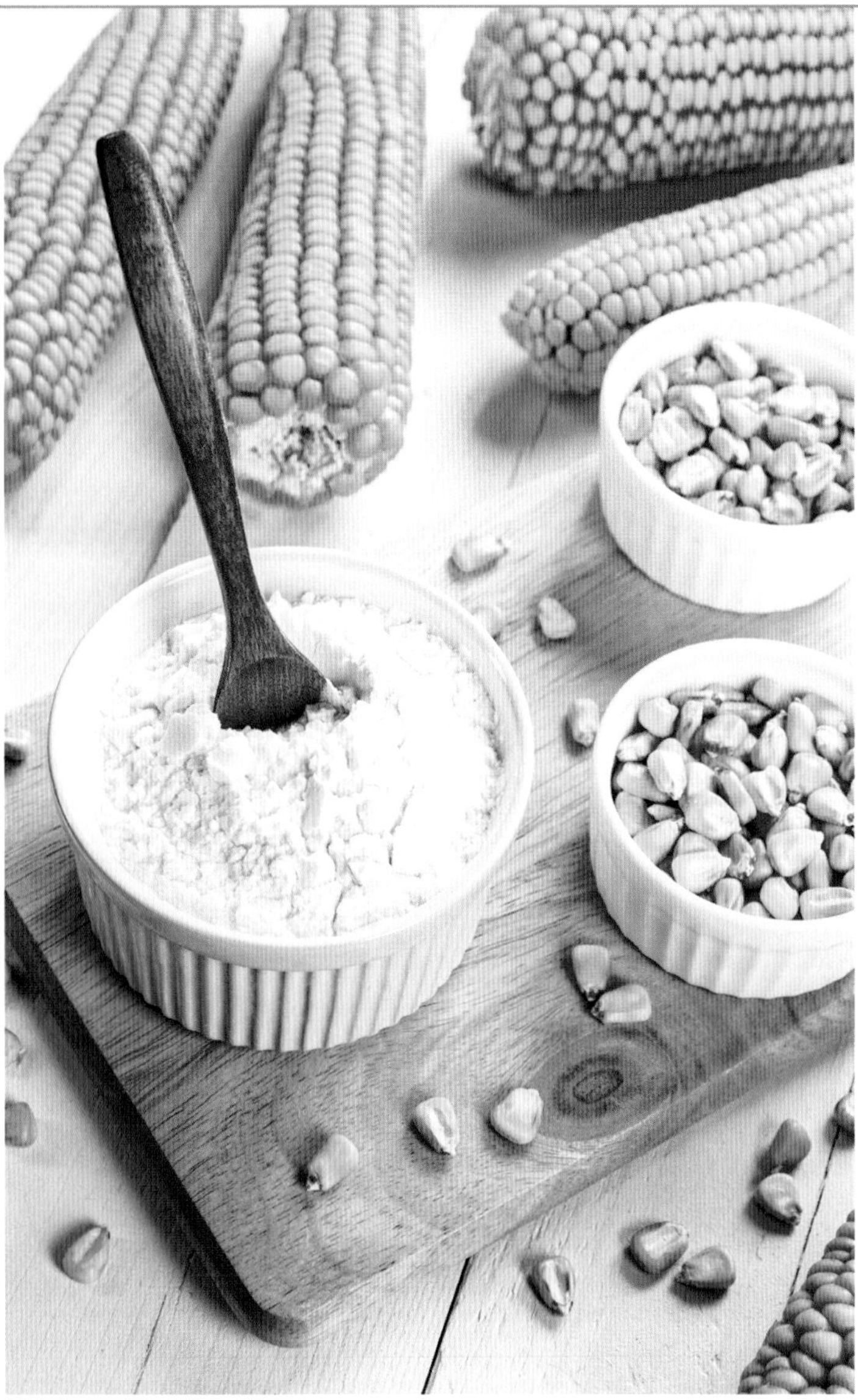

クレスチン

英名 Krestin

クレスチンは、サルノコシカケ科のカワラタケから分離された多糖類で、食物繊維の一種のβ-グルカン[＊]とたんぱく質が結合した分子量の大きな化合物です。がんに有効で、低下した免疫応答機構を回復して延命効果があるという報告があり、医薬品として販売されました。しかし、顕著な効果が得られず次第に需要が減少したことや、原材料のカワラタケの入手も困難であるとして、2017年に製造販売が中止されました。

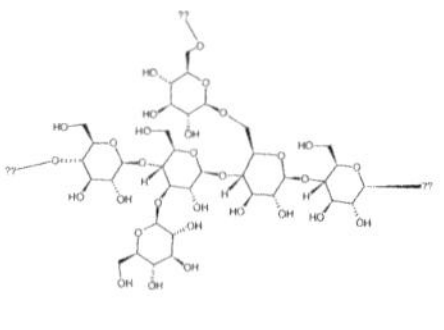

フコイダン

英名 fucoidan

硫酸化された多糖の一種で、昆布やわかめ、もずくなどの褐藻類のネバネバに多く含まれる食物繊維です。肝機能の改善、血圧上昇の抑制、抗菌、抗アレルギー、コレステロール降下、抗がんなどの作用があるとされていますが、現時点では科学的・臨床的なデータは不十分といわれています。なお、セルロースも、フコイダンと同様に、構造的には多糖なのに、人間は消化できないので食物繊維に分類されています。

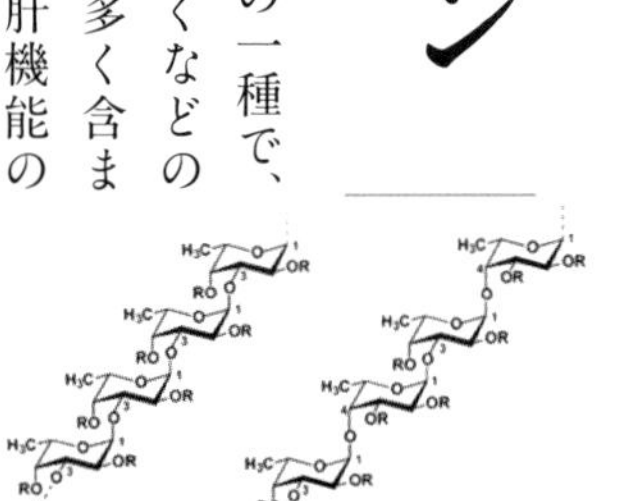

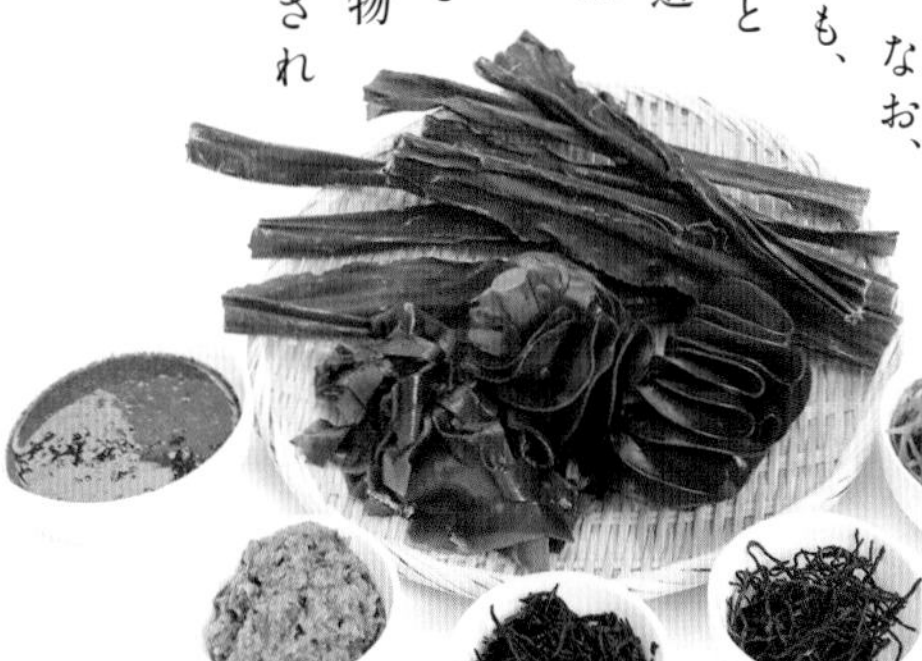

＊ β-グルカン：グルコース同士が結合して長く繋がった多糖の総称。結合にはα型とβ型があり、きのこ類にはβ-グルカンが多く含まれている。免疫を高める効果や抗がん作用があるものが報告されている。

穀物に含まれるグルテンを除去した「グルテンフリー」は健康にいいの？

グルテンとは、小麦粉に水を加えて練ったものからでんぷんや水溶性たんぱく質を洗い流したもので、「グルテニン」と「グリアジン」という2種類のたんぱく質が作る網目構造を持った物質です。小麦粉が原料となるパンやパスタなどの持つ膨らみや弾力は、グルテンによるものです。近年、グルテンを含まない「グルテンフリー」食が話題となっていますが、グルテンフリーは本当に健康によい食品なのでしょうか？

実際のところ、グルテンフリー食を実践して効果があるのは、「セリアック病」という病気の人だけと考えられています。セリアック病は、グルテンを摂取することで腸の粘膜に炎症が起きたり、栄養を吸収する機能に問題を起こしたりする病気で、日本の患者数はわかっていませんが、世界的には100 ～ 300人に1人と見られています。

病気の予防を期待してグルテンフリー食を選ぶ人もいるようですが、今のところ、セリアック病を予防できるという根拠は確立しておらず、セリアック病でない人がグルテンフリー食を実践しても、健康へのメリットがあるわけではないようです。

小麦にはグルテンを構成するグリアジン、グルテニンのほかに、アルブミン、グロブリンというたんぱく質も含まれています。小麦アレルギーがある人の場合、グルテンフリーの食品を摂取してもアルブミン、グロブリンに反応している人はアレルギー症状が現れる場合があります。グルテンフリーだから小麦アレルギーでも食べられると安易に考えるのは危険です。

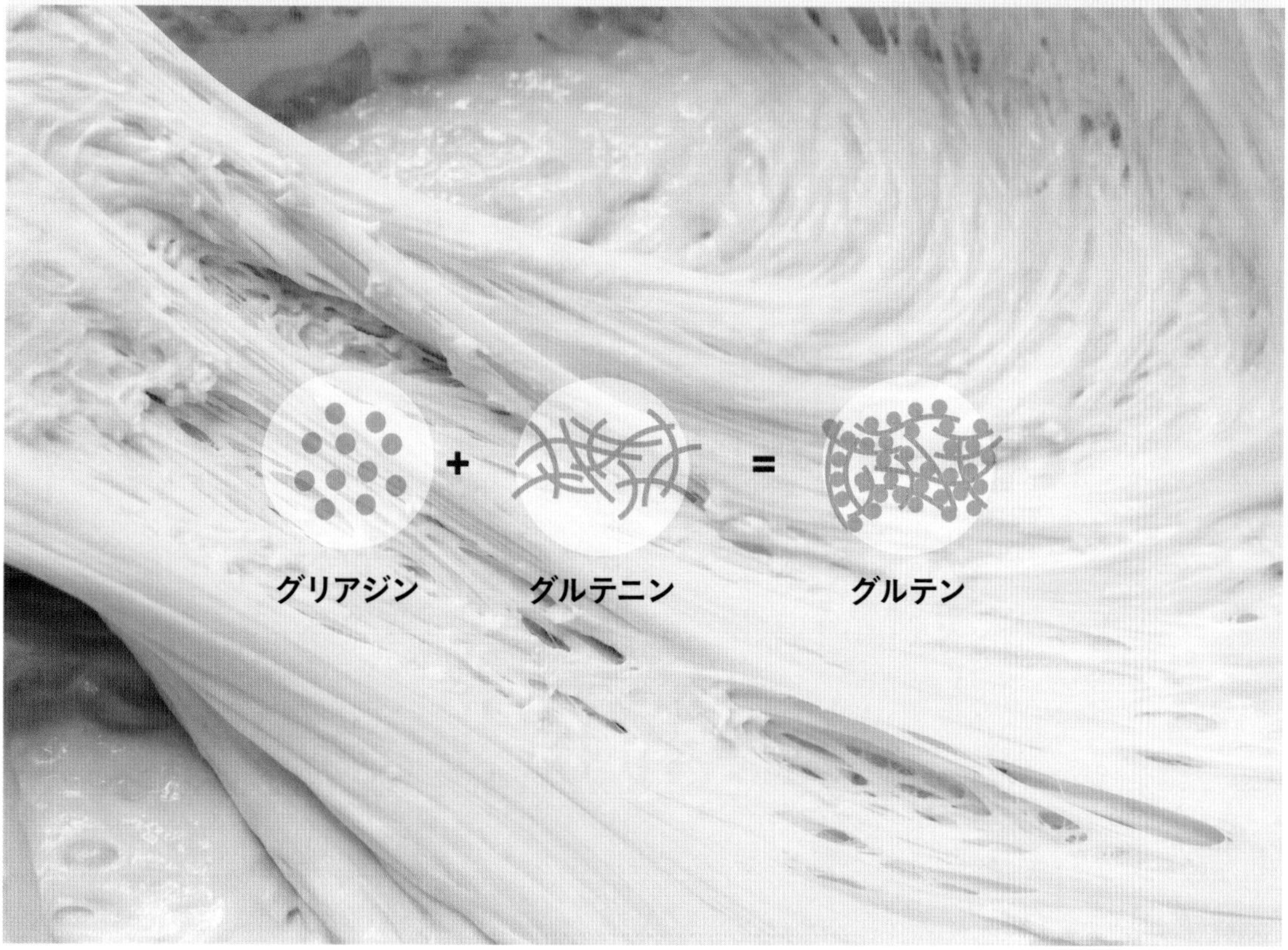

糖アルコール

糖アルコールはアルドースやケトースのカルボニル基が還元されて生成する糖の一種です。

エリトリトール

英名 erythritol

メロン、ぶどう、なしなどの果実やしょうゆ、みそ、清酒などの発酵食品に含まれている天然の糖アルコールです。サクラソウの根、地衣類、藻類にも含まれます。エリスリトールとも呼ばれ、エネルギー量が低いことからダイエット甘味料として利用されています。エリトリトールは体内に吸収されるので、大腸内の浸透圧を高める効果が少なく、ほかの糖アルコールの甘味料に比べて下痢が起きにくい、血糖値を上昇させずインスリンの分泌を誘導しない、などの利点があります。砂糖の60～80％の甘味を示し、砂糖の甘さに近く、あっさりした後味が特徴で、清涼飲料水、お菓子、卓上甘味料などに使われます。このエリトリトールは、虫歯の原因となる酸を作らないことが確認されています。

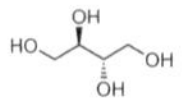

キシリトール

英名 xylitol

キシロース（p.78）を還元して得られる糖アルコールの一種。カバノキ（カバノキ科）から発見され、ギリシャ語で木を意味するXulonから命名されました。天然の代用甘味料として北欧諸国では多用されています。自然界では多くの果実や野菜に含まれていますが、人間の肝臓でも、1日あたり約15gのキシリトールが作られています。冷涼感があり、甘味の後味がよいと好まれます。砂糖と同程度の甘味を持ち、エネルギー量は60％と低く、口腔内の細菌による酸の産生がほとんどなく、虫歯の原因とされるミュータンス菌の一部の代謝を阻害する効果があります。

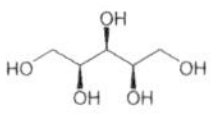

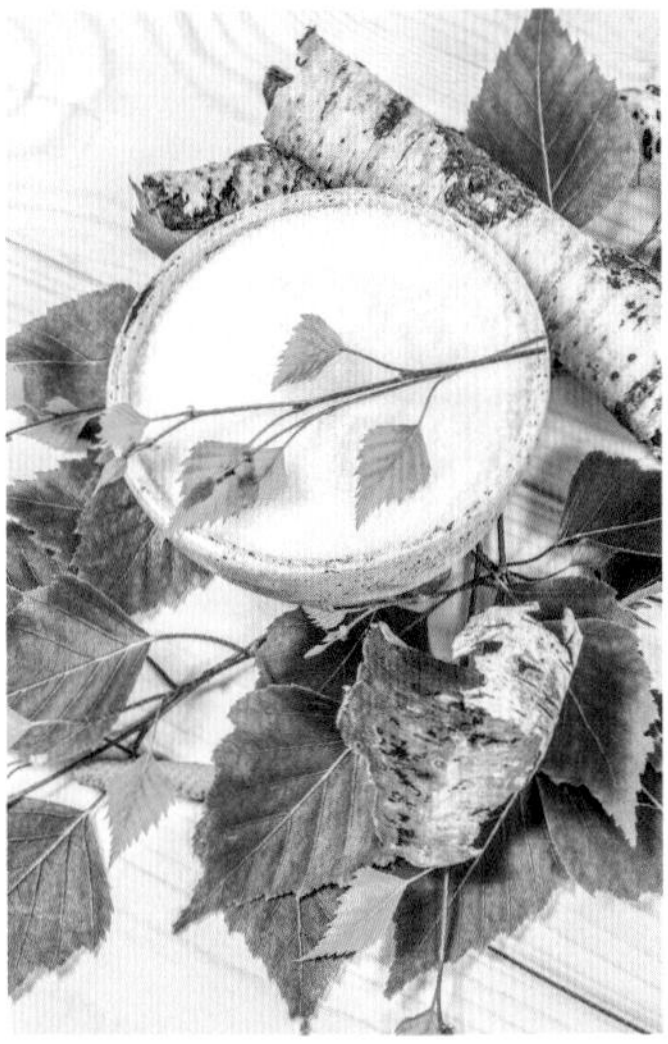

グリセリン

英名 glycerine

糖アルコールの一種で、増粘多糖類に含めることがあります。無色透明の粘性のある糖蜜状液体で、甘味を持ち、食品添加物として、甘味料、保存料、保湿剤、増粘安定剤などの用途があります。甘味料としては砂糖より甘さが弱いにもかかわらず高カロリーです。大豆油や獣脂などの加水分解によって生成されますが、プロピレンという物質から化学合成することも。学術分野では「グリセロール」と呼びますが、医薬品名称を含め日常的にはいまだにグリセリンと呼ばれています。爆薬や狭心症の薬となるニトログリセリンの原料としても有名です。

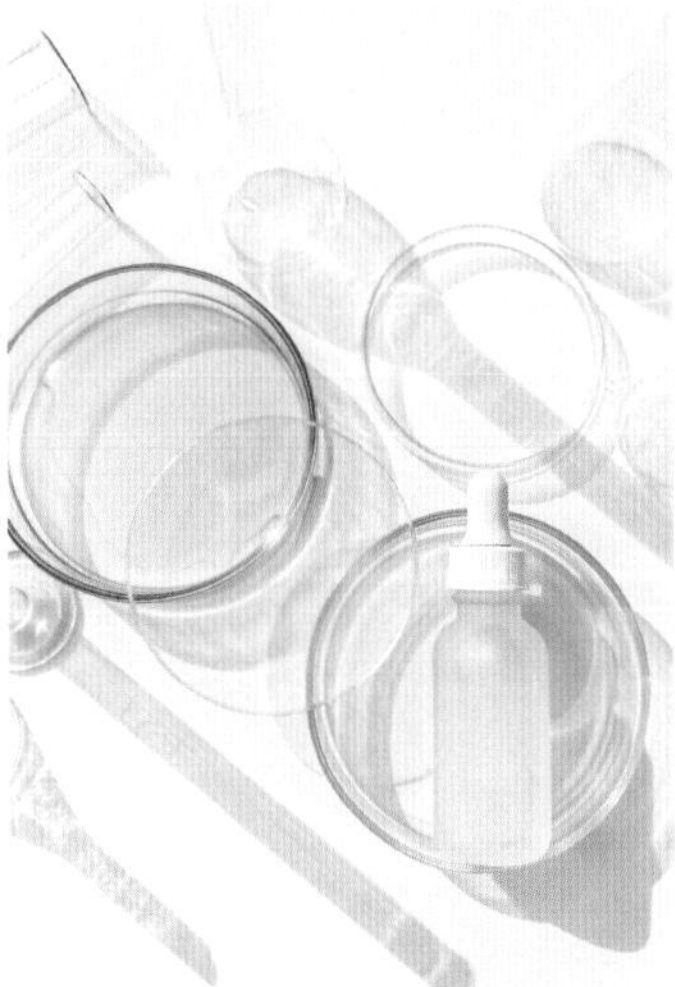

ソルビトール

英名 sorbitol

糖アルコールの一種で、ソルビット、グルシトールとも呼ばれます。バラ科の果物(りんご、なし、もも、プルーン)などに含まれ、ナナカマド(*Sorbus*)属の植物から発見されたため、ソルビトールと命名されました。一般に「虫歯の原因にならない」「酸を生成しない」という宣伝がされていますが、実際には砂糖より速度的により遅くはあるものの酸を生成し、この酸が虫歯の原因になる可能性があります。食品添加物としては、じゃがいもでんぷんやとうもろこしでんぷん由来の甘味料(甘味は砂糖の約60%)として使用され、成分表示には「ソルビット」「軟化剤」と明記されている場合があります。また、保湿作用があるためスキンケア商品、医薬品などにも使われています。

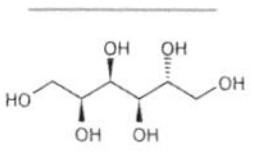

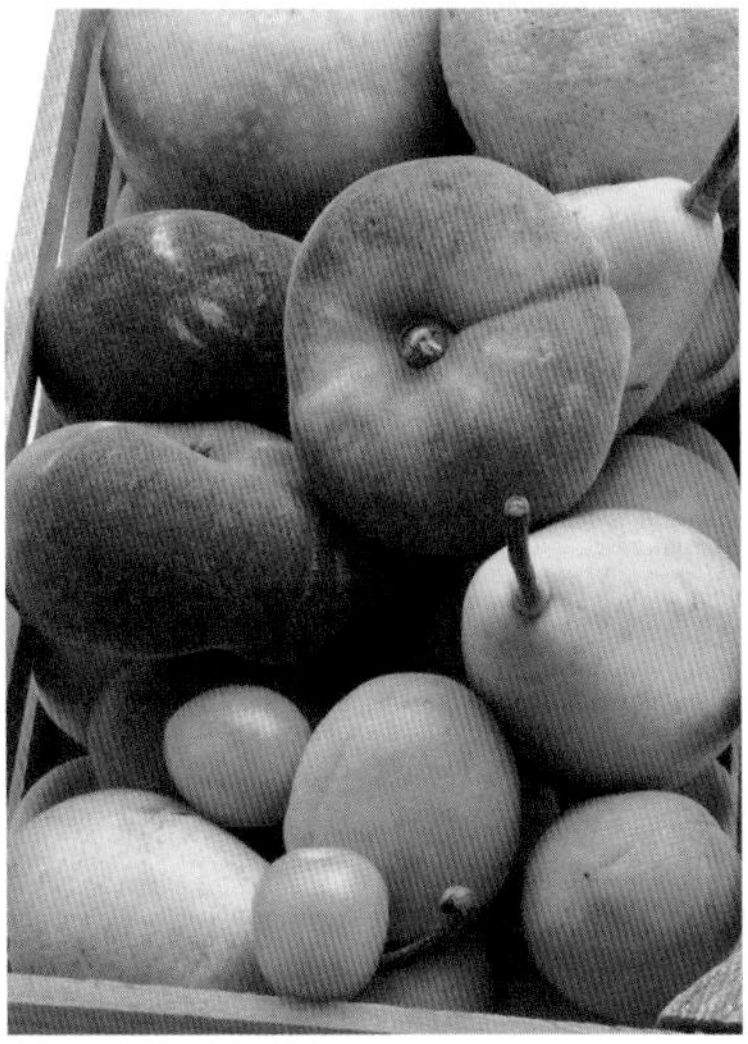

マンニトール

英名 mannitol

糖アルコールの一種で、昆布、わかめなどの海藻類、干しがきなどに含まれています。ヨーロッパから中近東にかけて自生するマンナトネリコ(モクセイ科/*Fraxinus ornus*)の甘い樹液から発見され、命名されました。負の溶解熱を持つため、キャンディなどにひんやりとする爽快感を与えるためにも使われます。食品添加物としては、じゃがいもでんぷんやとうもろこしでんぷん由来の甘味料(甘味は砂糖の約60%)として使用され、糖尿病患者にも利用されます。

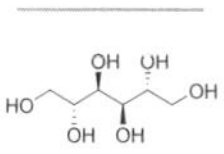

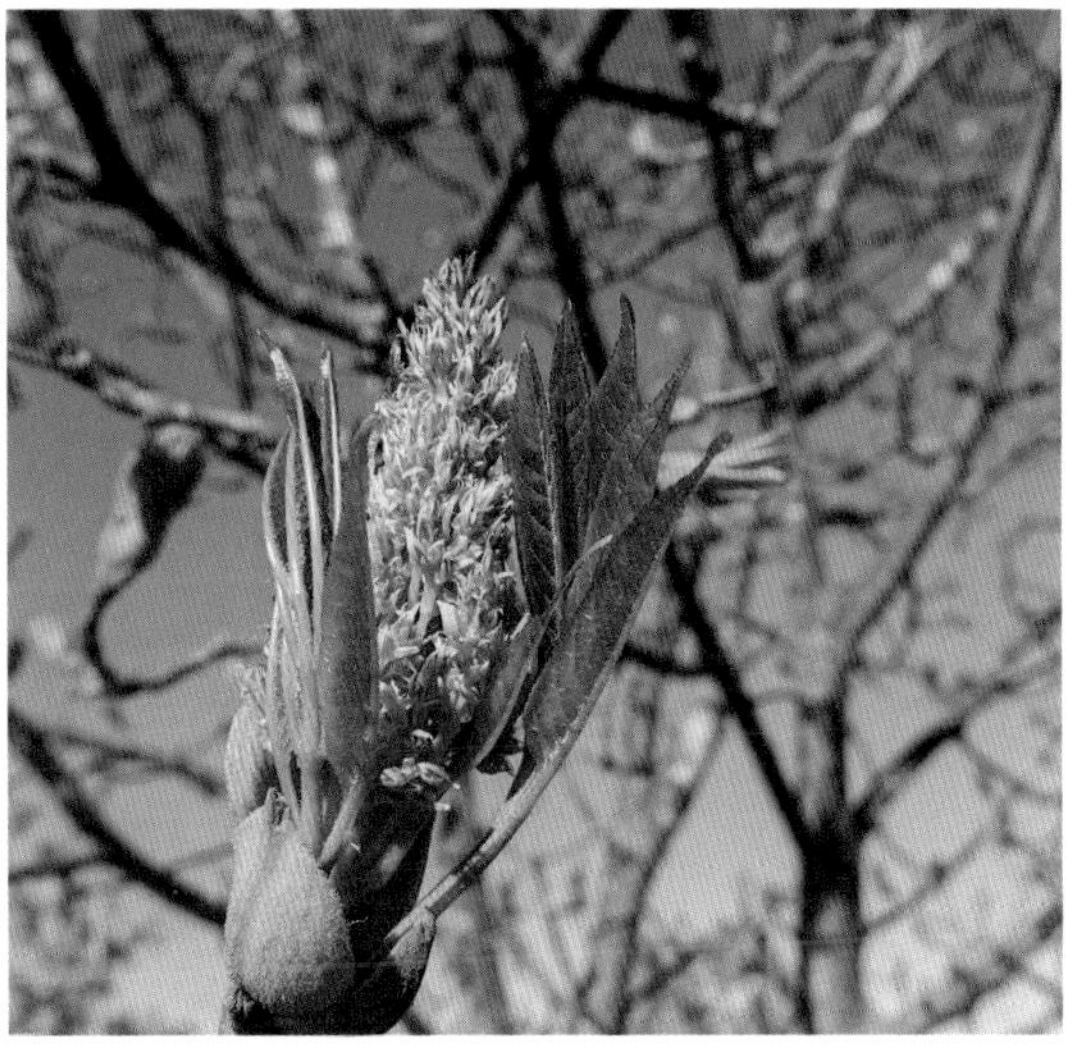

エピゲノムと栄養素

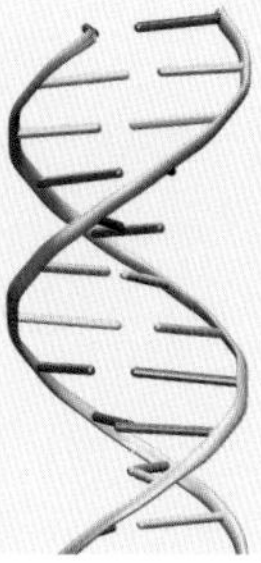

わたしたちの遺伝子は親から受け継いだもので、一生変わらないと思われてきました。ところが最近の研究で、多くの遺伝子は環境の影響や栄養素や毒薬物によって、そのスイッチが入ったり、働かなくなることがわかってきました。また、こうして変化した遺伝子が子どもや孫に遺伝する場合があることもわかってきました。この現象を「エピゲノム」と呼びます。

例えば生活習慣病である糖尿病は、胎児期の母親の食生活に影響されることや、がん、高血圧、花粉症、うつ病などもエピゲノムが関係している可能性が報告されています。

シクリトール

シクリトールは環状のアルコールの総称です。塩または水のストレスに対する応答として浸透圧を調節するために、植物体内で生産されます。

イノシトール

英名 inositol

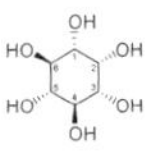

穀物のぬかや豆に多く含まれる、糖アルコールの一種です。ヒトの場合、糖尿病などが原因で体内でイノシトールが不足すると、神経症状が起こるなどの悪影響が知られています。昔はビタミンB群の一種としてビタミンB_8とされたことがありますが、体内で合成できること、欠乏症がないことから、現在はビタミンではなく、ビタミン様物質として扱われています。栄養強化剤（食品添加物）として認められており、脂肪肝や動脈硬化を予防し、脳細胞に栄養を与える効果があるといわれています。

オノニトール

英名 ononitol

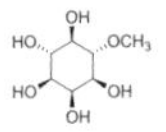

アルファルファ（ムラサキウマゴヤシ）、ハリモクシュク、ささげ（いずれもマメ科の植物）に含まれます。化学的には、イノシトールの一種で、イノシトールに似た作用があります。

キナ酸

英名 quinic acid

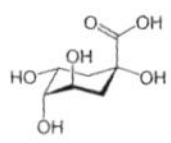

アカネ科の樹木キナの樹皮から発見された成分で「キニン酸」とも呼びます。コーヒーの種子、クランベリーの実、てんさいの葉などに多く含まれるカルボン酸の一種で、多くの植物に含まれています。マラリアの薬（キニーネ）もキナの皮から発見された「環式ヒドロキシ酸」で、膀胱炎や尿路結石を予防します。シキミ酸に水が付加した形をしており、生合成にはシキミ酸経路が関連していると考えられています。

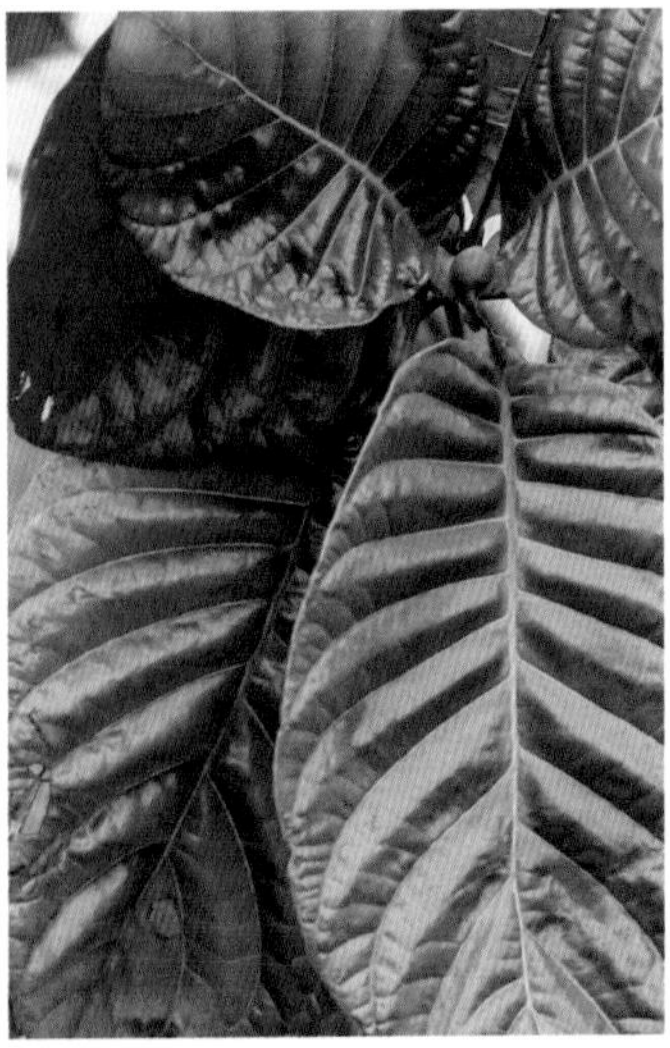

シキミ酸

英名 shikimic acid

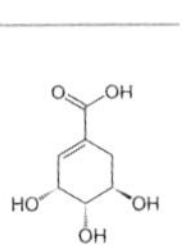

この名前は日本に自生している植物シキミの実に含まれる毒物として単離されたことに由来しますが、ほとんどの植物に存在しています。芳香族化合物の生合成中間体として、キナ酸とともに重要な役割を持つものと考えられ、最近では、インフルエンザの治療薬オセルタミビル（タミフル）の原料として用いられています。

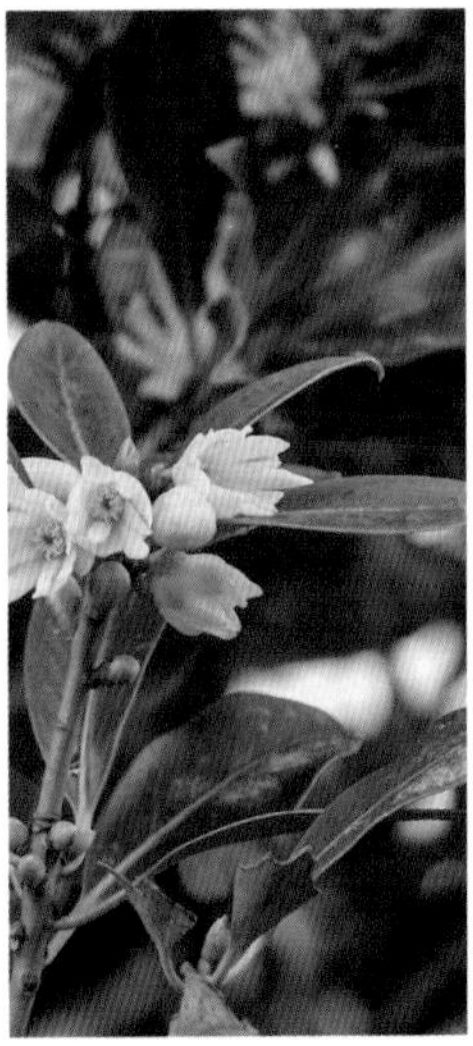

ビスクミトール

英名 viscumitol

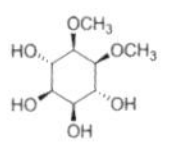

ヤドリギから単離されたので、その学名（*Viscum album*）にちなんで名付けられました。化学的には、ミオイノシトールのジメチルエーテルでシクリトールの一種です。

ピニトール

英名 pinitol

マメ科植物に存在する物質で、ブーゲンビレア（オシロイバナ科）から発見されたシクリトールの一種です。大豆（マメ科）、ルイボス（マメ科）、イナゴマメ（マメ科）、アイスプラント（ハマミズナ科）などにも含まれています。ピニトールは、体内でグルコースを運搬する役割を持つグルコーストランスポーター部位への亢進作用があり、糖尿病予防に効果が期待できるとされます。

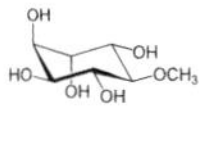

ピンポリトール

英名 pinpollitol

ラジアータパインというマツ科の樹木に多く含まれています。化学的には、イノシトールによく似たシクリトールの一種です。

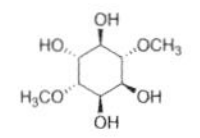

フィチン酸

英名 phytic acid

植物体内でリン酸を貯蔵する物質として知られ、イノシトール‐6‐リン酸とも呼ばれます。フィチン酸のカルシウム・マグネシウム混合塩は、水不溶性の物質でありフィチンと呼ばれ、玄米や米ぬかに多く含まれています。強力な抗酸化物質で防腐剤としても使われ、がんや結石の予防に寄与している可能性があることが報告されています。カルシウムなど多くの金属イオンと強く結合して不溶化し、その吸収を妨げるといわれています。

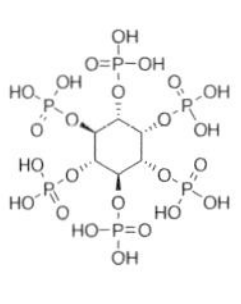

「テフ」でダイエット

テフはイネ科の穀物です。実の部分は1㎜ほどの大きさしかない、イネ科の中では世界最小の穀物ですが、その栄養価はスーパーフードとして知られるキヌア以上だともいわれています。亜鉛や鉄などのミネラルが小麦の2倍含まれ、カルシウム、食物繊維、ビタミンB群、9種類の必須アミノ酸、ω3とω6の必須脂肪酸なども含まれています。グルテンを含まないので、グルテンフリー食品として知られるようになりました。

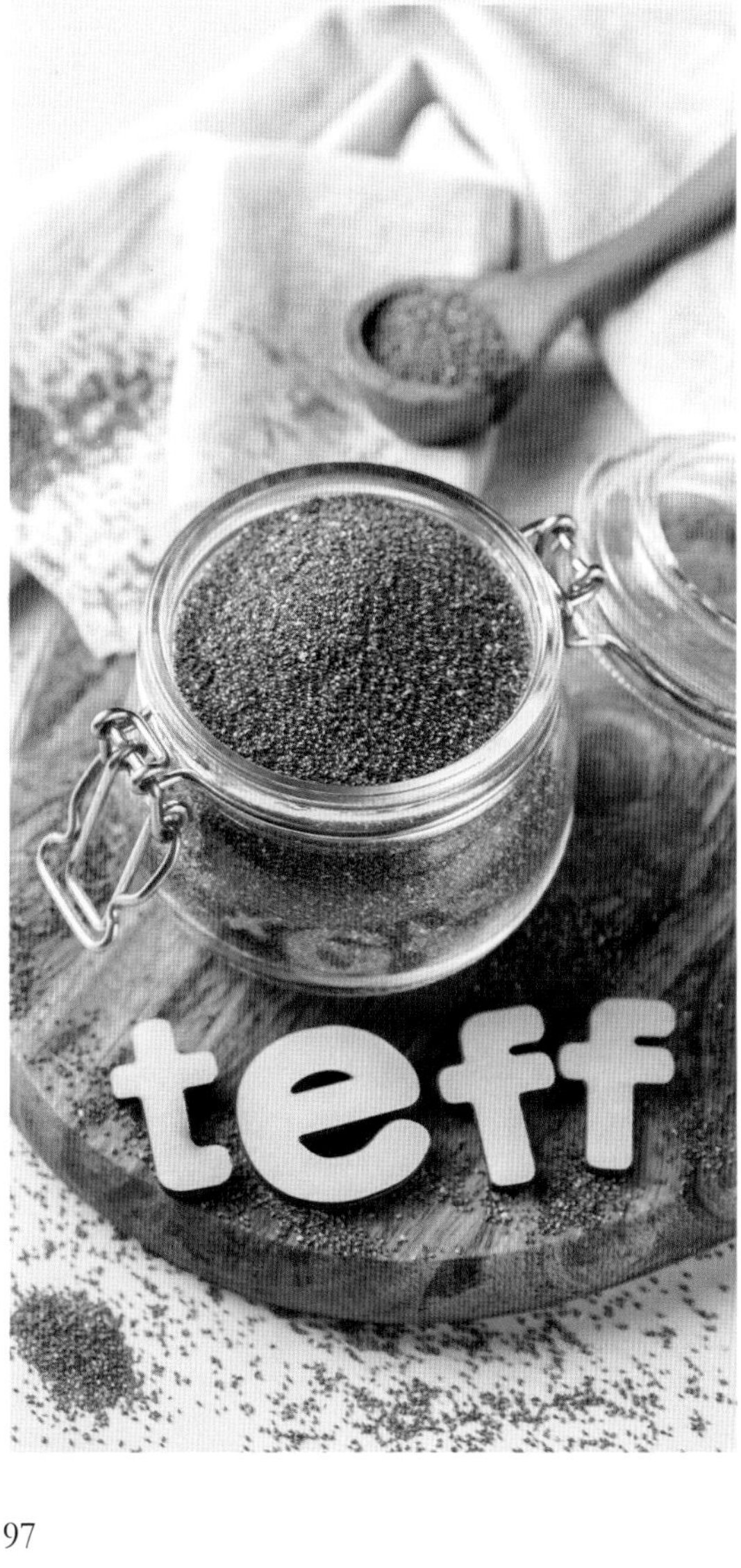

1日分の炭水化物摂取目標量

炭水化物の摂取目標量は、総エネルギー摂取量に占める割合として示されています。炭水化物は、ご飯や麺類などの主食のほか、いも類、ジュース類、果実類、菓子類に多く含まれます。

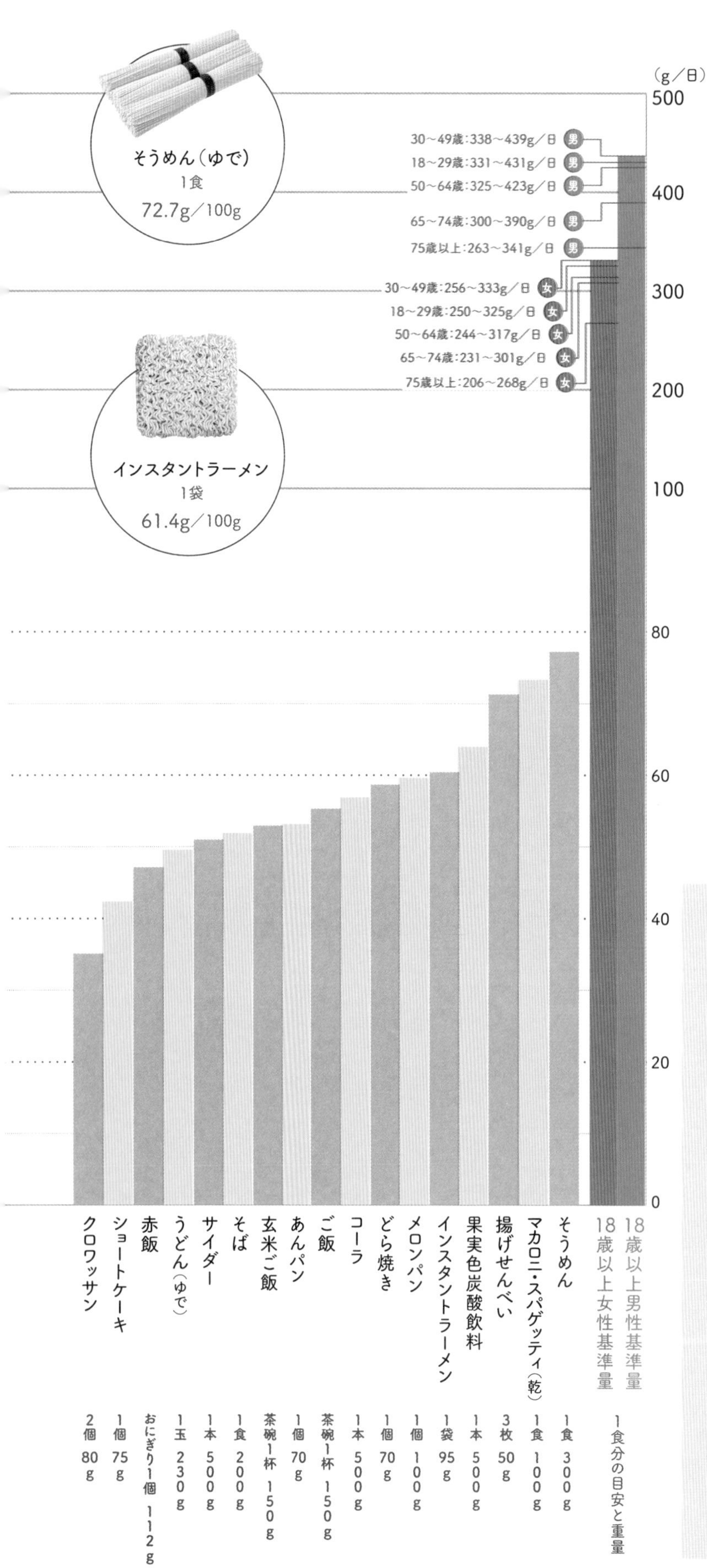

目標量（DG）とは

生活習慣病の発症予防のために現在の日本人が当面の目標とすべき摂取量とされています。

1日に摂取する炭水化物の目標量

性別	男性	女性
年齢（歳）	目標量（g）	目標量（g）
1～2	113～146	113～146
3～5	163～211	156～203
6～7	194～252	181～236
8～9	231～301	213～276
10～11	281～366	263～341
12～14	325～423	300～390
15～17	350～455	288～374
18～29	331～431	250～325
30～49	338～439	256～333
50～64	325～423	244～317
65～74	300～390	231～301
75以上	263～341	206～268

身体活動レベルII（ふつう）

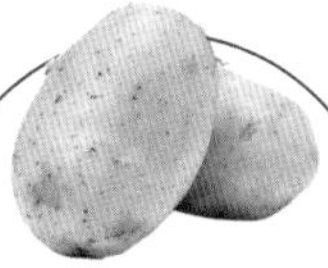

じゃがいも
1個
17.3g／100g

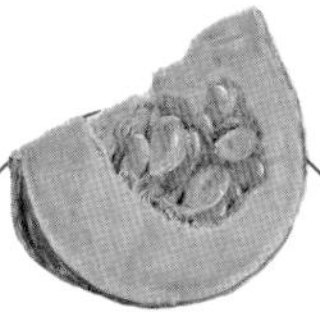

西洋かぼちゃ
煮物1食
20.6g／100g

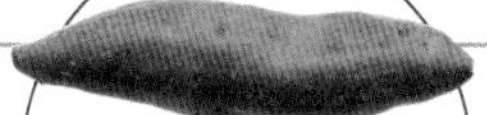

さつまいも
1本
31.9g／100g

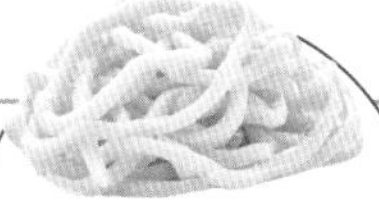

うどん（ゆで）
1玉
56.8g／100g

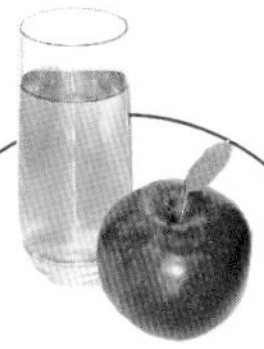

りんごジュース濃縮還元
コップ1杯
11.4g／100g

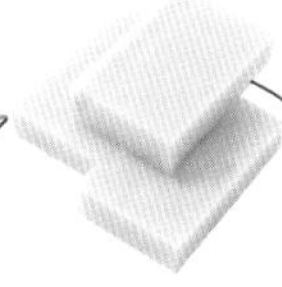

餅
1個
50.8g／100g

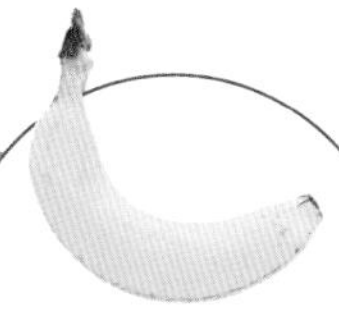

バナナ
1本
22.5g／100g

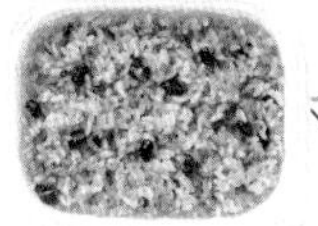

赤飯
おにぎり1個
41.9g／100g

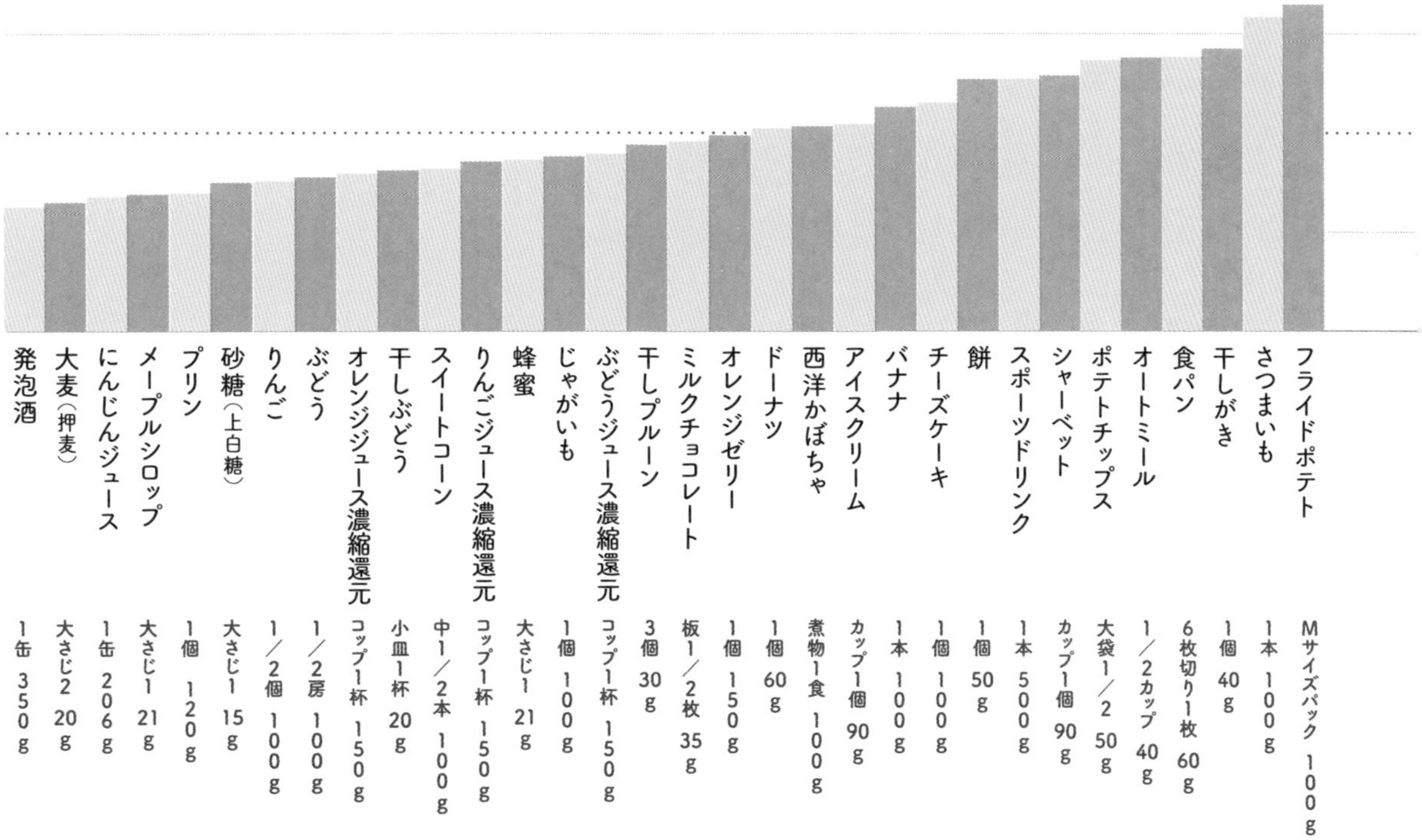

食物繊維とは?

腸内環境を整えるだけでなく多くの生理機能がある

人間の消化酵素によって消化されにくい「難消化性成分」を総称して食物繊維と呼びます。セルロースやペクチンなどの植物由来の食物繊維は細胞壁の構成部分に多く、キチンやキトサンなどの動物由来の食物繊維は殻に含まれています。食物繊維は腸の働きを促進して便通習慣を改善するほか、食後の血中中性脂肪の上昇を穏やかにするなど、生体調節機能がある成分です。その機能性が注目され、「第六の栄養素」と呼ばれることもありますが、本来は糖質とともに炭水化物に含まれます。

食物繊維は、水に溶けない不溶性食物繊維と水に溶ける水溶性食物繊維に大別されます。不溶性食物繊維は腸内で水を吸収して膨らみ、ぜん動運動を活発にするため、排便を促します。その結果、発がん物質がスムーズに排出されるため、大腸がんの予防になるとされています。水溶性食物繊維は腸内でゼリー状になり、糖質の吸収を穏やかにして血糖値の急上昇を抑える働きがあります。また、コレステロールを吸着して便として排出します。

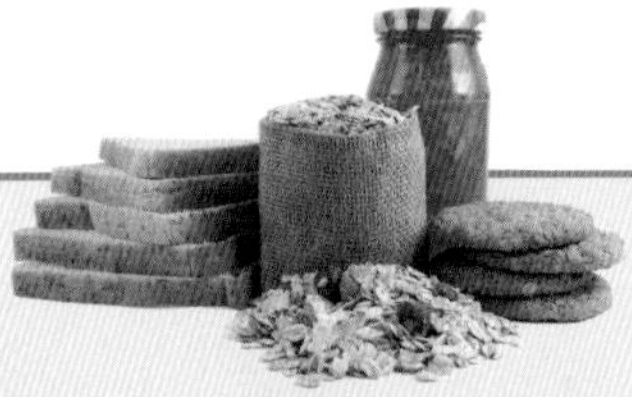

不溶性食物繊維

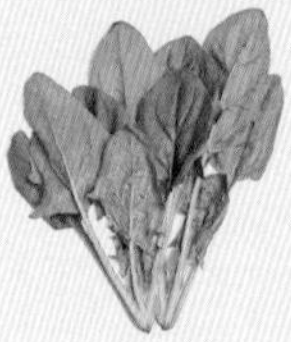
ほうれんそう

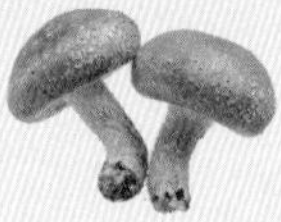
きのこ

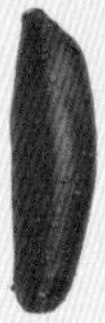
さつまいも

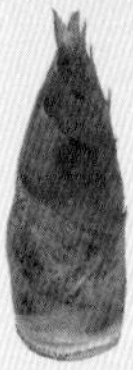
たけのこ

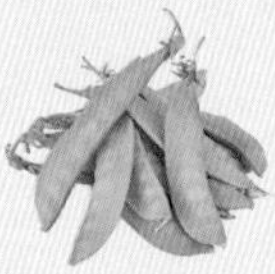
豆類

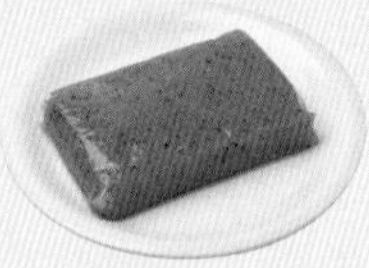
こんにゃく

両方を多く含む

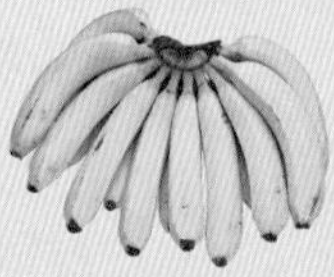
バナナ

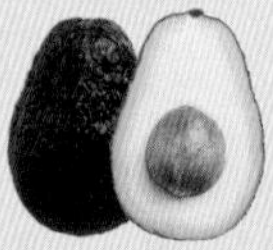
アボカド

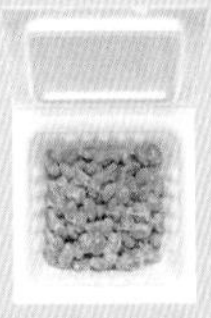
納豆

水溶性食物繊維

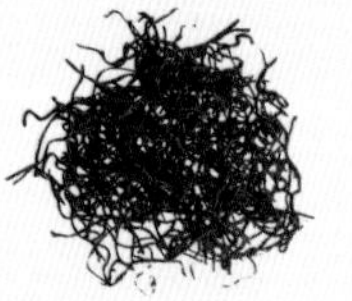
ひじき

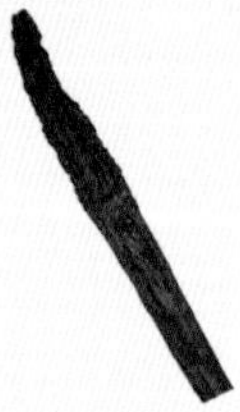
昆布

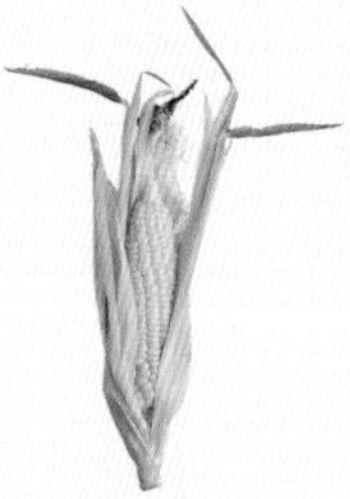
とうもろこし

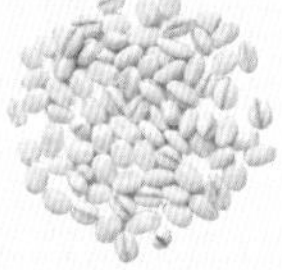
大麦

咀嚼とは

咀嚼とは、食べ物を歯で噛み砕いて唾液と混ぜ合わせること。次のように重要な役割を担っています。①唾液が分泌され、消化をスムーズに行う ②唾液が分泌され、虫歯などの予防につながる ③脳が活性化し、認知症などの予防になる ④満腹中枢が刺激され、肥満予防につながる ⑤唾液に含まれるペルオキシダーゼという酵素ががんの抑制につながる、などです。

「腸活」と食物繊維

「腸活」とは、腸内の環境を整えて、腸本来の力を発揮できるようにすること。そのためには「食事」「睡眠」「運動」のバランスが重要です。

「食事」面で最も大切なのは、善玉菌を優位にしておくこと。そのためには、善玉菌を多く含む「発酵食品」、腸内で善玉菌のエサとなる「食物繊維」や「オリゴ糖」の摂取が有効です。わかめのみそ汁のように発酵食品と食物繊維を、あるいはヨーグルトバナナのように発酵食品とオリゴ糖を一緒に摂ることで、さらに効果が期待できるでしょう。

「運動」は、腸のぜん動運動を活性化できるよう、お腹周りの筋肉を刺激するものがよいでしょう。ウォーキングや体操、ストレッチ、スクワットなど、自分のペースでゆっくりと行える運動を。ポイントは、軽い運動でもよいので毎日継続することです。朝起きてすぐに、お腹周りをゆっくりマッサージし、規則正しい排便を促すことも大切です。

「睡眠」で大切なのは、その質。副交感神経を優位にし、リラックスして心地よく眠ること。十分な休息をとることで腸のぜん動運動が活発になり、腸内環境を整えることにつながります。

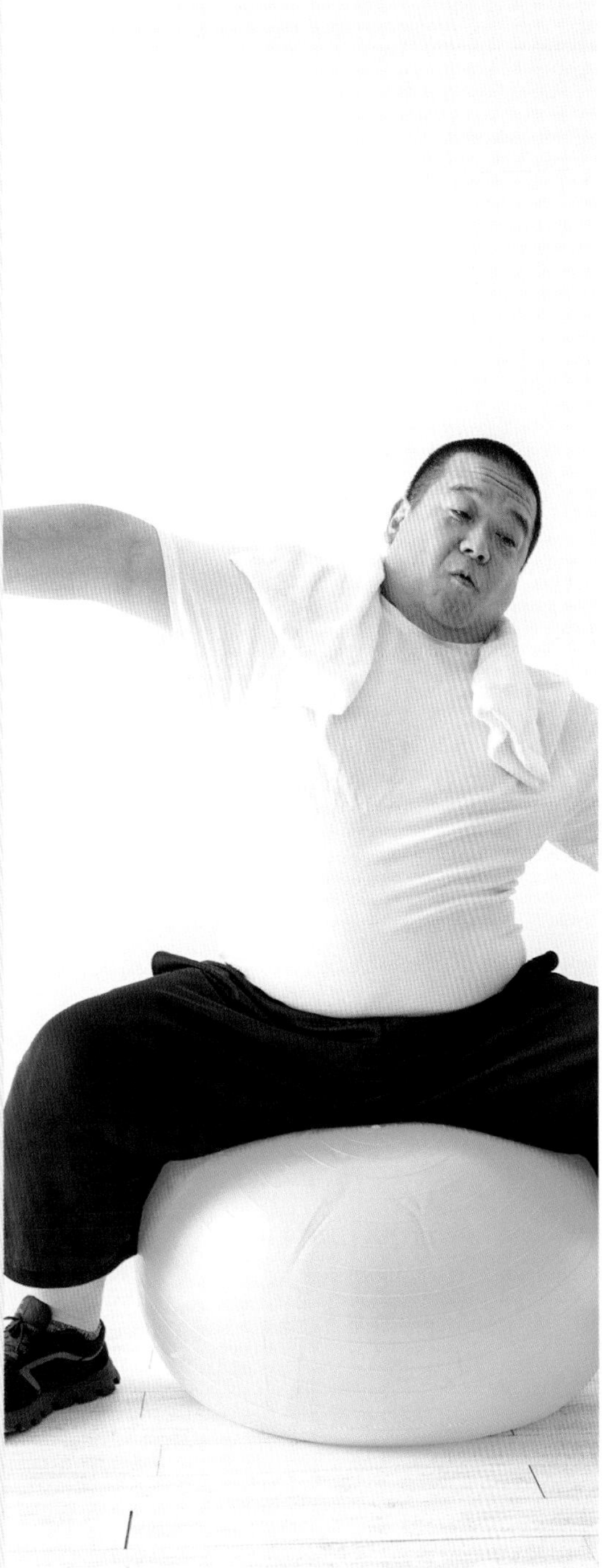

体内における食物繊維の働き

小腸で消化されずに大腸まで届く

食物繊維は口に入ると噛み砕かれますが、硬いため咀嚼時間が長くかかります。その間に唾液の分泌が促進され、虫歯や歯周病の予防になります。また、満腹中枢が刺激されることで、肥満の予防にもつながります。

胃に送られた食物繊維は水分を含んで膨らみ、かさが増すことで満腹感を感じやすくなります。粘液性のある水溶性食物繊維の場合、胃の内容物を包みこんで吸収を遅らせるため、血糖値の急上昇を抑える働きもあります。

小腸ではほかの内容物の移動を邪魔することで、吸収速度を遅らせる働きがあり、血糖値の急上昇を抑えます。また、胆汁酸やコレステロール、有害物質などを吸着し、体外に排泄する作用も。

大腸に送られてきた食物繊維は水をたっぷり含んでいるため、便の重量を増し、ぜん動運動を活性化させることにより排便を促します。発がん物質を腸内にとどめておく時間を短くすることで、がんの予防にも貢献します。

また、食物繊維は、人体にとって有用な働きをする腸内細菌のエサとなります。このような腸内細菌を「プロバイオティクス」、そのエサとなるものを「プレバイオティクス」と呼びます。腸内細菌によって食物繊維は発酵し、短鎖脂肪酸や水素、メタンなどを作ります。短鎖脂肪酸は吸収され、エネルギーとなります。

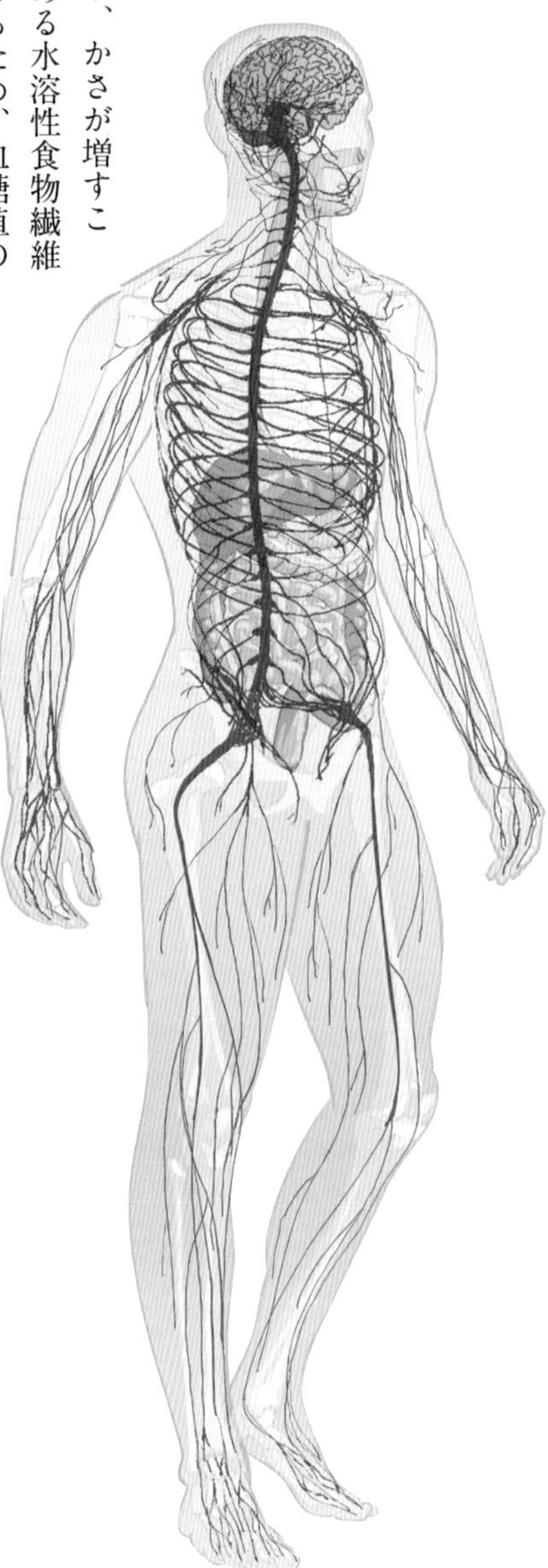

脳腸相関

緊張するとお腹が痛くなる、これは誰もが経験していることではないでしょうか？実はこれは体の司令塔である脳の状態が腸の機能に影響を与えているために起こる現象です。近年、腸にも脳と同じように、情報を伝達する神経細胞ネットワークがあることがわかりました。腸は脳の指令がなくても、自身が感知した情報を処理して脳へ知らせることができます。つまり、腸の状態が脳へ伝わることにより、感情に影響が現れるというわけです。そのため、腸は「第二の脳」と呼ばれています。

このように、脳と腸との密接な関係を「脳腸相関」と呼びます。ストレス社会において、腸内の環境を整えるということは、メンタルヘルスにとっても大変重要なことだといえるのです。

便秘のしくみ

便が出ない状態を一般的には「便秘」といいますが、日本内科学会によると「3日以上排便がない状態」、または「毎日排便があっても残便感がある状態」と定義づけられています。

咀嚼した食べ物は食道を通り、胃に入り、胃液によって粥状に消化され、小腸へ運ばれます。小腸を通過するときに体に必要な養分と水分を吸収して、残りのカスが大腸へ運ばれます。カスは1日から2日ほど大腸にとどまり、水分を吸収し、固形の便を作りながら直腸へ運ばれます。直腸に届くと腸壁が刺激され、それが便意につながり、脳の指令を受けて肛門から排便されます。これがスムーズにいかないのが便秘なのです。

便秘には「弛緩性便秘」と「痙攣性便秘」、「直腸性便秘」の3種類があります。弛緩性便秘は大腸の機能が低下し、起こります。腸管が緩んだり、腸管の機能が低下して便が大腸内に長い時間とどまり、便から水分がなくなって硬くなります。便秘の中でいちばん頻度が高いともいわれています。

痙攣性便秘は、自律神経の副交感神経の不調によって腸管が緊張し、起こります。うさぎのようなコロコロした便が出る状態です。直腸性便秘は直腸の排便機能が低下し、起こります。直腸に便が到達しても排便が起きにくい状態です。寝たきりの高齢者に多いといわれています。

便秘の原因は人によって違いますが、過度なダイエットによる食物繊維や水不足、運動不足やストレスなどでも起こります。また、男性よりも女性に多いのは、男性に比べて女性は腹筋が弱く、便を送り出す力が弱いためです。

便秘の改善には、食物繊維が多く含まれているものを食べることです。なかでもセルロースやヘミセルロース[*]は便の量を増やし、腸管を刺激してくれます。冷たい牛乳を飲むのも改善策の1つです。牛乳に含まれているラクトース（乳糖）という糖質が胃や大腸を刺激し、排便を促します。

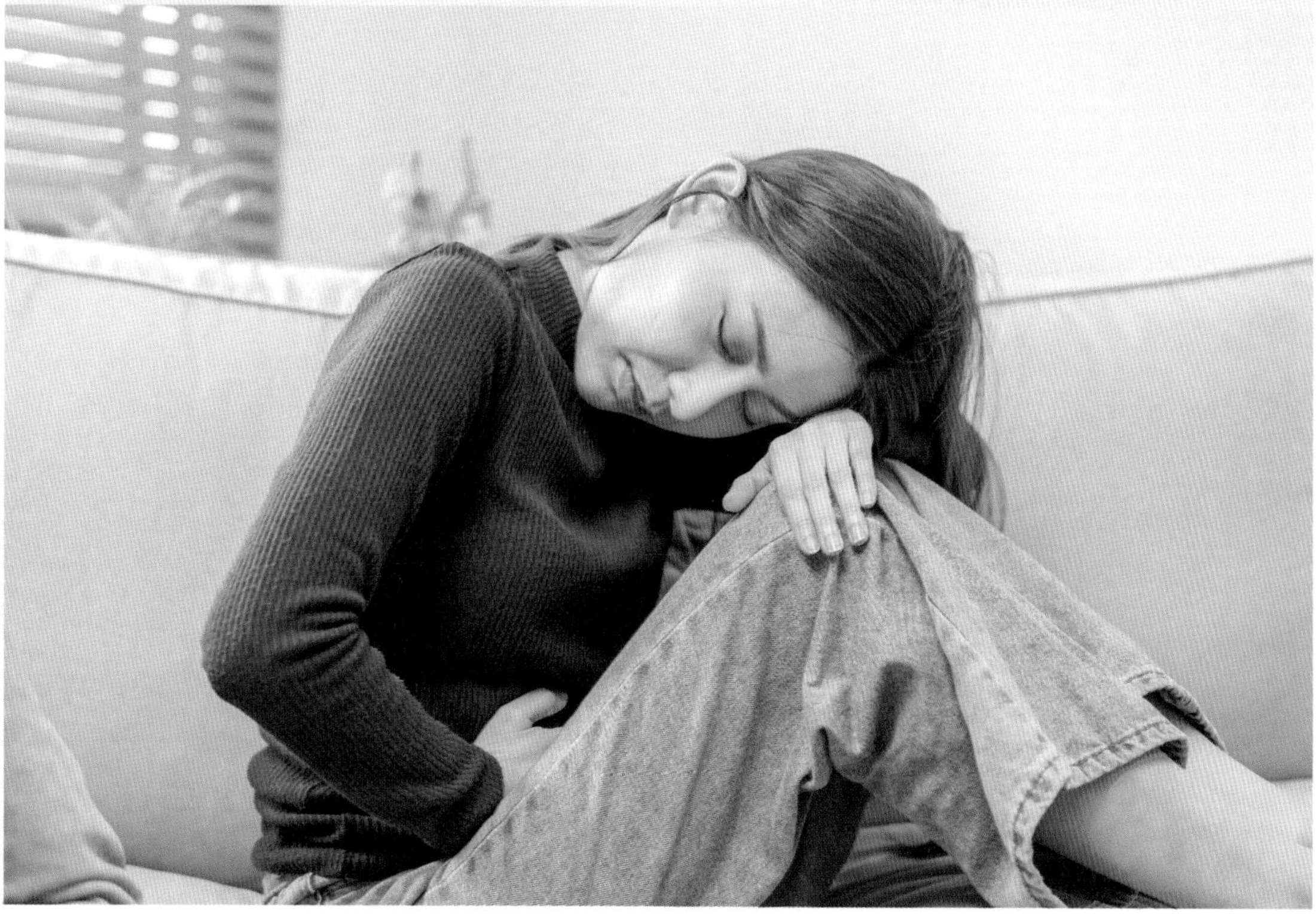

＊ ヘミセルロース：植物の細胞壁の30%を占める成分で、水に溶けないセルロース以外の食物繊維の総称。グルコマンナンやキシランなど。

不溶性食物繊維

不溶性食物繊維は糸状でザラザラしており、穀類、野菜、きのこ、こんにゃく、豆類、種実類などに多く含まれます。セルロース、キチン、キトサンなどは不溶性食物繊維です。

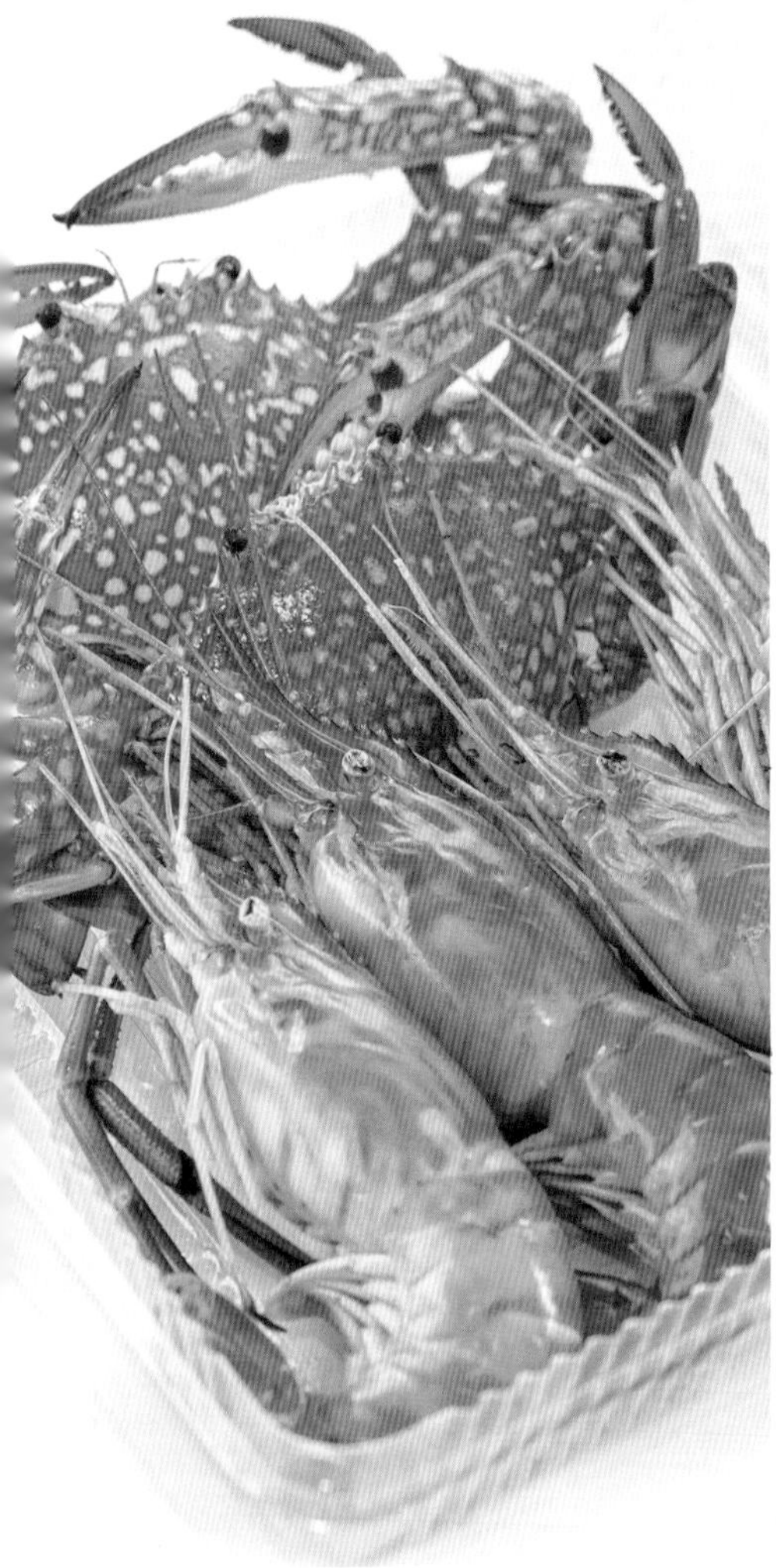

キチン

英名 chitin

かにやえびなどの甲殻類や節足動物、かび、きのこなど真菌類の細胞壁などの主成分で、自然界ではセルロースに次いで多量に分布する多糖類です。甲殻類の殻から精製されたものが動物性の食物繊維。免疫力向上、高脂血症の改善などに効果があるといわれますが、ヒトでの効果は十分検証されていないようです。

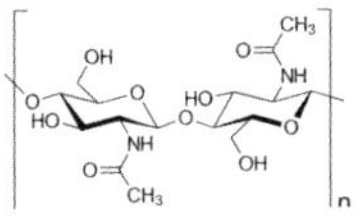

キトサン

英名 chitosan

かにやえびなどの甲殻類の外骨格から得られるキチンからアセチル基（CH_3CO-）を外す脱アセチル化を行い、精製されます。ただし完全な脱アセチル化は難しく、精製後にもキチンが2、3割残るため、一般的には「キチン・キトサン」と併記されます。増粘効果を出すための食品添加物、化粧品、繊維中への練り込み、治癒用の創傷保護材、人工皮膚などに利用されています。

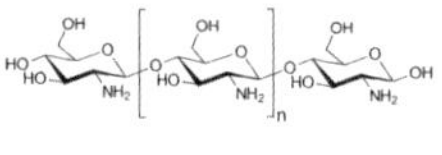

セルロース

英名 cellulose

植物の細胞壁および植物繊維の主成分で、地球上で最も多く存在する多糖類です。植物体においてセルロースの割合は1/2〜1/3ほどですが、繊維材料の亜麻（アマ科）では80%、木綿では98%にもなります。食材としての野菜、果物、穀類のセルロースは、ヒトの消化酵素では分解されませんが、不溶性食物繊維として整腸作用などの働きがあります。牛や羊などの草食の反芻動物は、第一胃内の細菌がセルロースを分解し、グルコースに変えることでエネルギーとして利用することができます。セルロースは分子式（$C_6H_{10}O_5$）nで表される炭水化物です。

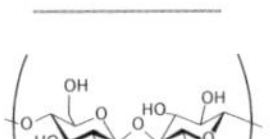

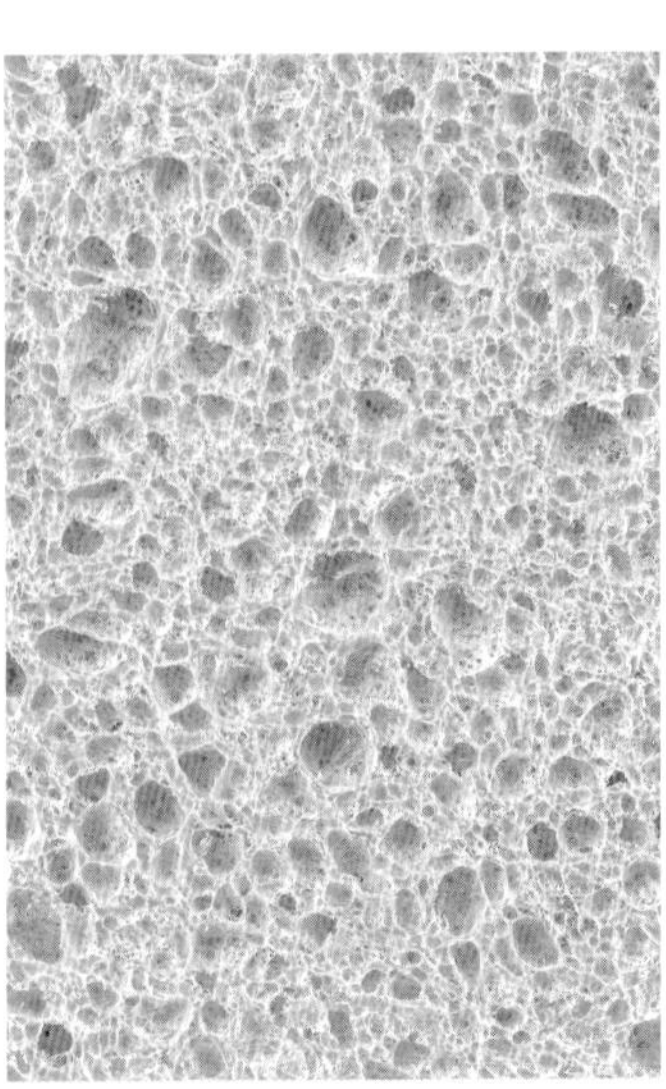

リグニン

英名 lignin

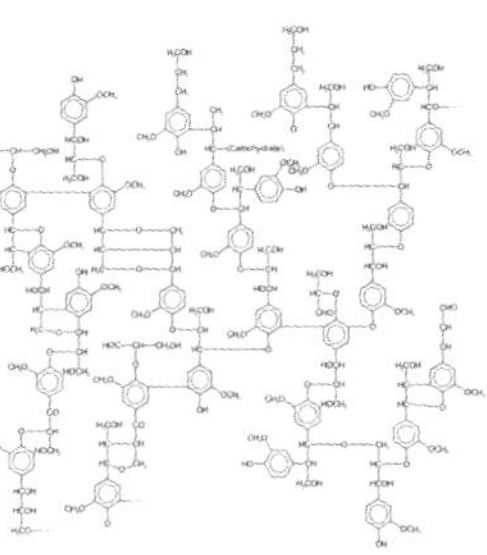

木材（維管束植物）の道管、仮道管などの木化に関与する高分子のフェノール性化合物。「木質素」とも呼ばれ、「木材」を意味するラテン語「lignum」から命名されました。木部の組織は死細胞となったもので、リグニンは木材中の20～30%を占め、植物体を維持します。木材には20～35%、草本類には15～25%含まれており、自然界に豊富に存在する天然有機物資源です。腸管内の残留物の排出に役立ち、大腸がん、肥満等の各種生活習慣病の予防、便秘や腸内環境の改善、ダイエット等に役立つとされ機能の研究が進んでいます。食品では、亜麻の種子（フラックスシード）、根菜類（にんじん、大根）、小麦ふすまなどに比較的多く含まれています。

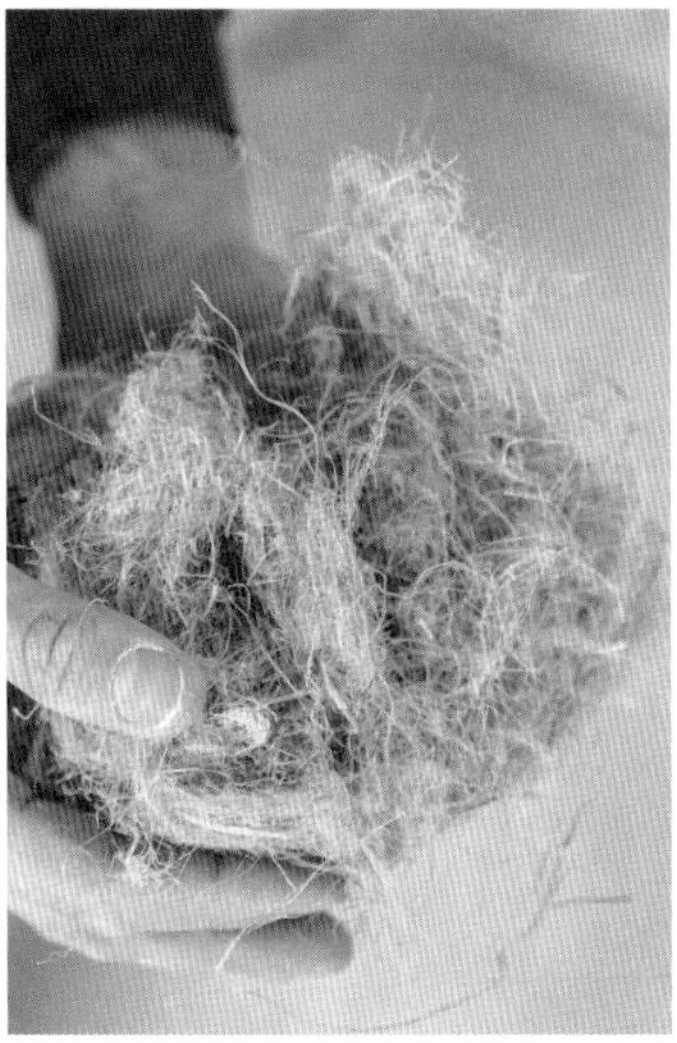

玄米、雑穀米の効果

玄米は精米していない米のことで、果皮や種皮、胚芽など精米で取り除かれる「ぬか」と呼ばれる部分が含まれています。ぬかには食物繊維、ビタミンB群、ミネラルなどが豊富です。「日本食品標準成分表 2020年版（八訂）」によると、玄米には100gあたり食物繊維は3.0g、ビタミンB_1が0.41g、マグネシウムが110mgと白米に比べて食物繊維が約6倍、ビタミンB_1とマグネシウムが約5倍含まれています。

玄米の食物繊維は、便のかさを増やして腸の働きを促す不溶性の食物繊維が多く、便秘の改善につながります。また、血糖値の急激な上昇を抑制したり、血中のコレステロール値を下げたり、皮膚や粘膜の健康を維持したりする働きがあります。

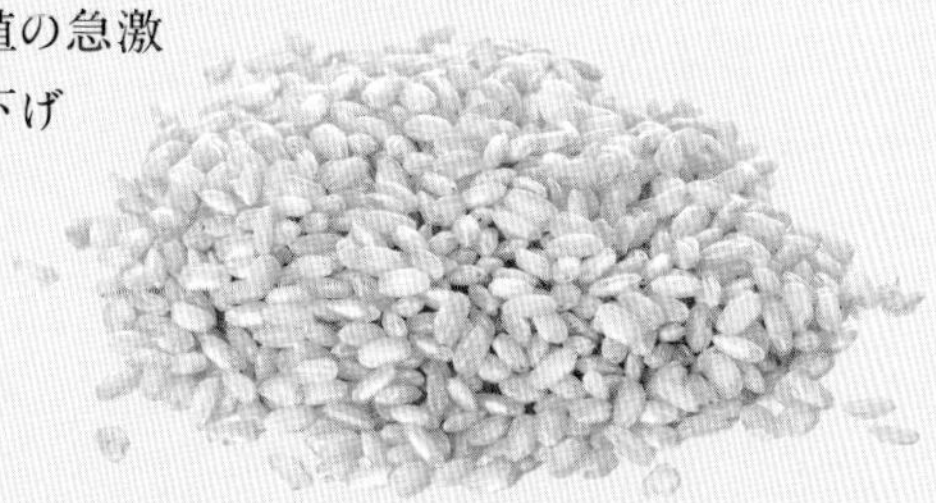

さらに、玄米に含まれているフィチン酸という成分は、体内の有害物質と結びついて体の外へ排出する手伝いをしてくれます。

一方、雑穀米はあわ、ひえ、きび、もち麦、ハトムギなど複数の雑穀を白米に交ぜたものです。一般的に売られている雑穀米はメーカーによって交ぜられている雑穀が違い、含まれている栄養素も異なりますが、食物繊維やビタミンB群、たんぱく質などのほかにγ-アミノ酪酸（GABA）やポリフェノールなどが含まれているものあります。玄米同様、便秘の改善や、ポリフェノールが含れているものは抗酸化作用が期待できます。そのほか、精神の安定や睡眠の質の向上にも役立つといわれています。

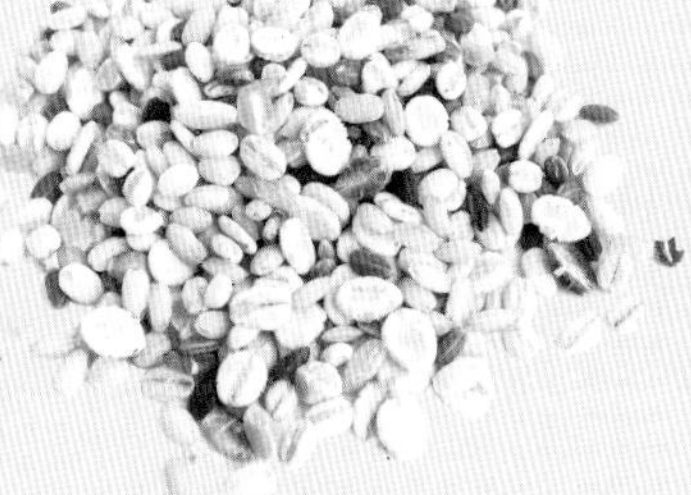

水溶性食物繊維

水溶性食物繊維は、ヌルヌルしたものとサラサラしたものがあり、精製されていない穀類、果物、いも、海藻などに多く含まれています。水溶性食物繊維には、果物に含まれるペクチン、こんにゃくいもに含まれるグルコマンナン、昆布に含まれるアルギン酸、ごぼうに含まれるイヌリンなどがあります。

アルギン酸

英名 alginic acid

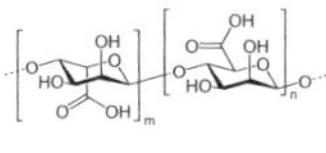

昆布やわかめ、もずく、ひじきなどの褐藻類に含まれる水溶性食物繊維で、昆布やわかめの乾燥藻体の30～60％を占める主成分。海中ではミネラルと結合してアルギン酸塩となり、ゼリー状になって細胞の隙間を満たしています。高血圧の予防やコレステロール降下の作用があり、動脈硬化予防にも。アルギン酸はその保水性から、特に小麦粉製品に対する品質改良材として利用されています。別名は昆布類粘質物。

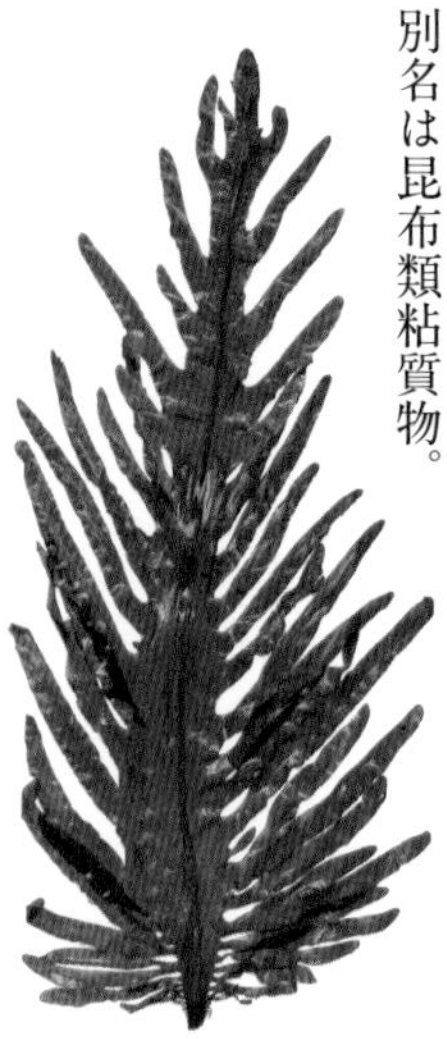

イヌリン

英名 inulin

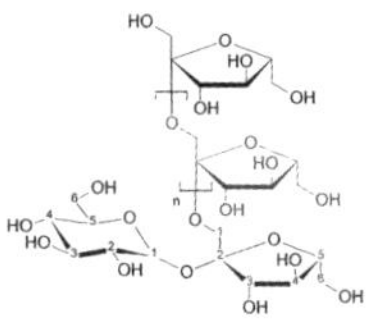

キクイモやごぼう、にらなどに多く含まれる、フルクトースの重合体（フルクタン）です。糖類の仲間ですが、ヒトはイヌリンを分解する酵素を持たず、ほとんど吸収されずに排出されるため、水溶性の食物繊維に分類されます。エネルギー量は砂糖の1/4から1/3程度、脂肪の1/6から2/9程度で低カロリー食品として利用され、腸内で発酵分解されてフラクトオリゴ糖になることが知られています。カルシウムやマグネシウム吸収を促進し、腸におけるバクテリアの活動を増進させる作用も報告されています。

イヌリンは栄養上の性質に優れることから、食品に使用されることが近年増えています。薄味のものから甘いものまで広範に使用されており、砂糖や脂肪、小麦粉の代わりに用いられることもあります。しかし、多量に摂取すると、過敏な人あるいは不慣れな人にとっては腹部膨満をきたす可能性があることに注意が必要です。

グルコマンナン

英名 glucomannan

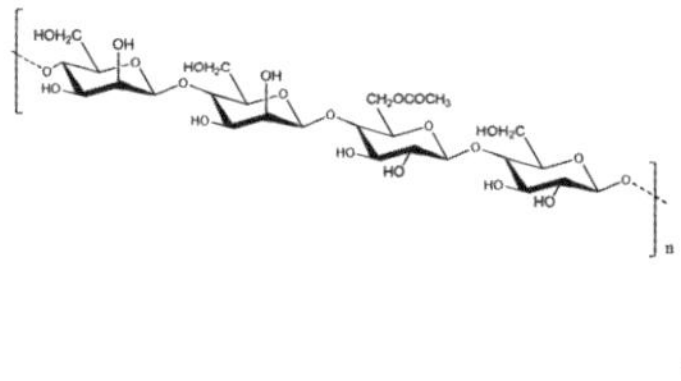

こんにゃくいもなどに含まれる水溶性食物繊維。グルコースとマンノースがグリコシド結合してできている、分子量が大きな物質です。こんにゃくの主成分で、別名はこんにゃくマンナン。便秘の改善やコレステロールの吸収抑制などの作用が認められていますが、摂りすぎると下痢などの症状が出ることもあり、特に妊娠中や授乳中の安全性については十分なデータが揃っていません。高い粘性があるため、ゼリーやパン、麺類などにも増粘剤として使われています。

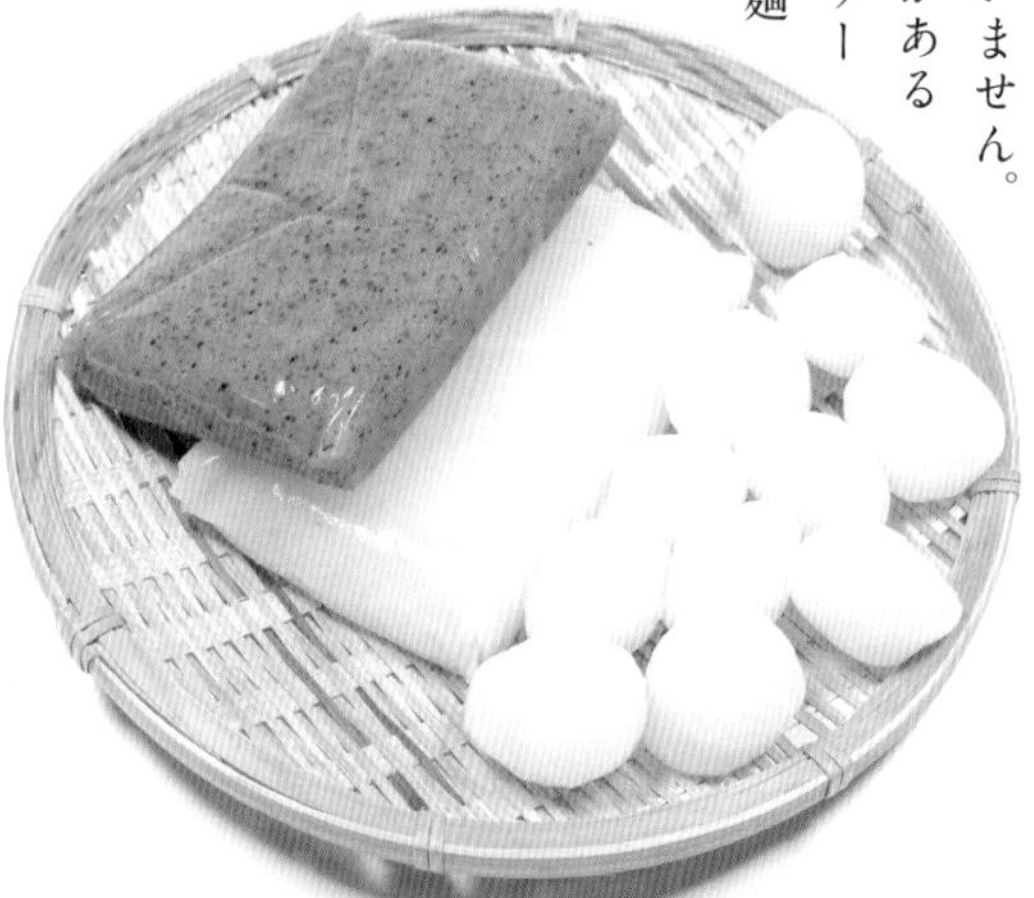

サイリウム

英名 psyllium

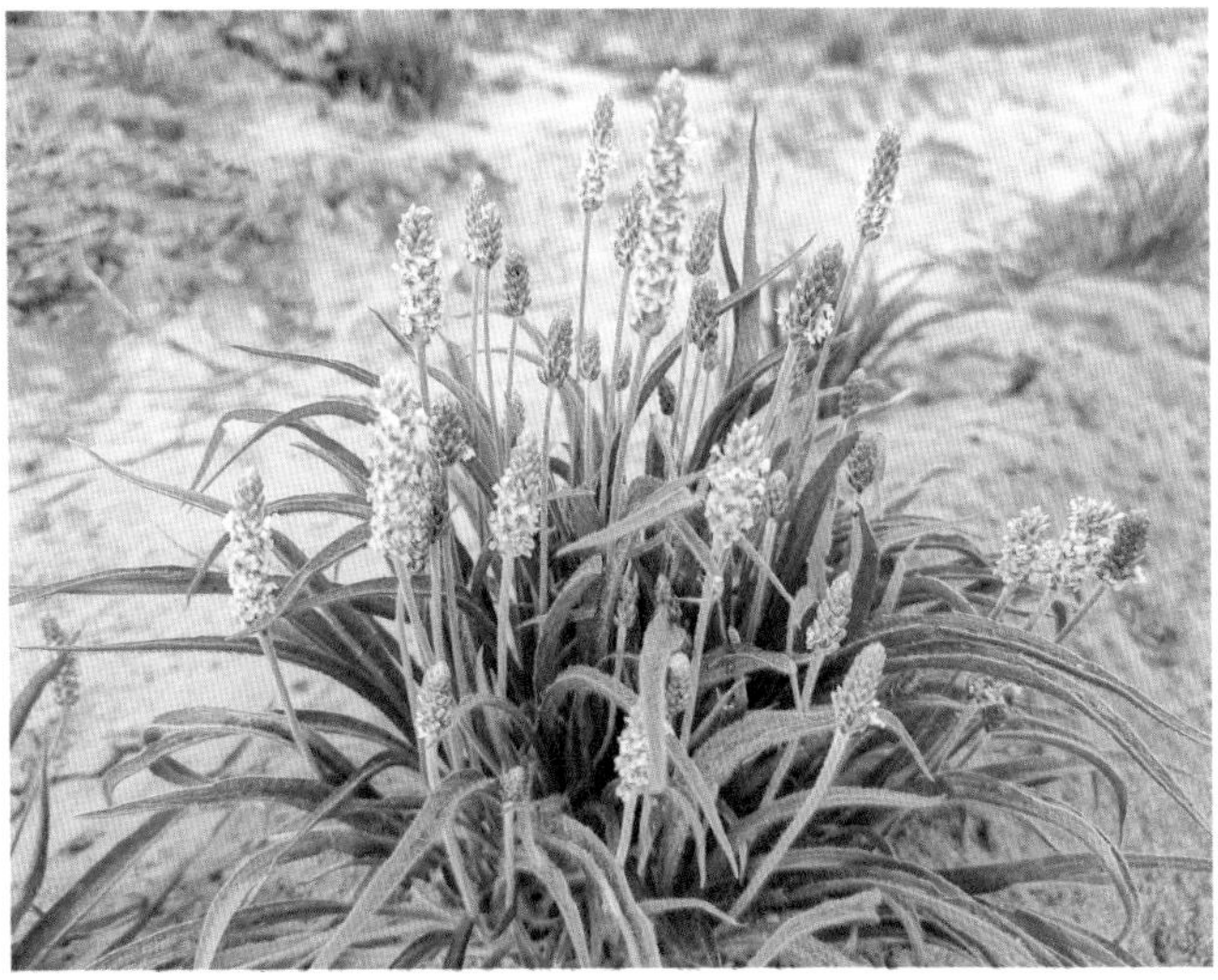

プランタゴ・オバタ（オオバコ属のインドオオバコ）の種子または種皮に多く含まれている食物繊維です。不溶性食物繊維と水溶性食物繊維の両方をバランスよく含んでいるため、便秘解消だけでなく血糖値の急上昇を抑える効果があります。血中コレステロールの降下作用が期待できるとして、サプリメントとしても人気があります。

フルクタン（フラクタン）

英名 fructan

フルクトース分子が多数重合した高分子物質です。フルクタンには、イヌリン（p.106）、レバン、グラミナンの3つのタイプがあり、フルクトースの結合方法が異なっており、その性質にも差があります。フルクタンは低温でも凍らないので、たまねぎ、わけぎ、小麦などは、冬の寒さに耐えるため栄養分をフルクタンの形で蓄えています。

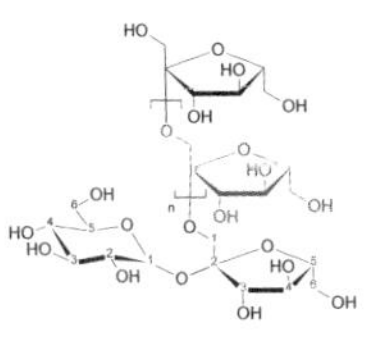

ペクチン

英名 pectin

ジャムやマーマレードの製造に必須の成分です。

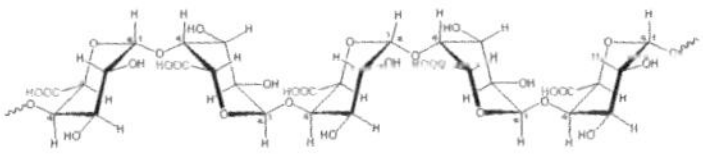

かんきつ類やりんごなどに含まれる複合多糖類の総称で、ゲル化作用を持つことからギリシャ語の「pèktós（固くなった）」がその名の由来となっています。植物の葉、茎、果実（特に果皮）に含まれます。ガラクツロン酸（Galacturonic acid）がα-1,4-結合したポリガラクツロン酸が主成分で、HMペクチンとLMペクチンの2種類に大別されます。一般的にエステル化度（DE）が50％以上のものをHMペクチン、50％未満のものをLMペクチンといいます。冷やすと甘味が増します。

食品添加物として使用され、食品工業においては増粘安定剤（増粘多糖類）として使われており、てんさい、ひまわり、あまだいだい、オレンジ、グレープフルーツ、ライム、レモン、りんごなどから抽出されます。

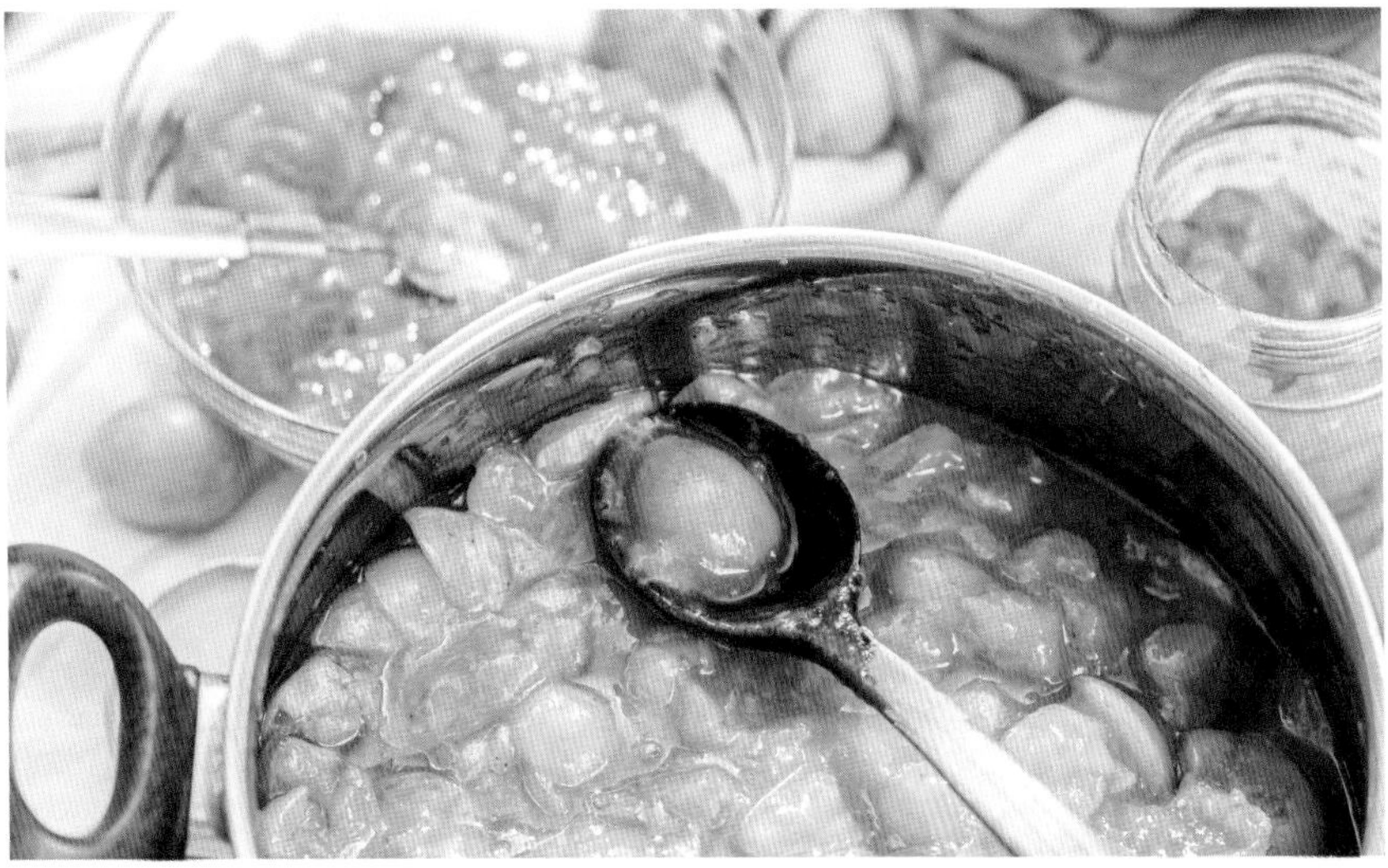

増粘多糖類

食物繊維に分類される増粘多糖類は、食品や飲料に粘性や接着性をつけるための食品添加物です。グアーガム、キサンタンガム、タマリンドガムなどは天然由来の増粘多糖類です。植物が傷つけられたとき、傷口を守るために分泌する物質ではないかと考えられています。

アラビアガム

英名 gum arabic

アカシア樹脂とも呼ばれ、ナイル地方原産のアラビアゴムノキ（マメ科）などの、傷口から採取する樹液を乾燥させたものです。構造は主鎖にガラクトース、側鎖に同じくガラクトース、アラビノース、ラムノース、グルクロン酸を持ちます。吸水するとゼラチン様に膨潤します。水に対する溶解性が高く、水溶液は強い粘性を示し、良好な乳化安定性を示すため、乳化剤や安定剤として飲料や食品に広く用いられています。アイスクリームなどの菓子類や、ガムシロップが典型的な用途です。ガムシロップの「ガム」とは、このアラビアガムが添加されて製造されたことにちなんでつけられた名称といわれています。アラビアガムの原産国は、スーダン、チャド、ナイジェリアなどのアフリカ諸国で、特にスーダンは世界の輸出量の大半を占めている主産国でしたが、その生産が安定しないことが問題となっています。

カラギーナン

英名 carrageenan

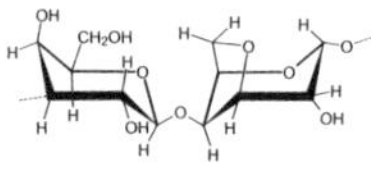

紅藻類から抽出される天然由来の増粘多糖類です。古くはコトジツノマタやツノマタ、カギイバラノリなどの海藻を煮溶かして固め、「海藻こんにゃく」などの名で食用としてきました。カラギーナンは弾力のある高分子で二重らせん構造を作って互いにからみ合っており、これにより室温でゲルを形成し、食品のゲル化剤、増粘剤、増粘安定剤などとして使われます。アイスクリーム、乳製品、飲料、ソースなどの増粘・ゲル化剤として、肉製品（パテ、コンビーフなど）では脂の代わりに使用されます。

食物繊維と加熱

食物繊維を加熱調理すると、その量や性質に変化はあるのでしょうか？

水溶性食物繊維は加熱しても全体量に変わりはありませんが、不溶性食物繊維を加熱すると、その量が増える傾向がある、との研究結果があります。これは、さつまいもやかぼちゃなどでんぷんを多く含む食材に見られる傾向で、一部のでんぷんが不溶化するためだと考えられています。

また、水溶性食物繊維は加熱方法によってその性状に変化があり、蒸したりゆでたりするより、電子レンジで加熱するほうが、腸内で分解されにくくなります。不溶性食物繊維は調理方法の違いによる影響は受けないようです。

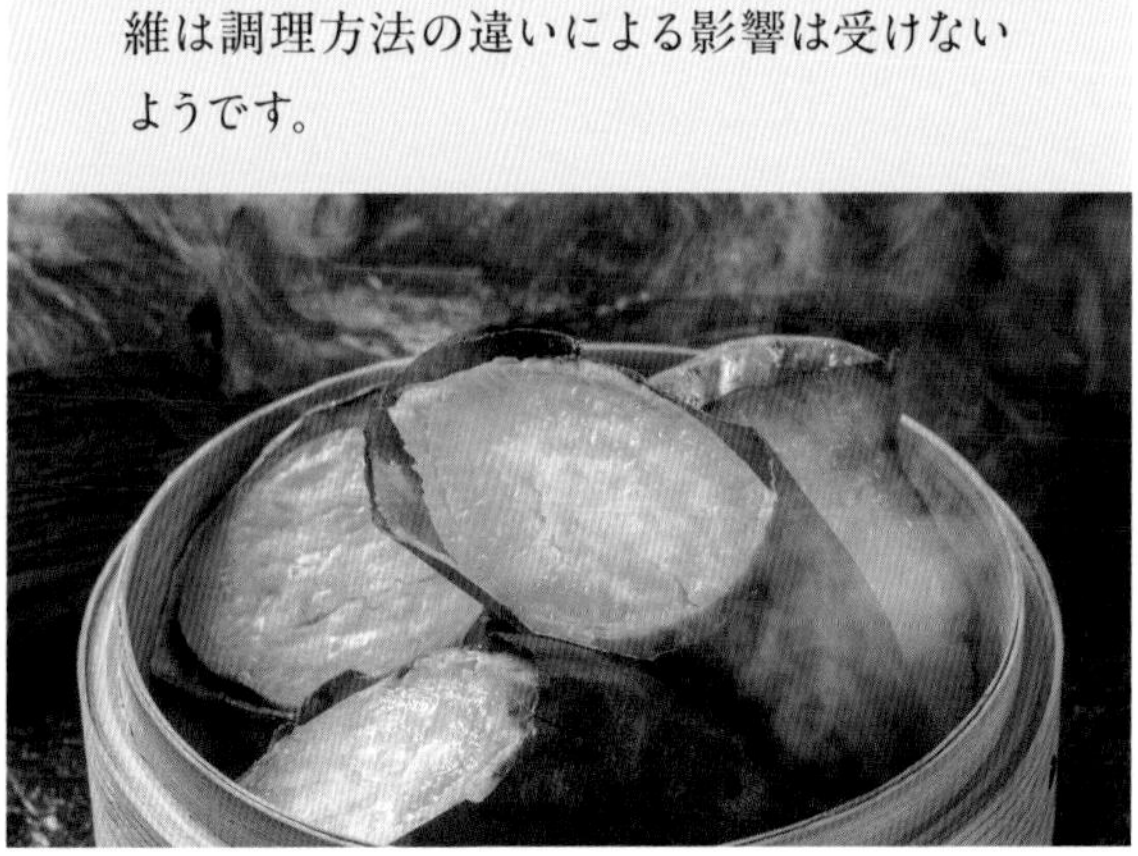

チューインガムは何でできている？

チューインガムの起源は西暦300年ごろで、メキシコ南部のマヤ文明時代の人々がサポディラという巨木から採れる「チクル」という樹脂を固めて噛んでいたことが始まりとされています。その後、ガムを噛む文化はスペイン系移民の間でも広がり、アメリカで商品化されたことをきっかけに世界中でメジャーなお菓子となりました。

現在のチューインガムには、天然チクルのほか、松の樹脂を加工して作られるエステルガムや、酢酸ビニル樹脂、ポリイソブチルなどの合成樹脂が使われています。酢酸ビニル樹脂は石油由来であることから安全性を危惧する声もありますが、万一飲み込んでも消化管で吸収されず、そのまま排出されるため問題はありません。

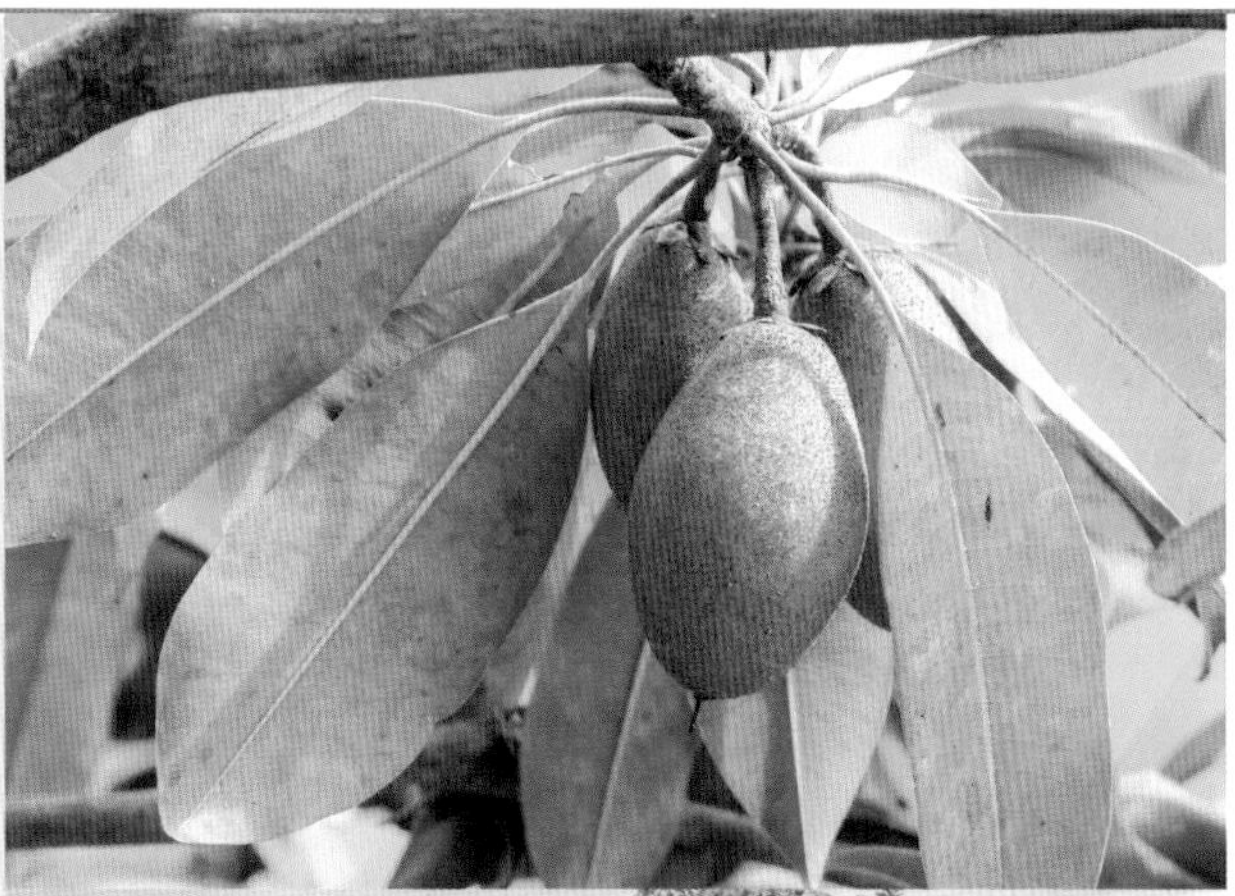

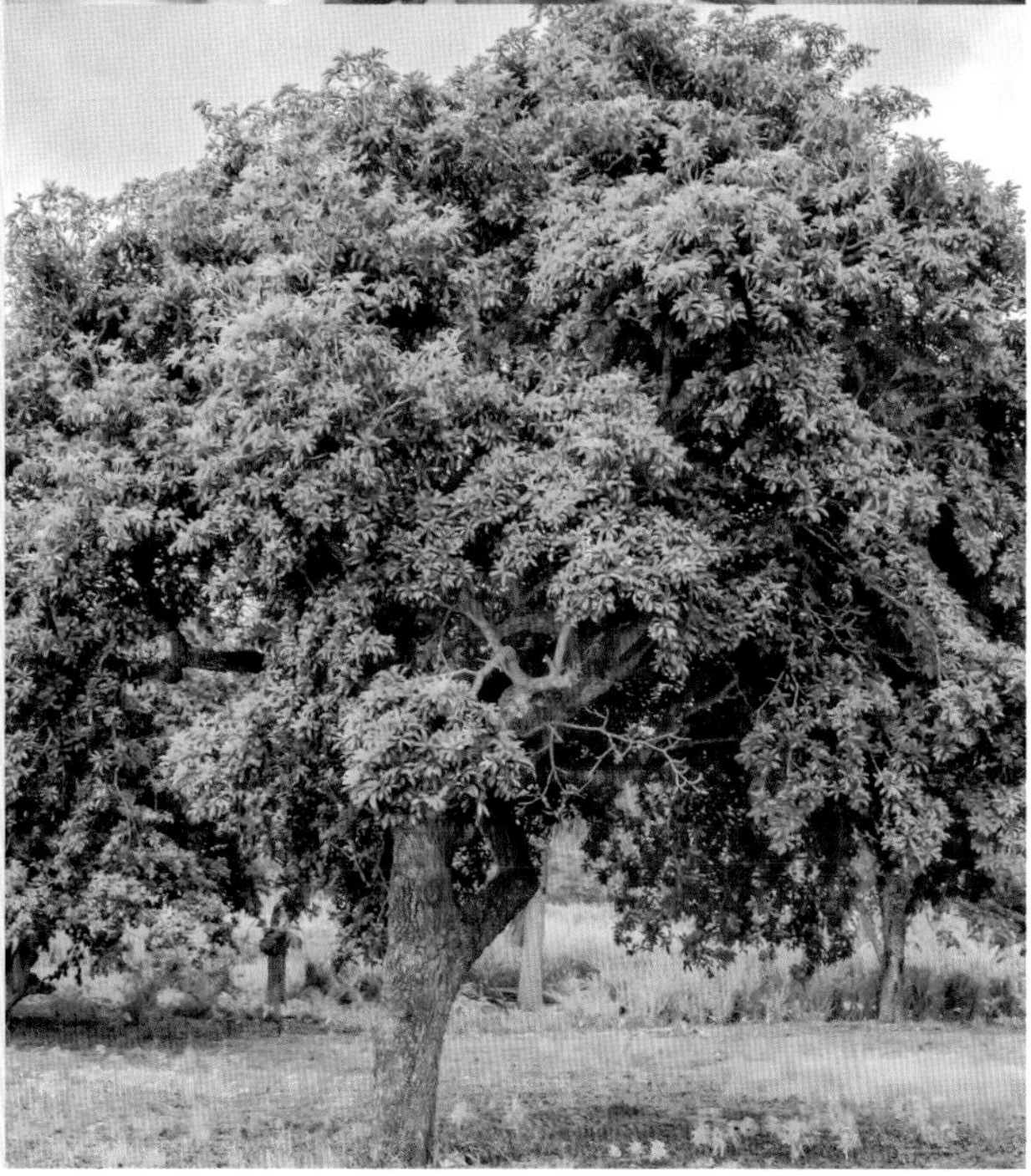

キサンタンガム

英名 xanthan gum

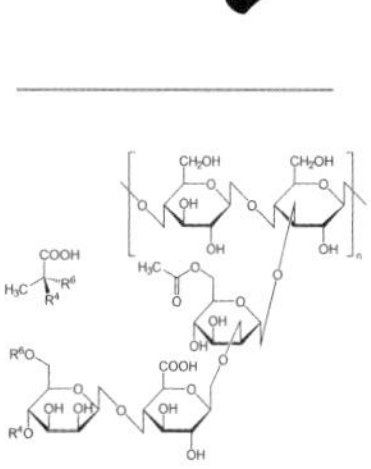

増粘多糖類の1つで、とうもろこしなどのでんぷんを栄養源として微生物キサントモナス・キャンペストリス（*Xanthomonas campestris*）が分泌したものを精製して作られます。水と混合すると粘性が出ることから、増粘剤、増粘安定剤として幅広い用途で用いられています。ドレッシングやソースなど多くの食品に添加されており、とろみをつけ食感を向上させます。また、嚥下能力が衰えた高齢者向けの食材開発でも注目を浴びています。人体への影響はないと考えられていますが、常識外の大量摂取を行えば、多糖類が持つ難消化性の性質から、下痢や軟便などの症状の発生が推測されます。

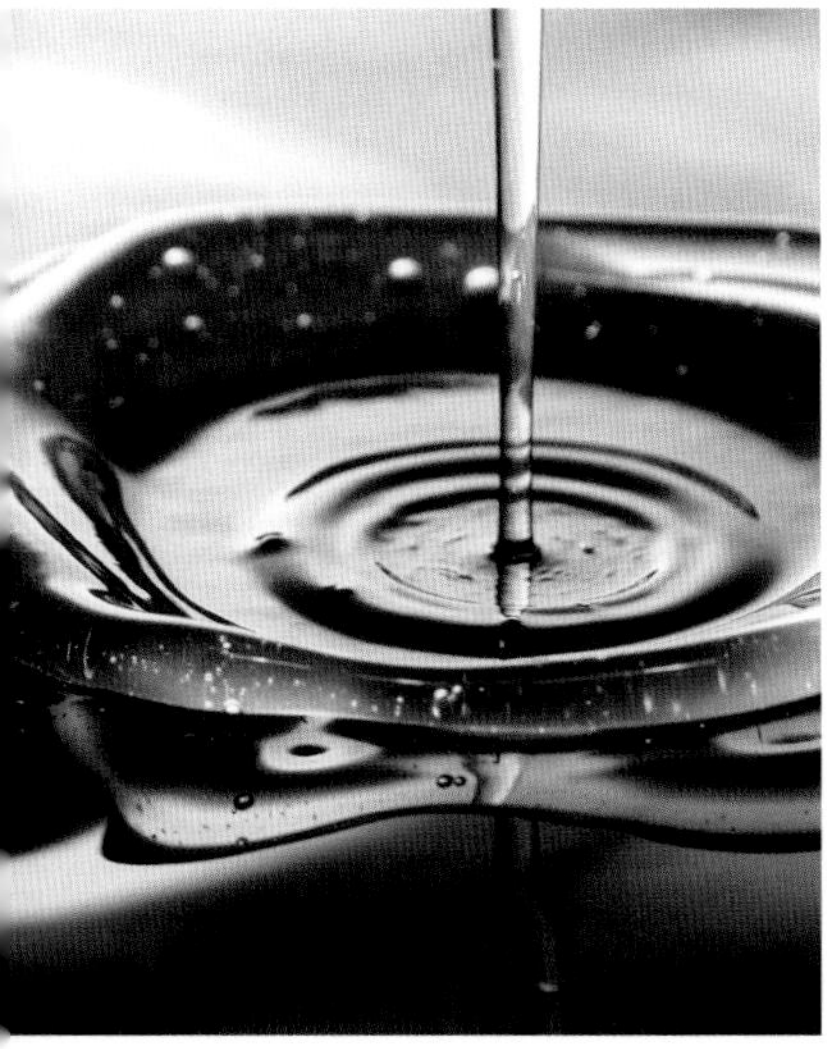

グアーガム

英名 guar gum

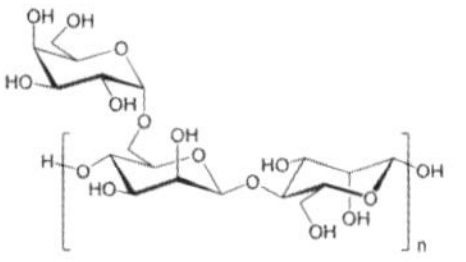

グアー豆（クラスタ豆／マメ科）の胚乳から得られる水溶性天然多糖類。直鎖状のマンノースにガラクトースの側鎖が結びついた多糖類。血糖値上昇抑制作用、コレステロール値低下作用、便通改善などの生理効果が知られています。グアーガムを食事とともに摂取すると、血糖値上昇が抑制されインスリンの分泌も抑制されたと報告されています。食品添加物の増粘剤、安定剤、ゲル化剤としてアイスクリーム、和菓子、水産練り製品、ドレッシング、たれ、スープ、ソースなど幅広い食品に利用されています。

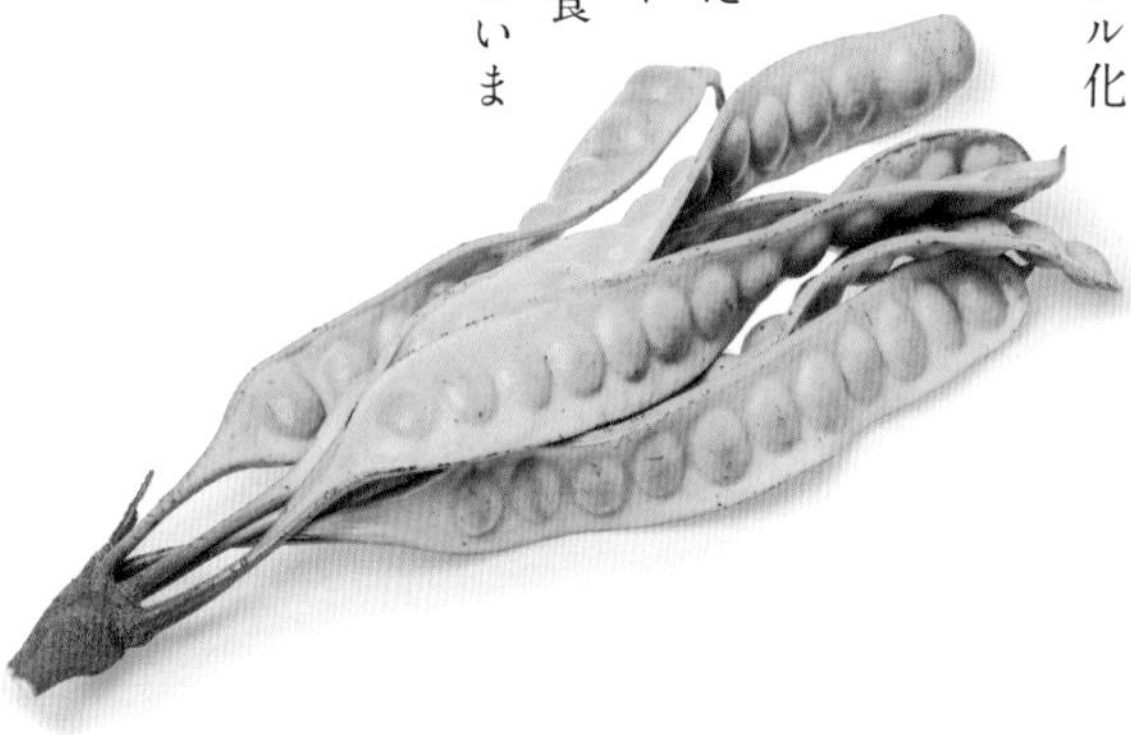

タマリンドガム

英名 tamarind gum

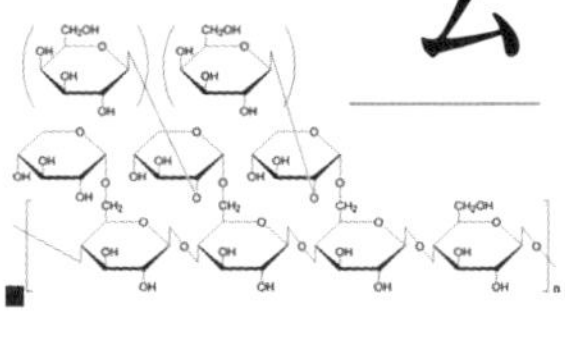

タマリンド（マメ科）の種子から分離された多糖類。自生地のインドや東南アジアでは豆をスパイス、食材として古くから利用していましたが、現在では食品添加物の増粘安定剤としても用いられます。冷水にはほとんど溶けず、80℃以上の加熱により完全溶解します。耐熱性、耐酸性、耐塩性などに優れています。増粘、乳化、保水、安定の目的で利用されるほか、ゲル化剤としても使われます。ドレッシング、ソース、冷菓など幅広い食品に利用されています。

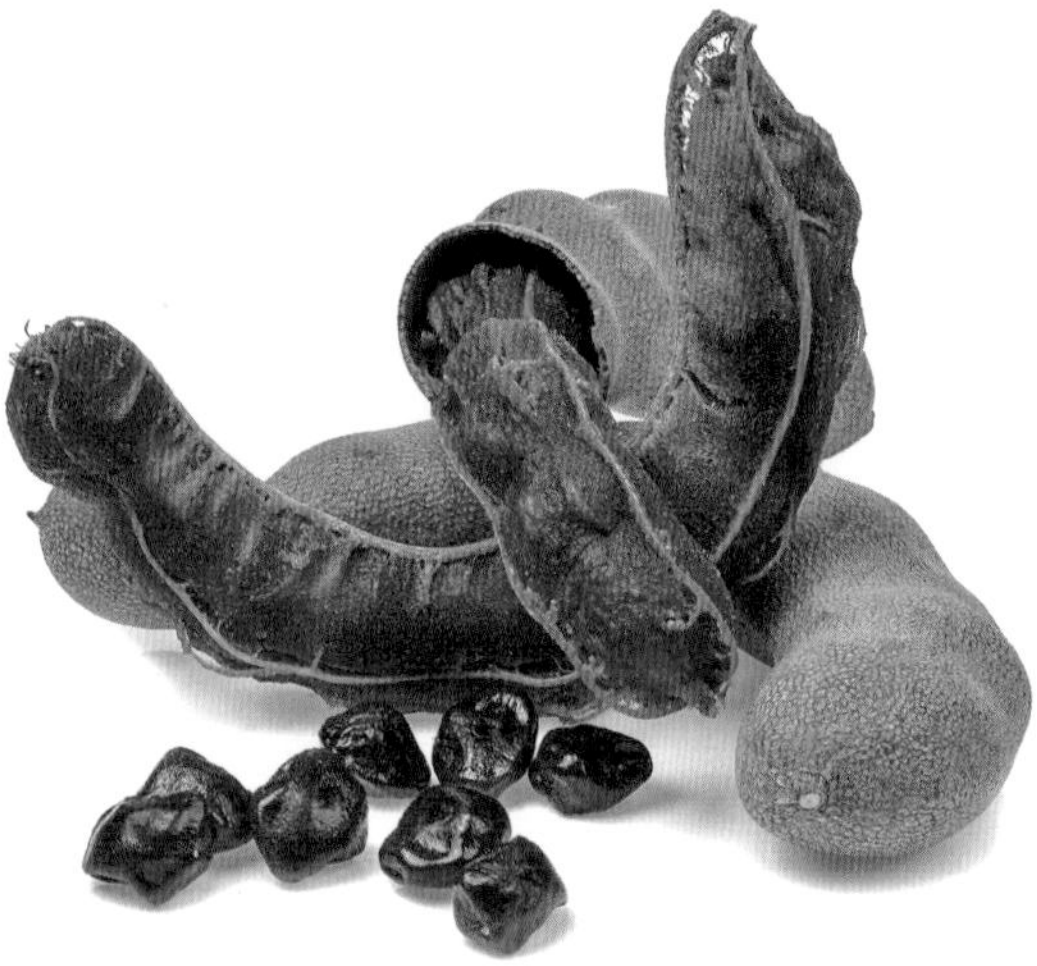

トラガカントガム

英名 gum tragacanth

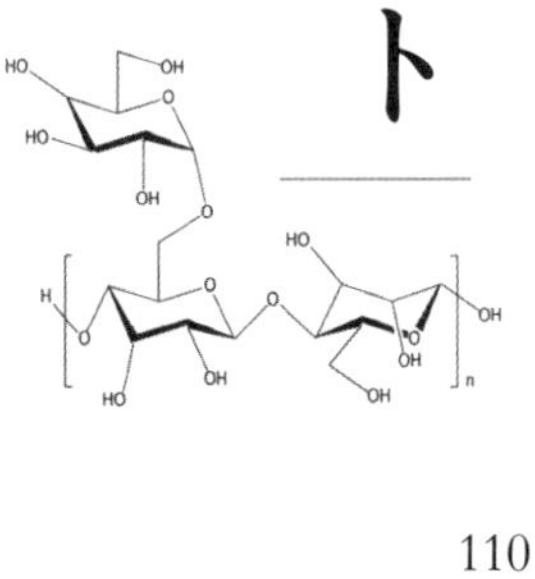

植物ゴム質の一種で、中東半砂漠地域に自生するトラガカントゴムノキ（マメ科）の傷口に分泌する粘質物を乾燥した樹脂状物質です。タラカントゴムとも呼ばれ、アラビノース、キシロース、フコース、ガラクトース、ガラクツロン酸などからなる複雑な多糖類の混合物です。ガムペースト原料の1つとして広く使われ、乳液の安定剤、アイスクリームなどの粘滑剤にも利用されています。

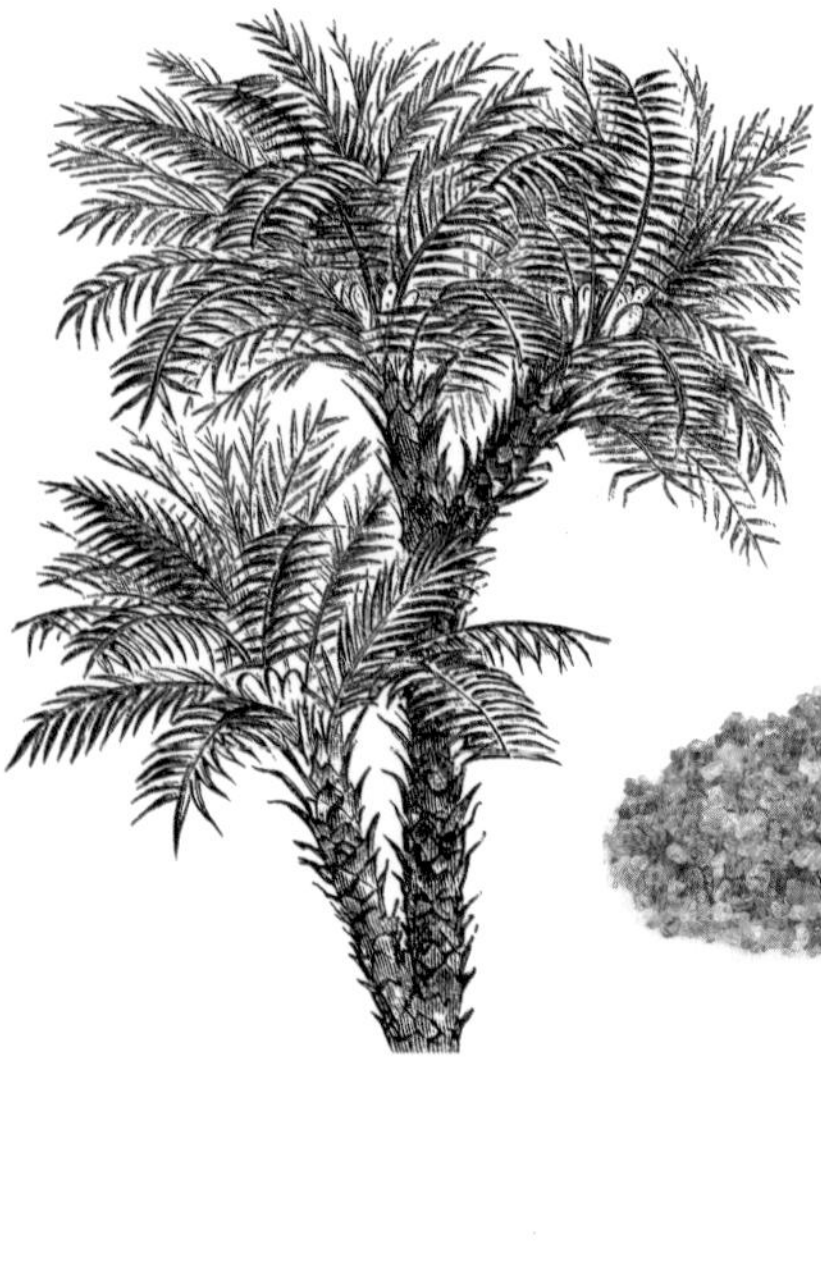

サクラガム

英名 sakura gum

サクラやモモなどバラ科サクラ属の樹皮や実に傷をつけたときに分泌される増粘多糖類です。フランスやドイツでは染色に用いられています。アフガニスタンでは食用にもされます。

ローカストビーンガム

英名 locust bean gum

大西洋や地中海沿岸に自生するカロブ（マメ科常緑小高木）の種子（イナゴマメ）から得られる多糖類。古くから食材として利用され、粉末はココアやチョコレートの代替品として利用されてきました。主成分はガラクトマンナンで、食品用増粘剤やアイスクリーム等の冷菓用安定剤、またほかの多糖類と併用され、デザートのゼリーやプリンなどのゲル化剤としても使用されます。なおカラット「carat」は、このイナゴマメの実の重さの単位ギリシャ語（kelation）に由来するという説も。

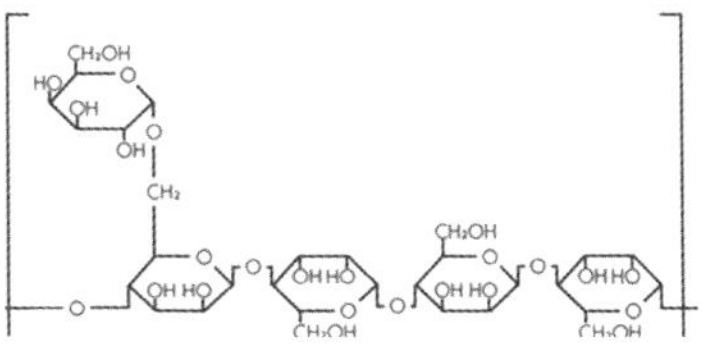

よく噛んで楽しく食べる

食品を食べても、常にすべての栄養素が摂取されるわけではありません。

まず大切なことは、よく噛むこと。日本ではひと口30回、インドでは32回噛むようにという格言があります。よく噛んで楽しく食べるためには、「ゆっくり味わい、ひと口で食べる量を少なくすること」。食事の時間を「毎日なるべく一定にすること」、そして「楽しい気持ちで食べること」も、栄養素をしっかり摂るために重要です。食事中に嫌なことを思い出してはいけません。心配事やストレスがあると、栄養素が身になりません。ゆっくり噛むことで味覚・嗅覚センサーが働き、脳は多幸感を感じます。よい食事習慣によって、生きていること、生かされていることへの感謝の気持ちを感じることができるのです。

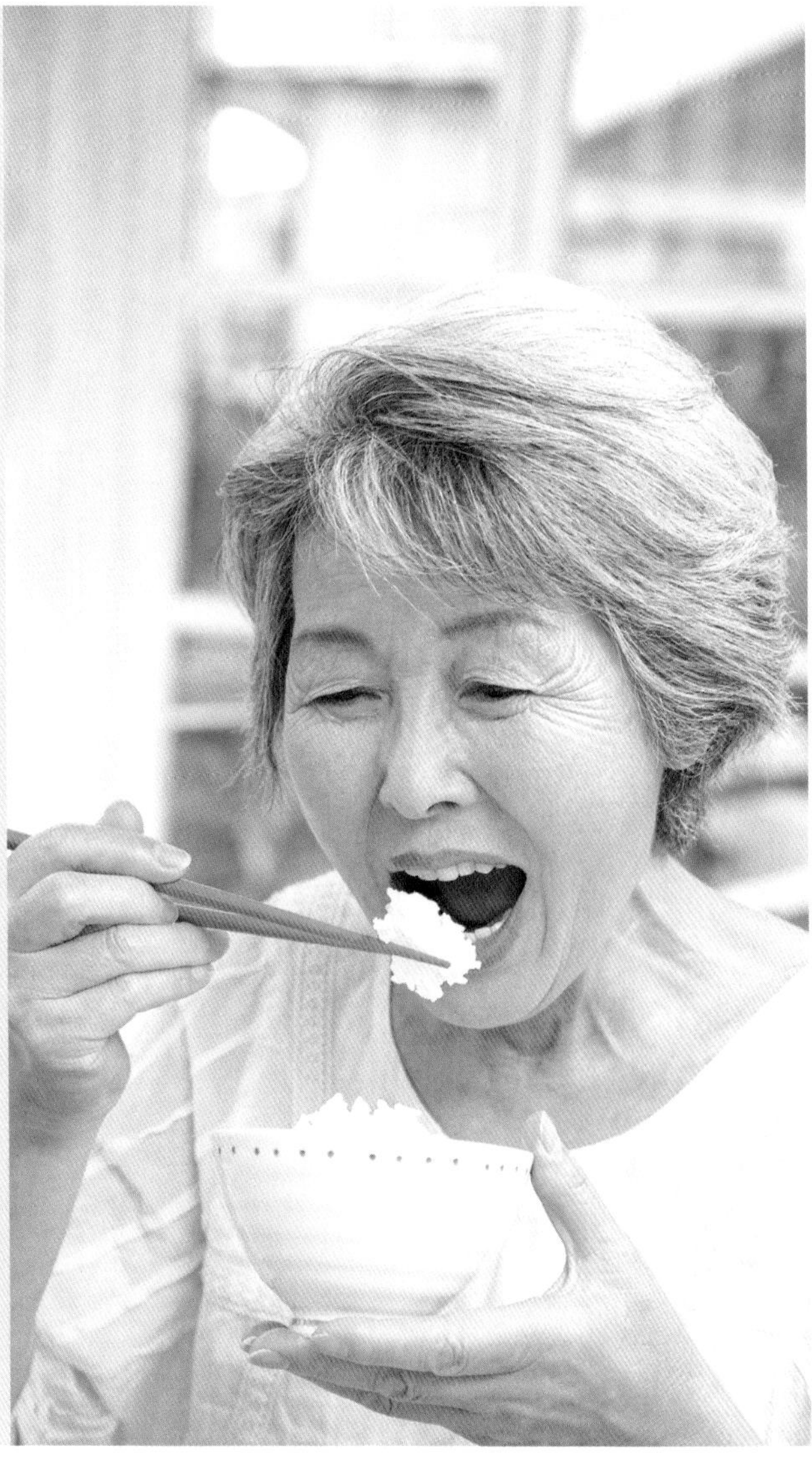

配糖体

食物繊維として分類される物質の中には、配糖体として存在するものもあります。配糖体はグリコシド（glycoside）とも呼ばれ、糖が結合（グリコシド結合）した化合物の総称です。配糖体の元となる糖をグリコン（glycone）と呼び、糖が結合する前の物質をアグリコン（aglycone）と呼びます。

サリシン

英名 salicin

サリシンはセイヨウヤナギ（ヤナギ科）の樹皮や葉などに含まれる配糖体です。

化学的にはアスピリンとの大きな関係を持ち、人体に鎮痛剤に似た効果を与えるとされています。紀元前の医師ヒポクラテスが記録を残し、１７６３年、イギリスの神父Ｅ・ストーンが、ヤナギの抽出エキスが、悪寒、発熱、腫脹などに強い効果があることを発見しました。

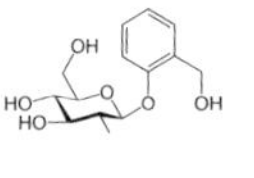

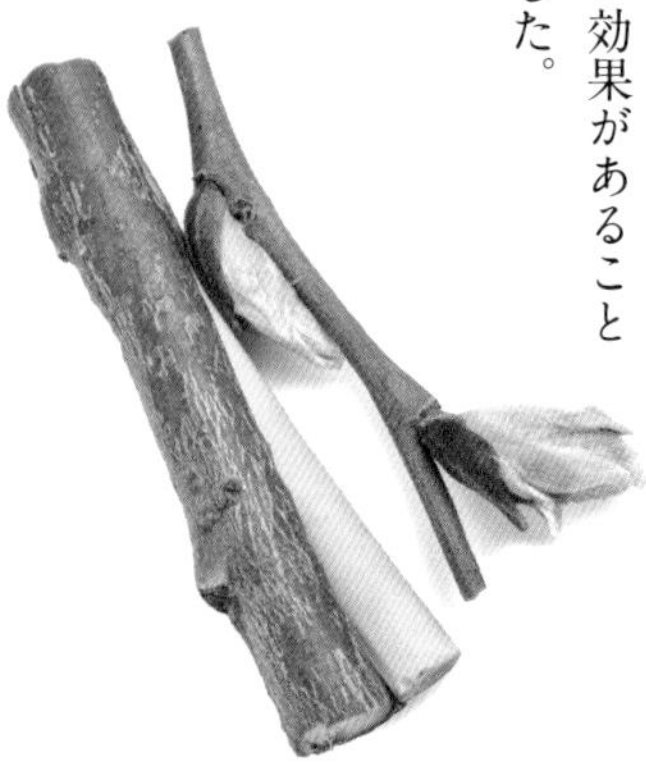

ヤラピン

英名 jalapin

ヒルガオ科の植物にのみ含まれ、食品としては、さつまいもだけに含まれる成分。いも（塊根）や葉柄の切り口からにじみ出るミルク状の物質で「ヤラッパ樹脂（樹脂配糖体）」とも呼ばれます。ヤラピンの液体は空気中に放置するとポリフェノールと共存して黒ずむため、さつまいもの加工過程においては厄介な成分の１つです。ヤラピンは、古くから緩下剤（便秘薬）としての効果が知られ、さつまいもを食べると、食物繊維とヤラピンの相乗効果が期待されます。

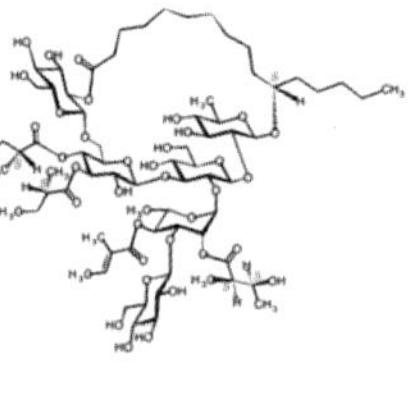

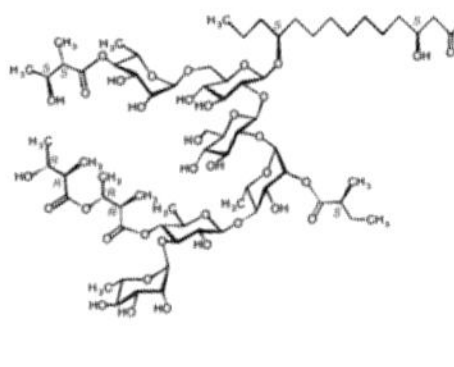

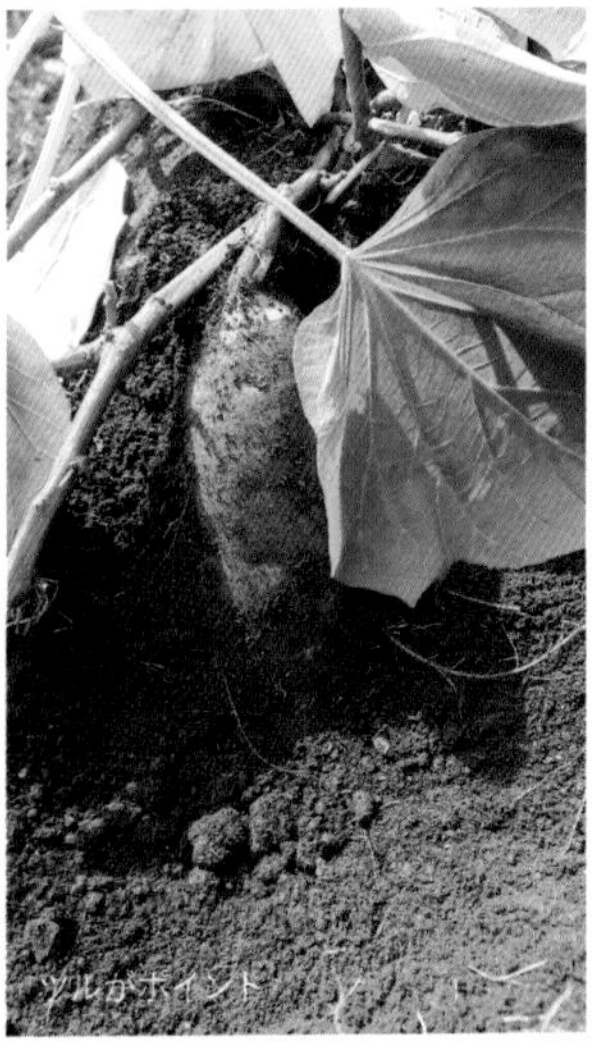

難消化性デキストリンは摂りすぎに注意！

難消化性デキストリンとは、とうもろこしなどから生まれた水溶性食物繊維です。食後の血糖値の上昇を緩やかにする、脂質の吸収のスピードを抑制する、腸内環境を整えるなどの働きがあるといわれています。また、トクホ（特定保健用食品）として消費者庁から認可を受けていますが、過剰に摂取すると、お腹が緩くなり、下痢や腹痛を引き起こすリスクもあります。一般に販売されている清涼飲料水などにも含まれているので、妊娠中の女性は注意が必要です。また、糖質制限を受けている人は低血糖になる場合もあるので、摂取の際には医師に相談したほうがよいでしょう。

プロバイオティクスと腸内環境

プロバイオティクスとは、腸内細菌のバランスを整え、人体に有用な働きをする微生物やこれを含んだ食品のこと。ビフィズス菌や乳酸菌などがそれにあたります。腸内には約1000種類100兆個の細菌がいるといわれており、重さは約1kg。この細菌が種類ごとにまとまっているのが腸内フローラで、ビフィズス菌や乳酸菌のような善玉菌、ブドウ球菌やウェルシュ菌のような悪玉菌、体調が悪くなると悪さをする大腸菌などの日和見菌がいます。

腸内細菌のバランスが崩れ、悪玉菌が増えると、便秘や下痢になる、便やおならが臭くなる、感染症を引き起こすなど体にさまざまな不調をきたします。悪玉菌が増える主な原因はストレスや暴飲暴食、加齢などによるものです。

悪玉菌が増えた腸内を正常に戻してくれる役割を担っているのがプロバイオティクスです。乳酸菌が大腸に到達すると糖を分解して乳酸を作り出し、乳酸が腸内を酸性にしてビフィズス菌が繁殖しやすい環境を作り出すことで、腸内環境が整えられます。

商品の宣伝では「生きた乳酸菌がそのまま腸まで届く」などといわれますが、どのくらいの数の乳酸菌が生きたまま届いているのかはまだ正確には判明していません。また、乳酸菌が含まれている製品の中には殺菌されたものもありますが、死んだ菌でも善玉菌のエサになるため、腸内環境がよくなる効果は期待できます。

乳酸菌はヨーグルトやチーズ、納豆、みそなどの発酵食品に含まれています。よい腸内環境を持続させるためにも、日頃から意識して摂りたいものです。

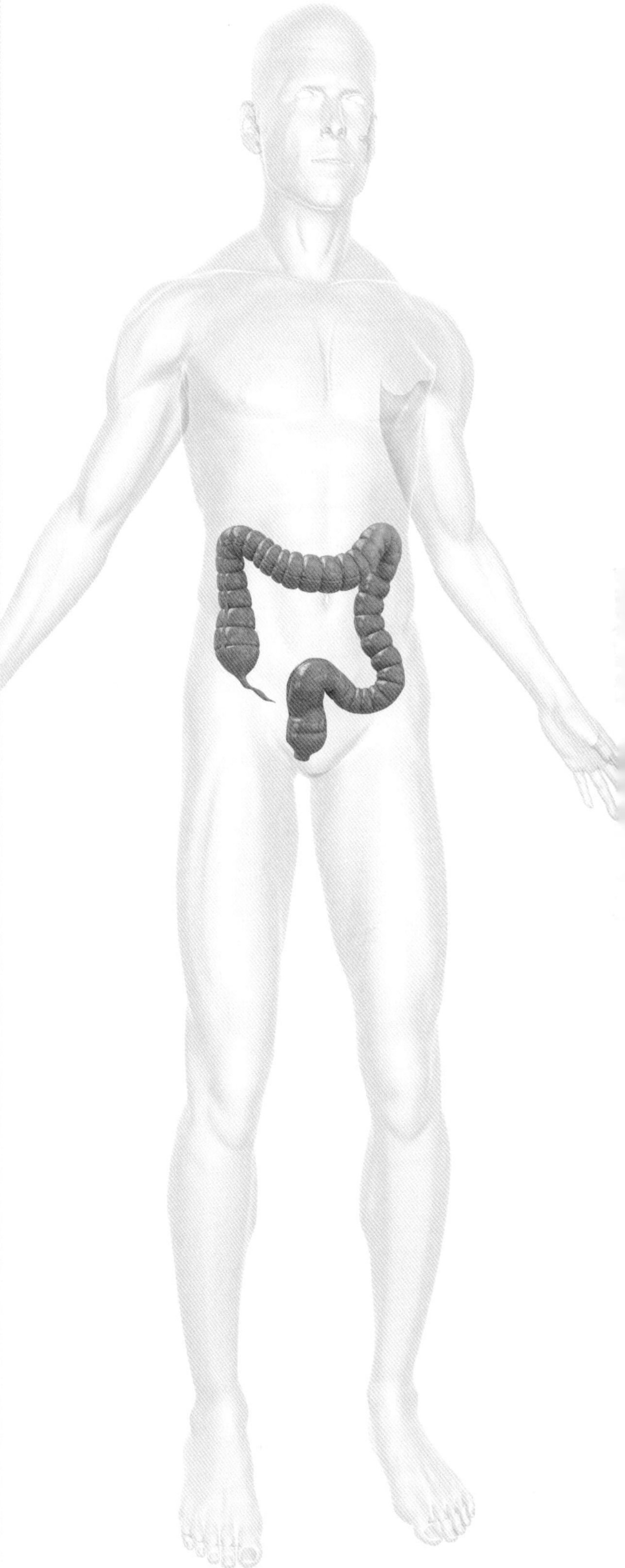

とろみをつける増粘安定剤とは？

増粘安定剤は食品添加物の一種で、食品や飲料に粘度をつけるためのもの。糊料ともいいます。用途によって「増粘剤」「安定剤」「ゲル化剤」と区別されています。

それらは、大きく分けて2種類あります。まず、天然原料から作られるペクチン（p．107）、ゼラチンなど。そして、でんぷんを微生物によって発酵させて作られるキサンタンガム（p．109）などです。

現在では、下記の図のように食品加工に使われています。アイスクリームやたれなど、わたしたちが意識できるような加工製品のとろみだけでなく、コーラなどの炭酸飲料にも広く使われているアラビアガム（マメ科植物の樹液）なども、製造に欠かせない増粘剤です。わたしたちが無意識のうちに多く摂取しているものもあるかもしれません。

現代の食生活では、多くの食品に使用されていますが、それらの原料には天然由来のものが多いといっても、まだ安全性の確認が十分に取れていない成分もあります。また、個々の食品での使用量が少ないことから、そのリスクを断定できない側面があります。そのため食品添加物には、必ずＡＤＩ（１日摂取許容量）が決められており、安全性の指標として用いられています。

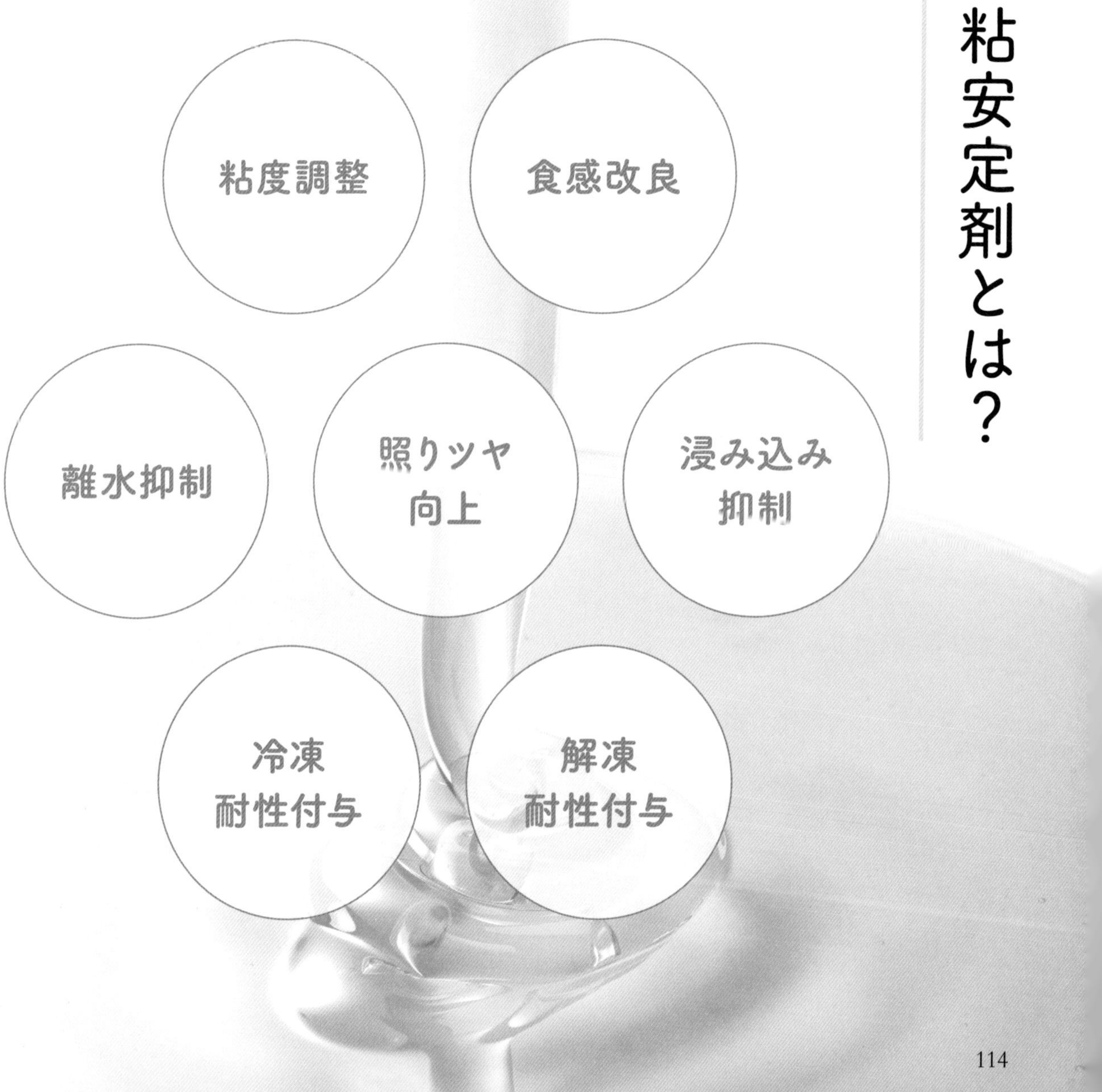

自然界での増粘多糖類のルーツ

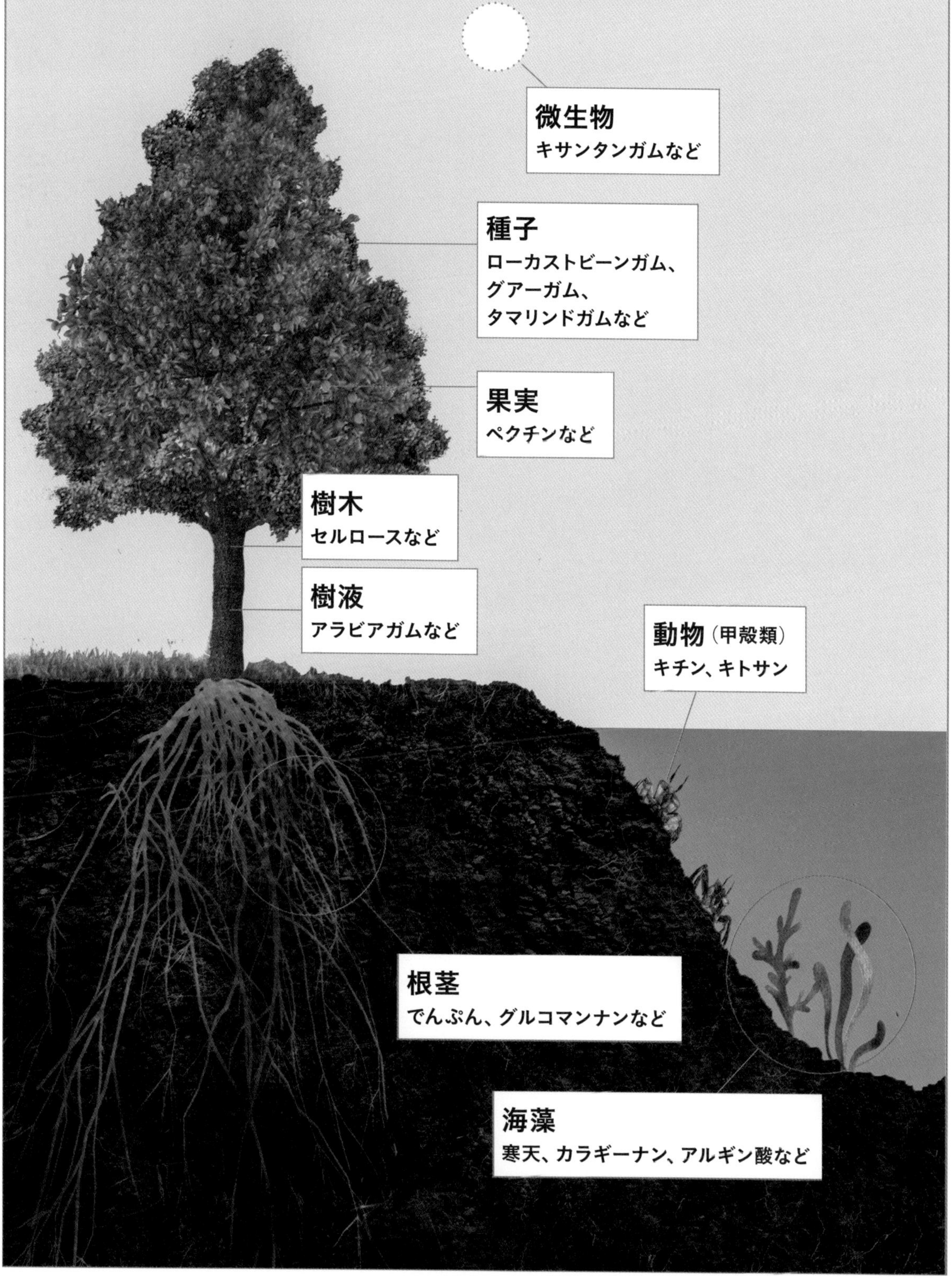

1日分の食物繊維摂取目標量

食物繊維の摂取は、数々の生活習慣病の発症を抑える効果があることから、できるだけ多く摂取したほうがよいとされます。食物繊維は、野菜類、いも類、果実類、穀類に多く含まれます。

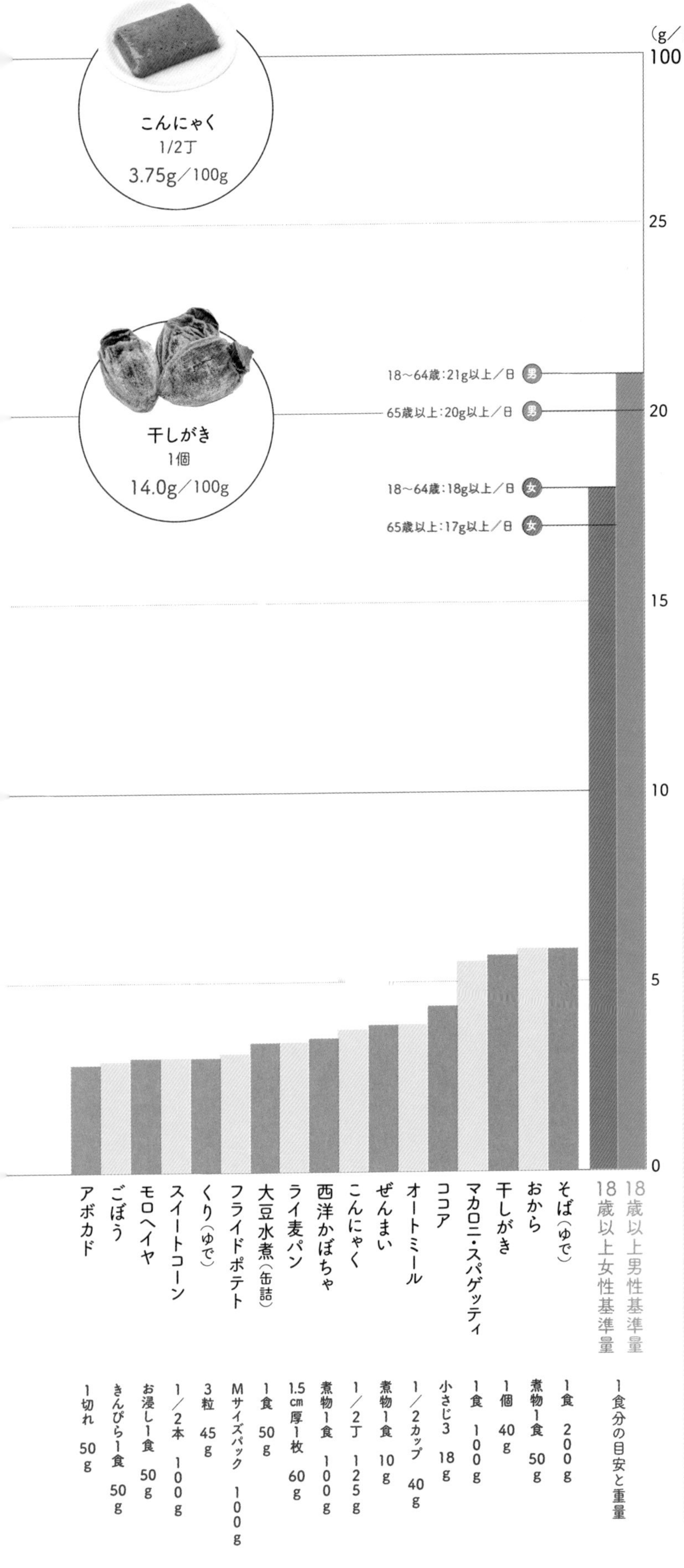

目標量（DG）とは

生活習慣病の発症予防のために現在の日本人が当面の目標とすべき摂取量とされています。

1日に摂取する食物繊維の目標量

性別	男性	女性
年齢（歳）	目標量（g）	目標量（g）
3〜5	8 以上	8 以上
6〜7	10 以上	10 以上
8〜9	11 以上	11 以上
10〜11	13 以上	13 以上
12〜14	17 以上	17 以上
15〜17	19 以上	18 以上
18〜29	21 以上	18 以上
30〜49	21 以上	18 以上
50〜64	21 以上	18 以上
65〜74	20 以上	17 以上
75以上	20 以上	17 以上

身体活動レベルⅡ（ふつう）

日本人の食事摂取基準（2020年版）

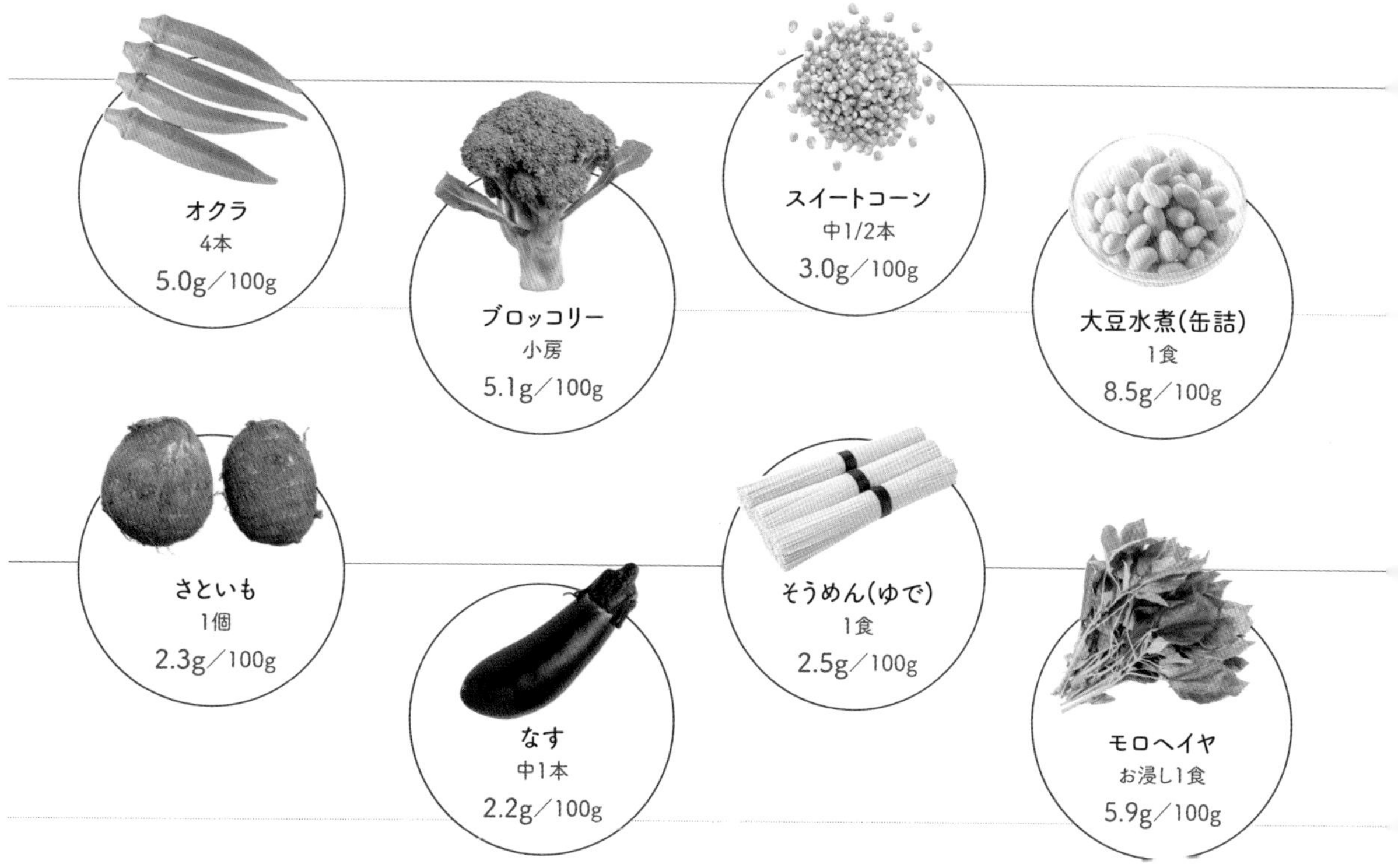
オクラ
4本
5.0g／100g
ブロッコリー
小房
5.1g／100g
スイートコーン
中1/2本
3.0g／100g
大豆水煮(缶詰)
1食
8.5g／100g
さといも
1個
2.3g／100g
なす
中1本
2.2g／100g
そうめん(ゆで)
1食
2.5g／100g
モロヘイヤ
お浸し1食
5.9g／100g

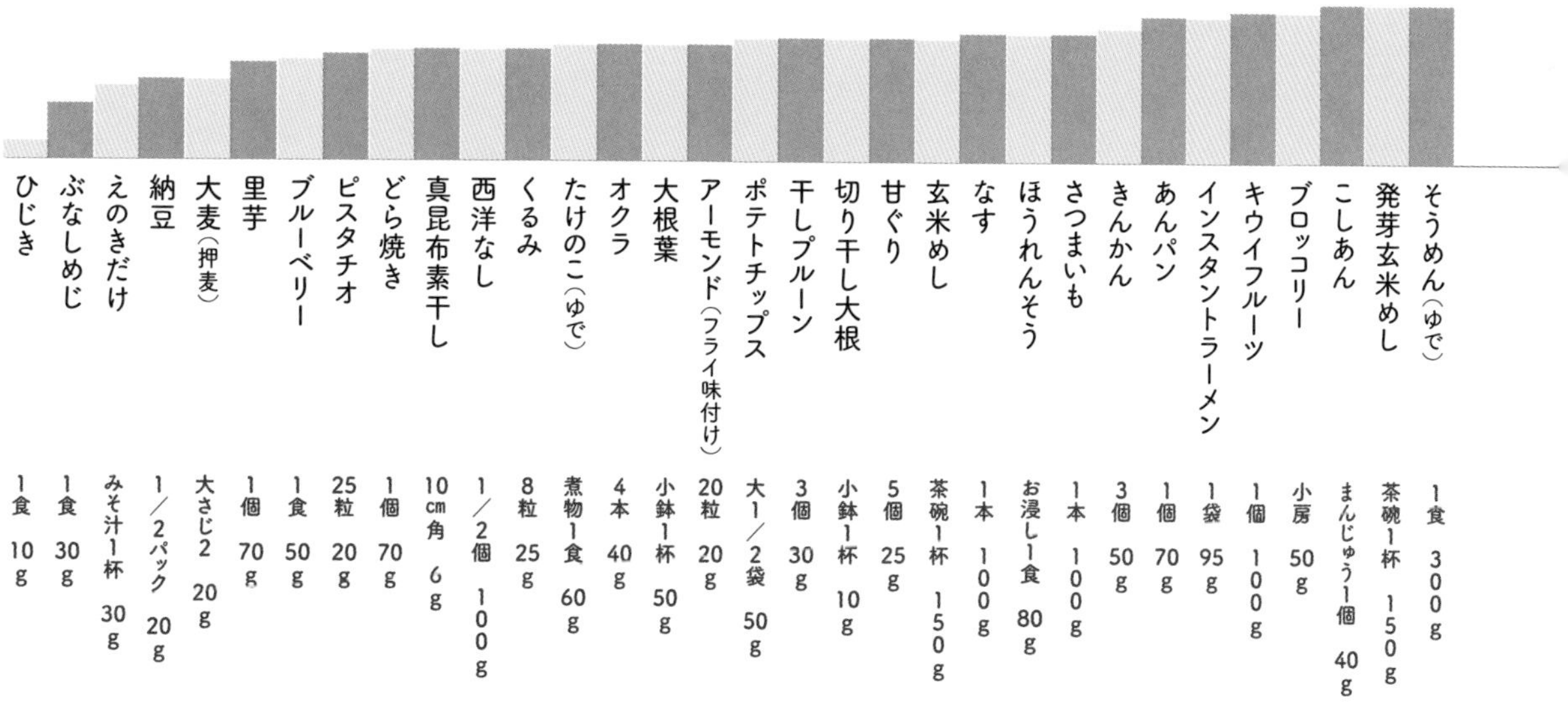
ひじき 1食 10g
ぶなしめじ 1食 30g
えのきだけ みそ汁1杯 30g
納豆 1／2パック 20g
大麦(押麦) 大さじ2 20g
里芋 1個 70g
ブルーベリー 1食 50g
ピスタチオ 25粒 20g
どら焼き 1個 70g
真昆布素干し 10cm角 6g
西洋なし 1／2個 100g
くるみ 8粒 25g
たけのこ(ゆで) 煮物1食 60g
オクラ 4本 40g
大根葉 小鉢1杯 50g
アーモンド(フライ味付け) 20粒 20g
ポテトチップス 大1／2袋 50g
干しプルーン 3個 30g
切り干し大根 小鉢1杯 10g
甘ぐり 5個 25g
玄米めし 茶碗1杯 150g
なす 1本 100g
ほうれんそう お浸し1食 80g
さつまいも 1本 100g
きんかん 3個 50g
あんパン 1個 70g
インスタントラーメン 1袋 95g
キウイフルーツ 1個 100g
ブロッコリー 小房 50g
こしあん まんじゅう1個 40g
発芽玄米めし 茶碗1杯 150g
そうめん(ゆで) 1食 300g

ビタミン

生体の代謝に必要な微量成分

ビタミンは生命の維持や生育に必要な栄養素で、さまざまな生理機能の維持や代謝に関わっています。しかし、ほかの栄養素とは違い、エネルギーや体の組織を作ることはありません。ビタミンは体内で生成されない、または生成されても微量であって十分な量ではないため、食品から摂取する必要があります。必要量に満たない場合、欠乏症を起こします。近年は健康食品やサプリメントなどの利用による過剰摂取も問題となっています。

ビタミンには脂溶性と水溶性があります。脂溶性ビタミンは脂質と一緒に摂ると吸収がよく、水溶性ビタミンはゆで汁ごと摂ると損失が少ない等、それぞれの特徴に合った調理方法によって、効率よく摂取することができます。

ビタミンは一定の生理作用を示す物質の集合体であり、必ずしも単一の物質名ではありません。化学構造が明らかになる以前に呼ばれていた名称なのですが、知名度が高く、広く一般に使われているためそのままになっています。

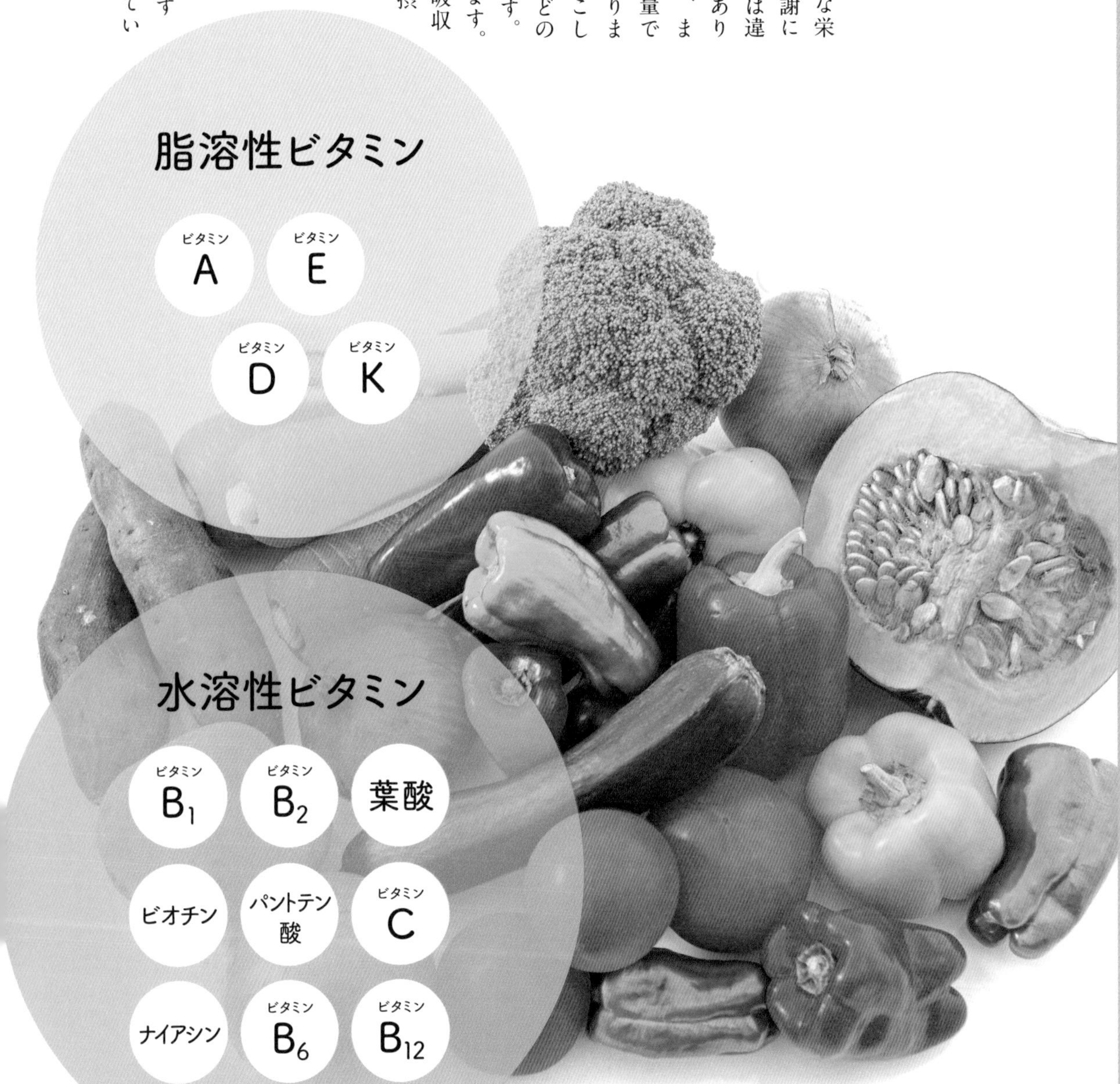

ビタミンの消化と吸収

小腸で吸収されてから肝臓へ

ビタミンは小腸の上皮細胞で吸収されます。ビタミンA、Dなどの脂溶性ビタミンは脂質とともに吸収され、カイロミクロン（p.53）とともにリンパ管を通って肝臓に運ばれます。ビタミンEとK_1、K_2は胆汁によって親水性の非常に小さな粒となり（ミセル化）、小腸の上皮細胞で吸収されます。肝臓に送り込まれた脂溶性ビタミンは血液に乗って各組織に運ばれ、必要に応じて送り出せるよう貯蔵されます。

一方、水溶性ビタミンは、小腸上皮細胞の微絨毛にあるトランスポーターと呼ばれるたんぱく質を介して吸収され、門脈を通って肝臓に送られます。ただしビタミンB_{12}のみ、胃の中の内因子と結合してから小腸で吸収されます。

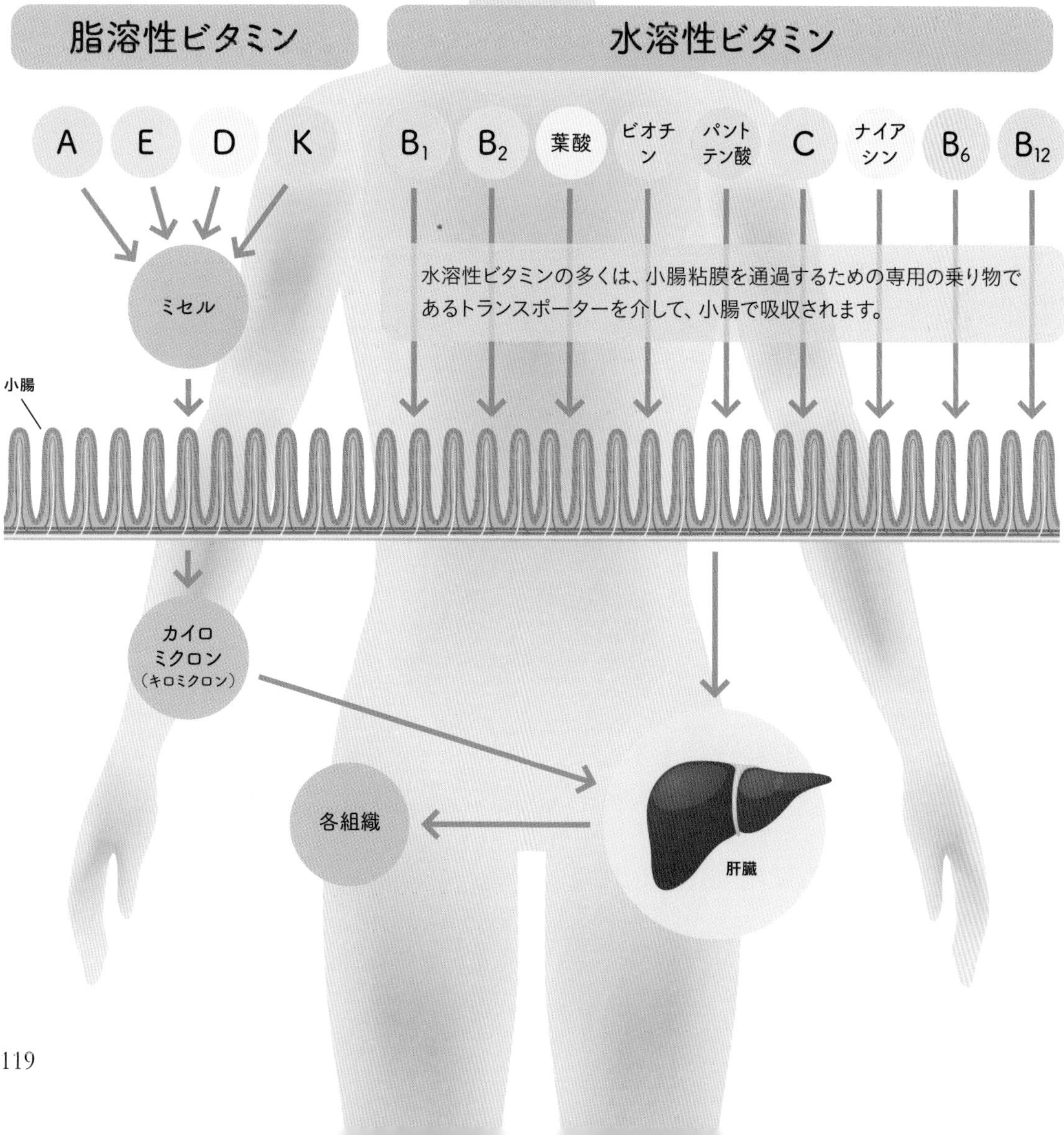

脂溶性ビタミン

脂溶性ビタミンとは、①油脂に溶けやすい②水に溶けにくい ③体内で蓄積される、という性質を持ったビタミン類のことで、ビタミンA、ビタミンD、ビタミンE、ビタミンKの4種を指します。脂溶性ビタミンは油脂とともに調理すると体内で吸収されやすくなります。ビタミンE以外の脂溶性ビタミンは蓄積されやすいため、サプリメントなどの利用で摂取しすぎると過剰症になることがあります。普通の食生活では、過剰症の心配はまずないでしょう。

ビタミンA

英名 retinol, 3-dehydroretinol

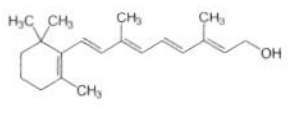

水に溶けにくく、油脂に溶けやすい脂溶性ビタミンで、レバーやうなぎ、バター、マーガリン、チーズ、卵、緑黄色野菜などに多く含まれています。

ビタミンAの物質名はレチノール。β-カロテン、α-カロテン、β-クリプトキサンチンなども体内で変換されてビタミンAとして働くので（プロビタミンAと呼ぶ）、これらを合算して「レチノール活性当量」（ビタミンAの効力）として表します。

ビタミンAは発育の促進をはじめ、肌の健康の維持、視覚の暗順応（暗いところでも目が慣れて見えるようになる機能）、鼻やのどの粘膜の保護といった、たくさんの重要な役割を持っています。

日本人は緑黄色野菜からプロビタミンAを多く摂取するほか、卵やレバーからもビタミンAを多く取り入れているので、日常の食生活で不足する心配はないと考えられています。

脂溶性ビタミンは摂りすぎると体内に蓄積されるので、注意が必要です。特に動物性のビタミンAが過剰になると、肝障害などの症状が現れ、ひどくなると死亡することもあります。普通の食生活では過剰症の心配はありませんが、サプリメントやビタミン剤を利用する場合は、用法や用量を守りましょう。特に、妊娠中または妊娠を希望する女性の過剰摂取は、胎児への悪影響が報告されているので、細心の注意が必要です。

なお、植物性のプロビタミンAは、体内でビタミンAが不足したときに変換されるため、過剰症はありません。

ビタミンDの過剰摂取に注意

ビタミンDは過剰に摂取すると血液中のカルシウム濃度が異常に高くなり、血管の石灰化や腎臓結石のリスクが高まります。サプリメントを利用する際には気をつける必要があります。

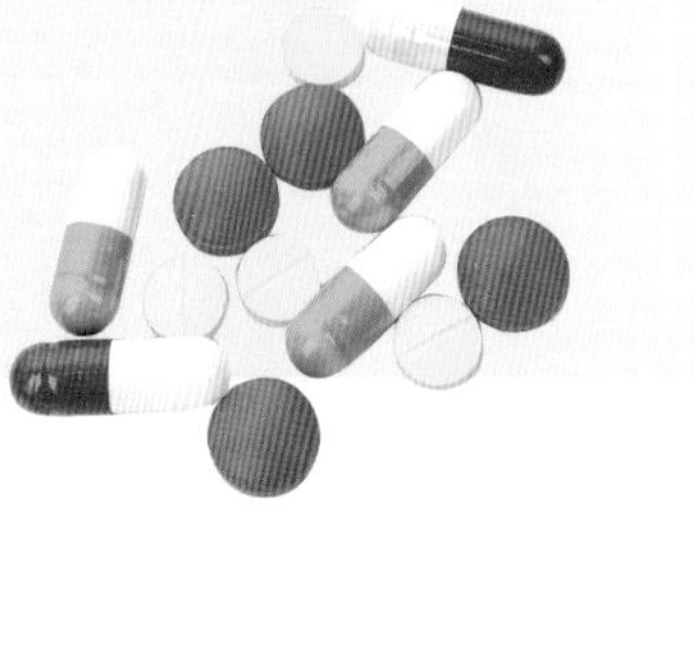

ビタミンD

英名 ergocalciferol, cholecalciferol

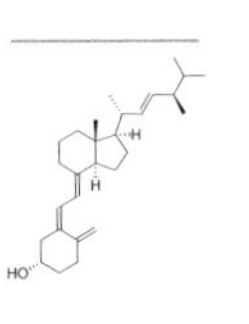

植物に含まれるビタミンD_2（物質名はエルゴカルシフェロール）と、動物に含まれるビタミンD_3（コレカルシフェロール）を総称して、ビタミンDと呼びます。さけやいわしなどの魚介類に多いほか、きのこ類、卵黄や魚卵などの卵類にも多く含まれています。また、日光に当たると体内でコレステロールからビタミンD_3を作り出すことができます。このように、食品からの摂取と生体内での合成という2つの方法で供

給されるビタミンです。

　ビタミンDは小腸や腎臓でカルシウムやリンの吸収を助けたり、血液中のカルシウム濃度バランスを保つよう調整をしています。

　ビタミンDが不足すると、カルシウムの吸収低下や骨の代謝異常が起こります。子どもの場合は骨の変形（くる病）、成人の場合は骨軟化症になりやすくなり、高齢者は骨粗しょう症や骨折のリスクが高まります。

　乳幼児の骨の形成時期には特に大切な栄養素なので、妊娠中や授乳中の女性はしっかりと摂りましょう。

ビタミンE

英名 tocopherol, tocotrienol

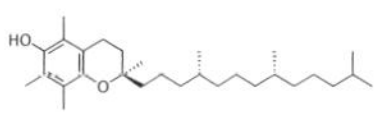

アーモンドなどのナッツ類やピーナッツ、小麦胚芽、うなぎやあゆ、かぼちゃやアボカド、さらにひまわり油やベニバナ油などに多く含まれるビタミンEは、物質名をトコフェロールといいます。ビタミンEには8つの種類があり、なかでも体内に最も多く存在し、生理活性が最も強いのがα-トコフェロールです。
　ビタミンEは細胞膜や脂質に多く存在し、自ら酸化することによって、体内の細胞や脂質の酸化を防いで体を守ります。血液中のLDLコレステロールの酸化を抑制し、動脈硬化を予防する働きもあります。このように、生活習慣病や老化と関連する疾患を予防することが期待されていることから「老化抑制ビタミン」「若返りのビタミン」とも呼ばれています。
　体内に蓄積されにくいため、過剰症の心配は少ないとされていますが、長期にわたる過剰摂取ががん発生リスクを高めるという報告もあります。一方で、不足すると溶血性貧血や神経機能の低下が見られます。

いま注目される ビタミンD

　ビタミンDは、魚類や卵、きのこ類などに含まれる脂溶性のビタミンで、水に溶けにくい性質があります。ビタミンの多くは体内で生成することができない、あるいは生成できても十分な量ではないため、食事から摂取しなければなりませんが、ビタミンDは日光に当たることによって80〜90%体内で生成されます。

　カルシウムの吸収を助け、骨の成長促進や血中カルシウム濃度を高めるなど骨の健康には欠かせないため、厚生労働省の『日本人の食事摂取基準』(2020年版)によると、18歳以上では男性、女性ともに8.5μgが摂取量の目安となっています。

　また、免疫機能を調整する働きがあり、体内に侵入した細菌やウイルスに対し、必要な免疫機能を促します。

　ほかにも動脈硬化やがん、認知症の予防にもなるといわれ、抗加齢健康ビタミンとしても注目されつつあります。ちなみに新型コロナウイルスの感染者においては、ビタミンDの不足が重症化のリスクを招いているともいわれています。

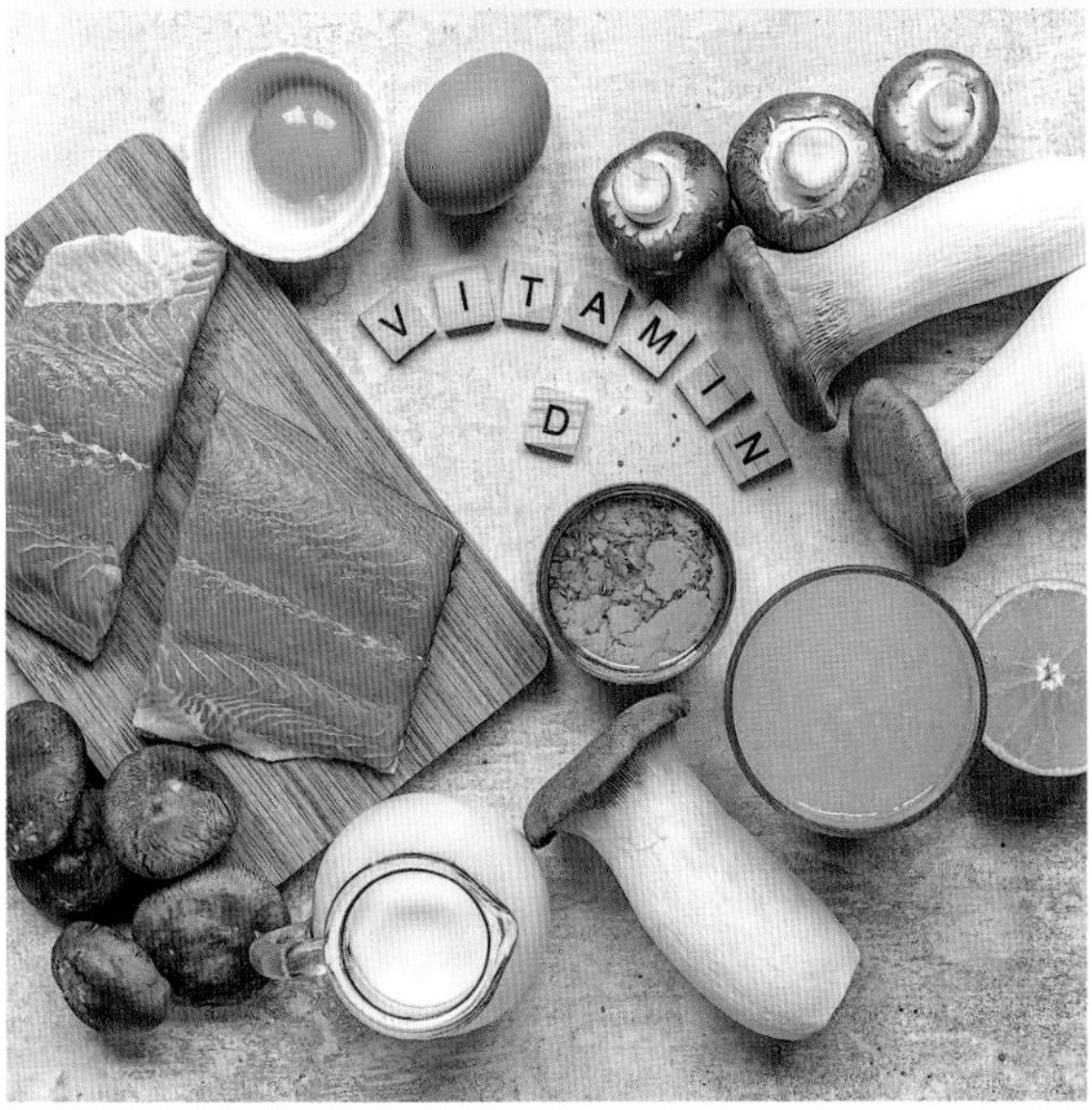

ビタミンK

英名 phylloquinone, menaquinone

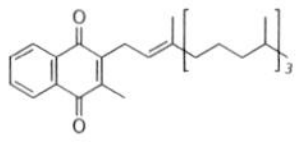

天然に存在するビタミンKは2種類あります。植物の葉緑体で作られるビタミンK_1（物質名フィロキノン）と、微生物が作り出すビタミンK_2（物質名メナキノン）です。ビタミンK_1はモロヘイヤ、ほうれんそう、しゅんぎく、わかめに、K_2は納豆などに多く含まれています。人間の体内では、食品から摂取するビタミンKと、体内の腸内細菌で合成されたビタミンKの両方を利用しています。

血液凝固に関わるビタミンで、「止血ビタミン」の別名もあります。そのため、ワルファリンカリウムなどの抗凝血薬を服用している人は摂取を制限されることがあります。また、骨の形成を促す作用もあり、骨粗しょう症の治療薬にも使われています。

成人は体内で作ることができるので、欠乏する心配はありません。しかし、腸内細菌が未発達の新生児は欠乏性出血症を起こしやすいので、出生直後に予防投与されます。通常の食生活では過剰症の心配はありません。

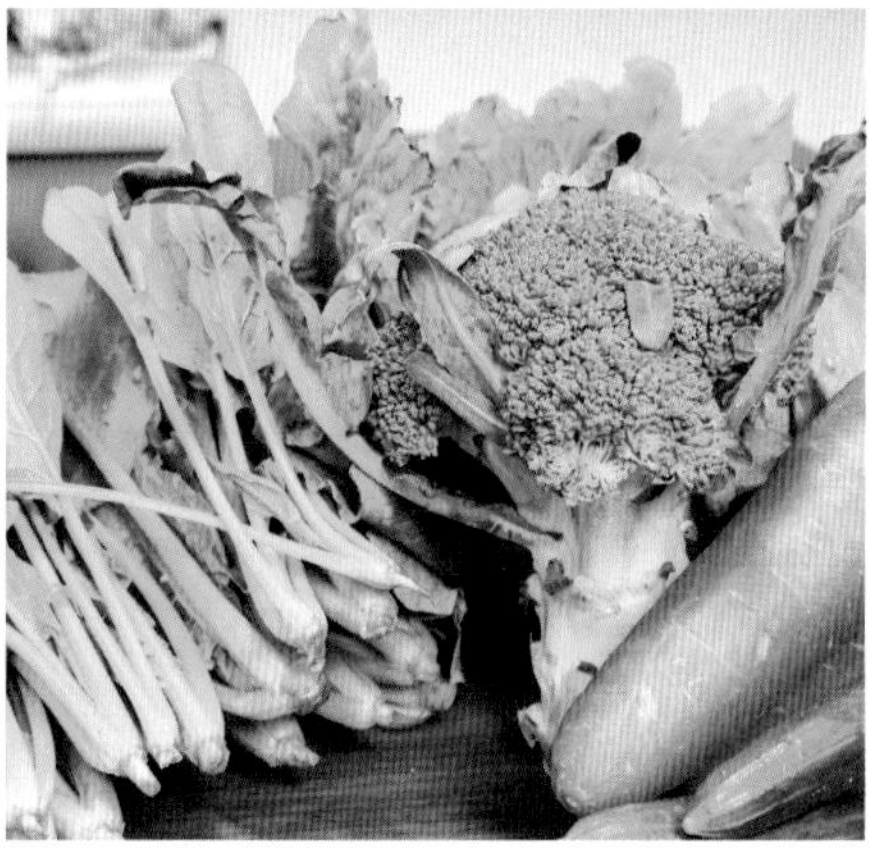

β《ベータ》-カロテン

英名 β-carotene

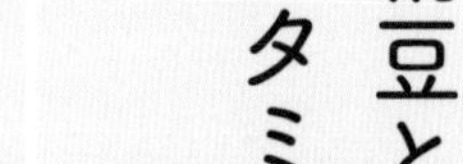

にんじん（キャロット）から見つかったので、カロテンという名前がつけられました。にんじん以外にも、ブロッコリー、パセリ、モロヘイヤなどの緑黄色野菜や乾燥のり、抹茶などに含まれています。

β-カロテンは多くの植物中に存在するカロテノイドという色素成分の1つで、主に赤橙色を表します。油に溶けやすい物質なので、β-カロテンが含まれている野菜を油で炒めると、体内での吸収がよくなります。β-カロテンは体内で変換されてビタミンAになるプロビタミンA（ビタミンA前駆体）で、肌や粘膜の強化や目の機能の改善、活性酸素を除去する抗酸化、免疫機能の向上などの働きが知られています。

植物の体内では、光合成におけるエネルギーの生産、クロロフィルとともに太陽光エネルギーを受け取る機能や、光によって葉緑体が損傷しないように保護するなど、重要な役割を持っています。

納豆とビタミンK_2

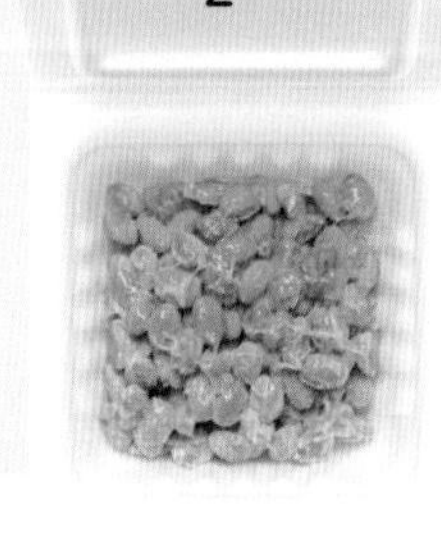

納豆にはビタミンK_2が1パック（40g）に240μgと食品中で最も多く含まれており、動脈硬化の原因となるカルシウムの血管への沈着を防ぐ効果があります。オランダでの研究では、1日にビタミンK_2を32μg以上摂取すると、動脈の石灰化、心臓病の発症率と心臓病による死亡率が半減することが報告されています。また、納豆の1人あたりの消費量が多い都道府県ほど、大腿骨頸部（股関節近く）の骨折の頻度が低い傾向があるという調査報告もあります。

納豆にはこのように優れた効果がありますが、血栓塞栓症の治療および予防に用いられる抗凝血薬のワルファリンの働きを打ち消す作用があるため、ワルファリン服用中の人は納豆を食べることを控える必要があります。

ビタミンの命名と歴史

ビタミン欠乏症はビタミンB_1（p.126）の欠乏で起こる「脚気」が最初の発見です。日本の鈴木梅太郎が1910年に米ぬかから脚気を予防する物質を発見し、のちにオリザニンと命名しました。翌年ポーランド生まれでアメリカのカシミール・フンクが同じく米ぬかから発見し、「生命に必要なアミン」の意味でビタミン（vitamine）と命名しました。のちにアミンではないビタミンも発見されたので、語尾のeを取ってvitaminと修正され、これが広まりました。最初の発見者は日本人だったのですが、論文が日本語で書かれたので世界に認められなかったのは残念です。

その後、脂溶性ビタミンをビタミンA、水溶性ビタミンをビタミンBと発見順にビタミンの名前をつけることとし、ビタミンC、D、E、F…と命名されることになりました。

さらに水溶性ビタミンBの中にはいろいろな物質が含まれることがわかり、B_1、B_2、B_3、B_4…と順に名付けられました。その後研究が進むと、ビタミンではなくビタミン様物質であることが判明したり間違いであることがわかり、欠番になったものが多くあります。

ビタミンB群の中には、化学物質名のような呼称のナイアシン（ビタミンB_3）、葉酸（ビタミンB_9、ビタミンM）もあって、不統一といえますが、一般に普及してしまったのでそのまま使われています。

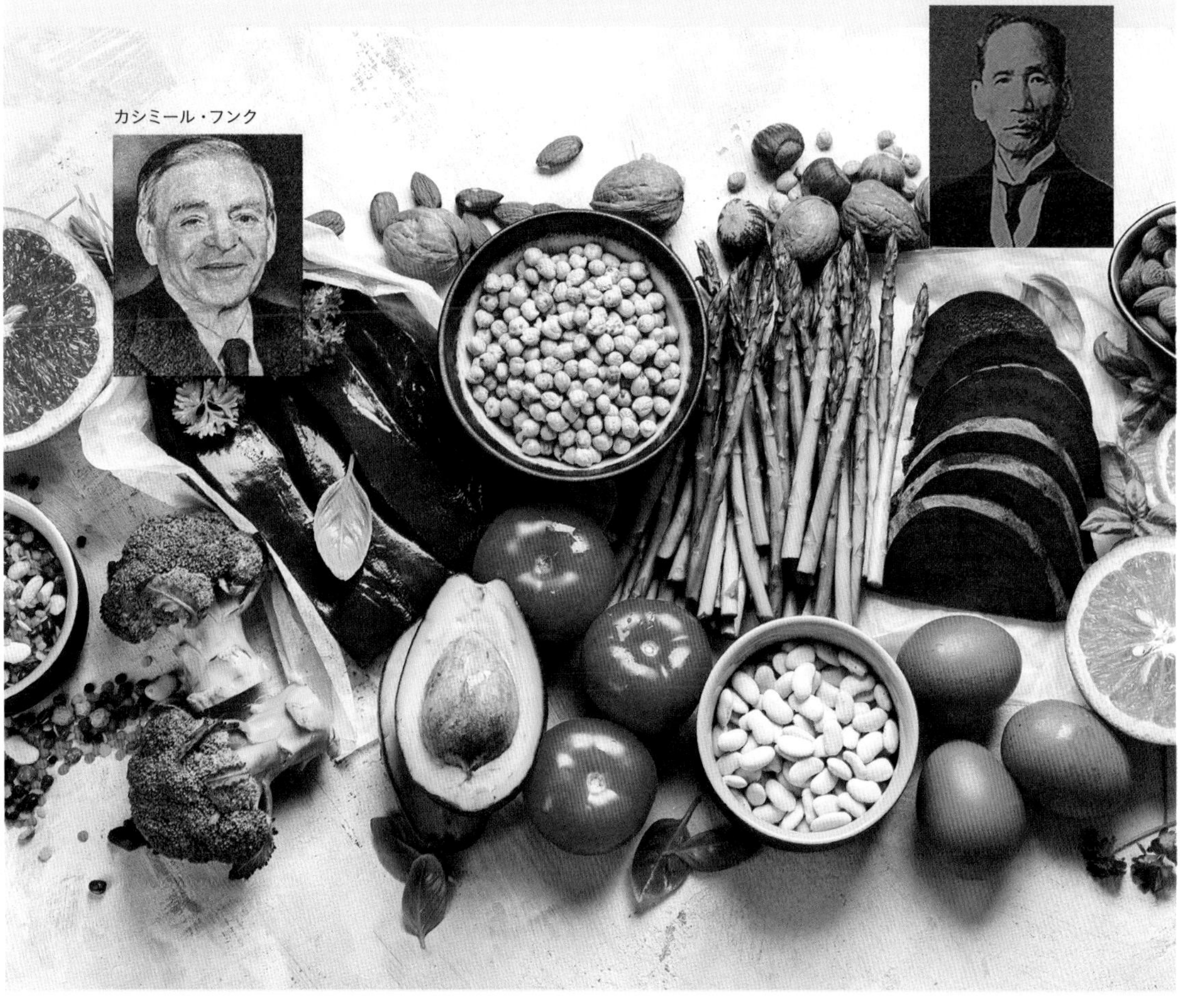

鈴木梅太郎

カシミール・フンク

β《ベータ》-クリプトキサンチン

英名 β-cryptoxanthin

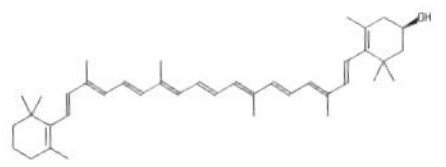

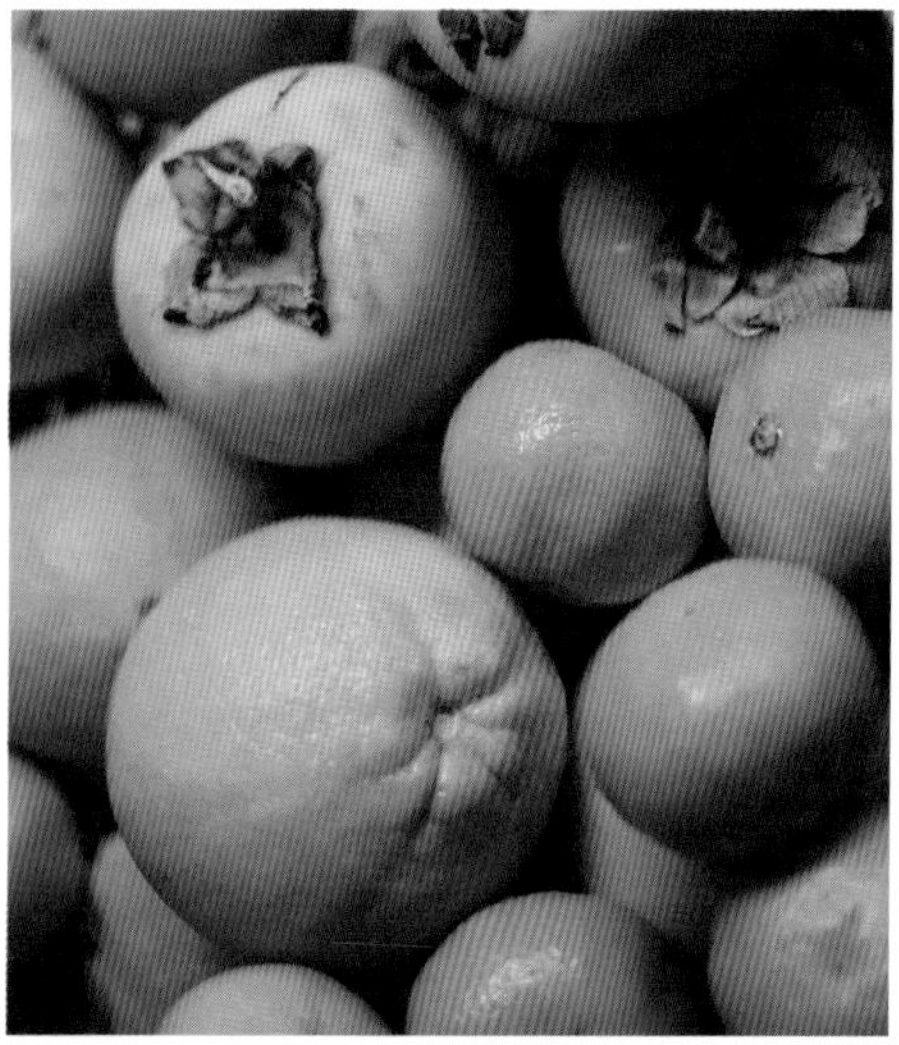

みかん、オレンジ、タンジェリン、かき、パプリカ、かぼちゃ、牛の血清などに多く含まれるカロテノイド色素成分で、赤～橙色を表します。カロテノイドの中ではキサントフィル類［*］に分類されます。

ほかのカロテノイドと同様に、体内でビタミンAに変わるプロビタミンA。抗酸化作用があり、細胞やDNAを活性酸素から保護する働きをします。また、脂質の代謝や肝機能の改善、骨粗しょう症や動脈硬化の予防と、生活習慣病予防に効果があると注目されています。

認知症とビタミン

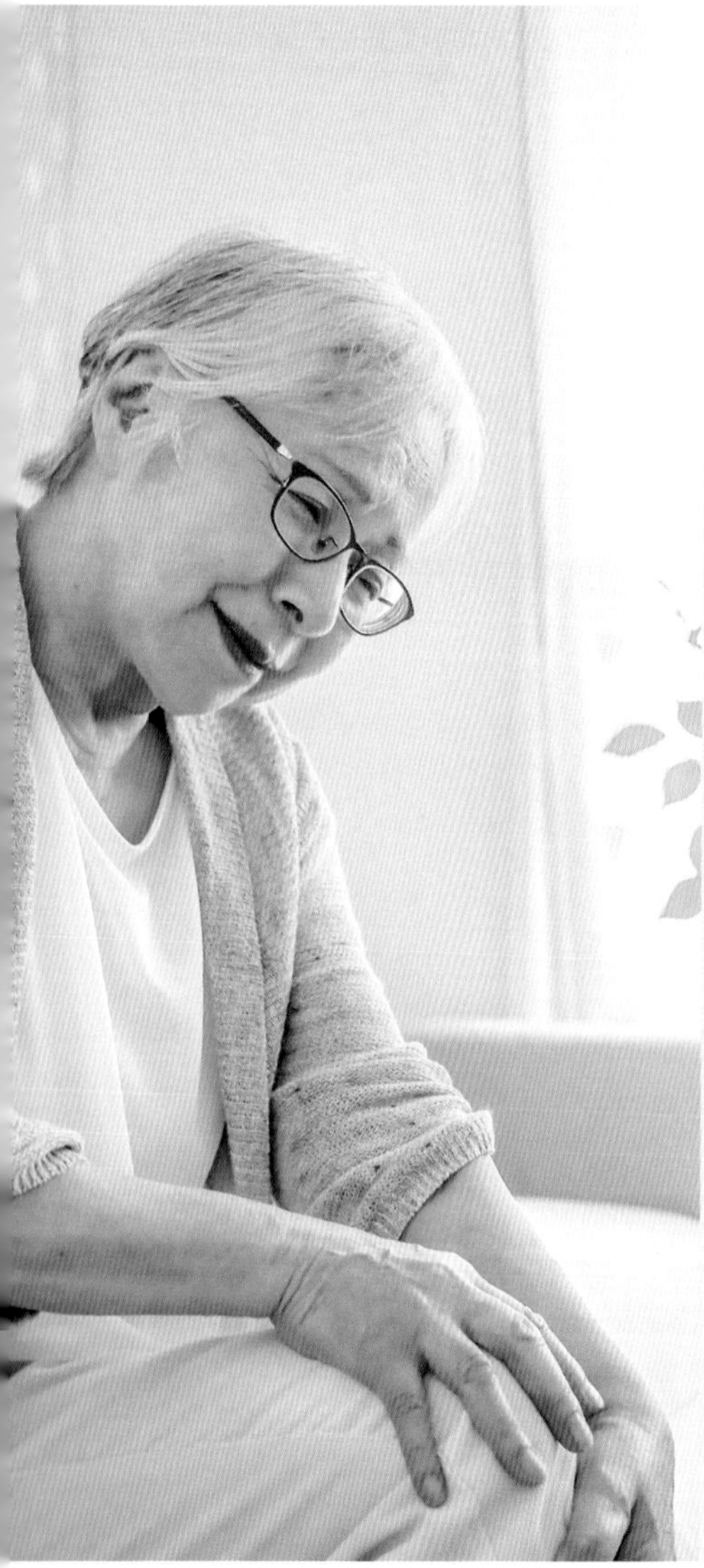

認知症はその原因となる病気によって、主に3つのタイプに分類されます。①脳梗塞や脳出血などによる脳血管障害が原因の「脳血管型認知症」②脳神経が変性して脳の一部が委縮するのが原因の「アルツハイマー型認知症」③レビー小体という異常たんぱく質がたまり、神経細胞が障害されて起こる「レビー小体型認知症」。なかでも②のアルツハイマー型認知症は根本的な原因が不明で、残念ながら現時点では、確実な予防や治療方法がありません。

根本的な予防や治療法はありませんが、認知機能を維持するのによいとされているのがビタミンBやC、Eなどです。脳に障害を与える活性酸素による神経細胞の障害を軽減してくれます。

日頃から野菜や果物をきちんと摂取することで認知症の予防につながる可能性があるのです。

＊ キサントフィル類：赤～黄色の色素成分であるカロテノイドのうち、構造内に酸素を含むのがキサントフィル類。カロテンの酸化誘導体であり、-CO や -OH を持っている。ルテインやカプサンチン、クロシン、アスタキサンチンなどもキサントフィル。

ビタミン様物質

人間の体内でビタミンに似た働きをするものの、体内で合成されるため欠乏症が起こらない栄養素のことを「ビタミン様物質」といいます。ビタミン様物質の中には、誤ってビタミンと考えられたもの、あるいは定義が変更されたためビタミンとされなくなったものも含まれています。

1 ほかの分類に移動したもの

・リノール酸、リノレン酸（ビタミンF：必須脂肪酸としてビタミンからビタミン様物質に移動されました）

2 人間の体内で合成できるのでビタミンから外されたもの

・ユビキノン（コエンザイムQ10）
・オロト酸（ビタミンB_{13}）
・リポ酸（ビタミンB_{14}）
・カルニチン（ビタミンB_T）
・イノシトール（ビタミンB_8）
・コリン（アメリカでは必須栄養素とされ、必要量は成人で1日あたり500mgとされていますが、日本では必須栄養素とされていません）

3 人間で欠乏症状が出なかったり、必須栄養素ではないと判断されたもの

・ケルセチン、ヘスペリジン、ルチンなどのフラボノイド類（ビタミンP）
・S-メチルメチオニン、塩化メチルメチオニンスルホニウム（ビタミンU：胃潰瘍の薬として販売されている）
・*p*-アミノ安息香酸（ビタミンB_X）
・パンガミン酸（ビタミンB_{15}：その本体と作用が疑問視されています）

ビタミン様物質は、生命維持のために必要というより、疾病予防や美容、健康維持のためのサプリメントとして販売されていたり、医薬品として利用されているものもあります。過剰な摂取による副作用に注意すべきとの意見があります。

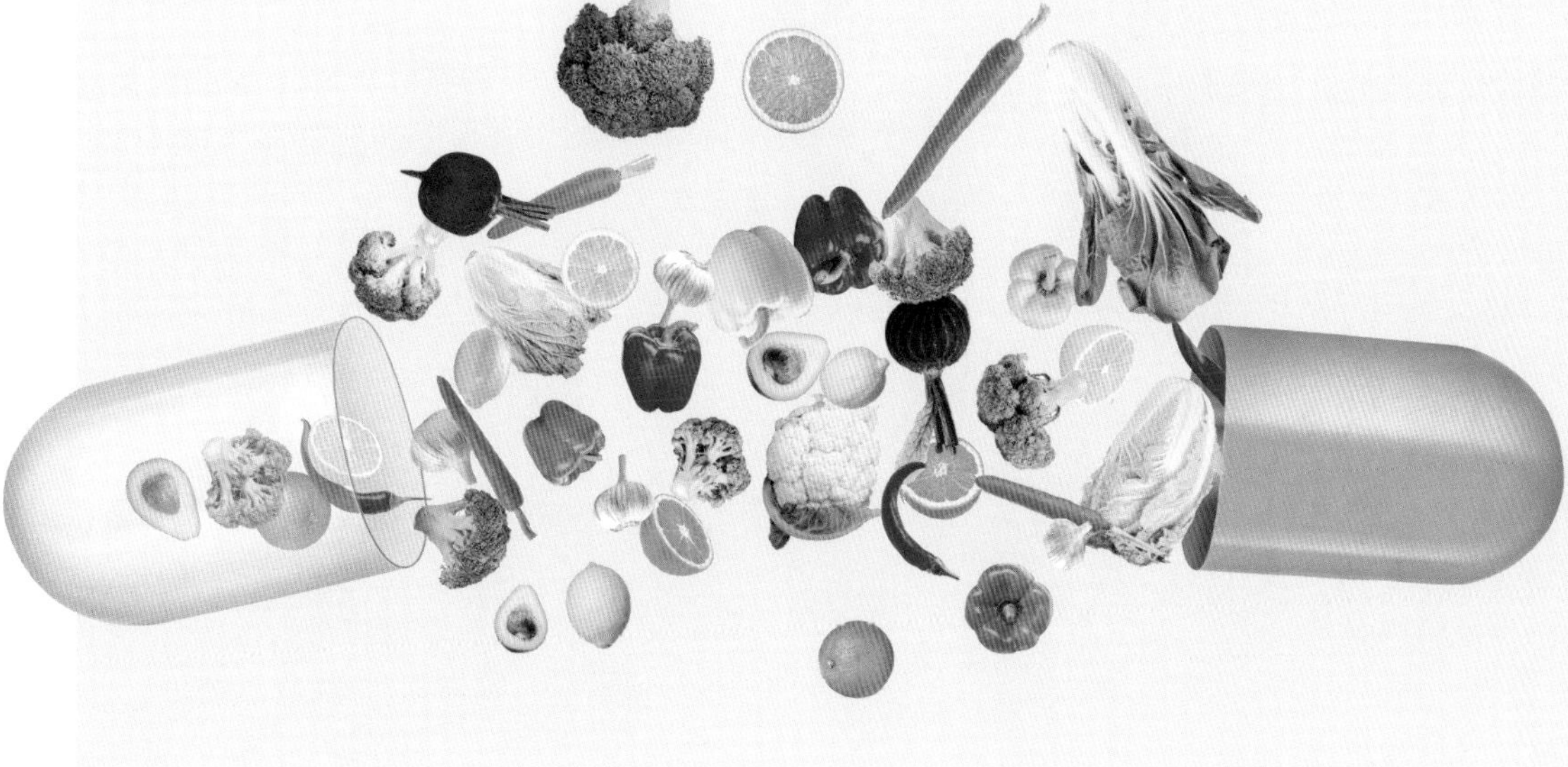

水溶性ビタミン

水溶性ビタミンとは、①水に溶けやすい ②油脂に溶けにくい ③体内で蓄積されずに排出される、という性質を持ったビタミン類のことです。かつてはビタミンBと分類されましたが、現在ではビタミンB_1、ビタミンB_2、ナイアシン、パントテン酸、ビタミンB_6、ビタミンB_{12}、葉酸、ビオチン、ビタミンCの9種類を指します。水溶性ビタミンの多くは摂りすぎても尿と一緒に排泄されてしまうため、過剰症の心配はほとんどありません。逆に、体内で貯蔵できないため、日々の食事から一定量を補給しなければなりません。水洗いや加熱など調理の過程で失われやすいので、注意が必要です。

ビタミンB_1

英名 thiamin

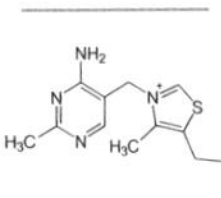

米ぬかから発見されたビタミンで、物質名はチアミン。玄米や米の胚芽、豚肉、レバー、うなぎ、大豆、そらまめなどに多く含まれています。

ビタミンB_1は体内で糖質からエネルギーを作り出すのに欠かせない栄養素です。糖質を栄養源として使っている脳や神経系の機能にも大きく関与しています。糖質を多く摂る人やよく運動をする人はエネルギーの産生が盛んに行われるので、ビタミンB_1もたくさん必要になります。

ビタミンB_1が足りないとエネルギーの産生が滞って不足し、疲れやすくなったり、食欲がなくなったり、夏バテに似た倦怠感を感じるようになります。ひどくなると脚気を発症します。慢性的に不足すると、運動能力低下や、イライラなどの精神的不安定を引き起こします。

にんにくやねぎなどに含まれるアリシンとビタミンB_1を一緒に摂ると吸収がよくなります。インスタント食品の利用が多くなり、ビタミンB_1の不足が報告されるようになりました。そのため、ビタミンB_1とB_2を添加した食品もあります。

体内に貯蔵されないため、摂りすぎによる過剰症の心配はほとんどありません。

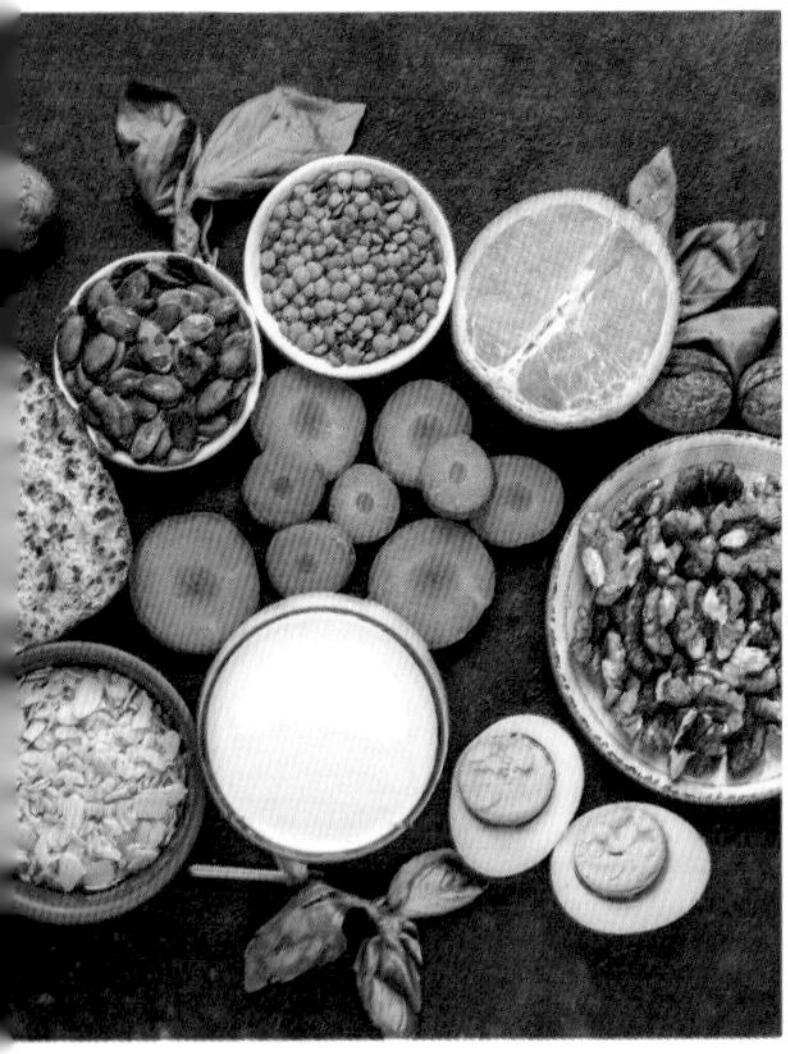

なぜ「ビタミンB群」と呼ぶのか

ビタミンB群は人間が生きるためのエネルギーを作るのに欠かせない大切な栄養素です。ビタミンB_1、B_2、B_6、B_{12}、ナイアシン、パントテン酸、ビオチン、葉酸の8種類の栄養素から構成されていますが、この8種類が相互作用により効果が出ることから「群」という呼び方が一般的になっています。

ビタミンは発見された当初は順にアルファベットがふられていましたが、ビタミンBはいくつかに分かれることが判明し、数字がつけられたといわれています。

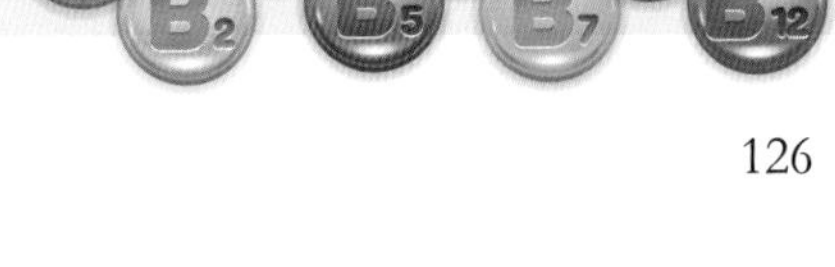

ビタミンB_2

英名 riboflavin

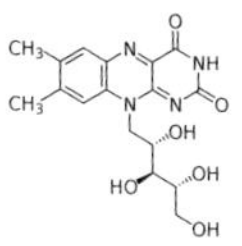

リボフラビンという物質名を持つビタミンB_2は蛍光を帯びた黄色色素。栄養ドリンクを飲むと尿が黄色くなるのは、このビタミンの色のためです。ビタミンが黄色いというイメージはビタミンB_2から来ています。レバーやうなぎ、チーズ、牛乳、卵、納豆、モロヘイヤなどに多く含まれています。

糖質、脂質、たんぱく質が体内でエネルギーに代謝されるのを助ける働きをするのが、ビタミンB_2です。また、たんぱく質の合成にも関わり、子どもの成長促進には欠かせない栄養素であるため、「発育のビタミン」の別名も。皮膚や粘膜の健康維持にも役立っています。さらに、活性酸素を除去する働きもあり、老化や生活習慣病予防にも重要です。

よく体を動かす人や糖質を多く摂るなどエネルギーを多く消費する人ほど不足しがちです。不足すると発育や成長が阻害されるので、成長期の子どもや妊娠中の女性は欠乏症にならないよう、きちんと摂取しましょう。また、不足によって皮膚や粘膜の炎症が現れやすくなり、口内炎や口角炎が起こることがあります。摂りすぎても尿として排泄されるので、過剰症については特に心配はないでしょう。

口角炎、口内炎、ささくれにビタミン剤

最近では脚気やくる病のようなビタミン欠乏症はほとんど見られませんが、口角炎や口内炎になる人は多いと思います。これは甘いもの（糖質）の食べすぎによって、これを代謝するビタミンB_2が不足することで起こります。また、関東では「ささくれ」、関西では「さかむけ」と呼ばれる、指先の皮膚が部分的にめくれて痛い現象も、甘いものの食べすぎによるビタミンB_2不足のことも。このようなときには、総合ビタミン剤を服用すると1週間ほどで改善します。

なお、日本製のインスタントラーメンには、このようなビタミン不足を考慮して、ビタミンB_1とB_2が0.2〜0.5㎎程度添加されている場合もあります。

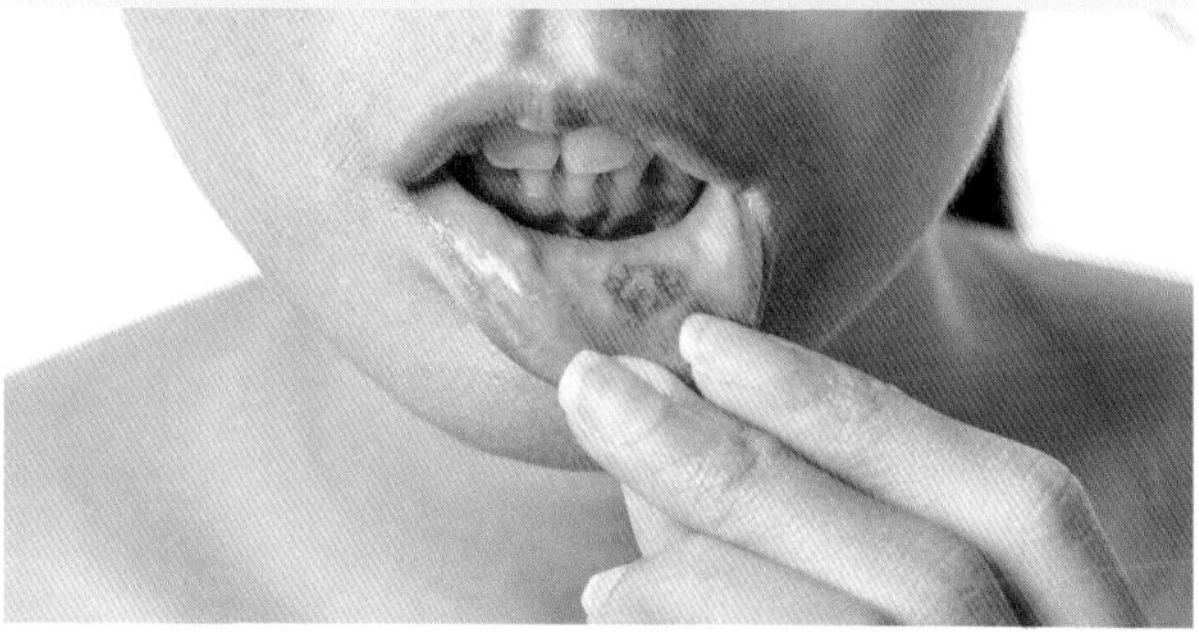

ビタミンB_6

英名 pyridoxine, pyridoxal, pyridoxamine

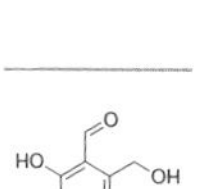

ピリドキシン

かつおやまぐろ、レバー、肉、にんにく、バナナなどに含まれるビタミンB_6。ピリドキシン、またはピリドキサール、ピリドキサミンという3種類の物質があります。皮膚炎を予防する物質として発見されたビタミンです。

摂取したたんぱく質をアミノ酸に分解し、その後、筋肉や血液などさまざまな組織を作るために合成する手伝いをするのがビタミンB_6です。アミノ酸からエネルギーを作り出す際にも働きます。また、脂質の代謝や神経伝達物質の合成、ホルモンの調節にも関わっています。

ビタミンB_6は腸内細菌によって体内で少し合成されますが、食品からの摂取が必要です。不足すると皮膚の炎症や湿疹、口内炎、貧血、脳波の異常などが起こる場合がありますが、通常の食生活では不足することはほとんどありません。

ピリドキシンだけを長期間摂取すると、手足のしびれなど感覚神経に不調が起こることがあります。

ビタミンB_{12}

英名 cyanocobalamin

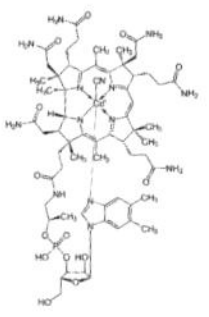

しじみやかき、あんこうの肝、レバーなど、動物性の食品に多く含まれているビタミンB_{12}は、ミネラルのコバルトを含んでいるため、シアノコバラミンとも呼ばれています。暗赤色をしているので「赤いビタミン」の別名もあります。

葉酸とともに赤血球の生成に関わり、不足すると悪性貧血（巨赤芽球性貧血）を発症する場合があります。また、アミノ酸の代謝や核酸の合成にも関与していて、細胞分裂が必要な場所では特に必要な栄養素です。

またビタミンB_{12}には、神経機能を正常に保ったり、改善する働きがあります。不足すると、しびれやこり、神経障害、知覚異常などを引き起こします。

通常の食生活では不足の心配はありませんが、動物性食品を摂らない菜食主義者、ビタミンB_{12}の吸収に問題がある高齢者や胃を切除した人は、不足している場合があります。ビタミンB_{12}はのりやわかめなどの海藻に多く含まれているので、菜食主義の人はこれらからB_{12}を摂取するのがおすすめです。

食品添加物としてのビタミンC

ビタミンCは、ビタミンとしての作用のほかに抗酸化作用が強いことから、酸化防止剤として多くの食品に添加されています。

ペットボトルのお茶は最近ではあたりまえに見かけられますが、これはビタミンCを抗酸化剤として添加することで初めて製造が実現したものです。500㎖のペットボトルに約100㎎が含まれており、1日のビタミンCの必要量がまかなえます。

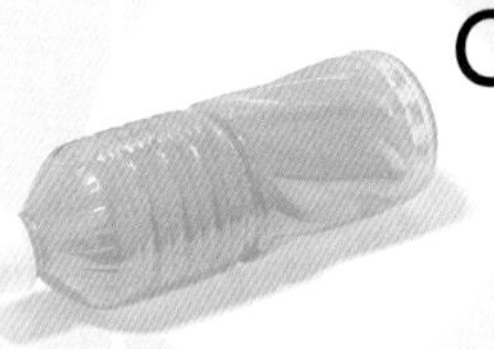

抗酸化食品や抗酸化作用のあるビタミン

ヒトの体は酸素を利用してエネルギーを作り出していますが、体内に取り込んだ酸素の何%かは活性酸素に変わります。活性酸素は殺菌力が強く、免疫機能を高めて体を守る大事な役割を担っています。しかし、ストレスや紫外線、喫煙などにより活性酸素が過剰に作られると、たんぱく質や脂肪などを酸化させて老化を早めたり、生活習慣病になるリスクを高めます。

活性酸素の抑制によいといわれているのが活性酸素を分解する抗酸化食品や抗酸化作用のあるビタミンです。抗酸化食品の中でも特筆すべきはオリーブ油とナッツ類。抗酸化作用のあるポリフェノールを多く含んでいます。ビタミンではCとEに強力な抗酸化作用があります。

ビタミンC

英名 ascorbic acid

物質名をアスコルビン酸といい、かんきつ類やいちご、キウイフルーツ、赤ピーマン、ブロッコリーなどの野菜や果物に多く含まれています。ヒトは体内で合成できないため、食品から摂取しなければなりません。ビタミンCは水に溶けやすく熱に弱いので、洗いすぎやゆですぎ、さらしすぎに注意します。できるだけ新鮮なものを生で摂り入れるのがよいでしょう。

コラーゲンを生成するために必要なのがビタミンCです。コラーゲンとは皮膚や腱、軟骨、結合組織などに存在する繊維状のたんぱく質で、コラーゲンができないと毛細血管の結合組織が緩んでもろくなり、疲労や筋力の低下、歯茎や皮膚からの出血、貧血、関節痛、肌荒れなどが起こります。また、ビタミンCはストレスに対する抵抗力や免疫力を高めます。消化管での鉄の吸収を高める作用もあり、不足は貧血を招きます。強い抗酸化作用があり、老化や動脈硬化を抑制するなど、多くの機能があるビタミンです。

食生活が偏っている人、アルコール依存の人、強いストレスがある人、喫煙者などはビタミンCが不足しがちです。多めに摂取するように心がけましょう。

なお、ビタミンCは食品の酸化防止目的で食品添加物としても利用されています。

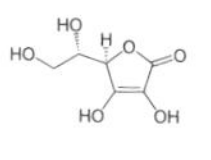

ビタミンCの大量摂取

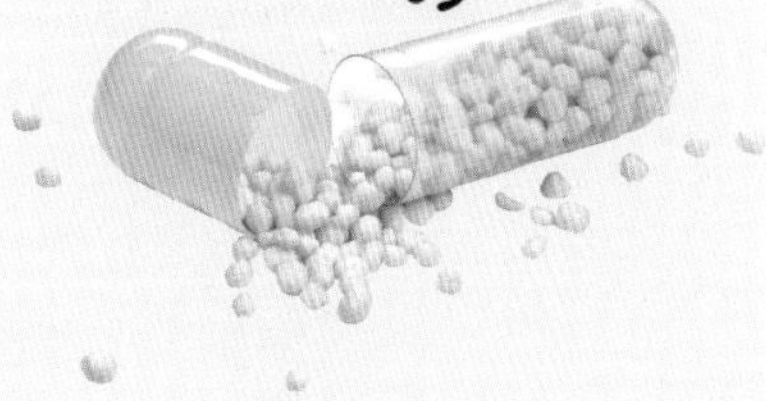

ノーベル化学賞を受賞したライナス・ポーリング博士は、ビタミンCを毎日大量に摂取すると、風邪を引きにくくなり、がんも予防できると提唱しました。その後の調査でも、毎日200mgずつ摂取すると風邪の予防効果があり、罹患した場合も回復が早いとの報告がありました。がんに関しては、疫学的調査（コホート研究）[*]で、食品からビタミンCを多く摂った場合はがんの発症率が低下するとの報告があります。しかしビタミンCを経口投与した場合は効果がないとの報告もあります。また、1日10gのビタミンCを静脈注射すると末期がん患者の生存率を高めたとの報告があります。

ビタミンCと壊血病

壊血病は体内の器官、特に皮膚や粘膜、歯肉で出血し、歯が脱落し、やがて死亡する恐ろしい病気でした。大航海時代に長い時間船に乗る船員が発症しました。この原因がビタミンC不足であることが発見されたのは、栄養学上の大発見です。

現在は新鮮な食べ物が豊富なので、壊血病はほとんど発症していません。しかし、極端なダイエットなどによる不規則な食生活、過度のストレス、酒やたばこの摂取などでビタミンCが不足した場合には壊血病に罹患する危険性があります。特に慢性アルコール中毒者、高頻度の喫煙者、一人暮らしの高齢者は注意が必要です。

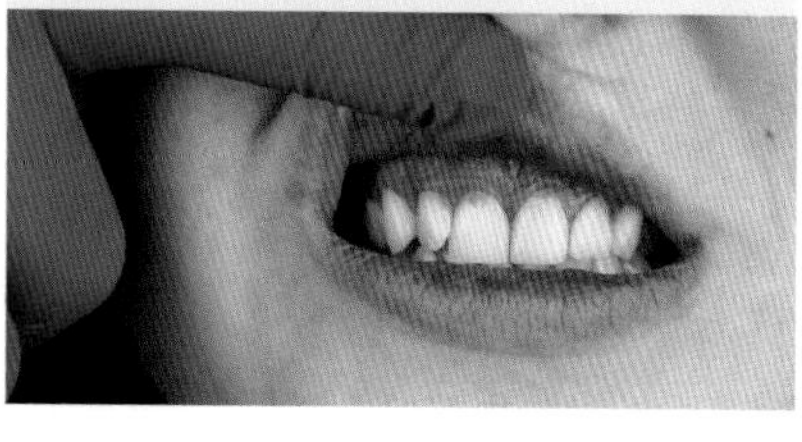

＊ 疫学的調査（コホート研究）：対照群をしっかりとって調査する方法。

うつ病と食事の関係

うつ病などの精神疾患は、心の問題と捉えられがちですが、運動や食事などの基礎的な生活習慣を見直すことで改善が見られる場合があります。食事に関しては、不足している栄養素の見直しに加えて、エネルギー量の過不足がないようにすること、なるべく決まった時間に食事を摂ることなども大切になります。

ビタミンB群

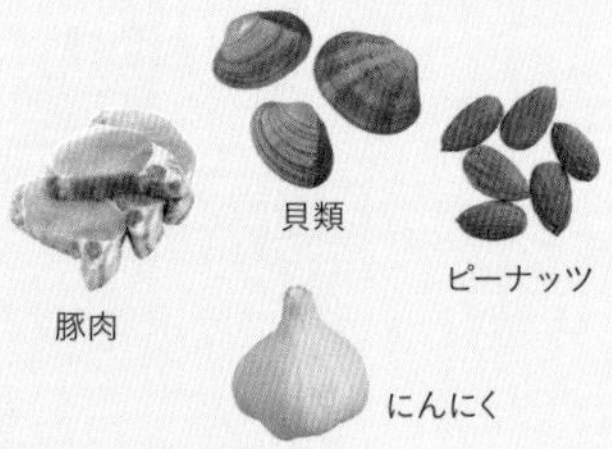

神経伝達物質の合成に深く関わるビタミンB群の欠乏は、うつ状態を招く可能性があると考えられています。ビタミンB群をバランスよく摂取するとともに、糖分や油脂などの過剰摂取を控えて、ビタミンB群の必要以上な消費を抑えることも意識したいポイントです。

トリプトファン

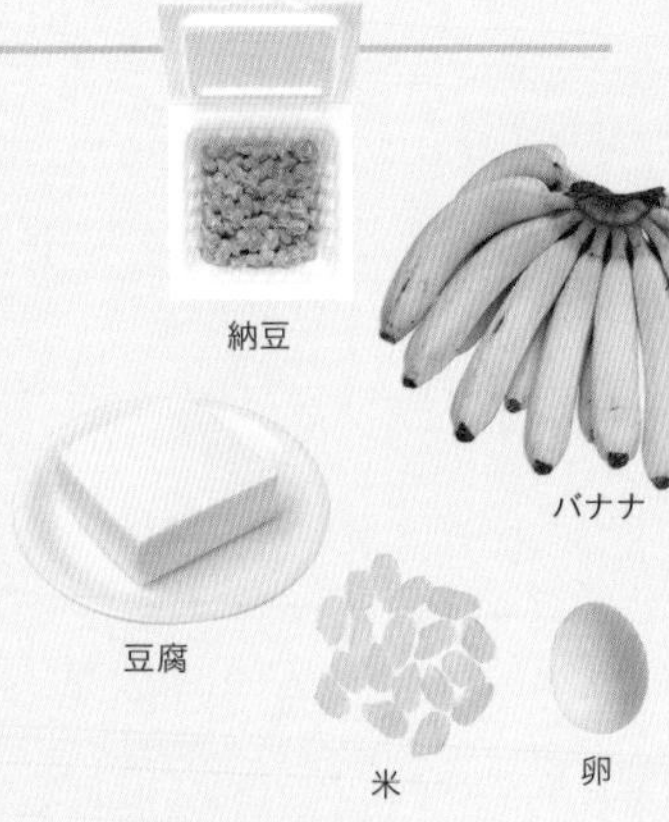

トリプトファンは、別名「幸せホルモン」とも呼ばれる神経伝達物質セロトニンの原料となります。したがって、トリプトファンの摂取もうつ病予防に効果があるといわれています。トリプトファンは必須アミノ酸で、豆腐や納豆などの大豆製品、米などの穀類、卵、バナナ、肉や魚にも多く含まれています。ただし、筋肉を作るアミノ酸とされるバリン、ロイシン、イソロイシンなどの分岐鎖アミノ酸（BCAA)はトリプトファンの脳への取り込みを阻害するので注意が必要です。

ビタミンD

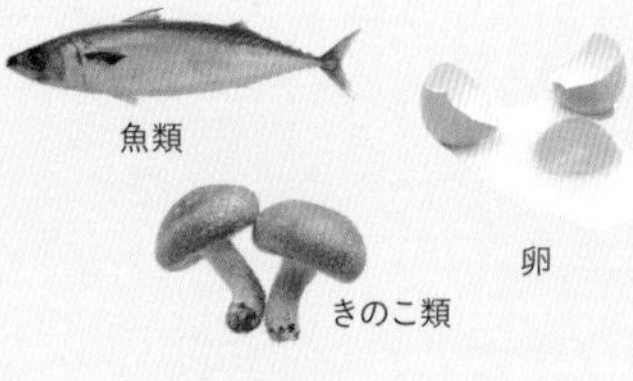

ビタミンDには、脳を酸化ストレスから守ったり、やる気に関わる神経伝達物質であるドーパミンの働きを改善させることがわかっています。また、ビタミンDは日光に当たることで体内で合成されることから、冬期うつとも関連があると見られています。

鉄

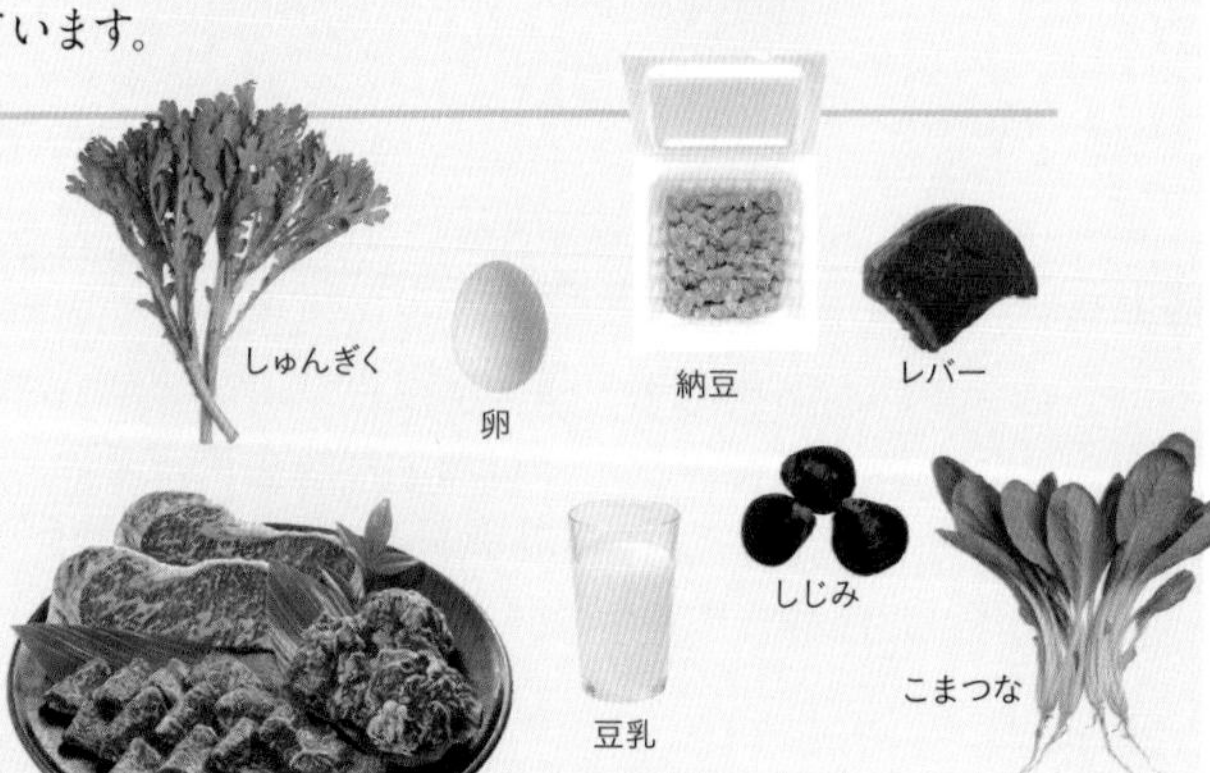

鉄の不足は、疲労感や焦燥感、集中力の低下を招くと考えられています。特に女性は月経や出産で鉄不足に陥りやすいため、鉄を補うことで症状の改善が見られる場合が多いようです。

ナイアシン

英名 niacin

ピーナッツ、レバー、まぐろ、かつお、たらこ、干ししいたけなどに多く含まれるナイアシンは、ニコチン酸とニコチンアミドの総称。ニコチン酸は植物性食品から、ニコチンアミドは動物性食品から摂取されます。ニコチンアミドは人体内でも必須アミノ酸のトリプトファン（p.25）から合成することができます。

ナイアシンは三大栄養素からエネルギーを産生する際に補酵素として働きます。また、アルコールの代謝や活性酸素の除去、皮膚や粘膜の健康維持にも大きく関与しています。

日本人の通常の食生活では不足や摂りすぎの心配はありませんが、不足すると「ペラグラ症」を引き起こします。ペラグラ症になると食欲不振や消化不良、発疹などの症状が現れ、ひどくなると認知症や精神神経障害などを発症します。

過剰になると、皮膚が赤くなり、ナイアシンフラッシュという頬の紅潮が起こることがあります。

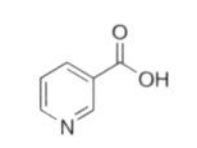

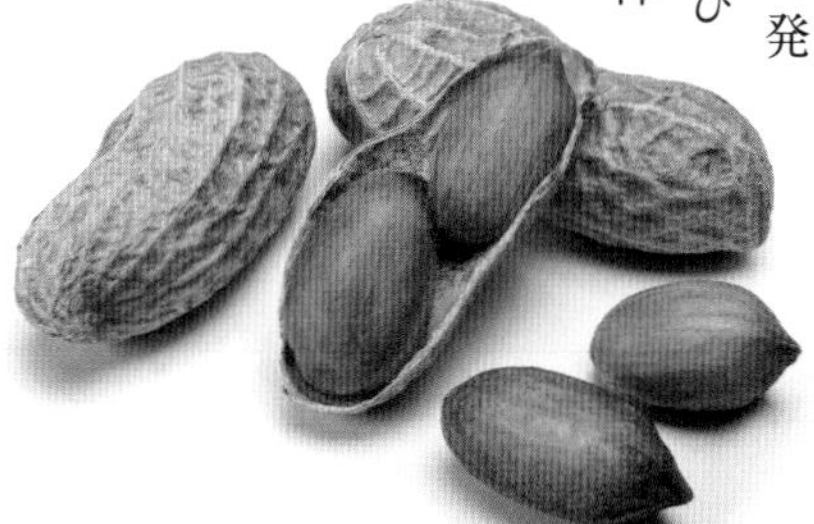

パントテン酸

英名 pantothenic acid

ギリシャ語の「パントテン」とは、広くどこにでも存在するという意味。その名の通り、レバー、たらこ、さけ、いわし、ピーナッツ、納豆、卵黄など、さまざまな食品に含まれています。

パントテン酸は、体内に広く存在する補酵素コエンザイムA（CoA）を構成する成分として働いていて、特に三大栄養素のエネルギーの代謝に深く関わっています。また、コラーゲン生成に必要なビタミンCの働きを助けるため、肌の健康にも関与しています。

さらに、ホルモンや免疫抗体の合成に関わったり、善玉コレステロールを増やす働きも知られています。

不足すると疲労や食欲不振、倦怠感が起こり、やがて動悸や不眠、ストレス、成長障害などが起こってきます。しかし、通常の食生活を送っている場合は欠乏症の心配はないでしょう。パントテン酸は腸内細菌によって体内でも産生されます。

多く摂りすぎても尿として排泄されるので、過剰症の心配はありません。

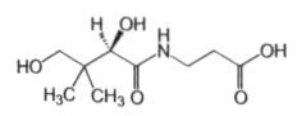

冷凍するとビタミンはどうなる？

いつでも使えて便利な冷凍野菜。しかし、加工食材の利用に躊躇する人も少なくはないでしょう。栄養面ではどんな特徴があるのでしょう？ 冷凍野菜は旬の時期にたくさん収穫したものをメーカーが購入して冷凍しています。そのため、もともとの栄養価は高いと考えられます（p.133コラム参照）。収穫直後に急速冷凍するため、栄養的な劣化はほとんどありません。冷凍野菜の栄養分析を1年間行ったという研究論文によれば、ビタミン類の損失は少ないということでした。つまり、季節外れの野菜より、冷凍野菜のほうが栄養価は高いこともあります。

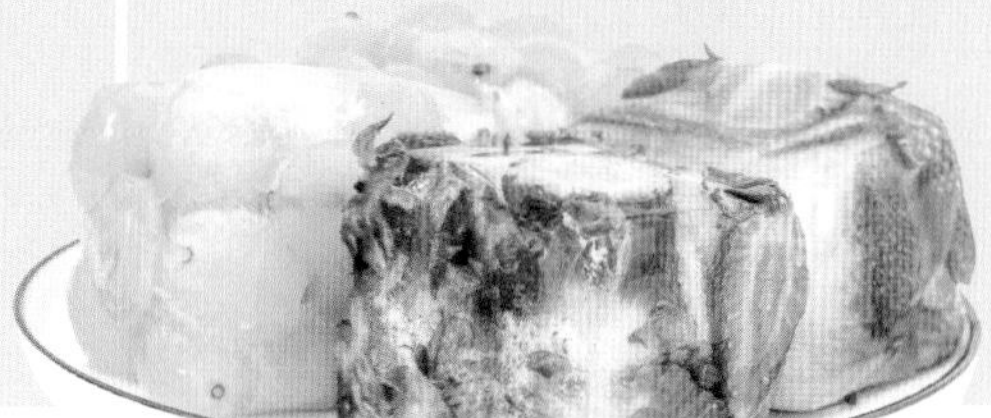

ビオチン

英名 biotin

レバーや肉類、魚介類のほか、ピーナッツ、アーモンド、納豆、ブロッコリー、まいたけなど、さまざまな食品に多く含まれるビオチン。かつてはビタミンB_7もしくはビタミンHとも呼ばれていました。哺乳類は生合成できませんが、体内の腸内細菌では合成することができます。

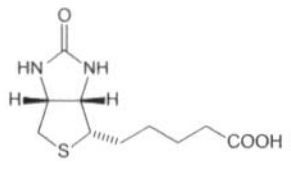

ビオチンは三大栄養素のエネルギー代謝に関わっています。特に、糖代謝においては酵素カルボキシラーゼの補酵素として、糖の再合成を助けます。また、皮膚や粘膜、毛髪、爪などを健康な状態に保つために重要な栄養素です。

通常の食生活では不足する心配はほとんどありませんが、生の卵白を長期間にわたって多く食べている人は欠乏症になる可能性があります。これは卵白のたんぱく質（アビジン）とビオチンが強く結合するため、体内で吸収されにくくなるからです（卵白障害）。

不足すると、皮膚炎や脱毛などが起こったり白髪になったりします。

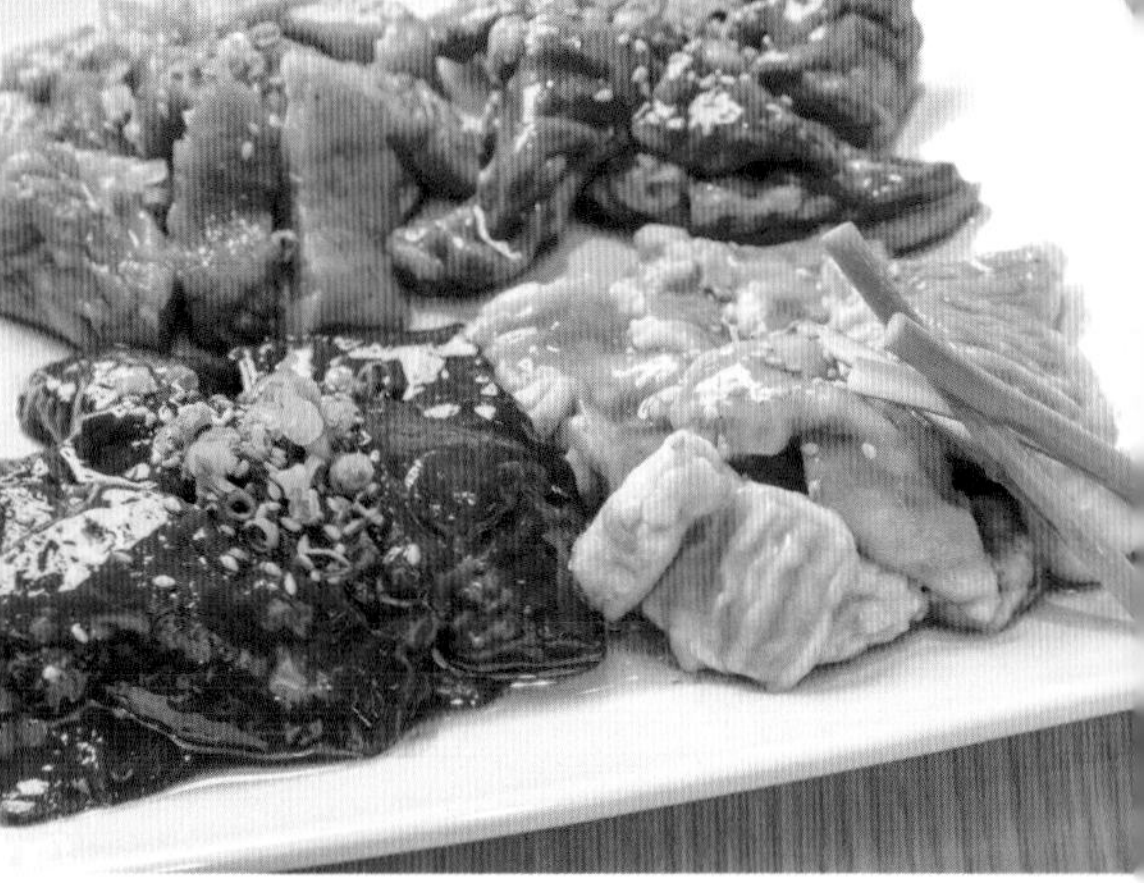

葉酸

英名 folic acid

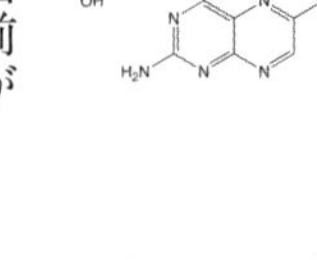

ビタミンB群の一種で、ほうれんそうの葉から発見されたためこの名前がつきました。かつてはビタミンB_9もしくはビタミンMとも呼ばれていました。プテリジンにパラアミノ安息香酸と1つまたは数個のグルタミン酸が結合した物質で、単一の物質ではありません。モロヘイヤやしゅんぎく、ケール、ブロッコリー、えだまめ、海藻類といった植物性食品のほか、動物性食品のレバーやうになどにも多く含まれています。葉酸は光に弱いため、長期保存すると壊れてしまいます。新鮮な食品のほうが多く含まれています。

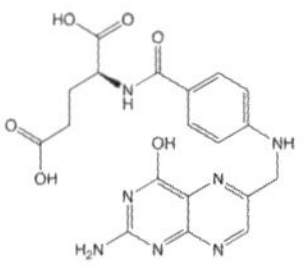

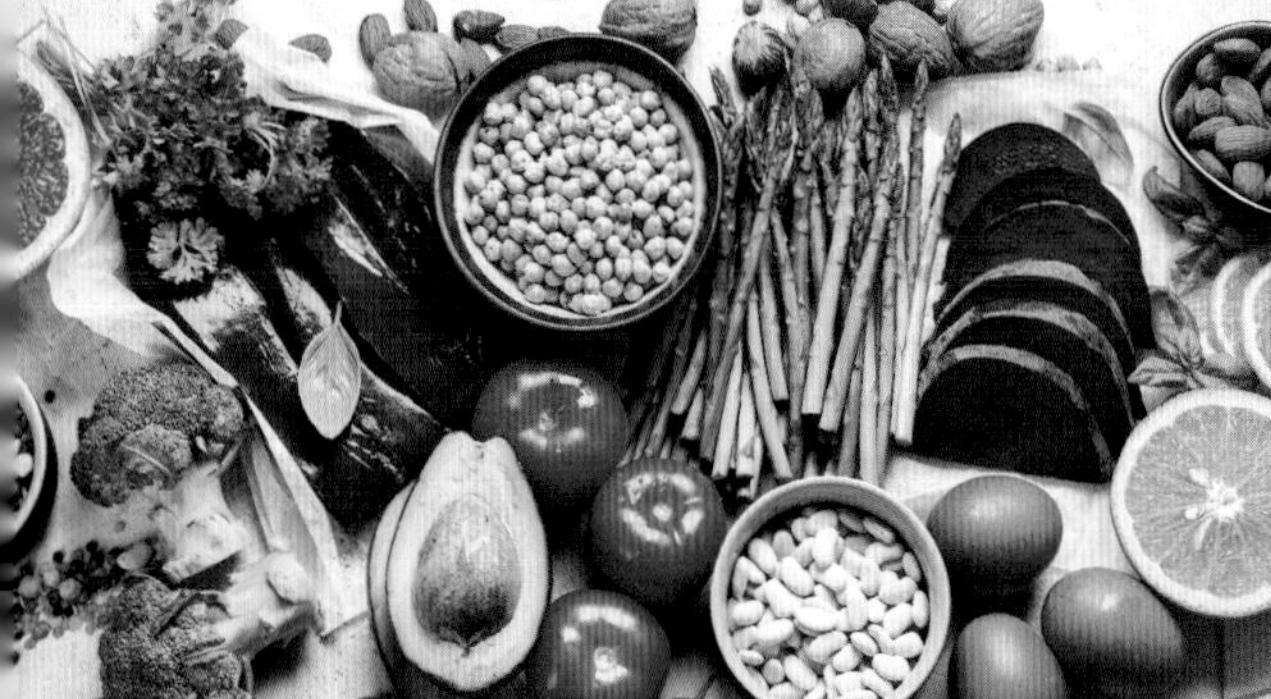

葉酸はビタミンB_{12}とともに赤血球の生成に関わっており、「造血のビタミン」という別名も。そのため、どちらかが不足すると悪性貧血（巨赤芽球性貧血）を発症する場合があります。また、アミノ酸の代謝やＤＮＡの合成にも関与しています。

不足すると口内炎や赤血球障害などが起こります。また、葉酸は胎児の正常な発育にとって特に重要な栄養素です。不足すると神経管閉鎖障害を起こす場合があるので、妊娠初期の女性は葉酸を十分に摂取する必要があります。

通常の食事では過剰症の心配はありませんが、サプリメントなどを過剰摂取すると発熱やじんましんなどが起こる場合があります。

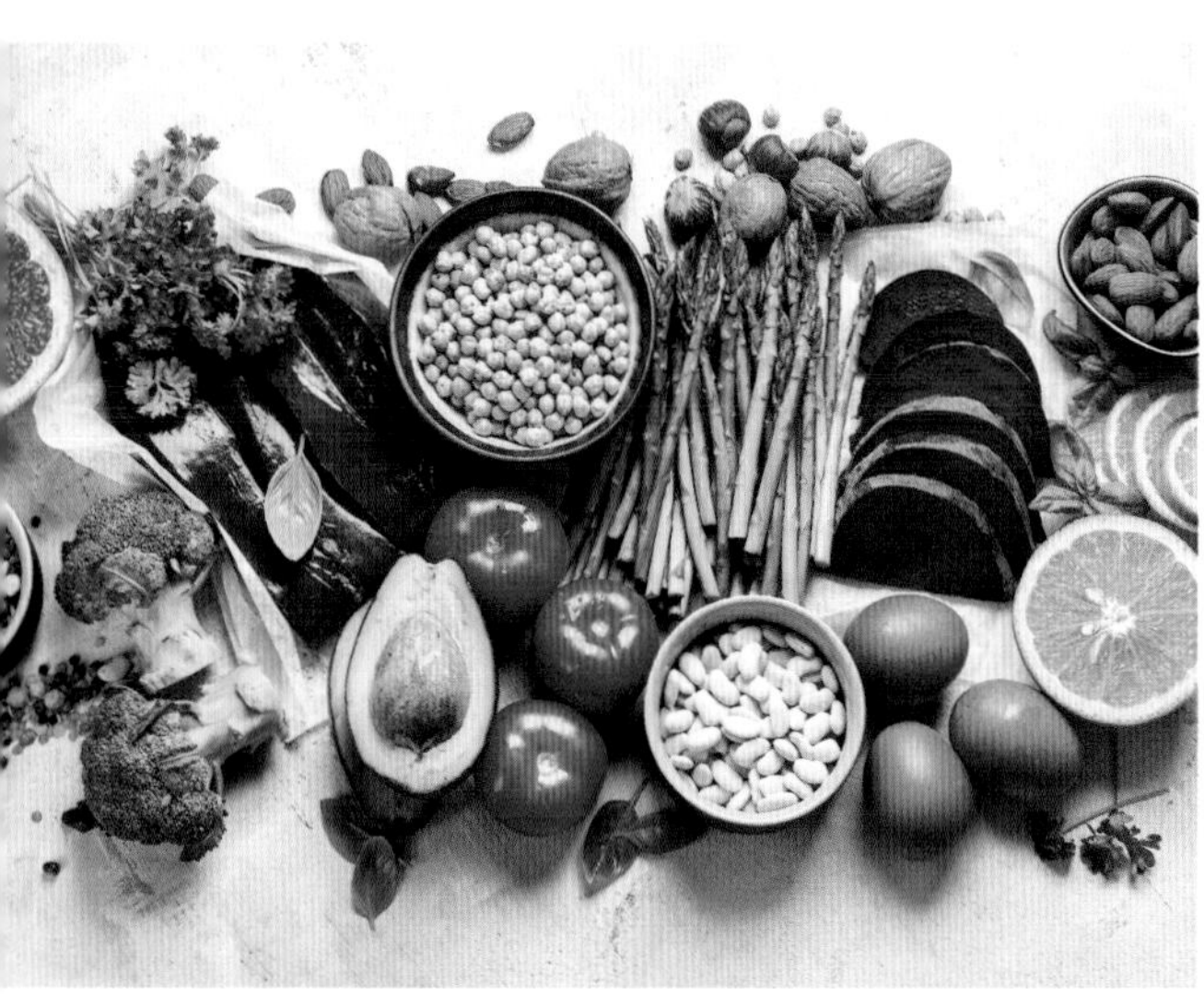

なぜ妊娠中には葉酸が必要なのか？

妊娠中は葉酸の積極的な摂取が重要といわれています。妊娠初期は胎児の神経管が作られる時期で神経管は脳や脊髄になる大切な器官です。

葉酸はDNAに関係する栄養素で葉酸が不足すると、胎児のDNAやたんぱく質が合成できず、うまく細胞分裂ができなくなります。すると先天性の異常が起こるリスクが高くなるのです。特に妊娠初期から中期にかけては不足しないことが大切です。妊娠時にはふだんの2倍量を摂るべきだともいわれています。また、妊娠前から摂取することも推奨されています。

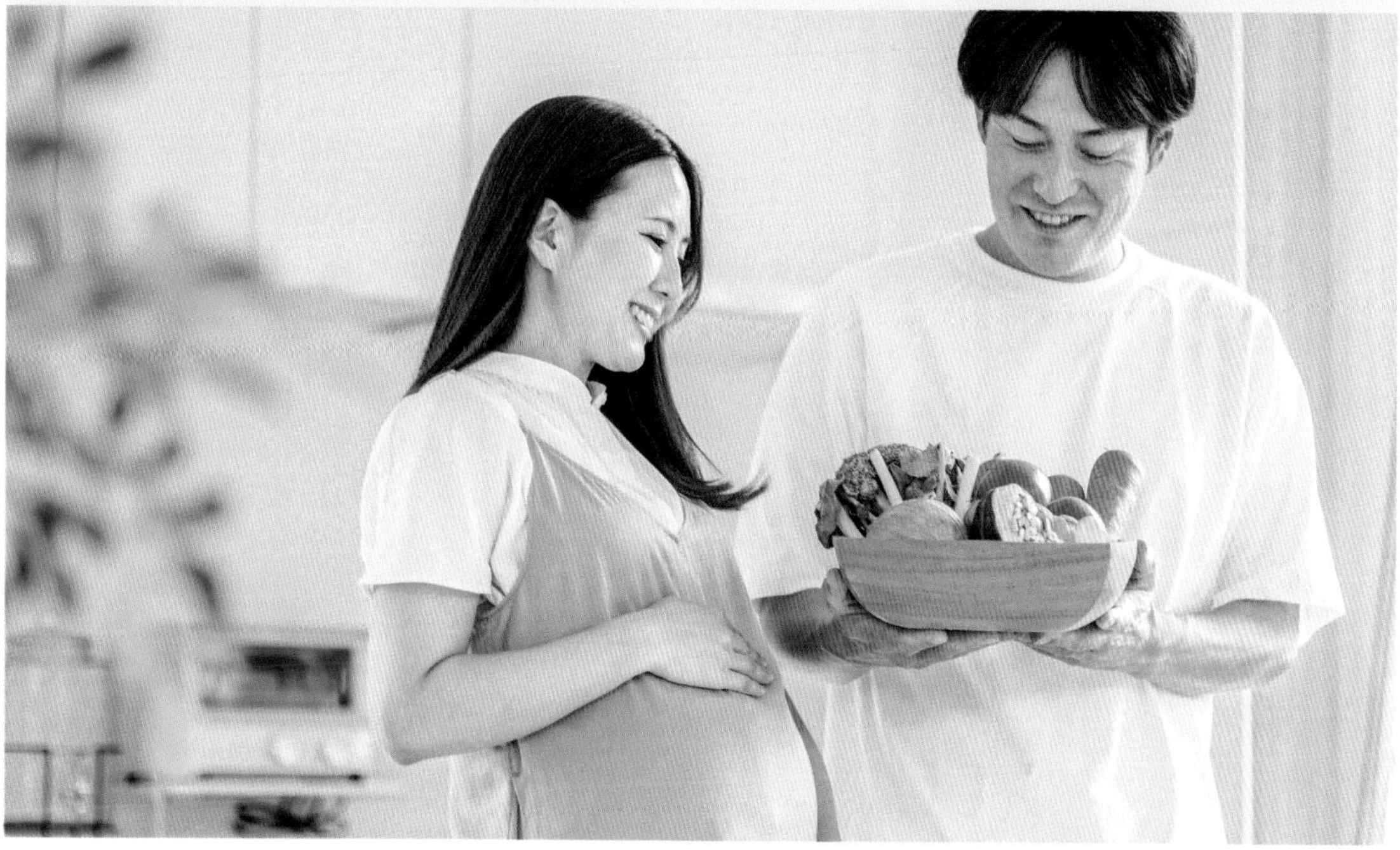

季節による野菜のビタミン量の変化

食品成分表に表されている栄養成分値は、年間を通して普通に摂取する場合の全国的な平均値を表したものです。野菜に含まれるビタミン類は、いつ、どこで、どうやって栽培したかによって、変動があります。特にビタミンCとβ-カロテンの含有量は大きく変化します。たとえばにんじんに含まれるβ-カロテン量は6月のものが最も多く、最も少ない1月のものの含有量はその半分以下に。ほうれんそうのビタミンCの量は12月が最大で最小は9月。その違いは約4倍にもなります。結果的には、栄養価が高いのは旬の野菜ということですが、どんな野菜も通年手に入る状況にあるなか、旬という意識が薄れていることも確かでしょう。

ちなみにミネラル類は土壌成分の影響を大きく受けるため、季節による含有量の差異はほとんどないそうです。

1日分のビタミン類摂取目安量

ここでは、ビタミンの中でも特に積極的な摂取を心がけたい「ビタミンA」「ビタミンD」「ビタミンE」「ビタミンK」「ビタミンB$_1$」「ビタミンB$_6$」「ビタミンB$_{12}$」「ビタミンC」が多く含まれる食品をグラフで示しています。

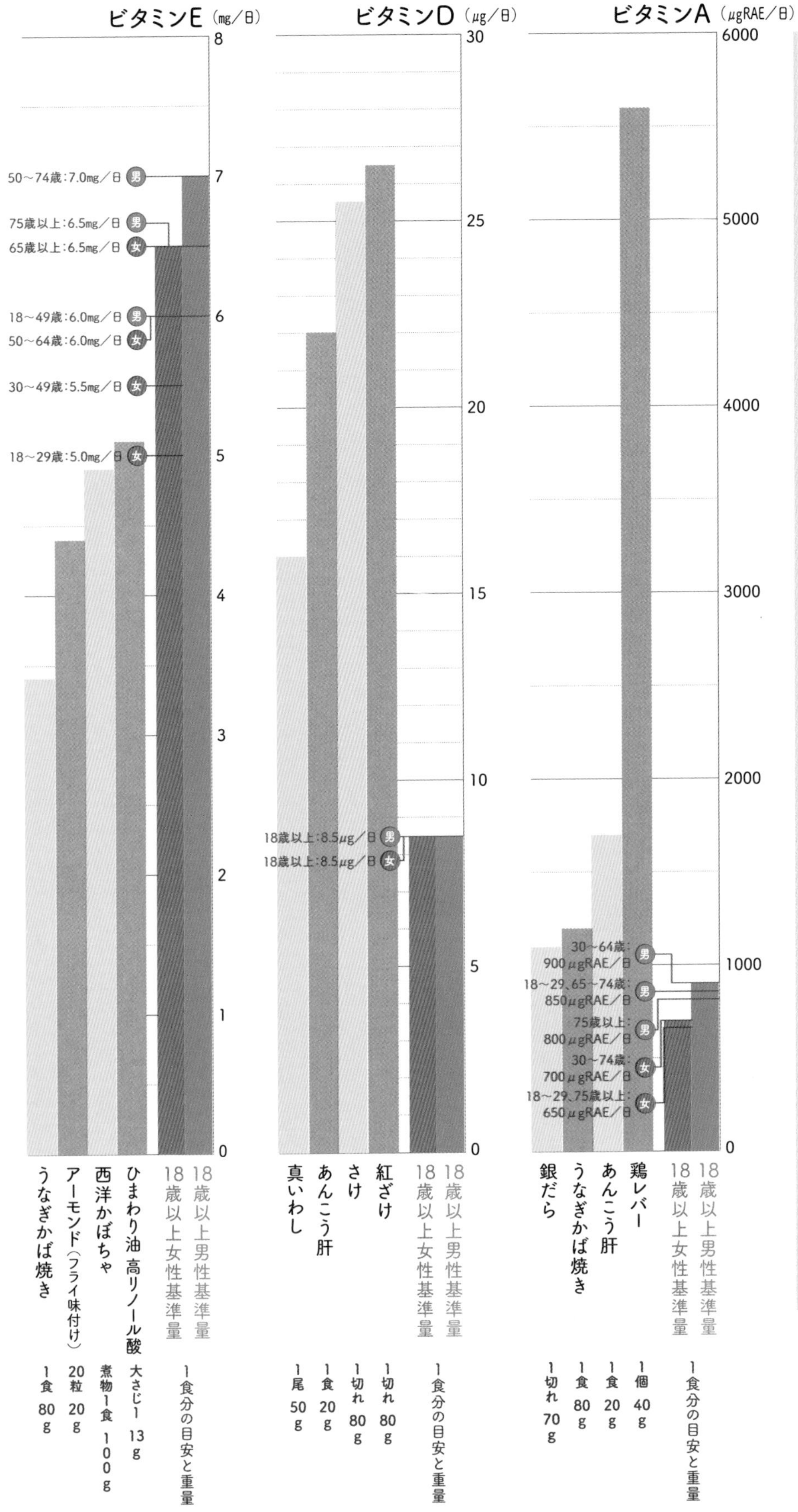

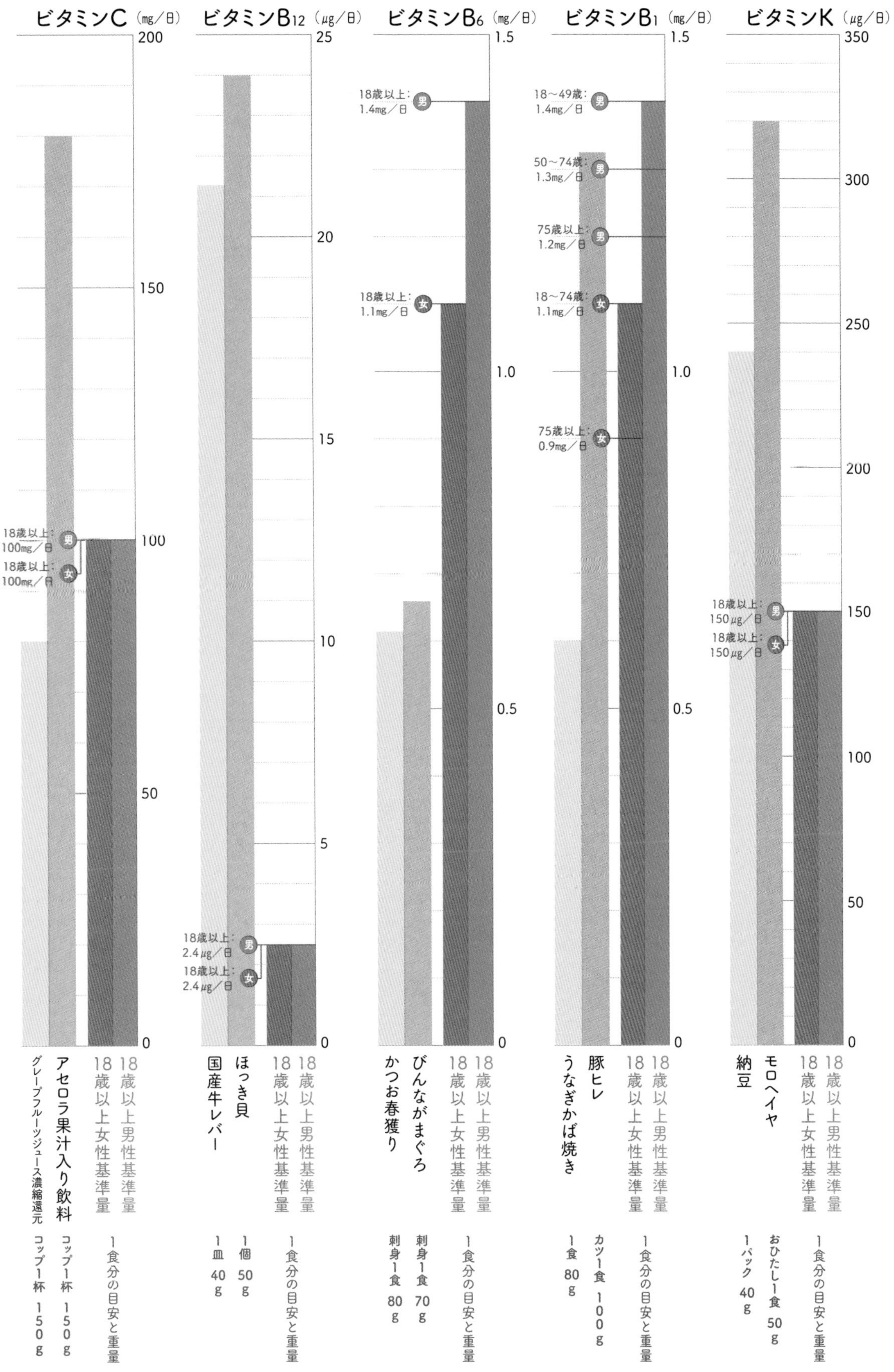

ビタミンC（mg／日）
200
150
100
50
0
18歳以上：100mg／日 男
18歳以上：100mg／日 女
グレープフルーツジュース濃縮還元
コップ1杯 150g
アセロラ果汁入り飲料
コップ1杯 150g
18歳以上女性基準量
18歳以上男性基準量
1食分の目安と重量
ビタミンB12（μg／日）
25
20
15
10
5
0
18歳以上：2.4μg／日 男
18歳以上：2.4μg／日 女
国産牛レバー
1皿 40g
ほっき貝
1個 50g
18歳以上女性基準量
18歳以上男性基準量
1食分の目安と重量
ビタミンB6（mg／日）
1.5
1.0
0.5
0
18歳以上：1.4mg／日 男
18歳以上：1.1mg／日 女
かつお春獲り
刺身1食 80g
びんながまぐろ
刺身1食 70g
18歳以上女性基準量
18歳以上男性基準量
1食分の目安と重量
ビタミンB1（mg／日）
1.5
1.0
0.5
0
18〜49歳：1.4mg／日 男
50〜74歳：1.3mg／日 男
75歳以上：1.2mg／日 男
18〜74歳：1.1mg／日 女
75歳以上：0.9mg／日 女
うなぎかば焼き
1食 80g
豚ヒレ
カツ1食 100g
18歳以上女性基準量
18歳以上男性基準量
1食分の目安と重量
ビタミンK（μg／日）
350
300
250
200
150
100
50
0
18歳以上：150μg／日 男
18歳以上：150μg／日 女
納豆
1パック 40g
モロヘイヤ
おひたし1食 50g
18歳以上女性基準量
18歳以上男性基準量
1食分の目安と重量

ミネラル

生体組織の構成や生理機能の調節に使われる

体の構成成分として存在する元素のうち、炭素（C）、水素（H）、酸素（O）、窒素（N）以外の元素をミネラル（無機質）と呼びます。

栄養学で扱うミネラルは、摂取不足によって健康障害（欠乏症）が生じる可能性があるナトリウム、カリウム、カルシウム、マグネシウム、リン、塩素、硫黄、鉄、亜鉛、銅、マンガン、ヨウ素、セレン、クロム、モリブデンの15元素と、ビタミンB_{12}を構成するコバルト、および適量の摂取が虫歯予防につながるフッ素を加えた、合計17元素です。ミネラルは体内で作ることができないため、食品から摂取する必要があります。

ミネラルの中で、ナトリウム、カリウム、カルシウム、マグネシウム、リン、鉄、亜鉛、銅、マンガン、ヨウ素、セレン、クロム、モリブデンの13元素は健康増進法に基づく食事摂取基準の対象として厚生労働省によって摂取の推奨量や目安量などが定められています。

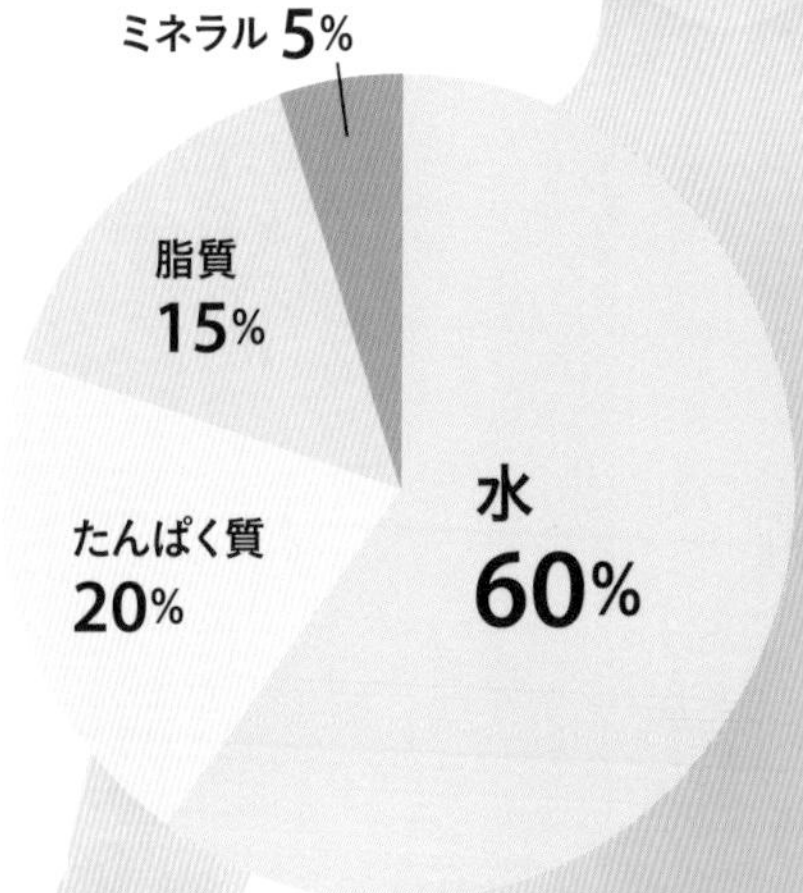

人体内にある元素の量

酸素	65.0 %
炭素	18.0 %
水素	10.0 %
窒素	3.0 %
カルシウム	1.5 %
リン	1.0 %
硫黄	0.25%
カリウム	0.20%
ナトリウム	0.15%
塩素	0.15%
マグネシウム	0.05%
その他	0.70%

＊数値は成人男女の普通体型基準
Mitechell1945

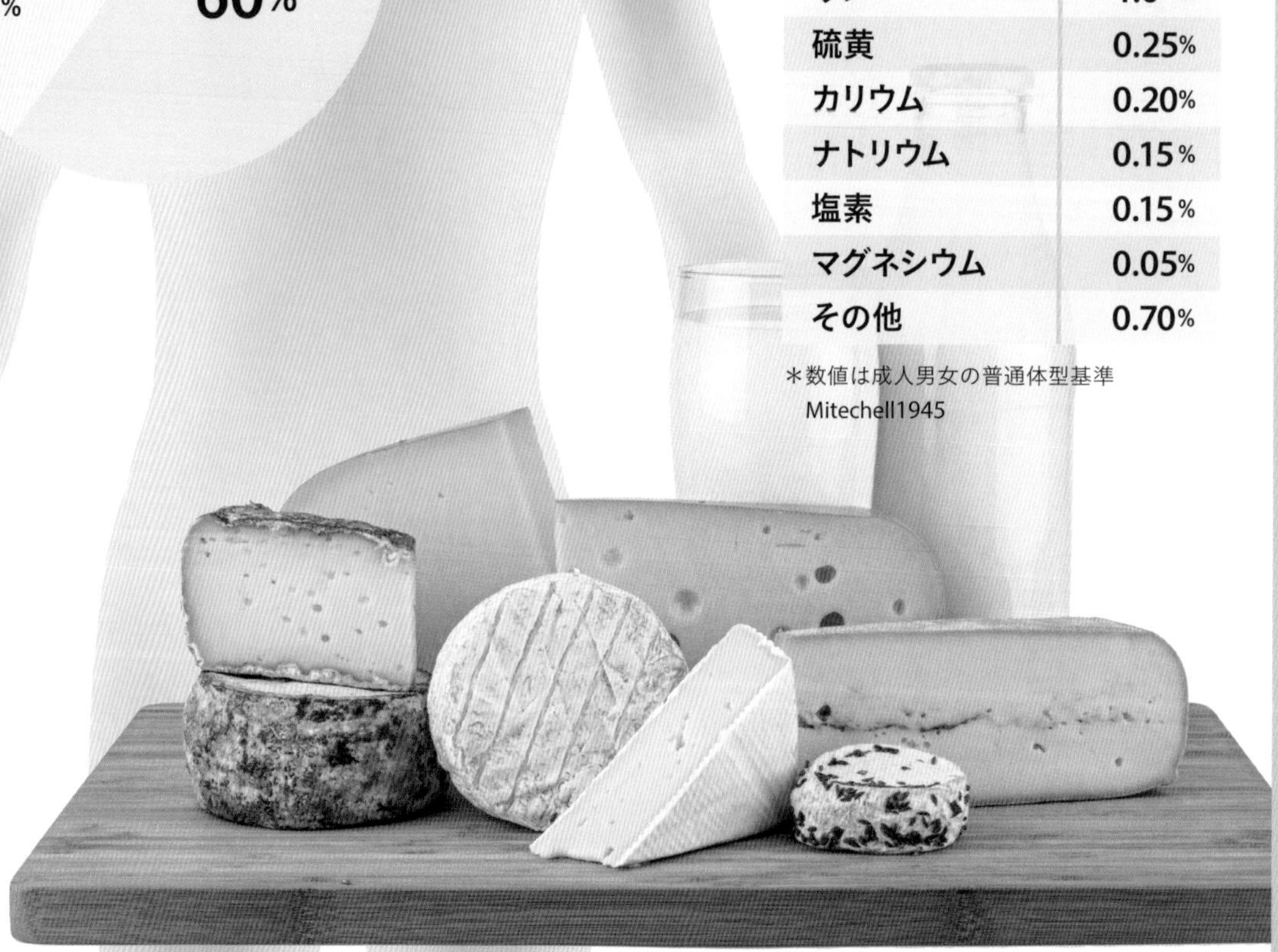

ミネラルの吸収促進と阻害

ミネラル同士をバランスよく摂取することが重要

ミネラルは種類によって異なる方法で小腸から吸収されます。一緒に摂った食品に含まれる成分によって、吸収が促進されたり阻害されたりするのも大きな特徴です。一般には摂取不足のときには吸収が促進され、充足状態のときには吸収率が低下します。

カルシウムはその大半が十二指腸で吸収されますが、ビタミンDやラクトース（乳糖）などと一緒に摂ると吸収が高まります。逆に過剰のリンやシュウ酸、フィチン酸と一緒に摂ると吸収が阻害されます。特にカルシウムが必要な妊娠中や授乳中の女性は注意が必要です。

食品中の鉄の中で植物性食品に含まれる無機鉄は、体内の鉄貯蔵量が少なくなると吸収が高まります。またビタミンCと一緒に摂ると吸収がよくなりますが、シュウ酸やフィチン酸などと一緒になると結合するため水に溶けにくくなり、吸収が悪くなります。

亜鉛はクエン酸などとの取り合わせで吸収促進となり、食物繊維やフィチン酸などと一緒に摂ると吸収阻害となります。

主なミネラルの吸収促進と阻害要因

ミネラル	吸収促進要因	吸収阻害要因
カルシウム（Ca）	ビタミンCやビタミンDなどと一緒に摂取すると吸収が促進されます。また、骨への沈着を助ける働きも。 料理に酢を使うことで胃液の分泌が促され、カルシウムが溶けやすい形になります。	リンの過剰摂取はカルシウムの吸収を妨げてしまいます。 カルシウムとシュウ酸が結合すると「シュウ酸カルシウム」となり、吸収率が低下します。
鉄（Fe）	鉄はもともと体内では吸収されにくい成分です。動物性食品に含まれるヘム鉄は、植物性食品に含まれる無機鉄よりも吸収がよいとされています。しかし無機鉄は鉄の不足時には吸収が高まり、充足時には吸収が抑制されるので、過剰に摂取するリスクは小さくなります。また、無機鉄はビタミンC、クエン酸とともに摂取すると吸収されやすい形態になります。	お茶やコーヒーなどに含まれるタンニンは、無機鉄と結びつくと「タンニン鉄」となり、水に溶けにくくなって吸収率も低下してしまいます。 ほうれんそうなどに含まれるアクの成分、シュウ酸も、無機鉄の吸収を妨げてしまいます。
亜鉛（Zn）	クエン酸と一緒に摂ると、亜鉛などのミネラルが水に溶けやすく吸収しやすい形になります。	緑黄色野菜に含まれるシュウ酸や、小麦粉製品のフィチン酸、インスタント食品などのポリリン酸は、亜鉛と結びついてその吸収を妨げてしまいます。 カルシウムの過剰摂取も亜鉛の吸収率を妨げる要因です。
マグネシウム（Mg）	吸収促進要因ではありませんが、食事摂取基準の数値から考えるとマグネシウム1に対してカルシウムは2〜3程度がよいと考えられます。	マグネシウムと一緒にリンを摂りすぎると、吸収率が低下します。 サプリメントでマグネシウムを摂りすぎると下痢を起こすことがあります。

多量ミネラル

厚生労働省の「日本人の食事摂取基準」（2020年版）で、1日の推奨量や目安量がおよそ100㎎以上のミネラルを「多量ミネラル」といいます。多量ミネラルは、ナトリウム、カリウム、カルシウム、マグネシウム、リンの5種類です。

カリウム

英名 potassium

K

ほうれんそう、かぼちゃなどの野菜類や、バナナ、メロン、アボカドなどの果実類、じゃがいもなどのいも類、大豆やあずきなどの豆類、昆布やわかめなどの藻類、魚類、肉類と、多くの食べ物にカリウムは含まれています。

細胞内液に存在するカリウムは、細胞外液に存在するナトリウムとバランスをとりながら、細胞内外の浸透圧を調整しています。カリウムは、ナトリウムが腎臓で再吸収されるのを抑制し、尿として排出されるよう促すため、血圧の降下作用があります。このように、細胞を正常に保ったり、血圧を調整したりして、体内を常に安定した状態（恒常性）に維持するように働くのがカリウムです。

カリウムは普通の食事では欠乏しないといわれていましたが、摂取を増やせば、血圧の調整や、脳卒中の予防、骨密度の増加につながることがわかってきました。カリウムは摂りすぎても尿として排出されるため、過剰症の心配はありません。ただし、腎臓の疾患があってカリウムの排出に支障がある場合は、血中のカリウム濃度が上がって高カリウム血症となり、不整脈や血圧低下を引き起こします。

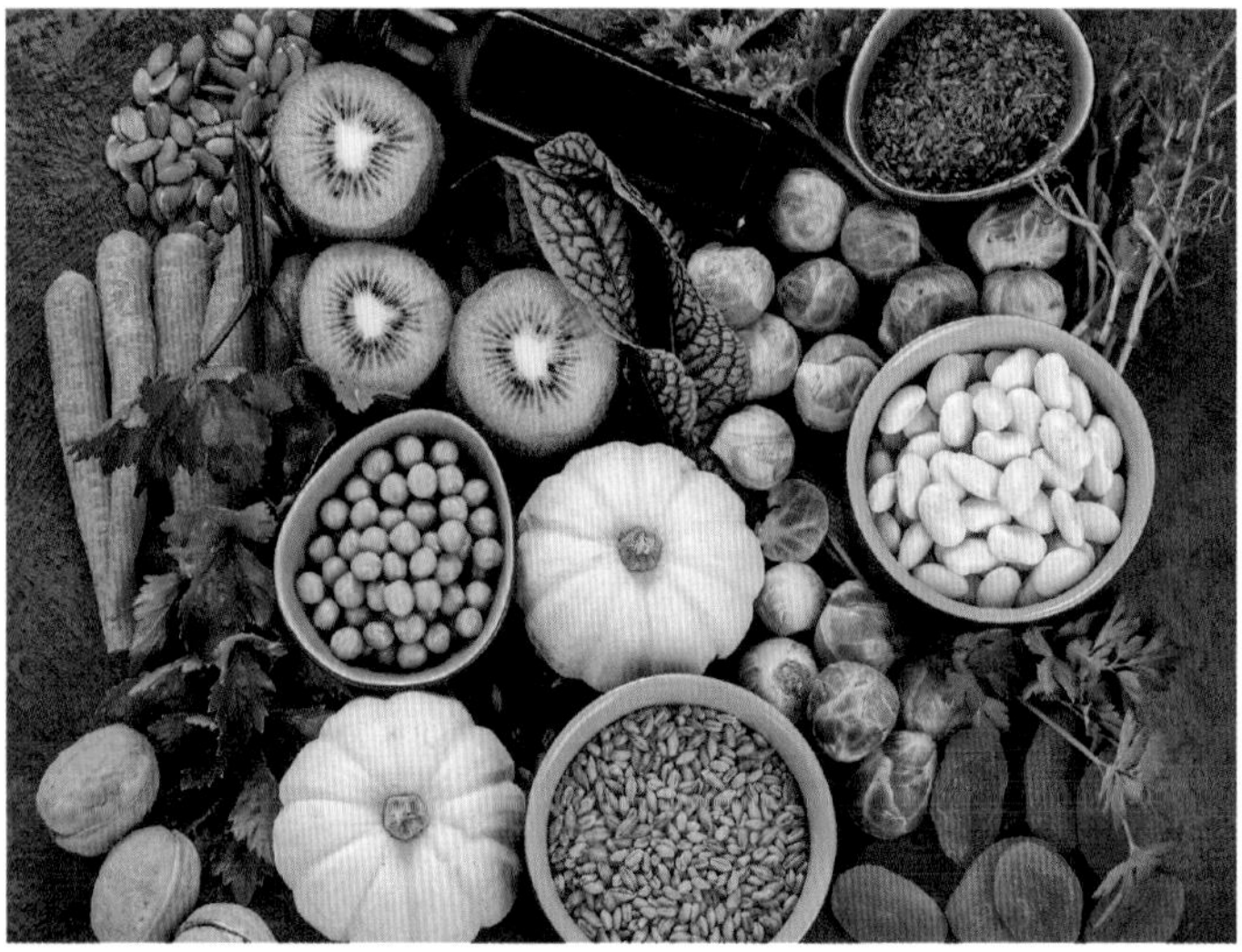

カルシウム

英名 calcium

Ca

牛乳や小魚、海藻、大豆および大豆製品、緑黄色野菜などに多く含まれるカルシウム。コップ1杯（200g）の牛乳には、約220㎎のカルシウムが含まれていて、これは日本人の1日に必要な量の平均的な値700㎎のおよそ1/3にあたります。カルシウムは骨や歯などを作っている栄養素で、体重の1～2％の重さで体内に存在しています。骨は常に作り直されているため、カルシウムは骨からの出入りを繰り返しています。体内のカルシウムは、99％は骨や歯などの硬い組織に、残りの1％が血液などの体液や筋肉などの組織にあります。この1％のカルシウムが、血液を凝固させて出血を止めたり、神経の働きや筋肉運動などを正常にするなど、生命の維持や活動に重要な役割をしています。

カルシウムは体内で作り出すことができないので、食べ物から摂取しなければなりません。特に、背が伸びて骨が育つ成長期、胎児の発育する妊娠・授乳期には不足しないようにしたいものです。また、長い間のカルシウム不足などから骨の分解が形成を上回ると、

カルシウムと骨粗しょう症

骨粗しょう症は骨に多数の隙間ができ、骨の強度が低下して骨折しやすくなる状態です。骨強度は骨密度と骨質によって決まります。女性の場合、骨密度は20歳ぐらいをピークに徐々に低下していくといわれています。体内のカルシウムのほとんどが骨と歯に蓄えられていますが、骨に蓄えるためには女性ホルモンのエストロゲンが欠かせません。しかし、閉経後は女性ホルモンのエストロゲンの分泌が減少するため骨密度が著しく低下し、骨粗しょう症になるリスクが高くなります。骨粗しょう症の患者の8割が女性だともいわれています。それに加え、腸でのカルシウムの吸収が悪くなったり、カルシウムの吸収を助けるビタミンDの摂取不足も骨粗しょう症のリスクを高めます。

骨粗しょう症を予防するには、骨の形成度が高まる成長期に乳製品や小魚などカルシウムが豊富に含まれている食品をしっかり摂ることが大切です。

厚生労働省の『日本人の食事摂取基準』（2020年版）によると、1日の推奨量は18～29歳の男性で約800㎎、30～74歳の男性で約750㎎、75歳以上の男性で約720㎎、18～74歳の女性で約660㎎、75歳以上の女性で約620㎎となっています。

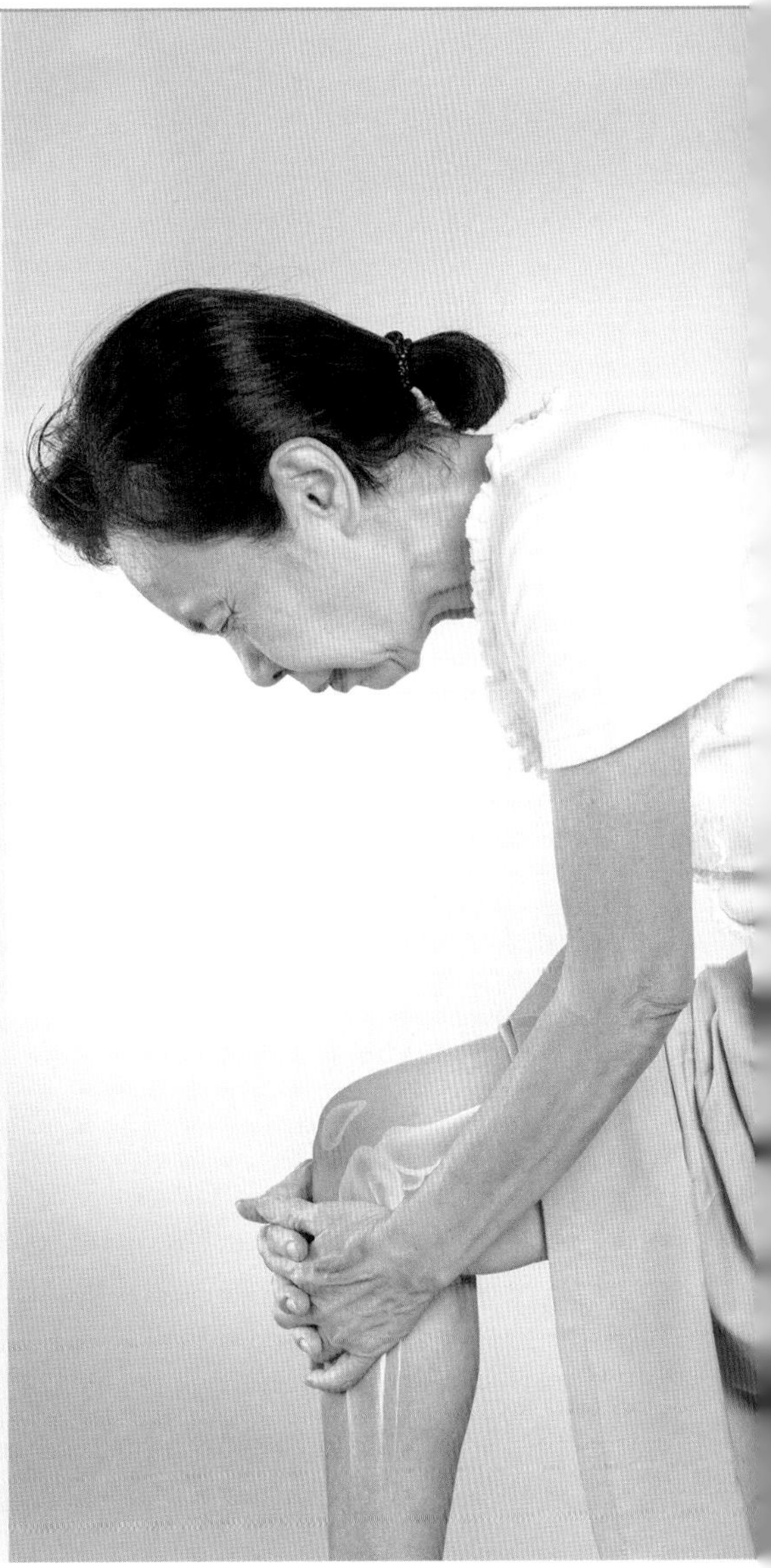

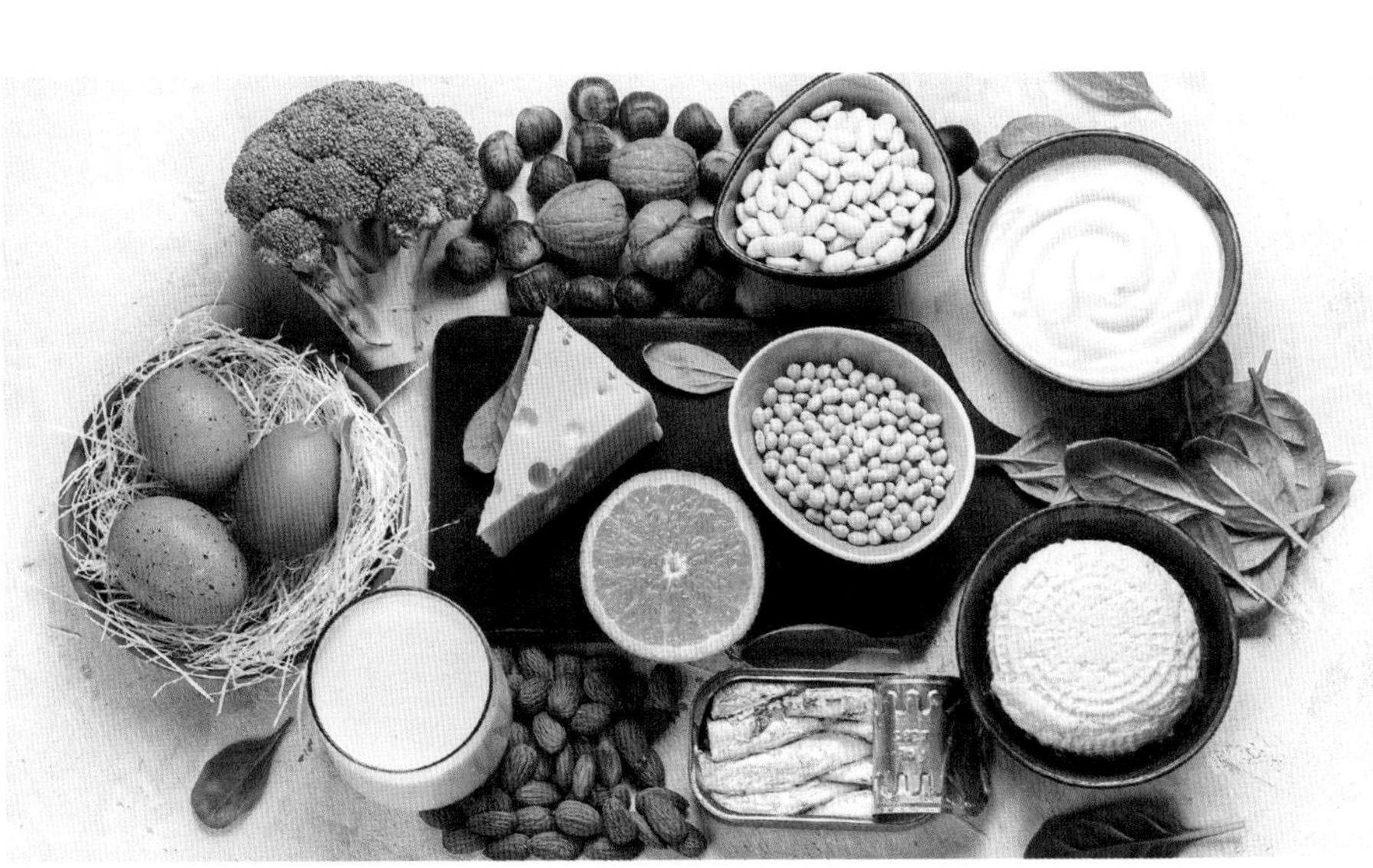

高齢になって骨がもろく折れやすくなる状態（骨粗しょう症）になる恐れがあります。一方、カルシウムを過剰に摂取すると腎臓結石や軟骨組織石灰症、ミルクアルカリ症候群などを引き起こすことがあります。

食塩に含まれるナトリウムと塩素

英名 sodium, chloride

Cl / Na

ほとんどの食べ物に含まれている食塩は、ナトリウム（Na）と塩素（Cl）からできています。

ソーダと呼ばれるナトリウムの多くは、ヒトの細胞外液に含まれています。細胞外液中のナトリウム濃度が高くなると、細胞内から水分が入り込んで、濃度を調整しバランスを保ちます。このように体内の水分量を常に適切な状態に調節する働きをしているのがナトリウムです。また、細胞膜内でカリウムと作用しあい（ナトリウム‐カリウムポンプ）、細胞内外の濃度に差が生じると、イオンによって電気変化が起こります。この電気変化が神経や筋肉に伝わると緊張や収縮が生じます。ナトリウムは神経や筋肉を正常に動かすために働いているのです。また、ナトリウムには酸とアルカリのバランスを保つ働きもあり、血液のpHを一定に保つ役割も担っています。

一方、塩素は体内で胃液などの成分になります。

通常の食生活を送る中で、ナトリウムが不足する心配はないといってよいでしょう。ヒトの舌の味蕾には塩味を感じる細胞があり、ナトリウムをおいしいと感じるのですが、摂りすぎは高血圧やむくみの原因となります。ナトリウムを多く摂って濃度が上がると、それを調整しようと細胞外液の水分が増えるため、血管内の圧力が上がるからです。一方、労働やスポーツなどで大量の汗をかいたり、下痢をしたときなどには、たくさんのナトリウムが失われてしまうので、適切に補給することが必要となります。

日本人の食事摂取基準の成人（18〜49歳）の1日あたりの目標値は、男性7.5g未満、女性6.5g未満ですが、現在の摂取量は男女ともにこの目標値を超えています。加工食品を控えるなどして、減塩を心がけましょう。

マグネシウム

英名 magnesium

Mg

緑黄色野菜、ごま、アーモンド、大豆、魚介類、藻類などに多く含まれています。昔ながらの日本型の食生活では、穀物、豆腐や切り干し大根などの植物性食品からマグネシウムを比較的多く摂取しているといえます。

マグネシウムはカルシウムやリンとともに骨や歯の形成に必要な栄養素です。成人の体には約25gほどのマグネシウムが含まれていて、その約5〜6割は骨にあります。

また、カルシウムとバランスをとりながら、神経の伝達や筋肉の収縮に関わっています。最近の日本では、カルシウムの摂取が重要と認識され、多く摂られている一方、マグネシウムが不足しがちになっています。カルシウムとマグネシウムの摂取バランスは、2〜3：1がよいとされるので、カルシウムを多く摂る場合は、マグネシウムとのバランスについても意識するよいでしょう。

マグネシウムには酵素の働きを活性化するという役割もあります。

マグネシウムが不足している人は少ないですが、長期にわたって摂取量が足りないと、骨粗しょう症や心疾患、糖尿病といった生活習慣病のリスクが高まります。また、ストレスなどによりマグネシウムの必要量が増えると相対的に不足しがちになるため、神経過敏やイライラなどが起こりやすくなります。

食品からは過剰に摂取しても尿として排出されるので過剰症の心配はありません。ただし、サプリメントなどから過剰に摂取すると、下痢を発症することがあります。

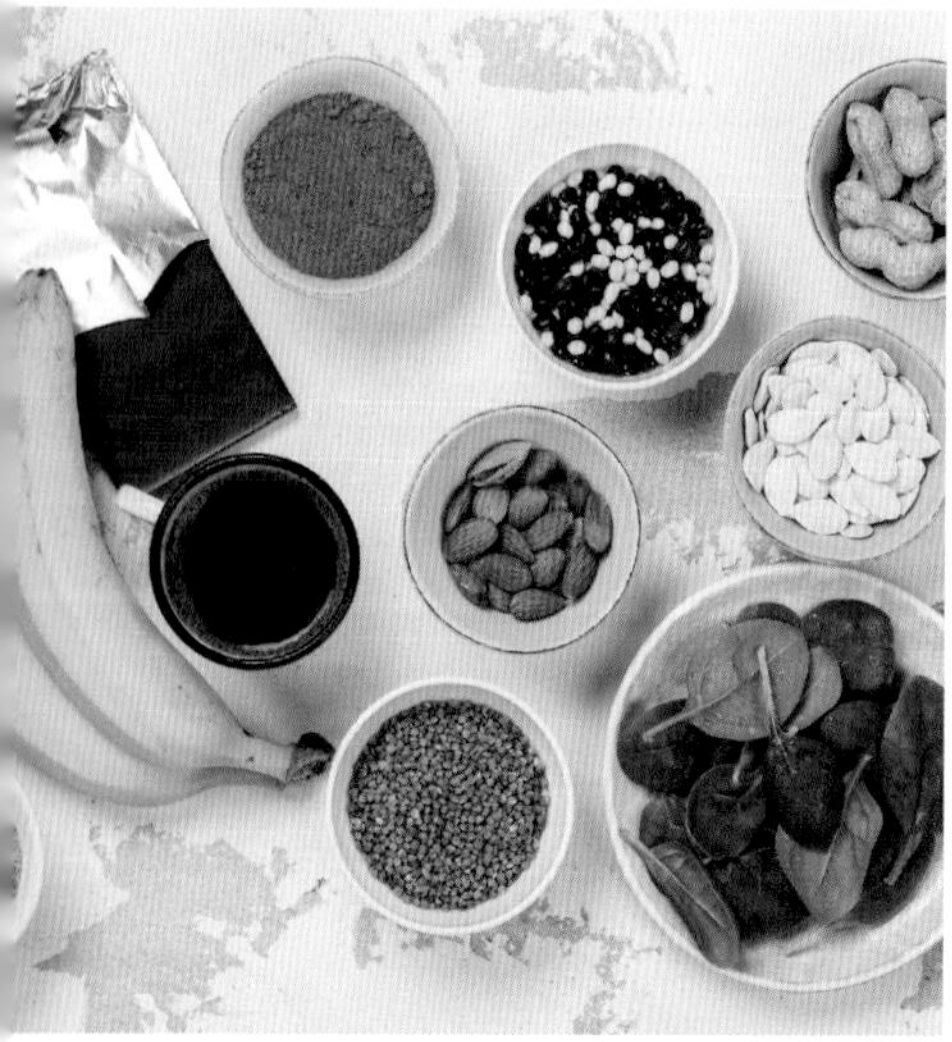

リン

英名 phosphorus

P

リンは魚類、乳製品、大豆、肉類に多く含まれています。

体内にあるミネラルの中ではカルシウムに次いで多い栄養素で、成人の体には約850g含まれています。その85%は骨や歯を作る成分として存在し、残りの15%は筋肉、脳、神経、細胞膜などのさまざまな組織に含まれています。

リンは、エネルギーの元となる必須成分ATP（アデノシン三リン酸）を作る元素であり、エネルギー代謝に大きく関わっています。さらに、DNAやRNAなどの遺伝子情報に関わる核酸の構成成分でもあります。

現代人の食生活では欠乏する心配はありません。むしろ問題は摂りすぎです。保存性を高めるために、多くの加工食品や清涼飲料水にリンが添加されていることが原因です。リンを過剰摂取すると、カルシウムの吸収を阻害して、カルシウム不足になることも。加工食品を好む人は注意が必要です。

ミネラルとビタミンの相互関係

栄養素はどれもが単体で機能するわけではなく、複数が作用しあって働いています。微量栄養成分のミネラルとビタミンも、ミネラル同士、ビタミン同士、そしてミネラルとビタミンの組み合わせで作用しているのです。骨を丈夫にするためにはカルシウムと一緒にマグネシウムやビタミンD、ビタミンKを摂る必要があります。また、貧血の予防には鉄だけでは不十分で、ビタミンCやB_{12}、葉酸の摂取も重要なのです。ミネラルとビタミンを一緒に摂ることで健康が守られているといえるのです。

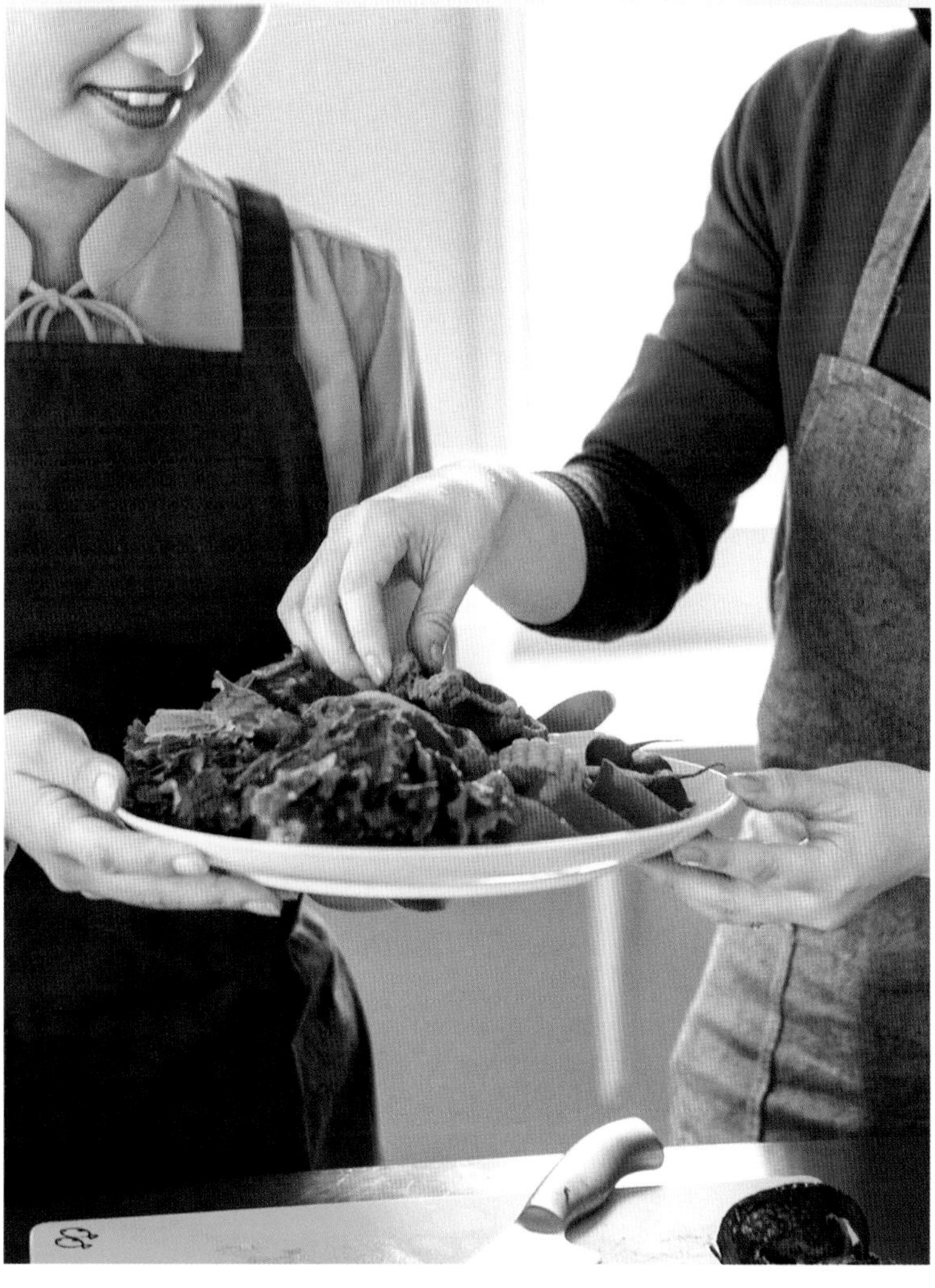

微量ミネラル

厚生労働省の「日本人の食事摂取基準」（2020年版）で1日の推奨量や目安量がおおよそ10㎎以下のミネラルを「微量ミネラル」といいます。食事摂取基準が対象としている微量ミネラルは、鉄、亜鉛、銅、マンガン、ヨウ素、セレン、クロム、モリブデンの8種類です。

微量ミネラルは適切な摂取範囲が極めて狭いため、サプリメントから過剰に摂取すると、健康障害を起こすことがあるので、注意が必要です。

亜鉛

英名 zinc

Zn

亜鉛は魚介類に多く含まれ、特にかき、うなぎには多く含まれています。そのほか、小麦の胚芽、レバー、藻類、豆類にも含まれます。

亜鉛は成人の体内には約2gあり、骨や肝臓、腎臓、筋肉などに存在しています。多くの酵素を構成する成分として欠かすことができない栄養素として働いています。

たんぱく質の合成と関わりがあり、口の中の味を感じる部分である「味蕾細胞」の形成に大きく関与していて、味覚を正常に保つ働きがあります。また、皮膚や粘膜の健康維持を助けています。遺伝子情報を伝えるDNAやRNAの合成やホルモンの分泌とも関係があり、血糖値の降下に必要なインスリンの合成にも関与していますし、糖やアルコールの代謝にも関わっています。生まれ変わりが活発な部分の細胞には亜鉛が必要とされています。

亜鉛が不足すると、味覚障害や皮膚の炎症が起こります。小児なら成長が遅れる、思春期なら第二次性徴が遅れることもあります。

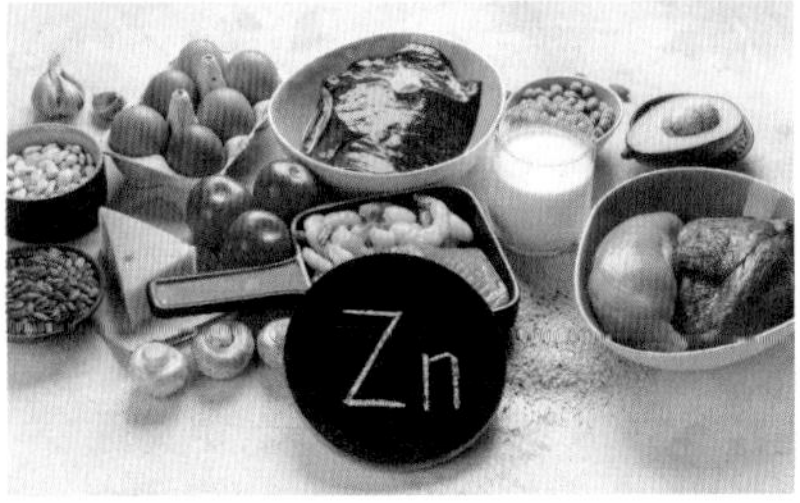

クロム

英名 chromiun

Cr

クロムはビール、醸造用酵母、レバー、未精製の穀類、豆類、きのこ類、黒こしょうなどに含まれています。クロムは3価クロムと6価クロムという状態で存在しますが、栄養素となるのは、自然界にある3価クロムです。人為的に作られた化合物の6価クロムには強い毒性があり、たばこに含まれる発がん性物質としても知られています。

3価クロムの摂取は糖尿病の症状を改善しますが、改善に必要な量は食事からの摂取量を大きく上回っているため、薬理効果と考えられています。クロムを多く含む食品の多くは加工食品であり、生鮮食品にはきわめて微量しか含まれていません。このようなことから、クロムは必須の栄養素ではないという説が有力になっています。そのため、サプリメントとしての摂取は過剰摂取になる恐れがあります。

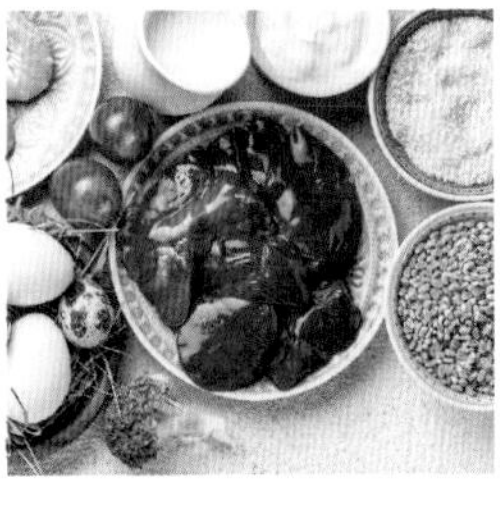

コバルト

英名 cobalt

Co

コバルトは、貝、レバーなどの動物性食品に含まれています。植物には少ないのですが、納豆や大豆もやしなどの大豆製品には含まれています。

コバルトはビタミンB_{12}の構成成分として不可欠な栄養素ですが、人体内でコバルトからB_{12}は合成されないので、厚生労働省の『日本人の食事摂取基準』（2020年版）には摂取基準が定められていません。

ミネラルが不足するとどんな不調が起きる？

微量ミネラルは、人体に必要な量はごくわずかですが、その量を満たさなければ、体調にさまざまな影響が出てきます。カルシウムやマグネシウムなどの多量ミネラルが不足していれば、かなりの確率で微量ミネラルの必要量も下回っていると考えてよいでしょう。

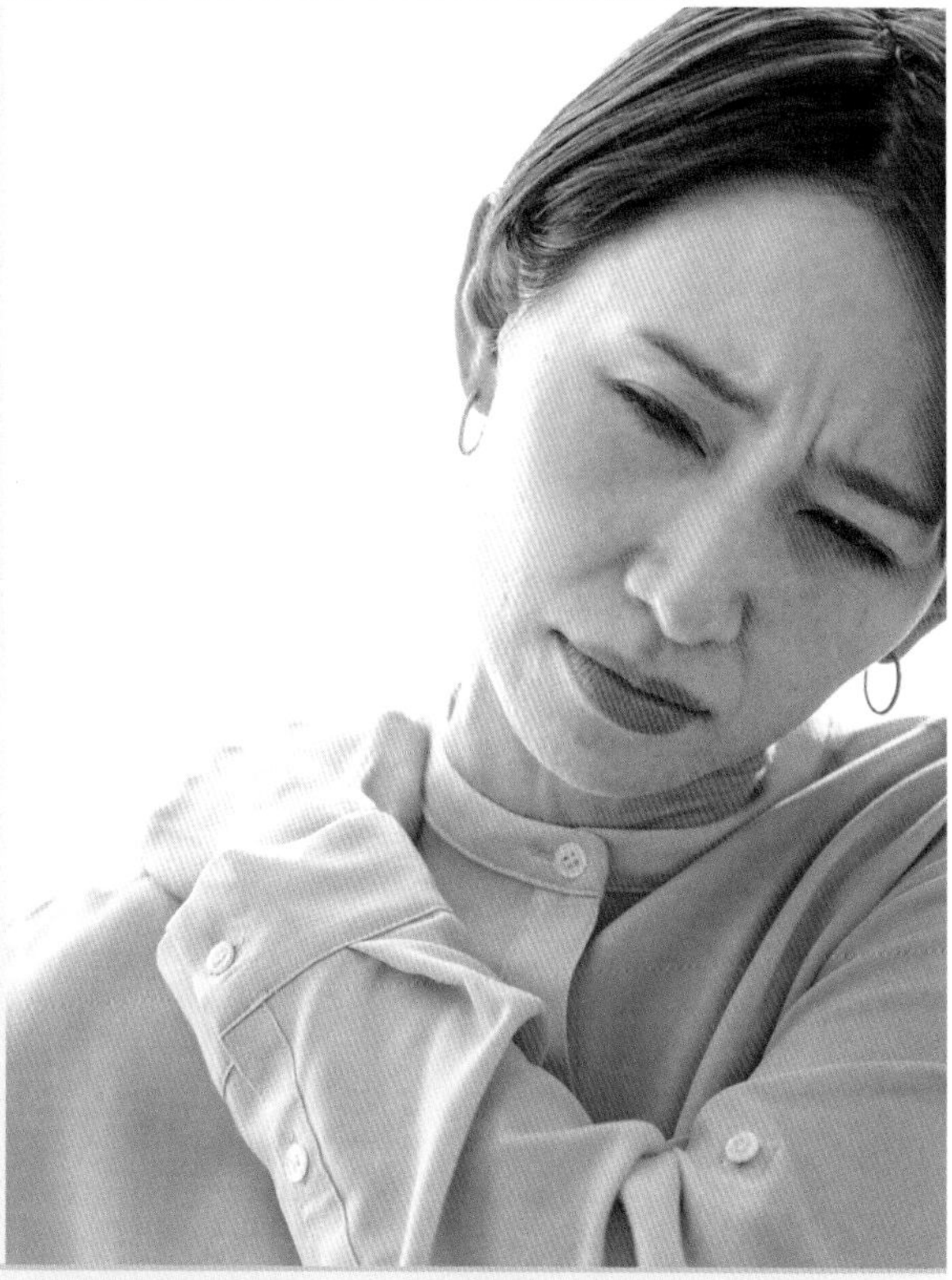

多量ミネラルの不足による不調

カルシウム

骨粗しょう症、成長不良、肩こり、腰痛など

マグネシウム

不整脈、神経過敏、うつ病、循環器障害など

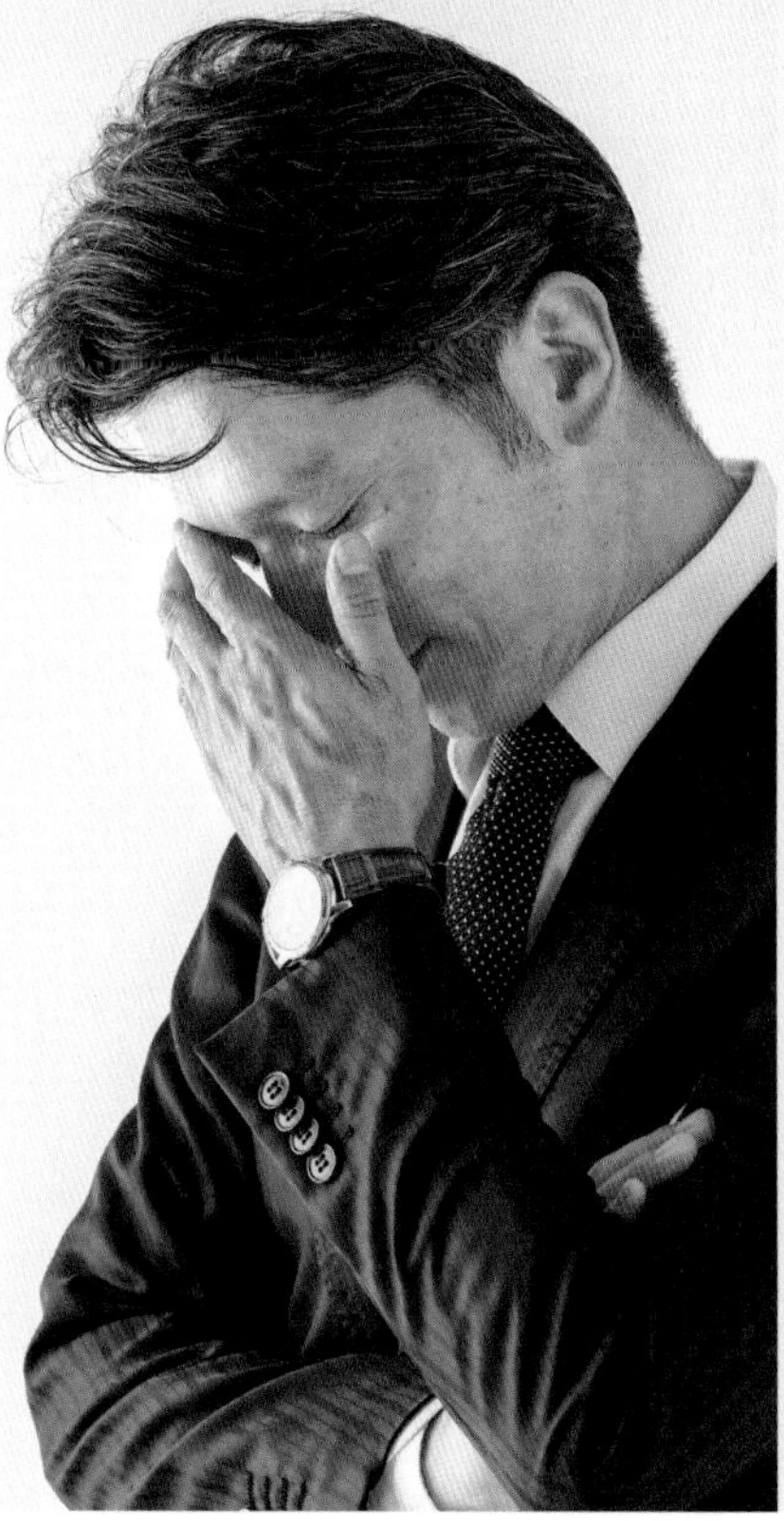

微量ミネラルの不足による不調

鉄

貧血、疲労感、乳児の発育遅れ、頭痛、動悸、食欲不振、爪の変形など

亜鉛

味覚障害、免疫力の低下、成長発育障害、食欲不振、皮膚炎、性機能の低下など

銅

貧血、毛髪異常、骨の変形、成長障害など

マンガン

骨格異常、糖質代謝障害、脂質代謝異常、生殖機能低下、運動失調、皮膚代謝異常など

ヨウ素

甲状腺肥大、肥満、易疲労感、発育不全など

セレン

筋委縮症、心臓疾患など

セレン

英名 selenium

Se

セレンはセレニウムとも呼ばれ、魚介類やレバー、卵黄などに含まれています。成人の体内には、体重1kgあたり約0.17㎎含まれ、たんぱく質に組み込まれた状態で全身に存在しています。

セレンは、活性酸素から生体を守るために重要な栄養素です。強力な活性酸素の1つである過酸化水素を分解する酵素（グルタチオンペルオキシダーゼ／GPx）の構成成分として働きます。また活性酸素除去酵素（SOD）やビタミンEとともに体内の抗酸化システムにも大きく関わっています。

セレンは毒性が強く、人体にとっての摂取適正量と中毒量の差がとても小さい栄養素です。

セレンは北アメリカの土壌中に多く含まれています。そのためこの地域で栽培される小麦や大豆などの作物のセレン濃度も高くなります。日本人は米国産の小麦や大豆を摂取しているため、欠乏症の心配はないでしょう。しかし、海外の低セレン土壌の地帯では、セレン不足による心筋障害などが起こっているとの報告があります。一方、過剰に摂取すると、悪心や吐き気、下痢、頭痛、免疫抑制などの症状が起こります。サプリメントなどによる過剰摂取には注意が必要です。

鉄

英名 iron

Fe

鉄を多く含む食品としてよく知られているのは、レバー、魚類、貝類、大豆、緑黄色野菜などです。食品中には、肉や魚などの動物性食品に含まれるヘム鉄（ヘモグロビンに由来）と、野菜や海藻、大豆などの植物性食品に含まれる非ヘム鉄があります。

ヘム鉄に比べて非ヘム鉄は体内への吸収率が低いといわれていますが、ビタミンCや動物性たんぱく質と一緒に摂ると吸収されやすくなることが知られています。また摂取不足のときにも吸収率が高まります。

鉄は赤血球を作るために必要な必須栄養素で、人間の体の中には3～4gあります。その70％は血液中に存在し、酸素を全身に運ぶ役割をしています。一方、肝臓や脾臓、骨髄に貯蔵された鉄は貧血予防に働きます。

鉄が欠乏すると、疲れやすくなったり、頭痛や動悸、食欲不振などの貧血症状が起こります。成長期の人や月経のある女性、妊娠中の女性などは、不足すると貧血になりやすいので特に注意しましょう。非ヘム鉄を含む野菜や海藻、大豆と、ビタミンCを含む果物やヘム鉄を含む肉や魚を組み合わせ、バランスよく食事を摂るように心がけましょう。

通常の食事をしている場合は過剰症の心配はありませんが、サプリメントによる過剰摂取には注意が必要です。

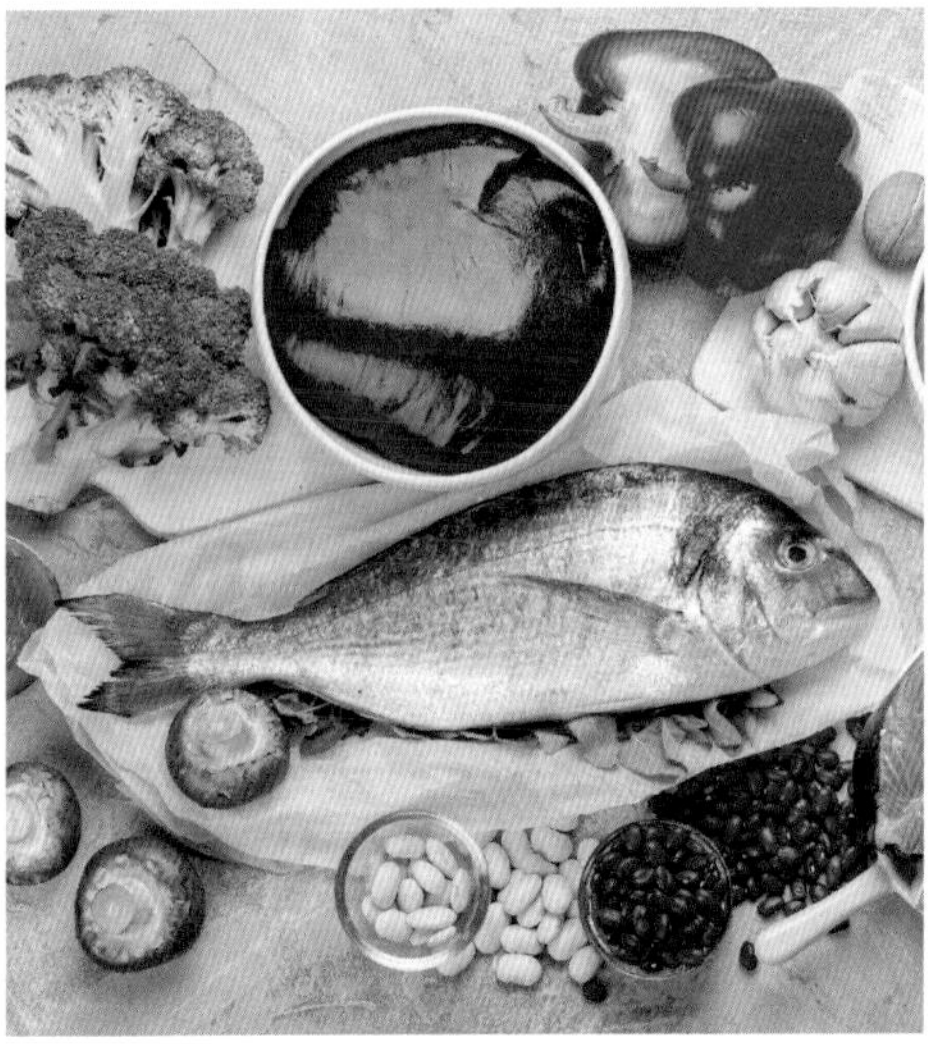

銅

英名 copper

Cu

銅はかき、するめいかなどの魚介類や、レバー、ナッツ、大豆、ココアなどに多く含まれます。成人の体内には約100㎎あり、骨や骨格筋、血液中に存在しています。

赤血球中のヘモグロビン生成に使われる鉄を利用可能な形態に酸化しているのが銅です。鉄は銅の働きがないと赤血球をうまく作れないので、銅の欠乏は貧血を招きます。

また、体の中の数多くの酵素を構成する成分として働いています。特に活性酸素を分解する酵素（スーパーオキシドディスムターゼ

貧血の改善に役立つ食べ物は？

貧血とは、血液中のヘモグロビンが減少し、体内の細胞に十分な酸素が供給されなくなった状態のこと。息切れや動悸、めまい、立ちくらみ、肌荒れ、無性に氷を食べたくなる、イライラ、倦怠感などの症状が現れます。

貧血は、その原因によっていくつかの種類に分けることができますが、最も多いのが「鉄欠乏性貧血」。この場合は、食事習慣の見直しによって症状の改善が期待できます。鉄は代謝によって毎日失われる成分ですから、食事から十分な量の鉄を摂ることが大切です。栄養素は鉄だけを意識するのではなく、ヘモグロビンの材料となるたんぱく質や鉄の吸収を助けるビタミンCも摂取するなど、バランスのよい食事を心がけましょう。

インスタント食品やスナック菓子、清涼飲料水などの加工食品に含まれるリン酸塩は、鉄の吸収を妨げるため、貧血の場合はなるべく避けるのが賢明です。

鉄を多く含む食品

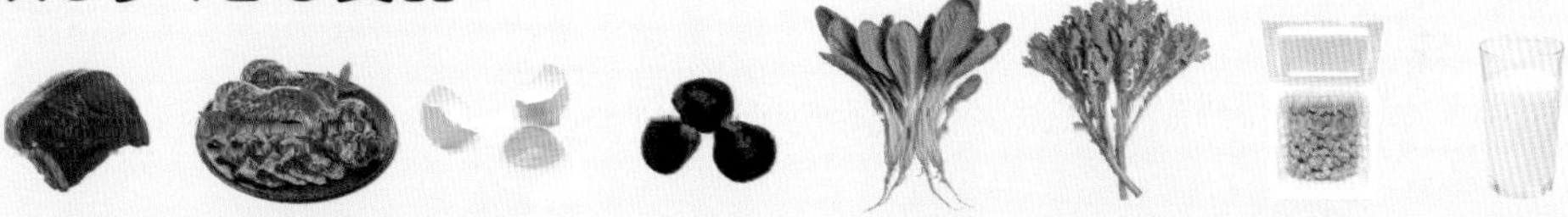

レバー　赤身肉　卵　しじみ　こまつな　しゅんぎく　納豆　豆乳

ビタミンCを多く含む食品

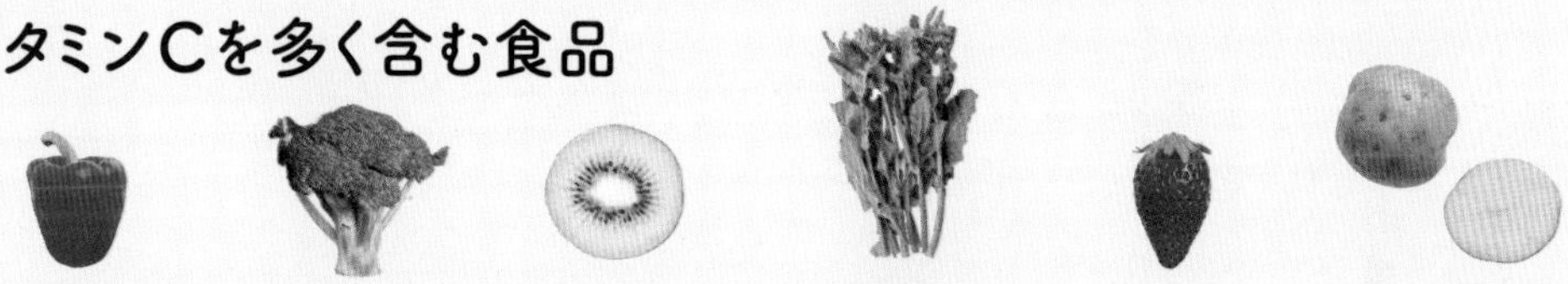

パプリカ　ブロッコリー　キウイフルーツ（黄）　なばな　いちご　じゃがいも

／SOD）や、コラーゲンの生成に関わる酵素、免疫細胞のエネルギー代謝に関わる酵素（チトクロムCオキシダーゼ）など、さまざまな形で使われています。

銅が不足すると、貧血のほかに、骨や毛髪に異常が生じることがあります。通常の食生活を送っていれば欠乏症の心配はないとされています。

フッ素

英名 fluorine

F

フッ素は自然界に広く存在しており、海水中には約1.3ppm含まれています。そのため魚介類や海藻には2～10ppmのフッ素が含まれています。お茶の葉もフッ素を含みます。

フッ素は歯に直接作用し、表面のエナメル質を強化する働きがあり、虫歯になりにくくします。また、口腔内において、細菌が産生する酵素の活性を阻害し、虫歯の発生を抑制します。

しかし、生まれてから7歳くらいまで（永久歯の石灰化の時期）に過剰にフッ素を摂取し続けると、永久歯に斑状歯という障害が現れることがあるので、児童への過剰投与には注意が必要です。

フッ素は通常の食生活では不足することがないので、厚生労働省の『日本人の食事摂取基準』（2020年版）には摂取基準が定められていません。

マンガン

英名 manganese

Mn

マンガンは全粒粉類、豆類、ナッツ、茶葉、藻類、貝類などに多く含まれています。成人の体内には約10～20㎎あり、全身の組織に存在しています。

マンガンは、カルシウムやリンとともに骨の形成に関わっています。また、糖質や脂質の代謝を促す酵素や、活性酸素分解酵素（スーパーオキシドディスムターゼ／SOD）など、多くの酵素の構成成分として、成長や生殖にも関与している栄養素です。

マンガンが足りないと、実験動物では発育不良や骨の異常などが起こりますが、不足による人体への影響は知られていません。必要とされる量が微量なので、通常の食生活を送っていれば欠乏の心配はありません。

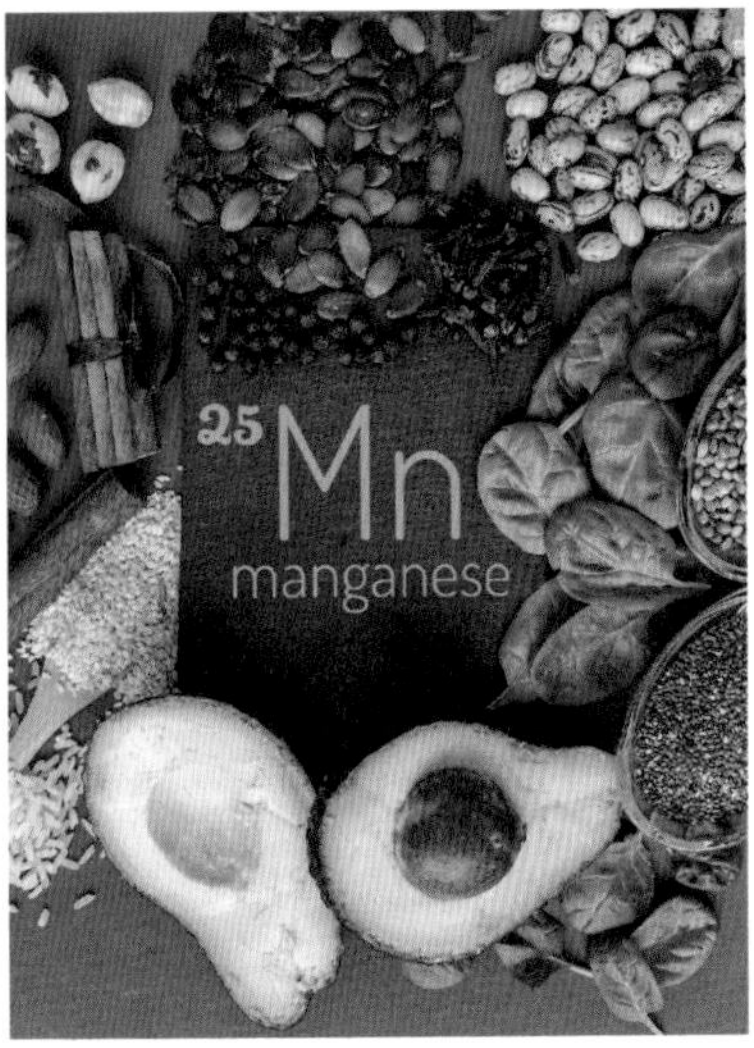

モリブデン

英名 molybdenum

Mo

モリブデンは、きな粉や納豆、えだまめなどの豆類や穀類、種実類などに多く含まれる栄養素で、体内では肝臓と腎臓に多く存在しています。

体内の最終老廃物である尿酸の生成や、有害物質の無毒化に関わる酵素の構成成分として働いています。

成人が1日に必要な量は25～30μg。通常の食生活では不足する心配はないでしょう。また、過剰に摂取してもすぐに排泄されるため、健康な人なら問題はありません。

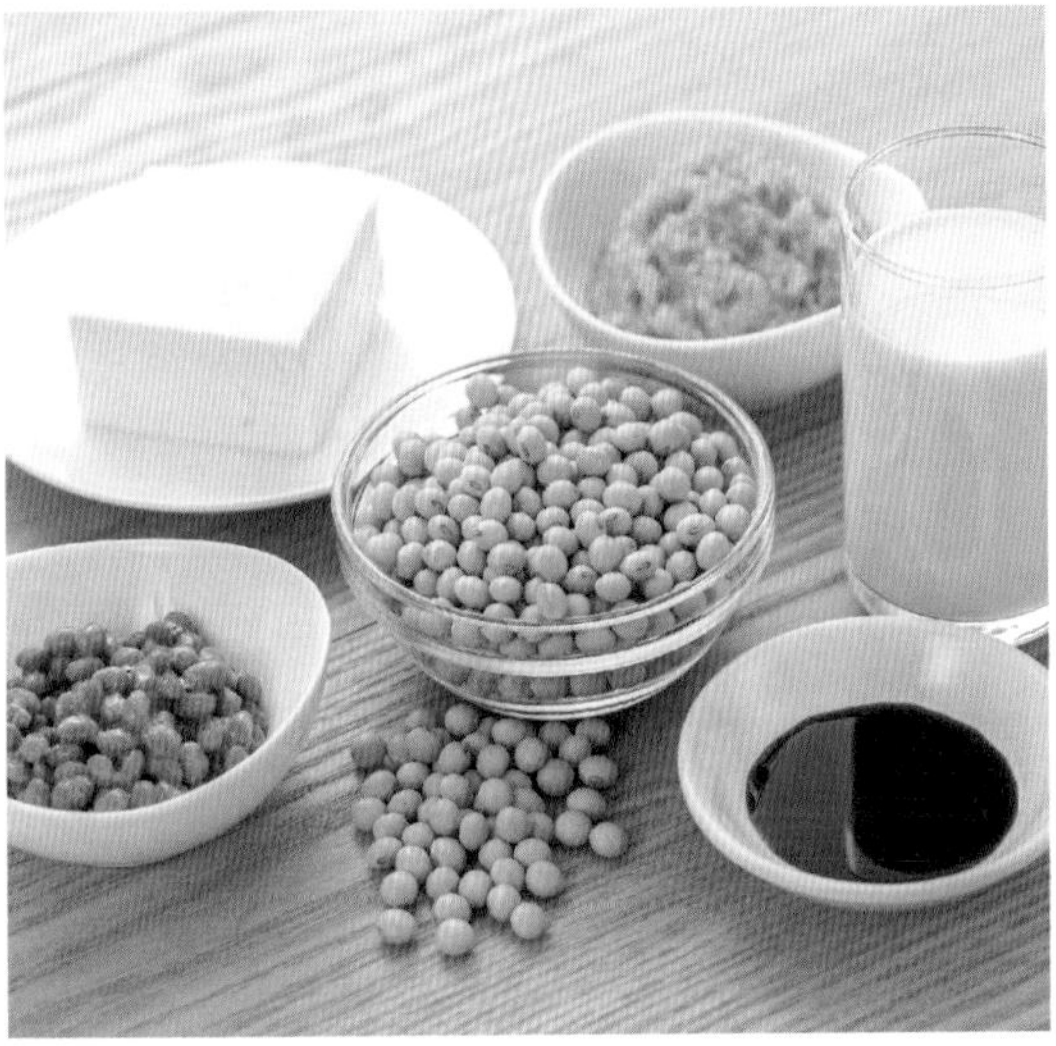

ヨウ素

英名 iodine

I

ヨードとも呼ばれるヨウ素は、昆布やわかめ、ひじきなどの海藻類に多く含まれています。成人の体内には約13㎎あり、その70～80％が甲状腺に存在し、甲状腺ホルモンの構成成分として働いています。甲状腺ホルモンは代謝を促進するホルモンで、成長促進にも関与しています。

ヨウ素の摂取不足は、甲状腺機能低下や甲状腺肥大（甲状腺腫）を引き起こしやすくします。一方、過剰摂取でも、甲状腺機能低下と甲状腺腫を起こします。

海産物を多く摂る習慣がある日本人は、ヨウ素不足になることは少ないとされています。また、過剰に食べても、連日でなければ健康な人なら排泄によって調節できます。

日本は世界第2位のヨウ素生産国で、そのほとんどは千葉県の南関東ガス田から産出する地下水から生産されています。殺菌作用があるヨウ素は、うがい薬の成分としても利用されています。

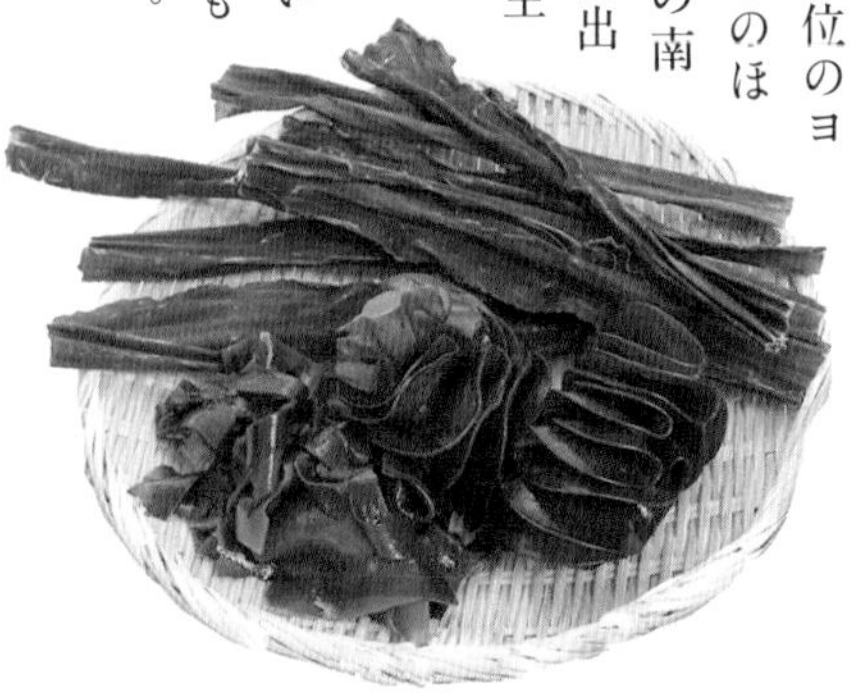

有害元素

食品には有害な元素が含まれていることがあります。

カドミウム

英名 cadmium

Cd

カドミウムはイタイイタイ病の原因物質として知られています。イタイイタイ病は鉱山からの排水に含まれていたカドミウムが河川を汚染し、この河川を利用して栽培されていた米にカドミウムが高濃度に蓄積したことによって発生しました。

日本の土壌は、汚染がなくても外国に比べてカドミウム濃度が高いため、現在でも、基準値を超えるカドミウムを含んだ米が生じることがあります。事前に検査しているため、そのような米は市場には流通しないので、心配はありません。ただし、農家が自家消費用として出荷しなかった米は、検査を受けていないので、高濃度のカドミウムを含んでいることがあり、注意が必要です。

水銀

英名 mercury

Hg

古くから毒として知られる水銀は、環境汚染がない状態でも、海水中にごく微量含まれています。この水銀は、海洋生物によって、より毒性の強いメチル水銀に変換されます。そのため、海の食物連鎖の頂点に位置するくじら、まぐろ、さめ、大型の深海魚などには、メチル水銀が比較的高濃度に含まれています。通常の食生活では鯨肉や魚肉中のメチル水銀が健康障害を起こすことはありません。ただし、メチル水銀は胎児に対する影響が大きいので、妊娠女性が、メチル水銀濃度が高い可能性のある魚種を連日摂取することは、控えた方がよいとされています。

ヒ素

英名 arsenic

As

ヒ素は自然界に広く存在するミネラルで、土壌や水中には天然由来のヒ素が含まれています。かき、車えびなどの魚介類や、ひじきなどの海藻類に多く含まれています。

ヒ素は炭素や酸素などと結合し、ヒ素化合物としても存在しています。炭素を含むヒ素化合物を「有機ヒ素（化合物）」、含まないものを「無機ヒ素（化合物）」と呼びます。

ヒ素には強い毒性があります。摂取すると、吐き気、嘔吐、下痢、激しい腹痛などの症状が起こり、ショック状態から死亡することも多い成分です。海産物などに含まれる有機ヒ素は無機ヒ素と比べると毒性がとても弱いことがわかっています。日本人は海産物を多く摂取しますが、通常の食生活で摂取しているのは有機ヒ素であり、その摂取量は微量であるため、ヒ素中毒にはならないとされています。

ただし、ひじきには毒性の強い無機ヒ素が含まれていることがあります。無機ヒ素は水に溶けやすいので、加工・調理で9割以上が失われるので心配する必要はありませんが、乾燥ひじきをそのまま粉末にしてふりかけとしてたくさん食べるのは避けるべきです。

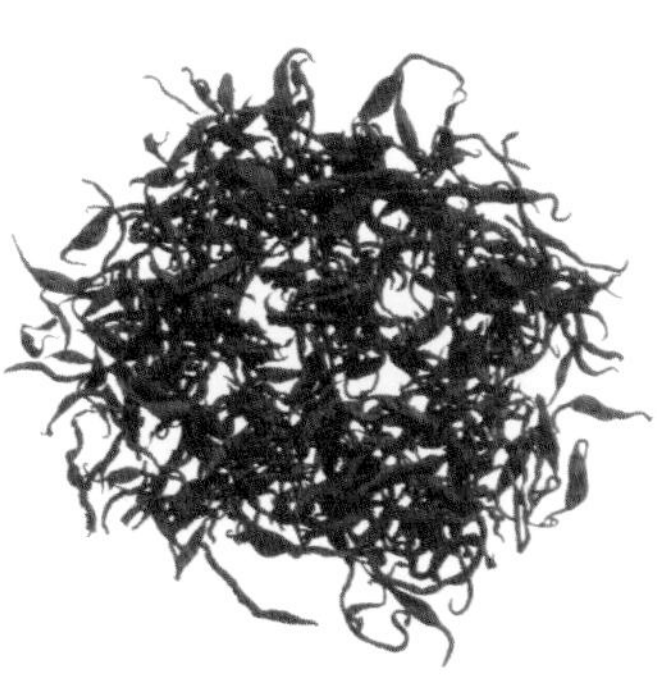

栄養成分とその化学構造

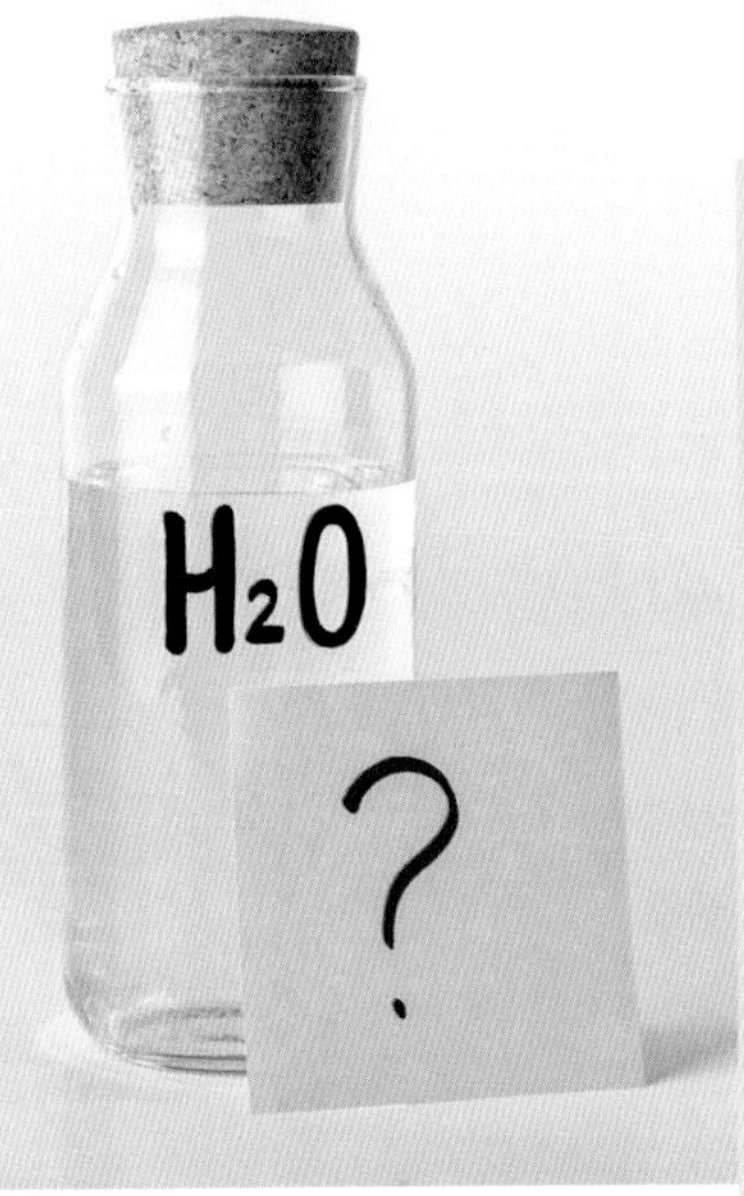

19世紀はじめの化学者は、「無機物」は鉱物などで構成されているものであり、生命体によって作られる物質は「有機物」としていました。化学化合物を無機物と有機物に分けていたのです。1828年に化学者フリードリヒ・ヴェーラーが、たんぱく質の代謝の産物である尿素を合成したときに、シアン酸アンモニウム（NH_4OCN）が熱により尿素になることがわかり、有機化

化学構造式の表記

たとえば、誰でも知っている水分子を分子式で表記すると「H_2O」。水の分子式は、水素原子（H）2つと酸素原子（O）1つが結合しH_2Oと記します。

H:Ö:H　　H-O-H　　H_2O

電子式　　構造式　　分子式

どの表記も使われています。

実際の分子の形状は（**b**）のように折れ曲がった形になっていることがわかっていて、立体的に書いた構造式もあります。

（**a**） **H–O–H**　（**b**）

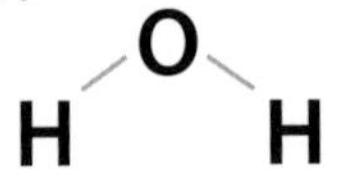

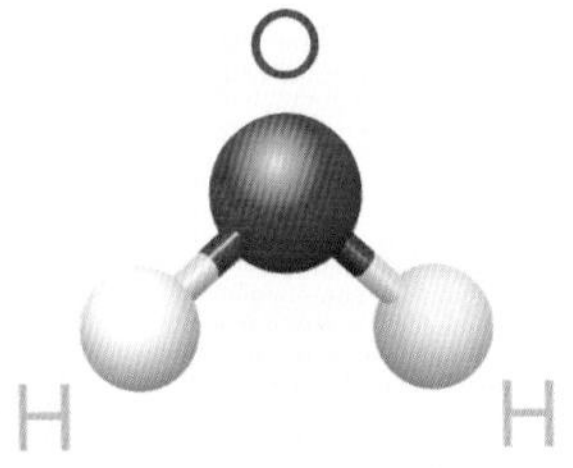

二重結合

二重結合とは、右の図にあるような、2つの原子の間の結合が二重になっているような構造で、2本線で表します。普通の結合は単結合といい、2個の電子でつながっており、1本線で表しますが、二重結合では4個の電子でつながっています。二重結合は電子が余分にあるため反応性に富んでおり、重要な生理作用を持つ物質に含まれています。

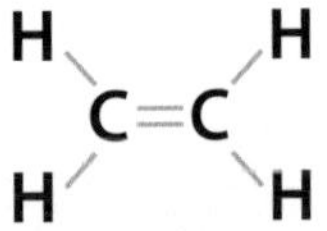

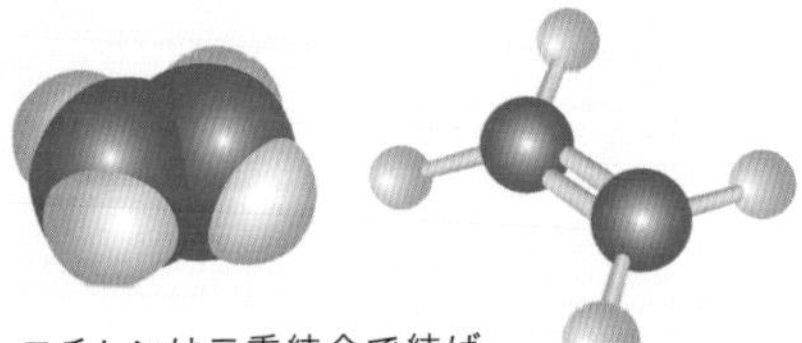

エチレンは二重結合で結ばれた炭素2個を持つ炭水化物

合物の定義は改められました。現在では、有機化合物は炭素化合物の研究分野となっています。

人間の体は、水、たんぱく質、脂質、糖質、ミネラルなどから構成されています。地球上には約100種類の「元素」が存在し、わたしたちの生体は、水素（H 60％）、酸素（O 26％）、炭素（C 11％）、窒素（N 2％）などから作られたアミノ酸、たんぱく質、核酸、脂質、糖質などによって構成されているわけです。

その中でも生体の生命維持に必要な元素を、「必須元素」といいます。11種類の主要元素と9種類の微量元素がそれにあたります。

必須元素

必須主要元素（11種類）
C、H、O、N、Na、K、Ca、Mg、P、S、Cl

必須微量元素（9種類）
Fe、Zn、Cu、Mn、I、Se、Mo、Co、（Cr）

＊F（フッ素）は必須ではありません。
＊Cr（クロム）は必須性の根拠が揺らいでいますが、今のところ含めています。

官能基とは

有機化合物は、炭素（C）、水素（H）、酸素（O）、窒素（N）、リン（P）、硫黄（S）など、限られた種類の元素から成り立っていますが、そのつながり方の違いでさまざまな性質の違いが生まれます。有機化合物に特徴的な機能を与える原子や原子団を、「官能基」または「置換基」と呼びます。有機化合物は官能基によって分類されます。

主な官能基

名称	構造	一般名	化合物の例
ヒドロキシ基	−OH	アルコール フェノール類	エタノール（エチルアルコール）
エーテル基	−O−	エーテル	ジエチルエーテル、1,8-シネオール
アルデヒド基	−CHO	アルデヒド	アセトアルデヒド、ケイヒアルデヒド
カルボニル基	＞C=O	ケトン	アセトン、カンファー
カルボキシ基	−COOH	カルボン酸	酢酸、カフェ酸
ニトロ基	$-NO_2$	ニトロ化合物	ニトロベンゼン
アミノ基	$-NH_2$	アミン	アニリン、アリイン
シアノ基	−C≡N	ニトリル	アセトニトリル、マンデロニトリル
エステル基	−COO−	エステル	酢酸メチル、酢酸リナリル
アミド結合	−CONH−	アミド	カプサイシン

1日分のミネラル類 摂取目標量、推奨量

ここでは、ミネラルの中でも特に積極的な摂取を心がけたい「カリウム」「カルシウム」「鉄」「亜鉛」が多く含まれる食品をグラフで示しています。

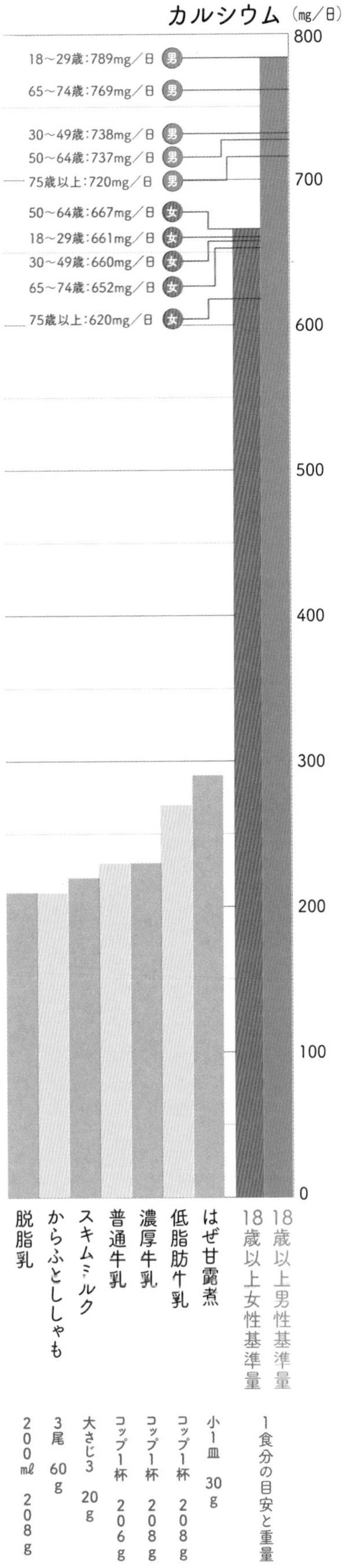

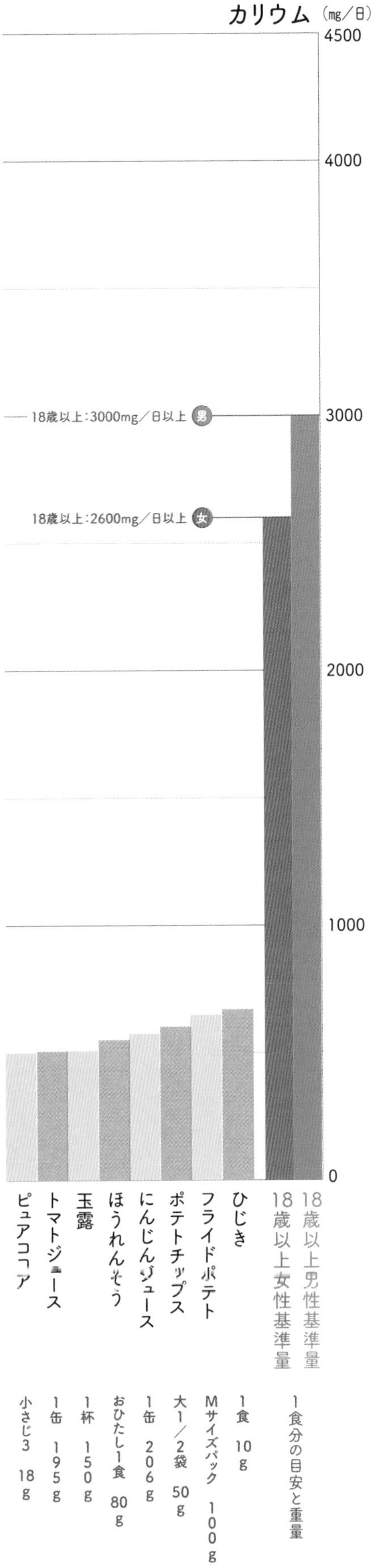

推奨量（RDA）とは

日本人の97～98%において、不足することはないとされる栄養素の摂取量。摂取量の目安であり、満たしていてもエネルギー・栄養素不足が必ず防げるわけではありません。

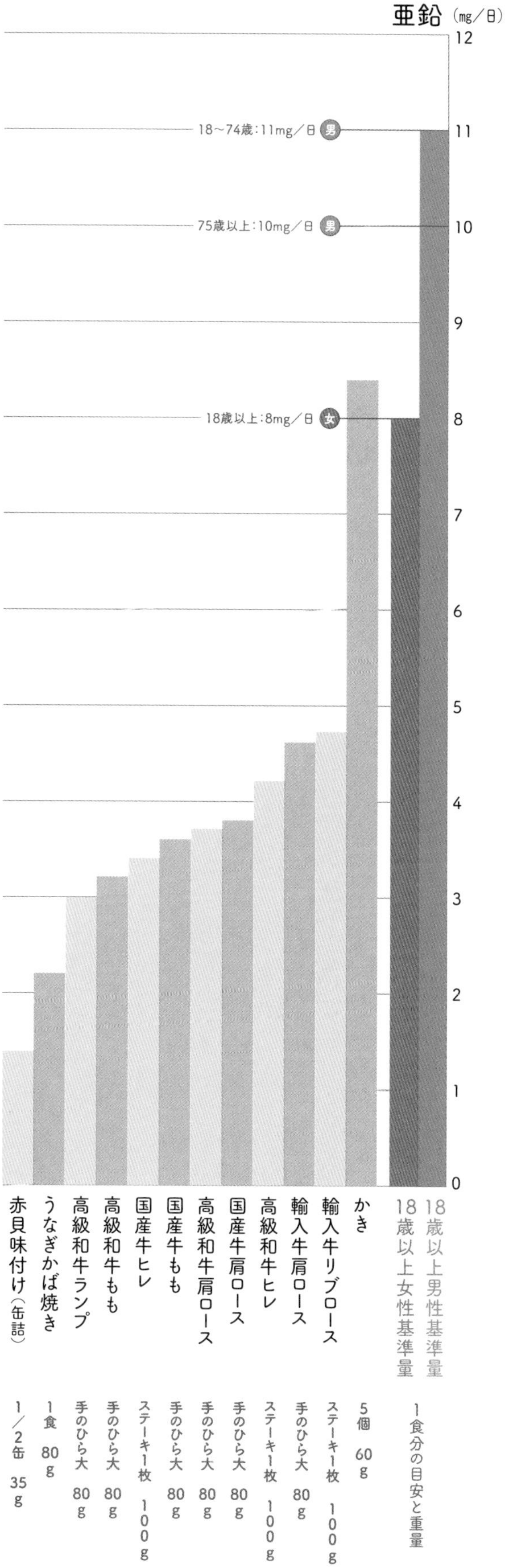
亜鉛（mg／日）
0 1 2 3 4 5 6 7 8 9 10 11 12
18～74歳：11mg／日 男
75歳以上：10mg／日 男
18歳以上：8mg／日 女
赤貝味付け（缶詰） 1／2缶 35g
うなぎかば焼き 1食 80g
高級和牛ランプ 手のひら大 80g
高級和牛もも 手のひら大 80g
国産牛ヒレ ステーキ1枚 100g
国産牛もも 手のひら大 80g
高級和牛肩ロース 手のひら大 80g
国産牛肩ロース 手のひら大 80g
高級和牛ヒレ ステーキ1枚 100g
輸入牛肩ロース 手のひら大 80g
輸入牛リブロース ステーキ1枚 100g
かき 5個 60g
18歳以上女性基準量
18歳以上男性基準量
1食分の目安と重量

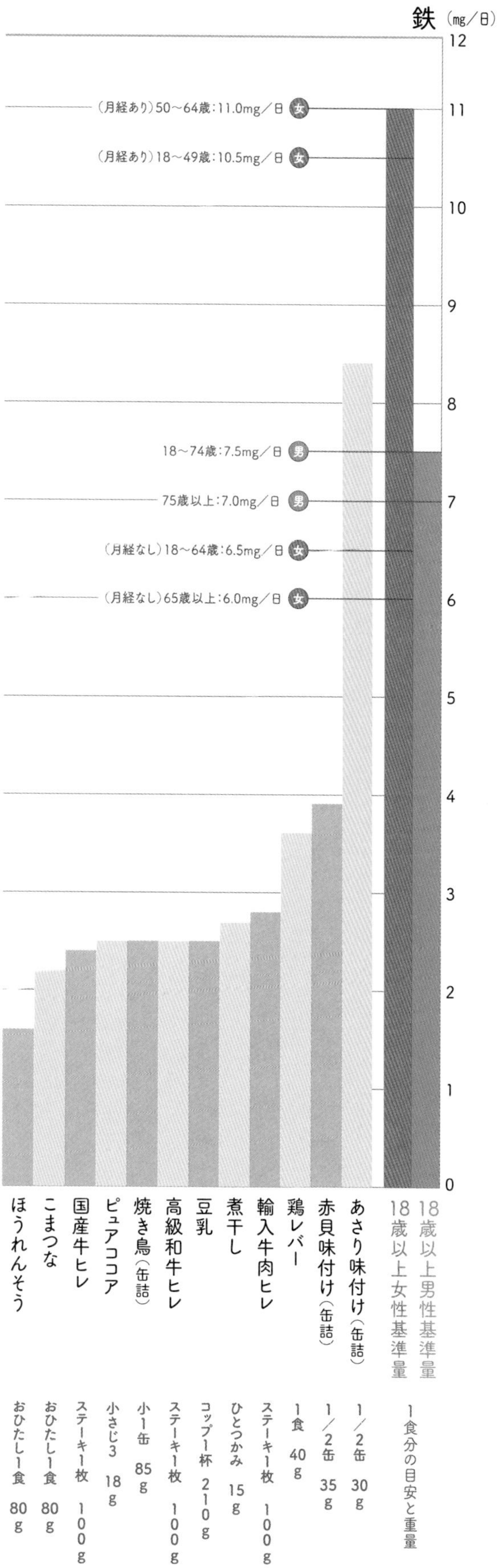
鉄（mg／日）
0 1 2 3 4 5 6 7 8 9 10 11 12
（月経あり）50～64歳：11.0mg／日 女
（月経あり）18～49歳：10.5mg／日 女
18～74歳：7.5mg／日 男
75歳以上：7.0mg／日 男
（月経なし）18～64歳：6.5mg／日 女
（月経なし）65歳以上：6.0mg／日 女
ほうれんそう おひたし1食 80g
こまつな おひたし1食 80g
国産牛ヒレ ステーキ1枚 100g
ピュアココア 小さじ3 18g
焼き鳥（缶詰） 小1缶 85g
高級和牛ヒレ ステーキ1枚 100g
豆乳 コップ1杯 210g
煮干し ひとつかみ 15g
輸入牛肉ヒレ ステーキ1枚 100g
鶏レバー 1食 40g
赤貝味付け（缶詰） 1／2缶 35g
あさり味付け（缶詰） 1／2缶 30g
18歳以上女性基準量
18歳以上男性基準量
1食分の目安と重量

水

生命の維持に重要

人間の体はどれほどの水を必要としているのでしょうか？ 体内の水のわずか1～2％が不足しただけで、のどの渇きをおぼえ尿量が減ります。発汗や発熱で2％以上が不足すると、機構障害を起こしてしまいます。

日常の飲食から摂取する水分は1日あたり2～2.5ℓほどで、汗や尿、便でも同じくらいの水分を排出。尿の量は1日あたり1.2～1.5ℓです。汗や便で排出する水分は調整できないので、摂取する水分量との差を腎臓で調整して膀胱から排出しているのです。

水分を運ぶ血液やリンパ液は体の4％（重量比）ほど。しかし、腎臓へは心臓から毎分1.2ℓもの血液が送られ、そこで濾過される血液は、1日あたり1700ℓにもなります。体内の水分は、血液として酸素を運び、汗としての体温調整、そして老廃物を尿として排出する重要な役割を担っています。

一般的には、水は栄養素には含みませんが、体内で起こる化学反応に大きく関わる重要な物質です。水の摂取が不足すると、熱中症や脳梗塞、心筋梗塞など、健康障害を引き起こすこともあります。厚生労働省が「健康のため水を飲もう」推進運動を行っているように、こまめな水分補給は命を守る大切な行為なのです。

体内水分量

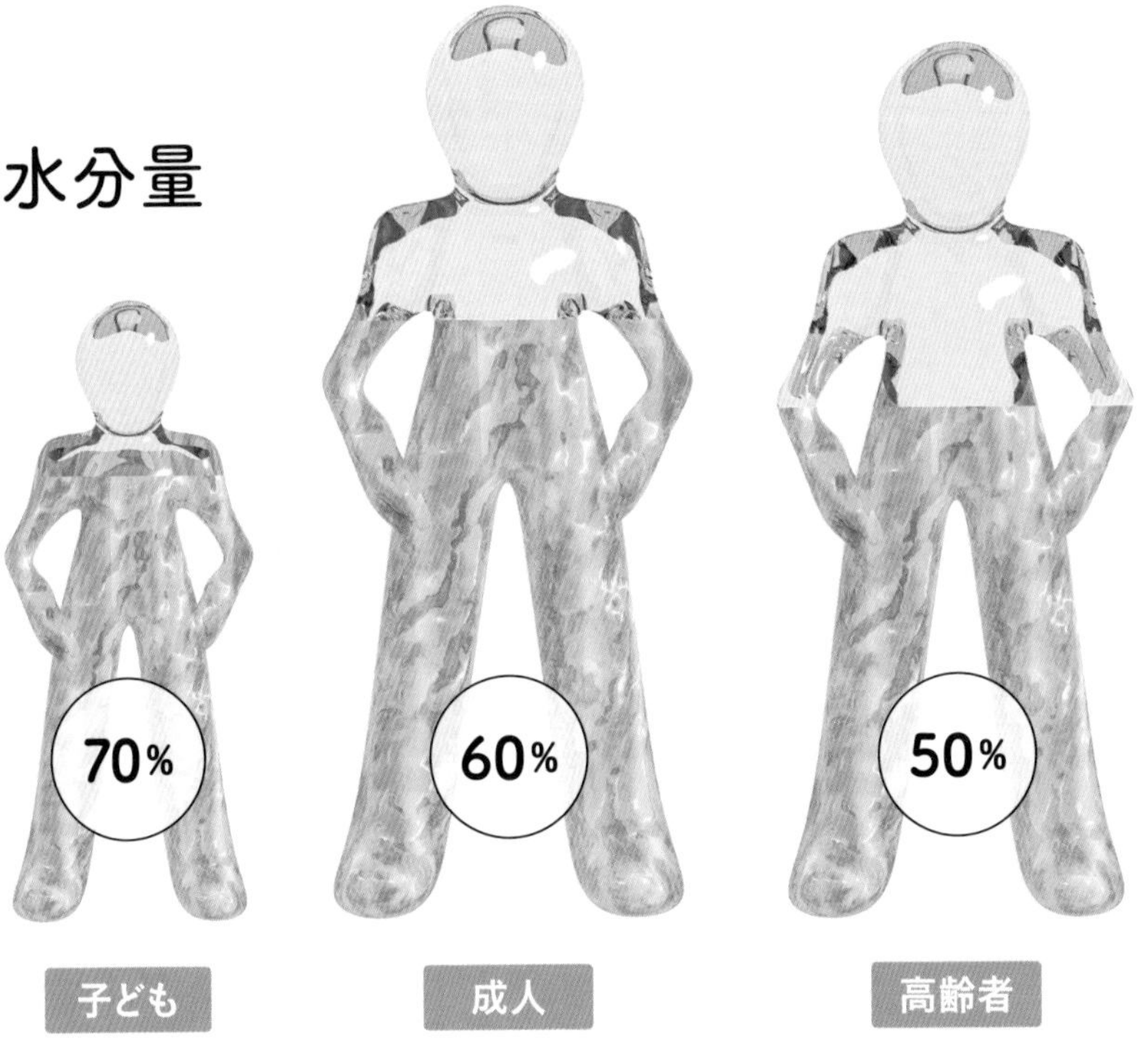

成人（60kg）の60％は36ℓ

体内に真水はなく、体液としてはナトリウムやカリウムなどの電解質［*］成分を含んでいます。

脱水症状の場合

水を飲むだけでは電解質の濃度が薄められてしまうため、体はその濃度バランスを保とうとして水分を排出してしまいます。
電解質［*］を含んだ飲み物で水分を補いましょう。

＊主な電解質（イオン）には、ナトリウムや塩素、カリウム、カルシウム、マグネシウムなどがあります。

第二章

特殊な機能性成分

特殊な機能性成分

ファイトケミカルは植物の持つ多様なパワー

植物に含まれる化学物質のことをファイトケミカル（phyto chemical）と呼びます。

ポリフェノール、アルカロイド、テルペノイド、有機硫黄化合物など、いろいろな物質を含めた総称で、単一の物質ではありません。

これらは、「二次代謝産物（Secondary metabolite）」と呼ばれ、動物には存在せず、植物にのみ含まれています。その数は50万種とも、それ以上ともいわれ、その全貌はまだ明らかではありません。

動物や植物にとって、自らの生存や成長に欠かすことができない物質を「一次代謝産物（Primary metabolite）」と呼びます。一次代謝産物は、炭水化物（糖質と食物繊維）、たんぱく質とアミノ酸類、核酸類、脂質、およびこれらの誘導体などから構成されています。動物の場合、一次代謝産物のうち、動物自身が合成することができず、食物として摂取しなければならない物質が「栄養素」です。

一方、二次代謝産物は、植物が生きていくのに不可欠ではないため、「二次」と冠されて呼ばれます。どうしてこのような物質が存在しているかについては、これまで不明でした。しかし最近では、動くことができない植物が、周りの生物から身を守ったり、情報交換をするために用いている物質なのではないか、すなわち、生物間相互作用に関与する物質（アレロケミカル）として働いているという仮説が有力になっています。この相互作用を「アレロパシー」[*]と呼びます。

このような植物由来の成分には、薬用作用や毒作用があり、人間は昔から医薬品や化粧品として利用してきました。最近では植物由来の機能性成分は「植物栄養素」と呼ばれ、機能性食品として注目され、研究が進められています。

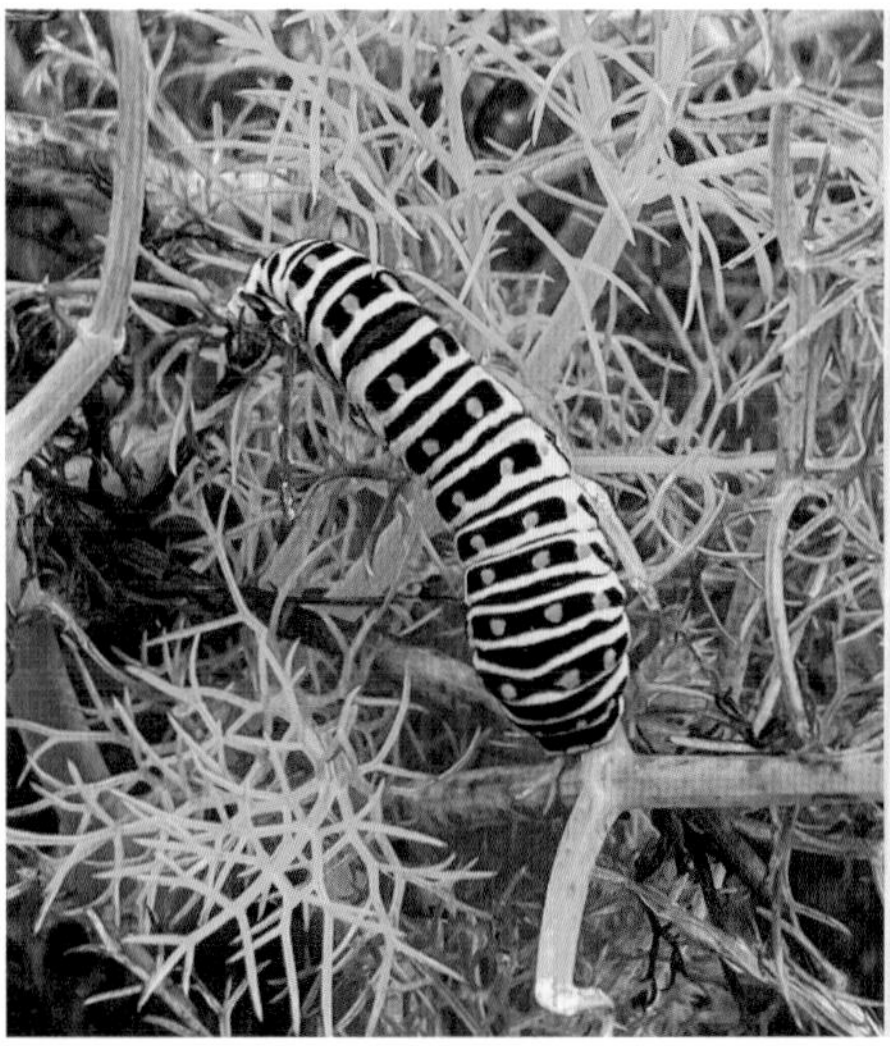

*アレロパシーとは

植物の出す物質がほかの植物、微生物、昆虫、動物などの生育を阻害あるいは促進する現象を「アレロパシー」と呼び、「他感作用」と訳されています。動くことができない植物が、身を守ったり、情報交換するために獲得したものと考えられ、最近、農業や医薬品への利用に関する研究が進められています。

栄養素が長寿遺伝子に影響する

細胞中の遺伝子のうち、どのタイミングでどの遺伝子が使われるかは、摂取された栄養素によっても影響されます。

動物実験では、食事量を7〜8割に減らすと、長寿遺伝子であるサーチュイン遺伝子が活性化されることが報告されています。この遺伝子は体内の病気や不具合の修復に関与するものと期待されており、ナイアシン（p.131）やレスベラトロール（p.177）によって活性化されるとして、これらの投与が研究されています。

長寿遺伝子の分野の研究はまだ始まったばかりですが、いろいろな栄養素が人間の一生に大きな影響を及ぼしていることは確実です。

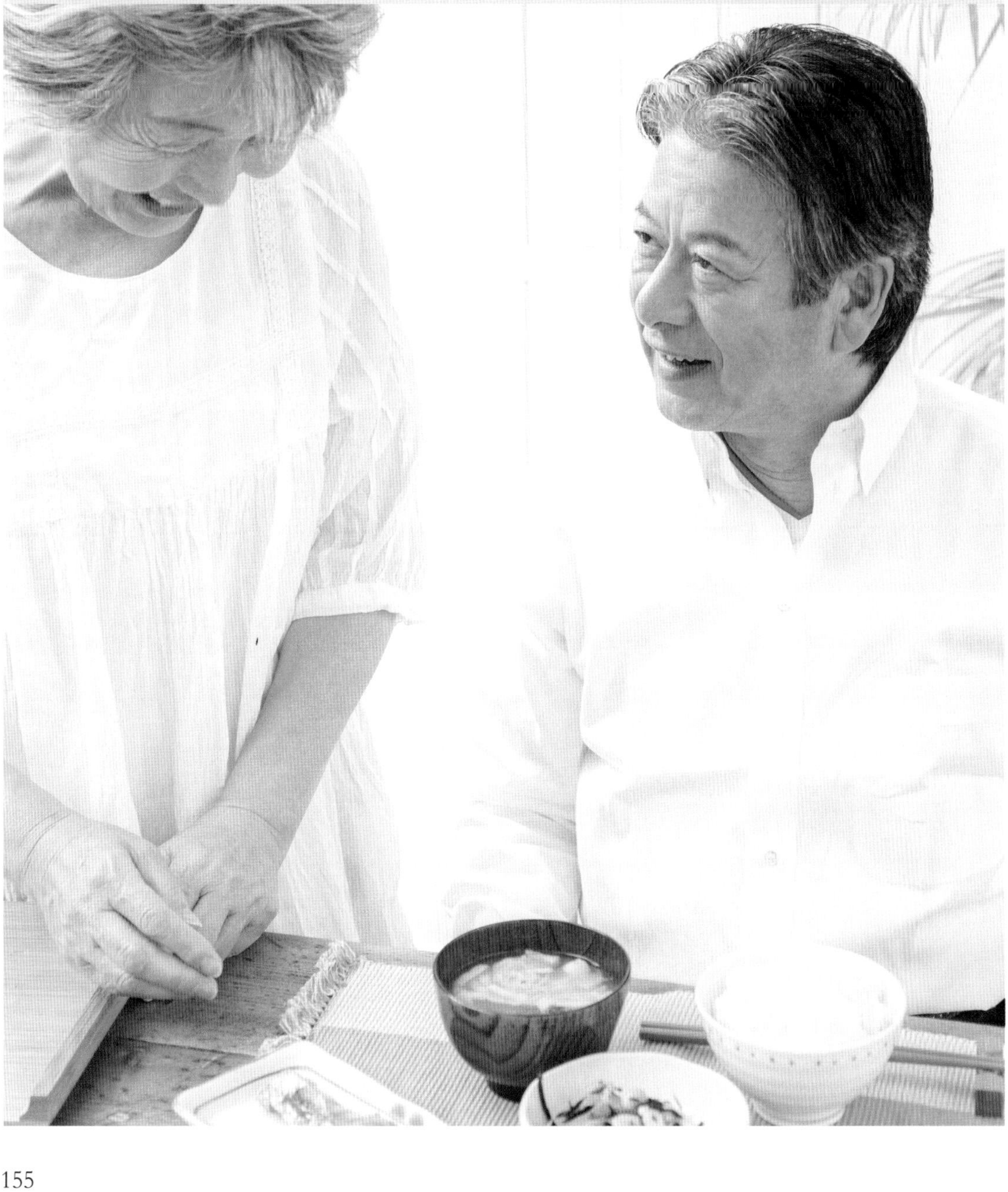

フェノール性物質

ベンゼン環などの芳香環にヒドロキシ基（-OH）が置換された物質を総称してフェノール性物質と呼びます。ヒドロキシ基が複数置換されたものがポリフェノールで、フラボノイドやイソフラボン、カテキンなどを含みます。ヒドロキシ基がある点はアルコールと似ていますが、ベンゼン環があるため、より強い殺菌作用などの生理活性［*1］があります。水に溶けやすい性質を持ちます。

アスパラチン

英名 aspalathin

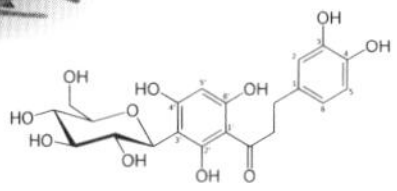

ハーブティーとして有名なルイボス（*Aspalathus linearis*）に多量に含まれるフラボノイド。ジヒドロカルコンの配糖体で、抗酸化性と抗変異原作用［*2］が報告されています。ルイボスは、南アフリカのセダルバーグ山脈に生育するマメ科アスパラトゥス属の樹木で、その葉を発酵させて乾燥させたものがルイボスティーです。煮出すと鮮やかな赤色をしており、渋味が少なくカフェインが含まれていないことから健康飲料として人気があります。

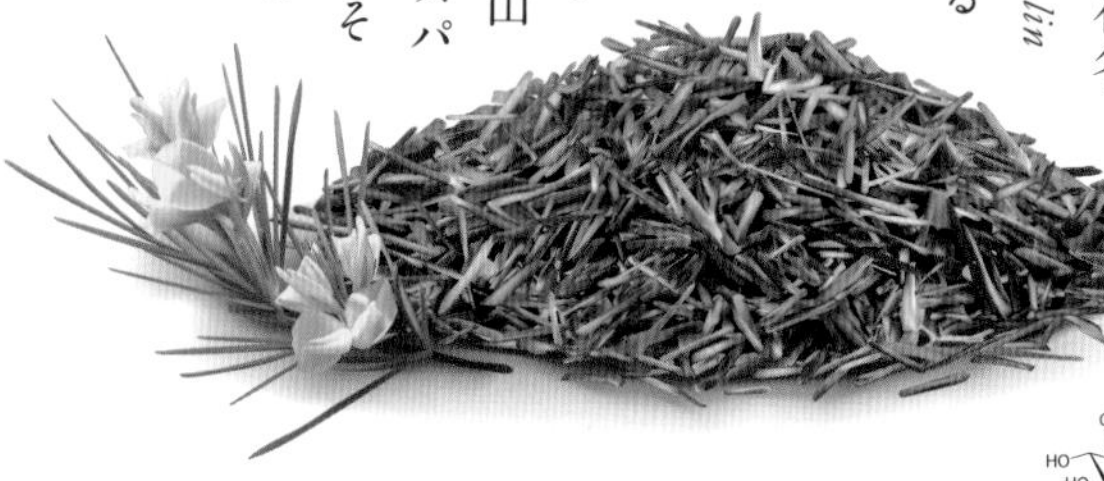

アネトール

英名 anethole

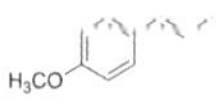

アニスやフェンネル、トウシキミが持つカンゾウ（甘草）のような特有の味の成分。スクロース（砂糖の主成分）の13倍の強い甘味を持ち、高濃度でも不快感がないため甘味料として使われます。咳止め（去痰）の効果や、弱い抗菌活性作用もあります。アネソールとも呼ばれます。

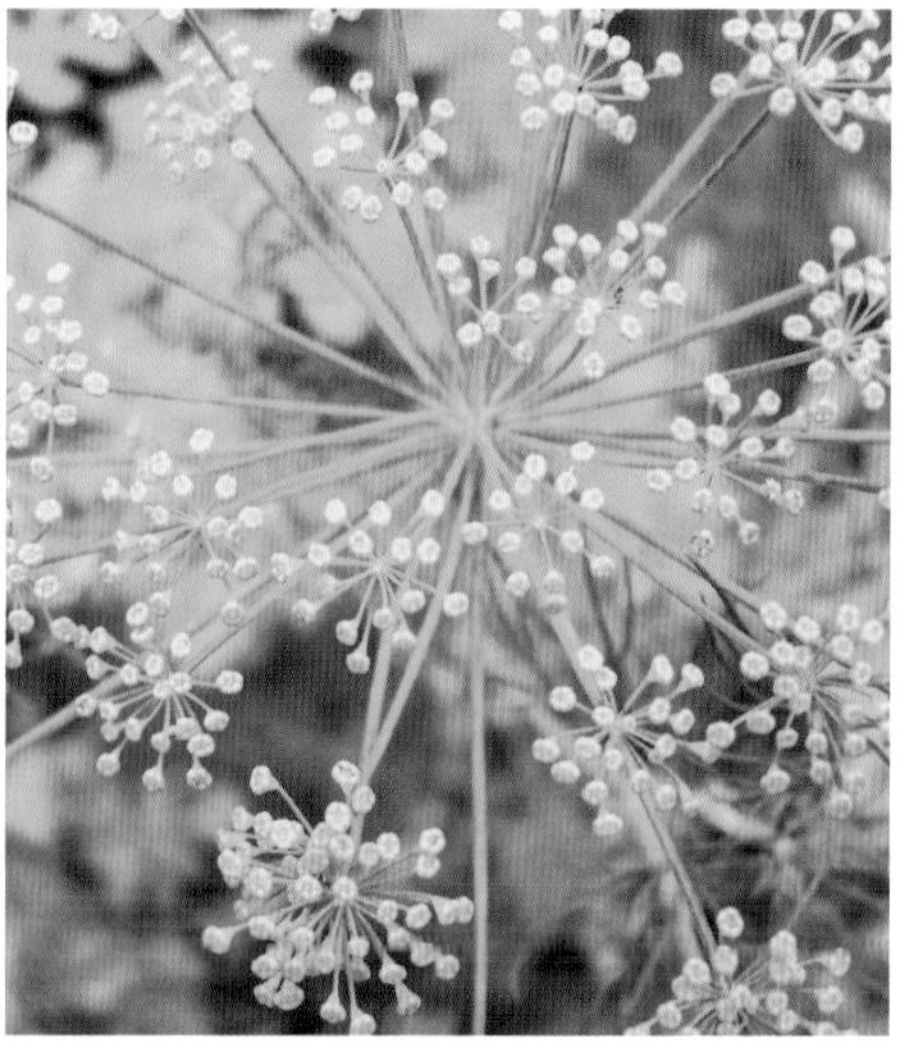

アロケイ皮酸（シスケイ皮酸）

英名 allocinnamic acid

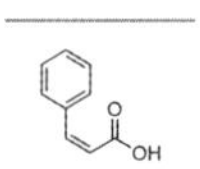

ユキヤナギに多量に存在するトランスケイ皮酸（p.157）の異性体で、トランスケイ皮酸の二重結合がシス体になったものです。生理活性が強く、植物ホルモンとしての作用が報告されています。強いアレロケミカル（p.154）でほかの植物の生育を強く抑制すること、特に植物に特有の現象である重力屈性を阻害し、蔓《つる》の巻き付きを防止する活性が見出されています。

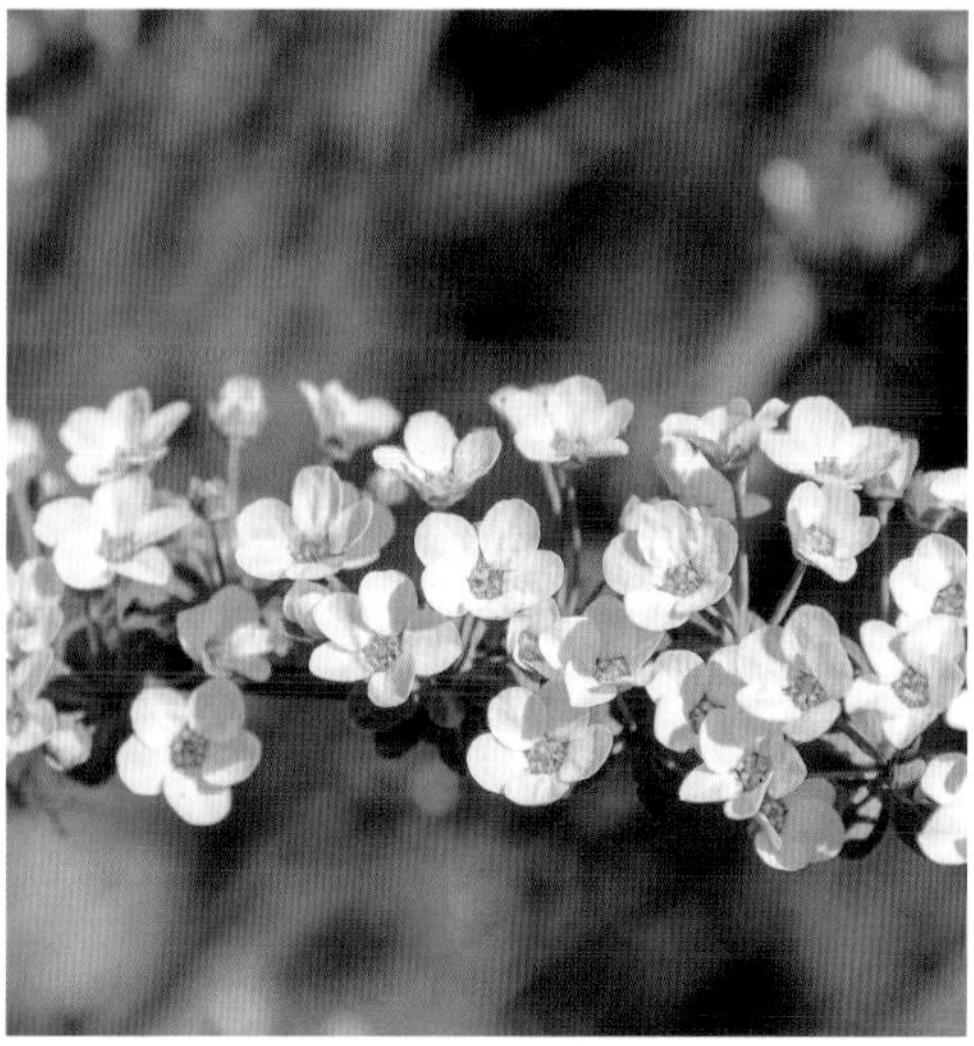

＊1 生理活性：生体内で生命現象に関与し、影響を与えたり活性化したりすること。
＊2 抗変異原作用：細胞内の遺伝子を変化する作用（がんを引き起こす原因のひとつ）を抑制する作用。

オイゲノール

英名 eugenol

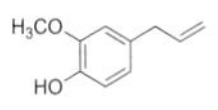

クローブ、ローリエ（月桂樹）、シナモンなどの精油、バジル、バナナ、ナツメグに含まれ、香水、香料、精油、殺菌剤や麻酔薬などの医薬品として用いられます。抗菌作用、抗ウイルス作用、鎮痛作用、防虫作用、免疫賦活作用［＊］などが知られています。

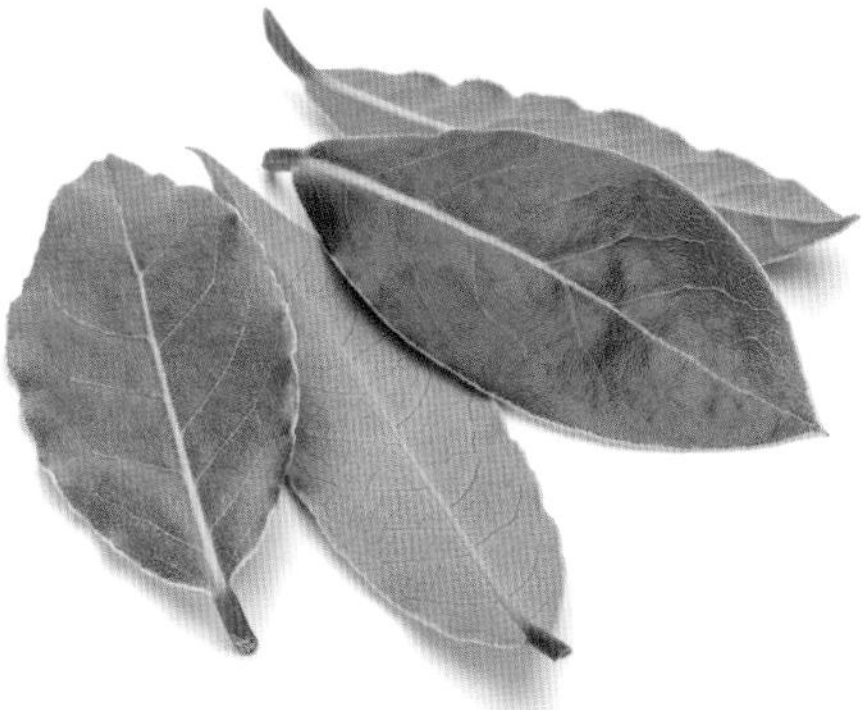

ケイ皮酸

（トランスケイ皮酸）　英名 cinnamic acid

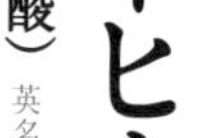

シナモン（ケイ皮）に多量に含まれますが、植物界に広く存在するフェノール性物質です。二重結合を持つ芳香族不飽和フェノール性酸です。ケイ皮酸は抗酸化能を持ち、抗がん作用も報告されています。体内時計に影響し、睡眠を調節する作用もあるといわれています。ケイ皮酸にはシス-トランス異性体があり、両方をケイ皮酸と呼ぶこともありますが、狭義にはトランス体のみをケイ皮酸と呼び、シス体はアロケイ皮酸とも呼ばれます。シスケイ皮酸は物質としては不安定で、容易にトランス体に異性化します。

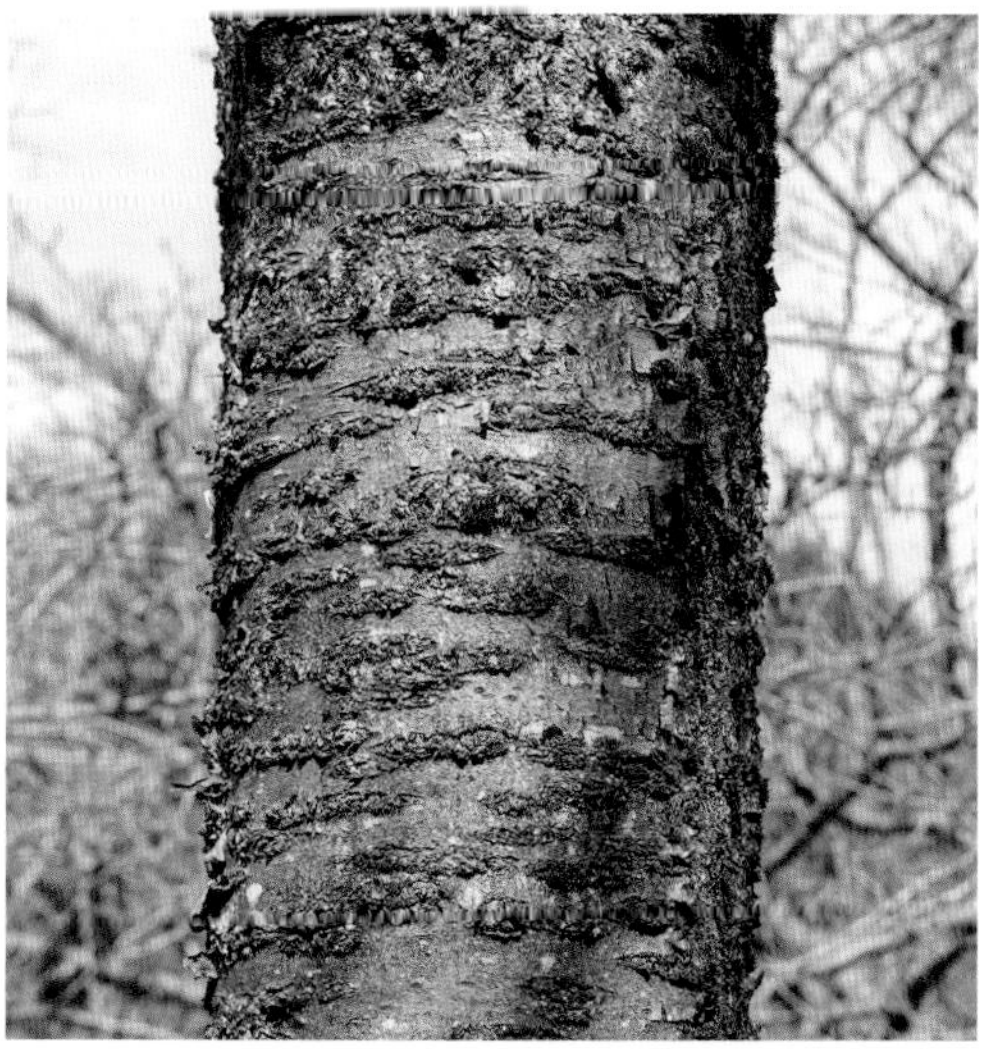

コーヒー酸

（カフェ酸）　英名 caffeic acid

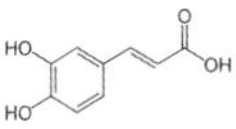

さつまいも、ごぼう、りんごなど、多くの植物に含まれ、リグニン生合成の重要な中間体となるフェノール性物質です。コーヒー酸とキナ酸（p.96）が結合した物質がクロロゲン酸（p.161）で、りんごを切ったときの褐変物質です。国際がん研究機関は、コーヒー酸を発がん性の恐れがある「グループ2B」に分類していますが、乳がん予防効果があるとの報告もあります。

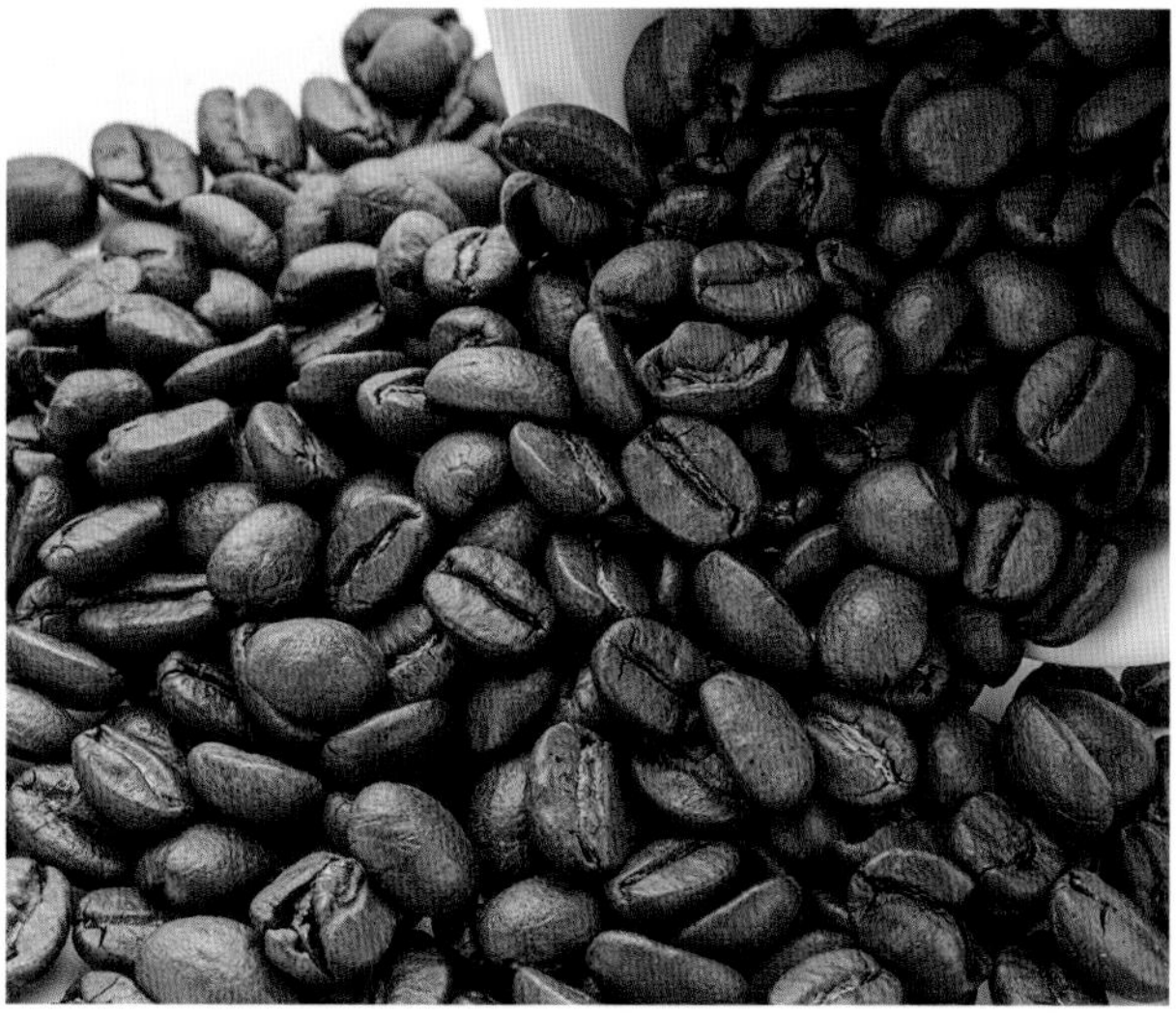

＊免疫賦活作用：体の免疫系の働きを活性化し、免疫力を高める作用。

ゴースト血管を改善するシナモン

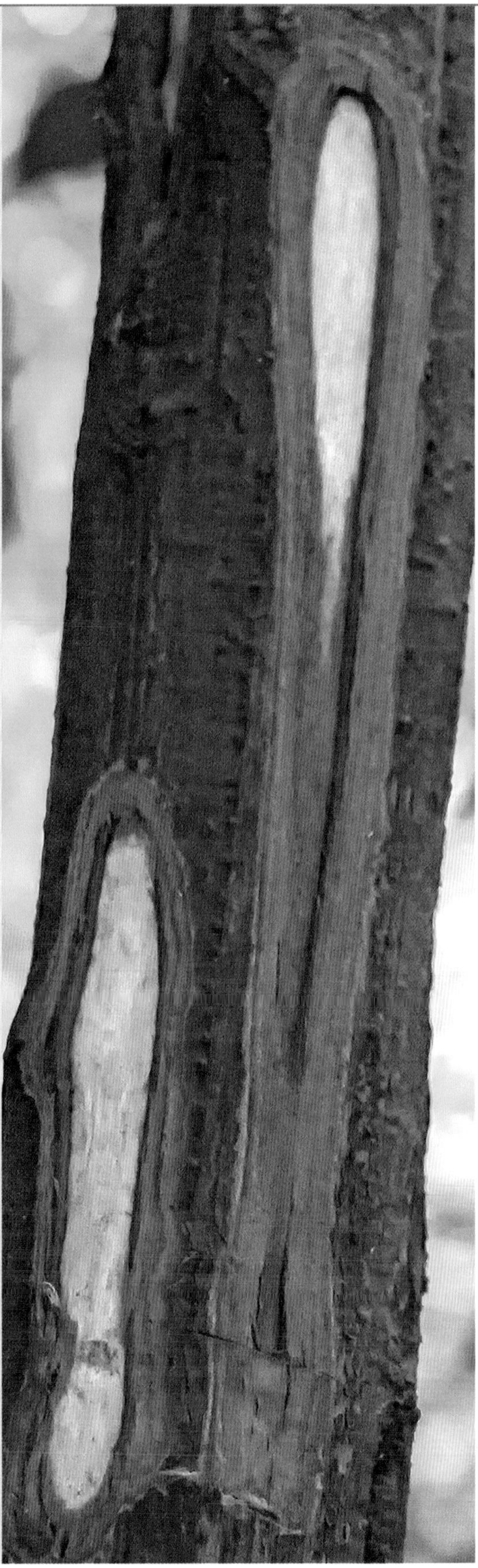

シナモンは、クスノキ科ニッケイ属（*Cinnamomum*）の樹木の樹皮から得られる香辛料です。ニッキ（肉桂［ニッケイ］が変化したもの）とも呼ばれます。生薬として用いられるときには桂皮（ケイ皮）と呼ばれます。シナモンは、世界最古のスパイスともいわれ、紀元前4000年ごろからエジプトでミイラの防腐剤として使われ始めました。香辛料としてのシナモンはニッケイ属の樹木の樹皮をはがし、乾燥させたものです。芳香成分はシンナムアルデヒド、オイゲノール、サフロールなどです。体を温める作用、発汗作用、健胃作用があり、加齢によるゴースト血管の改善が期待されます。

ゴースト血管とは、加齢や運動不足などにより血管の細胞がダメージを受けて衰えるため、毛細血管に血液が流れない状態をいいます。ゴースト血管は骨粗しょう症や認知症などさまざまな病気の原因になるといわれ、さらには糖尿病のリスクを高めたり、肝機能の低下を招いたりします。

血管は内側の血管内皮細胞と外側の壁細胞が密着していれば丈夫な状態を維持できますが、両者の密着が緩くなると隙間ができ、酸素や栄養が漏れ出て血管のゴースト化につながってしまいます。それを食い止める効果があるといわれているのが、血管内皮細胞にある「Tie2（タイツー）」という酵素チロシンキナーゼ［*］を活性化する物質です。このTie2を活性化することで血管の構造が安定し、ゴースト化を止められることが判明しています。Tie2を活性化する物質にはシナモンに含まれる「シリンガレシノール」、ウコン（ターメリック）に含まれる「クルクミン」などがあります。

＊ チロシンキナーゼ：細胞内のたんぱく質の成分となっているチロシンにリン酸をくっつける酵素。細胞の増殖や分化に関わる酵素。

コニフェリルアルコール

英名 coniferyl alcohol

被子植物や裸子植物に存在するモノリグノール[＊]で、フェニルプロパノイド代謝系を介して合成され、リグニンやリグナンの前駆体となります。またオイゲノールやスチルベン、クマリンの誘導体を合成する原料にもなります。

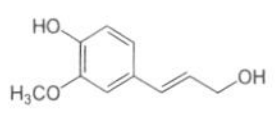

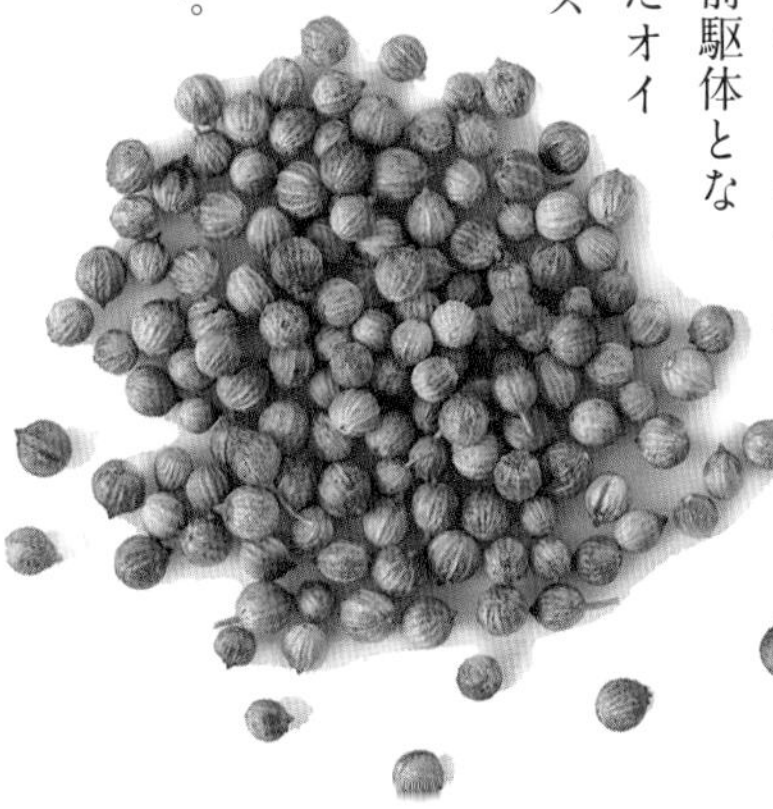

シナピルアルコール

英名 sinapyl alcohol

被子植物（双子葉植物や単子葉植物に属する草本や木本）のみで見られ、裸子植物には含まれません。ケイ皮酸を経て合成されるモノリグノールで、生体内ではフェニルプロパノイド代謝経路を通って作られ、リグニンやリグナンの前駆体となります。さまざまなスチルベンやクマリンの誘導体を合成する原料になります。

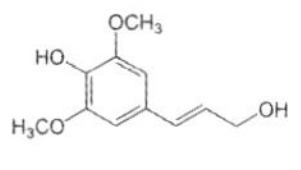

シンナムアルデヒド

英名 cinnamaldehyde

シナモンの香りを特徴づける芳香族アルデヒドで、アイスクリーム、キャンディ、チューインガム、清涼飲料水などの香料として用いられます。マウスの実験では、この成分が嗅覚を刺激して食事量を増加させることが確認されており、生薬の桂皮が薬効として持つ健胃作用は、この成分に由来すると考えられています。

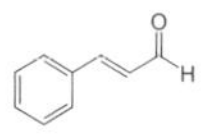

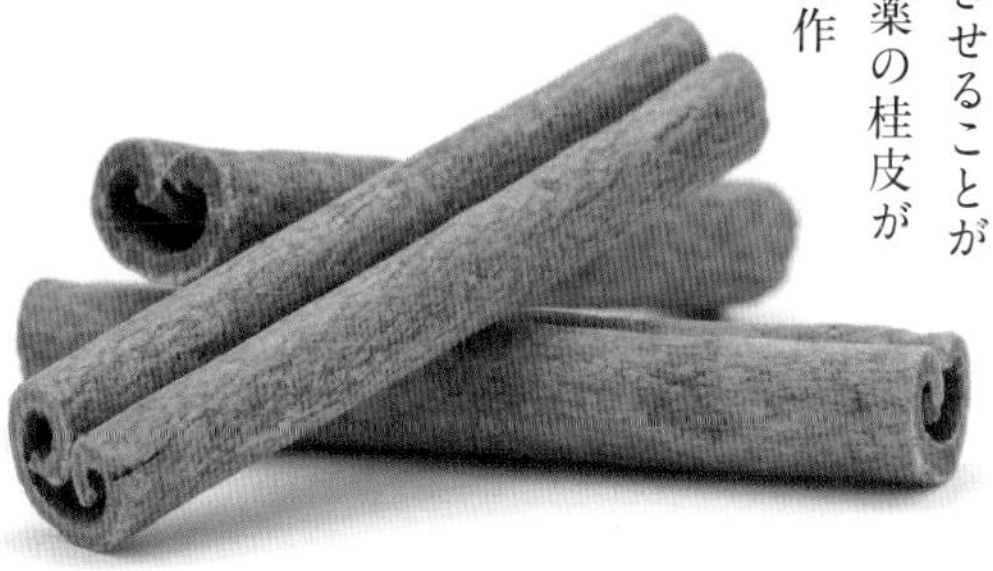

パラクマリルアルコール

英名 paracoumaryl alcohol

この成分と脂肪酸のエステルは、りんごの表面を保護する表在クチクラワックスの基材となります。フェニルプロパノイド生合成経路によって合成され、重合すると、リグニンまたはリグナンとなります。

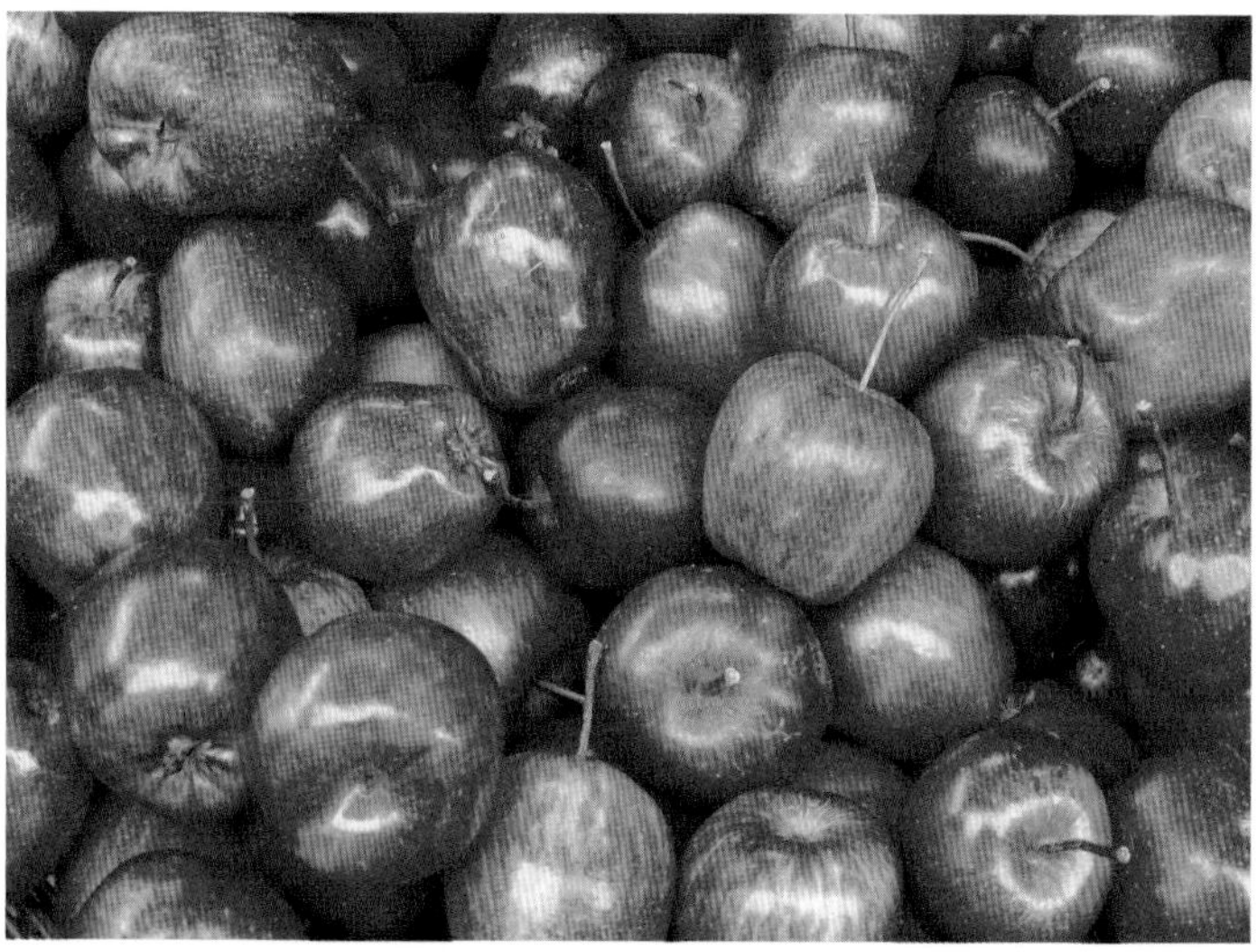

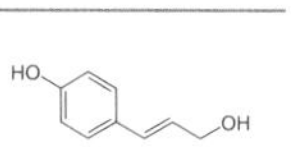

＊ モノリグノール：リグニンはモノリグノールが繰り返しくっついて高分子化したもの。モノリグノールはフェニルアラニンあるいはチロシンから生合成される。主要なモノリグノールは、コニフェリルアルコール、シナピルアルコールなど。

p《パラ》-クマル酸

英名 *p*-coumaric acid

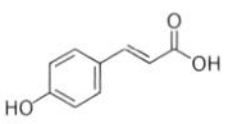

ピーナッツ、トマト、にんじん、にんにくなどに含まれているフェノール性物質です。ケイ皮酸にヒドロキシ基がついた構造を持ち、フェニル基のヒドロキシ基の位置によって、*o*-クマル酸（オルト-クマル酸）、*m*-クマル酸（メタ-クマル酸）、*p*-クマル酸（パラ-クマル酸）の3種類の異性体があります。この中で、*p*-クマル酸が天然に最も多く存在しています。*o*-クマル酸は配糖体として植物に存在し、これが分解すると閉環してクマリン（桜の葉などの香り）になります。

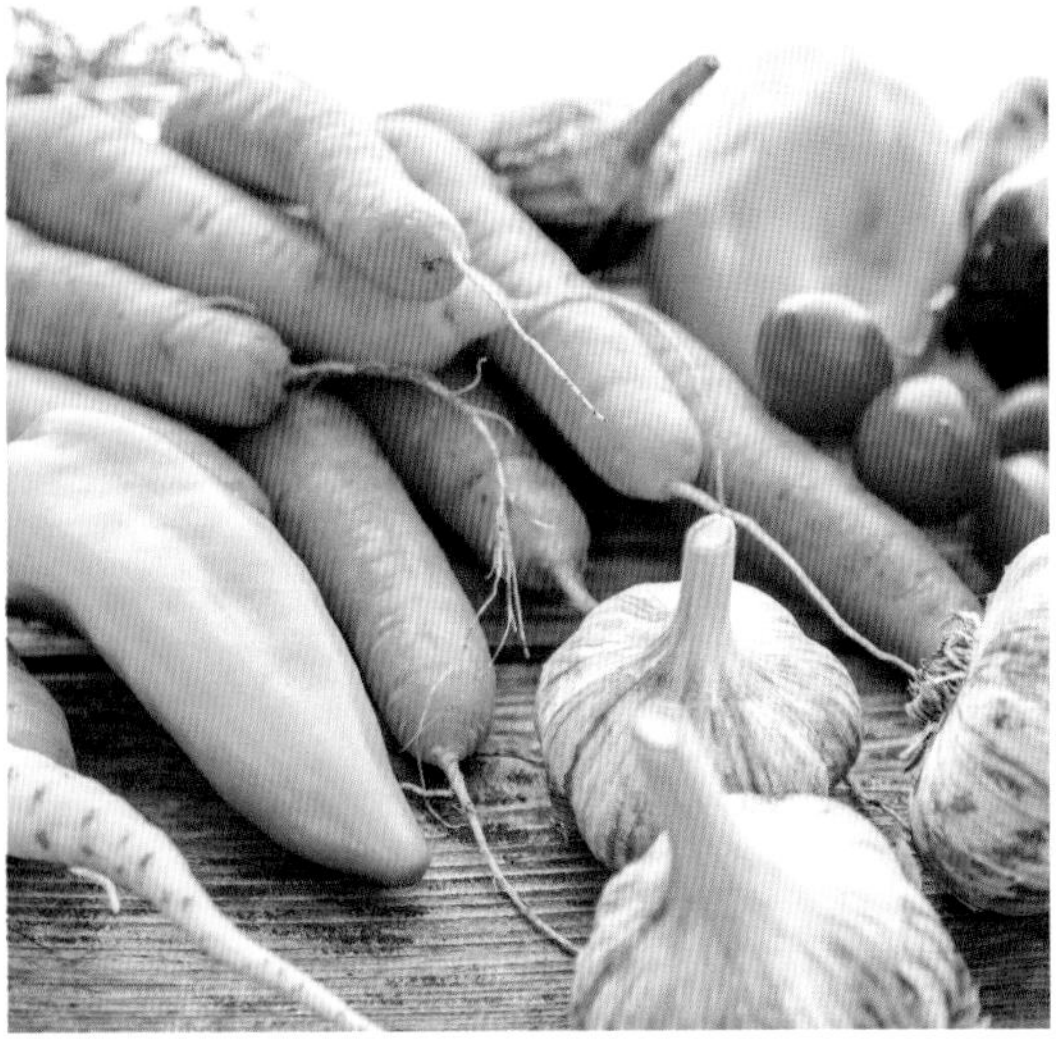

フェルラ酸

英名 ferulic acid

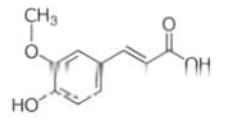

地中海沿岸に自生するセリ科の植物オオウイキョウ（フェルラ・コムニス／*Ferula communis*）から発見されたので、フェルラ酸と名付けられました。米、小麦、ライ麦、大麦、コーヒー、りんご、アーティチョーク、ピーナッツ、オレンジなどにも存在しています。植物の細胞壁などに存在するリグニン（p.103）を構成しています。抗酸化作用を持ち、DNAの損傷や発がんの原因となったり、細胞の老化を促す「活性酸素」を減らす作用があります。動物実験でフェルラ酸は乳がんや肝臓がんに対する抗腫瘍活性［*］を示し、アスコルビン酸（p.129）、ビタミンEと共存すると酸化ストレスを減らし、皮膚を守る作用が報告されています。

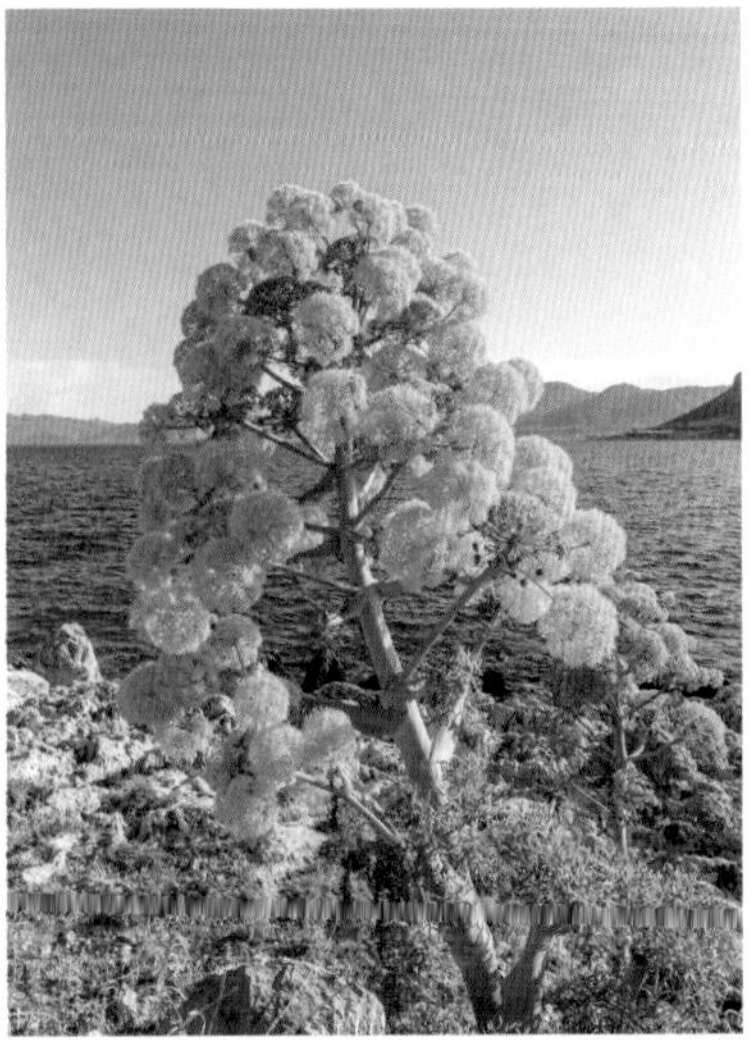

ポリフェノールとは？

ポリフェノールは植物が光合成をすることで生成される物質で、植物に含まれる苦味や色素などの成分です。自然界には8000種類以上あるといわれています。ビタミンCやEと同様に抗酸化作用があり、色が濃い、渋味が強い野菜や果物などに多く含まれています。代表的なものにカテキンやフラボノイド、アントシアニンなどがあり、心疾患のリスクの軽減や血圧や悪玉コレステロール値を下げるなど健康への効果が期待されるものもあります。

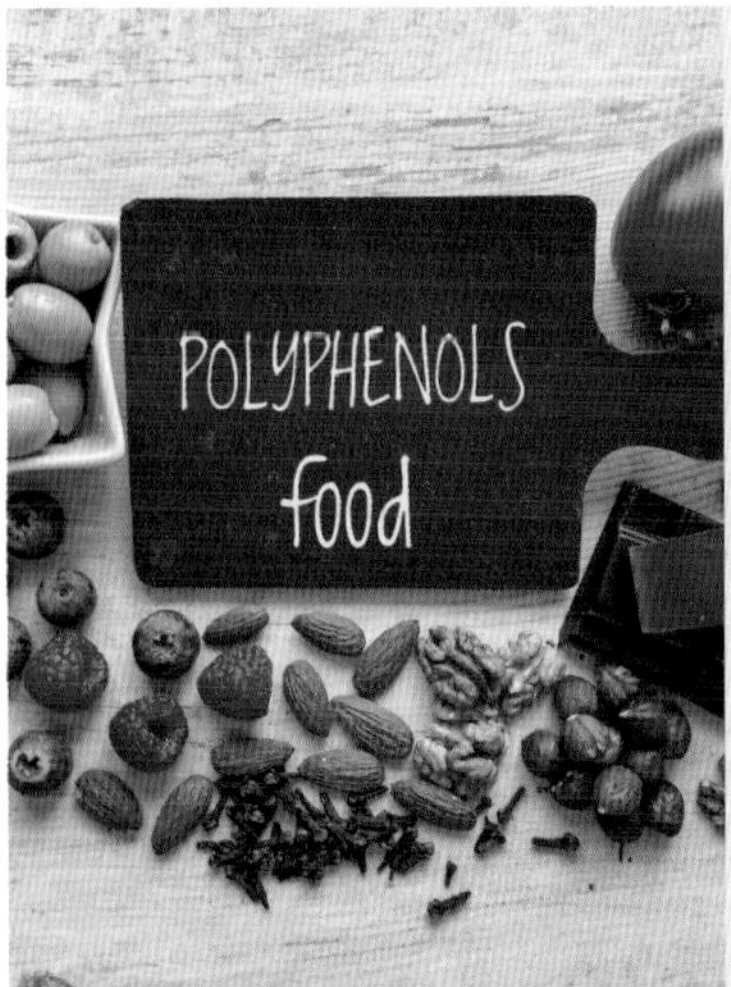

＊抗腫瘍活性：がん細胞の増殖を抑えたり、死滅させたりすること。

フェノール性抗酸化物質

フェノール性物質（p.156）の化学構造はベンゼン環にヒドロキシ基が置換されているので、酸素と結びつきやすく、抗酸化作用があります。その活性が高い物質としてよく知られているのが、コーヒー酸（カフェ酸）（p.157）とキナ酸から合成されたクロロゲン酸や、没食子酸などです。

エラグ酸

英名 ellagic acid

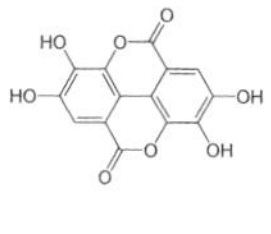

いちご、ラズベリー、クランベリー、ぶどう、ブラックベリー、くるみ、ペカンナッツ、ざくろ、くこなど、多くの野菜や果物中に存在するフェノール性抗酸化物質で、没食子酸の二量体です。抗がん性と抗酸化性を有している可能性が示唆されています。また美白作用があるとの研究もあります。ヒトの健康上の効能をはっきりと示す証拠はまだ十分ではないにもかかわらず、がん、心臓病、その他の健康問題に対する効能をうたった栄養補助食品として米国で販売されていますが、FDA（米国食品医薬品局）はこれを「偽がん治療法」として批判しています。

クロロゲン酸

英名 chlorogenic acid

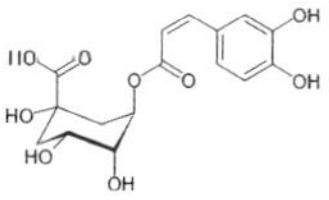

コーヒー豆から単離された物質で、コーヒー豆中に5〜10％と、カフェイン（1〜2％）よりも多く含まれています。クロロゲン酸は低濃度では酸味を、高濃度では渋味を示します。弱い味覚修飾作用があり、水に甘味を与える効果があります。

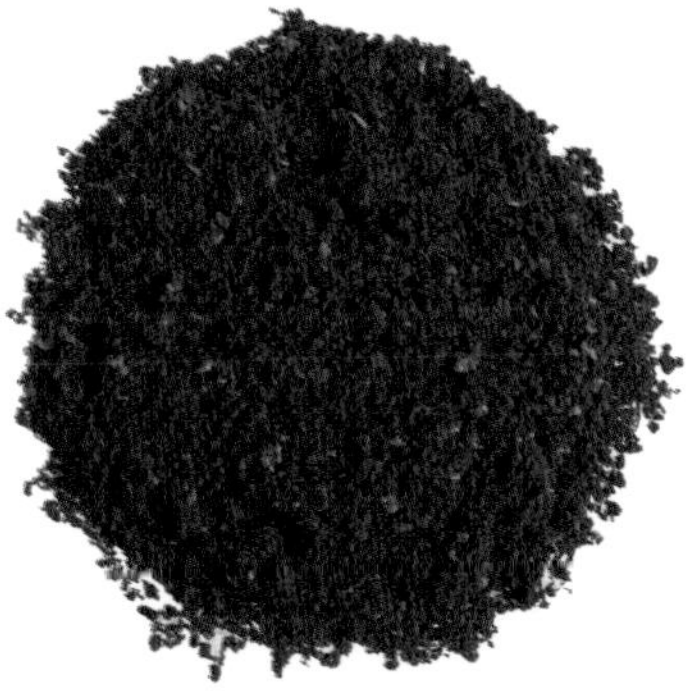

ピロガロール

英名 pyrogal ol

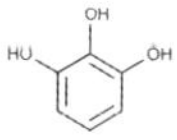

高知県で伝統的に飲まれる半発酵茶「碁石茶（ごいしちゃ）」に含まれる特有成分で、その主要な抗酸化成分となっています。別名を焦《しょう》性《せい》没《もっ》食《しょく》子《し》酸といい、没食子酸の脱炭酸で合成されます。動物実験によってコレステロール低減作用、脂質異常症や動脈硬化症の予防効果が認められています。

没《もっ》食《しょく》子《し》酸

英名 gallic acid

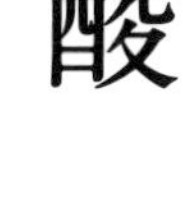

チャノキには高濃度で含まれ、植物の葉、茎、根の中に遊離の形で広く存在し、ピロガロール－5－カルボン酸とも呼びます。

タンニンの加水分解によって得られ、水から再結晶すると水和物（水分を含む物質）の結晶となります。

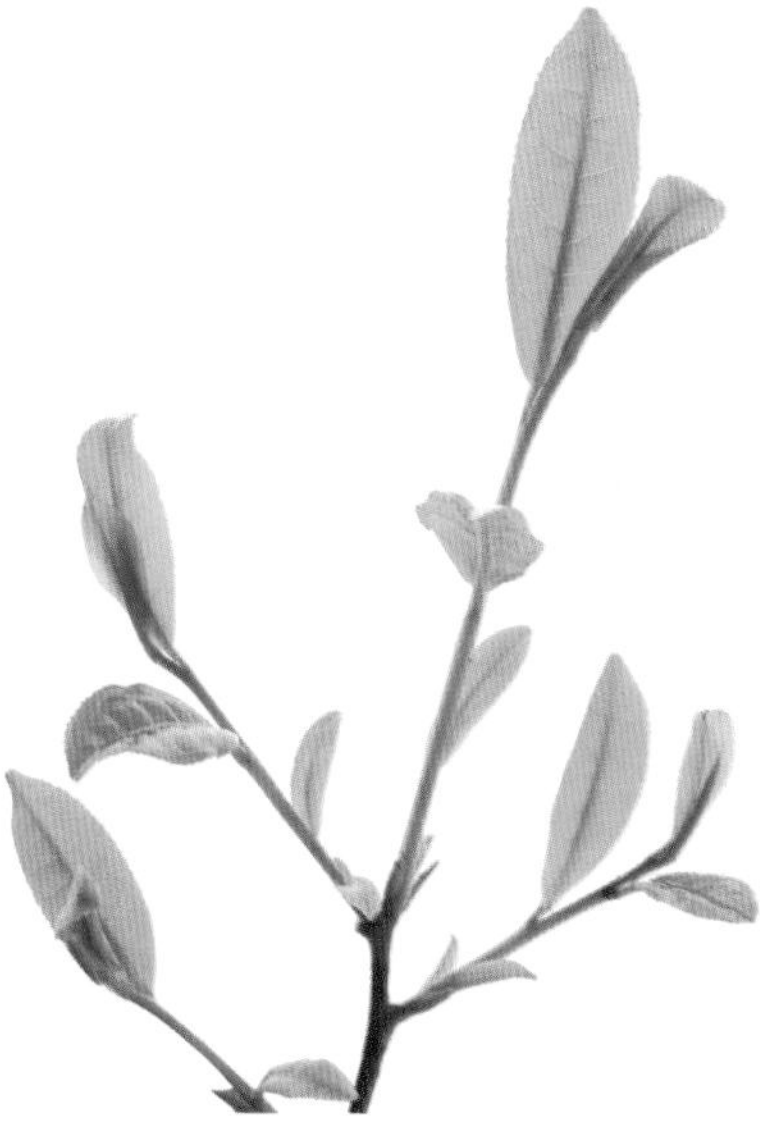

メチレンジオキシ基を持つフェニルプロパノイド

フェニルプロパノイドとは、フェニルアラニンやチロシンなどの芳香族アミノ酸を起源とする化合物の総称です。

メチレンジオキシ基とは$R-O-CH_2-O-R$という構造式を持つ官能基で、2つの酸素原子がメチレン基（$-CH_2$）で結合しているのが特徴です。サフロールやヘリオトリピン、ミリスチシンなどのほか、幻覚剤MDMAなどの神経に影響する生理活性物質の構造にも含まれています。

これらの物質はハーブや香辛料に含まれることがあります。神経や精神に影響する物質なので、多量に摂取しないように注意しましょう。

アピオール

英名 apiole

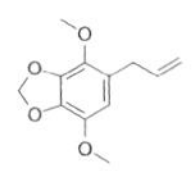

パセリやセロリに含まれる香り成分で、メチレンジオキシ基を持つフェニルプロパノイドです。昔は妊娠中絶および月経不順治療薬に使われた物質で、流産を誘発する作用があります。ただし妊婦が通常の常識的な範囲でパセリやセロリを摂取することは、問題ないとされます。パセリ油としての半数致死量は、ラットへの経口投与1kgあたり3.3g、マウスへの経口投与1kgあたり1.5gで、呼吸困難、尿量減少などの症状が見られます。ヒトでは、パセリ200g相当由来の油を摂取した場合に生命の危険があるとされます。

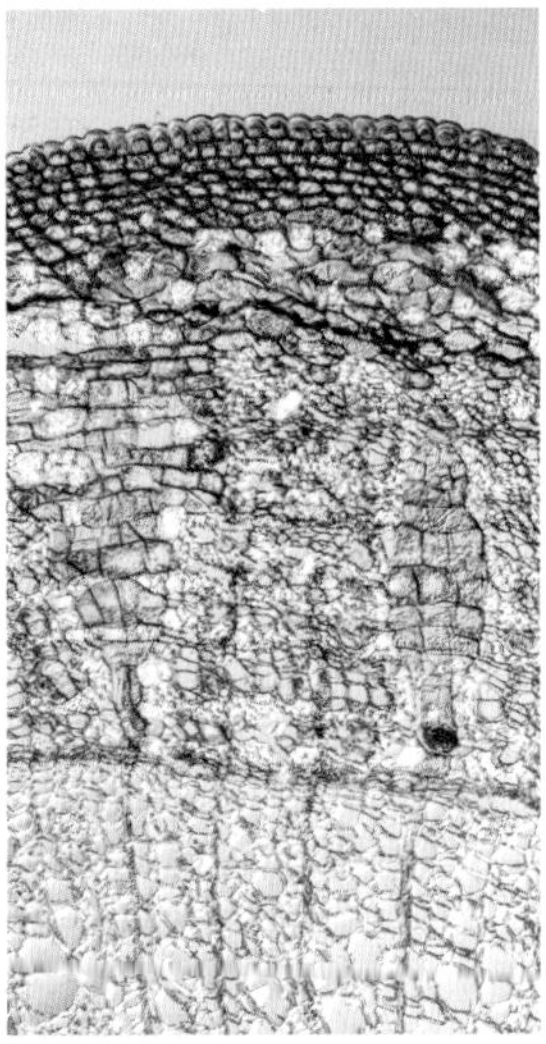

エストラゴール

英名 estragole

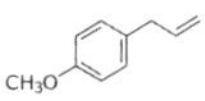

バジル、タラゴン、フェンネル等のハーブに含まれ、香料の製造に用いられるフェニルプロパノイド。p-アリルアニソール、メチルカビコールとも呼ばれます。筋肉の緊張を和らげる働きがあり、バジルなどのハーブにはリラックス効果があるのはこのためです。

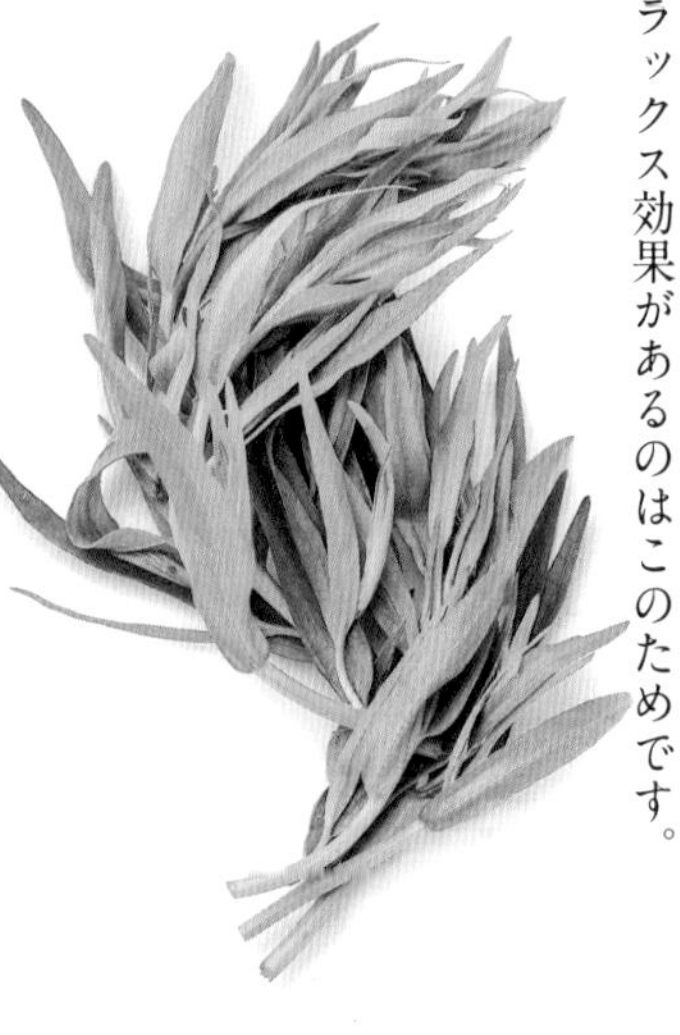

バジルは多機能ハーブ

バジルのスパイシーな香りの主成分はエストラゴールとリナロールです。クスノキの香りのカンファー、ユーカリの香りの1,8-シネオールなども含みます。また、β-カロテンやビタミンK、カルシウムやマグネシウムなど、ビタミンやミネラルも含んでいて、抗酸化作用や骨粗しょう症予防効果も期待できます。バジルの香り成分には消化促進や食欲増進、鎮静作用もあります。中でもホーリーバジルには、不安や肉体的疲労などのストレスに対する適応力を向上させる「アダプトゲン」としての作用があるとして話題となっています。

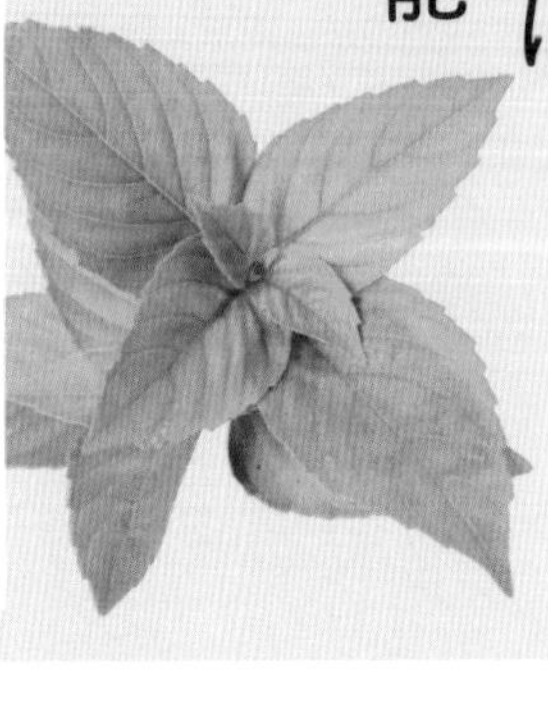

サフロール

英名 safrole

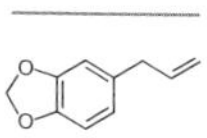

クスノキ科のサッサフラス（下記参照）や樟脳赤油［*］のほか、シナモンにも少量含まれ、石鹸香料や鎮痛塗布剤として利用されます。メチレンジオキシ基を持つフェニルプロパノイドで、動物実験では肝臓への発がん性が報告されています。特定麻薬向精神薬原料に該当し、一定量を超える輸出入等には「麻薬及び向精神薬取締法」に基づく届け出が義務付けられています。

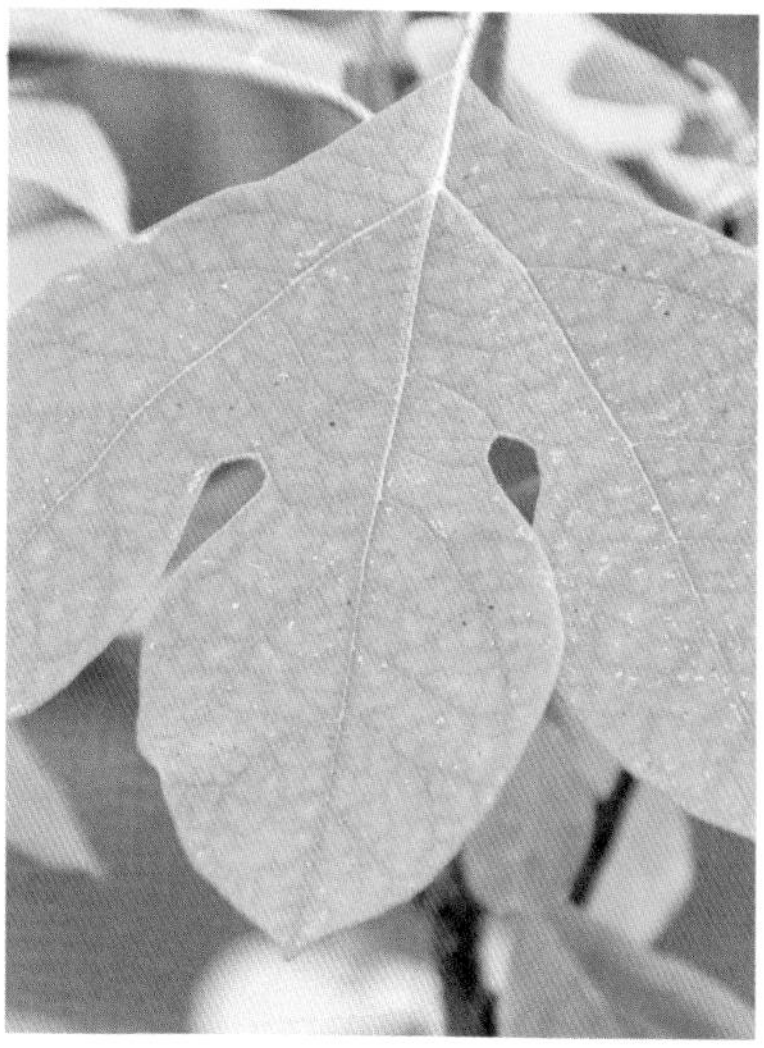

ジラピオール

（ディルアピオール）

英名 dillapiole

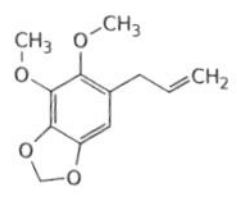

ディル（イノンド）やフェンネルなどセリ科のハーブの根に含まれる、メチレンジオキシ基を持つフェニルプロパノイドです。アピオールとよく似た化合物で、同様の活性を持っています。

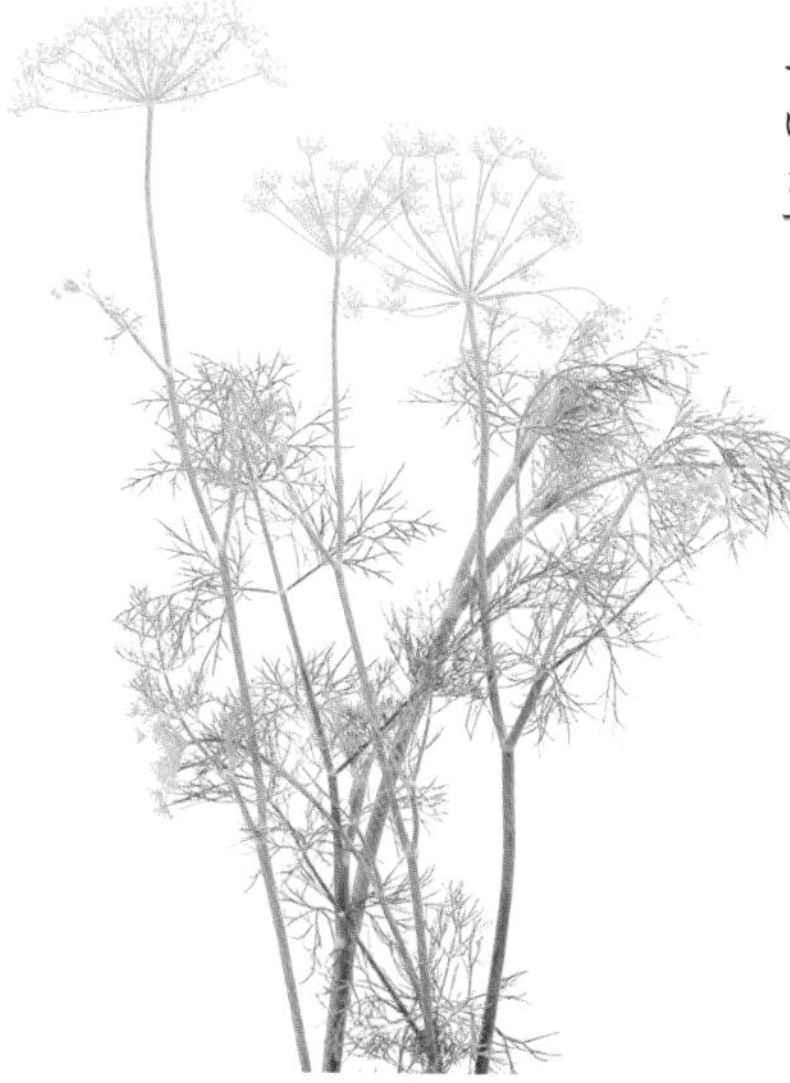

チャビコール

（カビコール）

英名 chavicol

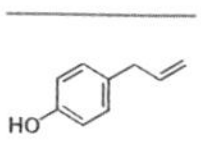

バジルに含まれるフェニルプロパノイドで、抗菌作用、抗ウイルス作用、抗アレルギー作用、消化促進作用が報告されています。別名を*p*-アリルフェノールともいいます。

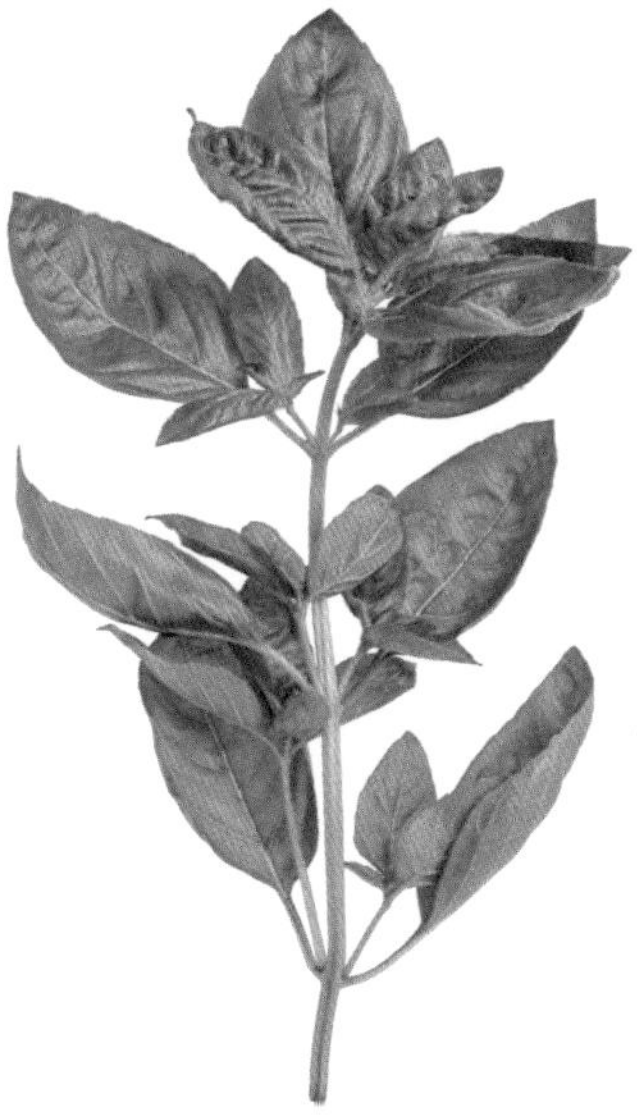

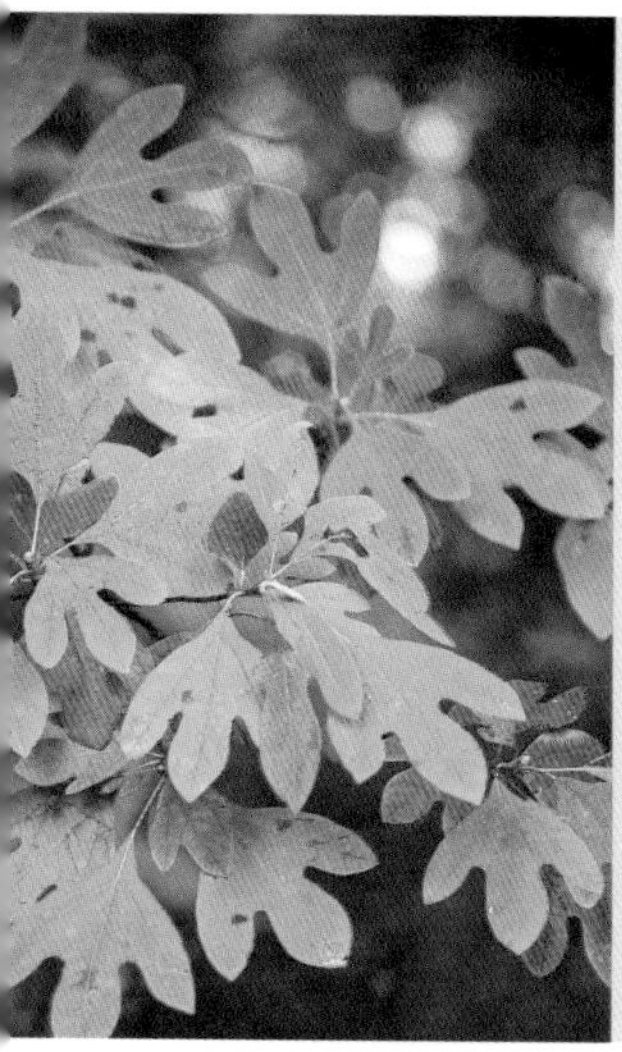

サッサフラスはどんなにおい？

クスノキ科サッサフラス属の樹木の総称。ヨーロッパでは早くから薬用とされてきました。クスノキに似た清涼感のある匂いで、樹皮や根などは主に香料や、着物を虫から守る樟脳の原料としても使われています。

精油の主な成分のサフロールは、毒性があり、がんや肝機能の低下につながるといわれ、使用が制限されています。さらに、ほてりや発汗を起こす可能性があり、多量の使用は危険です。現在はサフロールを含まないもののみがサッサフラス精油として使われています。

＊ 樟脳赤油：クスノキの葉や枝を水蒸気蒸留して得られる油状の物質から樟脳（カンファー、カンフル）を分離した残りの油をさらに繰り返し蒸留して採れるのが、白油、赤油、藍油。樟脳赤油はバニリンや農薬の原料に使われる。

ヘリオトロピン

英名 heliotropine

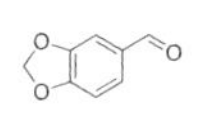

バニラビーンズやセイヨウナツユキソウの花、ニセアカシアの精油に含まれます。メチレンジオキシ基を持つフェニルプロパノイドで、ピペロナールとも呼ばれます。半数致死量は、ラットへの経口投与で2.7g／kgと比較的安全性が高い物質ですが、目に対し強い刺激性があります。特定麻薬向精神薬原料に指定されており、一定量を超える輸出入等には「麻薬及び向精神薬取締法」に基づく届け出が義務付けられています。

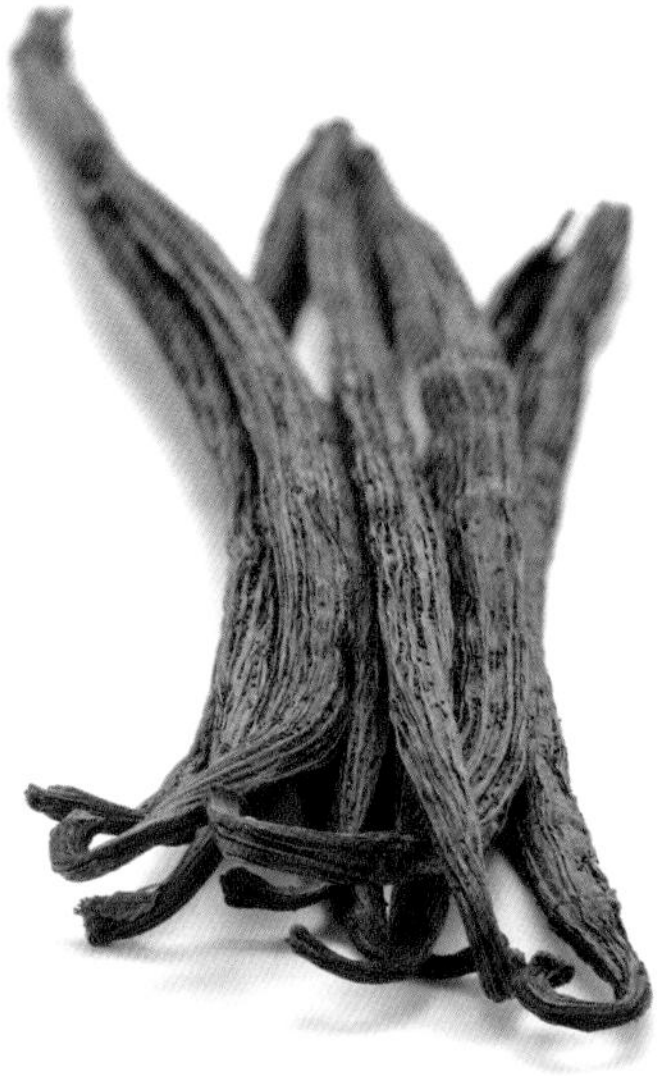

ミリスチシン

英名 myristicin

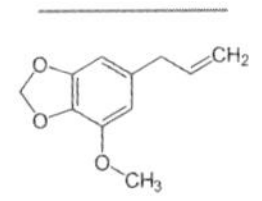

ナツメグの精油中に少量存在し、さらに量は少ないものの、パセリやディル（イノンド）等にも含まれるメチレンジオキシ基を持つフェニルプロパノイドです。ナツメグは、通常料理に使われる量以上を摂取すると向精神作用を持ちます。ナツメグの中毒の症状は人によって異なりますが、頭痛、吐き気、めまい、口内の乾燥、目の充血、記憶の混濁等を伴い、興奮状態や混乱状態になること、視覚のゆがみや妄想観念等の幻覚誘発の作用もあることが報告されています。

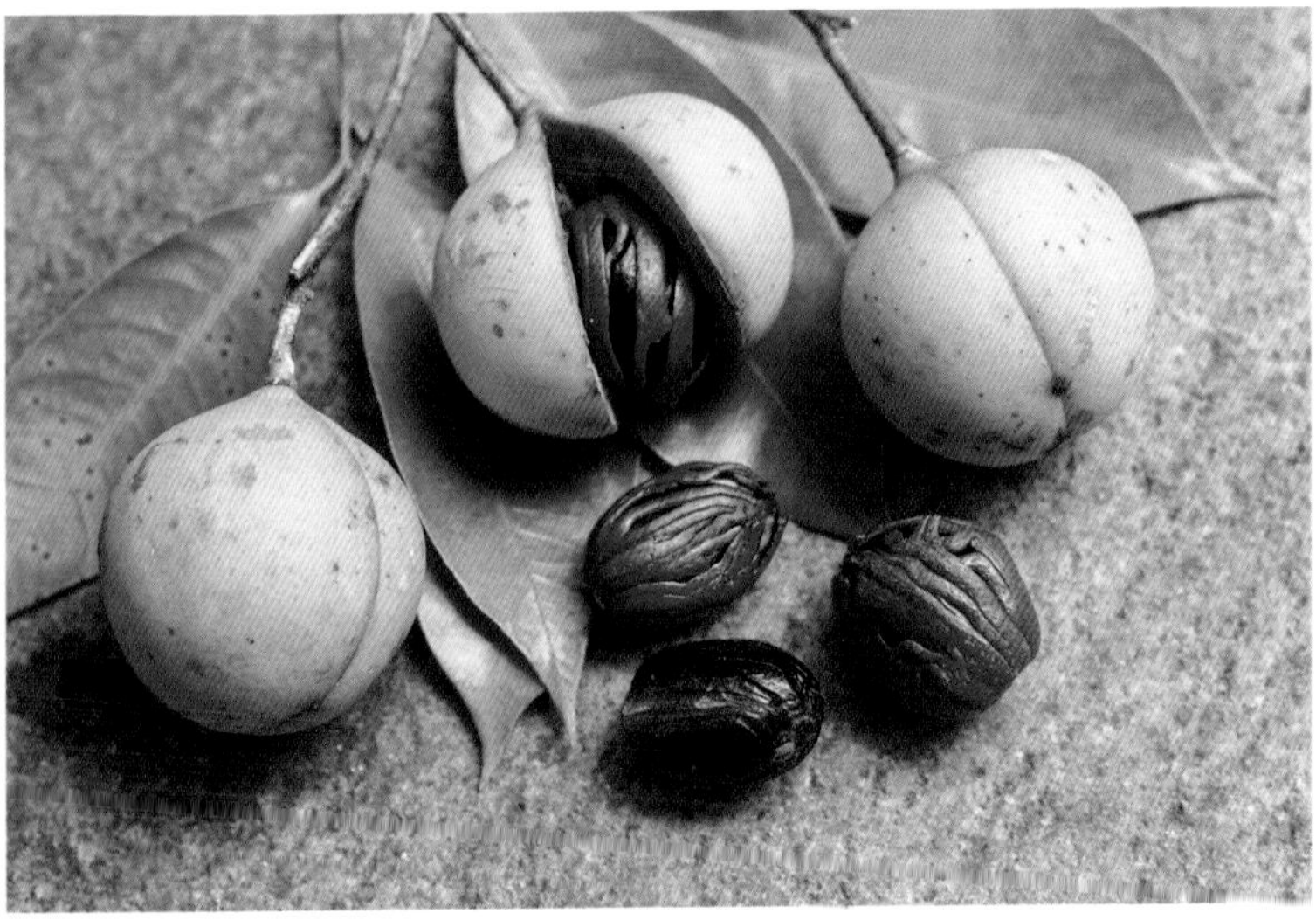

ナツメグとメースってどんなスパイス？

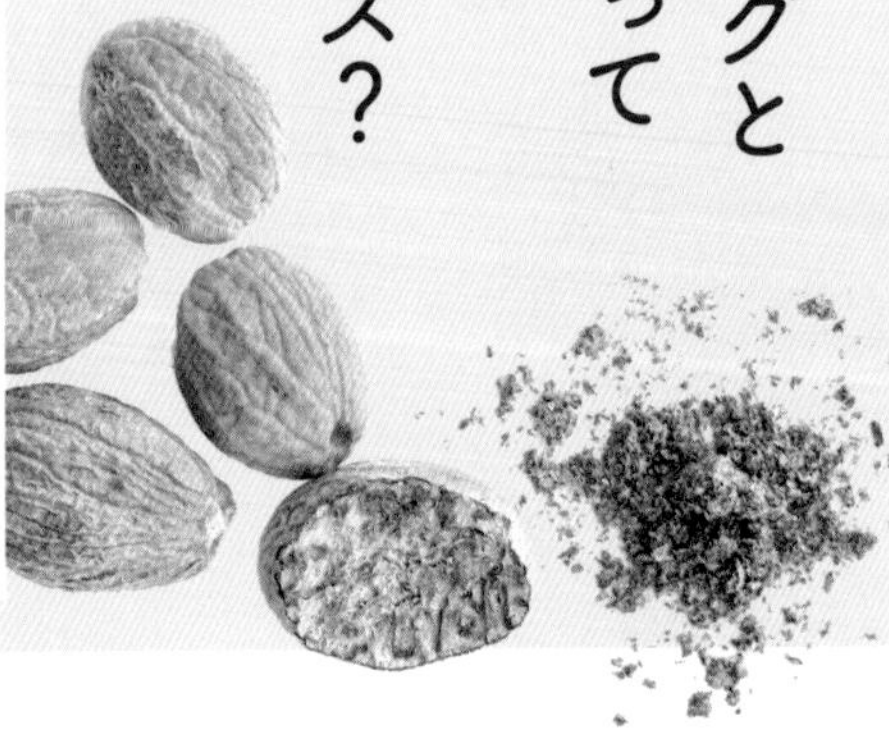

ナツメグはニクズク属樹木ニクズクの種子で、こしょう、シナモン、クローブと並ぶ世界四大スパイスの1つです。ほんのりと甘い香りとこしょうのようなスパイシーな風味があり、加熱すると風味がより引き立ちます。また、肉や魚などの臭みを消す作用もあります。

メースはナツメグの種子の周りを包んでいる網目状の外皮のこと。ナツメグよりも香りが穏やかなため、お菓子やジャムなどに向いています。少量を加えるだけで風味よく仕上がります。

リグナン

リグナンはフェニルプロパノイド2分子からなる化合物で、C6-C3が結合した基本骨格を持っています。多くの植物に含まれており、抗真菌作用や殺虫作用などがあります。そのため、外部からの攻撃の防御に関わったり、成長の調節などをする働きもあります。

リグナンは抗酸化作用があるとともに、女性ホルモンのエストロゲンに似た作用を示すこともわかっています。よく知られているリグナンは、ごまに含まれるセサミンですが、ほかにもセコイソラリシレシノールジグルコシド、ポドフィロトキシン、ピノレシノール、ステガナシン、ピペリンなどがあります。ライ麦や小麦、オーツ麦、大麦などの穀物、かぼちゃや亜麻の種子、大豆、ブロッコリーなどもリグナン源です。

アルクチイン

英名 arctiin

ごぼうに含まれているリグナンで、ごぼうの学名（*Arctium lappa*）から名付けられました。大豆イソフラボンと同様、女性ホルモンに似た働きがあります。強い抗酸化力を持っており、肝臓がんや乳がんの進行を予防したり抑制するという動物実験結果が報告されています。ごぼう種子中にはアルクチインが3～5％もの高濃度で含まれていますが、ごぼうのスプラウトではアルクチインの量がさらに増加します。

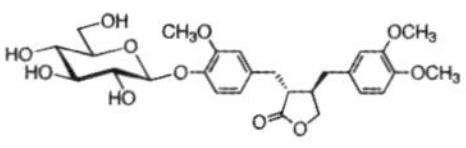

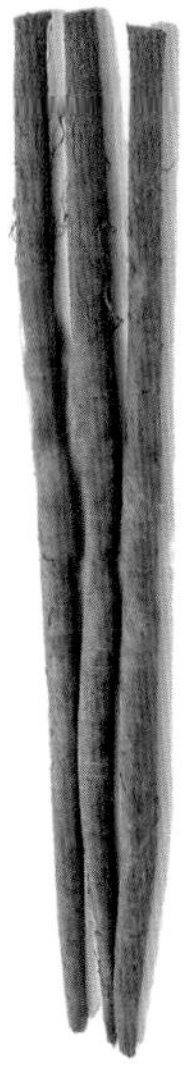

アルクチゲニン

英名 arctigenin

ごぼうの種子やスプラウトに大量に含まれるリグナンで、ごぼう種子にはアルクチゲニンが1gあたり3～5㎎含まれています。アルクチゲニンのヒドロキシ基（OH基）にグルコースが結合した配糖体で、抗がん作用、抗炎症作用、抗HIV作用、肝臓保護作用などが報告されています。

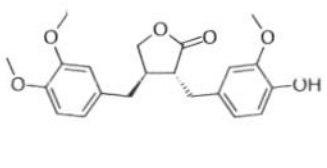

エンテロラクトン

英名 enterolactone

エンテロラクトンは、エンテロリグナンという別名もあるリグナンの一群。セサミン、セコイソラリシレシノール、マタイレシノール、ラリシレシノール、ピノレシノールなどのリグナンを食べたときに、腸内細菌の働きで生成する物質です。リグナンは、食品中で繊維と結合していることが多く、繊維を多く含む穀物、野菜、果実類は、エンテロラクトンの材料となります。特にリグナンを多く含むのは、ごまの種子と亜麻の種子です。血液中のエンテロラクトンは乳がん患者で顕著に減少していることから、エンテロラクトンはがんのリスクを減らすのではないかとされていますが、男性の前立腺がんでは逆の関係も見られ、まだ研究中のようです。

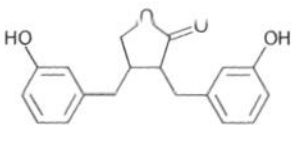

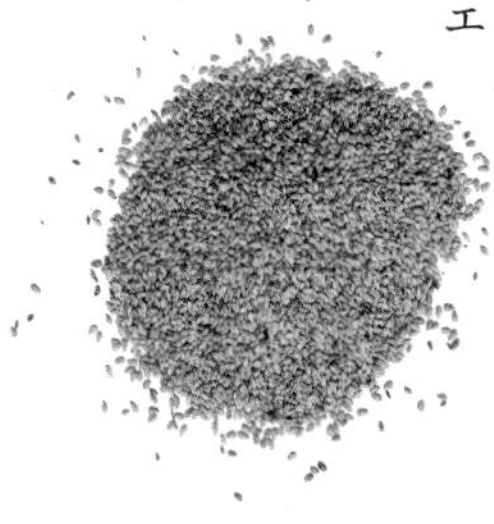

シリンガレシノール

英名 syringaresinol

シナモンやうめに含まれるリグナンで、ゴースト血管（p.158）を防止する作用やヘリコバクターピロリ菌を抑制する作用が知られています。

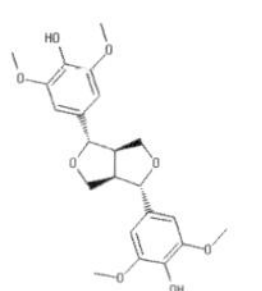

ステガナシン

英名 steganacin

アフリカ原産のセリ科の低木、ステガノタエニ（*Steganotaenia araliacea*）に含まれるリグナンで、抗白血病作用が知られています。この植物はアフリカの中でも、エチオピア、コンゴ、モザンビークにかけて分布しています。

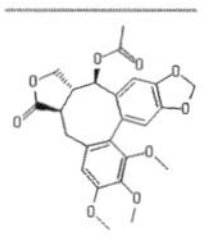

セサミン

英名 sesamin

ごまの学名（*Sesamum indicum*）から名付けられた、ごまに含まれるリグナン成分。動物実験から、コレステロール吸収の阻害、抗がん作用、アルコール障害に対する防御効果、抗高血圧効果、肝機能向上効果などが報告されています。

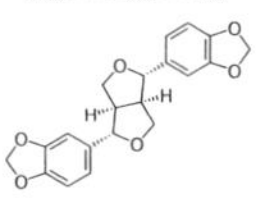

セコイソラリシレシノール

英名 secoisolariciresinol diglucoside

亜麻（アマ科）の種子に含まれるリグナンで、女性ホルモン様作用やコレステロール値の低下、肝機能改善効果が報告されています。

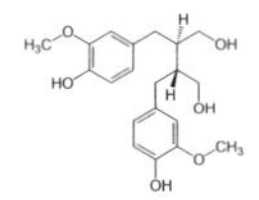

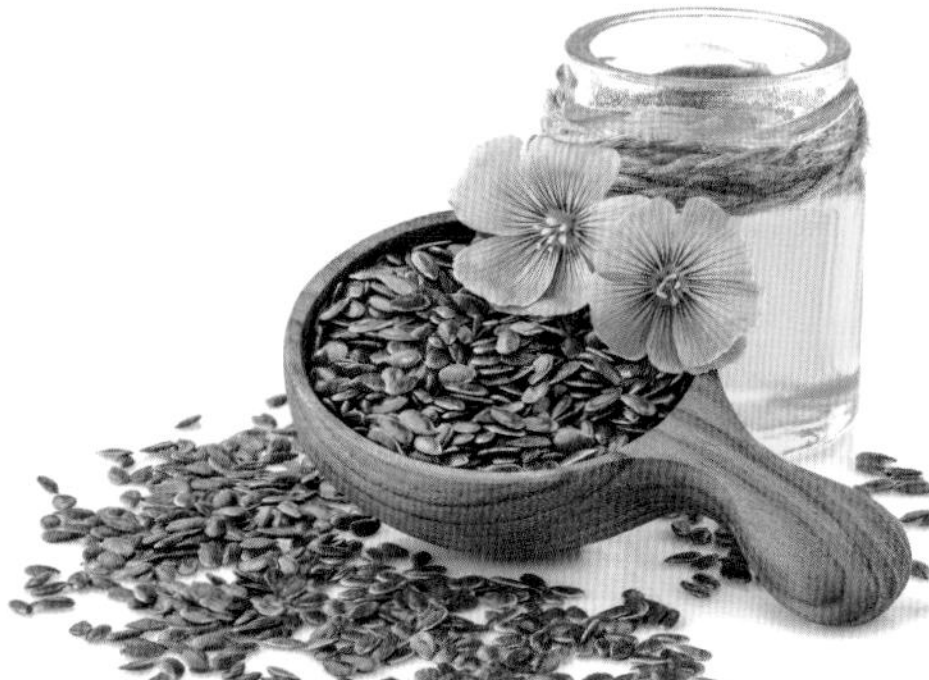

ピノレシノール

英名 pinoresinol

エゴノキ属の植物やレンギョウ、ごまの種子やアブラナ属の野菜、オリーブ油に含まれるリグナン。ピノレシノールはα-グルコシダーゼ［＊1］を阻害する活性があるため、血糖降下薬としての有用性が期待されています。

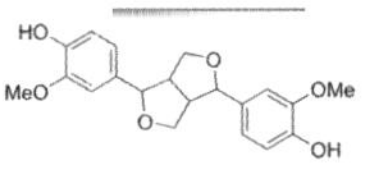

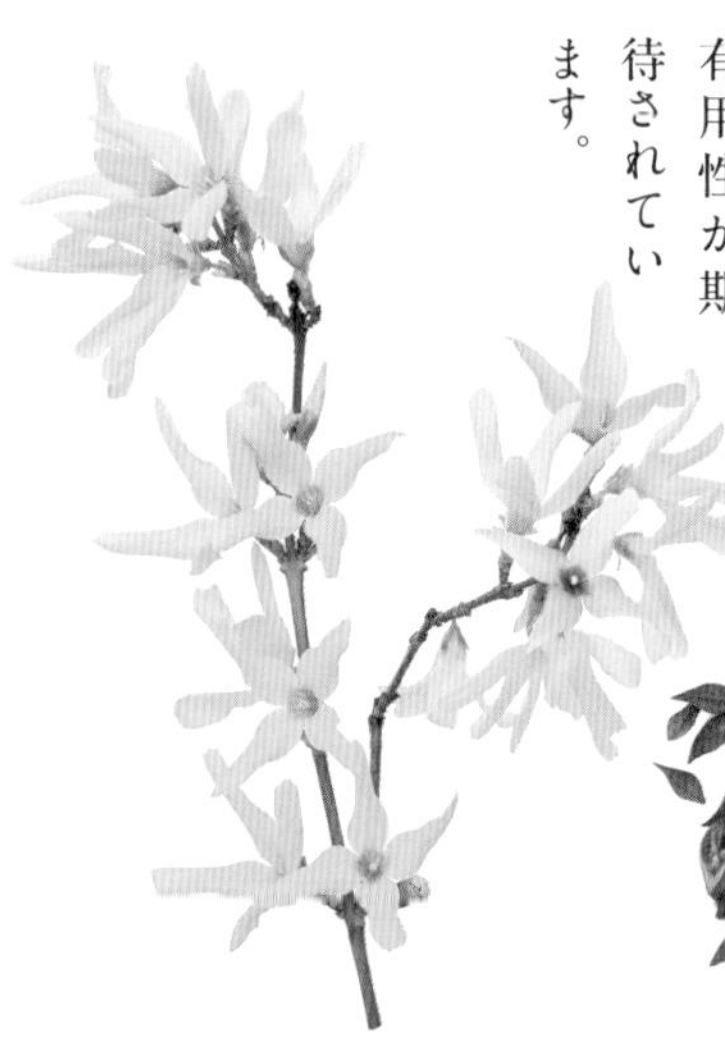

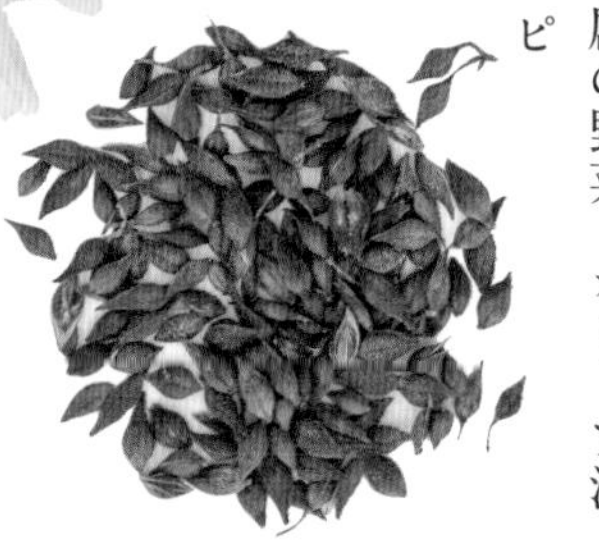

ポドフィロトキシン

英名 podophyllotoxin

メギ科ポドフィルム属の根および根茎に含まれる毒性の強いリグナンです。アメリカハッカクレン（*Podophyllum peltatum*）の根茎に0.3〜1.0％含まれています。その誘導体は、瀉下薬［＊2］、発疱薬［＊3］、抗リウマチ薬、抗ウイルス薬として利用されています。また強い抗がん活性もあり、肺がん、リンパ腫、生殖器腫瘍などに対する治療に使用されています。

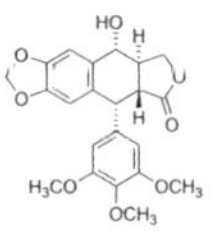

マタイレシノール

英名 matairesinol

麦や豆類、ナッツ、野菜などに含まれ、抗酸化作用があります。前駆体はセコイソラリシレシノールで、腸内細菌によってエンテロジオール［＊4］に代謝されます。

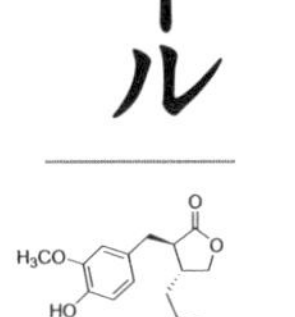

ラリシレシノール

英名 lariciresinol

ごまに含まれ、抗酸化作用、女性ホルモン様作用を持っています。ピノレシノール、ラリシレシノール、セコイソラリシレシノール、マタイレシノールが、食事における全リグナン摂取の大半を占めています。

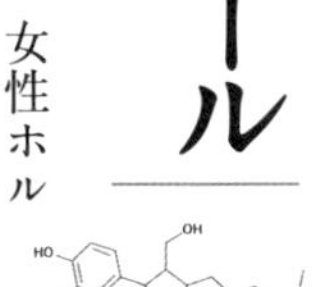

＊1 α-グルコシダーゼ：マルトース（麦芽糖）のような二糖を加水分解して単糖のグルコースに変える働きをする酵素。マルターゼとも呼ばれる。小腸ではたらく消化酵素のひとつ。　＊2 瀉下薬：下剤のこと。便秘の症状を改善するために用いられる薬。　＊3 発疱薬：皮膚に塗布すると水疱（水ぶくれ）を引き起こす薬。体内の炎症が水疱となって現れ、それによって治療を行うという薬剤。毒性が強いものが多い。

香辛料に含まれる成分

料理に香りや辛味などの風味を加えたり、色を足したり、臭みを消したりする調味料の一種を、香辛料と呼びます。食事をおいしくするだけでなく、食欲を増進させる機能を持つものもあります。植物から採取され、その茎、葉、花をハーブ、それ以外をスパイスと区別する場合もありますが、明確な定義はありません。クローブやナツメグなどの香辛料はインドネシアのモルッカ諸島で、こしょうはインド西海岸やスマトラ島で多く生産されたので、これらの香辛料を求めてヨーロッパ人が訪問し、世界進出の引き金になりました。

アリルイソチオシアネート（AITC）

英名 allyl isothiocyanate

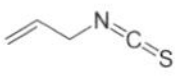

マスタードやわさびなどに含まれる辛味成分。辛味や催涙作用の発現には、TRPA1、TRPV1の2つのイオンチャネルが関わっています。クロガラシやからしなの種子にも多量に含まれています。これらの種子が破壊されると、放出された酵素ミロシナーゼの働きでシニグリンとして知られるからし油配糖体が分解され、AITCが発生します。この物質は本来、草食動物への忌避物質として機能していると考えられています。

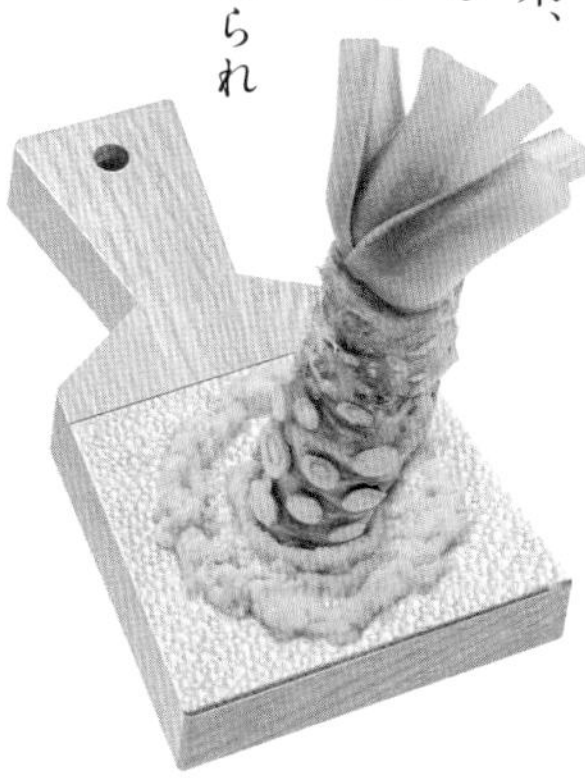

イソシャビシン

英名 isochavicine

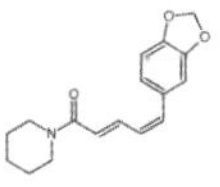

こしょうに含まれる辛味成分で、ピペリン（p.169）の幾何異性体（二重結合がトランス-トランス体からトランス-シス体になっており、より不安定な物質）です。ピペリンに紫外線が当たると、イソシャビシンに変化し、ピペリンより辛味が減少するので、長期保存するには光を避けることが重要です。

カプサイシン

英名 capsaicin

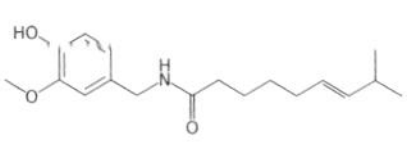

とうがらし（唐辛子）の辛味をもたらす主成分。体脂肪を燃やすなどのダイエット効果、健康増進効果が宣伝されていますが、ヒトでの信頼性のあるデータはまだないとされています。辛味の指標（スコヴィル値）の基準物質で、アルカロイドにも分類されますが、しょうがの辛味成分ショウガオール、ジンゲロールと共通のバニロイド構造を持っています。とうがらしを多食すると脳血管の攣縮を起こし、死亡することがあります。近年、辛くないとうがらし品種からカプサイシンの窒素原子が酸素原子に置き換わった物質カプシエイトが発見されました。辛味が1／1000にもかかわらず、カプサイシンと同じ薬理効果があるとされます。

サンショオール

英名 sanshool

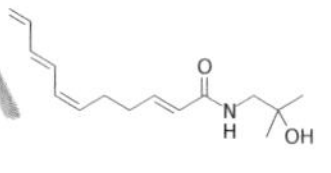

サンショオールはさんしょうに含まれる辛味成分です。花椒《かしょう》（ホアジャオ）と呼ばれる同属のカホクザンショウにも含まれ、大脳に作用し内臓の働きを活発化させる働きや麻痺作用を持っています。辛味はカプサイシンに比べて弱いのですが、麻酔のようなしびれをもたらします。

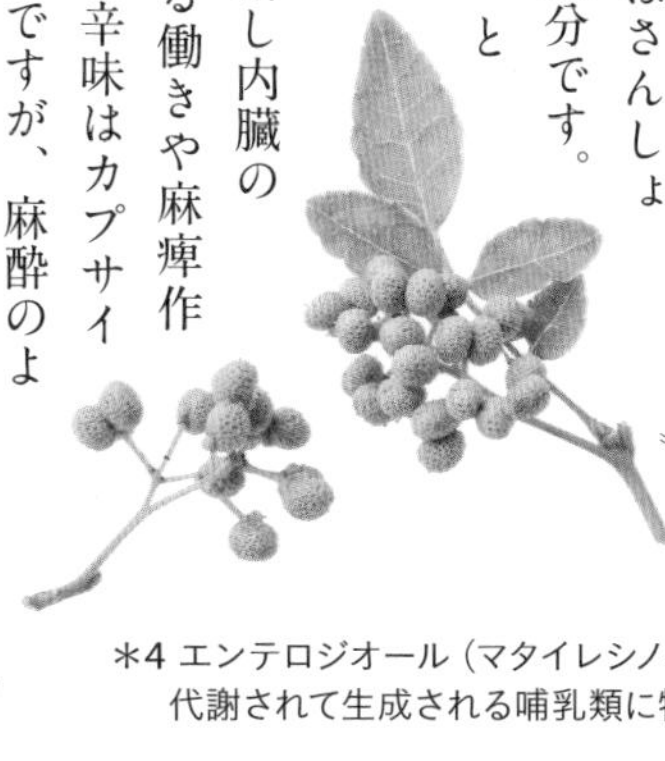

＊4 エンテロジオール（マタイレシノール）：植物由来のリグナン（マタイレシノール、セコイソラリシレシノール）が、腸内細菌によって代謝されて生成される哺乳類に特有のリグナン。女性ホルモンと似た作用をするファイトエストロゲンのひとつ。

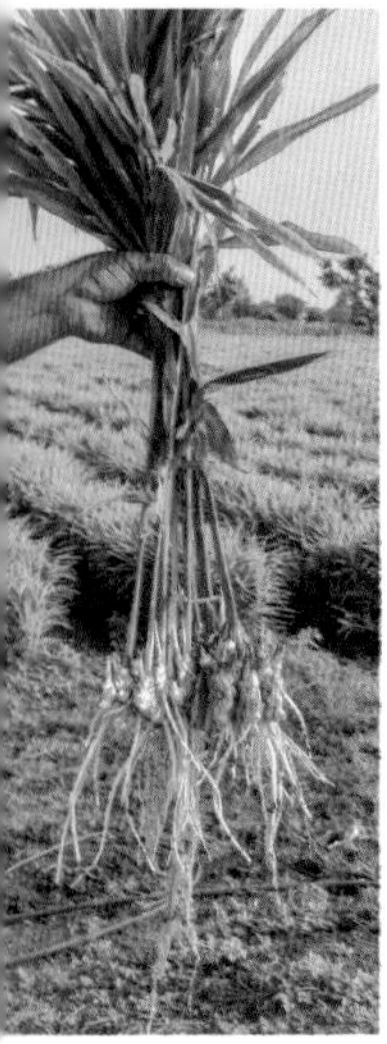

ショウガオール

英名 shogaol

しょうがの辛味成分で、名前は和名の「生姜」に由来します。構造はジンゲロールに似ており、しょうがを乾燥させたり加熱したりしたときに生産されます。ショウガオールは胃液の分泌を促進して消化吸収を助ける効果や殺菌作用があり、食中毒の予防にも有効です。

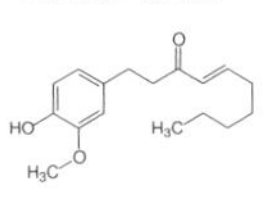

ジンゲロール（ギンゲロール）

英名 gingerol

新鮮なしょうがに含まれる辛味成分。妊娠や疾患による吐き気や頭痛を緩和する働きがあり、関節リウマチ、腸、乳房組織、卵巣、膵臓の悪性腫瘍への効果も期待され、動物実験では脂肪燃焼効果、胃粘膜の損傷抑制作用も報告されています。乾燥によってヒドロキシ基を失うと、より強い刺激を持つショウガオールとなります。生よりも乾燥しょうがのほうが辛味が強くなるのはこのためです。化学的にはとうがらしに含まれるカプサイシン、こしょうに含まれるピペリンに近いバニロイド構造を持っています。

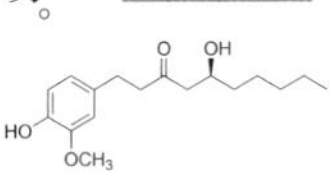

スピラントール

英名 spilanthol

オランダセンニチ（*Spilanthes acumella*）に含まれる辛味成分で、麻酔効果と皮膚から容易に吸収される性質があります。バニロイド受容体（温度感受性）TRPA1に作用して活性させます。また、これを口にすると、カテコールアミン神経系に作用して唾液の分泌が著しく高まることも知られています。（p.169コラム参照）

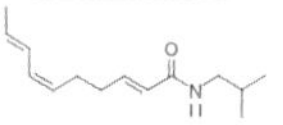

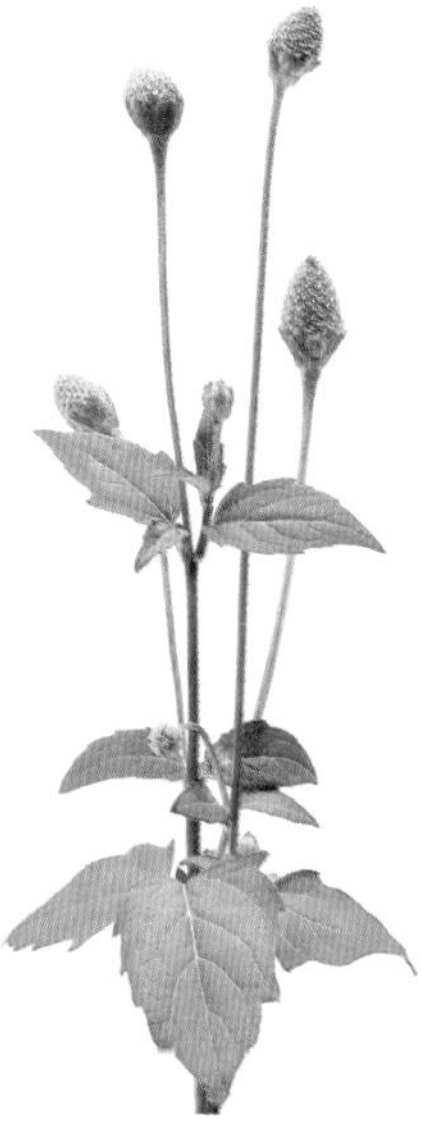

ヒドロキシ-α-サンショオール

英名 hydroxy-α-sanshool

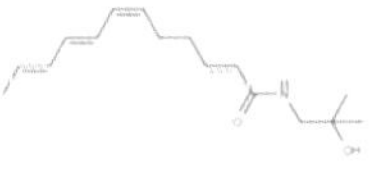

サンショオール（p.167）にヒドロキシ基（-OH）がついた化合物で、さんしょうや花椒《かしょう》（ホアジャオ）に含まれる辛味成分。麻酔のようなしびれをもたらします。大脳に作用し、内臓の

しょうがは加熱すると効果が高まる

しょうがにはジンゲロールという体を温める成分が含まれていますが、しょうがを加熱し80℃を超えると、ジンゲロールがさらに活性の強いショウガオールに変化し、末端まで体を温めます。長く加熱したほうがショウガオールが増えるので、しょうがの効能をより引き出せます。加熱したしょうが生み出す熱は、食後3時間は持続するといわれています。体がなかなか温まらず、冷えが気になる寒い日には紅茶やスープ、カレーなどの料理にしょうがを加え、加熱するのがおすすめです。また、加熱することで甘味とコクが出ます。味付けのときに塩や砂糖の分量が減らせるため、無理なく減塩、減糖ができ、さまざまな病気の予防につながります。ただし、摂りすぎると胸焼けや腹痛、下痢などを起こすことがあるので、しょうがの摂取目安は1日20gにしましょう。

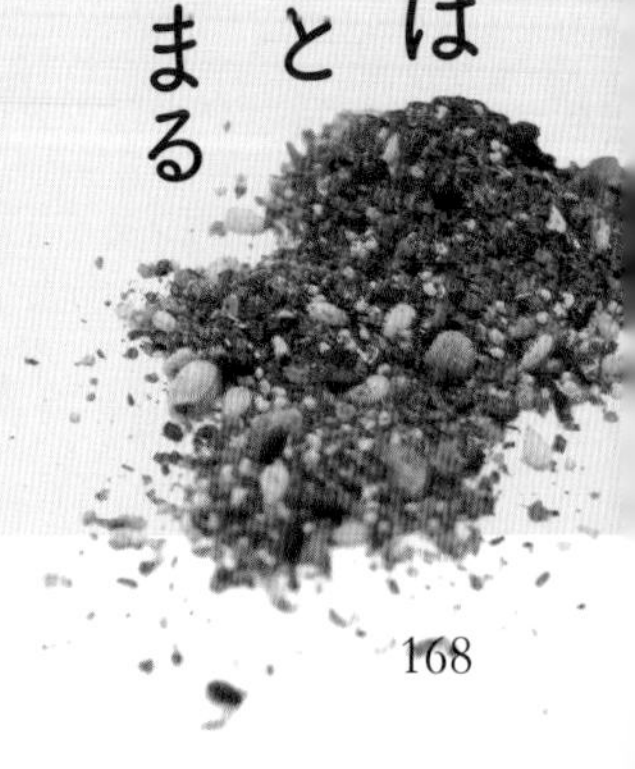

働きを活発化させる働きや、麻痺作用を持っています。

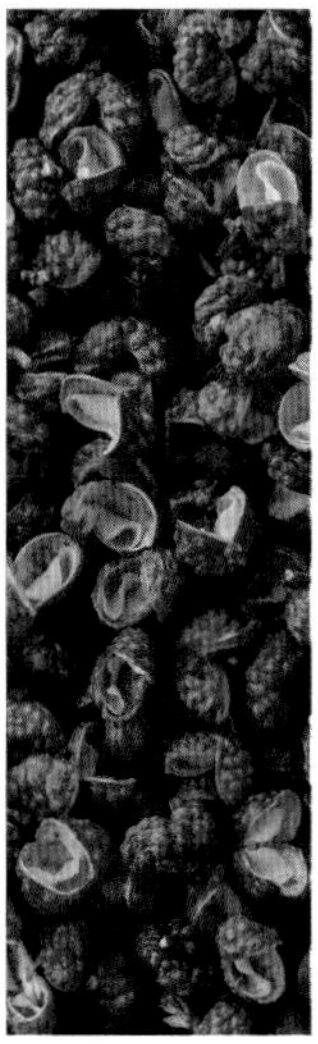

バニリン

英名 vanillin

バニラ、チョウジ（クローブ）の精油などに含まれるバニロイド化合物。バニラの香りの主成分で、アイスクリームなどに添加されます。抗菌作用があり、天然由来の防腐剤として化粧品等にも添加されています。

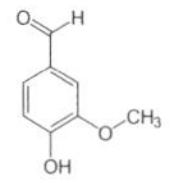

ピペリン

英名 piperine

カビシンとともに、こしょうとその近縁植物の辛味の元となっている成分。ピペリンの辛味は、とうがらしのカプサイシンと同様にバニロイド受容体（温度感受性）TRPV1の活性化によって生じます。

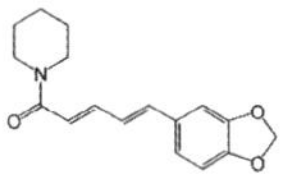

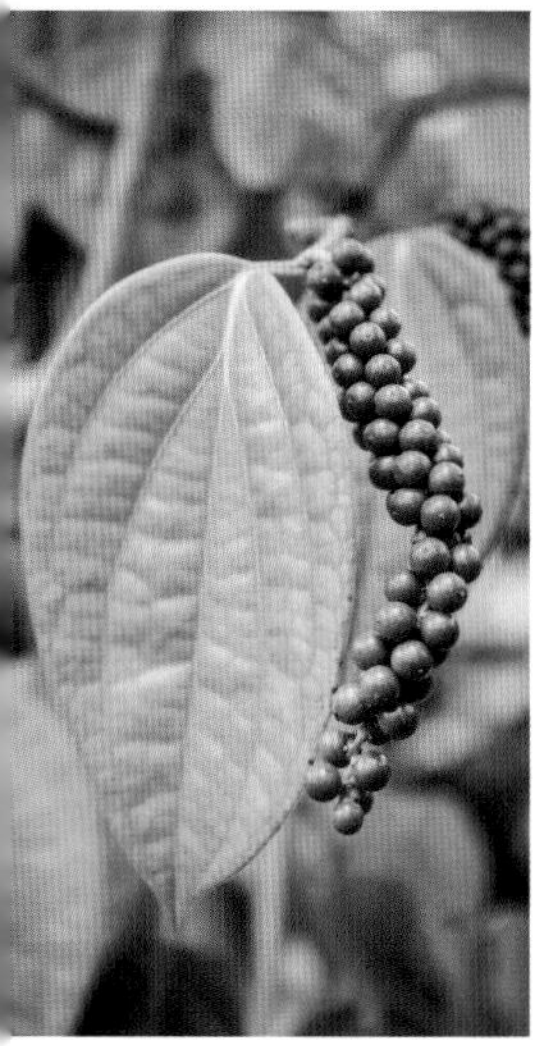

辛味成分などを感じるTRPチャネル

TRPチャネルは細胞膜に存在する糖たんぱく質で、細胞膜を6回貫通する構造を持っており、とうがらしやわさびの辛味成分などの化学的刺激、および熱や痛みなどの物理的刺激を感受するセンサーとして働いています。温度感受性チャネルとも呼ばれます。がんや消化器疾患などにも関係しているようです。

TRPチャネルには7つのグループがありますが、その中で栄養素と関係が深い受容体を紹介します。

TRPV（バニロイド受容体）はバニリル基を持ったバニロイド化合物の受容体であることから名付けられました。TRPV1はとうがらしの辛味成分であるカプサイシン、こしょうのピペリン、しょうがのショウガオール等で刺激されます。43℃以上の高温刺激や酸によっても活性化されます。TRPV3はタイムの香気成分チモール、樟脳のカンファーおよび32～39℃の温度刺激で、TRPM8（メラスタチン受容体8）はミントの成分メントールおよび25～28℃の低温刺激で活性化され、TRPA1（アンキリン受容体1）はわさびの辛味成分アリルイソチオシアネート、にんにくのアリシン等および17℃以下の低温刺激で活性化されます。とうがらし、こしょう、しょうがを食べると汗が出る現象、ミントで涼しく感じる現象は、これらの受容体で説明できるようです。

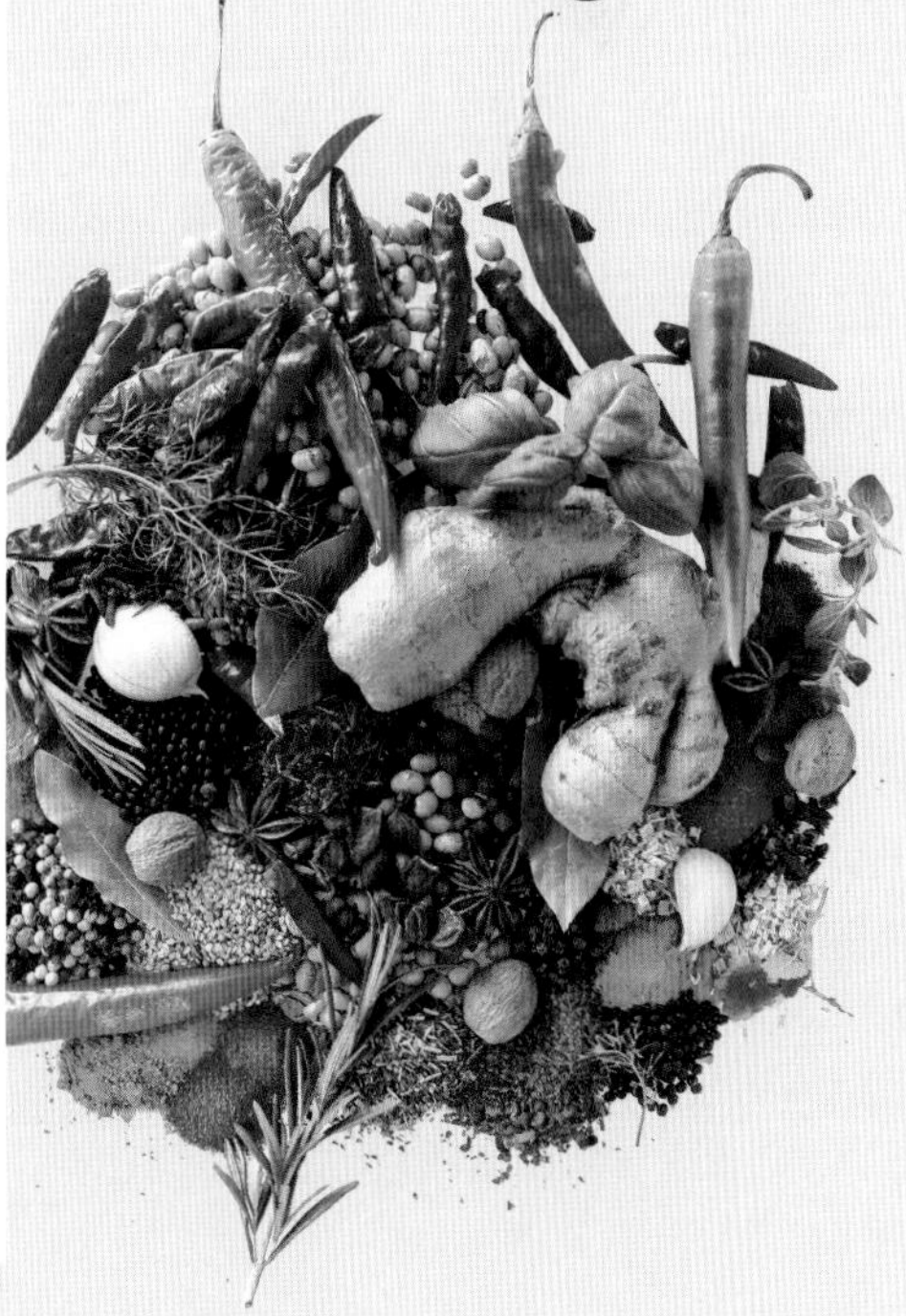

ミカン属に含まれる特殊な栄養成分

温州みかんにはビタミンCが100g中35mgも含まれており、2~3個で1日の必要量をまかなえるとされます。ミカン属にはオーラプテンやクリプトキサンチン等の機能性成分を多く含む、健康長寿に役立つ国産果実です。これらの成分は皮に多く含まれ、皮ごと食べるのもよいとされます。特にオーラプテンは、果肉にはほとんど含まれていません。市販の果汁飲料は果皮ごと搾られる場合が多いため、かんきつのジュースにはある程度含まれています。

β《ベータ》-クリプトキサンチン

英名 β-cryptoxanthin

タンジェリン（マンダリンオレンジ）やかき、オレンジの果肉に多く含まれるカロテノイドで、ほおずきやオレンジの皮、パパイヤ、卵黄、バター、りんごなどにも含まれています。β-クリプトキサンチンはほかのカロテノイドと同様に、抗酸化物質としてフリーラジカル（活性酸素）による酸化的損傷から細胞およびDNAを保護していると考えられています。

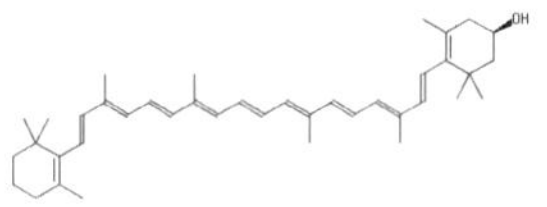

オーラプテン

英名 auraptene

オーラプテンはミカン属の植物に含まれるモノテルペンクマリンエーテルです。ミカン属（*Citrus*）植物から初めて単離されました。特にだいだい類やザボン類の果皮に多く含まれ、動物実験で肝がん、皮膚がん、舌がん、食道がん、大腸がんに対して化学的予防剤となること、認知症を予防する効果も報告されています。

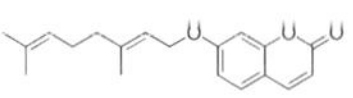

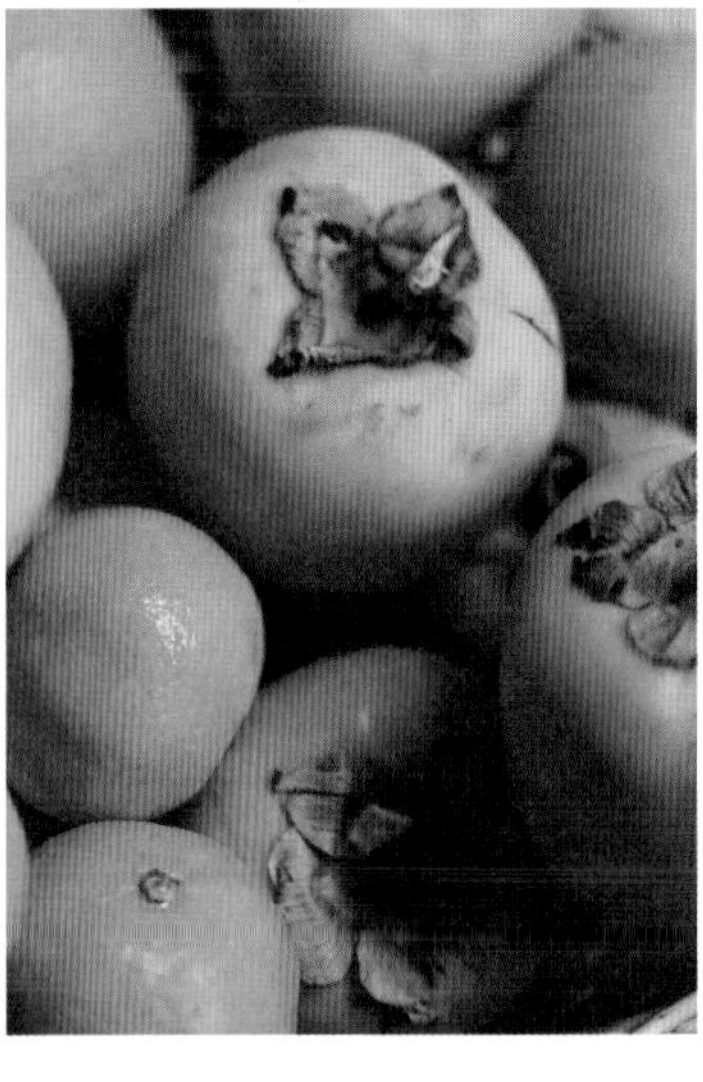

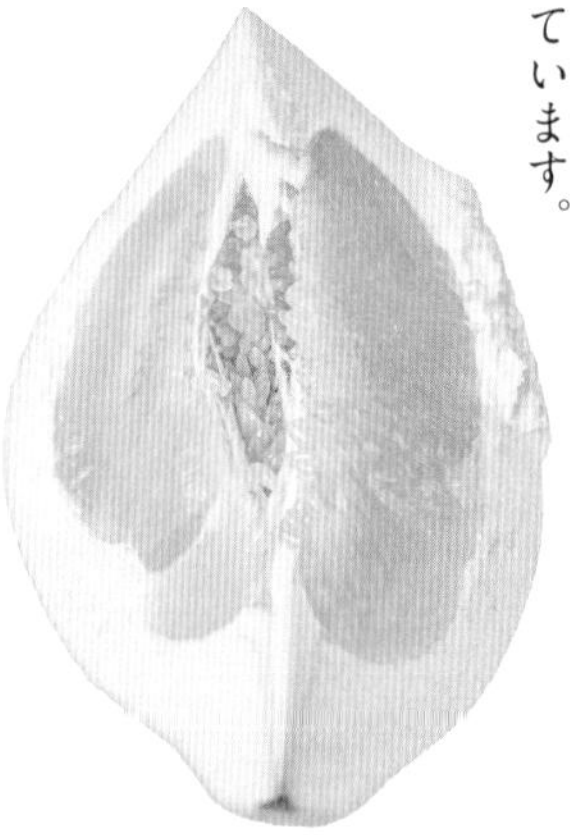

みかんの皮から作られる「陳《ちん》皮《ぴ》」の効能

みかんの皮を乾燥させたものは、「陳皮」という名で古くから漢方薬や薬膳などに使われてきました。「陳」とは「古いもの」という意味で、中国では古いものほど良品とされます。3年物以上でないと陳皮と呼ばない地域もあり、数十年物の陳皮はかなりの高額で取引されるようです。

陳皮には東洋医学でいう「気」の流れを整える作用があり、食欲増進、肥満予防、ストレス抑制、冷え性改善、肩こり改善などに効果があると考えられています。

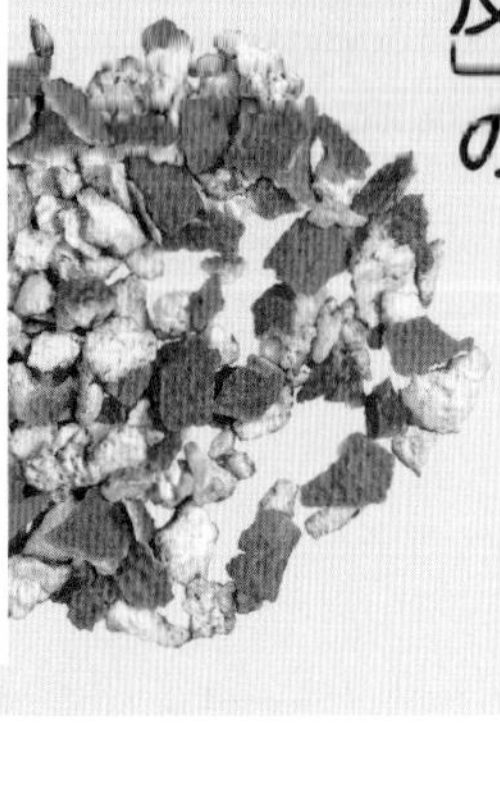

米に含まれる特殊な栄養成分

米に含まれる機能性成分の大半はぬか部分に含まれています。ぬかは果皮や種皮、糊粉層、胚芽を合わせた部分を指します。精米の段階によって、ぬか層と胚芽を残した玄米、胚芽だけを残した胚芽精米、ぬか層をある程度残した分づき米があり、それぞれ含まれる成分やその量が異なります。また、アントシアニン（p.179）を多く含む古代米（赤米や黒米）もあります

γ《ガンマ》-オリザノール

英名 γ-oryzanol

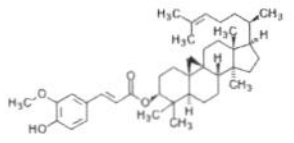

γ-オリザノールは米ぬかの脂質に含有されるフェルラ酸とステロールとが縮合したエステル類の総称です。米の特に胚芽部分（米ぬか）に多く含まれます。コレステロールの吸収を抑える作用があり、更年期障害などの不定愁訴の医薬品、紫外線防止の化粧品にも使われています。

フィチン酸

英名 phytic acid

（p.97参照）

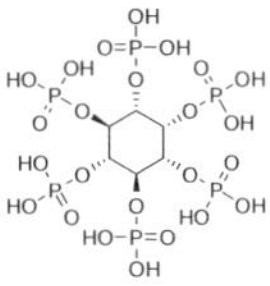

モミラクトン類

英名 momilactones

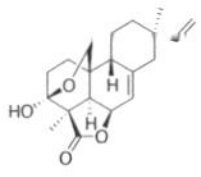

イネのもみ殻から発見されたα，β-不飽和ラクトン構造（p.218）を持つテルペノイドです。いもち病菌の感染や紫外線の照射に応答して誘導されます。大腸がんに対して細胞毒性、抗腫瘍活性を示すという報告があります。

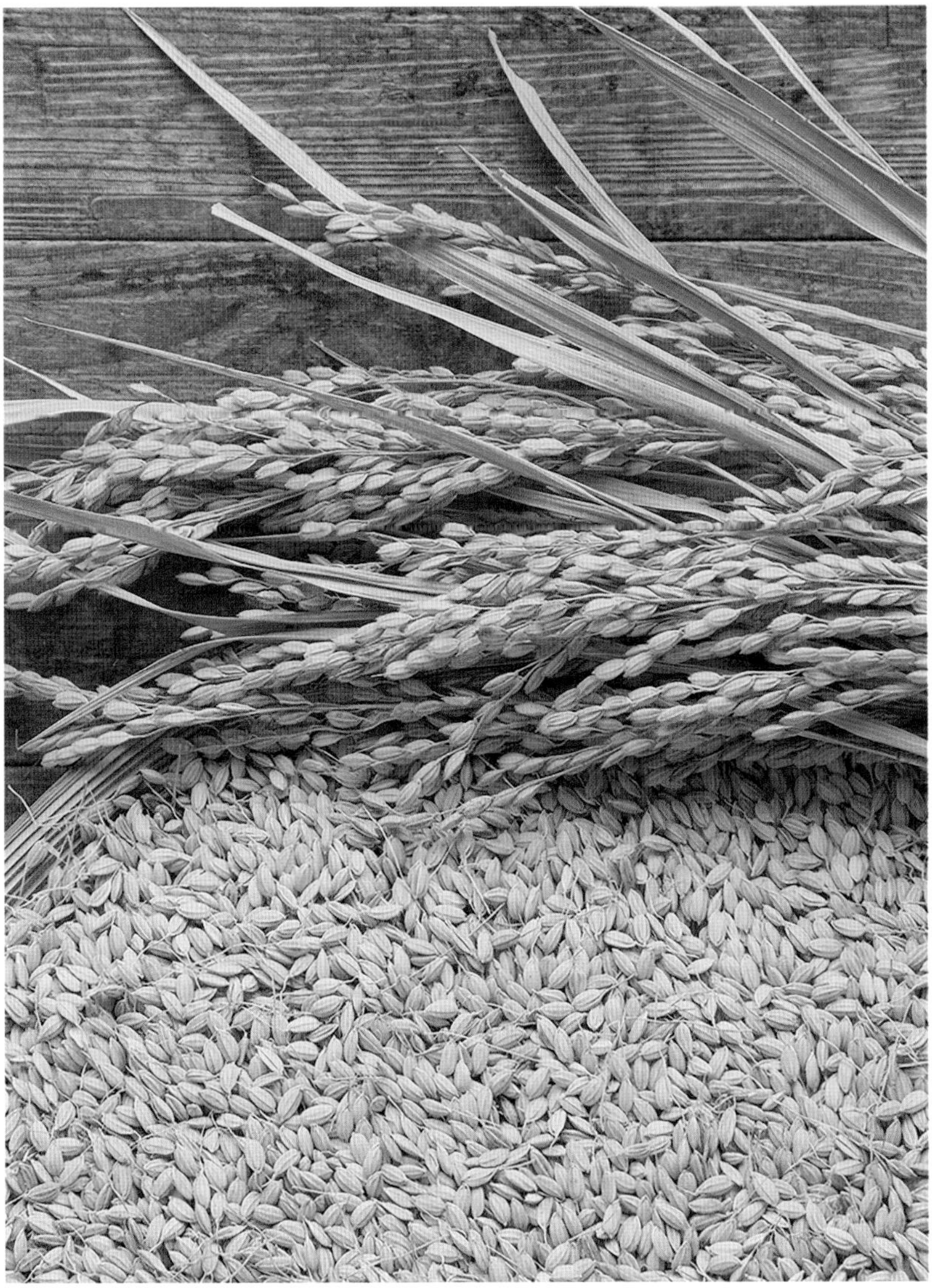

麦類に含まれる特殊な栄養成分

小麦やライ麦、ハトムギなどのイネ科植物には強力な抗生物質を含むものがあり、病害虫から生体を防御するために備わった物質だと考えられています。人体の健康にとって有益かどうかの研究が進んでいます。

コイキソール＝MBOA

英名 Coixol: 6-methoxy-benzoxazolin-2-one

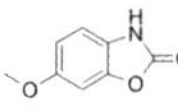

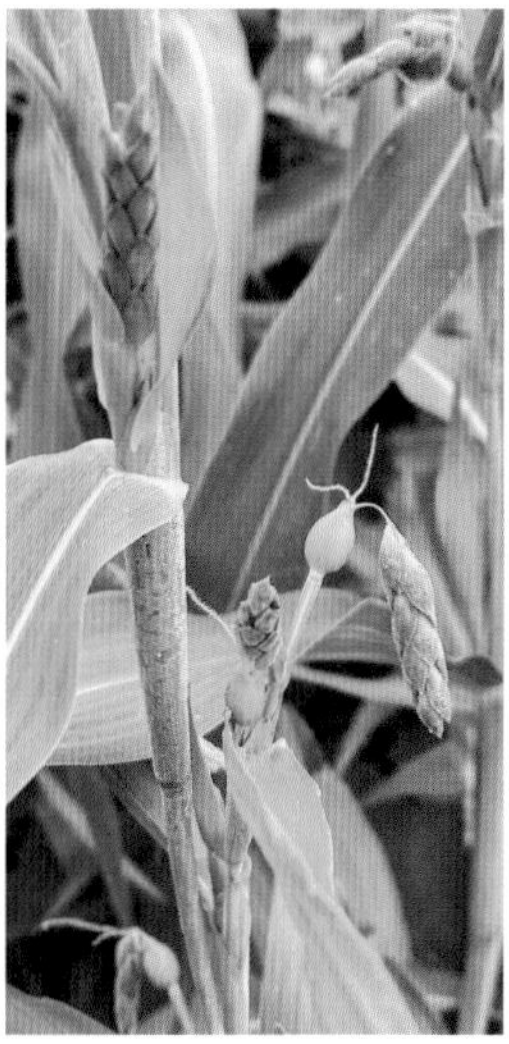

ハトムギの根に多く含まれるフェノール性物質（p.156）で、ベンゾキサジノイドというグループに分類される物質です。肩や首、腰などが痛んだり変形したりする病気の治療に筋弛緩剤として使われる、クロルゾキサゾンと同じ効果があるといわれています。ハトムギの子実は、ヨクイニンという漢方薬の生薬で、ハトムギ茶として広く飲まれています。

ハトムギは俗に「イボを取る」といわれており、尖圭コンジローマや水イボといったウイルス性のイボに効果があるという報告が多数あります。しかしこの作用がコイキソール＝MBOAによるものかどうかはよくわかっていません。

DIBOA

英名 2,4-dihydroxy-2H-1,4-benzoxazin-3-one

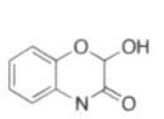

DIBOAはライ麦とその近縁のイネ科植物に含まれるフェノール性物質で、ベンゾキサジノイドというグループに分類される物質です。強力な抗生物質であり、昆虫、病原性真菌、バクテリアといった広範囲にわたる病原に対する防御物質として働きます。ライ麦パンを食べた人の血中および尿中から、DIBOAやDIBOA-Glcなどとして検出されており、人間の健康への有用性が期待されます。

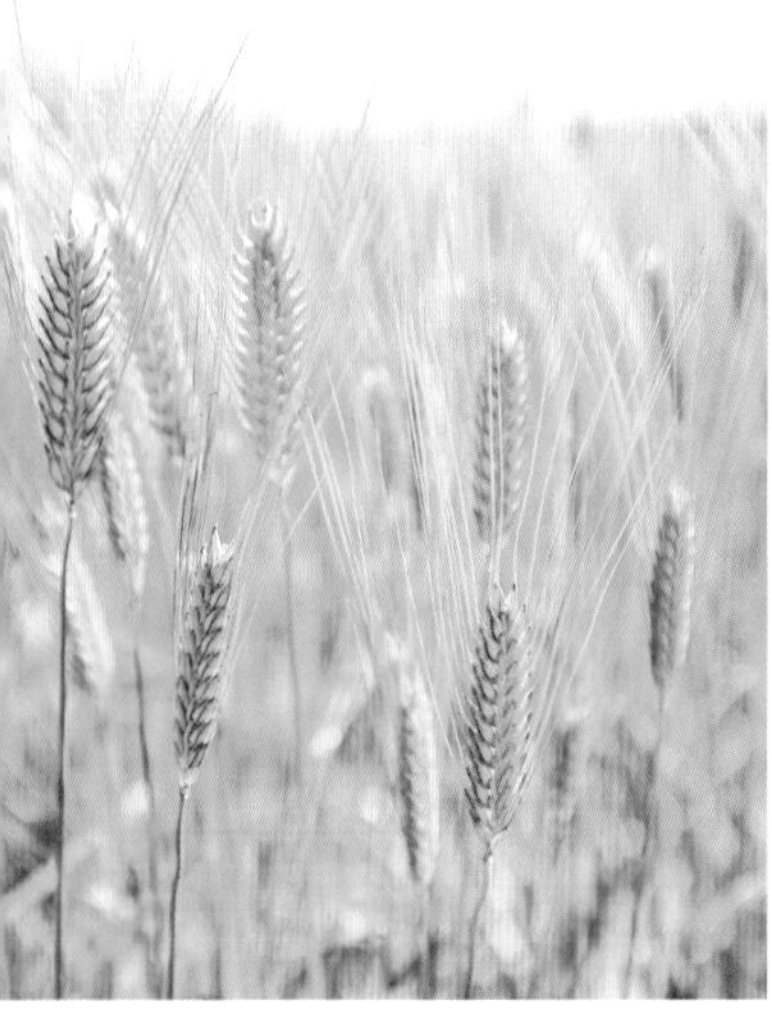

DIMBOA

英名 2,4-dihydroxy-7-methoxy-2H-1,4-benzoxazin-3-one

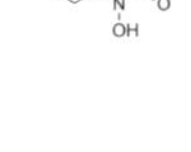

小麦、とうもろこしおよびその近縁のイネ科植物に含まれるフェノール性物質で、ベンゾキサジノイドというグループに分類される物質です。強力な抗生物質であり、昆虫、病原性真菌、バクテリアといった広範囲にわたる病原に対する防御物質として働きます。ライ麦、ライ麦パンには近縁のDIBOAが検出されます。これらの物質が人間の健康に有益な効果を持つかどうか、研究が進められています。

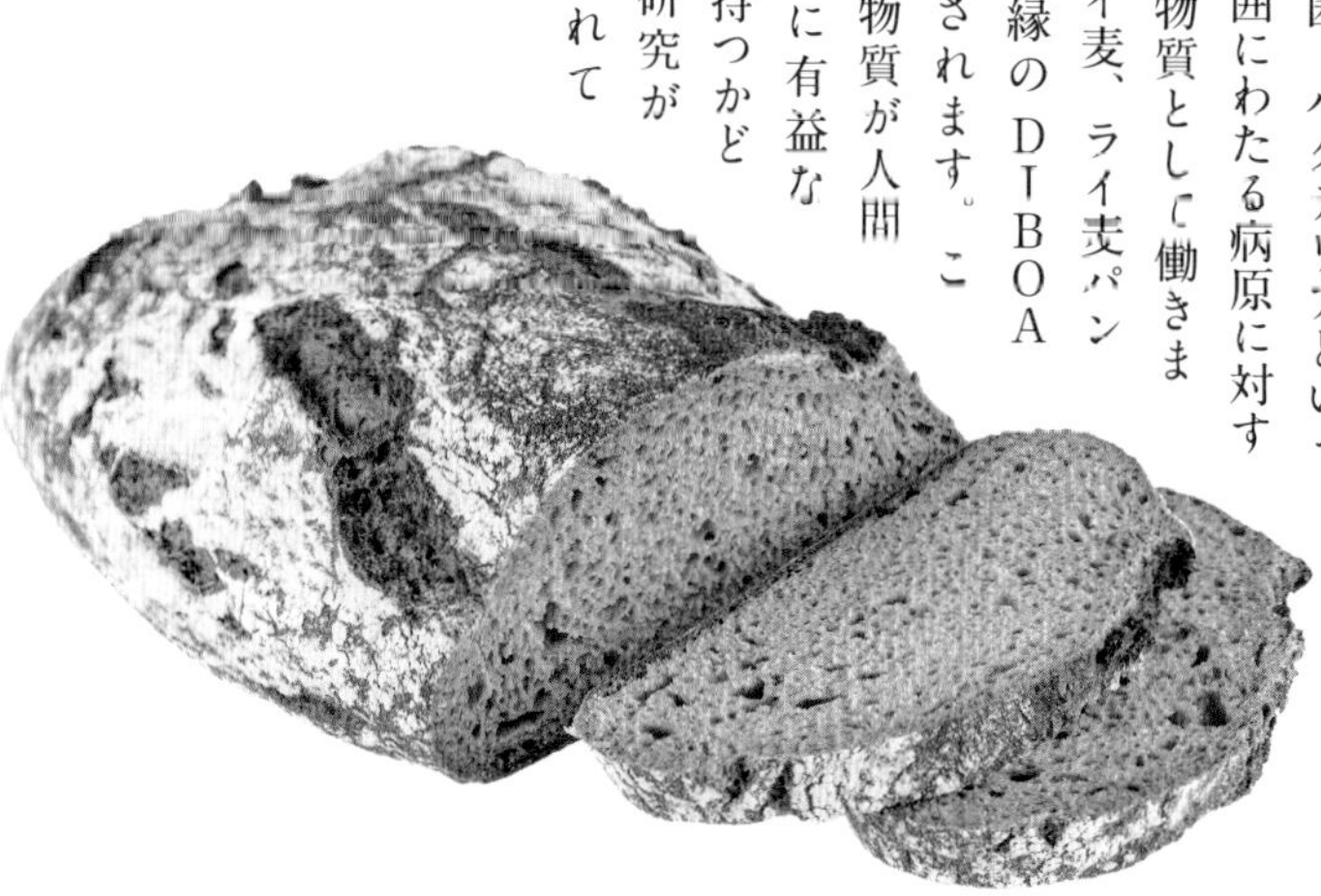

カテコール化合物

カテコールとはベンゼン環に2つの水素が隣り合ってヒドロキシ基に置換している化学構造を持つ、フェノール性物質です。抗酸化作用が強いとされ、多くの生体物質の骨格筋に多く存在するといわれています。

アドレナリン

英名 adrenalin

副腎髄質から分泌されるホルモンで、神経節や脳神経系における神経伝達物質でもあります。高峰譲吉と助手の上中啓三は1900年に牛の副腎からアドレナリンを発見し、翌1901年に世界で初めて結晶化に成功しました。動物が敵から身を守る、あるいは獲物を捕食する必要に迫られるなどといった状態に相当するストレス応答を、全身の器官に引き起こす物質で、興奮すると分泌されます。たとえば事故にあったときに、血まみれや骨折の状態になっても全く痛みを感じないといったことがありますが、これはアドレナリンが分泌され働いているためです。

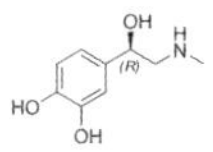

カルノシン酸

英名 carnosic acid

ローズマリーやセージに含まれているカテコール構造を持ったジテルペン。強力な抗酸化物質であり、紫外線から皮膚細胞を保護する作用があります。動物研究では、発がんに対する抑制作用が認められています。食品における防腐剤や酸化防止剤として使用され、食品以外では歯磨き粉、マウスウォッシュ、スキンケア製品に使用されています。

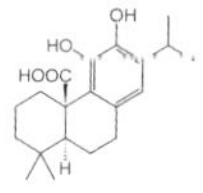

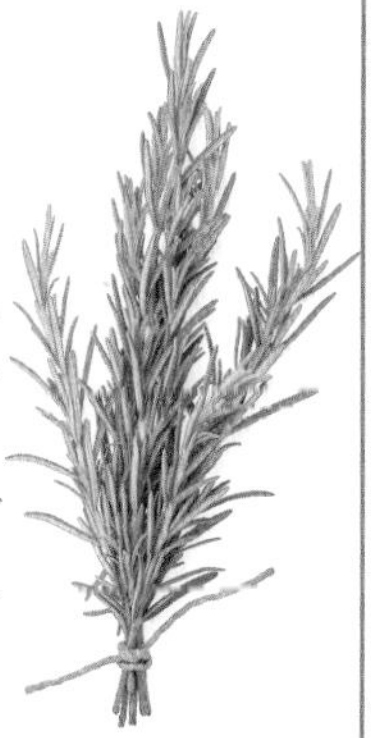

カルノソール

英名 carnosol

ローズマリーやサルビア・パキフィラ等のハーブに含まれる、カテコール構造を持つフェノール性物質。強い抗酸化能を持っています。人間に対する作用はカルノシン酸に似ているようです。

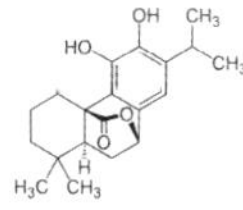

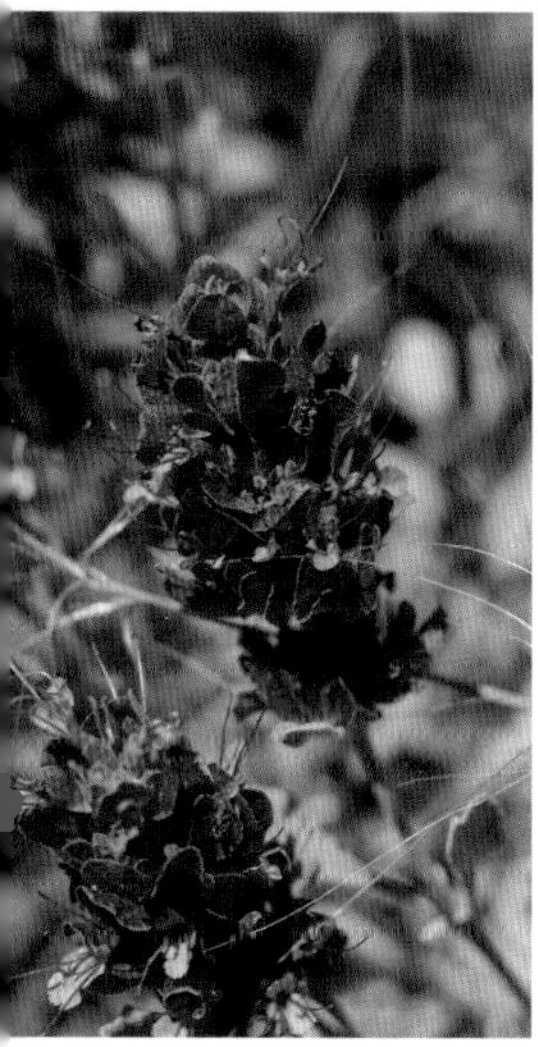

ゴシポール

英名 gossypol

綿（ワタ）に含まれる、カテコール構造を持つテルペノイドで、黄色の色素です。ワタの種子、根、茎、葉に含まれていますが、特に種子に多く含有されています。抗菌作用と殺虫作用、抗酸化作用を持ち、ヒトに対しては男性が摂取すると避妊作用があります。本来はワタの実が害虫から身を守るために生産している物質であると思われます。

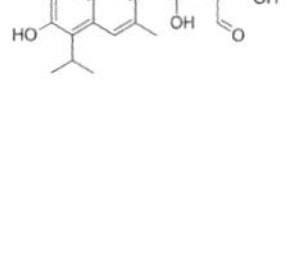

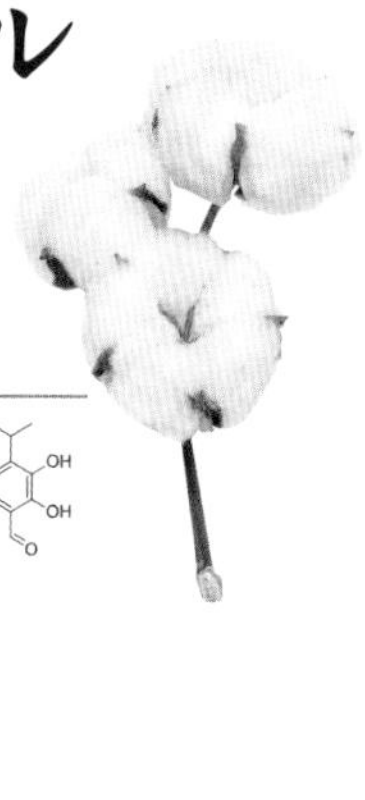

ロスマリン酸

英名 rosmarinic acid

ローズマリー、しそ、レモンバームなどのシソ科植物に含まれるカテコール化合物で、抗酸化作用、抗炎症作用があります。アレルギー反応を抑える働きがあるため、花粉症などのアレルギー性鼻炎を軽減するサプリメントが開発されています。

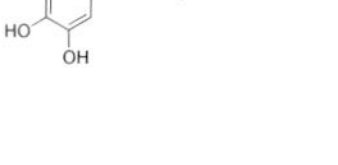

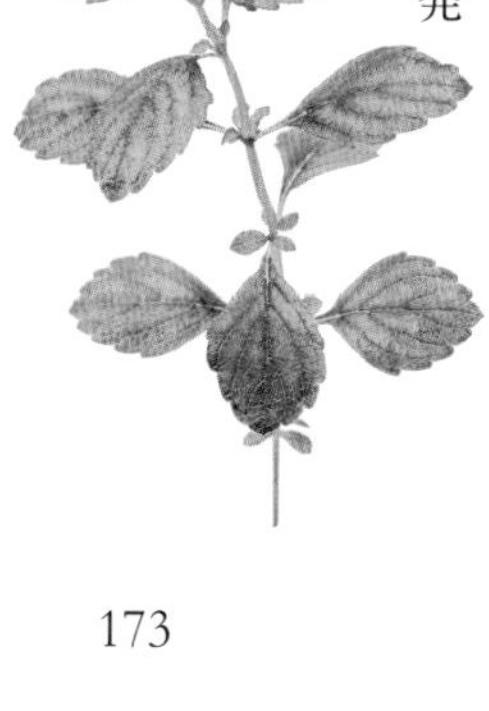

キノン

キノンとはベンゼン環の2つの炭素と結合している-H基を=O基に置換した構造を持つ化合物の総称です。ナフトキノンのビタミンK、ベンゾキノンのユビキノン（コエンザイムQ10）などがよく知られています。また、アルカンニン（シコニン）やアリザリンのように天然色素として利用されているものもあります。

アルカンニン（シコニン）

英名 alkannin, shikonin

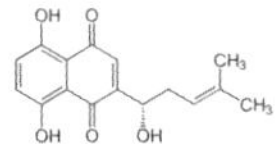

別名をシコニンといい、日本原産のムラサキの根である紫根に含まれる紫色の色素として同定[*]されました。ルリジサにも天然色素として含まれています。食品添加物や化粧品に使われます。抗酸化活性、抗菌活性が知られており、抗がん剤、抗血栓剤としての効果も報告されています。伝統的な痔の薬としても有名で、皮膚創傷、火傷面の新生や肉芽形成効果があります。筑波山名物のガマの油にも使われており、刀傷を治す作用の本体はシコニンであるとされます。

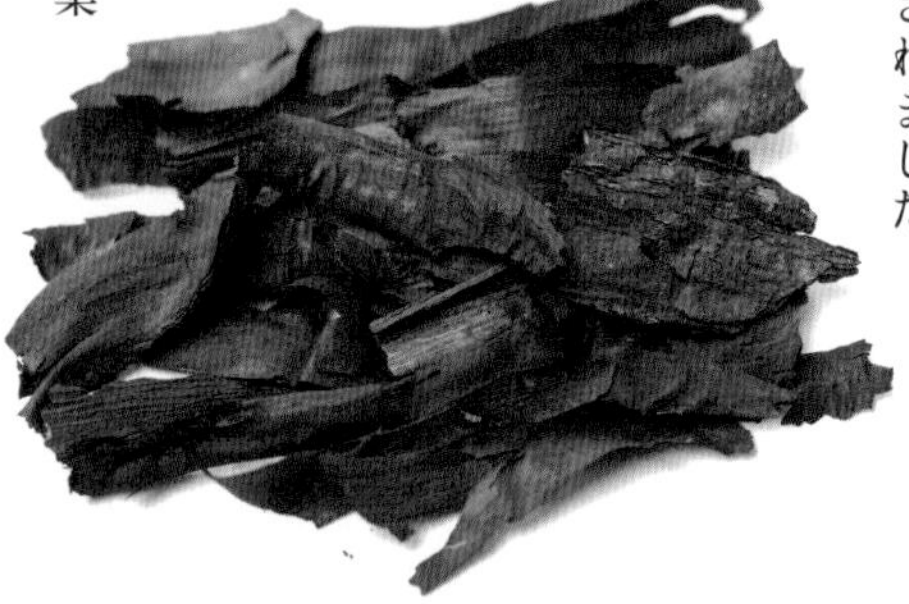

アリザリン

英名 alizarin

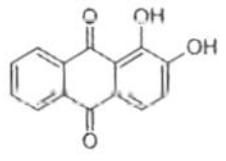

セイヨウアカネ（西洋茜）の赤色染料で、アカネ色素に含まれるキノン。食用色素として古くから用いられてきましたが、ラットを用いた実験で腎臓がんが発生したという報告があり、現在は使用が控えられています。

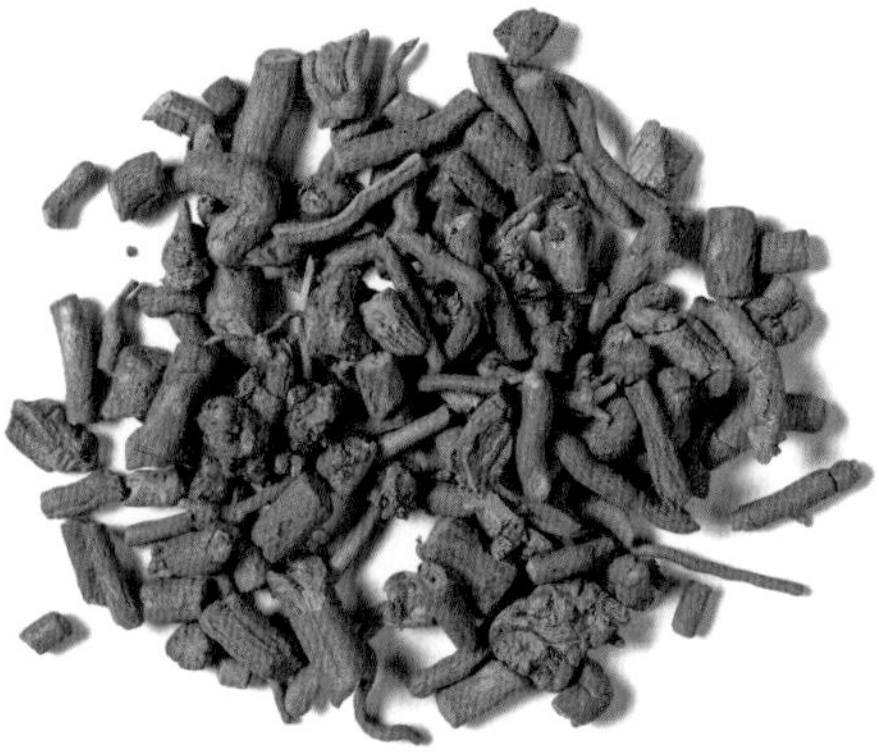

プルプリン（パープリン）

英名 purpurin

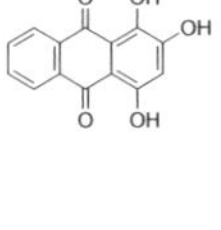

別名パープリン。日本在来のアカネ（茜）の黄色がかった赤色染料の本体で、エタノールに溶かすと赤くなり、アルカリ性の水溶液に溶かすと黄色くなります。茜草という名前で漢方薬として、利尿、止血、通経などの作用があり、腎臓の不調、黄疸、神経痛、リューマチ、月経不順の治療に用いられてきました。

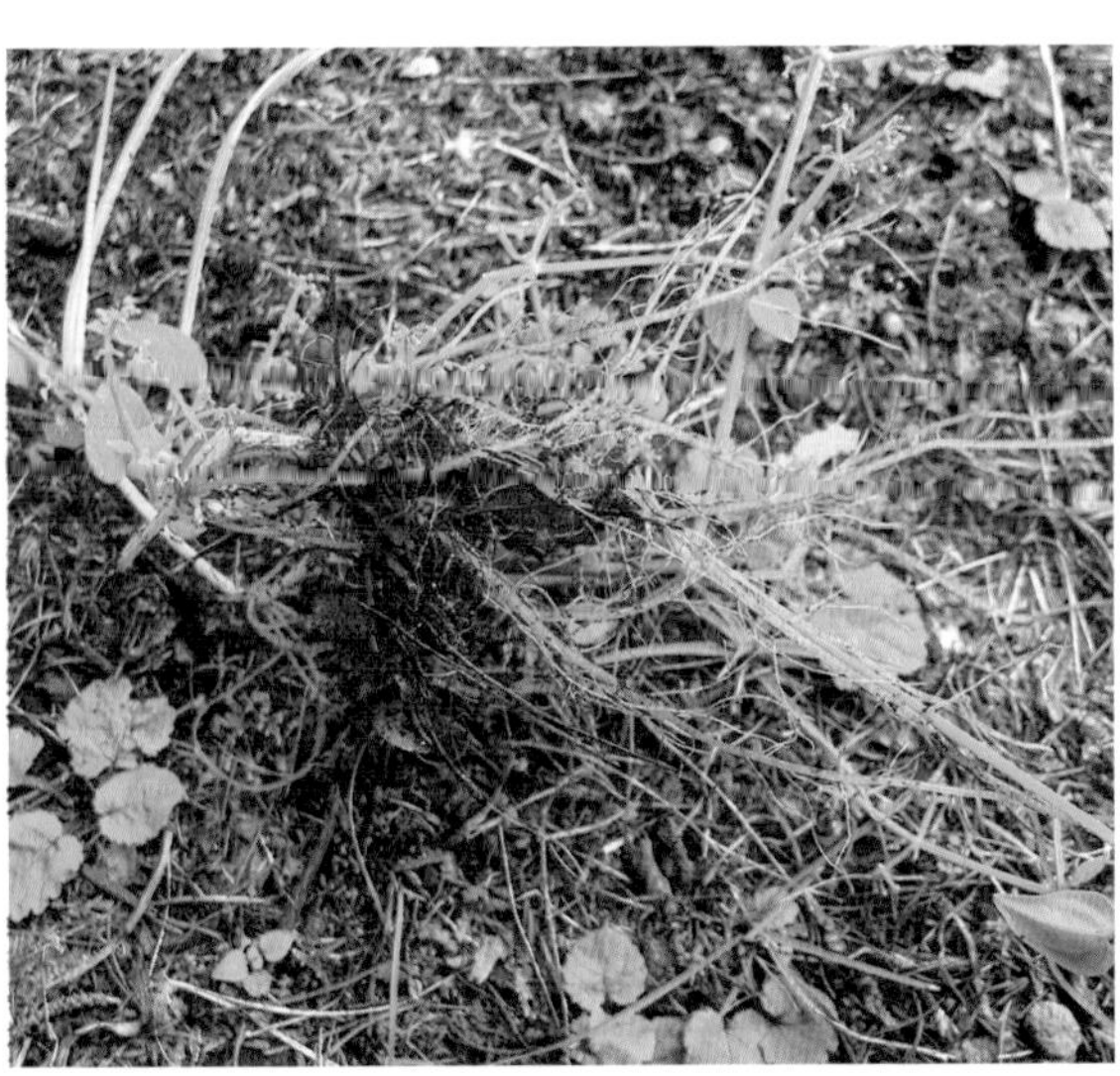

＊ 同定：化学構造を明らかにすること。

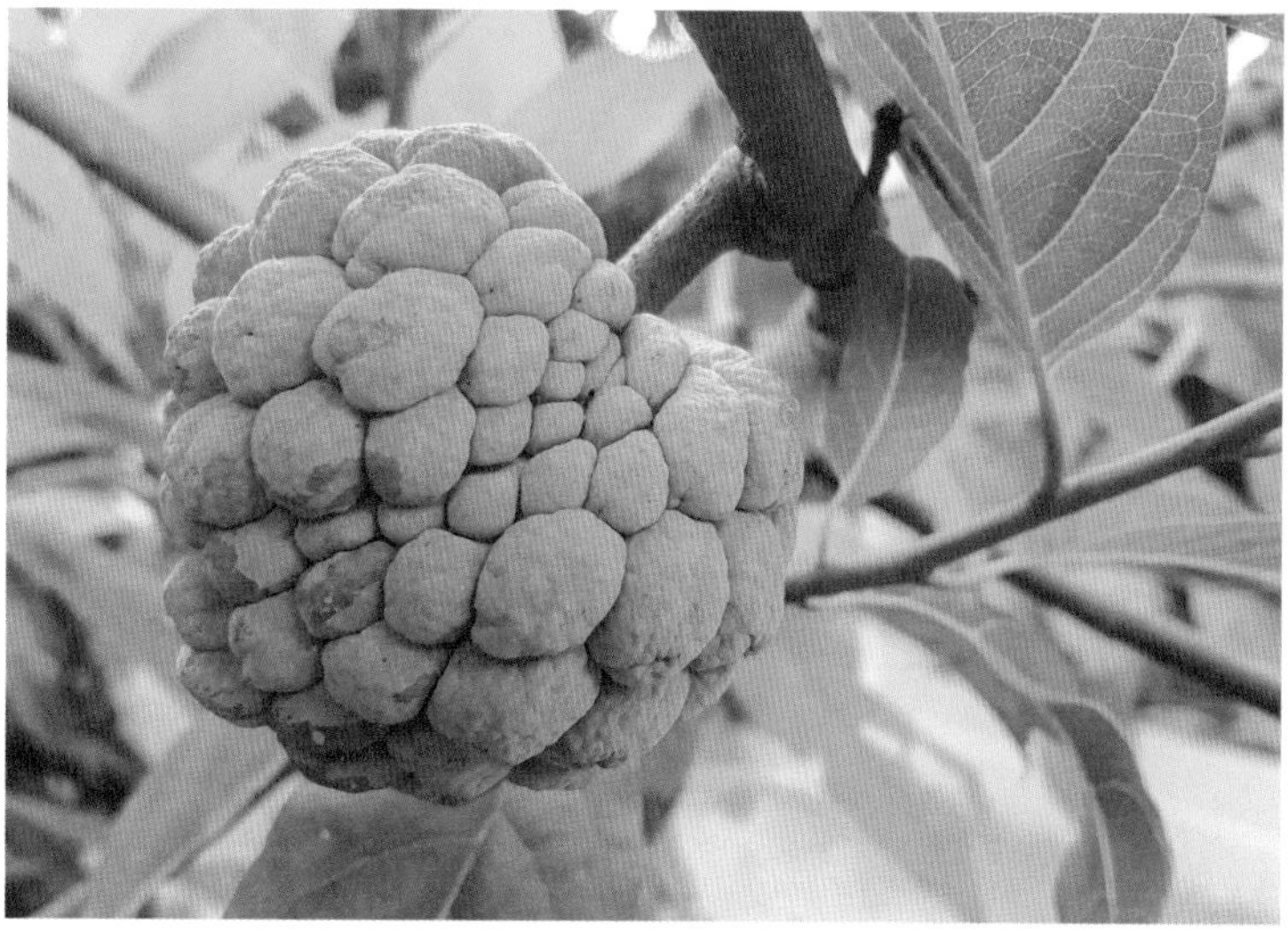

ブラタシン

英名 bullatacin

バンレイシ科の植物（*Uvaria accuminata*）の果実の一部に含まれているビス（テトラヒドロフラノイド）脂肪酸ラクトンであり、ポリケチド（p.176）の1つです。ウバリシンと同様の作用があると推定されています。

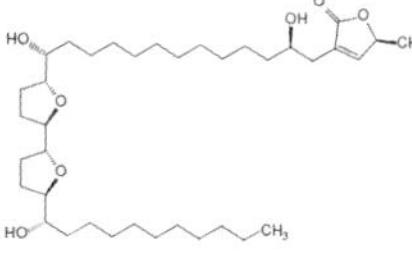

メナキノン

英名 menaquinone

食肉、鶏卵、乳製品などに含まれますが、納豆には非常に多く含まれています。キノンの一種であるナフトキノンに分離され、人間に対してはビタミンKとしての活性があり、ビタミンK_2とも呼ばれます。（p.122参照）

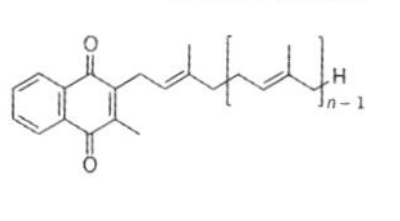

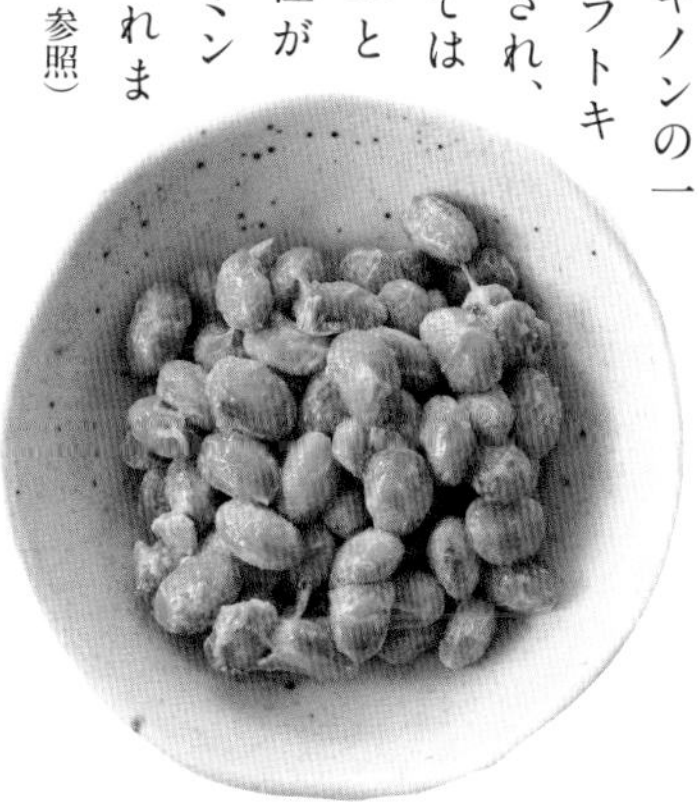

ユビキノン
（コエンザイムQ10）

英名 ubiquinone

別名のコエンザイムQ10としてよく知られています。ミトコンドリア内膜や原核生物の細胞膜に存在する電子伝達体［*］です。エネルギーを生み出す働きがあり、補酵素QあるいはコエンザイムQ10という呼び名から、ビタミンQと呼ばれていたこともありますが、現在ではビタミン様物質（p.125）となっています。医療用医薬品として「軽度及び中等度のうっ血性心不全症状」などに投与されていましたが、心臓に関する効能がほぼ否定され、一般臨床の場では処方されなくなりました。

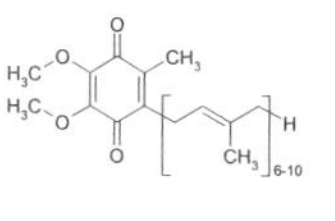

ラパコール

英名 lapachol

ノウゼンカズラ科のラパチョやパウダルコ（*Tabebuia heptaphylla, T. impetiginosa, T. avellanedae*）などの植物に含まれる黄色の色素。南アメリカおよび中央アメリカの先住民が、発熱や感染症、胃の不快症状などに薬として使用してきました。免疫機能を高めたり、関節炎や痛みを和らげる働きがあるといわれています。ラットでの実験で、堕胎効果や生殖毒性が確認されています。

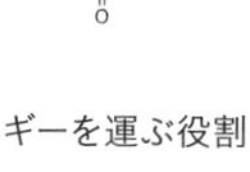

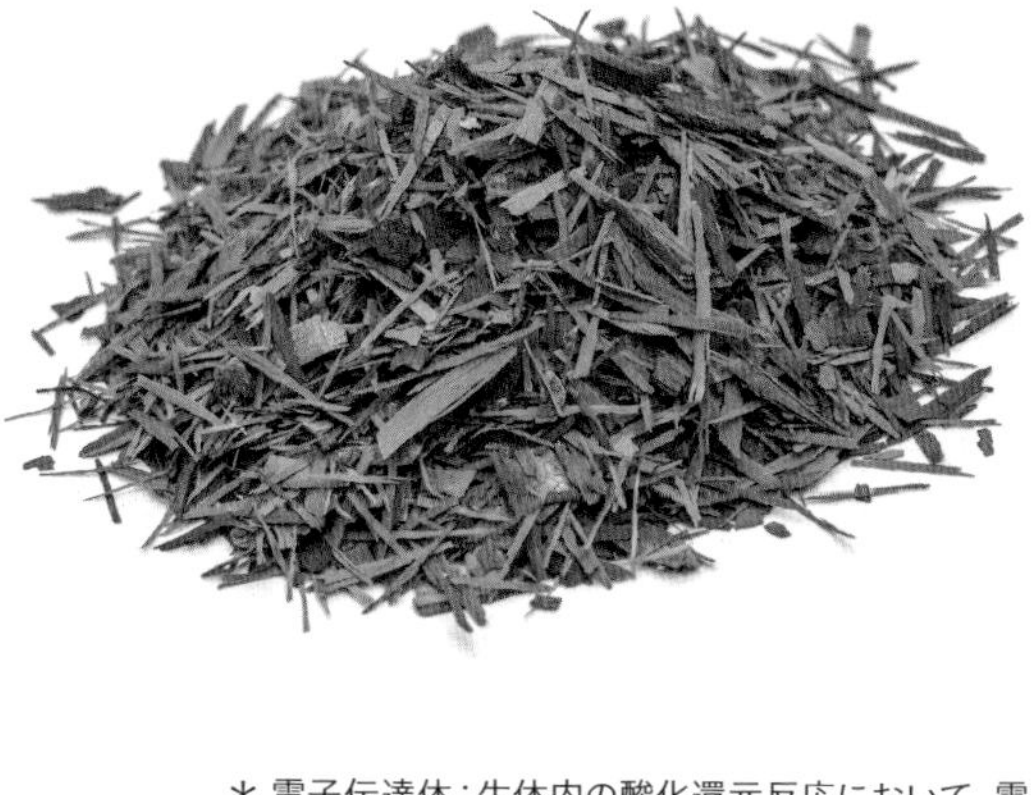

＊電子伝達体：生体内の酸化還元反応において、電子のやり取りを行う物質のこと。体内のエネルギーを運ぶ役割をしている。

ポリケチド

ポリケチドとはアセチルＣｏＡを原料とし、マロニルＣｏＡが脱炭酸と酸化を経た後、さまざまな修飾を受けて生合成された化合物の総称です。まれにアセトゲニンと呼ばれることも。代表的な化合物として、クルクミン、ラズベリーケトン、シネフリン、レスベラトロール、アフラトキシンなどがあります。

アフラトキシン

英名 aflatoxin

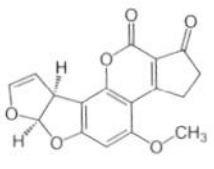

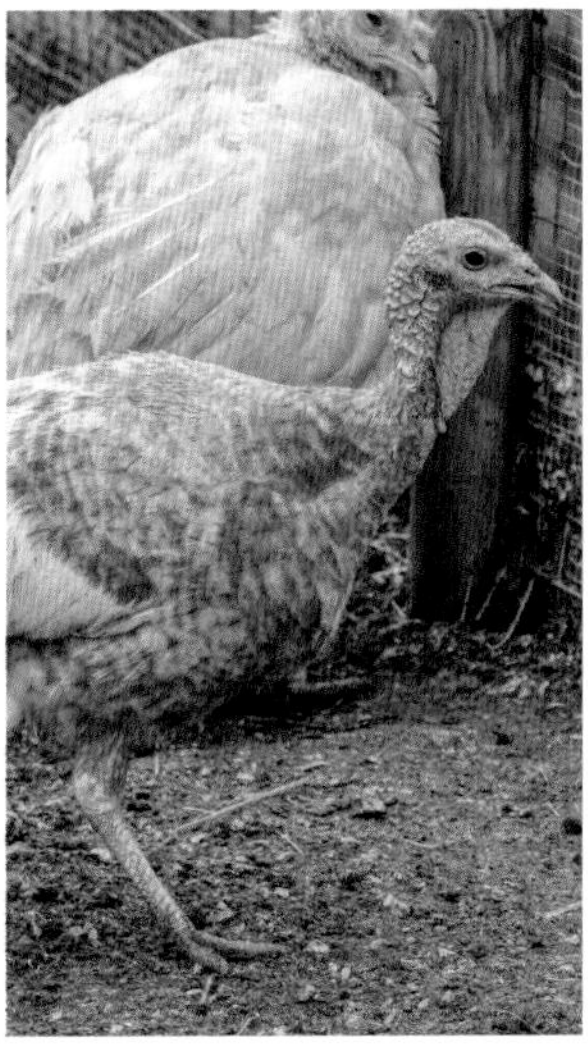

アスペルギルス・フラブス（*Aspergillus flavus*）やアスペルギルス・パラシチクス（*A. parasiticus*）などのかびにより生成し、紫外線の照射により強い蛍光を発する物質です。１９６０年にイギリスで七面鳥が大量死したときに発見され、最初は「ターキーＸ（七面鳥Ｘ）病」と呼ばれていました。ヒトに対する急性中毒の例としては、１９７４年にインドで肝炎のために１０６名が死亡した事件や、ケニアでかびが生えたとうもろこしを食べたときの急性中毒事件などがあります。アフラトキシンはクマリン構造も持つため、ｐ．２２０でも説明しています。

アンノナシン

英名 annonacin

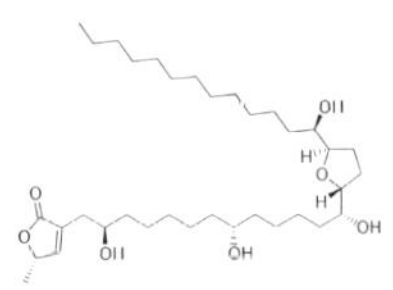

サワーソップやその他のバンレイシ科に属する果物に含まれるポリケチド。ＮＡＤＨデヒドロゲナーゼを阻害することにより細胞のＡＴＰ生産を停止させ、細胞を殺してしまうことが判明しています。最近の研究ではアンノナシンを日常的に摂取したラットは、パーキンソン病などの脳損傷を発症しました。

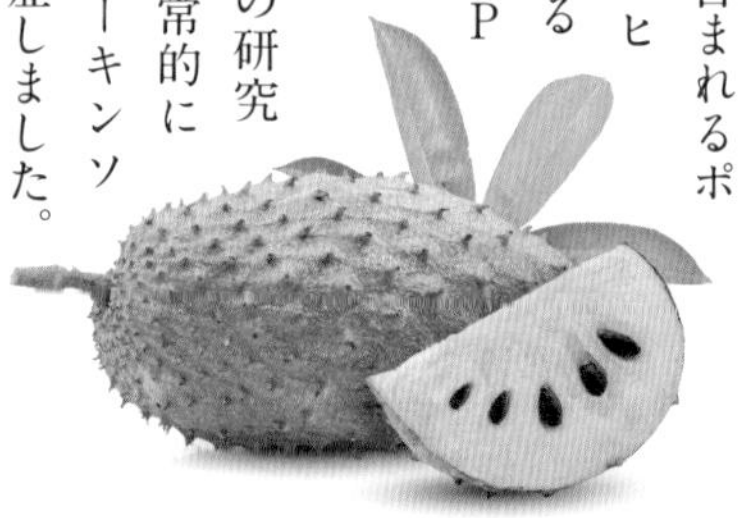

ウバリシン

英名 uvaricin

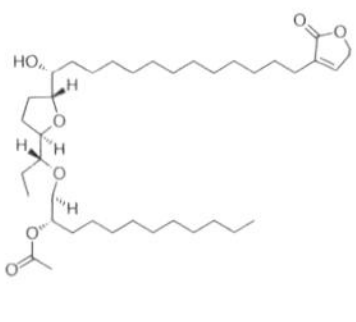

ウバリシンはビス（テトラヒドロフラノイド）脂肪酸ラクトンであり、バンレイシ科の植物の根から単離されました。ウバリシンは、強い抗がん作用を持つことが最初に判明したポリケチドです。この類縁化合物はバンレイシ科の植物に見られ、ミトコンドリアのＮＡＤＨデヒドロゲナーゼを阻害することにより、がん細胞を殺す作用が報告されています。

クルクミン

英名 curcumin

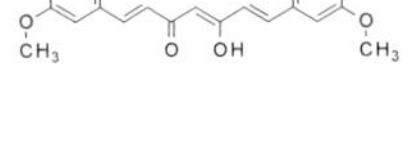

ウコン（ターメリック）などに含まれる黄色のポリフェノール化合物で、ポリケチドに分類されます。スパイスや食品の着色剤として利用される、鮮やかな黄色の食用色素です。クルクミンの生理作用として抗腫瘍作用や抗酸化作用、抗アミロイド作用、抗炎症作用などが報告されています。また、脂質の過酸化や活性酸素種によるＤＮＡ傷害を防ぐとされますが、健康食品としての効用についてはさらに検討が必要との意見もあります。

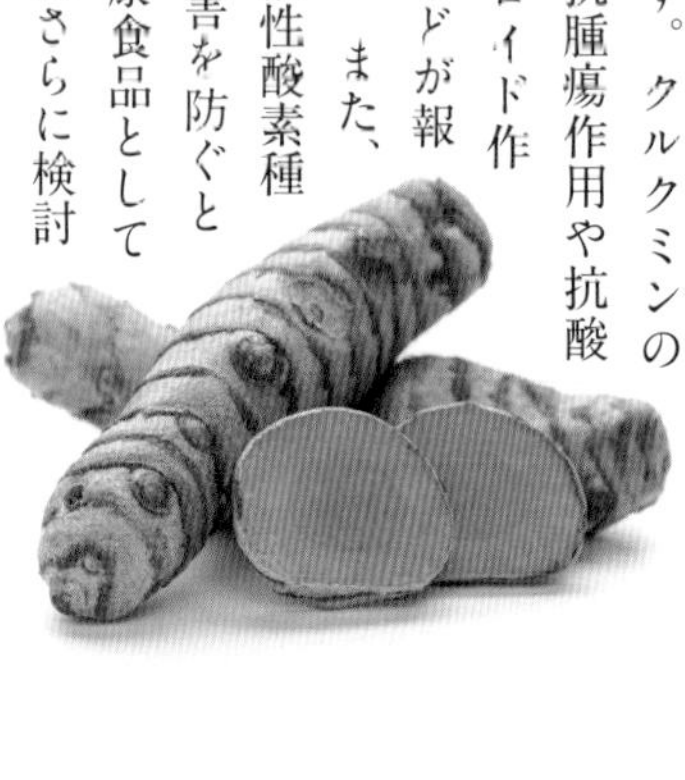

シネフリン

英名 synephrine

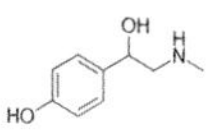

温州みかん、夏みかん、だいだい、ゴシュユの果実に含まれているポリケチドです。気管支を拡張し、喉風邪に効果があるといわれます。また脂肪分解酵素のリパーゼを活性化するので、脂肪の代謝を促進するともいわれています。食欲抑制の働きもあるともいわれますが、これについてはさらに研究が必要です。

ラズベリーケトン

英名 raspberry ketone

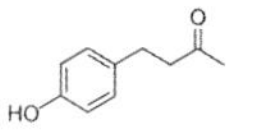

ラズベリー、キウイフルーツ、もも、りんご、カエデ、松の木の樹皮などに含まれるポリケチド。体重減少を効能とするサプリメントに利用されていますが、ラズベリーケトンのみで効果実証した研究はなく、安全性検証もさらに必要とされています。

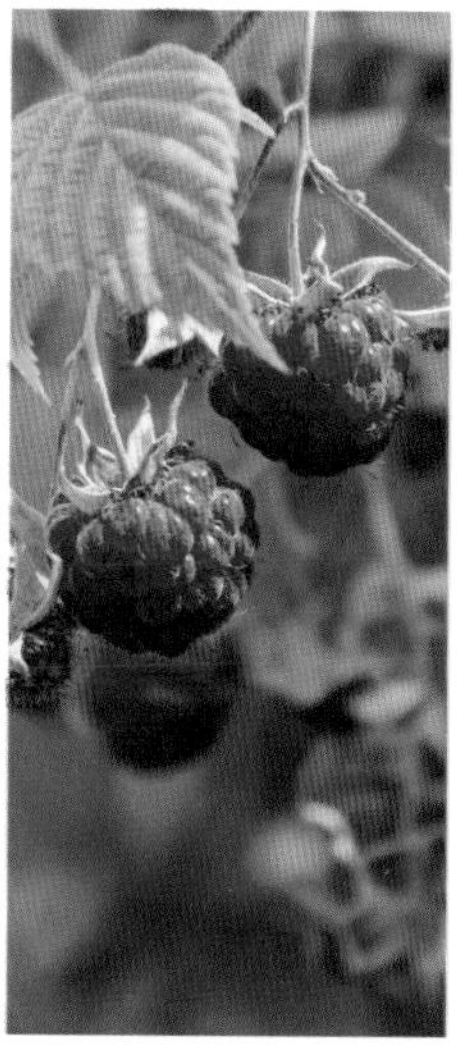

レスベラトロール

英名 resveratrol

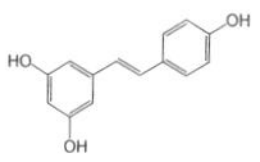

スチルベン［＊］の誘導体でポリケチドの一種です。1939年に北海道帝国大学の高岡道夫により、有毒植物バイケイソウから発見されました。赤ワインとオオイタドリに大量に含まれています。哺乳類であるマウスの寿命を延長させるとの成果が発表されました。実験動物を用いた研究では、抗がん、認知症予防、放射線障害抑止、血糖降下、脂肪の合成や蓄積に関わる酵素の抑制などの効果が報告されています。海外で主に使用されているレスベラトロールの原料は安価なイタドリ抽出物ですが、日本では、イタドリ根茎の抽出物は医薬品に指定されているため、これを原料とするサプリメントは違法となることがあります。

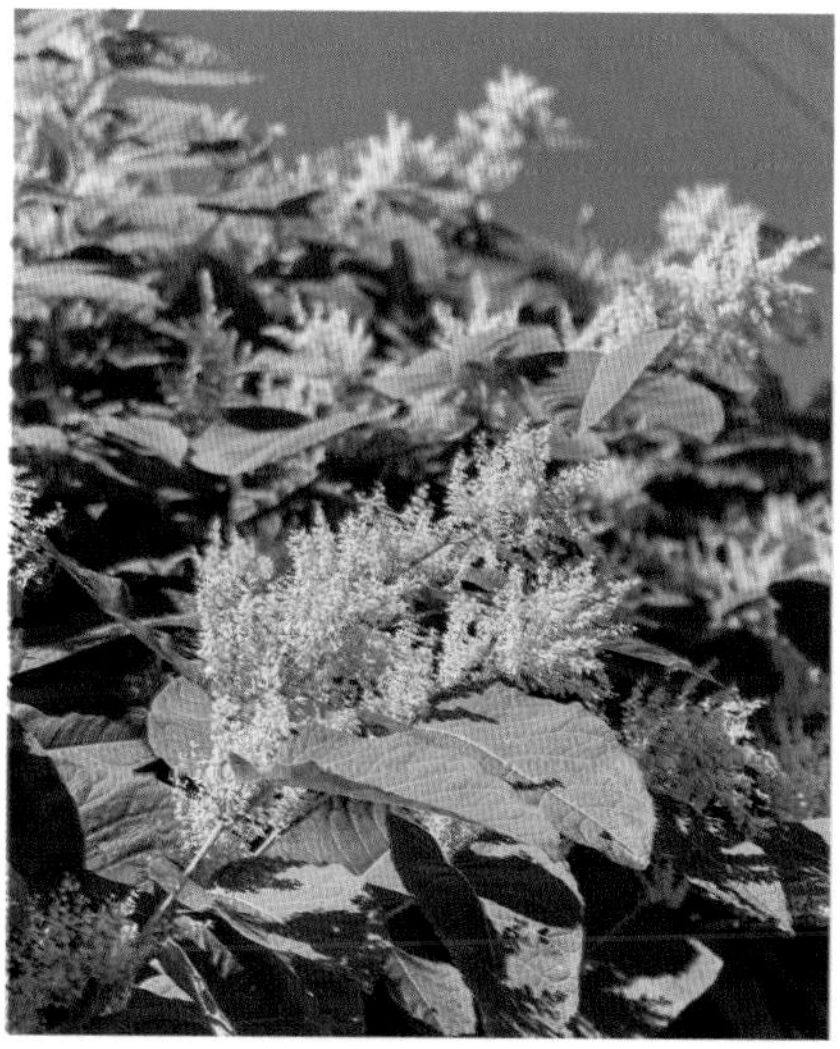

カレーだけじゃない、ターメリックの使い方

ターメリックは、ショウガ科のウコンという植物の地下茎のことです。一般的には、これを乾燥させて粉末状にしたものが売られています。カレーには欠かせないスパイスですが、肉や魚、野菜、米との相性もよく、ターメリックライスや肉、魚のムニエルなど使い方も多様。ちなみに、たくあんの黄色もターメリックです。サプリメントとして販売されているものもあり、これらは消化促進をはじめ、肝機能の促進、アレルギーや関節炎などさまざまな症状の改善に役立つとされています。また、がんや認知症の予防にも役立つ可能性が期待されていますが、こちらはさらなる研究結果を待たなければなりません。体によいからといって摂りすぎると、健康を害する可能性も指摘されています。特に妊娠中や授乳中の女性は注意が必要です。

＊ スチルベン：酢酸-マロン酸経路とシキミ酸経路による複合経路由来の芳香族化合物。C_6-C_2-C_6の骨格を持つ。

カルコン

カルコン類はフラボノイド［＊1］の一種。その多くは黄色～紅色の色素です。カルコンはほかのフラボノイド類の生合成前駆体であり、フラバノンを経て、フラボノール、カテキン、アントシアニジンなどを生成します。

カルコノナリンゲニン

英名 chalcononaringenin

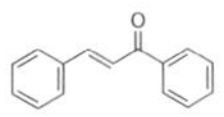

トマト、ヤマナラシ、チューリップなどに含まれ、抗アレルギー作用、抗酸化作用、アロマターゼ阻害作用などが知られています。植物体内でカルコノナリンゲニンはカルコンイソメラーゼという酵素によってナリンゲニンに変換されます。

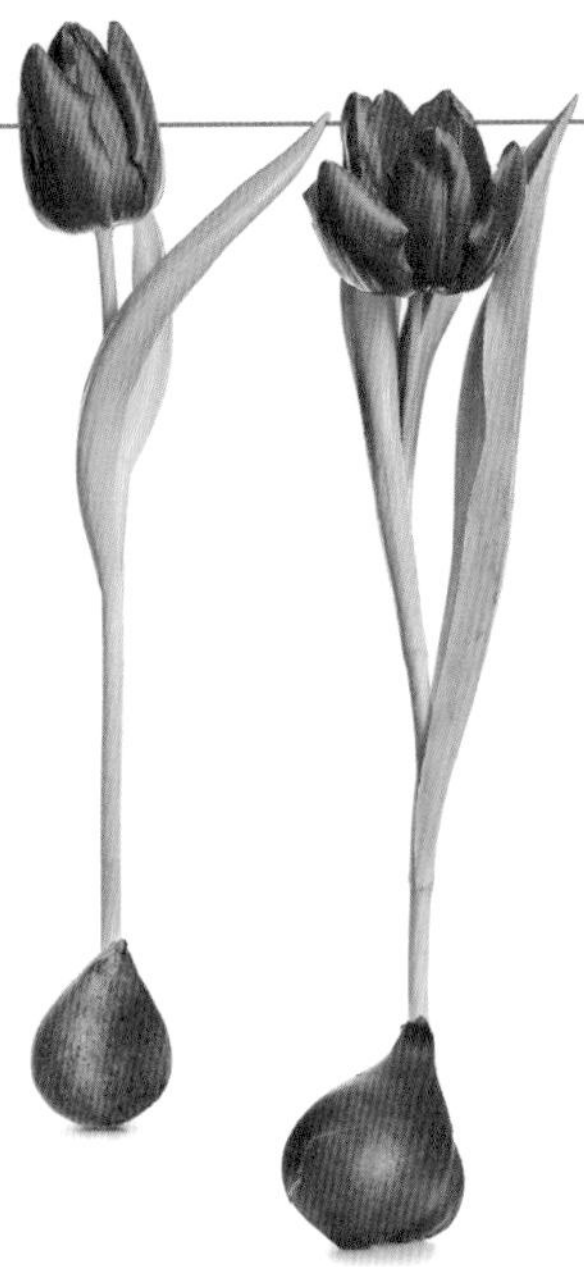

キサントアンゲロール

英名 xanthoangelol

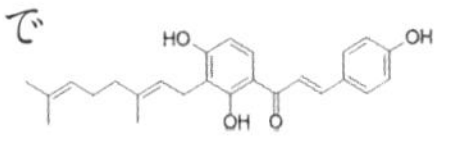

あしたばに多量に含まれるカルコンです。抗菌作用、プロトンポンプ阻害作用［＊2］による抗腫瘍作用、抗ＨＩＶ作用、肝臓内コレステロール低下作用、血管新生作用、がん転移抑制作用、アポトーシス［＊3］などが報告されています。

4-ヒドロキシデリシン

英名 4-hydroxyderricin

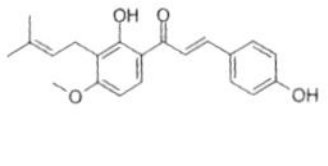

あしたばに多量に含まれ、降圧、脂質制御作用、抗菌作用、抗腫瘍作用、ヒスタミン遊離抑制作用、血管弛緩作用などが報告されていますが、作用機序は明らかではありません。

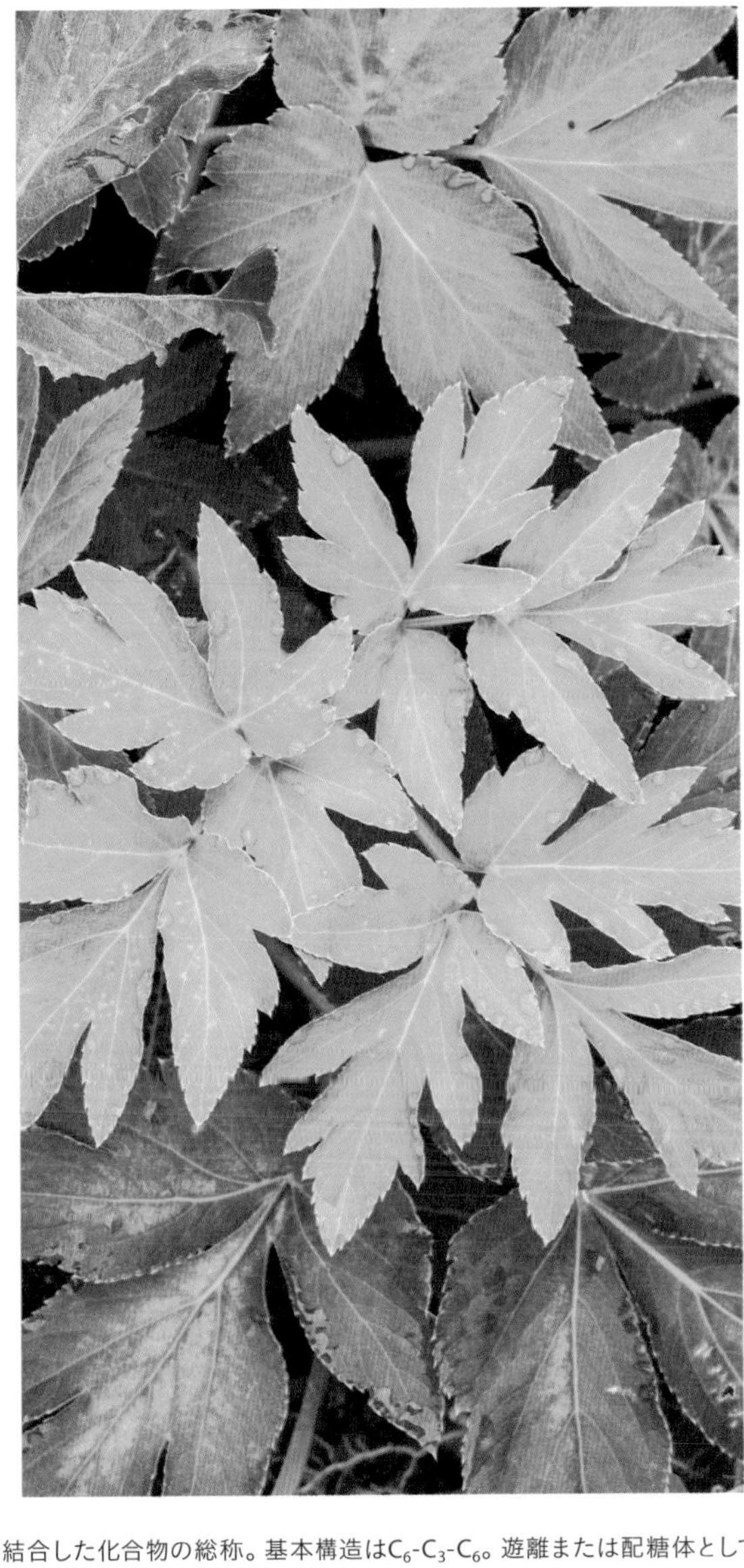

＊1　フラボノイド：フェニルプロパノイドとフェニル基が結合した化合物の総称。基本構造はC_6-C_3-C_6。遊離または配糖体として植物に広く含まれ、抗酸化、抗アレルギー、抗毛細血管透過性などの生理活性が知られている。

アントシアニン

アントシアニンとアントシアニジンはまぎらわしい名前ですが、単体のアントシアニジンが糖と結合した配糖体をアントシアニンといいます。

皮や肉の中まで赤紫色をしているさつまいもの色素はアントシアニンであり、フラボノイドの一種です。さつまいもに含まれるアントシアニンの基本構造（アグリコン）は、アントシアニジンのシアニジンとペオニジンです。この両アントシアニジンに糖と有機酸（コーヒー酸、パラヒドロキシ安息香酸、フェルラ酸）が結合しています。

さつまいもに含まれるアントシアニンの数は16種類以上と多く、そのうち8種類が主要なアシル化アントシアニン（有機酸の結合したアントシアニン）の混合物です。ほかの植物のアントシアニンに比べてアシル化アントシアニンの数が多く、またアントシアニンの組成比がほぼ同じくらいであるため、熱や光に対して安定な色素です。

さらに、アントシアニンの組成や色調により、さつまいもはシアニジン系（品種：宮農36号、備瀬など）とペオニジン系（品種：山川紫、アヤムラサキ、ムラサキマサリなど）に大別されます。

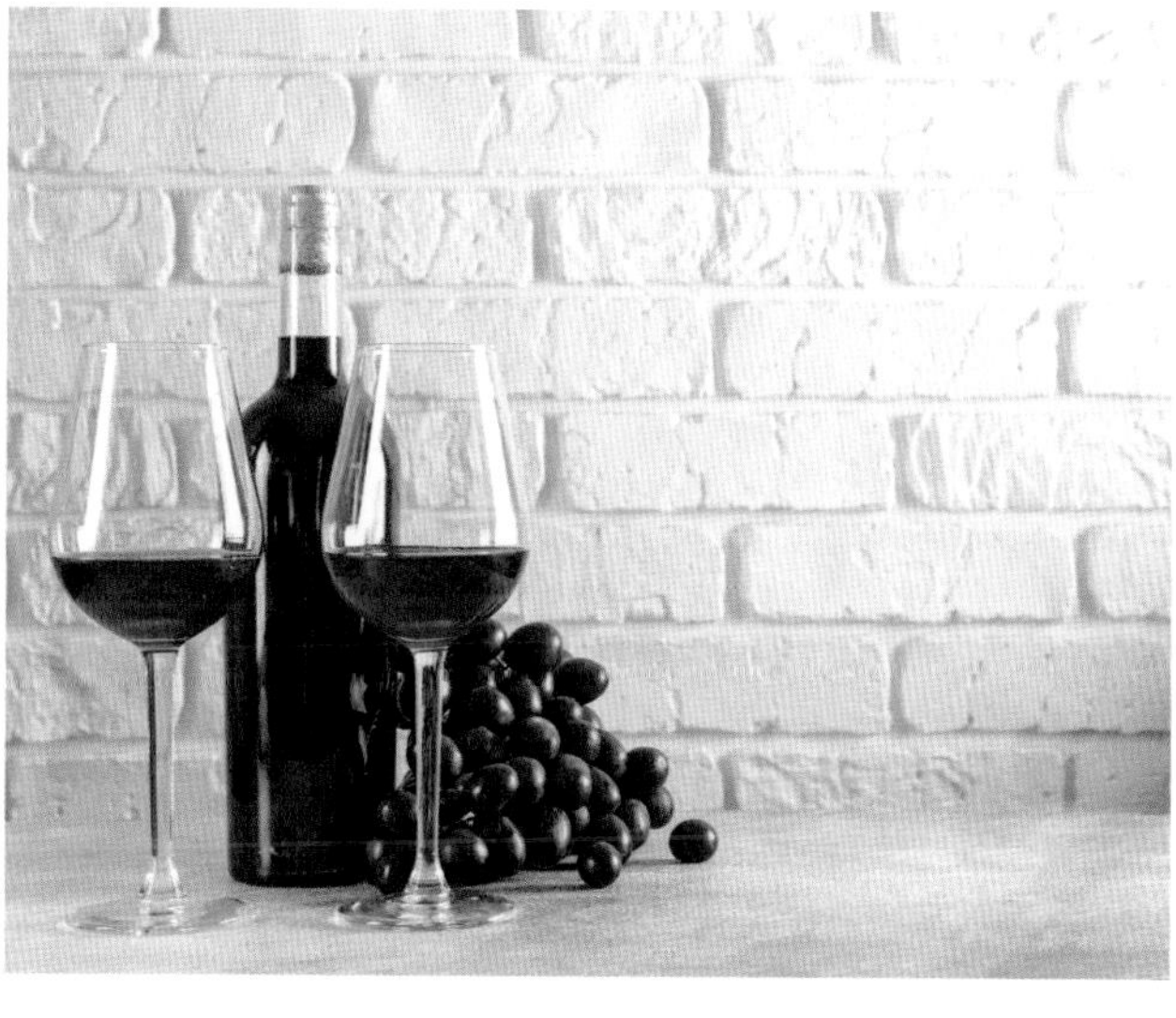

デルフィニジン

英名 delphinidin

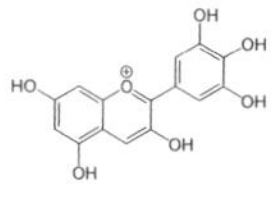

植物の主要な色素で、ワインのカベルネ・ソーヴィニヨンの赤紫色や、スミレ属やデルフィニウム属の花弁の青色の元になる物質です。クランベリーやコンコード種のぶどう、ザクロにも含まれ、抗酸化作用を持ちます。アントシアニジンの一種。

マルビジン

英名 malvidin

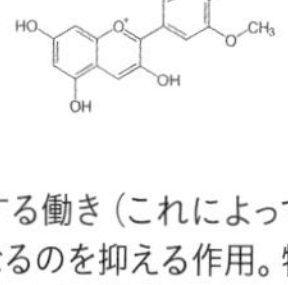

ルリハコベやサクラソウ属の青色の花弁の色素で、アントシアニジンの一種。ぶどうにも含まれ、赤ワインの色の要素の1つになっています。

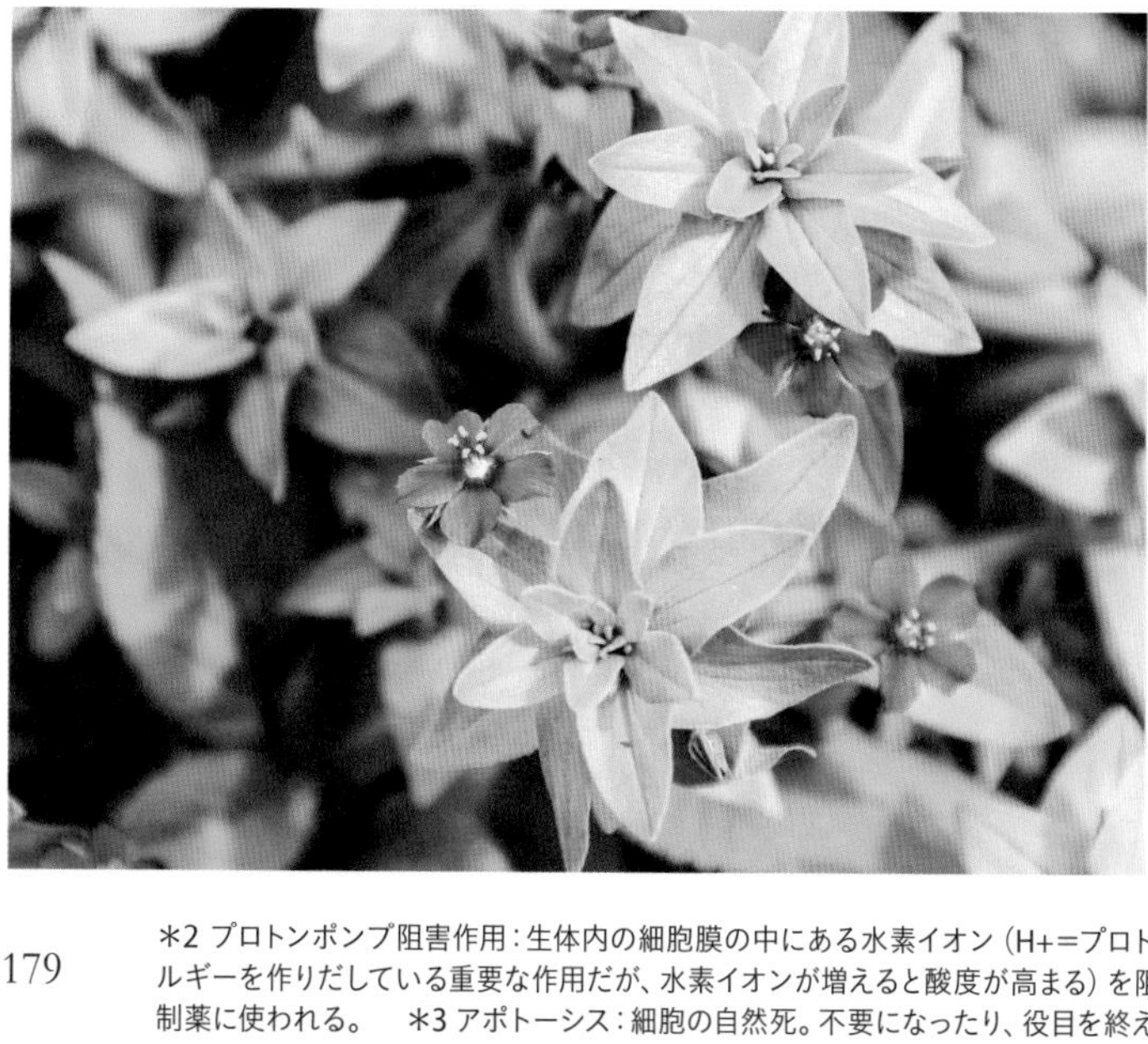

＊2 プロトンポンプ阻害作用：生体内の細胞膜の中にある水素イオン（H+＝プロトン）を膜の外へ排出する働き（これによって細胞内のエネルギーを作りだしている重要な作用だが、水素イオンが増えると酸度が高まる）を阻害して、酸度が高くなるのを抑える作用。特に胃酸分泌抑制薬に使われる。　＊3 アポトーシス：細胞の自然死。不要になったり、役目を終えたりした不都合な細胞を取り除くために起こる。

カテキン

広義にはカテコール構造（ベンゼン環にヒドロキシ基-OHが2個ついたもの）を持つフラボノイドの一種で、その誘導体のポリフェノールも含みます。お茶の渋味成分であり、酸化され重合してタンニンとなります。狭義にはお茶に含まれるエピカテキンやエピガロカテキンなどのカテキン類を指します。

(+)-エピカテキン

英名 (+)-epicatechin

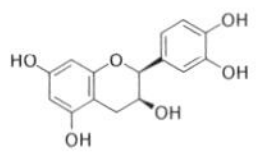

(+)-エピカテキンは自然界にほとんど存在しません。緑茶に含まれるエピカテキンは(−)-体であることがわかっています。

(−)-エピカテキン

英名 (-)-epicatechin

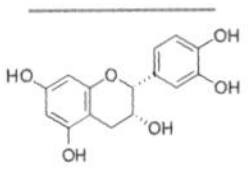

(−)-エピカテキンは茶の葉に存在する主要なカテキンの1つです。1929年に辻村みちよによって結晶状に単離されました。(−)-エピカテキン（EC）は緑茶に約1～3％含まれています。また、このカテキンと没食子酸（p.161）が結合したエピカテキンガレートは、緑茶に約3～6％含まれています。

(+)-カテキン

英名 catechin

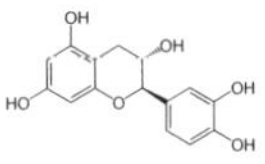

(+)-カテキンは緑茶に約1～2％含まれています。(+)-カテキンと(−)-カテキンは鏡像関係にあり、(+)-エピカテキンと(−)-エピカテキンも鏡像関係にあります。この4つのカテキンは、全く同じ分子量で同じ構造をしていますが、その立体構造が異なっています。

(−)-カテキン

英名 catechin

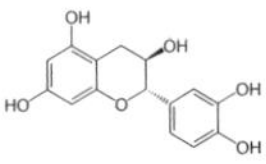

(−)-カテキンは自然界にはほとんど存在しません。ロシア・コーカサス地方からアメリカ・ロッキー山脈に侵入したヤグルマギクに含まれており、ほかの植物に対するアレロパシー（p.154）活性が(+)-カテキンよりも強いとする報告がありましたが、内容が誤りとわかり論文は取り下げられました。

没《もっ》食《しょく》子《し》酸《さん》エピガロカテキン

（エピガロカテキンガレート：EGCG）

英名 epigallocatechin gallate

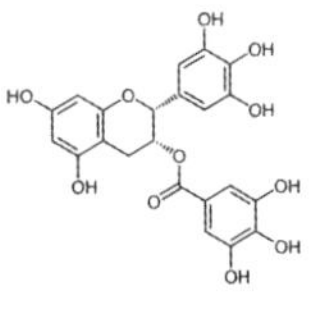

没食子酸の化合物でカテキンの一種。エピガロカテキン 3-ガレートとしても知られています。植物の中で特にチャノキに最も豊富に含まれているカテキンで、強い抗酸化活性を持ちます。緑茶に含まれますが、緑茶を発酵させた紅茶ではテアルビジンに変換されているため含まれていません。粘膜免疫系の働きをよくする効果があることが確認されています。

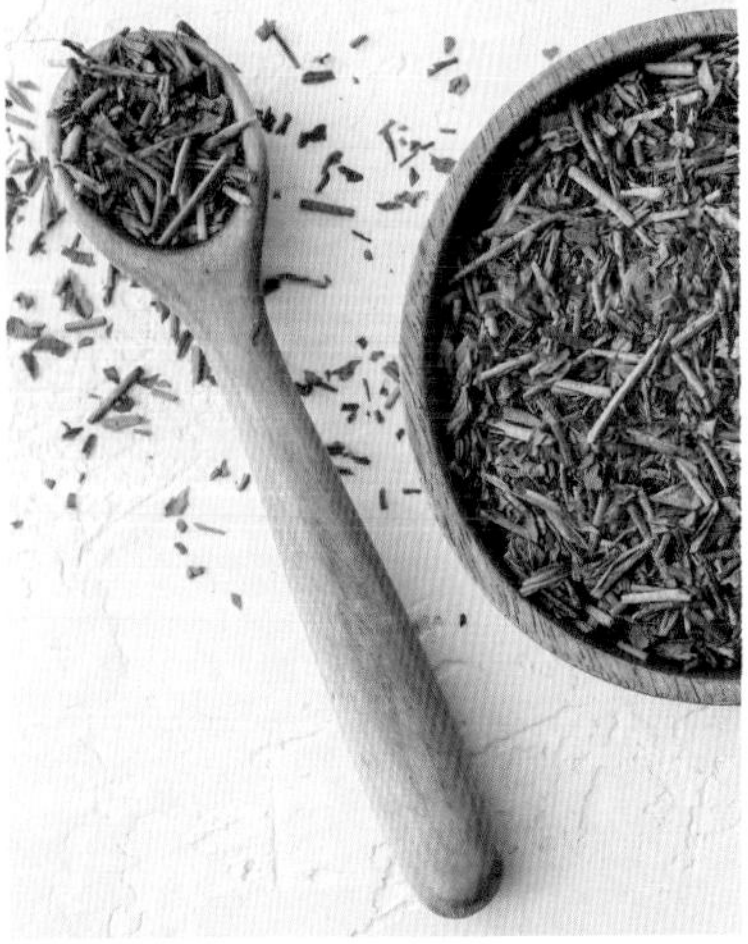

タンニン

タンニンは植物に含まれている物質の中でたんぱく質、アルカロイド、金属イオンと反応し強く結合して難溶性の塩を形成する水溶性化合物の総称です。植物界に普遍的に存在しています。多数のフェノール性ヒドロキシ基を持つ複雑な芳香族化合物です。たんぱく質やほかの巨大分子と強固に結合し、複合体を形成していることもあります。

タンニンは皮革の加工工程において、原料皮から不要なたんぱく質を除去して皮を「革」に変化させる性質を持っています。また、タンニンは口に入れると強い渋味を感じさせます。これはタンニンが、舌や口腔粘膜のたんぱく質と結合して変性させることによって起こります。このようなタンニンによる変性作用のことを「収れん作用」と呼びます。渋味は厳密には味覚の一種ではなく、このたんぱく変性によって生じる「痛み」や触覚です。

緑茶に含まれる成分と効果・効能

緑茶は文字通り「緑のお茶」で、茶葉を発酵せずに作られたお茶のこと。煎茶や玉露も緑茶の仲間です。ここでいう発酵は、微生物の働きによる発酵ではなく、もともと葉や茎に含まれる酸化酵素の働きにより、酸化することをいいます。緑茶はこの発酵をさせないため、「不発酵茶」とも呼ばれます。緑茶にはカテキン、テアニン、カフェインの3つの薬効成分があります。

カテキンはポリフェノールの一種で強い抗酸化作用を持っており、細胞膜を酸化から守って動脈硬化や悪玉コレステロール値の上昇を抑制したりします。また、カテキン濃度が高い緑茶が体脂肪を減らす効果があるとしてトクホ（特定保健用食品）の認定を受けたペットボトルも販売されており、健康維持によいことがわかります。

テアニンは脳や神経細胞の興奮を抑える働きがあり、睡眠の改善やリラックス効果が期待できます。ちなみに、テアニンは緑茶特有の成分で、紅茶やウーロン茶にはありません。

カフェインは脳や神経の働きを活性化させ、眠気覚ましや利尿などの効果がありますが、摂りすぎには注意が必要です。

また、緑茶は疫学的調査（コホート研究）でがんを予防する可能性も高いといわれていますが、今後の研究の進展が待たれます。

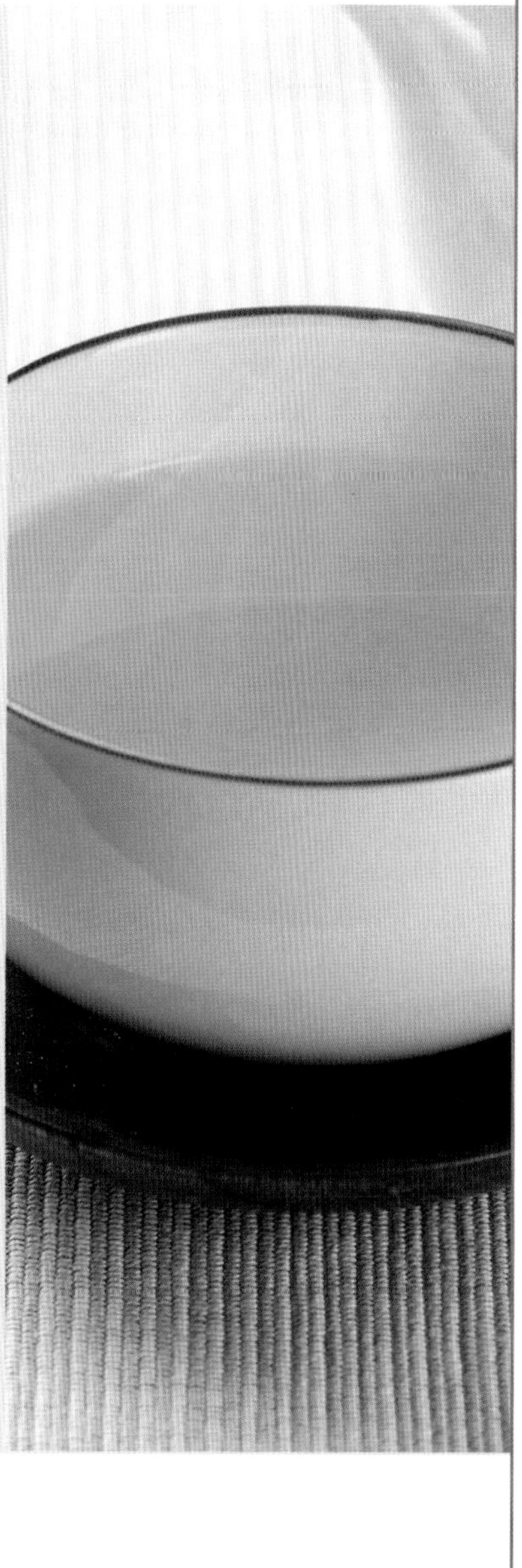

シアニジン

赤橙色の色素で、アントシアニジンの一種。ぶどう、ビルベリー、ブラックベリー、ブルーベリー、さくらんぼ、ニワトコ、サンザシ、ローガンベリー、アサイベリーおよびラズベリーなど多くの赤色液果類に含まれています。

ベンゼン環にヒドロキシ基が２つ付加したカテコール構造をしていて、pH３以下の酸性では赤色ですが、中性では紫色で、pH11以上のアルカリ性では青色に変化します。

ほかのアントシアニジンと同じように酸化防止剤およびラジカル防止剤として作用すると推測され、酸化的損傷から細胞を保護し、循環器疾患と悪性腫瘍のリスクを減らすと考えられています。

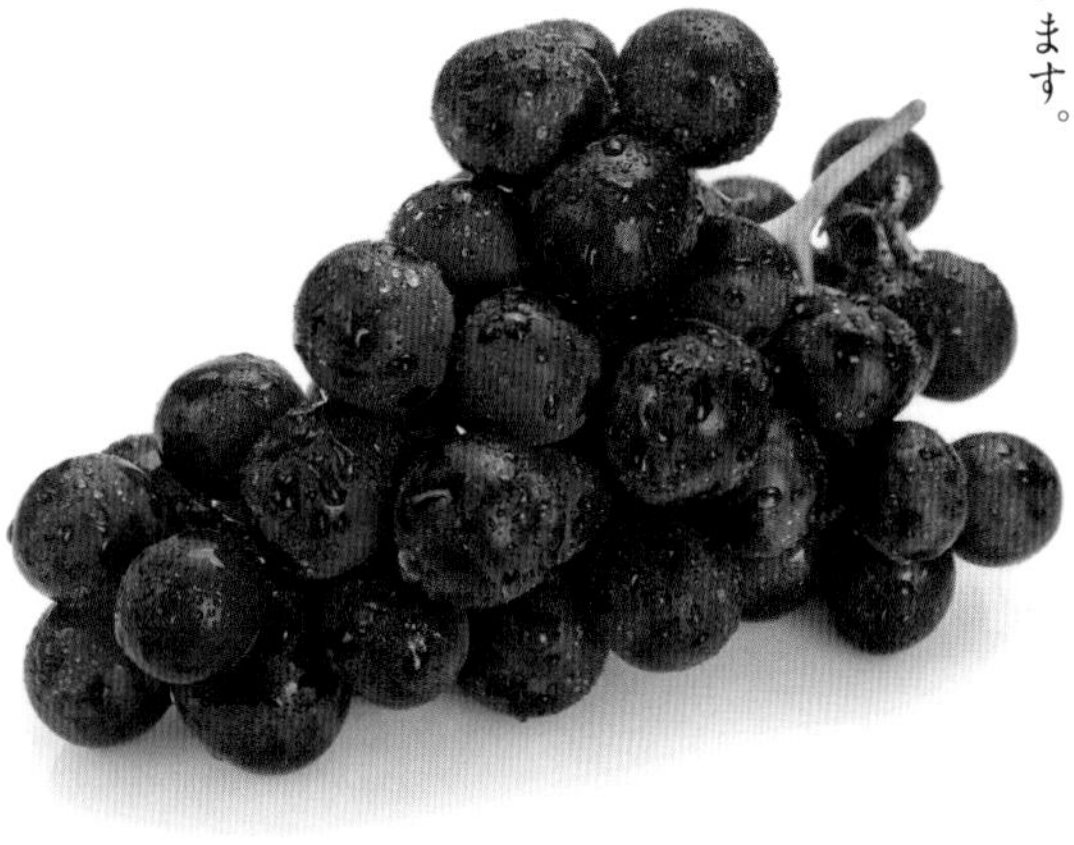

カシスってどんな果物？

カシスはベリー類の一種で、和名を「黒すぐり」といいます。濃い紫色の直径1cmほどの丸い実で香りがよく、甘酸っぱいのが特徴です。夏が旬ですが、収穫後の劣化が早いため、生食用として出回るものはほとんどありません。ジュースやジャム、お菓子などに加工されているほか、リキュールでも売られています。

カシスにはアントシアニン、ビタミン群などが含まれており、中でもアントシアニンは「デルフィニジン3-ルチノシド」、「シアニジン3-ルチノシド」、「デルフィニジン3-グルコシド」、「シアニジン3-グルコシド」の４種類のアントシアニンが含まれています。「デルフィニジン3-ルチノシド」と「シアニジン3-ルチノシド」はほかのベリー類には確認されていないといわれ、眼精疲労の改善に期待が持たれています。また、末梢の血液の流れをよくし、筋肉のこりをほぐすことが判明しています。さらには顔面の血流をよくする働きも期待されています。

ビタミンCはオレンジの約3倍含まれているといわれ、体の酸化を防ぐ作用があります。ビタミンC以外にもAやEも多く、ビタミンAはオレンジの約3倍、Eは約4倍含まれています。ほかにもカリウム、カルシウム、マグネシウム、亜鉛、鉄などさまざまな栄養素が含まれ、「ベリーの王様」という異名があるほど。これから注目の果物といえそうです。

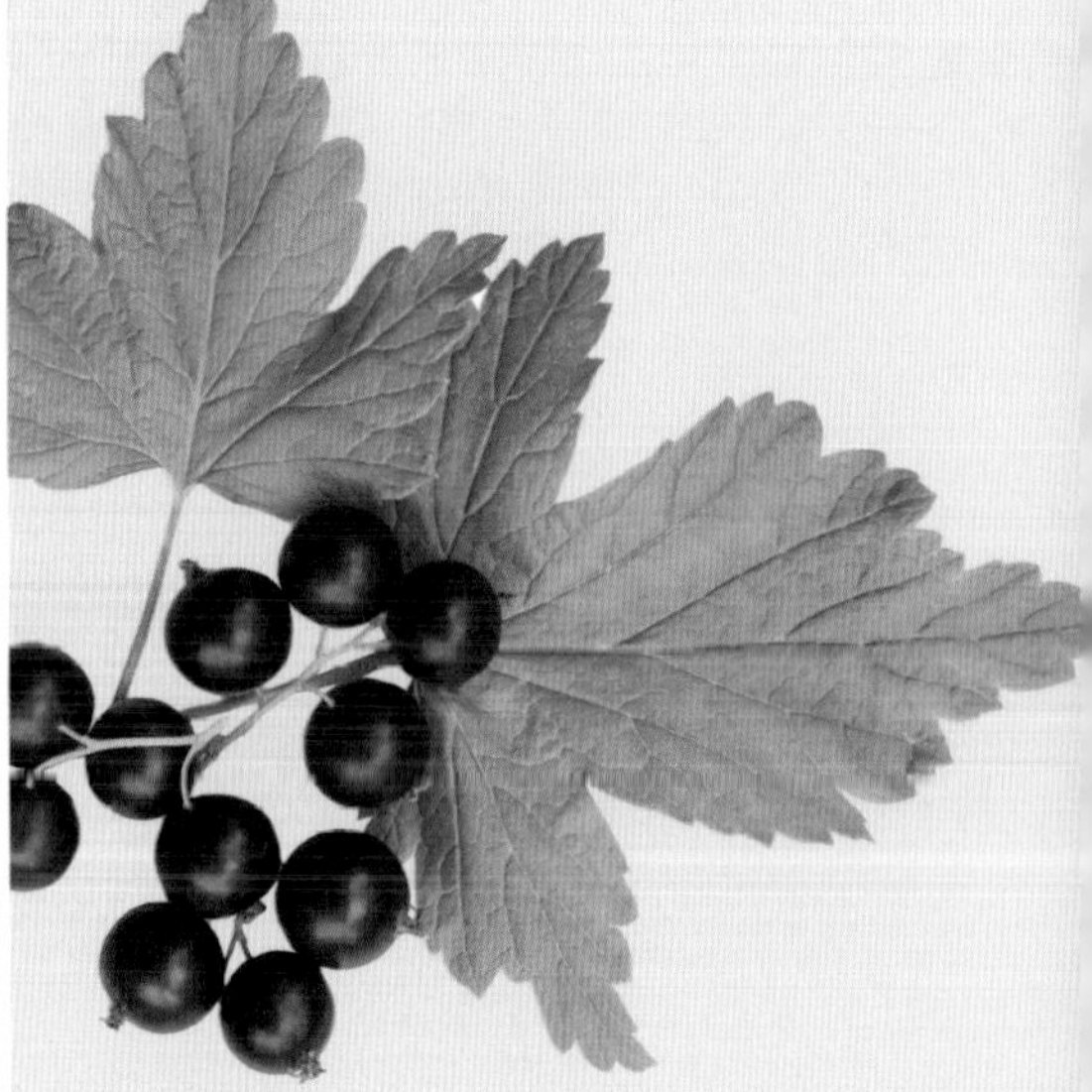

プロシアニジン

カテキンまたはその異性体のエピカテキンが複数結合したフラボノイドの一種で、ぶどう種子、ピーナッツ種皮、りんご、カカオ、黒大豆、シナモンなどの食品に多く含まれます。抗アレルギー作用、抗腫瘍活性、アンチエイジング作用など多くの効果が報告されています。

通常は無色ですが、塩酸のような酸で熱することで赤いアントシアニジンを生成する物質はプロアントシアニジンと定義され、二量体（dimer）、三量体（trimer）、オリゴマー（oligomer）、ポリマー（polymer）などが存在します。

プロシアニジンA_1

英名 procyanidin A_1

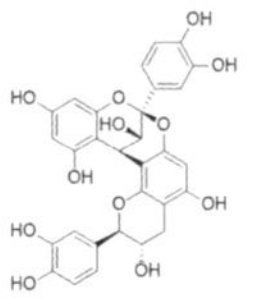

赤ワイン、ココア、ピーナッツの皮、モミジやカエデの葉などに存在しており、エピカテキンとカテキンの二量体でプロシアニジンB_1から生成します。強い抗酸化能があり、微量でも効果のあることから注目されています。赤ワインを好むフランス人に冠動脈疾患による死亡率が低いことは「フレンチパラドックス」と呼ばれていて、原因としてレスベラトロール（p.177）が擬せられていますが、プロシアニジンの関与の可能性もあるとされます。

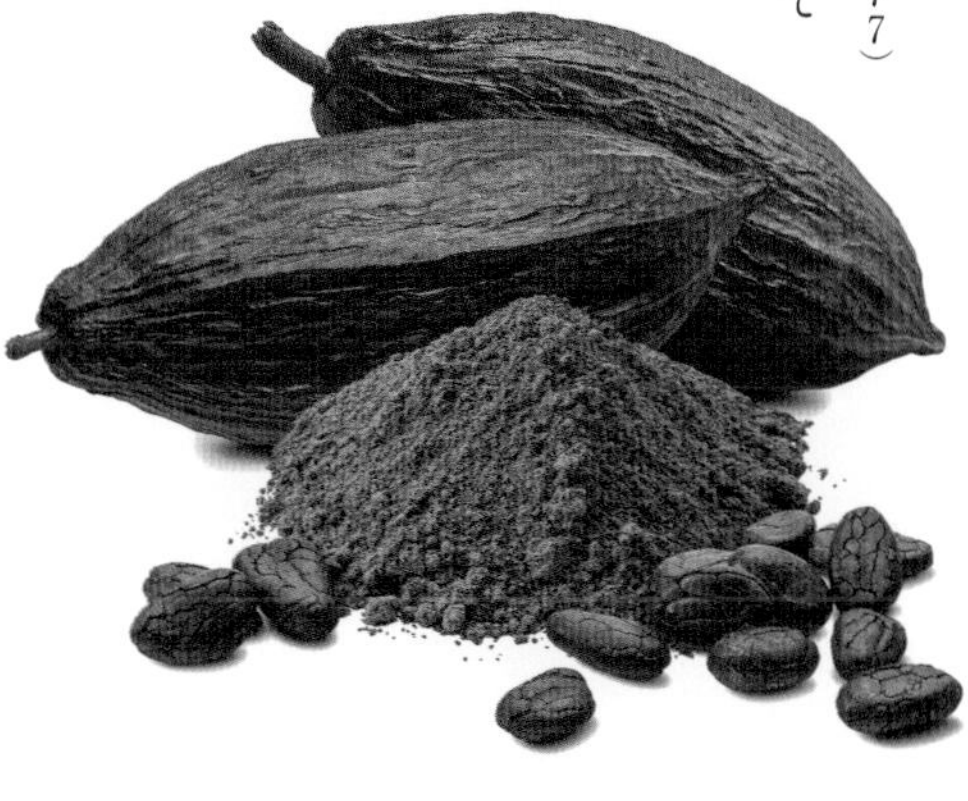

プロシアニジンB_1

英名 procyanidin B_1

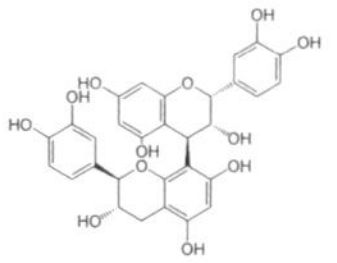

松の樹皮由来のプロシアニジンで、シナモンやキャッツクロー、ぶどう、ももにも含まれ、放置しておくとプロシアニジンA_1に変化します。悪玉（LDL）コレステロール値を下げる機能が報告されています。日本のアカマツの内皮にも含まれており、江戸時代に救荒食であった松皮餅にも含まれています。

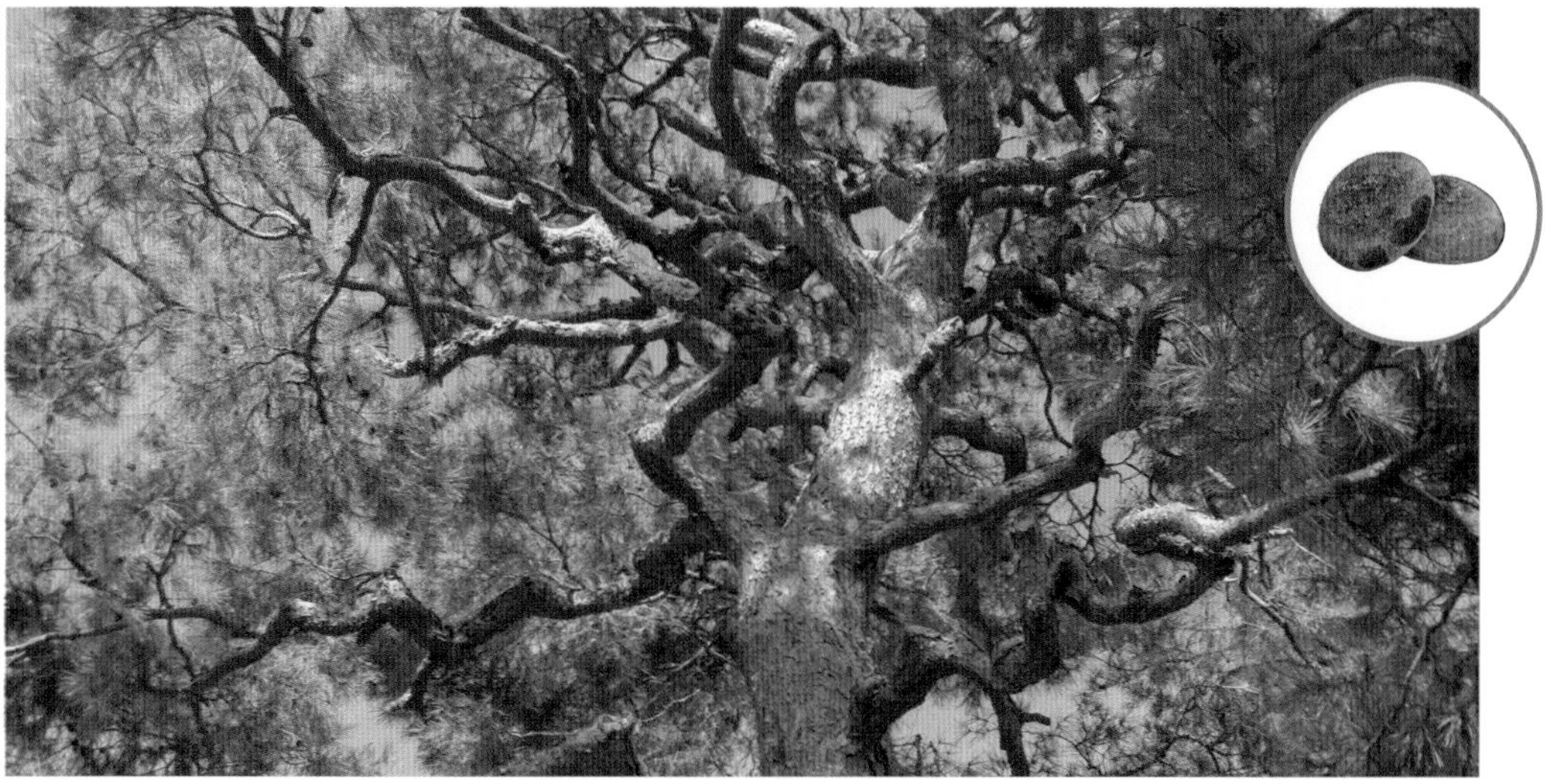

フラボノール

フラボノールは、3-ヒドロキシフラボン骨格を有するフラボノイドの一群です。ケンペロール、ラムネチン、イソラムネチン、モリン、ミリセチン、ケルセチン、その配糖体として、ルチン、ロビニン、ケルシトリン、アザレインなどがあります。フラボノールは通常は無色ですが、黄色い物質もあります。

アザレアチン

英名 azaleatin

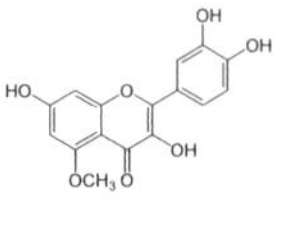

リュウキュウツツジから単離され、これまでに44のツツジ科ツツジ属、ルリマツリ、ペカン等に含まれていることが報告されています。フラボノールの1つであるカテコール構造（p.173）を持っており、化合物名はツツジの英名（azalea）に由来します。

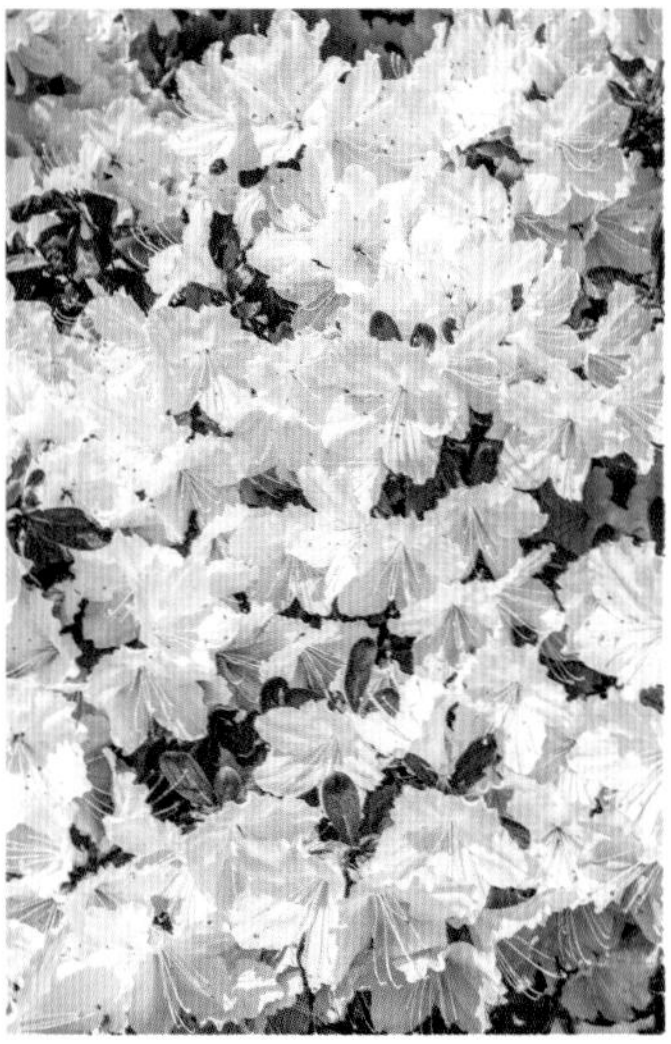

アザレイン

英名 azalein

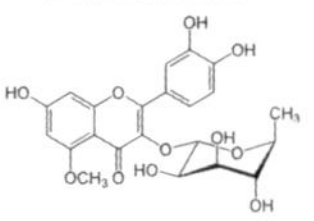

ルリマツリ属およびツツジ属植物に含まれるフラボノールの一種です。アザレアチンの3-O-α-L-ラムノシドになっています。化合物名はツツジの英名(azalea)に由来しています。

イソラムネチン

英名 isorhamnetin

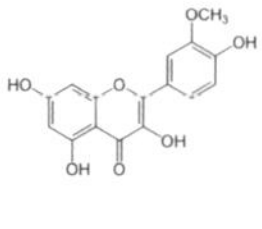

メキシコおよび中央アメリカの幻覚植物であるニオイマンジュギク（*Tagetes lucida*）に含まれています。肝障害予防機能があることが報告されています。フラボノールの1つで、ケルセチンのヒドロキシ基がメトキシ基に置換した構造を持っています。

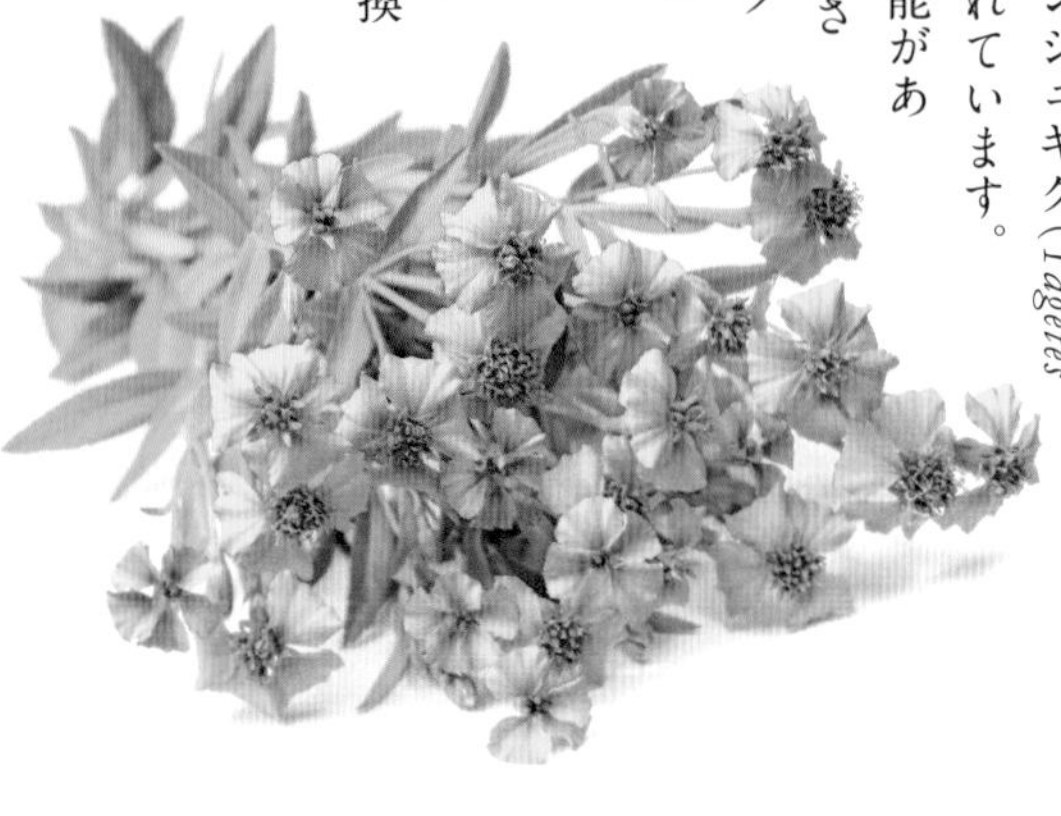

ケルシトリン（クエルシトリン）

英名 quercitrin

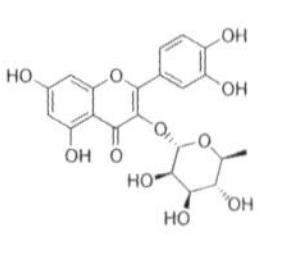

ダッタンそばに大量に含まれており、ダッタンそばやピーマンの苦味成分の本体です。フラボノールの一種であるケルセチンの配糖体です。

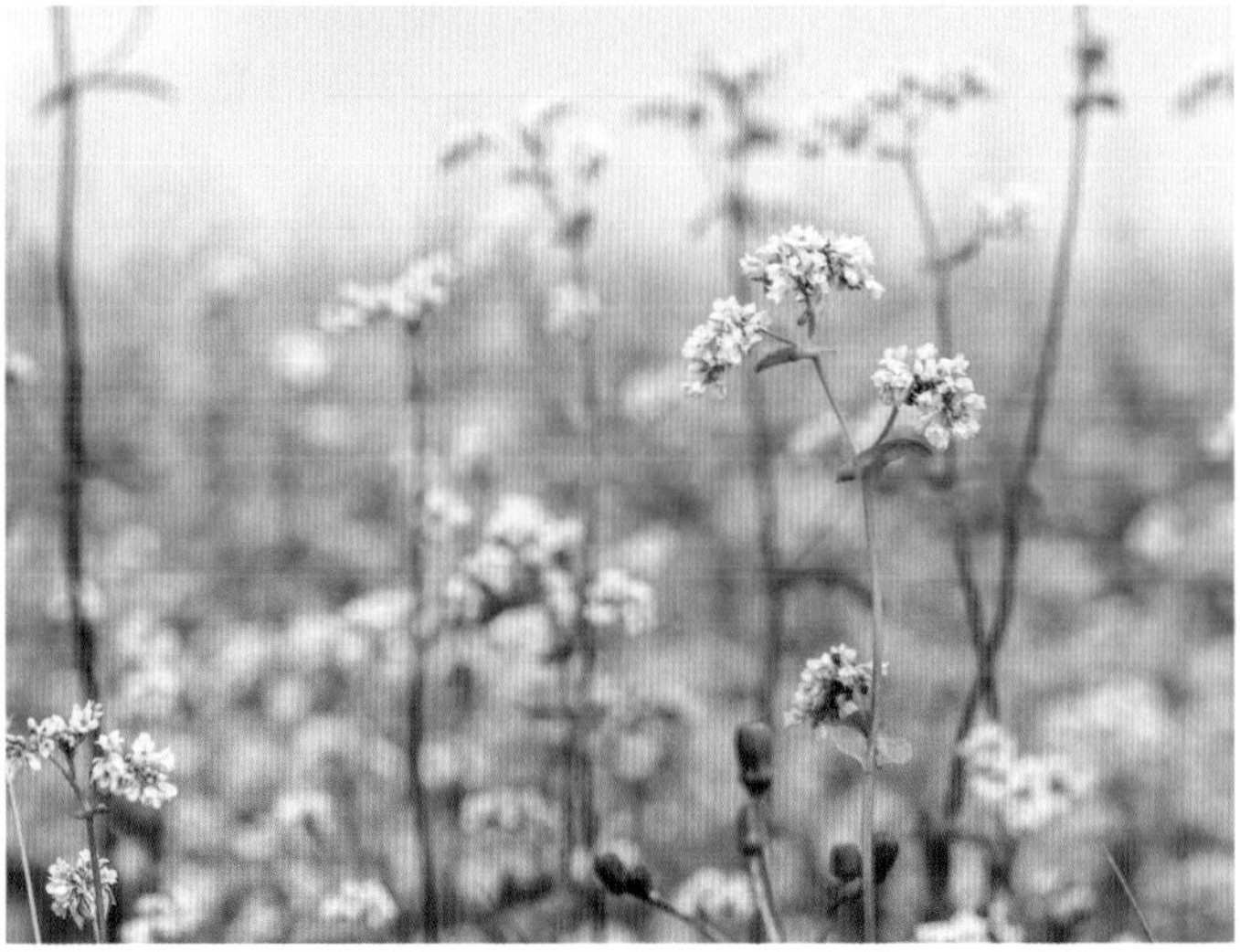

ケルセチン

英名 quercetin

配糖体（ルチン、ケルシトリンなど）または遊離した形で、たまねぎやそば、かんきつ類など多くの植物に含まれています。たまねぎの皮の黄色い色素はケルセチンで、古くから染料とされてきました。

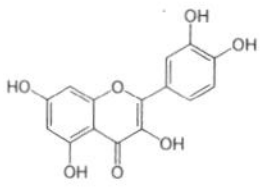

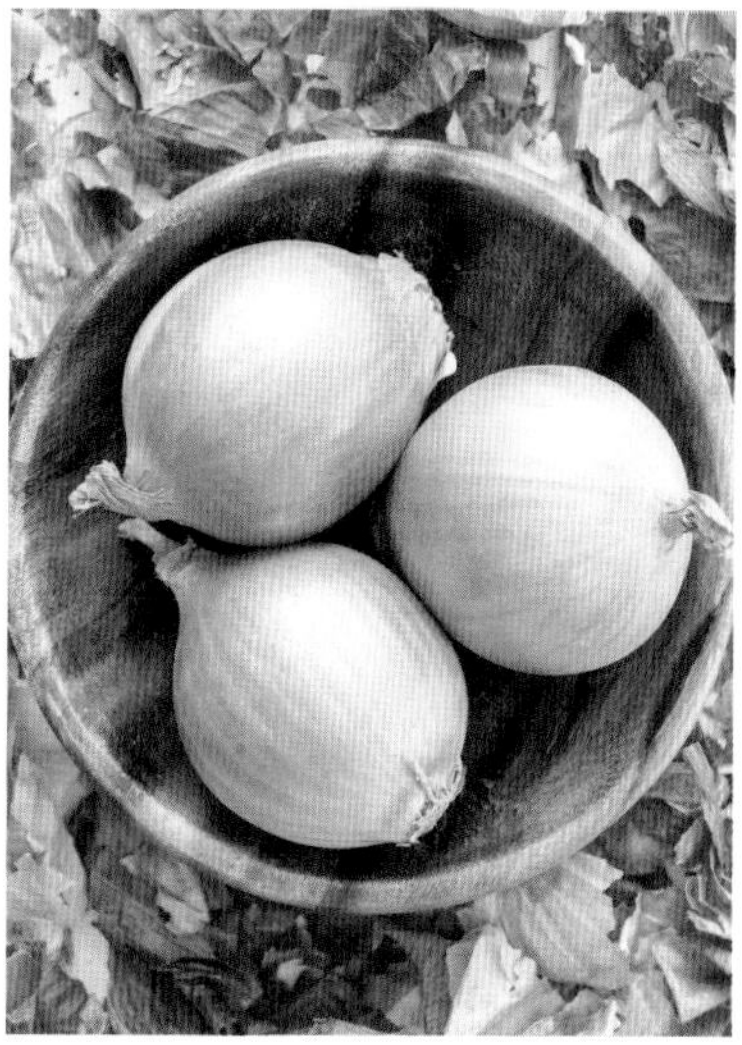

ケンペロール

英名 kaempferol

からしな、しょうがに多く、茶、ブロッコリー、グレープフルーツ、キャベツ、ケール、豆類、エンダイブ、ポロねぎ、トマト、いちご、ぶどう、芽キャベツ、りんごなどにも含まれています。抗酸化、抗炎症、抗がん、抗糖尿病、抗骨粗しょう症、抗アレルギー活性などが報告されています。フラボノールの1つで、ナリンゲニン（p.188）の誘導体。

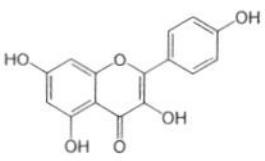

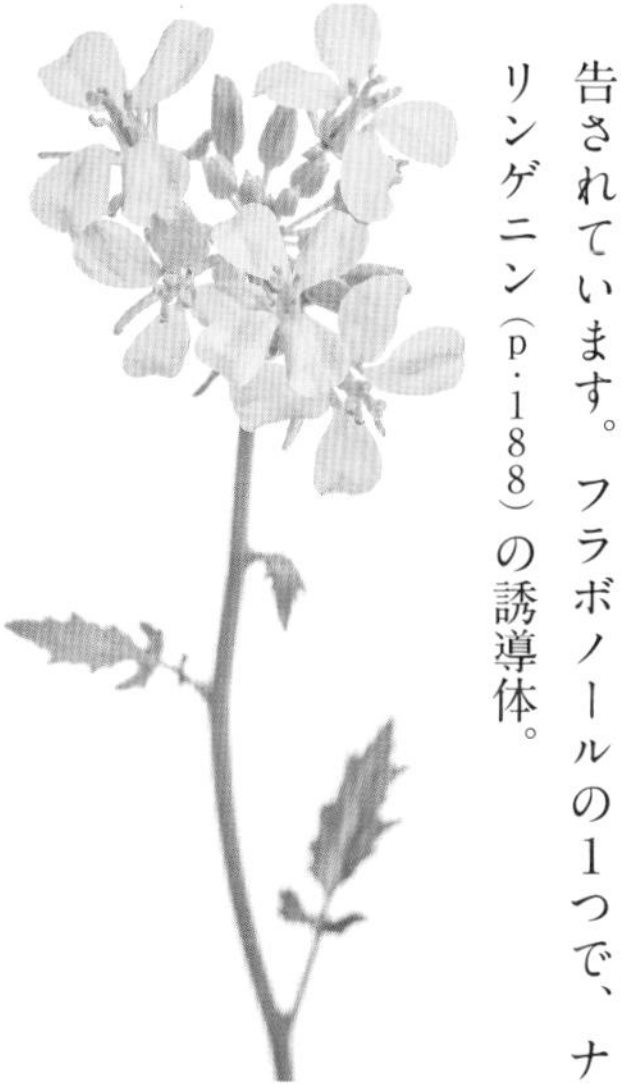

トリホリン

英名 trifolin

カンレンボク（*Camptotheca acuminata*）や、ケツルアズキ（*Vigna mungo*）のもやしに含まれるケンペロールの配糖体。抗菌活性を持っています。

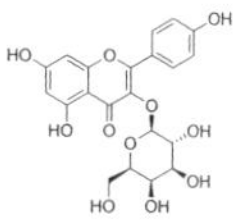

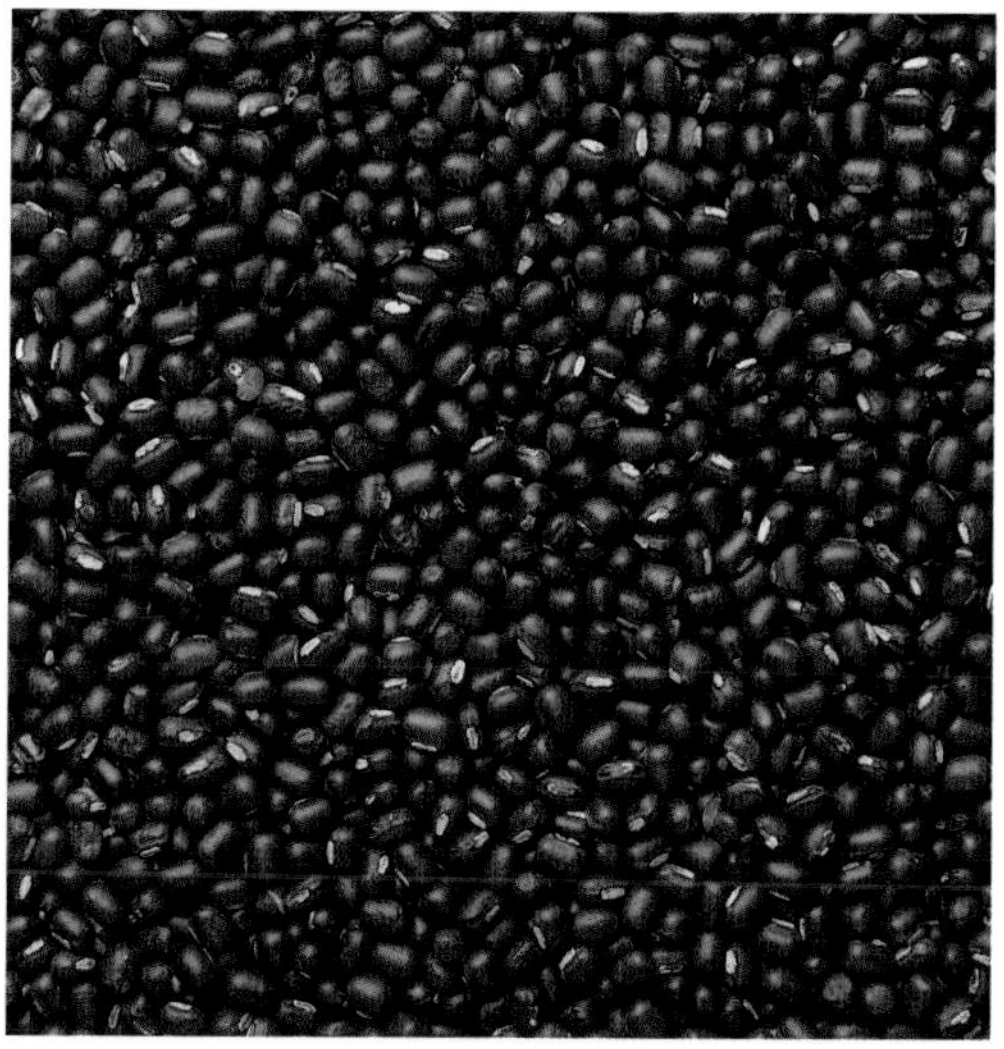

ミリセチン

英名 myricetin

多くのぶどう、ベリー、野菜、ハーブ、その他の植物に含まれており、特にくるみに豊富に含まれています。ミリセチンは強い抗酸化活性を有し、8年間のコホート研究（疫学的調査）で膵臓がんのリスクを23％低減したという結果が報告されています。

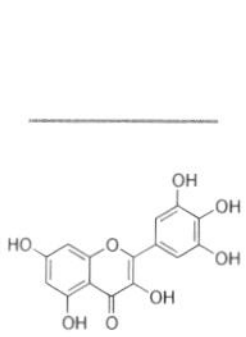

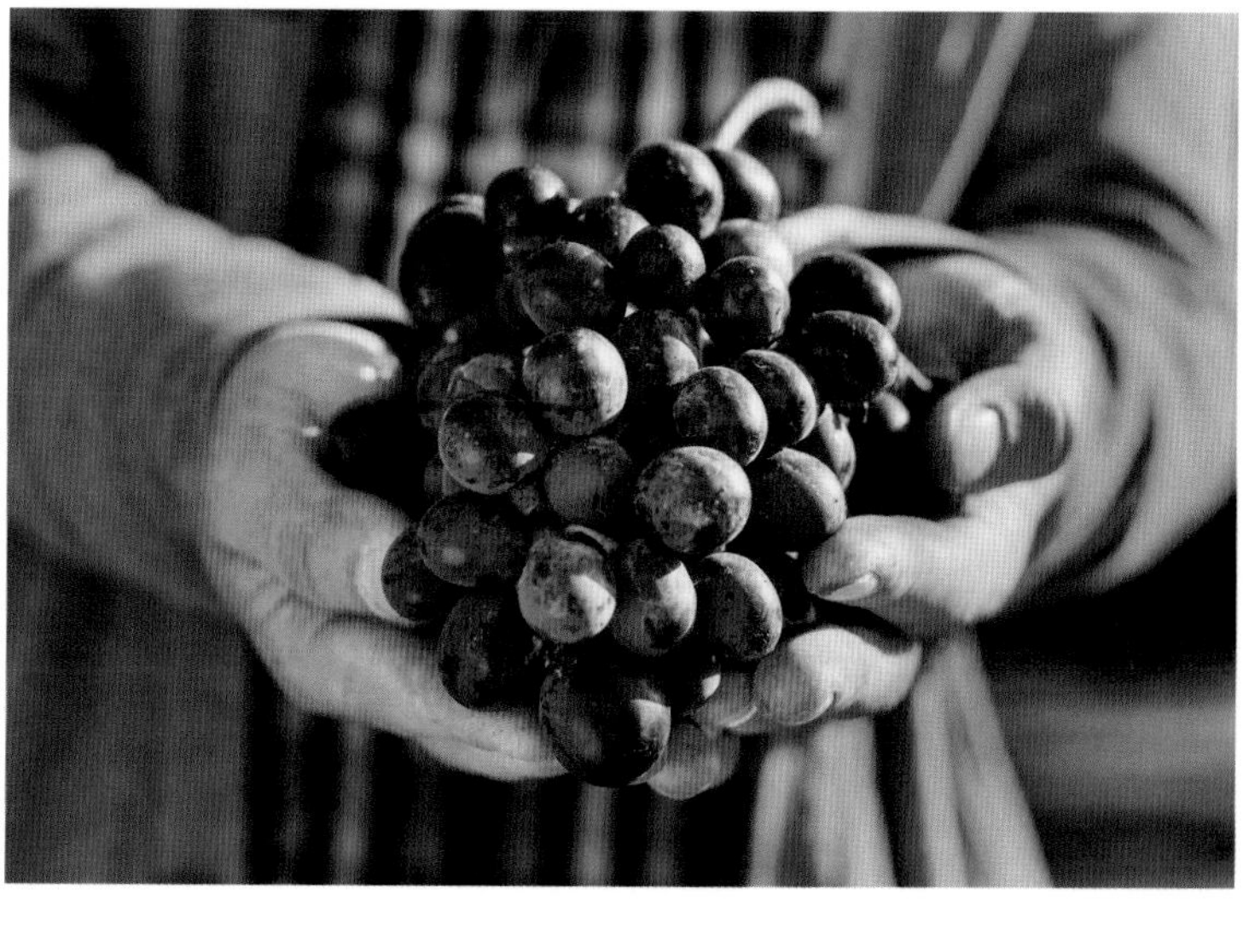

モリン

英名 morin

アメリカハリグワ（*Maclura pomifera*）やグアバ（*Psidium guajava*）の葉から単離されたフラボノールです。黄色物質であり、脂肪酸の合成を阻害する作用があるとの報告があります。また、アミロイドポリペプチダーゼ（アミリン）を抑制し、アミロイド繊維の凝集を阻害してアミロイドたんぱく質の蓄積を抑える活性が報告されており、アルツハイマー型認知症の薬になる可能性があります。

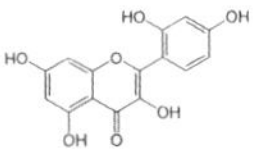

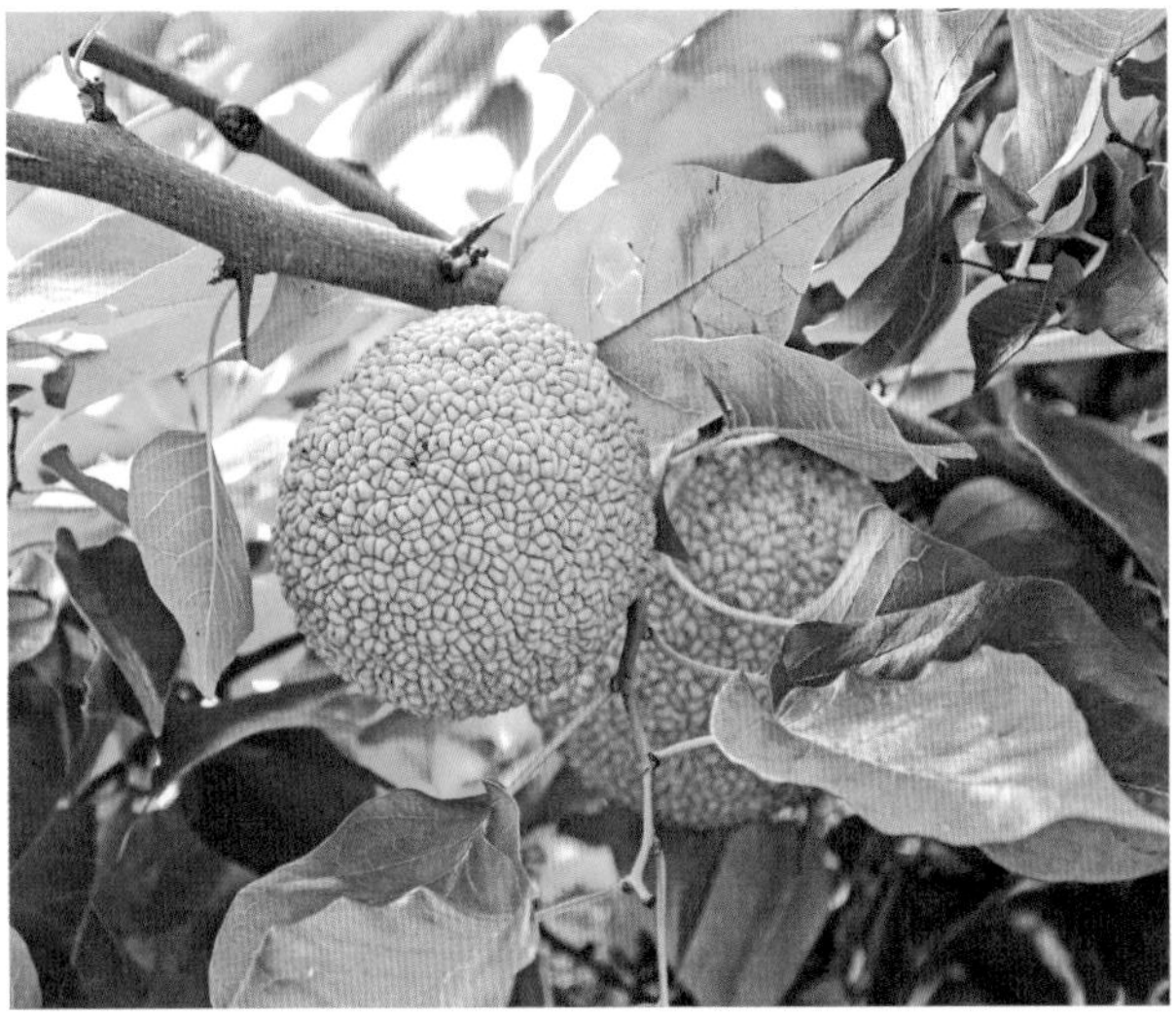

ラムネチン

英名 rhamnetin

クローブから単離されたフラボノールの一種。ケルセチンよりもヒト乳がん細胞中でのアポトーシス誘導能（乳がんを予防する効果）が高いことが知られています。

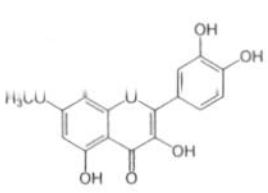

ルチン

英名 rutin

タデ科のダッタンそば、そばの実に含まれており、ダッタンそばには普通のそばの100倍のルチンが含まれています。ミカン科のヘンルーダ（ルー）から発見されたフラボノール配糖体で、カテコール構造（p.173）も持っている化合物です。抗酸化能が強く、多くの国で血管保護のための薬剤として使用されており、総合ビタミン剤や植物性の生薬の成分にも使われています。

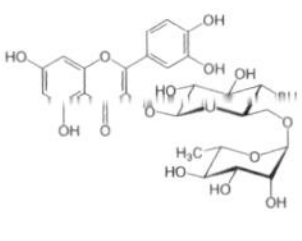

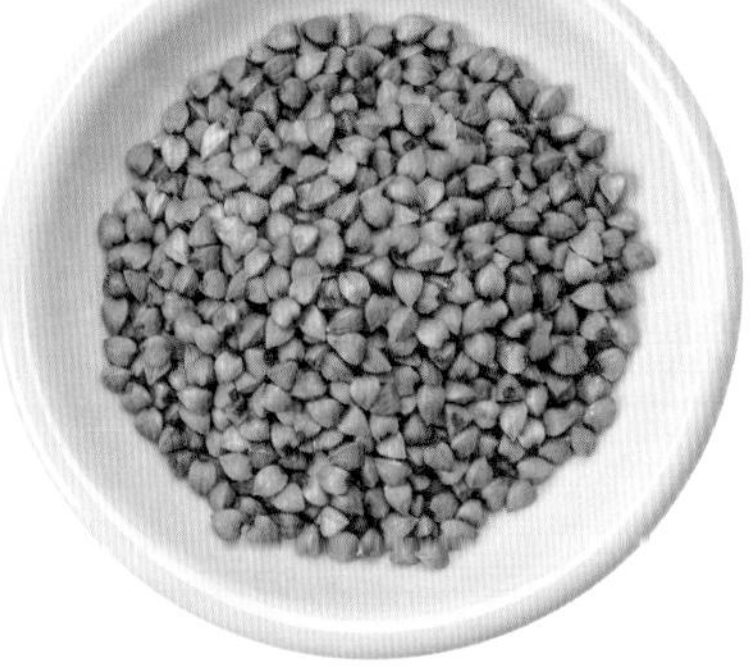

ロビニン

英名 robinin

ニセアカシアから単離されたのでその学名からロビニンと名付けられました。あずきにも含まれています。フラボノール配糖体の1つ。

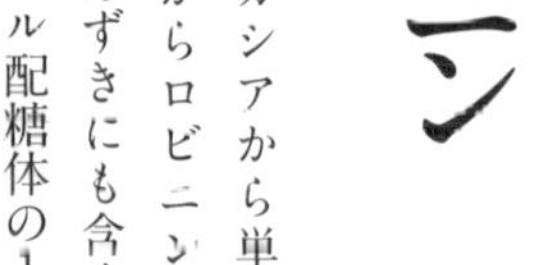

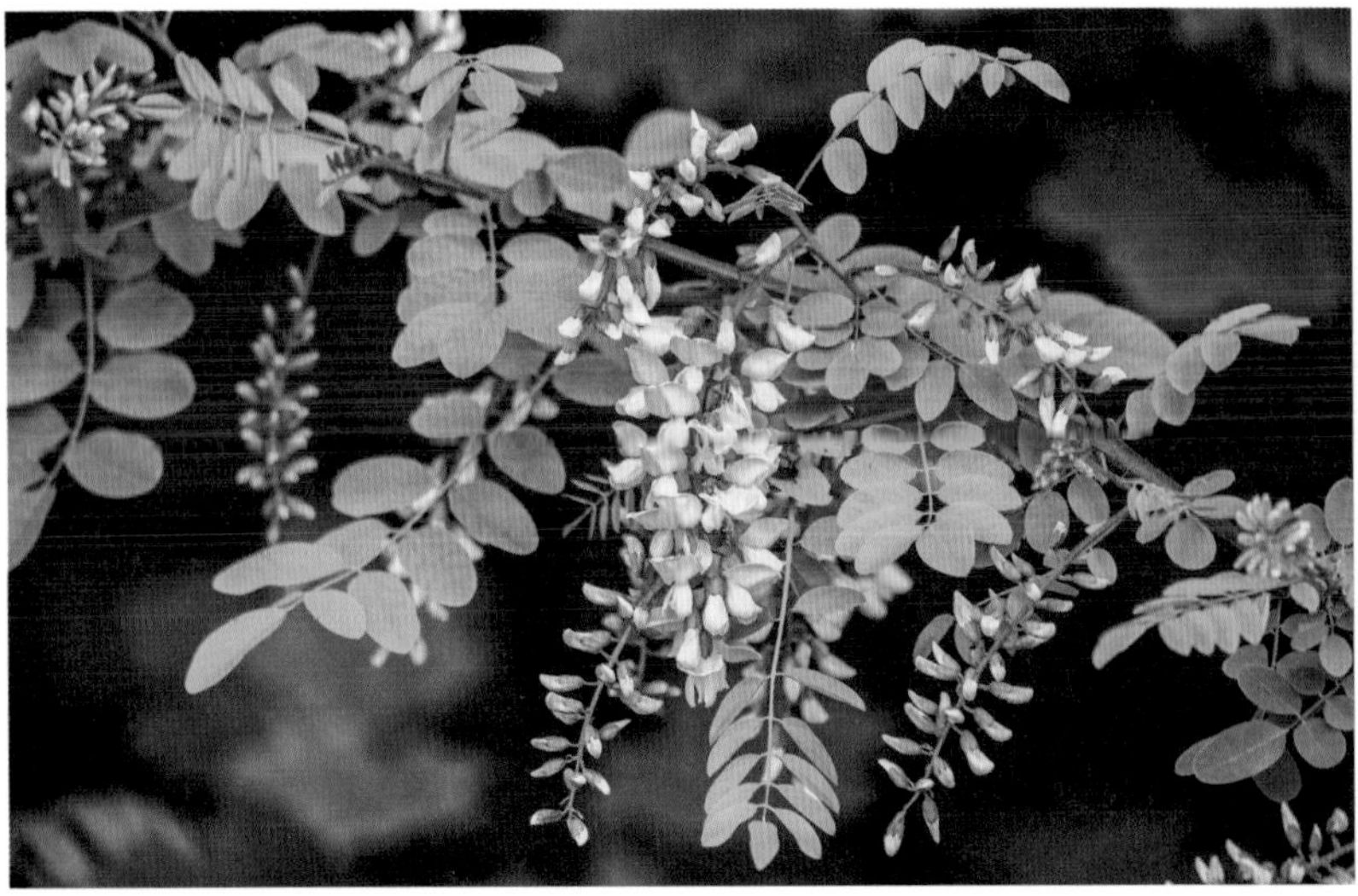

フラボン

フラボノイドの一種でフラバン誘導体の環状ケトンです。クリシン、ルテオリンはフラボンに含まれます。無色～黄色の色素であることが多く、葉や茎の表面に存在して植物体を紫外線から保護する働きをしていると考えられています。また、マメ科植物の根に存在しているものは、根粒形成のシグナル物質として働きます。自然界では糖と結合した配糖体として、あるいは水酸化されたヒドロキシ体として存在しており、これまでに1300種類以上が知られています。野菜やハーブ類に多く含まれ、抗酸化作用が強いため、機能性成分として注目されています。

クリシン

英名 chrysin

トケイソウ、チャボトケイソウ、ソリザヤノキ、ひらたけや蜂の巣にも含まれます。クリシンは、テストステロン（男性ホルモン）の濃度を向上させたり、テストステロン生産を刺激することを期待して、サプリメントに加えられますが、まだ十分な根拠は得られていないようです。

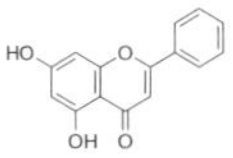

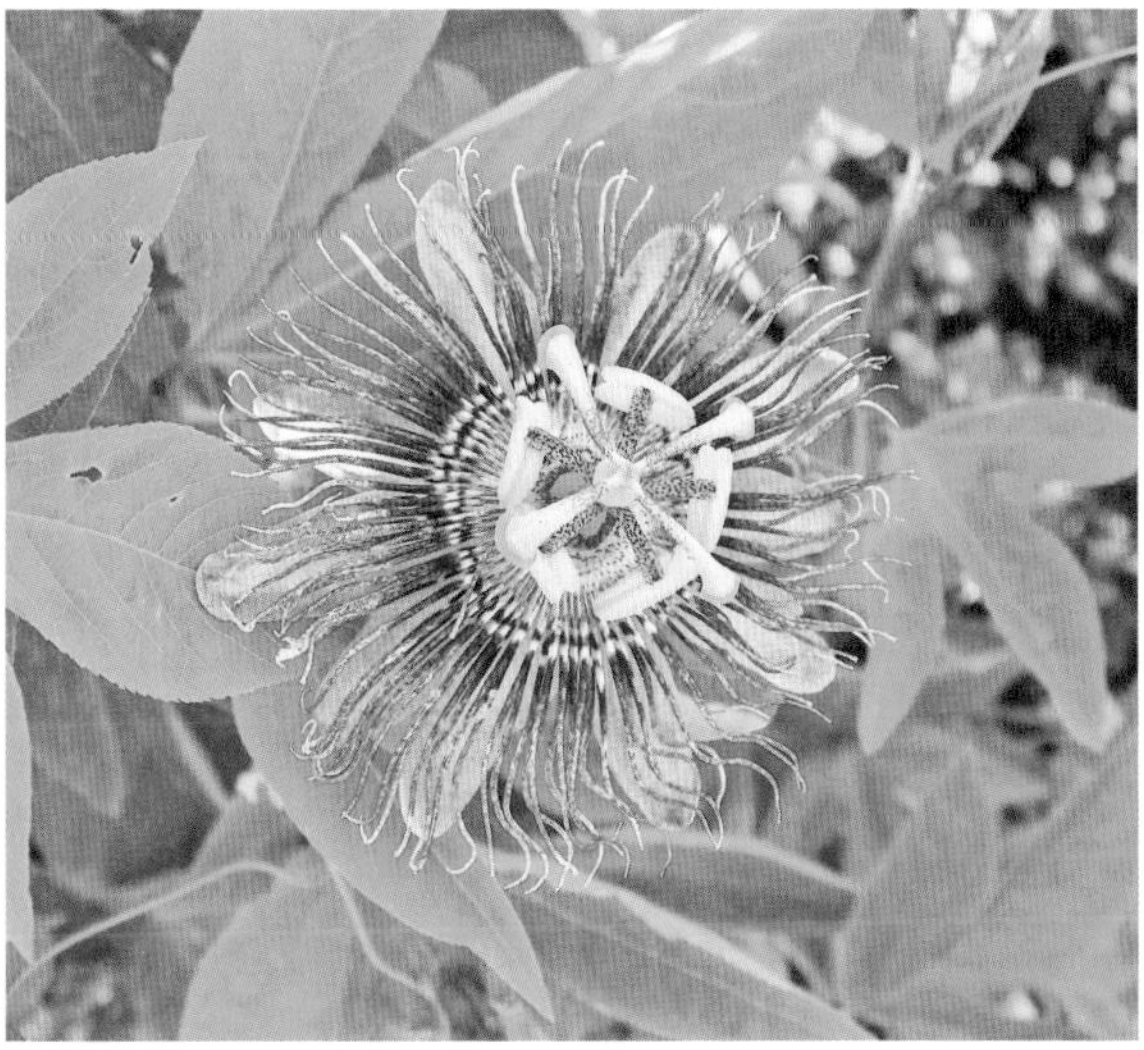

ルテオリン

英名 luteolin

シクンシ科のミロバランの葉、外皮や樹皮、シャジクソウ属の花、ブタクサ属の花粉に存在するフラボンの一種で、カテコール化合物（p.173）でもあります。セロリ、ブロッコリー、ピーマン、パセリ、タイム、しそ、カモミール、にんじん、ペパーミント、ローズマリー、オレガノ等にも含まれています。抗酸化活性、炭化水素代謝の促進、免疫系の調整、2型糖尿病の治療等の作用を持つ可能性が示されています。黄色の結晶です。

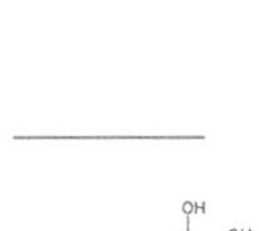

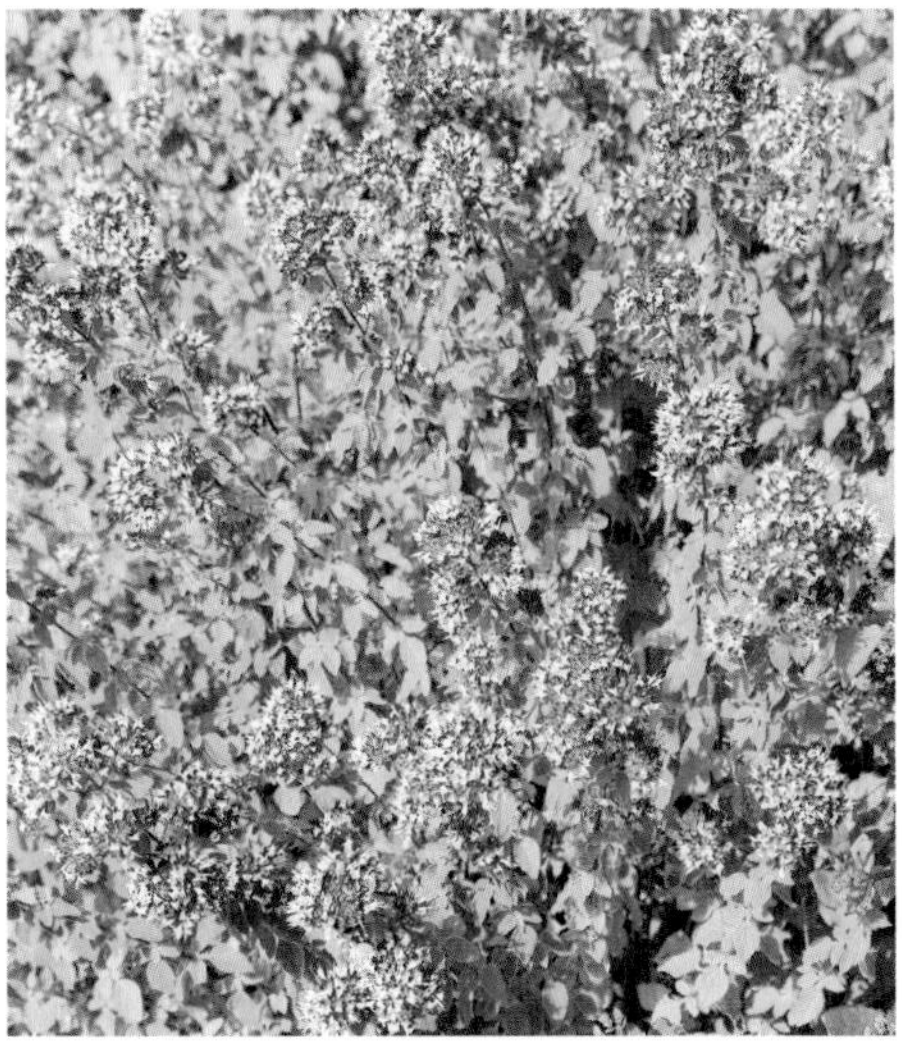

フラバノンとその配糖体

フラバノンはフラボノイドの一種で、カルコン（p.178）の異性体。C環の2、3位に二重結合がないため、色はありません。ブチン、エリオジクチオール、ヘスペレチン、ホモエリオジクチオール、イソサクラネチン、ナリンゲニン、ピノセンブリン、サクラネチン、ステルビンなどがあり、糖と結合したフラバノン配糖体としてはナリンギン、ヘスペリジン、サクラニンなどがあります。

サクラネチン

英名 sakuranetin

キク科のスマランサス・フルティコスス（*Smallanthus fruticosus*）やイネに含まれるフラバノンの一種。イネいもち病菌の胞子発芽を阻害するファイトアレキシン［＊1］として働くことがわかっています。脂肪細胞の分化を促進する活性があり、メタボリックシンドロームの予防、改善に有効である可能性が報告されています。

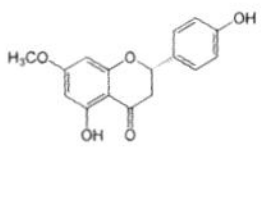

ナリンギン

英名 naringin

グレープフルーツやはっさくなどの果皮などに多く含まれ、かんきつ類の苦味や刺激感の元になっている成分。毛細血管を強化して血流を改善する効果、抗アレルギー作用、食欲抑制効果や抗酸化作用などが報告されています。ナリンゲニンの配糖体で、肝臓の薬物代謝酵素であるシトクロムP450の活性を阻害する作用があり、グレープフルーツジュースを一部の薬と同時に服用してはいけない理由とされていましたが、現在はベルガモチン（p.222）などのフラノクマリン類が原因とされています。

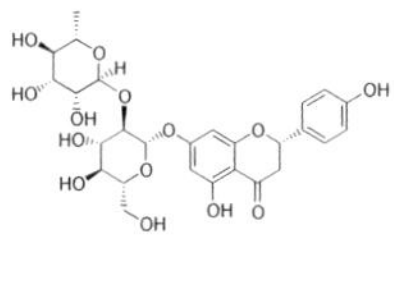

ナリンゲニン

英名 naringenin

グレープフルーツ、オレンジ、トマトなどに含有されています。フラバノンの一種で、ナリンギン、ナリルチン、プルニンのアグリコン（p.90）です。動物実験では、高脂質食による肥満から守り、血液中と肝臓のコレステロール濃度を低下させたとの報告があり、人間の肥満防止に利用できる可能性があります。

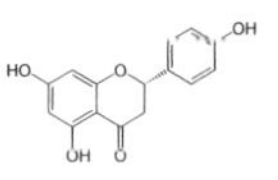

フムロン

英名 humulone

ビールに添加するホップに含まれる苦味成分です。成熟したホップの毬花と呼ばれる部分にある黄色い粉に多量に含まれています。プレニル化フロログルシノールの誘導体で、抗酸化性、抗菌性、抗ウイルス活性があり、ビールに添加する理由はその抗菌性、抗酸化性のためです。最近シクロオキシゲナーゼ-2阻害［＊2］作用などの生理作用が報告されており、医薬品としての利用が期待されています。

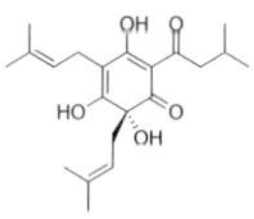

ヘスペリジン

英名 hesperidin

温州みかん、はっさく、だいだいなどの果皮および薄皮に多く含まれるヘスペレチンの配糖体。ビタミンPと呼ばれていたビタミン様物質です。毛細血管を強化し、血管透過性の増大を抑える働きがあり、コレステロールや血圧を低下させる作用、抗炎症作用、抗不安作用が報告されています。

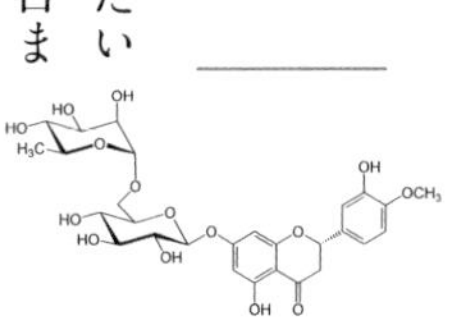

ヘスペレチン

英名 hesperetin

フラバノンの一種で、ヘスペリジンのアグリコン。水には溶けにくいものの、薬理作用はヘスペリジンよりも高いとされます。

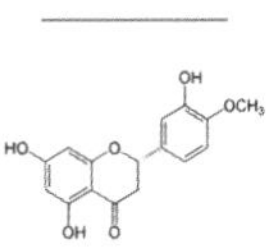

＊1 ファイトアレキシン：病原菌に感染した植物が、植物体内で生合成する防御物質。　＊2 シクロオキシゲナーゼ-2阻害：シクロオキシゲナーゼ-2（COX-2）はアラキドン酸からプロスタグランジン（発熱、痛覚、血圧低下、筋肉の収縮など多彩な生理作用を引き起こす生理活性物質）を合成するときに働く酵素。これを阻害することで、痛みなどの炎症が抑制される。

イソフラボン

イソフラボンはフラボノイドの一種で、大豆やくずなどのマメ科の植物に多く含まれ、クメストロール、ゲニステインやダイゼイン、ホルモノネチン、ビオカニンAなどがあります。女性ホルモン様の作用があり、更年期障害の緩和や骨粗しょう症予防にも有効とされています。大豆の根には大気中の窒素を固定する根粒菌［*］がついていますが、イソフラボン類は土壌菌を刺激して根粒を形成させています。

クメストロール

英名 coumestrol

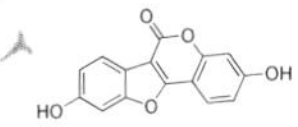

アルファルファ、大豆、芽キャベツ、ほうれんそう等に含まれるクマリン（p.220）の誘導体の一種。大豆とクローバーにも多量に含まれます。エストロゲン（女性ホルモン）様の生理活性を持っています。

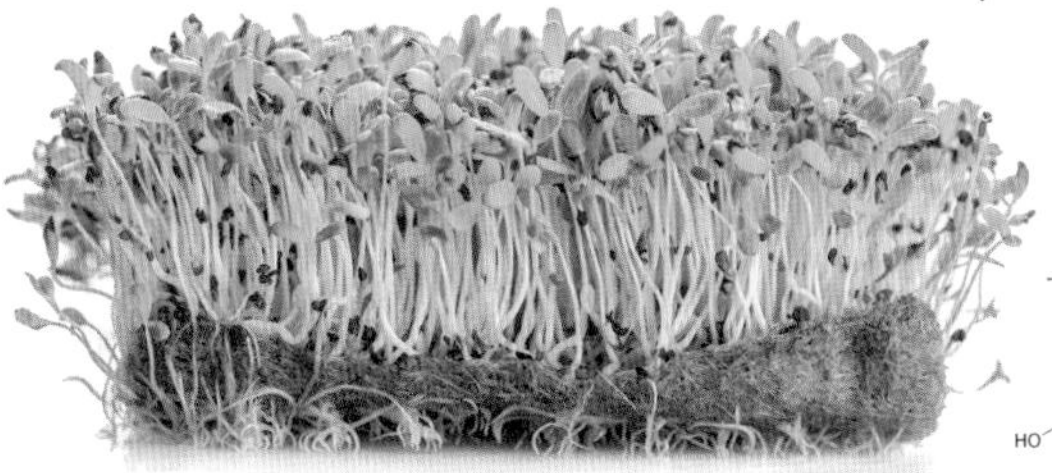

ゲニステイン

英名 genistein

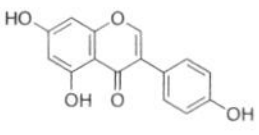

ルピナス属の植物、そら豆、くずやコーヒーに含まれるイソフラボンです。エストロゲン（女性ホルモン）様の生理活性を持ち抗酸化物質として作用します。抗血管新生作用があり、がん細胞の増殖を阻止する可能性があります。前立腺がん、子宮頸がん、脳腫瘍、乳がんおよび大腸がんの防止効果を示すという報告があります。

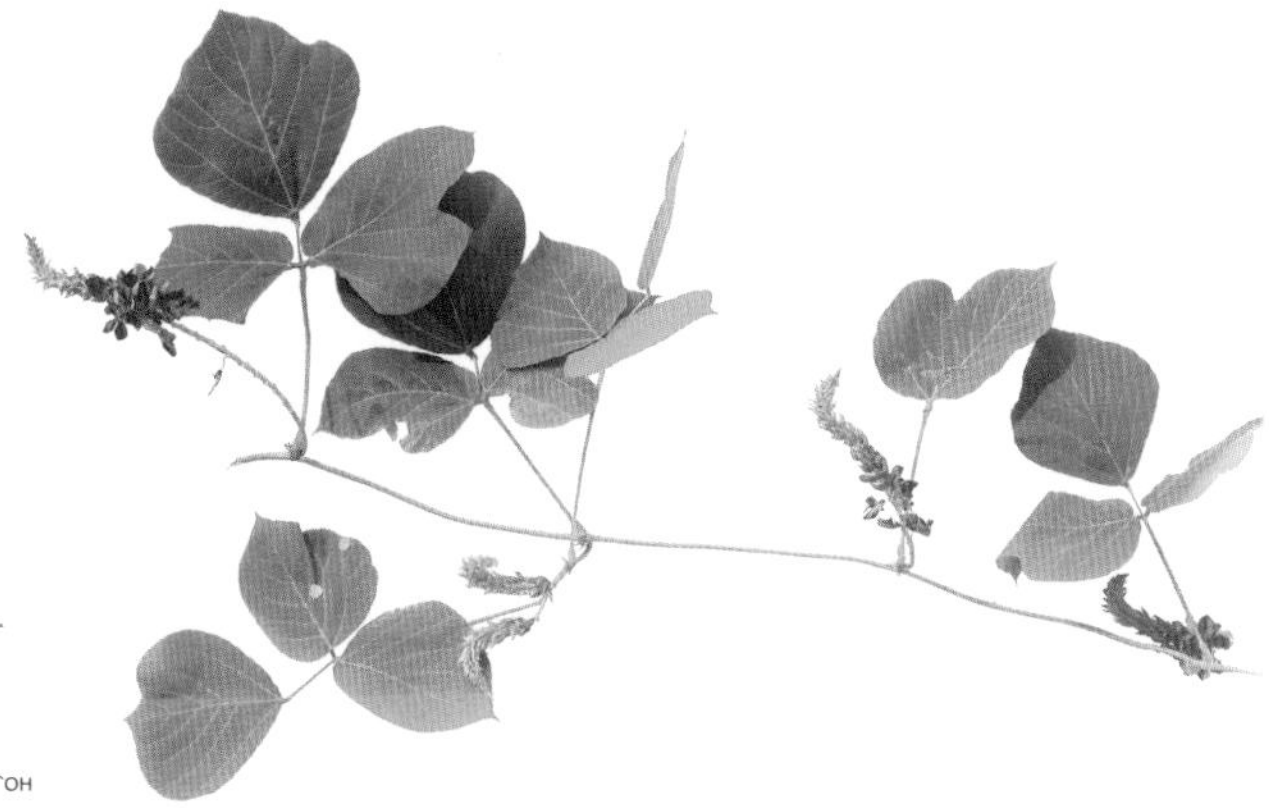

ダイゼイン

英名 daidzein

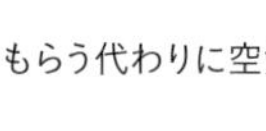

大豆、豆腐などの大豆製品、くずなどに含まれ、抗酸化作用に加えて、ヒトのエストロゲン受容体に作用することが知られています。このようにダイゼインは弱い女性ホルモン作用を持つことから、植物エストロゲン（フィトエストロゲン）とも呼ばれています。

日本人や東洋人は欧米人に比べて前立腺がんになりにくいことが知られており、その理由として、日本人や東洋人の大豆の摂取量が欧米人よりはるかに多いこと、すなわち植物エストロゲンの摂取量が多いことが関連するのではないかと考えられています。実験で、みそ汁や豆腐などの大豆製品を多く食べる人ほど、これらの植物エストロゲンの血液濃度が高いことが示されています。

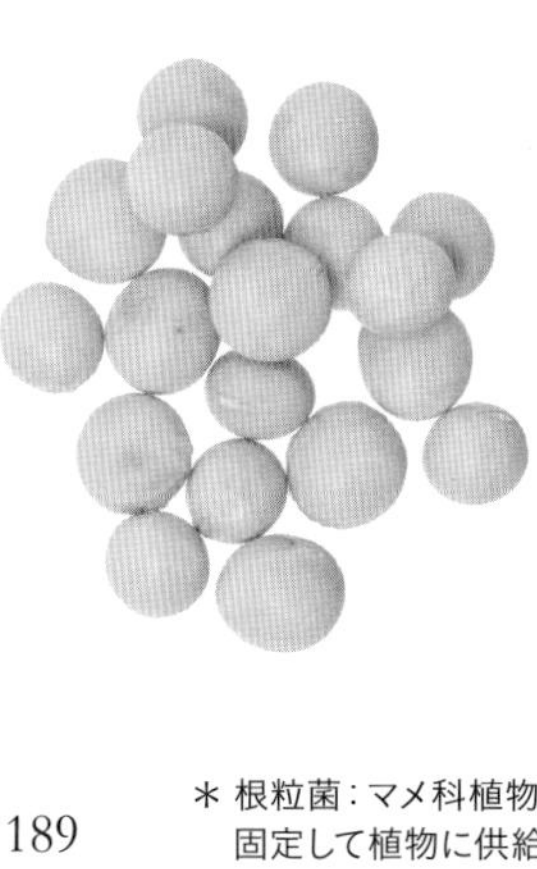

＊ 根粒菌：マメ科植物の根に共生する細菌で、根にこぶを作ってそこに生息し、植物から水や栄養をもらう代わりに空気中の窒素を固定して植物に供給する。

ビオカニンA

英名 biochaninA

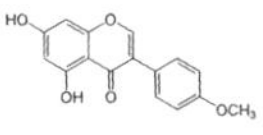

アルファルファ、ピーナッツ、ひよこ豆など、マメ類に多く含まれているイソフラボンです。カルシウムチャネル［*］を阻害することによって血管収縮を阻害する活性があり、心臓疾患に利用できる可能性があります。また、エストロゲン様の生理活性を持っています。

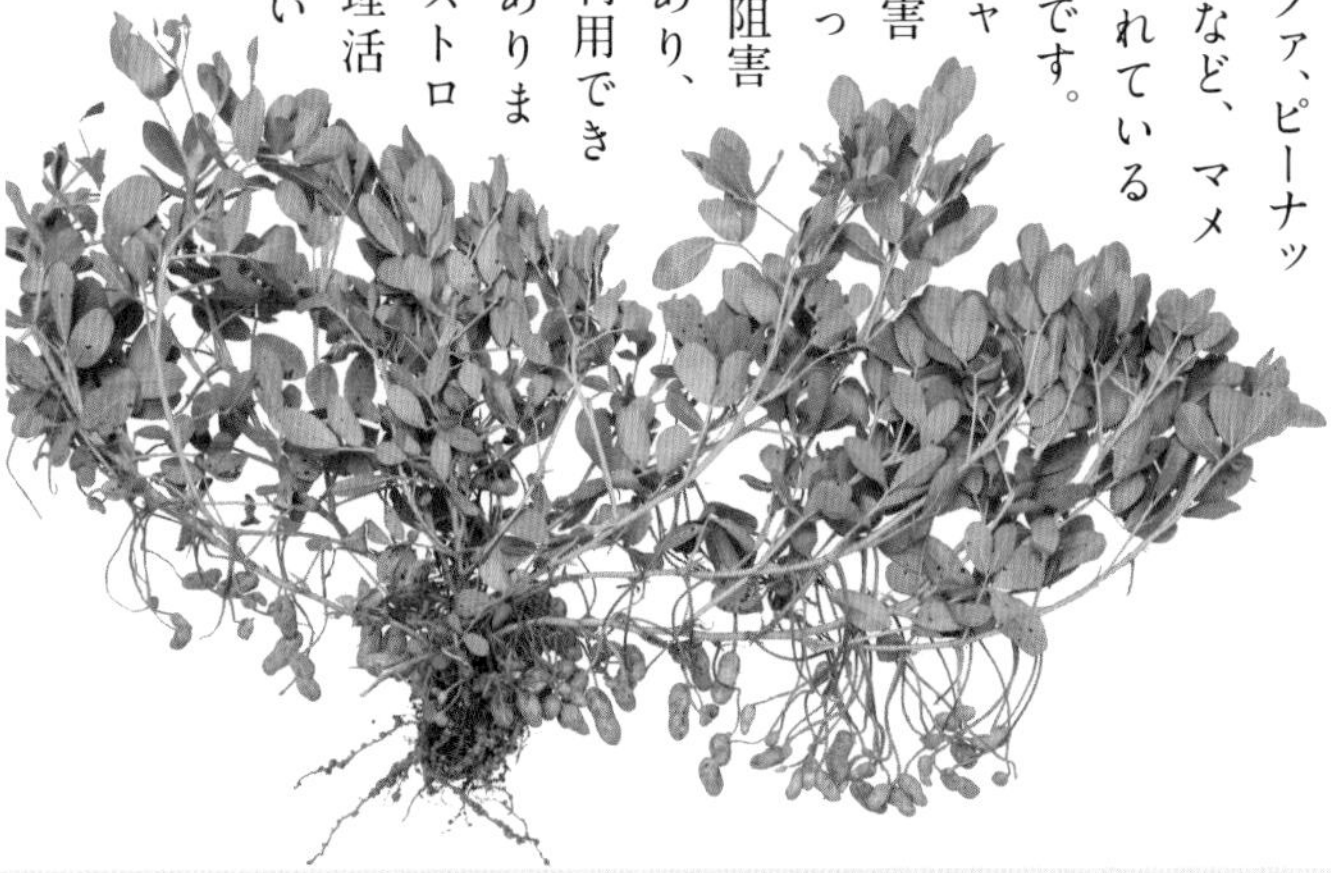

ホルモノネチン

英名 formononetin

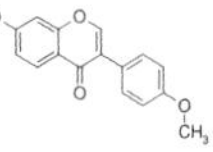

赤クローバー、イヌエンジュ、漢方薬のオウギ（黄耆）などに存在しているイソフラボンで、エストロゲン様の活性を持っています。血管新生の促進作用があると報告されています。

黒豆の健康効果について

黒豆は大豆の一種で表皮が黒い豆のこと。正式には「黒大豆」といい、日本では縁起物としておせち料理に使われます。主にアントシアニンをはじめ、植物性の良質なたんぱく質やサポニン、イソフラボン、ペプチド、食物繊維などが主に含まれています。

黒豆の色は、表皮に含まれるアントシアニンの色素です。抗酸化作用があり、高血圧や高血糖、高脂質などの生活習慣病の予防に役立つといわれています。

黒豆のたんぱく質には、必須アミノ酸がバランスよく含まれていて、体の機能を健康に正常に保ちます。黒豆のサポニンは水や油に溶け、動脈硬化の予防や脂質の酸化を防ぐ作用があります。

黒豆のイソフラボンはダイゼイン、ゲニステインなどという形で含まれており、女性ホルモンのエストロゲンに似た働きをし、更年期障害の症状に効果があるといわれています。

黒豆のペプチドは、疲労回復や集中力を高めるなどの効果が期待できます。

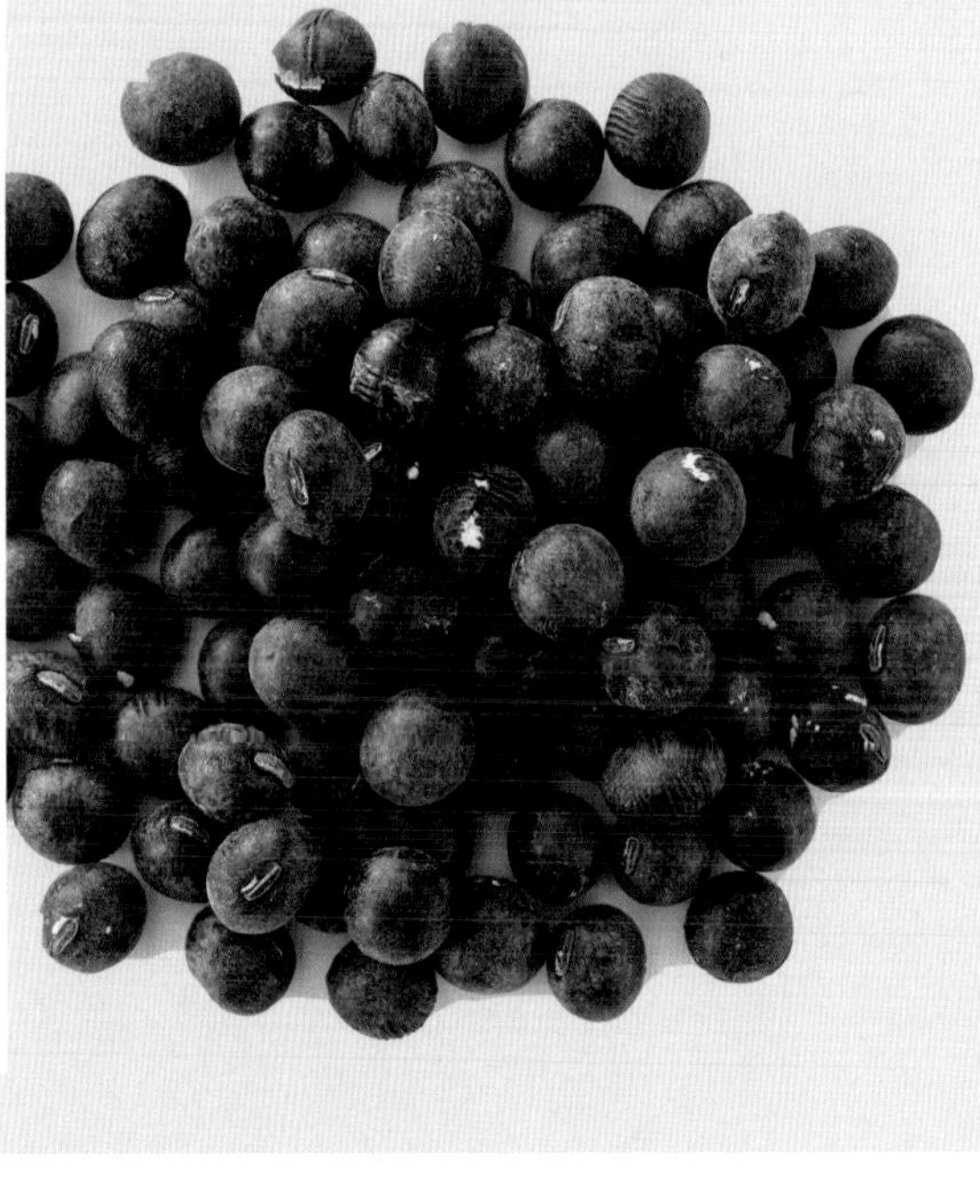

＊ カルシウムチャネル：細胞膜内に存在するカルシウムイオン（Ca^{2+}）を選択的に通過させる透過する通り道。神経伝達、筋肉や血管の収縮などに関係している。

アルカロイド

アルカロイドは主に植物に含まれる天然の有機酸塩類で、窒素原子を含み、通常はアルカリ性を示します。植物の二次代謝産物（p.154）であり、その本来の目的は、植物がほかの生物から身を守る防御物質であったと考えられていて、その生理活性は医薬品や嗜好品に利用されています。アルカロイドは、自然界に数千種もあるといわれています。

イソキノリンアルカロイド

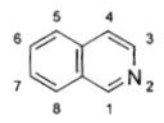

イソキノリンアルカロイドはイソキノリン基を持つアルカロイドです。ベルベリン、パパベリン、モルヒネ、コデインなどヒトの神経系に影響するものが多く、体内でチロシンから合成されます。

インドールアルカロイド

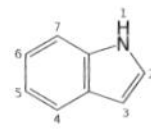

インドールアルカロイドはインドールを基本骨格に持つアルカロイドです。最も数多くのアルカロイドが属するグループで、これまでに4100種類以上のインドールアルカロイドが知られています。

キノリジジンアルカロイド

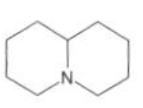

キノリジジンアルカロイドはキノリジジン骨格を持つアルカロイドです。スパルテイン、マトリン、ルピニンなどがあります。

キノリンアルカロイド

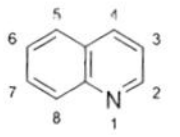

キノリンアルカロイドはキノリン基を持つアルカロイドです。キニーネ、キニジンなどが含まれます。

トロパンアルカロイド

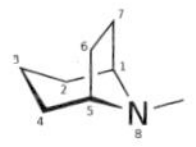

トロパンアルカロイドはトロパン骨格を持つアルカロイドです。アトロピン、スコポラミン、コカインなど神経に影響する物質が含まれています。

ピペリジンアルカロイド

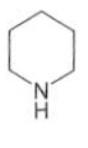

ピペリジンアルカロイドはピペリジン環を持つアルカロイドで、コニイン、プソイドペレチエリンなどがあります。これらはアミノ酸から生合成されます。

ピリジンアルカロイド

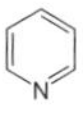

ピリジンアルカロイドはピリジン核を基本骨格とするアルカロイドです。トリゴネリン、ニコチン、アレコリン、アクチニジン、ゲンチアニン、ロベリンなど精神に影響する生理活性物質が多いことが分かっています。ビタミンであるピリドキシン（ビタミンB_6）とニコチン酸アミドもピリジンアルカロイドです。

ピリミジンアルカロイド

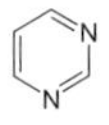

ピリミジンアルカロイドはピリミジン核を基本骨格とするアルカロイドです。ＤＮＡやＲＮＡを構成するチミン、シトシン、ウラシルが含まれます。これらの核酸を構成するピリミジンアルカロイド以外の天然のピリミジンアルカロイドのほとんどは猛毒です。

ピロリジジンアルカロイド

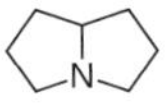

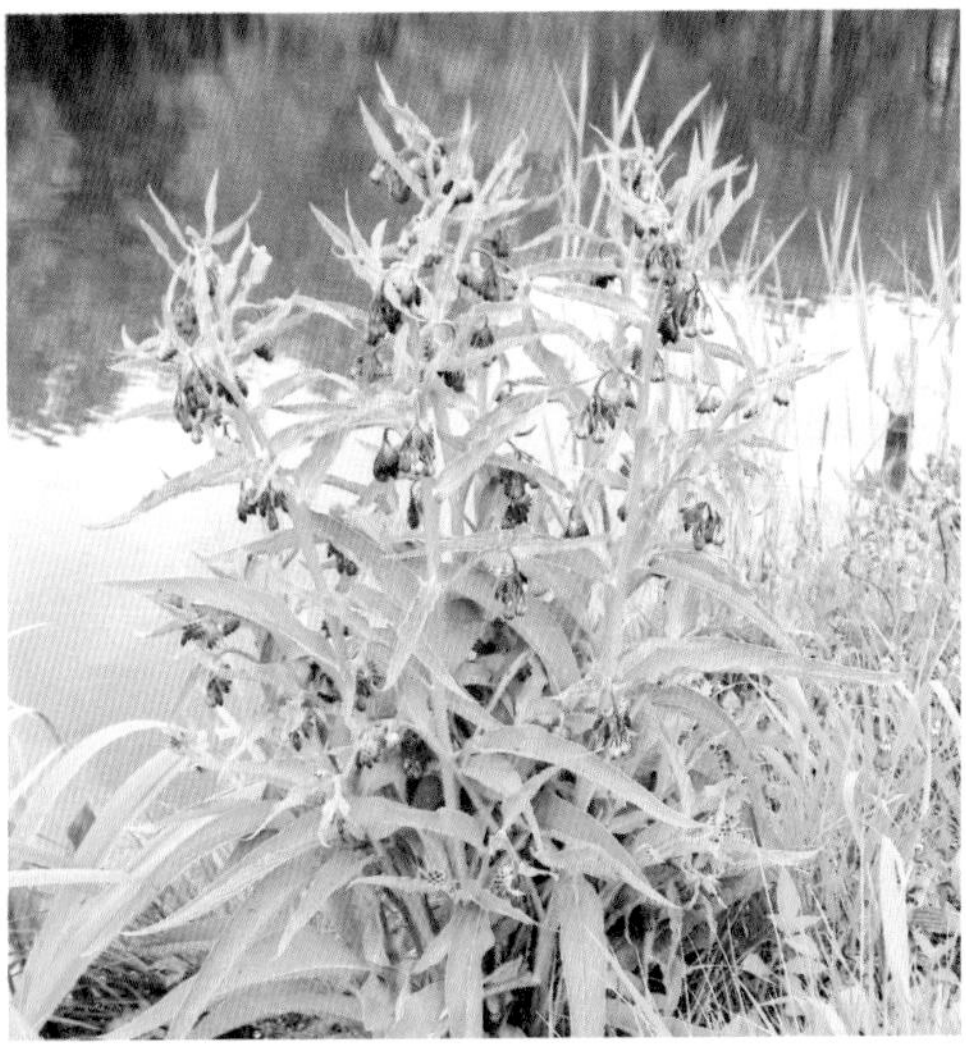

ピロリジジンアルカロイドはピロリジジン骨格を持つアルカロイドです。３００種類以上の天然物が知られています。ムラサキ科、キク科、ラン科、マメ科植物などによく含まれています。肝毒性があり、肝中心静脈血栓症や肝がんを起こします。本成分を含む薬草（ヒレハリソウやフキタンポポ）やエキウム属の植物（ブルガレ、ブランタギネウム）の蜂蜜には肝機能を害するリスクがあります。また、キク科のふき、つわぶきを食べるときには十分なアク抜きが必要です。

プリンアルカロイド

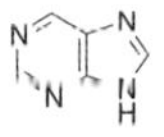

プリンアルカロイドはプリン塩基を基本骨格とするアルカロイドです。カフェイン、テオブロミン、テオフィリン、エリタデニン、イノシン酸、グアニル酸、キサンチル酸などがあります。神経に影響する作用があり、うま味物質としても利用されています。

ポリアミンアルカロイド
（ポリアミン）

ポリアミンアルカロイドはポリアミン構造を持つアルカロイドです。プトレシン、スペルミジン、スペルミンなどがあります。ポリアミンは細胞分裂に必須な増殖因子であるとされています。

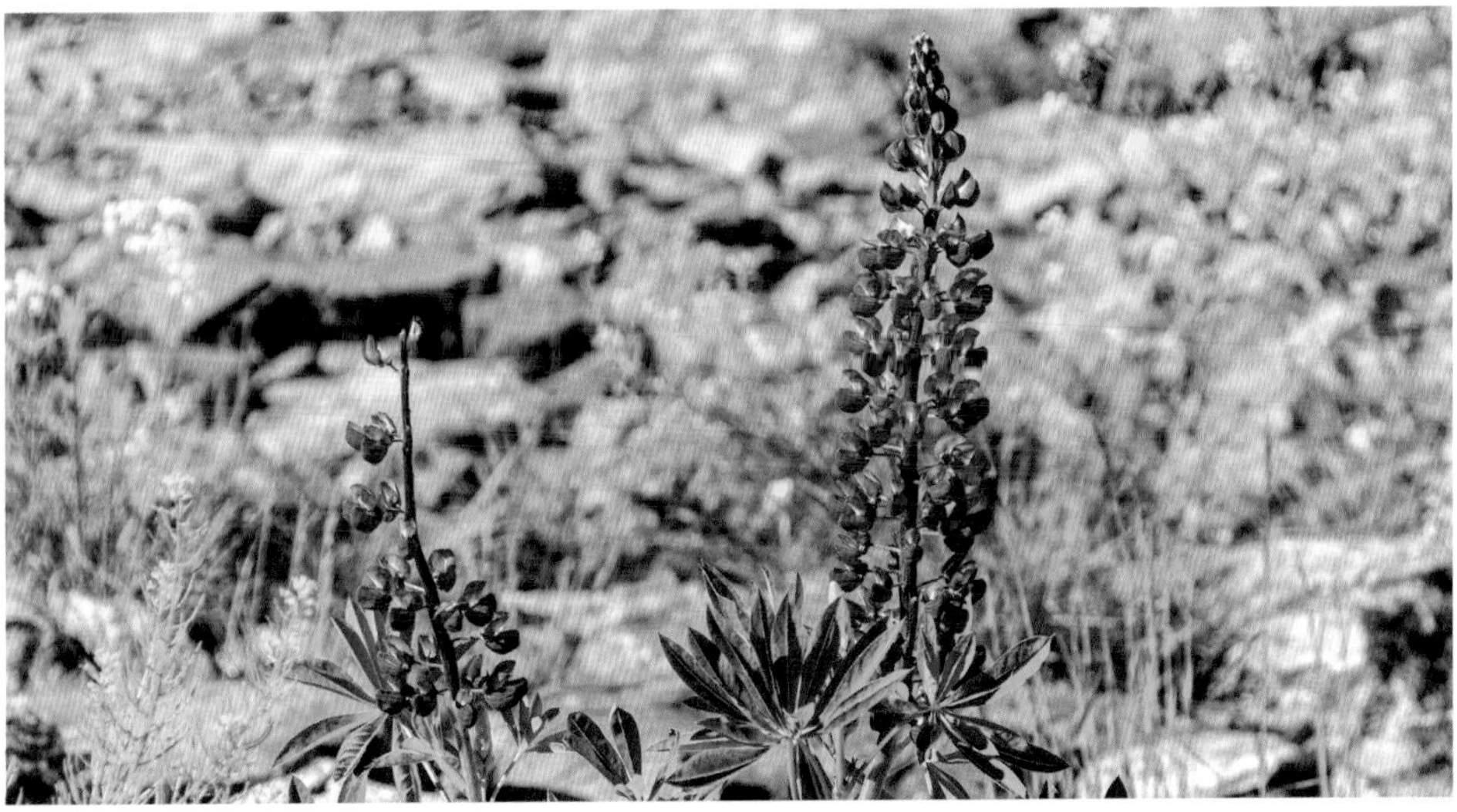

こんなところにも？ 植物に含まれる毒

自然界には毒性のある植物がたくさん存在します。毒となる成分は、植物が自身を守るために持っていると考えられていますが、その作用や強さは千差万別。軽い吐き気や幻覚症状ですむものもあれば、ほんの少量でも死に至るものもあります。毒を持った植物は意外と身近にあるものなので、誤って口にしないように気をつけましょう。

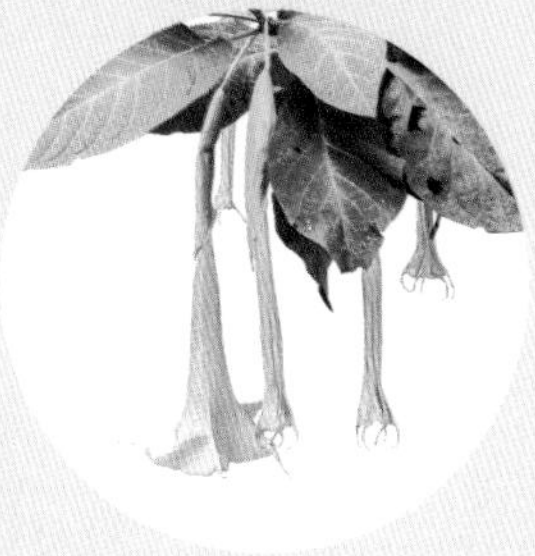

チョウセンアサガオの根

ナス科のチョウセンアサガオには、アトロピンやスコポラミンなどのアルカロイドが含まれます。根が太いためごぼうと間違えて食し、中毒症状を起こした例が数多く報告されています。

スイセンの葉

スイセンにはリコリンというアルカロイドが含まれ、食用すると30分以内に嘔吐や下痢、発汗、昏睡などの症状が現れます。スイセンの葉はにらとよく似ているため、誤って食べてしまうケースがあるようです。

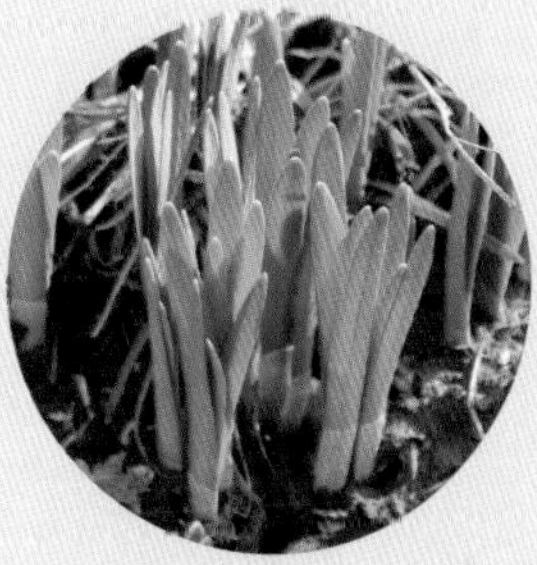

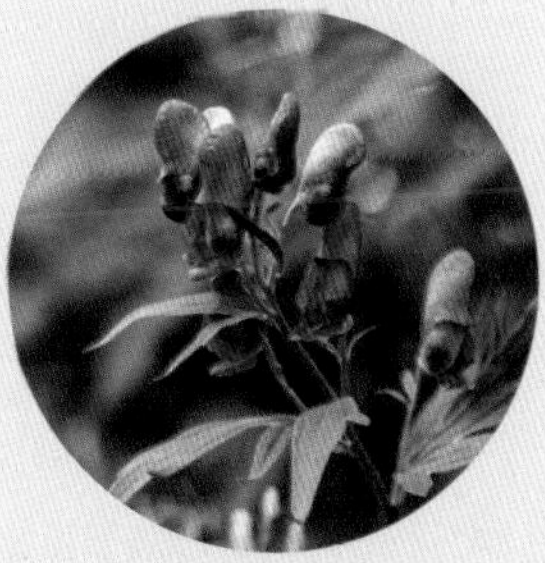

トリカブトの若芽

トリカブトにはいくつかのアルカロイドが含まれ、食用すると10〜20分以内に口唇や手足のしびれ、嘔吐、下痢、血圧低下などを起こし、重篤な場合死亡することもあります。早春から初夏にかけての山菜の収穫時期に、食用の山菜と誤食する事故が多いようです。

じゃがいもの芽

じゃがいもの芽や皮の緑化した部分には、ソラニンやチャコニンといったアルカロイドが多く含まれ、食用すると吐き気や腹痛、下痢、頭痛、めまいなどの症状が現れます。加熱しても毒性はなくならないため、調理の際は確実に取り除いたほうがよいでしょう。

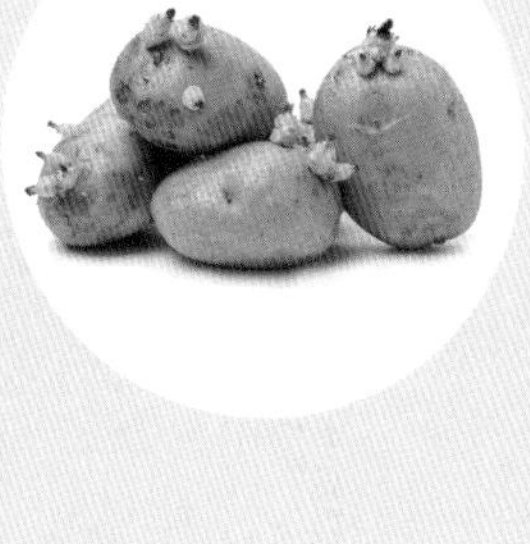

アクチニジン

英名 actinidine

またたびに含まれるピリジンアルカロイドです。猫の大脳などを麻痺させる活性があり、ネコのフェロモンとしての効果があります。またたびと同じサルナシ科のキウイフルーツや、セイヨウカノコソウにも含まれています。

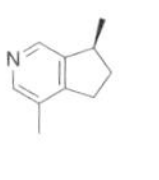

アコニチン

英名 aconitine

トリカブトに含まれる毒成分で、アコニットアルカロイドです。嘔吐・痙攣・呼吸困難・心臓発作を引き起こします。古来、アイヌなどにより狩猟用の毒矢の毒として使われてきました。適量を使用すれば漢方薬となり、強心剤として使われます。

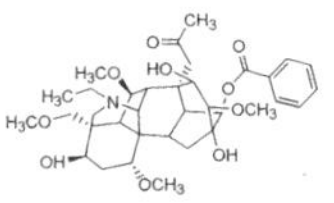

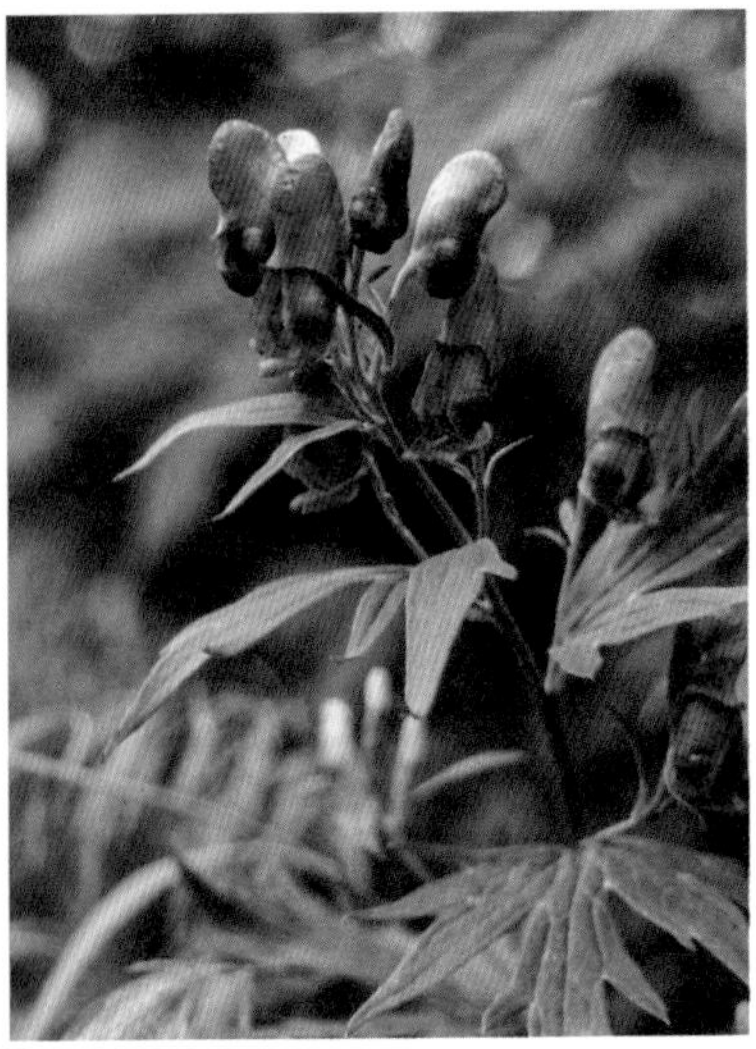

アデニン

英名 adenine

核酸を構成する5種類の主な塩基の1つでプリン骨格を持つプリンアルカロイドです。生体内に広く分布する物質です。昔はビタミンB_4とも呼ばれましたが、必須性や機能が明らかになったので、現在ではビタミンとは考えられていません。しかし、ビタミンBであるナイアシンやリボフラビンと結合し、NAD［＊1］やFAD［＊2］となるので、栄養素として重要な物質です。

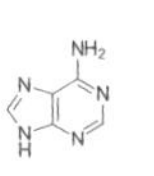

アデノシン三リン酸（ATP）

英名 adenosine triphosphate

地球上の生物の体内に普遍的に存在しているプリンアルカロイドです。アデノシンに3分子のリン酸がつき、2個の高エネルギーリン酸結合を持つヌクレオチド［＊3］で、解糖系でも産生されます。ATPは高エネルギーリン酸結合のエネルギーを利用して、いろいろな物質の生合成や輸送、運動などの反応に用いられます。その重要性から「生体のエネルギー通貨」と呼ばれます。

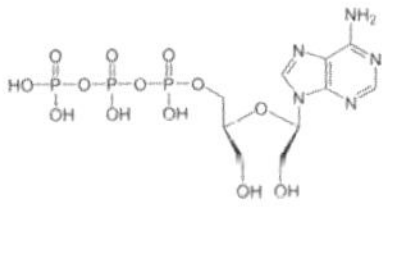

アナバシン

英名 anabasine

アカザ科アナバシス属の植物（*Anabasis aphylla*）、南米原産のヤダチタバコ（*Nicotiana glauca*）に含まれるピリジンアルカロイド。ネオニコチンともいいます。ニコチンの類縁化合物でニコチノイドの一種。光学活性化合物で、天然に存在するのは（*S*）-（−）体です。アセチルコリンエステラーゼ阻害剤でありこの作用から殺虫剤としても使われます。また、アナバシンはヒトへのたばこの煙の暴露を調べる指標ともなります。多量のアナバシンはニコチンアセチルコリン受容体の脱分極性節遮断を引き起こし、ニコチン中毒によって死に至らしめます。

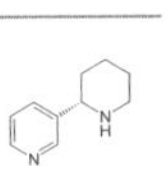

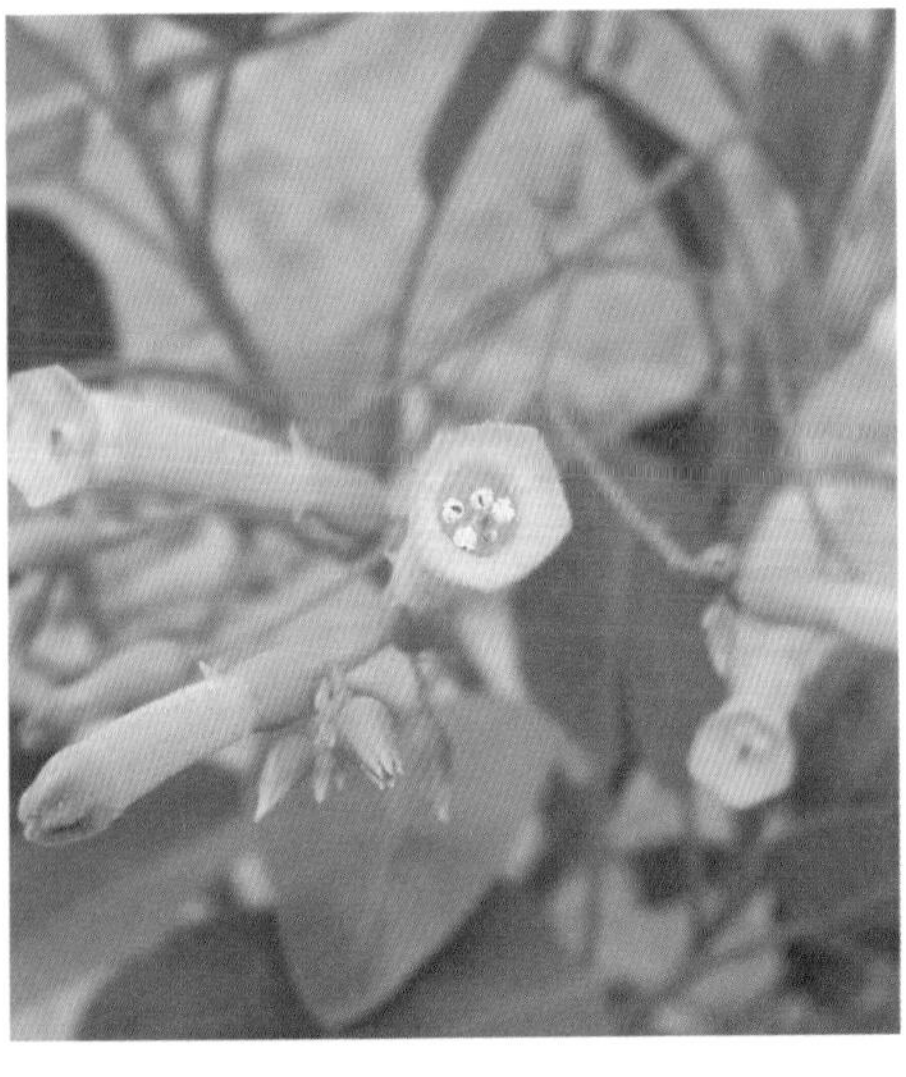

＊1 NAD（ニコチンアミドアデニンジヌクレオチド）：生物が呼吸によってエネルギーを産み出す反応（酸化的リン酸化）に関わる物質。解糖系とクエン酸回路で、糖あるいは脂肪酸から、ニコチンアミドモノヌクレオチドとアデノシンを原料として合成される。

アトロピン

英名 atropine

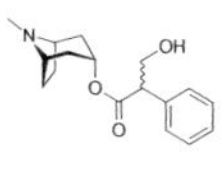

ナス科の植物（ハシリドコロ、ベラドンナ、チョウセンアサガオ）などに含まれるトロパンアルカロイド。アセチルコリン受容体を競合的に阻害することにより、副交感神経の作用を抑制し、胃腸管の運動抑制、心拍数の増大などの作用があります。有毒ですが、神経毒のサリンや有機リン剤中毒の治療に用いられます。

アラントイン

英名 allantoin

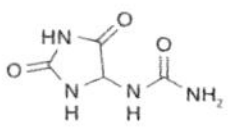

小麦の胚芽、コンフリー、大豆の根粒などに含まれるプリンアルカロイド。傷の回復を促進させる効果があり、化粧品などに添加されています。グリオキシル酸のジウレイドで、とても水に溶けやすい物質です。鳥以降の進化した生物では、尿中に窒素代謝物を排泄するときに尿酸をアラントインに酸化します。

アレコリン

英名 arecoline

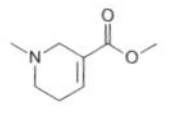

ビンロウジ（檳榔樹）の実に含まれるピリジンアルカロイドです。中枢神経系に対する効果を示す活性成分で、ニコチンと類似した構造をしています。台湾をはじめとするアジアの広い地域では、ビンロウジの覚醒効果を目的として「嚙みたばこ」に似た使い方をします。

アロキサン

英名 alloxane

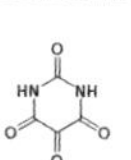

たらのめに含まれるピリミジンアルカロイド。グルコースに似た構造を持っており、毒性があります。ピリミジンが酸化されて生成する誘導体で、水溶液中では水和物として存在します。齧歯動物やほかの動物に投与すると膵臓のインスリン合成細胞（β細胞）を選択的に破壊します。この症状はヒトの1型糖尿病に似ており、これらの動物でインスリン依存型糖尿病（いわゆるアロキサン糖尿病）が引き起こされています。この作用を利用して糖尿病の治療薬開発の動物実験に使われています。

イサチジン

英名 isatidine

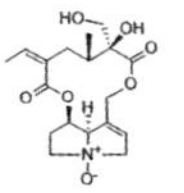

キク科キオン属植物に含まれるピロリジジンアルカロイド。ひよこの成長を遅らせたり、親鳥の産卵率を低下させたりする活性があります。イサチジンは分解されるとシュウ酸になります。シュウ酸は血液中でカルシウムと結合して結石などを生じるので、「毒物及び劇物取締法」によって劇物に指定されています。

イノシン酸

英名 inosinic acid

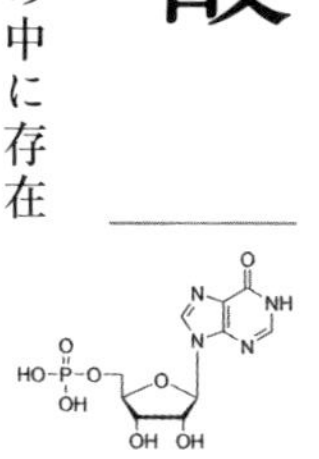

主に肉類やかつお節の中に存在する天然化合物で、かつお節のうま味成分の1つとして有名です。プリンアルカロイドで、ヌクレオチド構造を持っています。急性毒性が低く安全性が高い物質です。

エチミジン

英名 echimidine

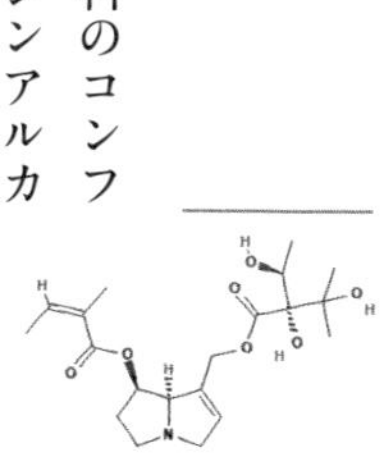

エチミジンはムラサキ科のコンフリーに含まれるピロリジジンアルカロイドです。コンフリーはビタミンが豊富で滋養強壮や美肌に効果があるとして、1970年代に健康食品としてブームになりましたが、このピロリジジンアルカロイドのために肝毒性があり肝がんのリスクがあるとして、米国や日本で食用が禁止されました。そのため、捨てられたコンフリーが日本各地で雑草化しています。

*2 FAD（フラビンアデニンジヌクレオチド）：生物の体内における重要な酸化反応に補因子として関わる物質。クエン酸回路とβ酸化で、リボフラビン（ビタミンB_2）を原料として合成される。

*3 ヌクレオチド：核酸の構成単位となる低分子の物質。

エフェドリン

英名 ephedrine

裸子植物のマオウ（麻黄）に含まれるモノアミンアルカロイド。気管支拡張剤、または局部麻酔時の低血圧に対処するために使われる交感神経興奮剤です。エフェドリンまたはマオウを含むハーブ補助食品は、スポーツ選手のドーピングに用いられることがありました。このような用途での乱用は、精神依存、選手の熱中症による死亡、重量挙げ選手の大動脈瘤破裂による死亡の原因となり問題となっています。

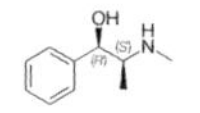

エリタデニン

英名 eritadenine

しいたけから発見されたプリンアルカロイドで、レンチシン、レンチナシンとも呼ばれます。血中コレステロールを下げる効果があると報告されており、しいたけ中のエリタデニンは傘と柄の部位に局在しています。防虫薬、抗ウイルス薬となる可能性も期待されています。

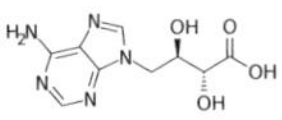

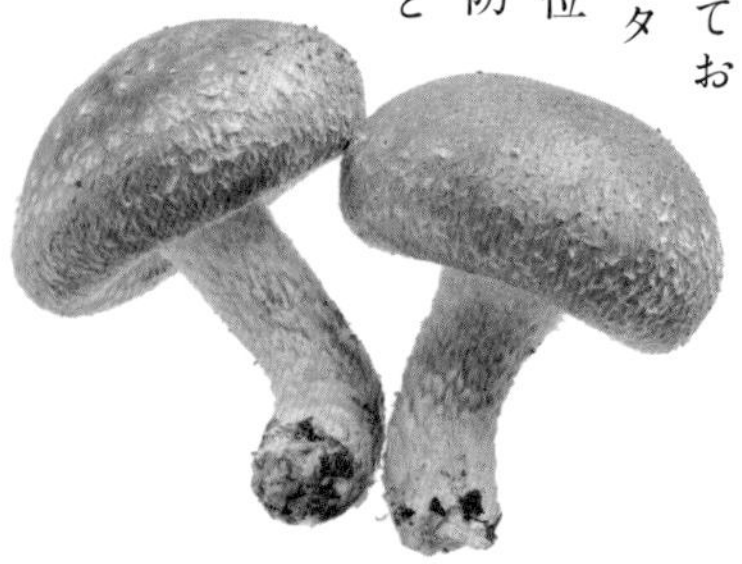

エルゴタミン

英名 ergotamine

麦角菌（*Claviceps purpurea*）およびその近縁の菌によって生産されるエルゴリンアルカロイド。エルゴタミンはＬＳＤの前駆体であり、「麻薬及び向精神薬取締法」により麻薬向精神薬原料に指定されています。麦がこの菌で汚染されることがあるので注意が必要です。

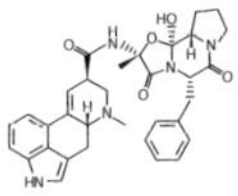

オロト酸

英名 orotic acid

乳清から発見されたピリミジンアルカロイドで、オロット酸、オロチン酸とも呼ばれます。かつてはビタミンB_{13}と呼ばれましたが、人間は体内でオロト酸を合成できるので、ビタミンから外されました。乳中のオロト酸は、哺乳類の赤ちゃんの成長を促す効果があります。滋養強壮作用、抗炎症作用、肝機能促進作用が報告され、サプリメントとして使用可能になっています。

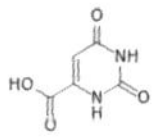

カスタノスペルミン

英名 castanospermine

オーストラリアビーンズの種から単離されたインドリジンアルカロイドです。ある種のグルコシダーゼの強力な阻害剤で、抗ウイルス活性も持っています。

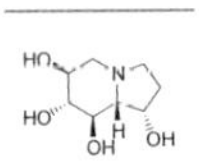

カフェイン

英名 caffeine

コーヒー、お茶、カカオ、ガラナ、マテ茶などに含まれるプリンアルカロイドで、世界で最も広く使われている合法的な精神刺激薬です。カフェインは、脳でアデノシン受容体に拮抗することによって覚醒作用、解熱鎮痛作用、強心作用、利尿作用を示します。コーヒー飲料、緑茶、ウーロン茶、紅茶、ココア、コーラや栄養ドリンクなどの飲料、チョコレートなどに含まれています。多くの人に好まれる物質で覚醒剤のような習慣性がなく、安全性も高いと考えられています。急性毒性は低く、米国食品医薬品局（ＦＤＡ）は、健康な大人では、１日あたり４００mg（コーヒーでは４～５カップ程度）までであれば、カフェインによる健康への危険な悪影響はないとしていますが、妊婦、授乳婦はカフェインの摂取による影響を受けやすくなる場合があるため、かかりつけ医に相談することが推奨されています。また、米国小児科学会（ＡＡＰ）は、子どもはカフェインを含めた刺激物の摂取を抑制すべきとしています。カフェインを多く含むエナジードリンクを多量に飲んで死亡した例があるので注意が必要です。

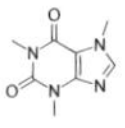

ガランタミン

英名 galanthamine

ヒガンバナやスイセンなどのヒガンバナ科の球根や花から得られるヒガンバナアルカロイド。アセチルコリンエステラーゼ阻害薬［＊］であり、軽、中度のアルツハイマー型認知症や記憶障害の治療に用いられます。

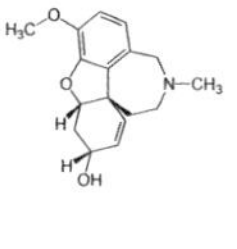

キサンチル酸

英名 xanthylic acid

キサントシン一リン酸とも呼ばれる酵母の分解物に含まれるプリンアルカロイドです。リン酸エステルの位置により、2′-体、3′-体、5′-体が知られていますが、5′-体だけがうま味を持つ呈味性成分です。

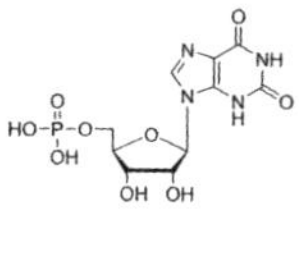

キニーネ

英名 quinine

キナ（*Cinchona*）の樹皮に含まれるキノリンアルカロイド。マラリア原虫に特異的に毒性を示すマラリアの特効薬です。キニーネからクロロキンやメフロキンなどの抗マラリア薬が開発されました。強い苦味を持つ物質としても知られており、香料（苦味料）として飲料に使用されることがありますが、大量に摂取すると、健康障害を引き起こす場合があることが報告されています。特に妊娠中にキニーネを含むトニックウォーターを毎日1ℓ以上摂取していた母親から生まれた新生児に健康障害があったという症例が報告されているので、妊娠中は注意が必要です。

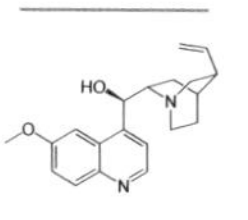

キニジン

英名 quinidine

キナ属の樹皮に含まれるキノリンアルカロイドでキニーネの異性体です。抗不整脈薬としての作用があります。

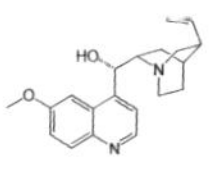

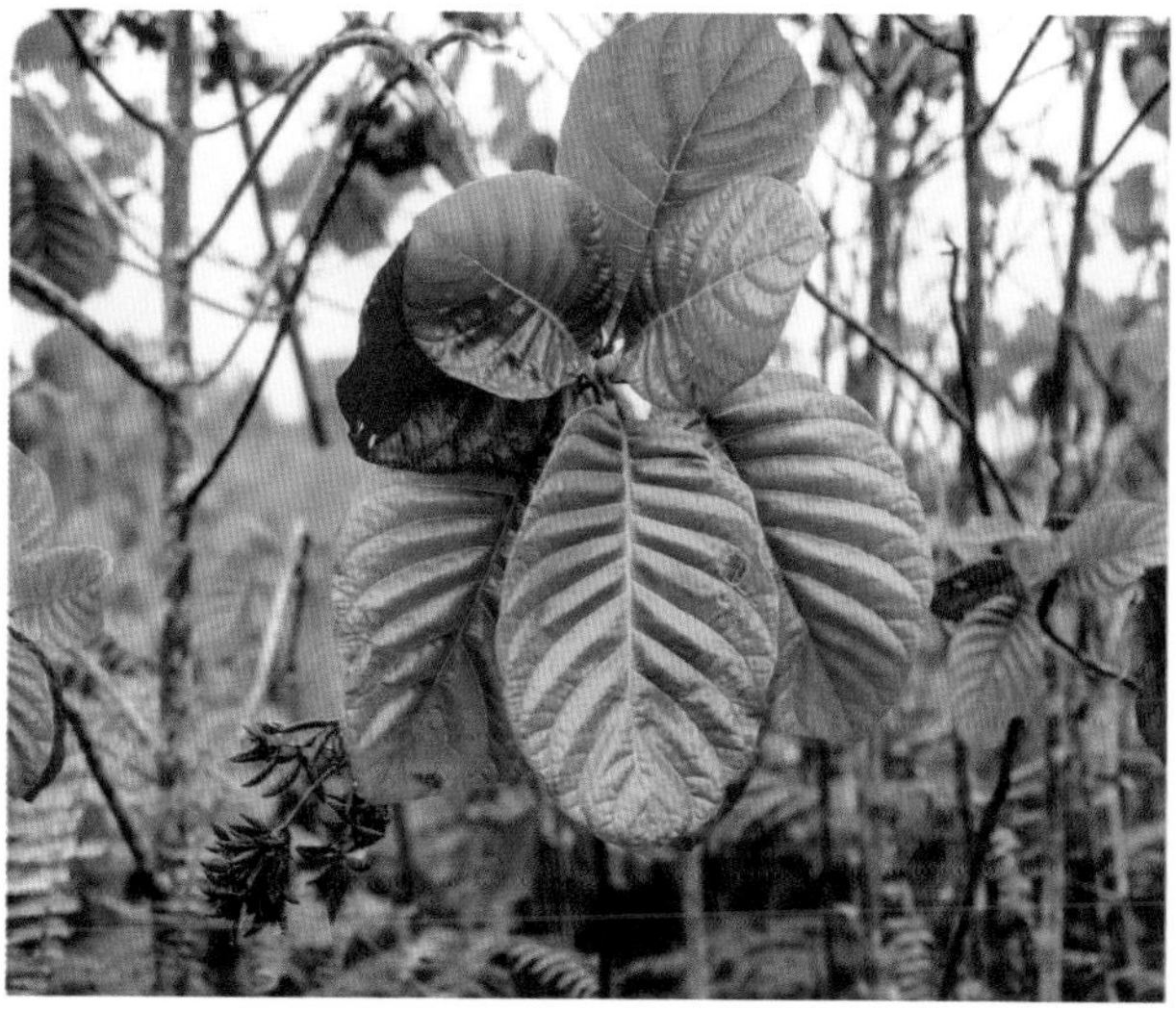

グアニル酸

英名 guanylic acid

しいたけやえのきだけなどのきのこ類のうま味成分。プリンアルカロイドで、ヌクレオチド構造があり、グアノシン一リン酸とも呼ばれています。生のきのこには含まれず、干すことで激増します。

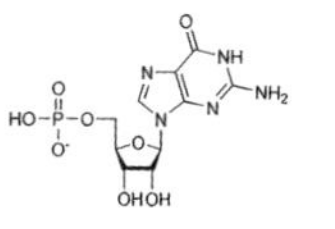

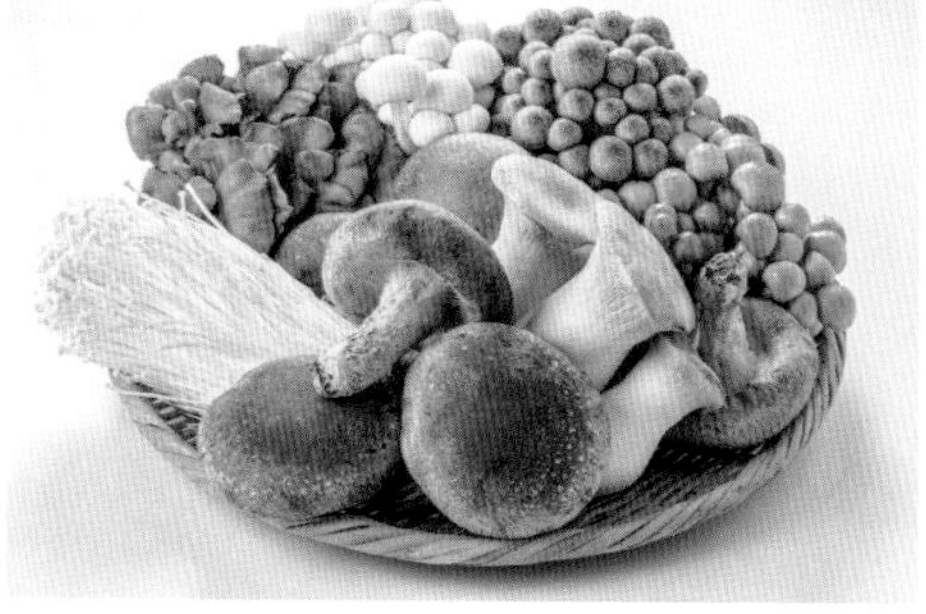

グアニン

英名 guanine

グアニンは核酸を構成する5種類の主な塩基のうちの1つで、プリン骨格を持つプリンアルカロイドです。グアニンに糖（リボース）が結合するとグアノシンになります。サケ科の魚やたちうお、さんま等の魚類の銀白色部位を構成する主要成分でもあります。名称の由来は、海鳥の糞の堆積物（グアノ）中から発見されたことによります。

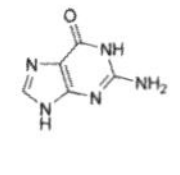

＊ アセチルコリンエステラーゼ阻害薬：神経伝達物質であるアセチルコリンを分解する酵素の働きを阻害することにより、副交感神経を興奮させる薬剤。脳内のアセチルコリンを増やし、コリン作動神経系を活性化すると、認知機能低下の進行を抑制することができる。

グアノシン三リン酸(GTP)

英名 guanosine triphosphate

グアノシン三リン酸(GTP)は生物体内に存在するプリンアルカロイド。グアノシン二リン酸(GDP)からATPのリン酸を受容して生合成されます。類似した構造のATP(p.194)がそのエネルギーを利用して、さまざまな生合成や輸送、運動などの反応に用いられるのに対し、GTPは主として細胞内シグナル伝達やたんぱく質の機能の調節に用いられます。

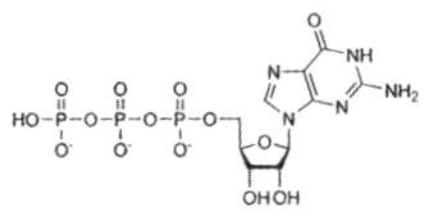

ゲンチアニン

英名 gentianine

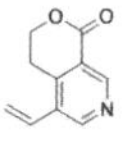

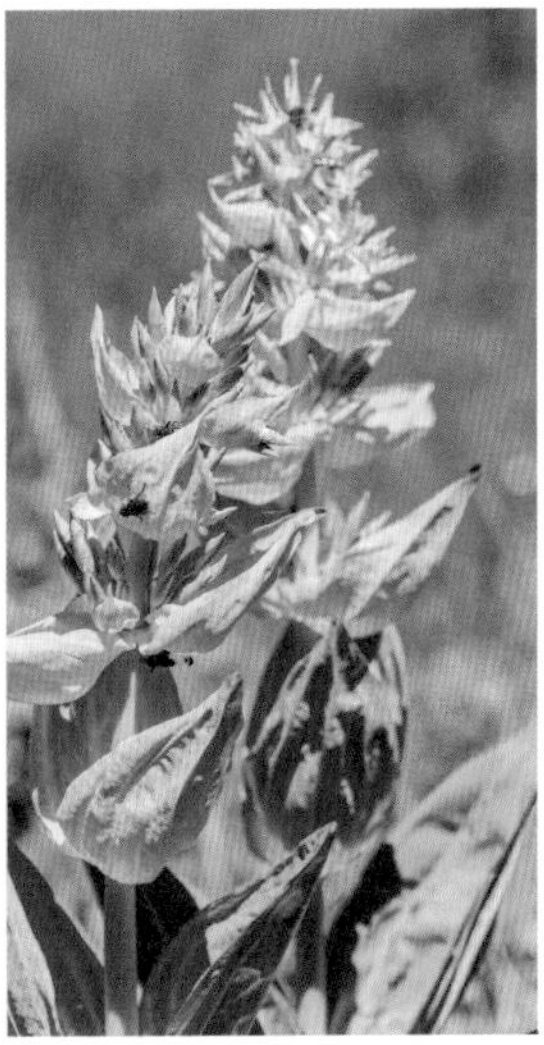

リンドウ科のゲンチアナ、スイカズラ科のオニナベナの根に含まれるピリジンアルカロイド。日本では古くから民間薬として用いられてきた物質です。大変強い苦味がありますが、胃液の分泌を盛んにするため、健胃薬として用いられます。ほかに、抗炎症作用、筋弛緩作用、降圧作用もあります。

コカイン

英名 cocaine

コカの葉に含まれるトロパンアルカロイド。主に局所麻酔薬として用いられます。中枢神経に作用し、精神を高揚させる働きを持っています。依存性も強く、「麻薬及び向精神薬取締法」における麻薬です。

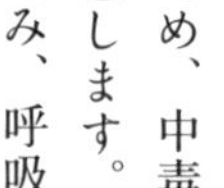

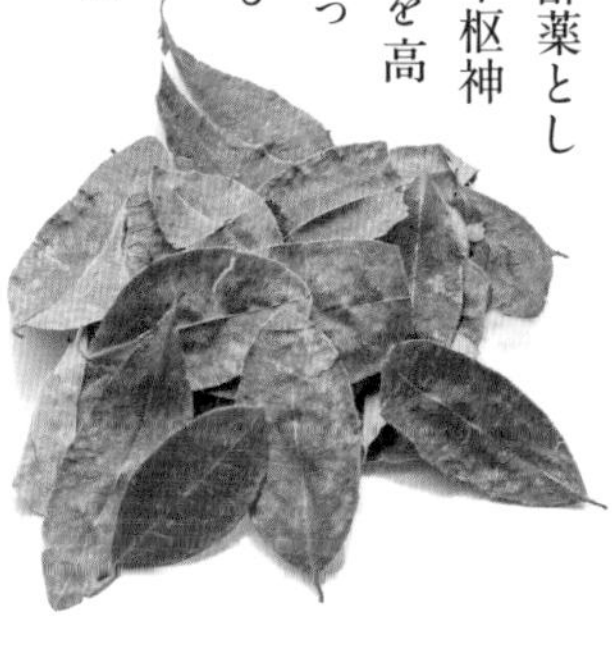

コデイン

英名 codeine

アヘンから単離されたイソキノリンアルカロイドで、各種呼吸器疾患における鎮咳・鎮静、疼痛時における鎮痛、激しい下痢症状の改善に利用されます。コデインを還元したジヒドロコデインは鎮咳薬(咳止め薬)として風邪薬に配合されています。咳止めとして含まれているコデインは、ドーピング禁止物質ではありません。

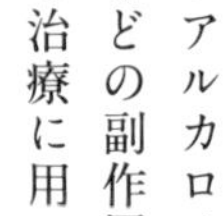

コニイン

英名 coniine

ドクニンジンに含まれるピペリジンアルカロイドで、神経毒です。消化管からの吸収が早いため、中毒を起こしてから30分~1時間で死亡します。手足の運動神経の末梢から麻痺が進み、呼吸筋が麻痺して呼吸困難になり、死に至りますが、意識は最後まで正常に保たれたままです。ソクラテスが飲まされた毒薬がこのドクニンジンで、最後まで意識があったとされます。

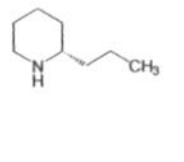

コルヒチン

英名 colchicine

イヌサフランの種子や球根に含まれるトロポロンアルカロイドです。毒性が強く下痢や嘔吐などの副作用がありますが、リウマチや痛風の治療に用いられてきました。植物に対しては、種なしすいかなどの品種改良に用いられます。

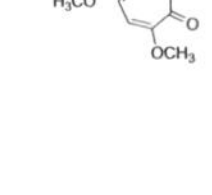

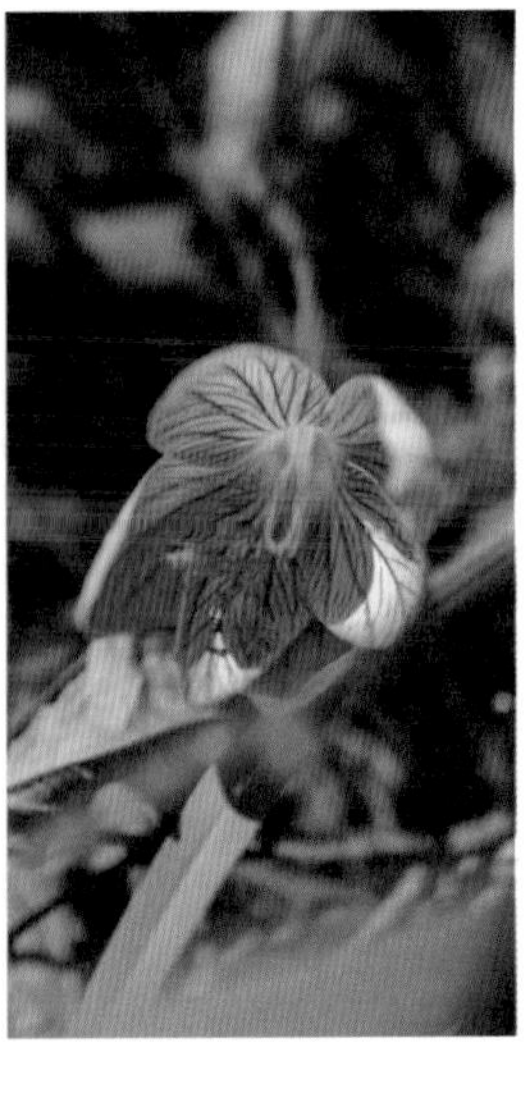

ジビシン

英名 divicine

そら豆に含まれる糖アルカロイドで毒性があり、食中毒を引き起こすことがあります。糖と結合した配糖体ビシンという形で存在しています。（p．202ビシン、コンビシンの項参照）

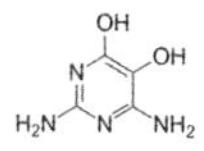

ジメチルトリプタミン

英名 dimethyltryptamine

ある種のきのこ、ある種のヒキガエル、哺乳類、ヒトの脳細胞、血球、尿などに存在するインドールアルカロイド。天然の幻覚剤です。日本の「麻薬及び向精神薬取締法」で麻薬とされます。人間の体が低酸素ストレス状態になったとき肺によって大量に生合成され、脳を保護するとの報告があり、臨死体験との関連が考えられています。南米では幻覚剤（アヤワスカ）として、伝統的に儀式で用いられてきました。

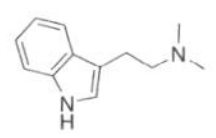

シロシン

英名 psilocin

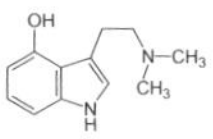

マジックマッシュルームなどの一部のきのこに含まれるインドールアルカロイド。幻覚作用を持っています。別名4-ヒドロキシジメチルトリプタミン。摂取すると、頻脈、瞳孔散大、不穏もしくは覚醒状態、多幸感、開眼時・閉眼時の幻視、共感覚（色を聴く、音を観るなど）、体温上昇、頭痛、発汗や寒気、吐き気の症状があります。

スコポラミン

英名 scopolamine

チョウセンアサガオなどに含まれるトロパンアルカロイド。ムスカリン受容体拮抗薬の一種で、ヒヨスチン（hyoscine）ともいいます。アセチルコリンのムスカリン受容体への結合を競合的に阻害する抗コリン作用を持っています。スコポラミンを利用した薬剤であるブチルスコポラミン臭化物は、消化管の運動を抑制するので、消化管のX線および内視鏡検査の前処置、消化管の疼痛時の鎮痙によく使われます。また尿路結石に伴う疼痛に対して尿管を拡張させる目的でも用いられます。

ヒトを対象としたスコポラミン投与試験で、言語エピソード記憶や意味記憶などの記憶障害、注意検査におけるパフォーマンス低下などの認知障害を引き起こすことが報告されています。その作用を利用して、デートレイプドラッグとして使用され、問題となっています。

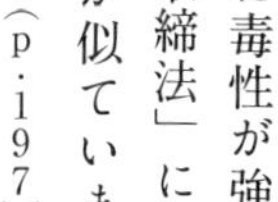

ストリキニーネ

英名 strychnine

マチン科の樹木マチン（*Strychnos nux-vomica*）の種子に含まれるインドールアルカロイド。非常に毒性が強い物質で日本では「毒物及び劇物取締法」により毒物に指定されています。名称が似ていますがマラリアの薬であるキニーネ（p．197）とは全く別の物質です。また、かつては興奮剤としてドーピングに用いられました。その後、ストリキニーネには運動向上能力はないことが判明しましたが、2022年現在も世界アンチ・ドーピング機構により禁止物質に指定されています。

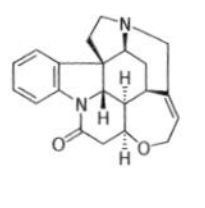

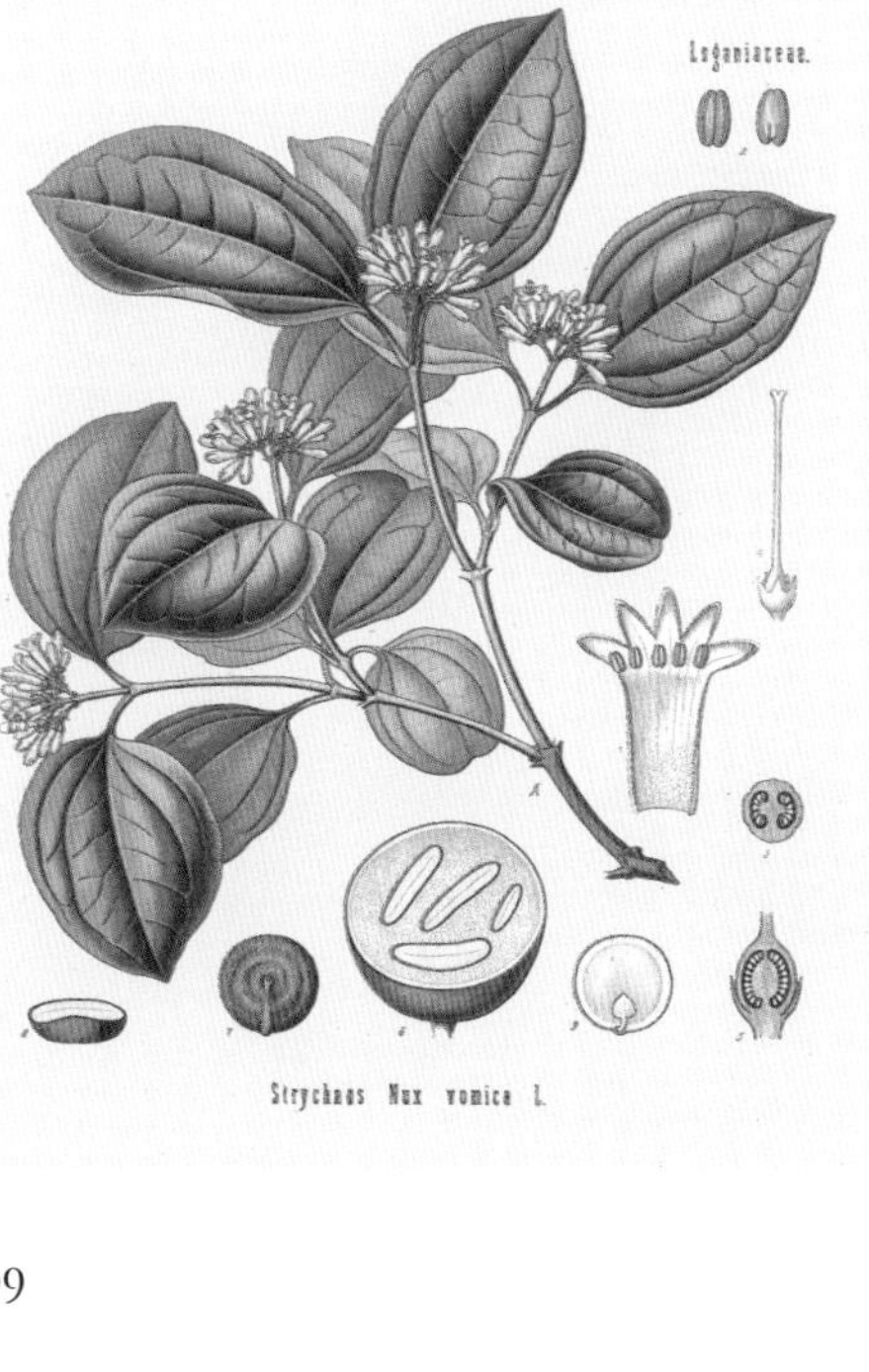

スパルテイン

英名 sparteine

エニシダとルーピン類に含まれるキノリジジンアルカロイド。二価のカルシウムおよびマグネシウムを吸収されやすくする活性があり、抗不整脈作用が報告されています。強い子宮収縮作用があり、妊婦は摂取しないように注意が必要とされます。

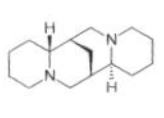

スペルミジン

英名 spermidine

納豆、ヨーグルト、みそなど多くの発酵食品に含まれるポリアミンアルカロイド。細胞や血管などを強くし、老化を防ぐ力があり、認知症を防ぐ効果もあると期待されています。

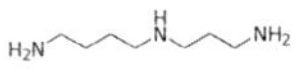

スペルミン

英名 spermine

精液中から発見されたポリアミンアルカロイドで、母乳中にも含まれています。大豆やある種のチーズ、白子、オレンジなどにも含まれています。アンチエイジングに効果があるのではないかといわれています。

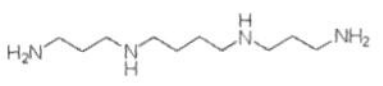

セネシオニン

英名 senecionine

ナルトサワギクなどのキオン属の植物、およびヤコブボロギクなどの近縁種に含まれるピロリジジンアルカロイド。有毒成分。下痢や嘔吐、肝障害の原因となっています。

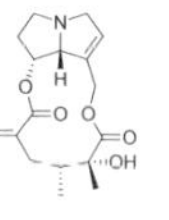

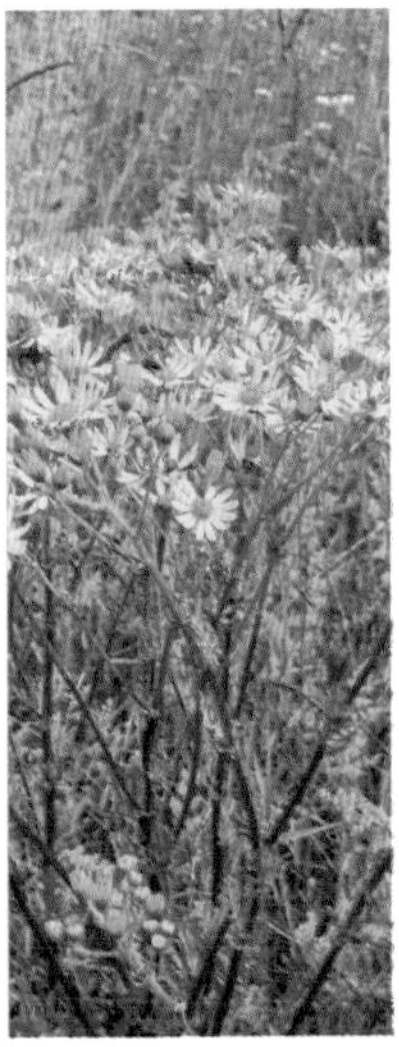

セロトニン

英名 serotonin

バナナやナッツ類に含まれるインドールアルカロイド。別名を５-ヒドロキシトリプタミンといい、体内でトリプトファンから合成されます。そのためトリプトファンを多く含む、かつおやまぐろ、牛乳やチーズなどの乳製品、納豆や豆腐などの大豆製品を摂ることは、セロトニンを増やすことにつながります。

脳内の神経伝達物質の１つで、精神を安定させる働きがあり、気持ちを穏やかにします。生体リズム、睡眠、体温調節などの生理機能と、気分障害、統合失調症、薬物依存などの病態に関与しています。

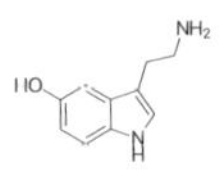

ソラニジン

英名 solanidine

じゃがいもの表皮や芽、ほおずきなどに含まれるステロイドアルカロイドです。ソラニンの配糖体がソラニジンです。

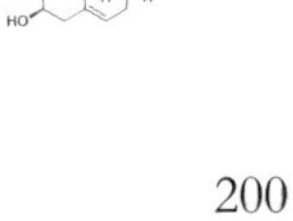

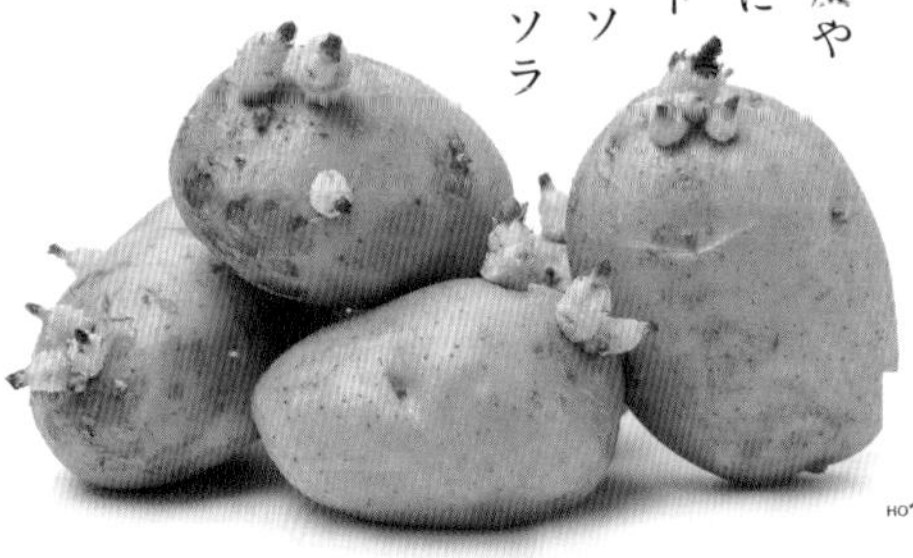

ソラニン

英名 solanine

ナス科植物に含まれる糖を含むステロイドアルカロイドの配糖体です。じゃがいもの芽や表皮、ほおずき、イヌホオズキなどに含まれています。神経に作用する毒性を持ち、中毒になると溶血作用を示し、頻脈、頭痛、嘔吐、胃炎、下痢、食欲減退などを起こします。成人の中毒量は約２００～４００㎎で、死亡する場合もあります。小児は中毒になりやすいので特に注意が必要です。

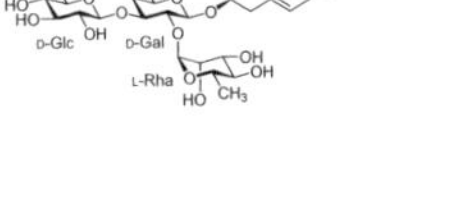

チラミン

英名 tyramine

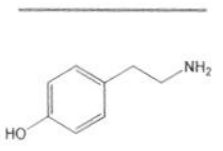

食物中のたんぱく質が微生物に分解されることで生じるモノアミンアルカロイドで、赤ワイン、熟成チーズ、チョコレートやココアなどのカカオ製品、漬物類、発酵食品、燻製の魚などに含まれます。血管収縮作用があり、血圧を上昇させ、片頭痛発作の誘因となります。腐ったたんぱく質を食べると具合が悪くなるのはチラミンが生成されているためです。

テオブロミン

英名 theobromine

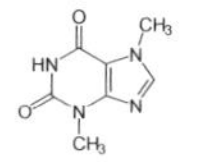

カカオ、チャノキ、コーラなどに含まれるプリンアルカロイドで、カフェインによく似た物質です。ヒトは1日あたり0.8～1.5g（ココア飲料50～100g分）を摂ると、発汗、震え、重い頭痛を引き起こすことがあります。

テオフィリン

英名 theophylline

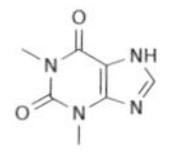

カフェインによく似た物質で、茶葉に含まれるプリンアルカロイドです。強力な気管支拡張作用があり、医薬品として、気管支喘息や慢性気管支炎、慢性閉塞性肺疾患などの呼吸器系疾患の治療に用いられます。

ドーパミン

英名 dopamine

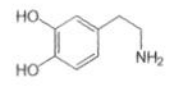

ヒトの中枢神経系に存在するモノアミンアルカロイド。神経伝達物質で、アドレナリン、ノルアドレナリンの前駆体です。ドーパミンの前駆体はアミノ酸のL-ドーパ（p.38）で、これを脳で作ることができなくなる病気がパーキンソン病です。パーキンソン病にはL-ドーパが特効薬となっています。

トマチン

英名 tomatine

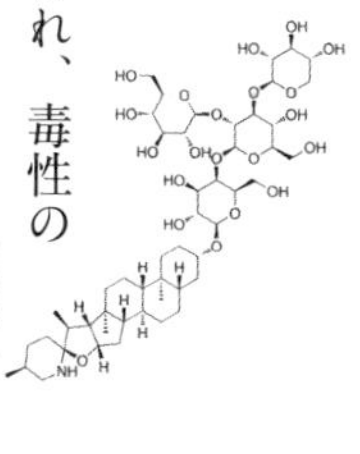

トマトの茎や葉などに含まれ、毒性のある糖を含むステロイドアルカロイド配糖体で、ソラニンに似た物質です。殺菌作用と昆虫の忌避作用があり、未熟なトマトに多く含まれています。通常食べる量では安全ですが、子どもは感受性が強いので注意が必要です。抗腫瘍活性、LDLコレステロール低下効果など、薬効の報告があります。

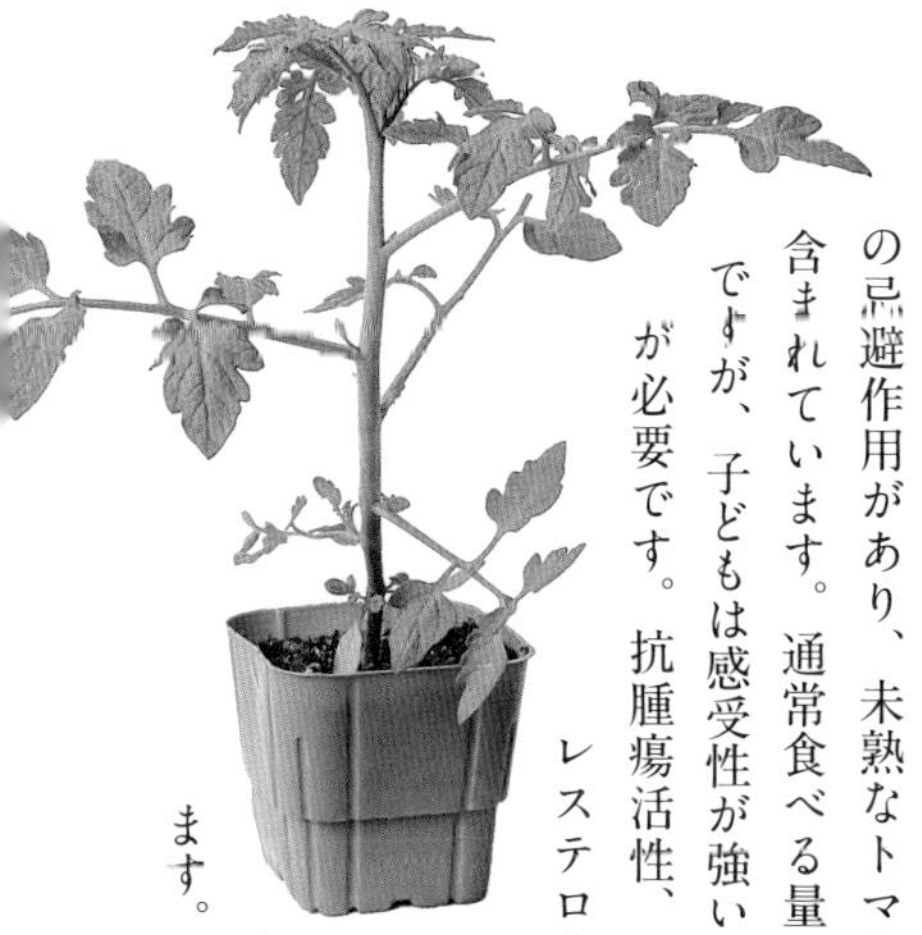

トリコデスミン

英名 trichodesmine

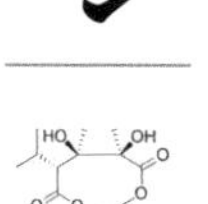

マメ科タヌキマメ属の植物に含まれるピロリジジンアルカロイドで、神経毒です。

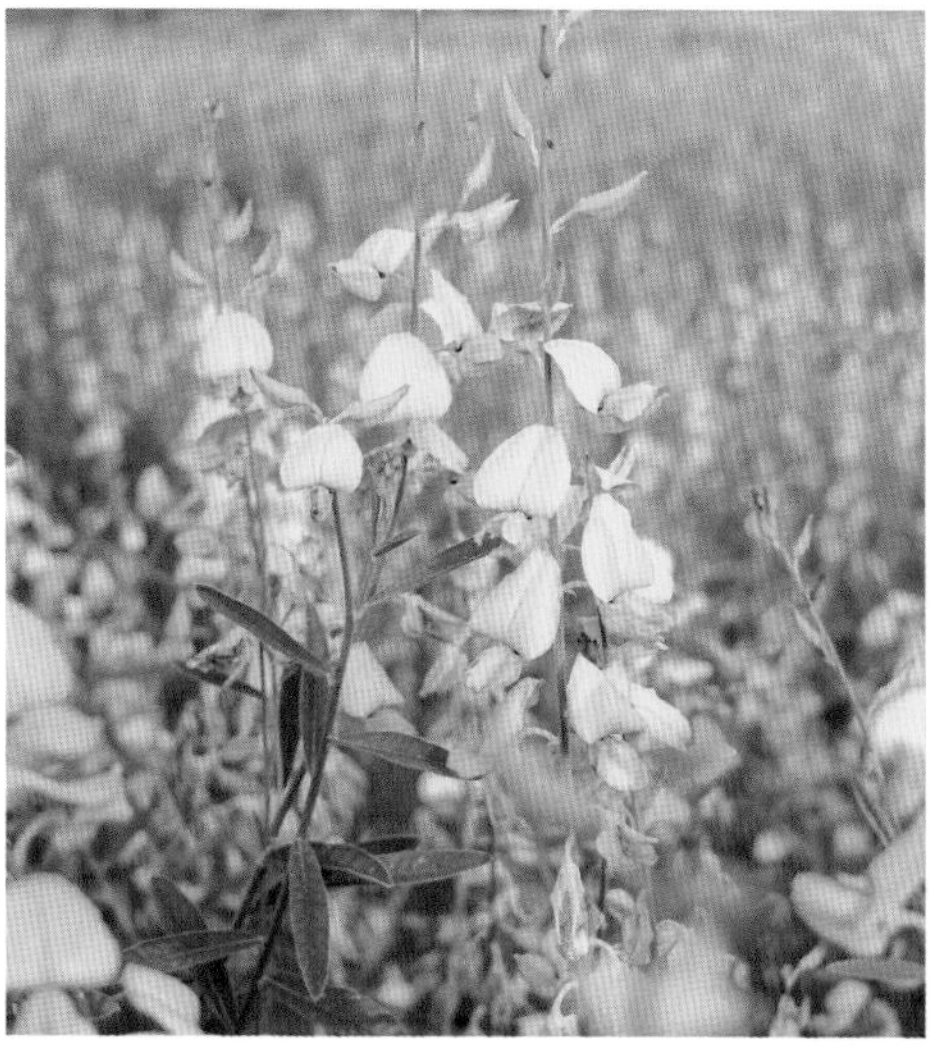

トリゴネリン

英名 trigonelline

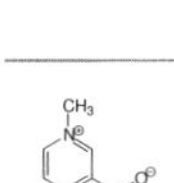

コーヒーの生豆、オシロイバナの種子や根に多く含まれるピリジンアルカロイド。脳の老化やアルツハイマー型認知症を予防する効果があるという報告があります。熱により分解し、水溶性ビタミンであるニコチン酸に変化します。そのため深煎りのコーヒー豆にはほとんど含まれていません。

ニコチン

英名 nicotine

たばこが昆虫に食べられることを忌避するために作り出すピリジンアルカロイド。脳と骨格筋に存在するアセチルコリン受容体の刺激剤として働き、神経伝達物質（ドーパミン、アドレナリン、β-エンドルフィン）の放出を促進し、血圧、血糖値の上昇、発汗などの現象が起こります。ADHD、強迫性障害、統合失調症、うつ病、アルツハイマー型認知症などの認知能力および行動の制御に何らかの問題を生じる疾患に対し治療効果があることが確かめられていますが、非常に強い依存性もあります。

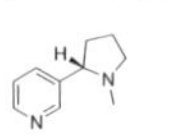

尿酸

英名 uric acid

人間の体内でプリン体が代謝されてできる最終産物で、プリンアルカロイド。一時的に体内に溜め込まれた後、尿や便として排泄されます。ヒトは尿酸オキシダーゼ［＊1］を欠損しており、難溶性物質である尿酸をより無害なアラントインに分解できないので、尿酸が体内で過剰になって蓄積すると結晶化し、関節に析出すると痛風発作を起こします。

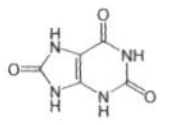

パパベリン

英名 papaverine

ケシ属の植物に含まれるイソキノリンアルカロイド。平滑筋に直接作用して平滑筋の異常緊張および痙攣を抑制する作用があり、血管拡張・鎮痙剤として使われますが、オピオイド作動性［＊2］（麻薬としての作用）はありません。

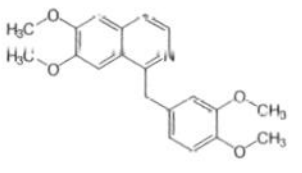

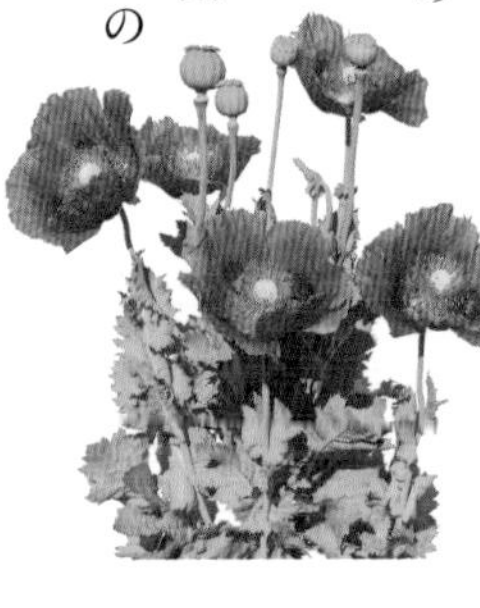

ハルマリン

英名 harmaline

ハルミンとともに、ハルマラ（*Peganum harmala*）や、カーピ（*Banisteriopsis caapi*）などの植物に含まれているインドールアルカロイド。ヒトの体内にも存在し、モノアミン酸化酵素阻害薬［＊3］として作用します。ハルミンはその幻覚作用のためにテレパシンとも呼ばれていました。

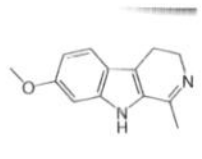

ハルミン

英名 harmine

インドール構造とピリジン環を持つアルカロイド。中東などに生育する植物ハルマラ（*Peganum harmala*）や、南米のキントラノオ科の蔓植物カーピ（*Banisteriopsis caapi*）に含まれています。抗真菌、抗腫瘍、血管弛緩作用、インスリン感受性増加、幻覚作用があります。カーピとジメチルトリプタミン（p.199）を含む植物を組み合わせたアヤワスカは、アマゾン北西部で伝統的に用いられている幻覚剤で、ペルーの国家文化遺産です。

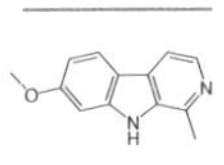

ビシン、コンビシン

英名 vicine,convicine

そら豆中毒は、そら豆に含まれる毒性物質でピリミジンアルカロイドであるビシンとコンビシンによって起こる急性吐血性貧血です。そら豆の種子にはビシンおよびコンビシンの配糖体が含まれ、これが腸内細菌のβ-グルコシダーゼの作用で加水分解して生じたジビシンおよびイソウラミルが中毒の原因物質となります。この中毒症は、そら豆の学名である「*Vicia faba*」からファービズム（Favism）と呼ばれます。その原因はグルコース-6-リン酸脱水素酵素を欠損する人がそら豆を食べると血中グルタチオン濃度が低下し、赤血球が溶血してしまうためです。これは遺伝的な欠損であり、西洋人には多いのですが、東洋人には少なくあまり問題となっていません。なお、「ピタゴラス豆畑に死す」といわれ、古代ギリシャのピタゴラスが、自らの教団の掟として

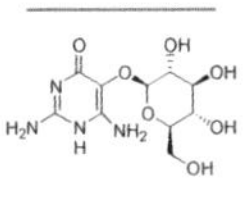

＊1 尿酸オキシダーゼ：尿酸を酸化して、アラントイン、過酸化水素、二酸化炭素を生成する酵素。
＊2 オピオイド作動性：オピオイドとは麻薬性鎮痛薬やそれと同様の作用がある合成鎮痛薬の総称。中枢神経や末梢神経にあるオピオイド受容体に作用する。

そら豆の食用を禁じ、また政敵にそら豆畑に追い詰められて殺害されたのは、そら豆中毒が原因であるという説があります。

ビンクリスチン

英名 vincristine

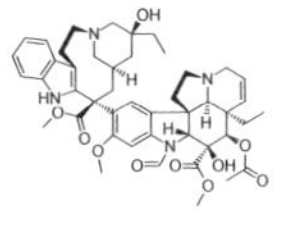

キョウチクトウ科のニチニチソウから発見されたインドールアルカロイドです。白血病、悪性リンパ腫、小児腫瘍、多発性骨髄腫などに薬効があるとされます。微小管の重合反応を阻害することにより、細胞の有糸分裂を阻害します。細胞分裂が活発な細胞すべてに作用するため、腫瘍細胞のみならず消化管上皮細胞や骨髄細胞も阻害する副作用があります。

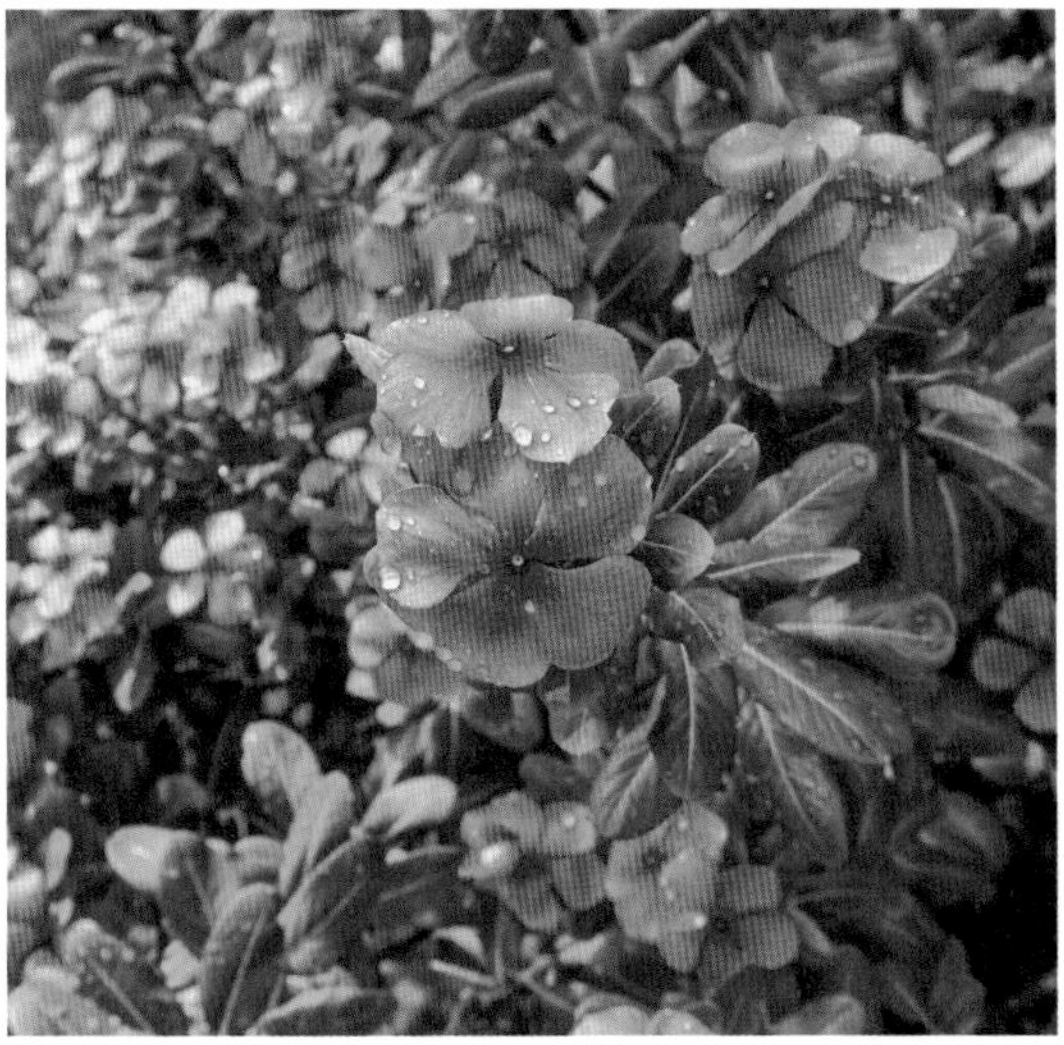

フィゾスチグミン

英名 physostigmine

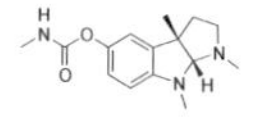

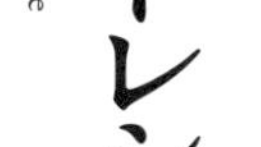

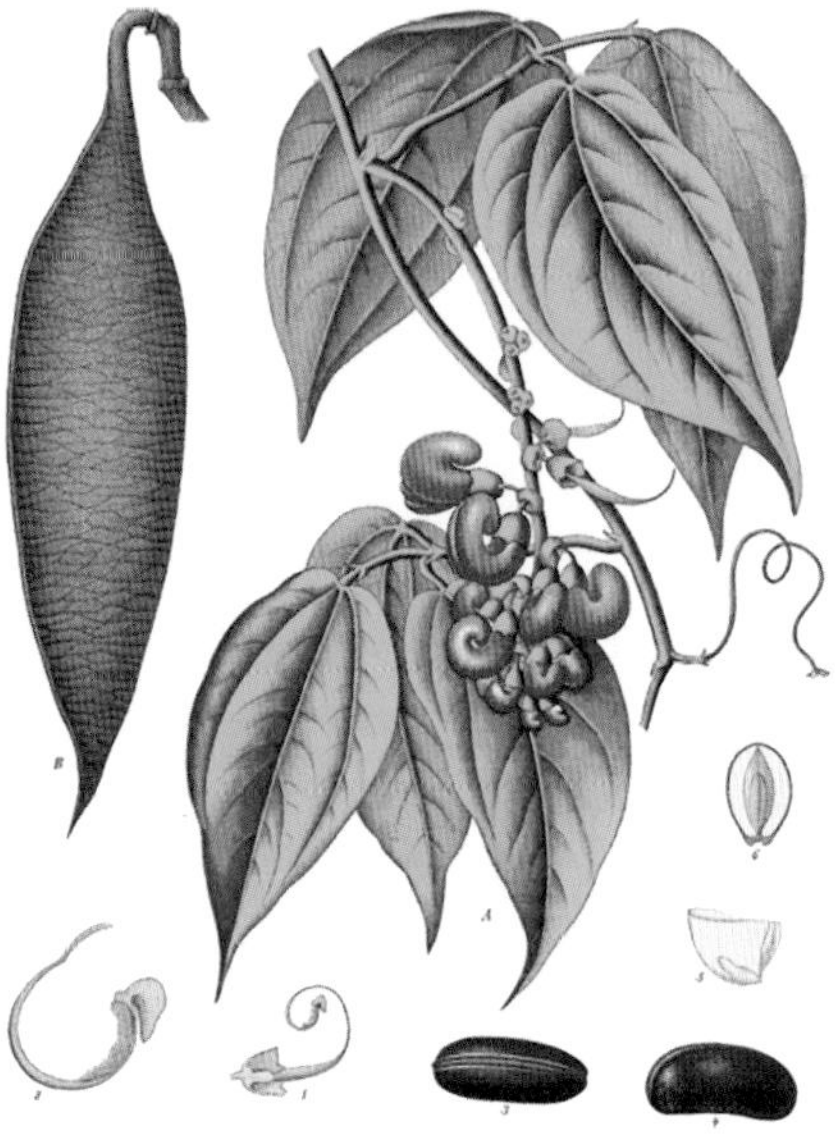

ナイジェリアのカラバル地方にあるカラバルマメから発見されたインドールアルカロイド（p.191）。現地名からエゼリンとも呼ばれています。アセチルコリンエステラーゼ阻害剤で、副交感神経興奮作用があります。カラバルマメは古来「裁きの豆」ともいわれ、罪の有無を調べるために使われました。この豆は有罪の者は死ぬが無実の者には無毒であるとして飲ませます。無実の者は、恐れずに一気に飲むので胃が刺激され、豆を吐き出して助かりますが、有罪の者は心にやましさがあるので少しずつ飲むことにより、毒が徐々に吸収され死んでしまうと考えられていました。

プトレシン

英名 putrescine

腐った肉の臭いの成分で、ポリアミンアルカロイド。生物中に存在するアミノ酸が分解することによって生成します。

プロトピン

英名 protopine

ケシ、エンゴサク、コマクサ、タケニグサ等のケシ科植物に含まれるイソキノリンアルカロイド。ヒスタミンH1受容体および血小板凝集を阻害するため、鎮痛剤として作用します。

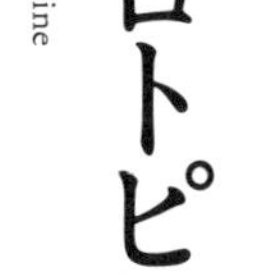

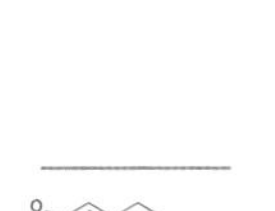

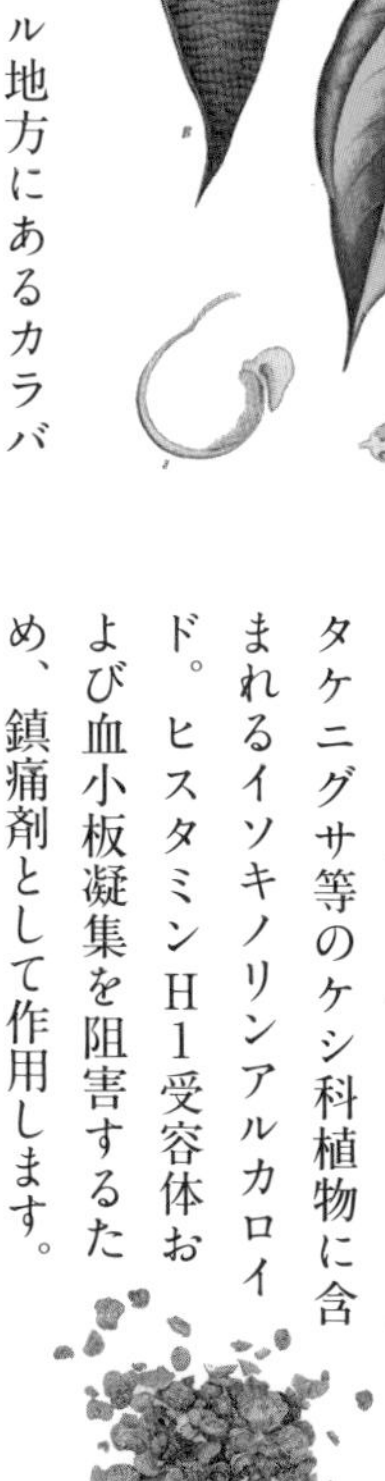

β《ベータ》-フェネチルアミン誘導体

英名 β-phenethylamine derivatives

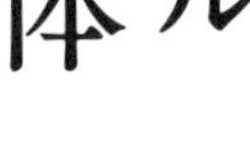

チョコレートやチーズに含まれるモノアミンアルカロイド。この群に属する物質は向精神作用があるものが多く、神経伝達物質として働くほか、ホルモン剤、覚醒剤、幻覚剤、食欲低下薬、気管支拡張薬、抗うつ薬などに用いられます。

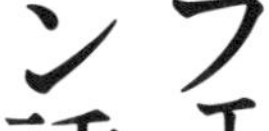

＊3 モノアミン酸化酵素阻害薬：モノアミンとはアドレナリンやセロトニンなど神経伝達物質の総称。酸化すると不活性化が起こり、神経や精神の疾患に関わる。それを抑えるのが阻害薬。

ペタシテニン
（フキノトキシン）

英名 petasitenine

ふきに含まれる成分。ふきにはペタシテニン等の3種類のピロリジジンアルカロイド類が含まれており、ふきのとうはふきよりもその濃度が高いことがわかっています。このアルカロイド類は水に溶けるため、日本の伝統的なアク抜きによって大きく減らせることが判明しています。ふきが原因と疑われる健康被害は日本では報告されていません。

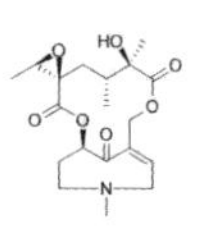

ヘリオトリン

英名 heriotrine

ヘリオトロープ（*Heliotropim europaeum*）やある種の蜂蜜に含まれるピロリジジンアルカロイド。ショウジョウバエの染色体に損傷を引き起こすことが知られており、特に性染色体を損傷し、雄雌の性比を変化させる作用があります。

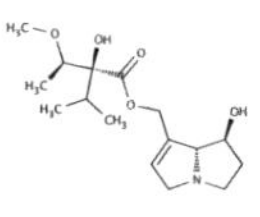

ベルベリン

英名 berberine

キハダ（黄檗）、オウレン（黄連）、オウバク（黄柏）などの植物に含まれるイソキノリンアルカロイド。薬理作用は、胃腸機能の促進作用、病原菌に対する抗菌作用、コレラや細菌性腸炎の下痢止め、血圧降下作用、中枢神経抑制作用、アセチルコリン抑制作用、抗炎症作用、抗腫瘍作用など多くあり、「陀羅尼助」などの伝統薬に使われています。

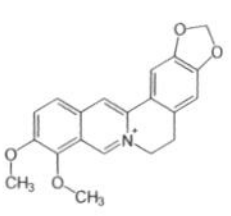

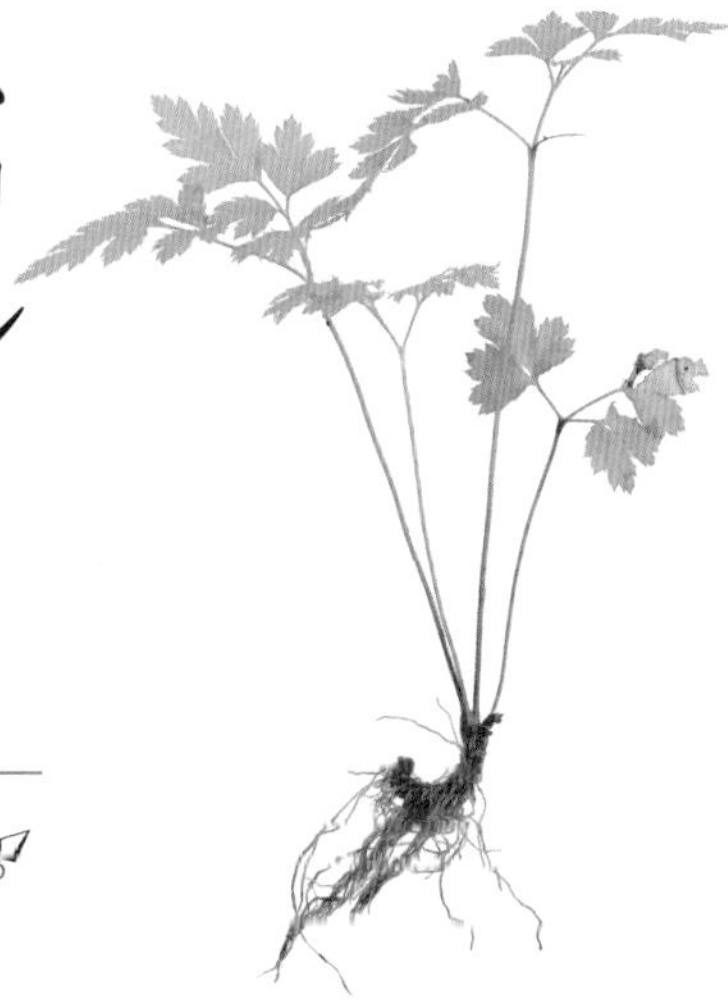

マトリン

英名 matrine

マメ科のクララに含まれるキノリジジンアルカロイド。抗がん作用、オピオイド［*］受容体の活性化作用などの薬理作用を持っています。抗がん作用は細胞増殖の阻害とアポトーシス（p.179）の誘導によるものと考えられています。大変苦い物質です。

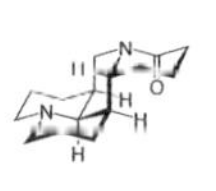

ムスカリン

英名 muscarine

アセタケ類およびカヤタケ類の特定のきのこに含まれるアルカロイドで、初めはベニテングタケから毒素として単離されました。副交感神経に重篤な刺激作用を与え、中毒を起こします。ムスカリンを含むきのこを摂取すると、15～30分で涙と唾液の分泌増加、発汗が見られ、その後も腹痛、吐き気、下痢、瞳孔の縮小、呼吸困難などが続きます。

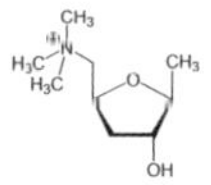

メスカリン

英名 mescaline

ペヨーテ等のサボテンに含まれるモノアミンアルカロイド。フェネチルアミン系の幻覚剤で、薬理作用は脳内セロトニン系の抑制にあると考えられており、日本では法律上の麻薬に指定されています。

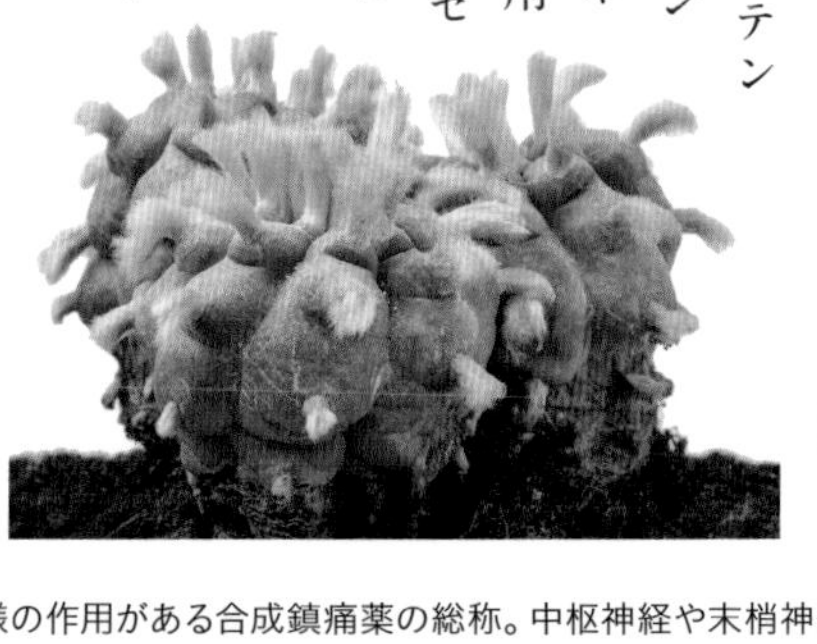

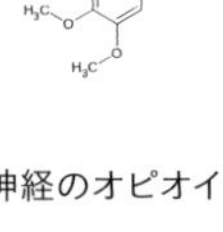

メラトニン

英名 melatonin

キャベツや白菜、ケールなどに含まれるメラトニンはインドールアルカロイドで、N-アセチル-5-メトキシトリプタミンともいいます。動物の体内ではトリプトファン（p.25）からセロトニンを経て合成されます。メラトニ

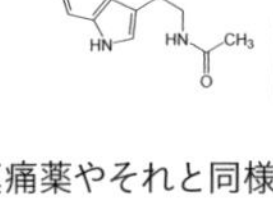

＊ オピオイド：麻薬性鎮痛薬やそれと同様の作用がある合成鎮痛薬の総称。中枢神経や末梢神経のオピオイド受容体に作用する。

ンの血中濃度は1日の周期で変化していて、概日リズム（サーカディアンリズム）に関係しており、睡眠を促す作用があります。アメリカでの研究で、メラトニンの研究のために志願してきたボランティアに注射すると、ほとんどの人が眠り始めてしまったことから、メラトニンが睡眠と関係し、リラックスさせる作用があることが判明しました。しかし、米国食品医薬品局が公開したデータの分析によると、偽薬と比較してうつ病の危険性を2倍に高めることが見出されているので注意が必要です。また、強力な抗酸化物質であり、核DNAやミトコンドリアDNAを保護する作用も知られています。

モノクロタリン

英名 monocrotaline

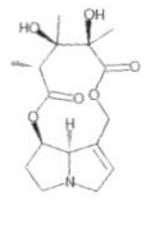

マメ科タヌキマメ属の植物に含まれるピロリジジンアルカロイド。心肺機能を傷害する毒性を持ちます。モノクロタリンによって肺高血圧症や右心室肥大、肺動脈中膜肥厚が引き起こされます。

モルヒネ

英名 morphine

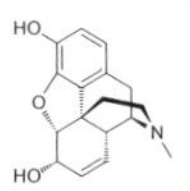

ケシ属の植物に含まれるイソキノリンアルカロイド。チロシン（p.31）から生合成されるオピオイド［*］作動性のある化合物です。日本では処方箋医薬品、毒薬、麻薬として規制されていますが、がん患者の痛みに対して使われる鎮痛薬の中で最も重要なものです。

ヨヒンビン

英名 yohimbine

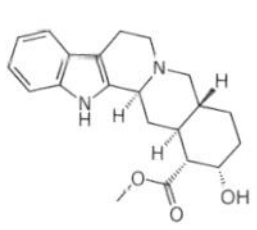

中央アフリカにあるアカネ科の植物ヨヒンベ（*Corynanthe johimbe*）から発見されたインドールアルカロイド。催淫作用があり、勃起不全に効果があるといわれていますが根拠は不十分で、作用は「生じた興奮を減弱させる因子を遮断するように働く」と考えられています。

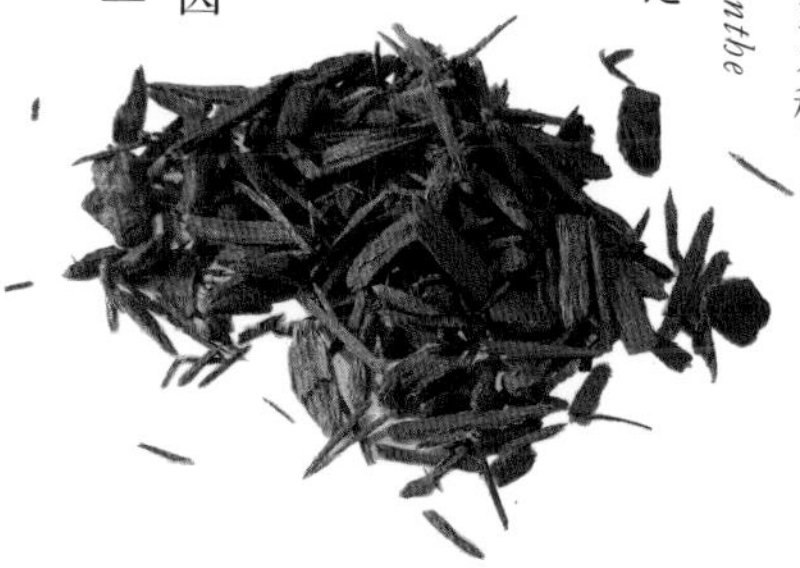

リコリン

英名 lycorine

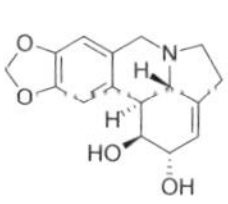

ヒガンバナ、スイセンなど、ヒガンバナ科の植物に含まれるイソキノリンアルカロイド。催吐作用があるため多量に摂取すると死亡しますが、温水に溶ける性質があるため、かつて飢饉の際にはヒガンバナの鱗茎を十分に水洗してリコリンを取り除き、鱗茎に含まれるでんぷんを取って救荒食料として用いていました。

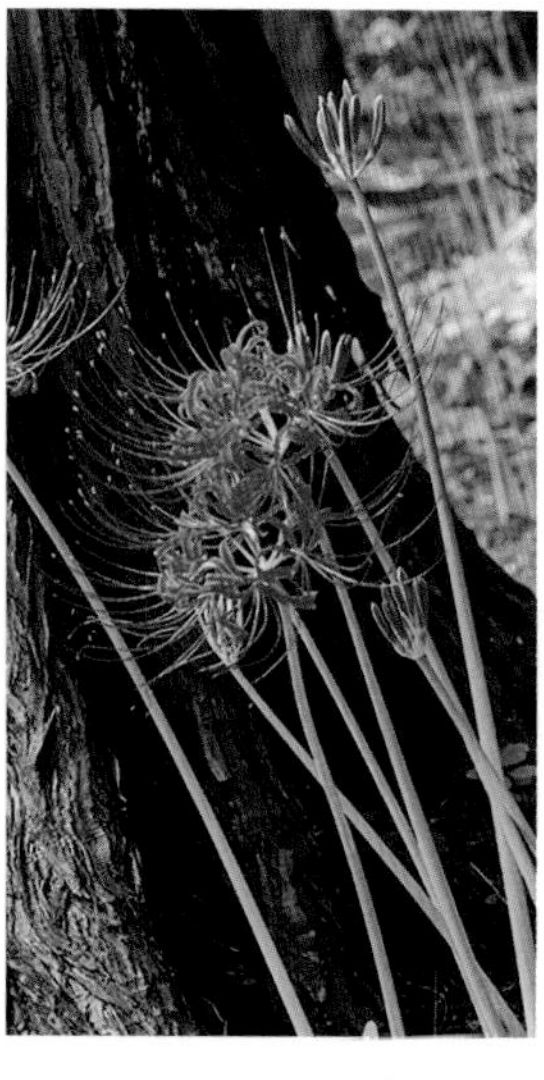

リシニン

英名 ricinine

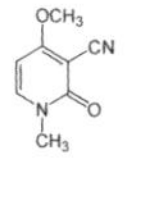

トウゴマ（*Ricinus communis*）に含まれるピリドンアルカロイド。強い毒性があります。また殺虫剤としての効果を持っています。トウゴマの毒はレクチンのリシン（p.45）が有名ですが、アルカロイド毒のリシニンも存在しています。

ロベリン

英名 lobeline

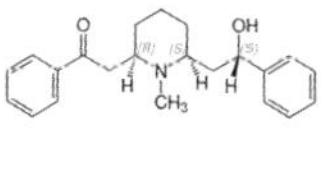

ロベリア属のロベリアソウ、デビルズ、たばこ、ミゾカクシ、ホシアザミなどに含まれているピリジンアルカロイド。ニコチンと似た構造をしており、呼吸興奮薬として用いられます。ニコチンに似た効果がありながら中毒性が少ないとして、「インディアンたばこ」というサプリメントとして販売されることがあります。

シアン化合物

シアン化物イオンを含む物質。植物由来ではアミグダリン、プルナシン、β-シアノアラニンなどがあります。一般に有毒な物質です。

アミグダリン

英名 amygdalin

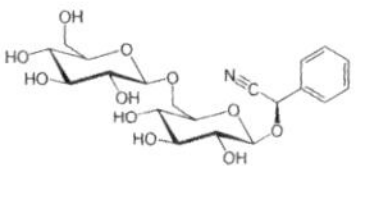

うめ、あんず、もも、びわなどのバラ科植物の種子や未熟な果実、葉などに含まれる青酸配糖体です。これ自身は無毒ですが、加水分解すると青酸（シアン化水素）が発生し、有毒物質となります。

ビタミンB_{17}とされたことがありますが、欠乏症状が見られず、人間の活動に必須の栄養素ではないことが判明したのでビタミンから外されました。抗菌活性、抗がん作用、咳止め効果などがあるとして健康食品に利用されますが、その有効性は科学的に解明されていません。ビタミン様物質として扱うことも疑問視されています。

シアン化水素（青酸）

英名 hydrogen cyanide

$H-C\equiv N$

シアン化合物の中で最も毒性が強い物質で、青酸とも呼ばれます。いろいろな植物の種子や根に含まれ、草食動物に対する防御物質として働いています。熱帯で食用とされるキャッサバの根は青酸配糖体を含んでいますが、最近では含有量が少ない品種が栽培されています。シアン化水素の致死量は60㎎程度で、通常の食品に含まれる少量のシアン化水素は体内で解毒されるので、死に至ることはありません。

シアナミド

英名 cyanamide

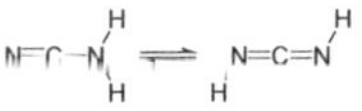

シアン化合物ではなく、シアンのアミドです。２０００年に加茂綱嗣らが植物に含まれる天然物であることを世界で初めて発見し報告しました。アルデヒド脱水素酵素の阻害剤であり、嫌酒剤としても使われます。

プルナシン

英名 prunasin

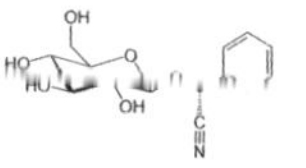

ニワウメやミヤマザクラ等のサクラ属や苦味が強い種類のアーモンドに含まれる、アミグダリンに類似した青酸配糖体です。

β《ベータ》-シアノアラニン

英名 β-cyanoalanine

青酸配糖体でアミノ酸の一種です。ガラスマメやスイートピーの種子に含まれている神経毒です。ガラスマメを常食すると、下半身が麻痺して足腰が立たなくなるラチリズム（ガラスマメ中毒）という疾患を引き起こします。インドで問題となったので、現在はβ-シアノアラニンを含まないガラスマメが育種されています。

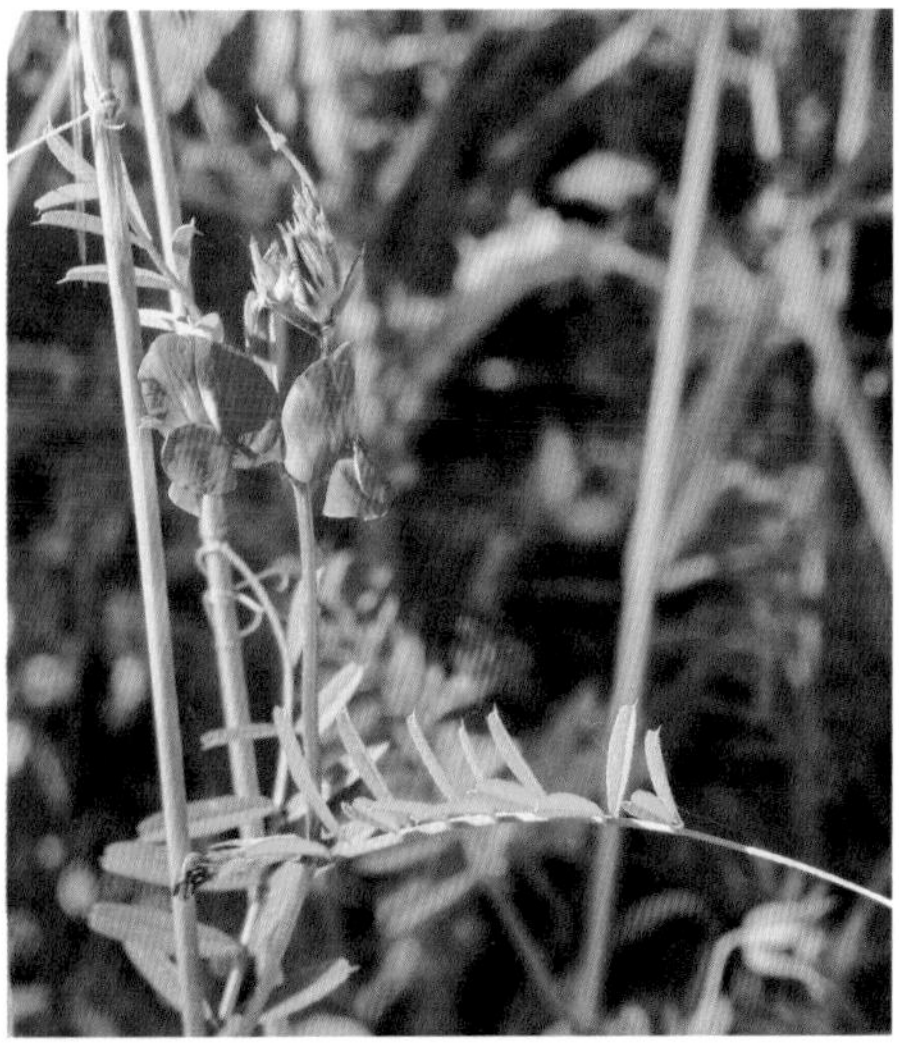

ジアゾ化合物

ジアゾ化合物は分子中にジアゾ基（=N2）と結合した炭素原子を含む化合物の総称です。サイカシンやジアゾメタンなどが知られています。

サイカシン

英名 cycasin

ソテツの種子、葉、幹など全草に含まれます。ソテツからはサゴと呼ばれる食用のでんぷんが作られ、江戸時代まで飢饉非常食として用いられました。ソテツからでんぷんを取り食用にするためには、有毒成分のサイカシンを取り除く必要があります。サイカシンは国際がん研究機関によってグループ2B（人間に対する発がん性が疑われる）に分類されています。しかし人間に強い毒性があるのは配糖体のサイカシンではなく、腸内細菌によって配糖体が分解され最終的に発生するジアゾメタンです。

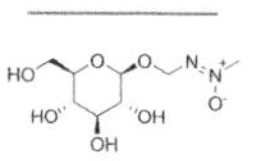

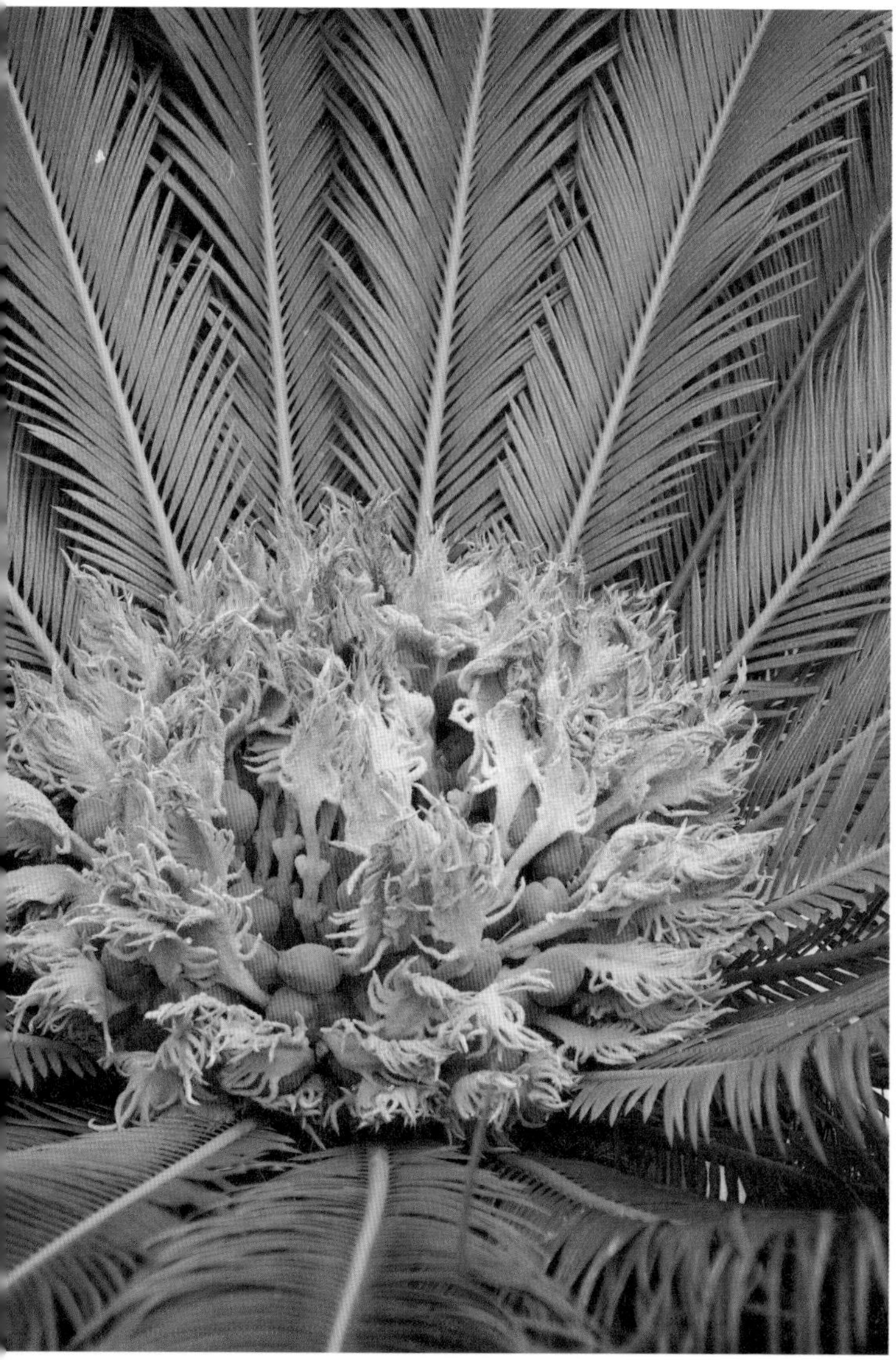

ジアゾメタン

英名 diazomethane

最も単純な構造のジアゾ化合物で、爆発性がある非常に有毒な黄色気体です。ジアゾメタンは揮発性の強いメチル化剤のため、皮膚刺激あるいは吸入した場合は胸部不快感、喘息様発作、場合によって肺水腫など重篤な呼吸器障害で死に至る場合もあります。

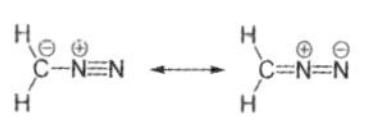

テルペノイド

炭素が5個（C5）のイソプレンユニット（単位）が規則的に複数結合して生成される天然の化合物群が、テルペノイド。ユニットが2つつながり、炭素数が10個だとモノテルペノイド、3つつながって炭素数が15個だとセスキテルペノイド、4つだと炭素数が20個のジテルペノイド化合物となります。

トリテルペン

トリテルペン類は4つあるいは5つの環を持つものが多い炭素数30の化合物の一群で、複数の酸素原子により修飾されています。

トリテルペノイドサポニン

トリテルペノイドサポニンはサポニン化合物に分類されるトリテルペン類です。トリテルペンに複数の糖が結合した配糖体で、分子中に疎水性部分と親水性部分を併せ持つため、界面活性作用を示すものが多くあります。

フィトステロール

フィトステロールは植物ステロールとも呼ばれ、ステロール（ステロイドアルコール）に分類される化合物です。薬理機能が報告されているものもあります。

アビエチン酸

英名 abietic acid

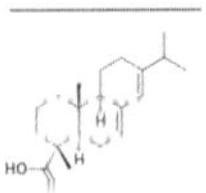

松脂に含まれる主要な刺激性成分。ロジン［＊］を構成する有機酸（樹脂酸）の代表的なものです。アビエチン酸自体は松脂には含まれておらず、ロジンを抽出する際にピマル酸（pimaric acid）などから変化して生じます。4つのイソプレンユニットからなるイソプレノイドであり、ジテルペンの一種。別名シルビン酸（sylvic acid）といいます。

イソアビエノール

英名 isoabienol

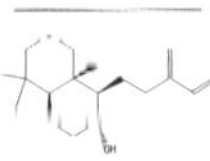

ヨーロッパアカマツ（*Pinus sylvestris*）の葉に含まれるジテルペンアルコール。マツ科の化学分類に利用された報告がありますが、香料や化粧品としての利用はされていません。

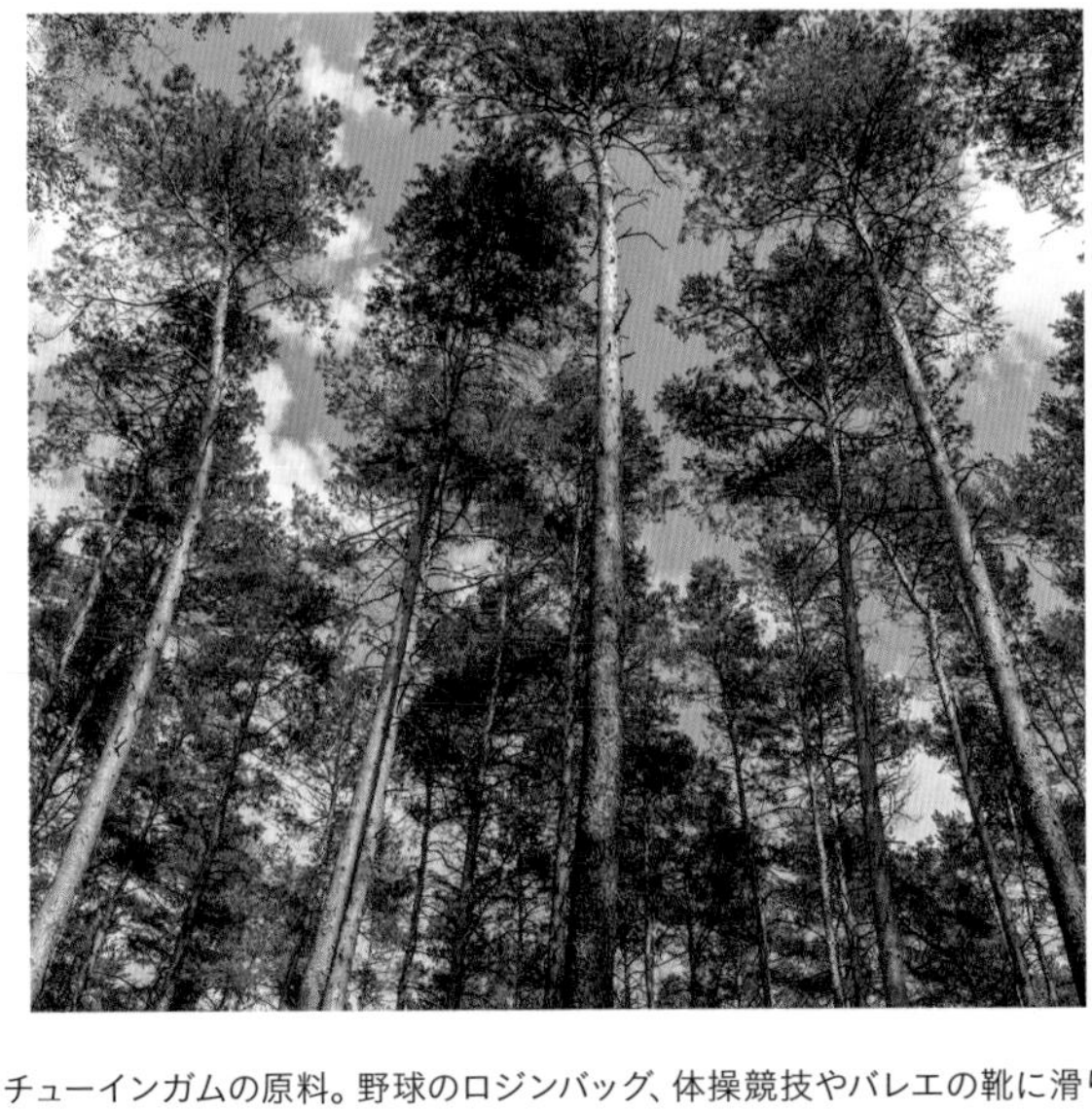

1,8-シネオール

英名 1,8-cineol, eucalyptol

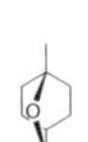

別名をユーカリプトールといい、ユーカリ、ローリエ、よもぎ、バジル、苦よもぎ、ローズマリー、セージなどの葉に含まれているモノテルペノイド。心地よい芳香を持っており、食品添加物、香料、化粧品に添加されます。

＊ ロジン：松脂（松やに）から得られる天然樹脂。チューインガムの原料。野球のロジンバッグ、体操競技やバレエの靴に滑り止めとしても使われる。

炎症や痛みを和らげる作用があり、白血病細胞を殺す作用を持つとの報告もあります。

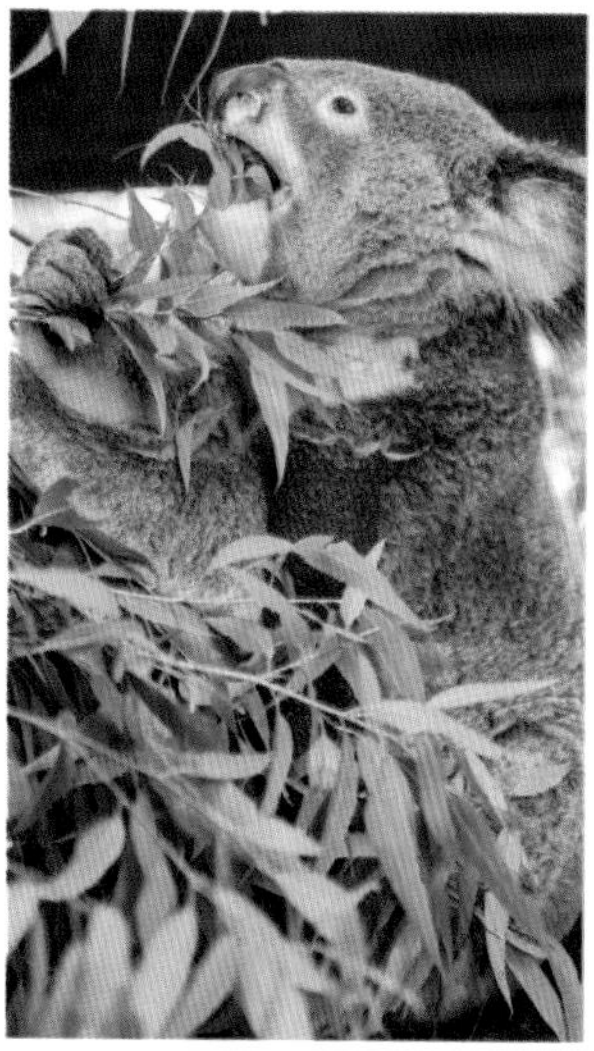

ウルソール酸

英名 ursolic acid

りんごの皮のワックスに多く含まれるトリテルペン酸で、化粧品に使用されています。さまざまな種類のがん細胞の増殖を阻害するとの報告がされています。長期間にわたって紫外線を浴びると皮膚のコラーゲン線維束が崩壊しシワができると考えられていますが、ウルソール酸ベンジルは、紫外線で崩壊したコラーゲン線維束の状態を改善し、シワを予防する効果があることが報告されています。

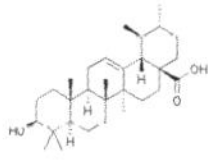

オシメン

英名 ocimene

ラベンダーの精油などさまざまな植物や果物に存在するモノテルペノイドで、香水に用いられます。

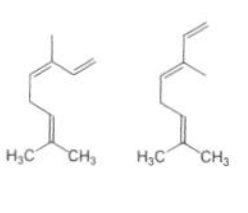

精油とはどんなもの?

アロマテラピーで用いられる精油とは、いったいどんなものなのでしょう?

植物が作り出す機能性成分のうち、揮発性の成分を取り出したものが精油です。芳香があり、揮発性のため空気中に拡散するという特徴があります。精油は水よりも軽く、油となじみやすい物質ですが、油脂ではありません。化学構造的に見ると、炭化水素にヒドロキシ基、アルデヒド基、カルボニル基、フェノール基、エステル基などの官能基がついた有機化合物です。精油を加えたオイルでマッサージをしたり、蒸気吸入をしたりすると、分子量がとても小さい精油分子は皮膚や粘膜を通って浸透し、血液やリンパ液に吸収されます。

精油は植物の花や葉、果皮、果実、心材、種子、根、樹皮、樹脂などから抽出されます。たくさんの量の植物からほんの少しの精油しか採れません。精油には薬理作用があるため、取り扱いには注意が必要です。二大原則である「飲まない」「原液を皮膚に塗らない」を必ず守り、正しい知識を持って安全に使いましょう。

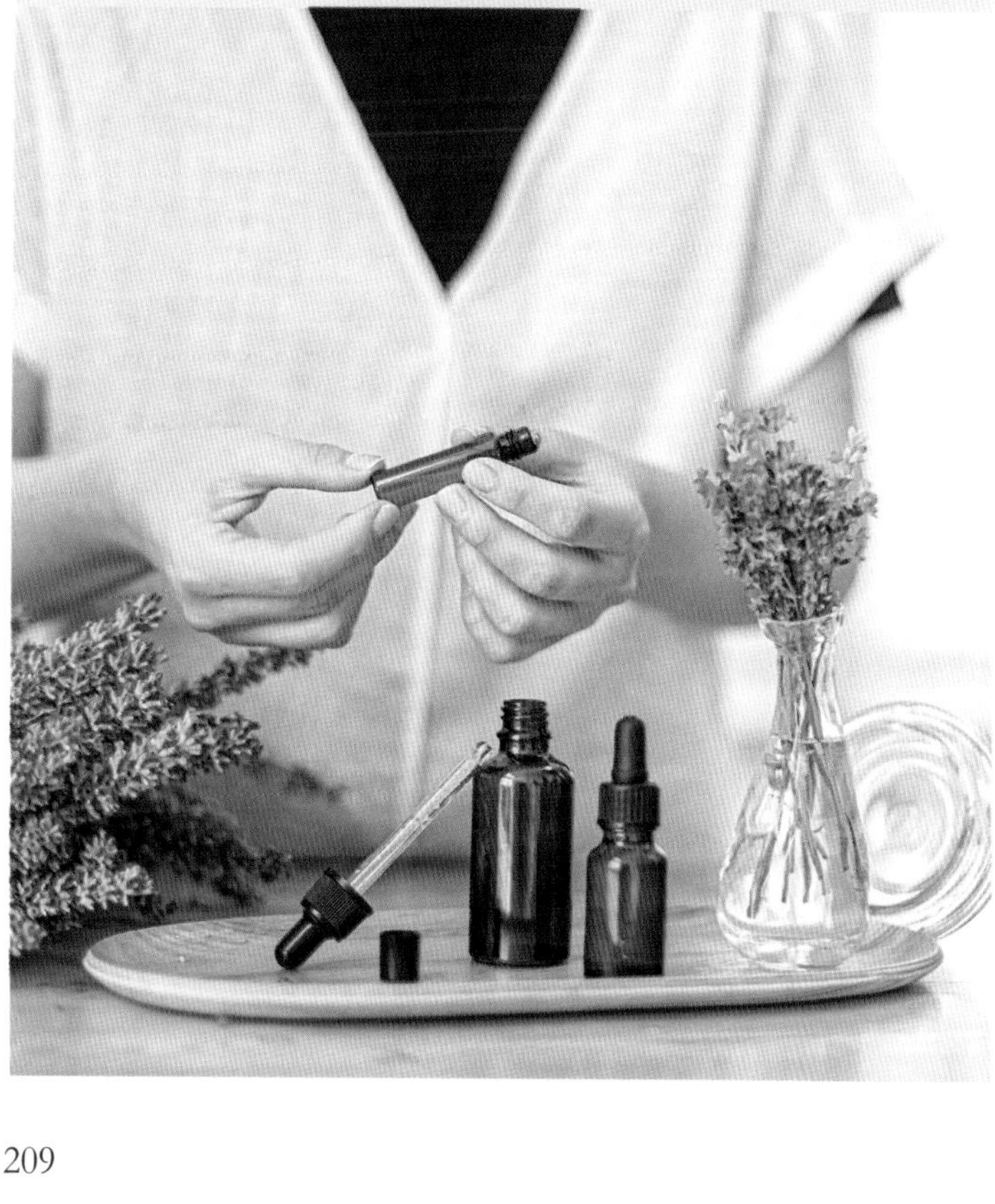

オレアナン

英名 oleanane

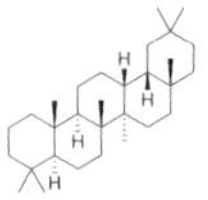

天然に存在するトリテルペノイドです。種子植物に含まれる幅広い化合物の骨格を形成し、これらはオレアナン型トリテルペンと総称されます。いくつかのオレアナン型トリテルペンは害虫を抑制する作用を持っておりアレロケミカルとして発達した可能性がありまず。オレアナンは被子植物をほかの植物から区別する指標と考えられ、進化の研究に用いられています。

オレアノール酸

英名 oleanolic acid

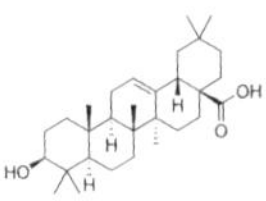

ぶどうの果実表面に見られる白い粉（ブルーム）の主成分で、オリーブやしそなどにも含まれています。ウルソール酸、ベツリン酸とともに「三大機能性トリテルペノイド」と呼ばれ、抗がん作用、抗炎症作用、抗酸化作用、抗高脂血症効果などの生理活性があることが報告され、薬理作用の利用が注目されています。

カカロール

英名 cacalol

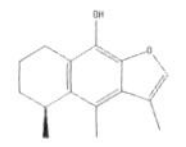

キク科のモミジガサ（紅葉傘）に含まれるセスキテルペノイド。モミジガサの若芽は東北地方では「しどけ」と呼ばれる山菜で、食用にされます。強力な抗酸化物質で、乳がんの治療に効果があるとの報告があります。

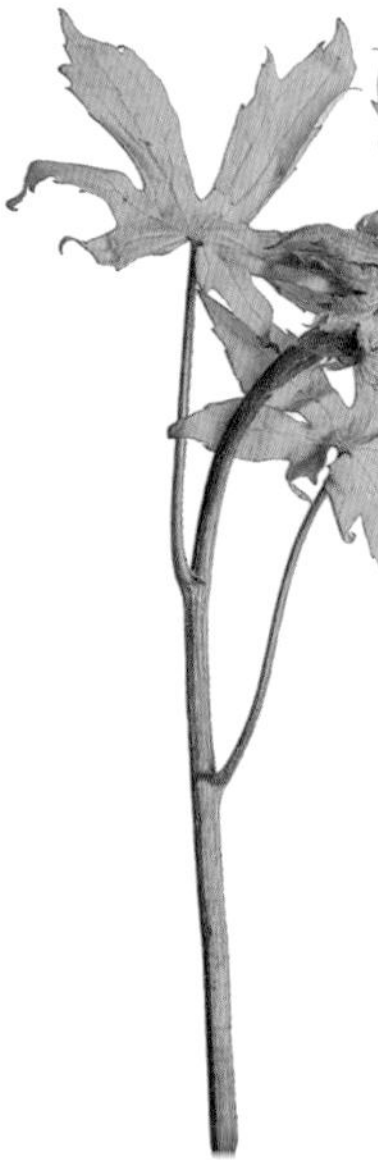

カルバクロール

英名 carvacrol

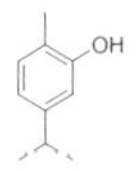

オレガノやタイムなどに含まれるモノテルペノイド。チモール（p．212）の構造異性体でチモールと同等の抗菌作用や抗酸化作用があります。

キサントキシン

英名 xanthoxin

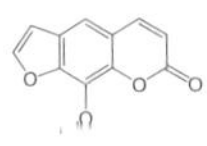

セリ科のバイカルハナウドやドクゼリモドキ（ホワイトレースフラワー）、さんしょうに含まれる、舌をしびれさせる成分です。乾癬、湿疹、尋常性白斑を引き起こす作用もあります。別名メトキサレン。植物ホルモンのアブシジン酸の生合成中間体です。

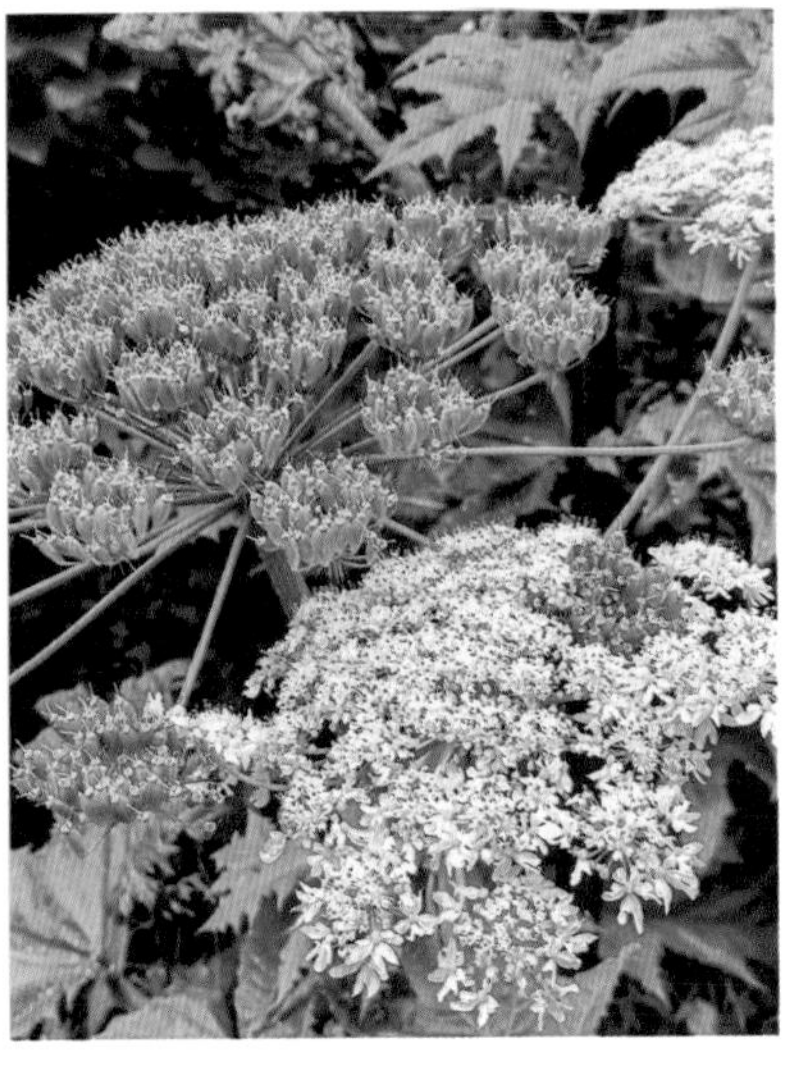

グリチルリチン

英名 glycyrrhizin

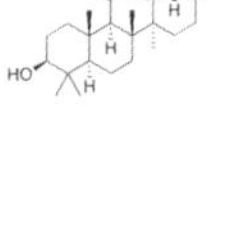

カンゾウ（甘草）の根に含まれ、スクロース（砂糖の主成分）の150～300倍の甘味を持つ天然のトリテルペノイド配糖体。抗炎症作用、副腎皮質刺激作用、コレステロール低下作用、胃粘膜保護作用、抗アレルギー作用、鎮咳・去痰作用などの多岐にわたる薬理作用が報告され、医薬品（肝臓疾患改善薬）、化粧品、天然甘味料原料として利用されています。

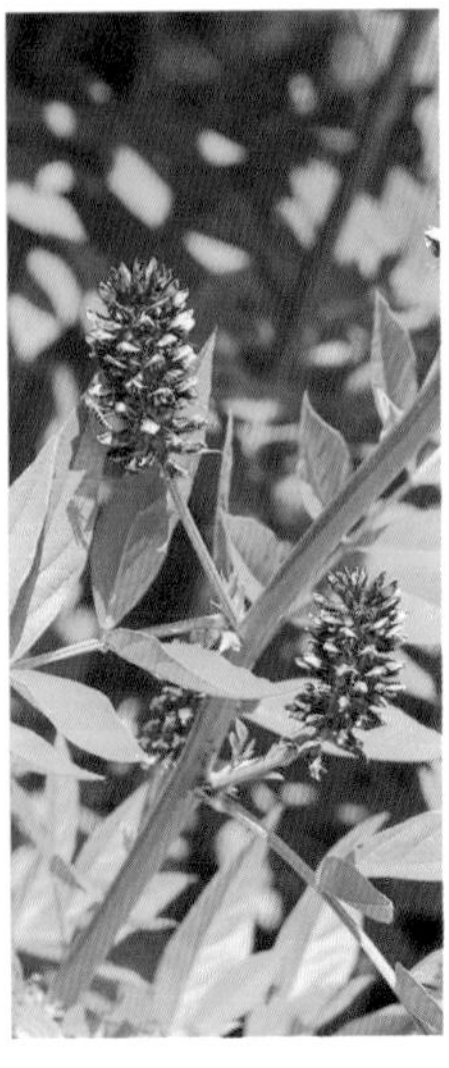

グリチルレチン酸

英名 glycyrrhetinic acid

カンゾウ（甘草）から得られるグリチルリチンの加水分解によって得られるトリテルペノイド誘導体。胃潰瘍の治療に効果的であり、去痰剤としての特性も報告されています。胃酸分泌、粘液分泌の促進、細胞増殖の効果もあるので、消化性潰瘍治療に使える可能性があります。子宮の活動を刺激して流産を引き起こす可能性があるので妊娠中の摂取は危険です。

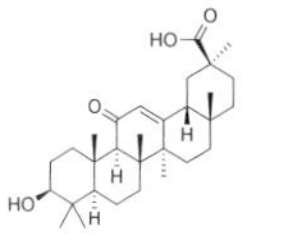

グロシェイミン

英名 grosheimin

アーティチョークの葉に含まれるセスキテルペンラクトンです。苦味があり、食欲を抑える作用があると報告されています。

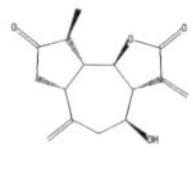

ゲラニアール

英名 geranial

レモンやレモングラスに存在するモノテルペノイド。シトラールのトランス異性体で強いレモン香を持っています。

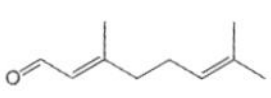

ゲラニオール

英名 geraniol

ゼラニウムから発見された、ローズ油、パルマローザ油、シトロネラ油に含まれる直鎖モノテルペノイドです。防蚊剤の効果があることが報告されています。

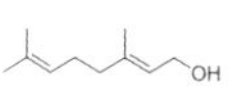

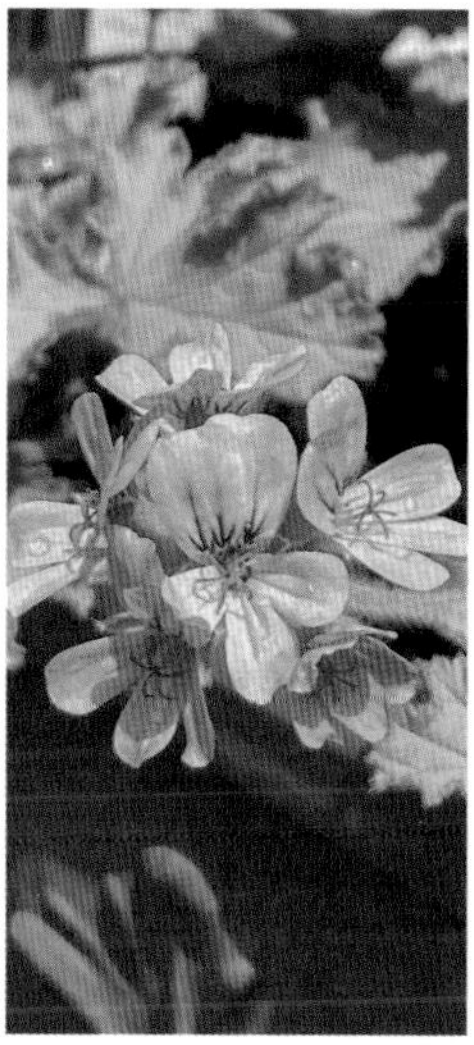

コスツノリド

英名 costunolide

モッコウ（*Saussurea lappa*）、ローリエ（月桂樹）、レタスに含まれているセスキテルペンラクトンで、メバロン酸経路によって合成されます。抗酸化作用、抗炎症薬、抗がん作用、抗アレルギー作用、解熱作用、毛髪生長促進作用などがあるとの報告があります。

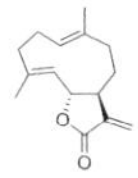

コリアミルチン

英名 coriamyrtin

セスキテルペン骨格を有するラクトン化合物で、ドクウツギ科ドクウツギ（*Coriaria japonica*）の果実（特に種子）に多く含まれています。速効性の猛毒で、毒性はγ-アミノ酪酸（ＧＡＢＡ）受容体の機能を抑制するＧＡＢＡアンタゴニストとして作用し、ＧＡＢＡによるシナプス前抑制が遮断されることで中枢神経への興奮作用が発現します。服用すると、痙攣を起こし死亡します。

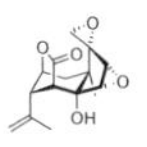

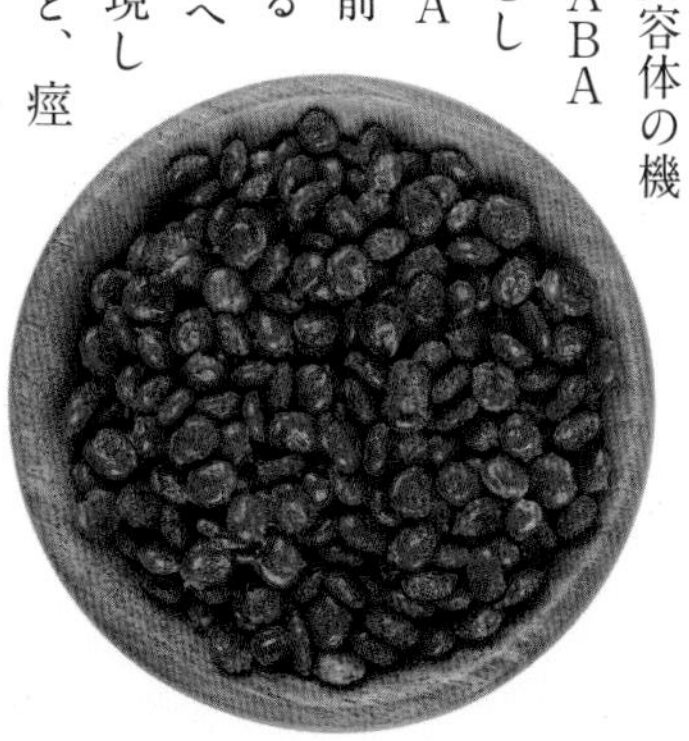

シトラール

英名 citral

バーベナ、レモン、レモングラス、オレンジなどに含まれるモノテルペノイドで、シス-トランス異性体であるネラールとゲラニアールを合わせて指す名前です。

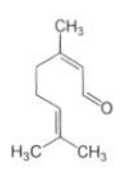

ネラール

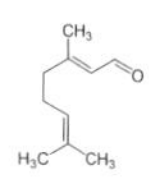

ゲラニアール

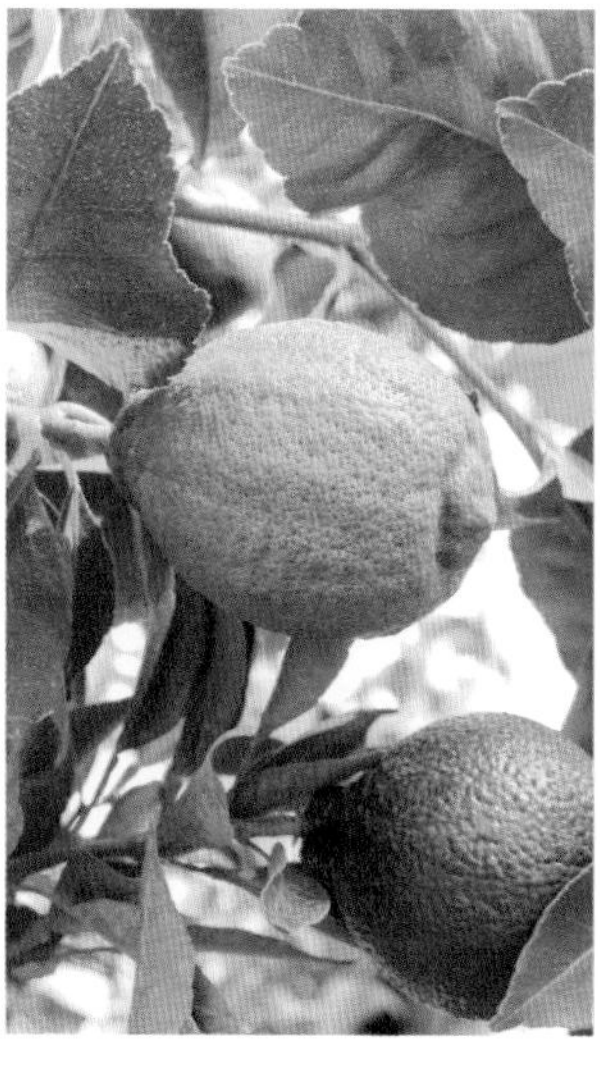

シトロネロール

英名 citronellol

レモングラスやシトロネラに含まれる環状モノテルペノイドで、バラやペラルゴニウムの精油成分です。

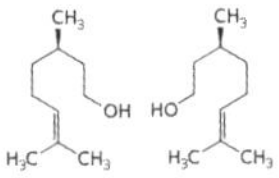

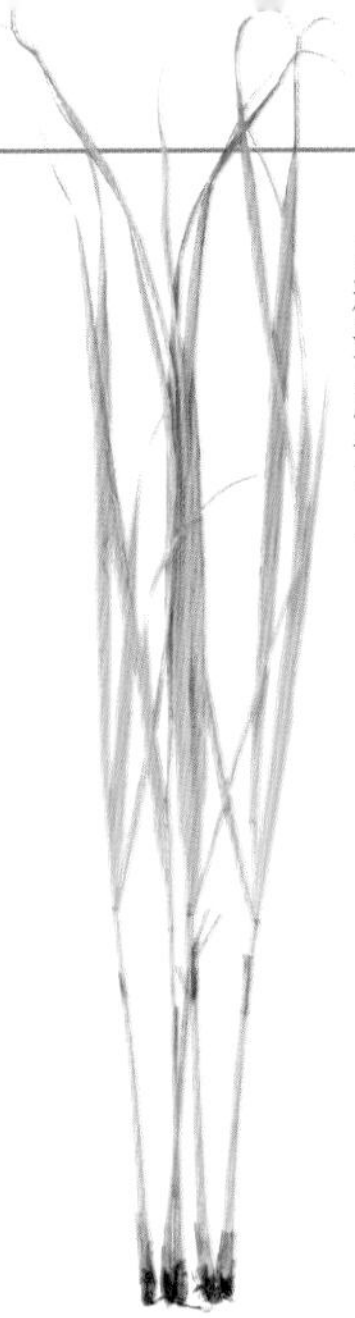

シナロピクリン

英名 cynaropicrin

アーティチョークの葉に0.7%含まれるセスキテルペンラクトンで、苦味物質です。動物細胞に対しては抗炎症作用があります。

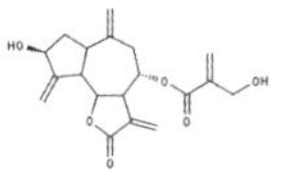

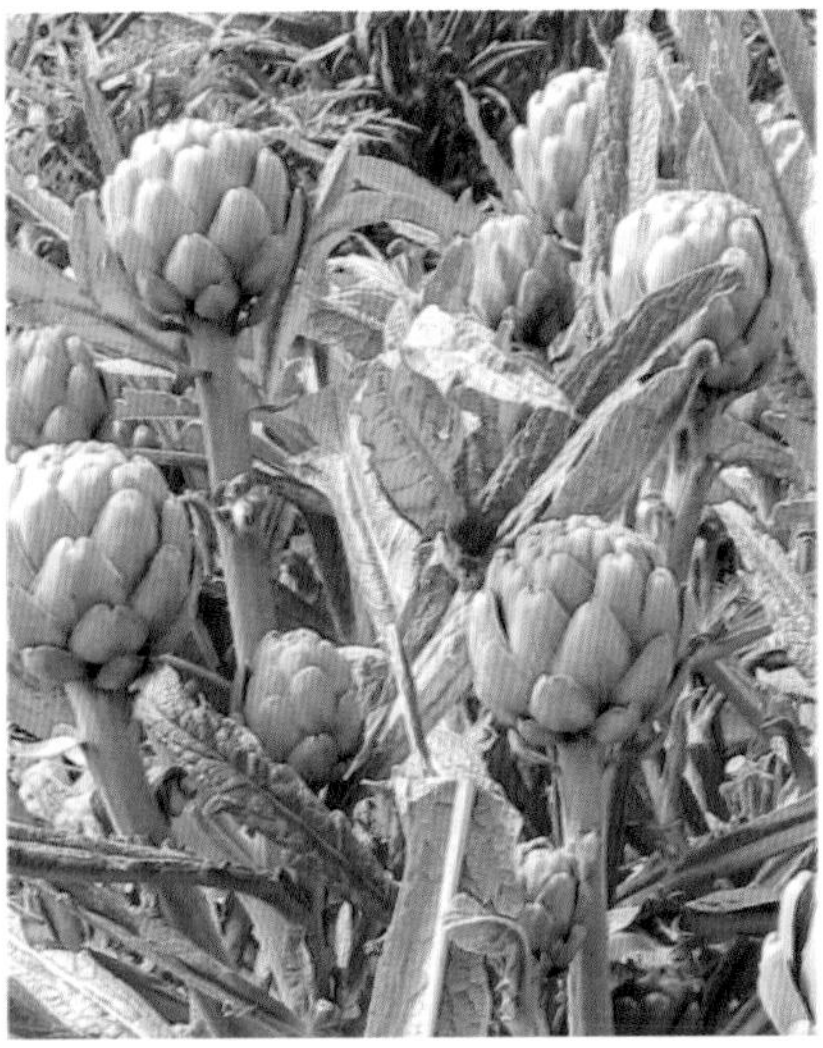

ストロジン

英名 strogin

トリテルペンステロイドの配糖体で、カラハリ砂漠のキョウチクトウ科のフーディアに含まれる味覚修飾物質。原住民サン族は、伝統的に食欲を減退させる活性を利用しており、やせるための薬としての利用が検討されています。

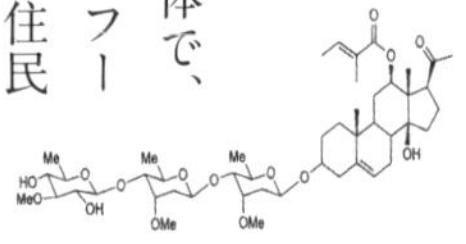

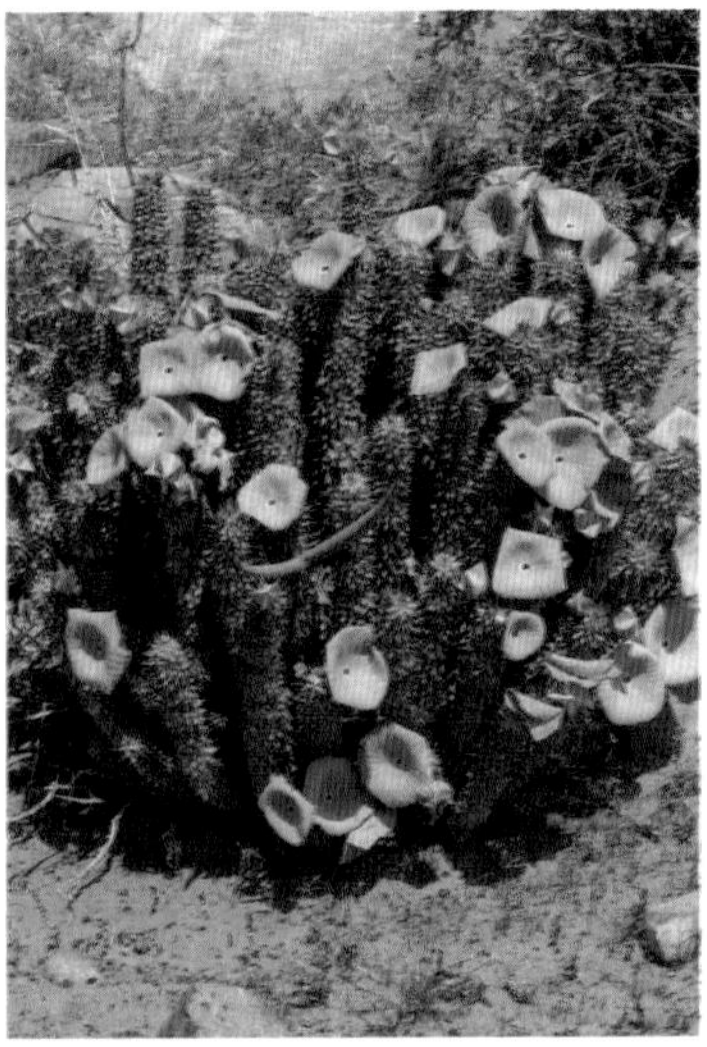

ゼルンボン

英名 zerumbone

ハナショウガ（花生姜）に含まれるセスキテルペノイドで、がんに関係するＥＢウイルスの抑制作用、抗炎症作用、生体防御・解毒酵素の誘導作用などが発見されています。ハナショウガ根茎部の乾燥重量あたり３～４％存在します。

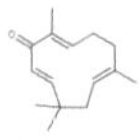

ターメロン

英名 turmerone

ウコン（ターメリック）精油の主成分であるセスキテルペノイド。腫瘍壊死因子の生産を増やす作用、炎症反応の調節や傷害からの回復、関節の痛みを軽減する効果があるとしてサプリメントが販売されています。

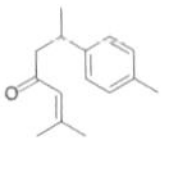

チモール

英名 thymol

タイムやオレガノなどのシソ科植物に含まれるモノテルペノイドです。抗菌作用、去痰作用、気管支鎮痙作用があり、食品添加物として広く用いられています。医薬品（抗酸化剤、保存剤）にも使用されています。

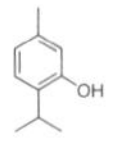

ツヨン

英名 thujone

苦よもぎ、よもぎ、セージなどの精油成分に含まれるモノテルペノイド。リキュールのアブサンの成分としてよく知られています。過剰摂取すると痙攣や麻酔作用が起こるのは、幻覚作用を持つテトラヒドロカンナビノール（ＴＨＣ）（p.59）に似た分子構造を持っているためとの説がありましたが、最近ではＧＡＢＡ

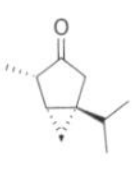

の受容体説やセロトニン受容体阻害説など諸説あります。

ティルカロール

英名 tirucallol

トウダイグサ科の植物やアルガン油に含まれるトリテルペノイドで、抗炎症作用があるとされます。

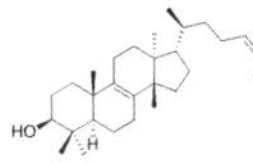

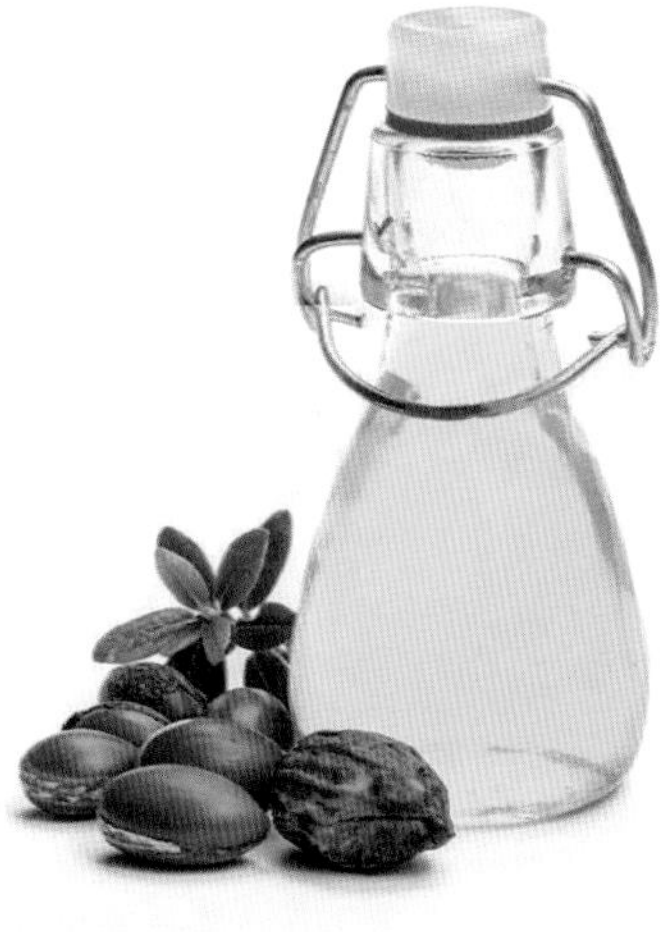

デヒドロコスタスラクトン

英名 dehydrocostus lactone

モッコウの根に含まれるセスキテルペンラクトンです。腫瘍に関係のある遺伝子や転写因子を阻害する活性、シクロオキシゲナーゼにDNAが結合するのを阻害する活性などが報告されています。

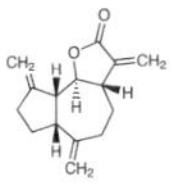

ネラール

英名 neral

レモングラスやレモンバームなどに存在するモノテルペノイド。シトラールのシス異性体で、弱いレモン香と甘味があります。

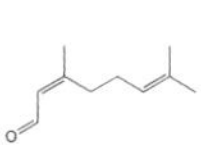

β《ベータ》-アミリン

英名 β-amyrine

トマト果実の表面にあるワックスの成分でトリテルペノイドです。マウスを使った実験では、海馬におけるアルツハイマー型認知症のような異常なシナプス可塑性を改善するとの報告があります。

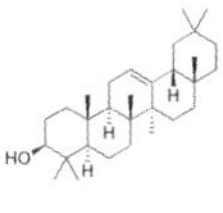

β《ベータ》-シトステロール

英名 β-sitosterol

フィトステロールの一種でコレステロールに類似した化学構造をしており、アボカド、かぼちゃ種子、カシューナッツ、大豆、米ぬか、小麦胚芽、コーン油、くこの実、ペカンナッツ、シーバックソーン（サジー）などに多く含まれています。腸でのコレステロール吸収を抑えることにより、血中のコレステロールを減少させる作用を持ち、トクホ（特定保健用食品）表示の許可を取得している物質です。

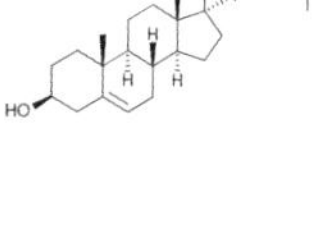

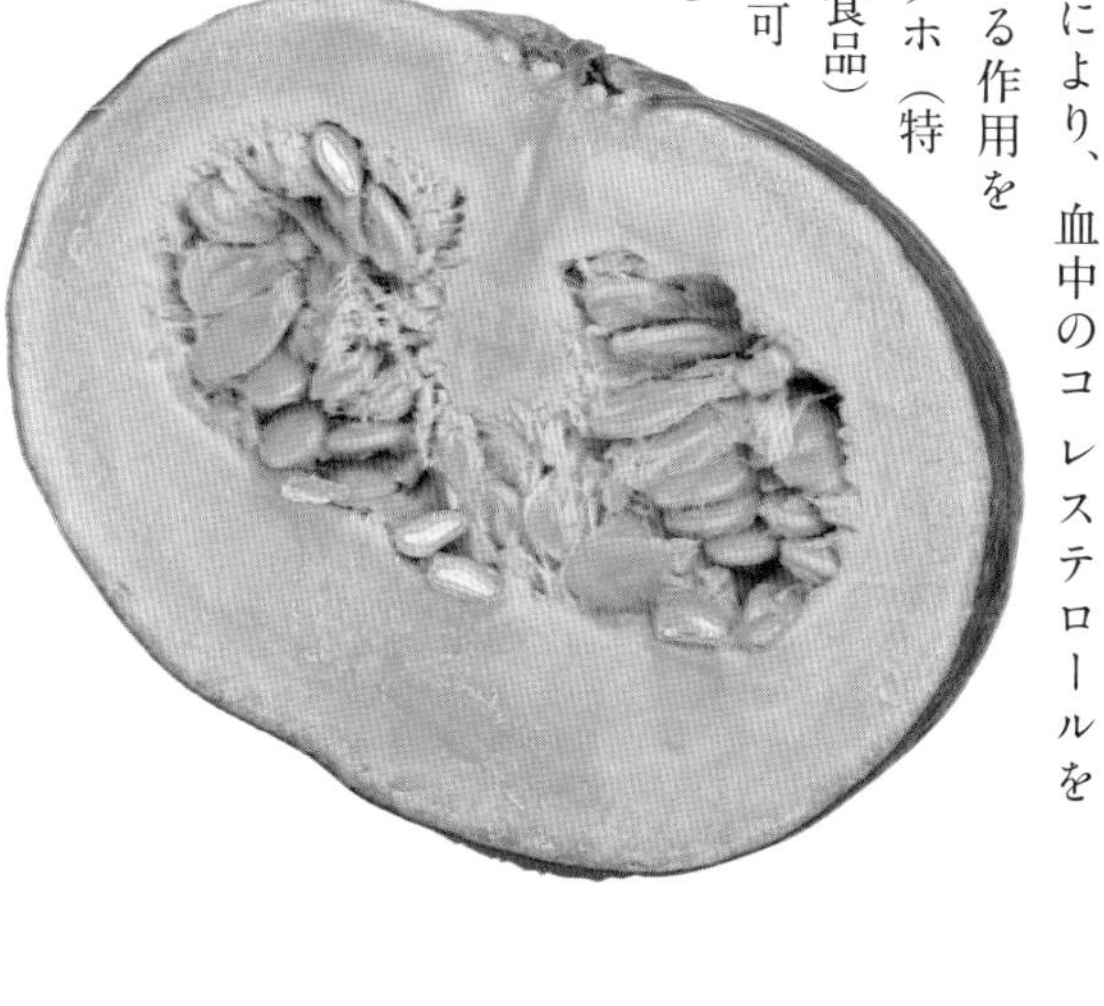

β《ベータ》-フェランドレン

英名 β-phellandrene

キャラウェイ、フェンネル、ユーカリなどに含まれるモノテルペノイドです。多くの植物の葉に含まれている成分です。香料として使われます。

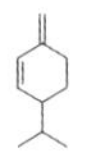

β《ベータ》-ミルセン

英名 β-myrcene

モノテルペノイドで、ローリエ（月桂樹）やバーベナ、キャラウェイ、フェンネル、タラゴン、ディル（イノンド）、オウシュウヨモギ、セイヨウトウキ（アンゲリカ）など多くの植物に含まれています。β-ミルセンはキクイムシのフェロモンでもあり、害虫を誘引したり忌避させる作用があります。人間に対しては抗炎症作用と鎮痛作用が報告されています。

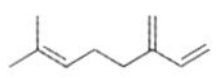

ベツリン

英名 betulin

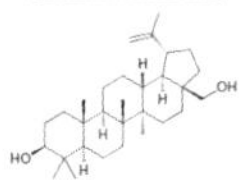

天然に豊富に存在するトリテルペノイドで、カバノキ属（*Betula*）の樹皮から単離されました。シラカンバ（*Betula platyphylla*）の樹皮の乾燥重量の30％も含まれており、樹皮に白い色を与え、冬季に太陽の光で加熱されすぎるのを防いでいます。その結果、カバノキは、落葉樹の中では最も北域まで分布しています。ベツリンのアルコール基がカルボキシ基で置換されるとベツリン酸となり、ベツリン自体よりも生理活性が高くなります。ベツリンは、特定の腫瘍細胞にアポトーシス（p.179）を起こさせ、またいくつかの種類の腫瘍細胞の成長を遅らせます。ベツリンは食物によって引き起こされる肥満を改善し、血清や組織中の脂質含量を減少させ、インスリン感受性を向上させる活性があります。

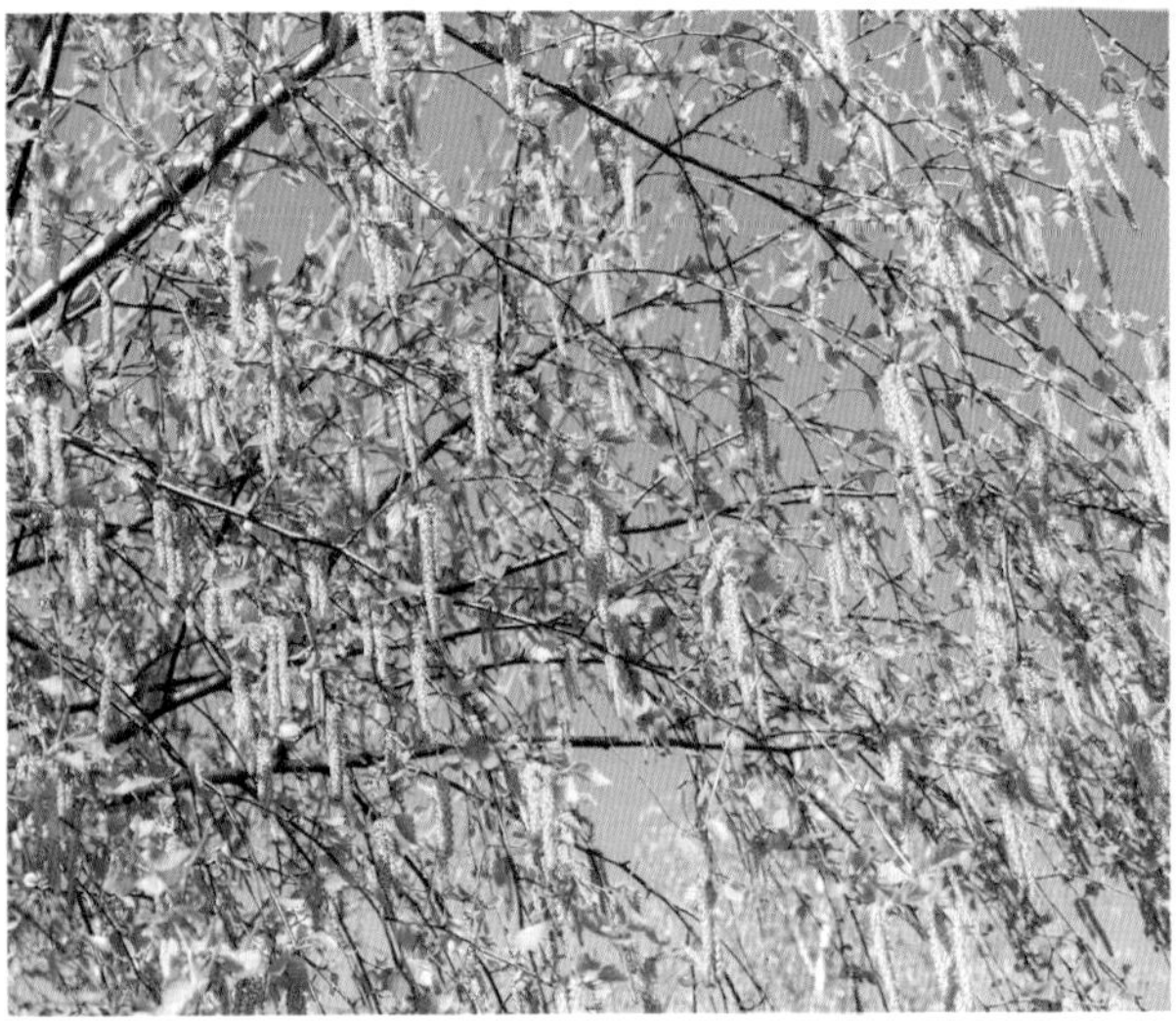

プタキロシド

英名 ptaquiloside

わらびに含まれる発がん性物質で、セスキテルペノイドの配糖体です。家畜がわらびを大量に食べて中毒死したのがきっかけで発見されました。日本人はアク抜きをする伝統技術を持っているため、わらびを食用とすることができます。プタキロシドによる発がんメカニズムは、プタキロシドが加水分解されて真の発がん物質であるジエノン体となり、シクロプロパン環が開裂してカチオンが生成し、核酸塩基に結合してＤＮＡ鎖を切断するためであることがわかっています。

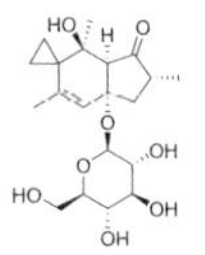

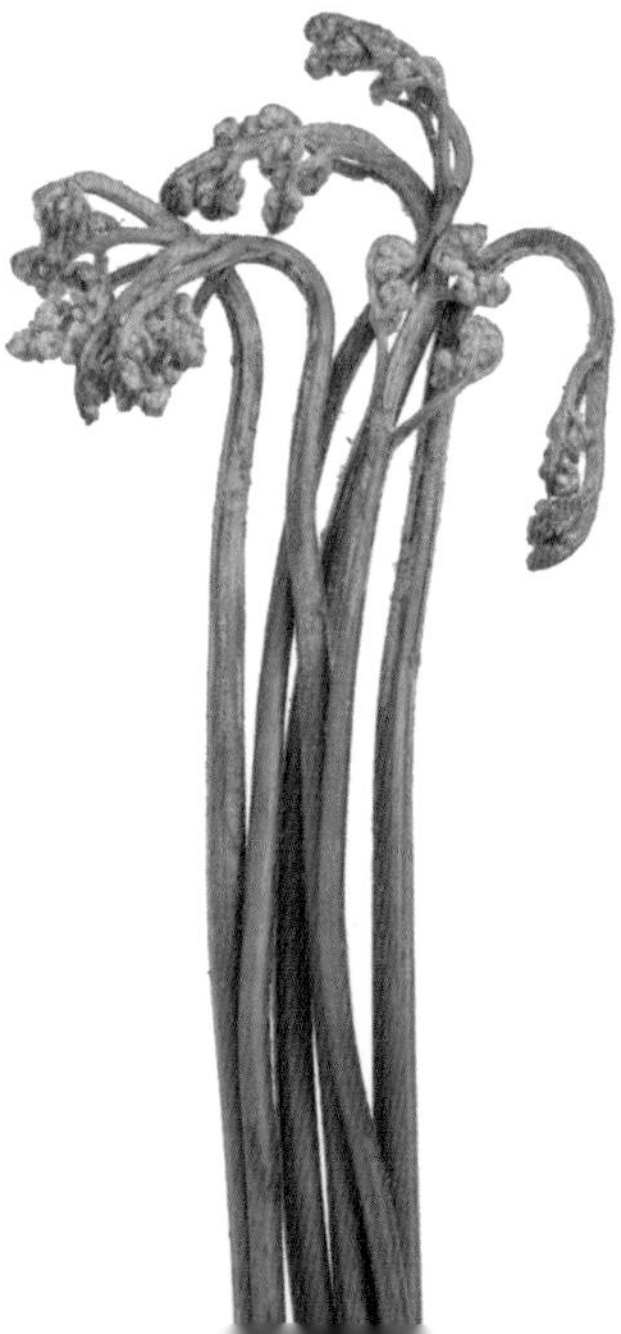

ブチロスペルモル

英名 butyrospermol

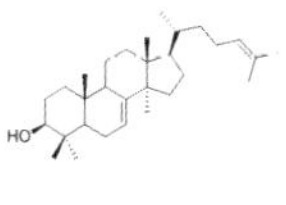

アフリカの樹木シアバターノキに含まれるトリテルペンアルコールです。抗炎症作用、抗がん作用があると報告されています。種子から得られる植物性油脂のシアバターはオレイン酸も多く含み、食品としてのみならず、肌を守る油として古くからアフリカで使われ、最近ではシアバターから化粧品が作られています。

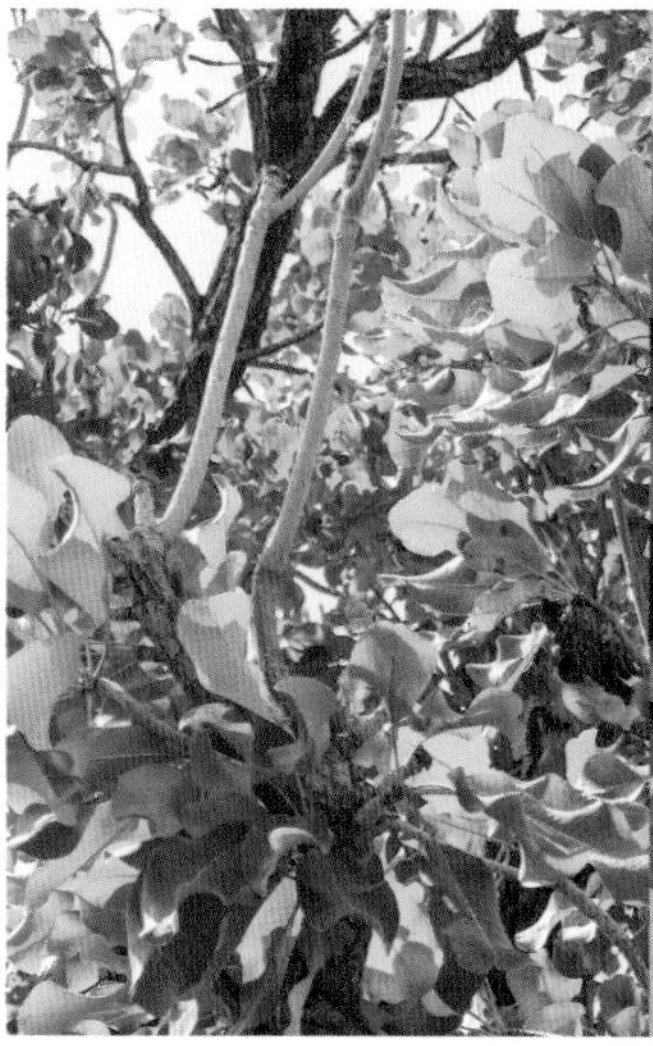

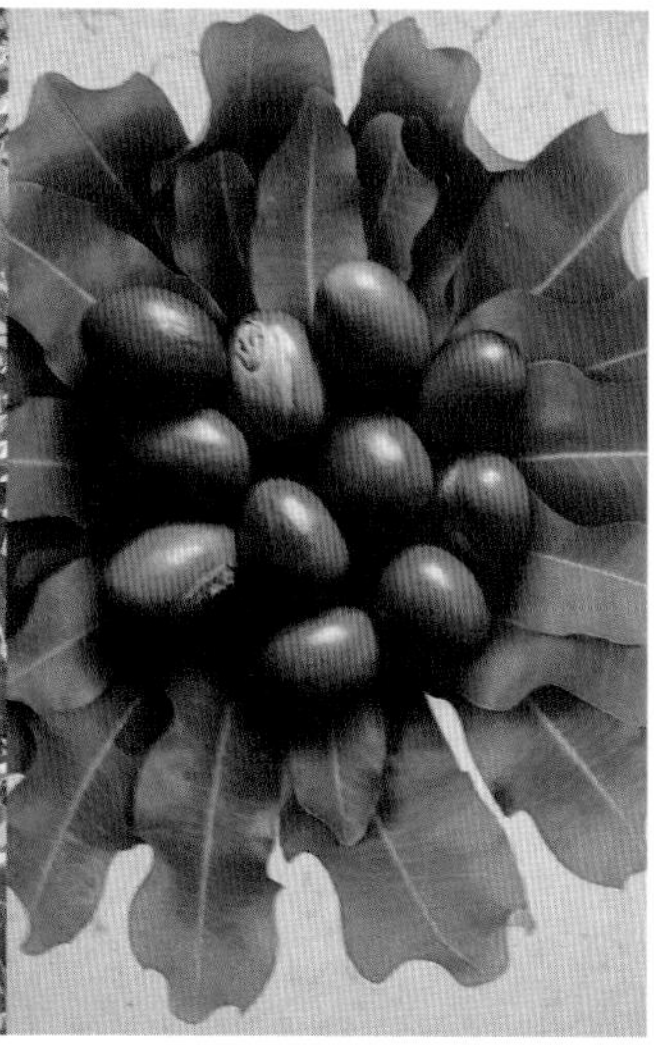

マスリン酸

英名 maslinic acid

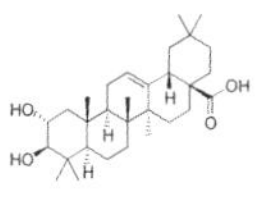

オリーブの果実の果皮のワックスに含まれるトリテルペノイド。オリーブ油を作るときの副産物で、関節炎予防、抗炎症作用、抗酸化作用、ＨＩＶの増殖に必須のセリンプロテアーゼを阻害する活性、大腸がん抑制活性などが報告されています。

メントール

(l《エル》-メントール)

英名 l-menthol

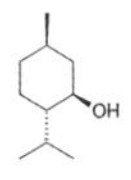

ハッカ油の主成分である環式モノテルペノイドで、メンソールとも呼ばれます。ハッカの香りを持つ揮発性の無色の結晶です。いくつかの異性体があり、歯磨き粉、チューインガム、口中清涼剤などに添加されます。また局所血管拡張作用、皮膚刺激作用等を有するため、医薬品としても用いられます。

リナロール

英名 linalool

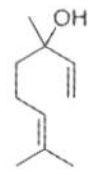

バラ、ラベンダー、ローズウッドなどに含まれるモノテルペンアルコールで、スズラン、ラベンダー、ベルガモット様の香料として利用されています。

リモネン

英名 limonene

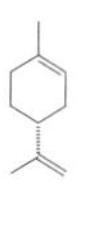

かんきつ類に含まれる、代表的な単環式モノテルペノイドです。レモン(lemon)から見つかったのでリモネンと名付けられましたが、オレンジやゆずのほうが多く含まれています。植物体内に含まれる本来の意義は、重要病原菌であるうどんこ病菌を抑制し、植物の病害抵抗性を促進することです。人間に対しては、交感神経を刺激して新陳代謝を活発にする作用があり、眠気を覚まし頭をすっきりさせる効果があるとされます。

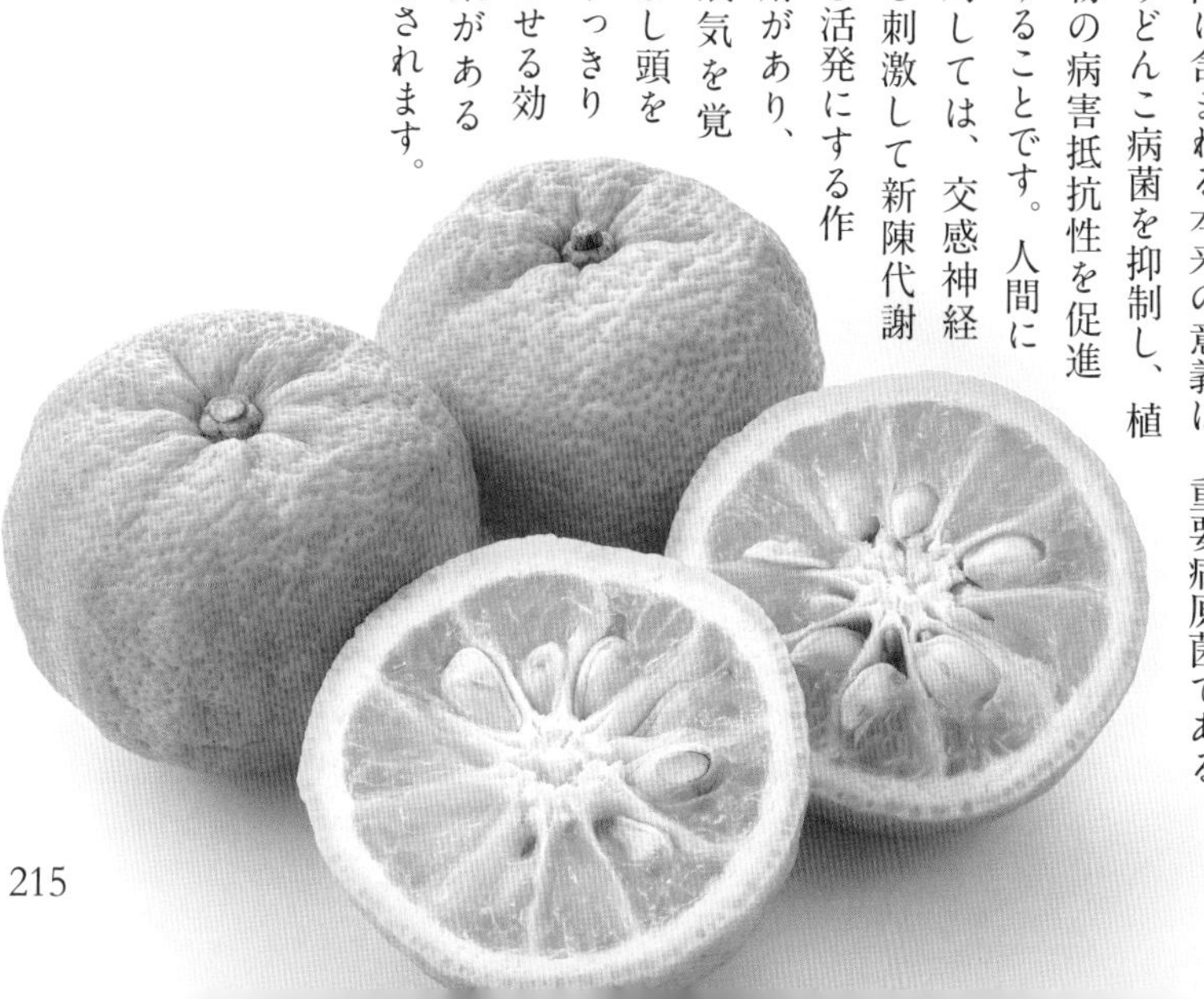

サポニン

天然の界面活性物質で、水と混ぜて振ると持続性のある泡を生じる性質があります。サボンソウやバラ科のキラヤなどは、古くから洗濯などに石鹼代わりとして利用されました。赤血球を破壊する溶血作用や魚を殺す魚毒性、殺虫・殺蟻性などの活性があります。人体に対しては鎮咳や去痰作用を持つものもあります。

ジンセノサイド類

英名 ginsenosides

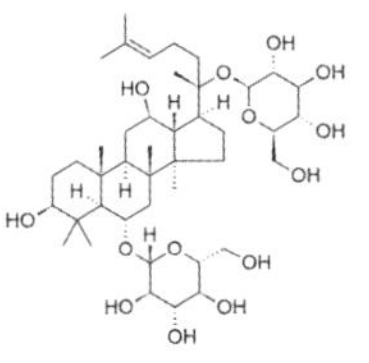

チョウセンニンジン（朝鮮人参、高麗人参、オタネニンジン）に含まれる有効成分で、ステロイドサポニンです。伝統的に利用された薬草で、腫瘍細胞株および腫瘍増殖に対して抗がん活性を持つことが報告されています。

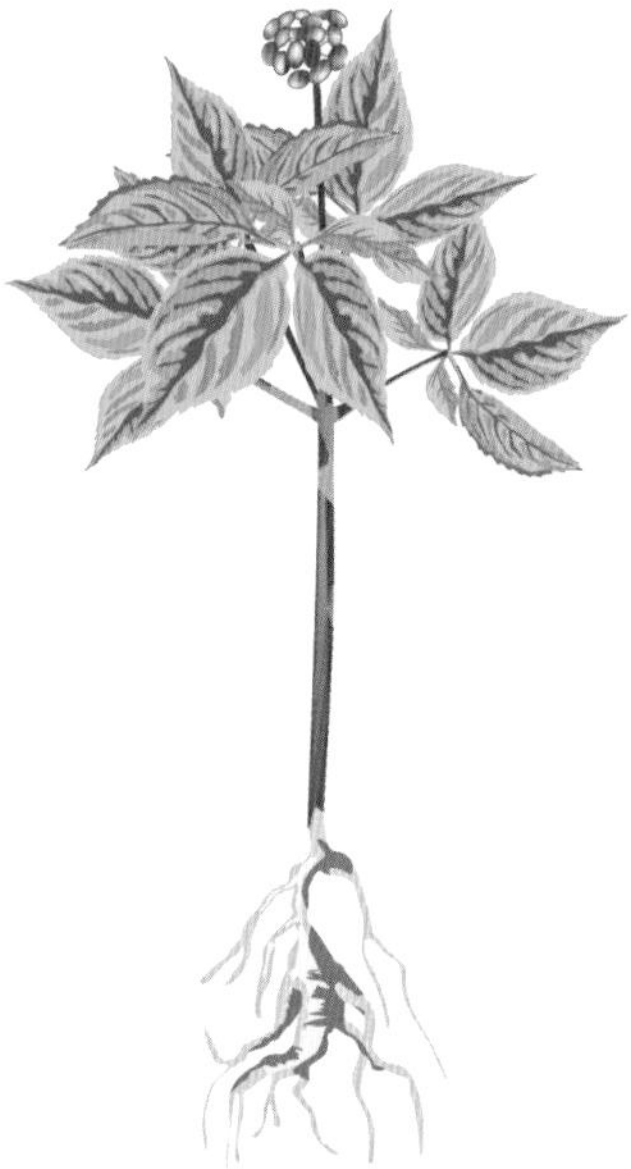

チョウセンニンジンの効果と歴史

チョウセンニンジンはウコギ科の多年草で、ふだんわたしたちが食べているにんじんはセリ科。全く違う種類です。漢方薬の原料としても知られており、栄養価が高く、サポニンは約40種類も含んでいるといわれています。ほかにもマグネシウムや鉄などミネラル、ビタミンも豊富。滋養強壮や疲労回復、虚弱体質、冷え症の改善、さらには病中後の体力回復などの効果があると考えられています。植え付けから収穫までには5年ほどの長い年月がかかるといわれています。2000年も前の中国の文献に紹介されているといわれるほど歴史は古く、始皇帝や楊貴妃も愛用していたとか。日本に伝わってきたのは室町時代。朝鮮の使節団が高麗人参を「国交贈品」として持ってきたのがはじまりだそう。江戸時代になると徳川家康や徳川吉宗も愛用していたといわれています。

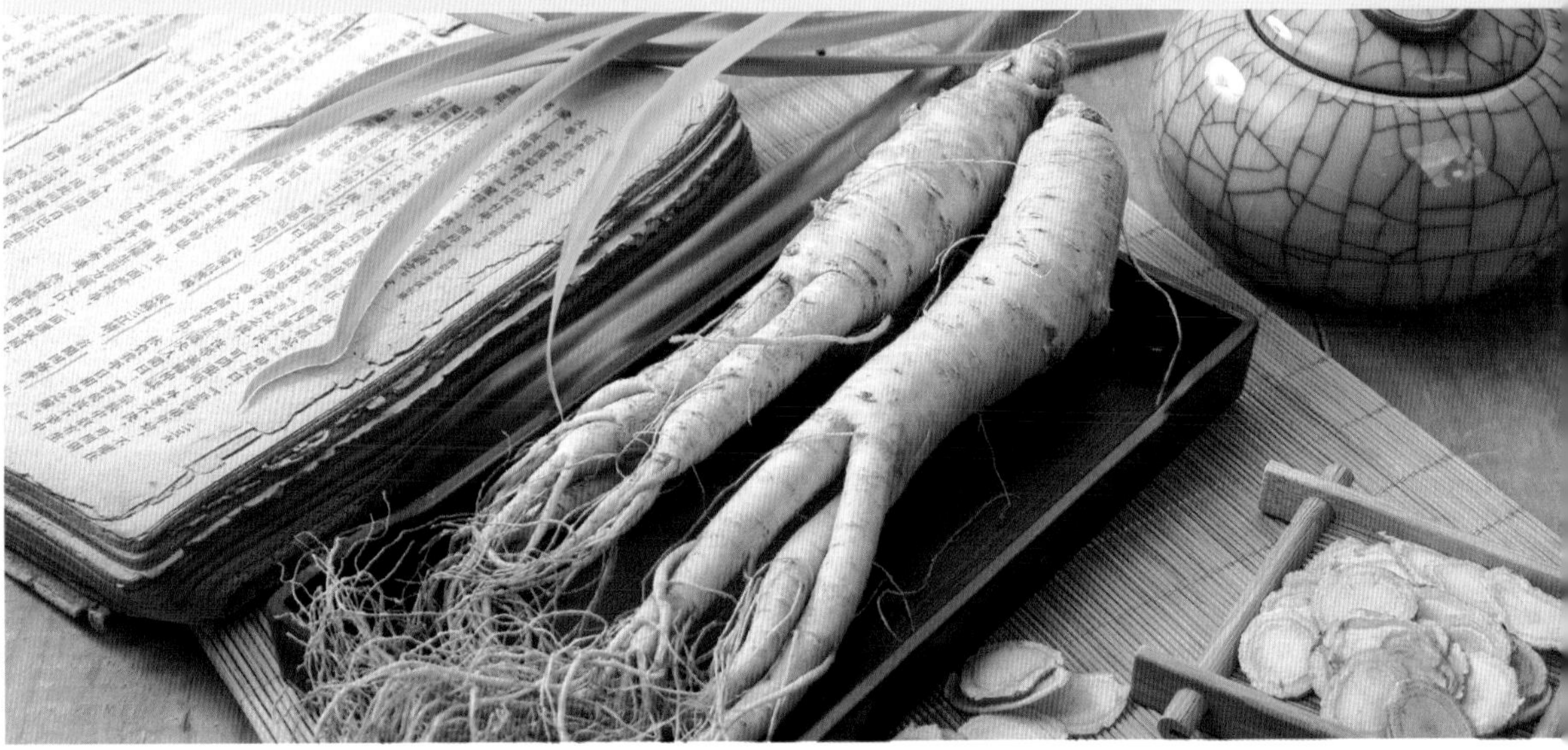

ソヤサポゲノール類

英名 soyasapogenols

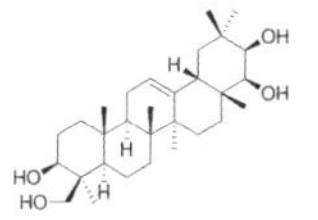

ソヤサポゲノール類は大豆に含まれるトリテルペノイドサポニンで、ソヤサポゲノールAおよびBの2種類のアグリコンに糖が付加した配糖体の総称です。ソヤサポゲノールAをアグリコンとするグループAサポニンは、不快味の原因物質と報告されています。これに対し、ソヤサポゲノールBをアグリコンとするDDMPサポニンとその分解物類には、抗高脂血症作用、ヒト大腸がん細胞増殖抑制作用等の生理活性が報告されており、食品添加物として健康食品などに添加されています。

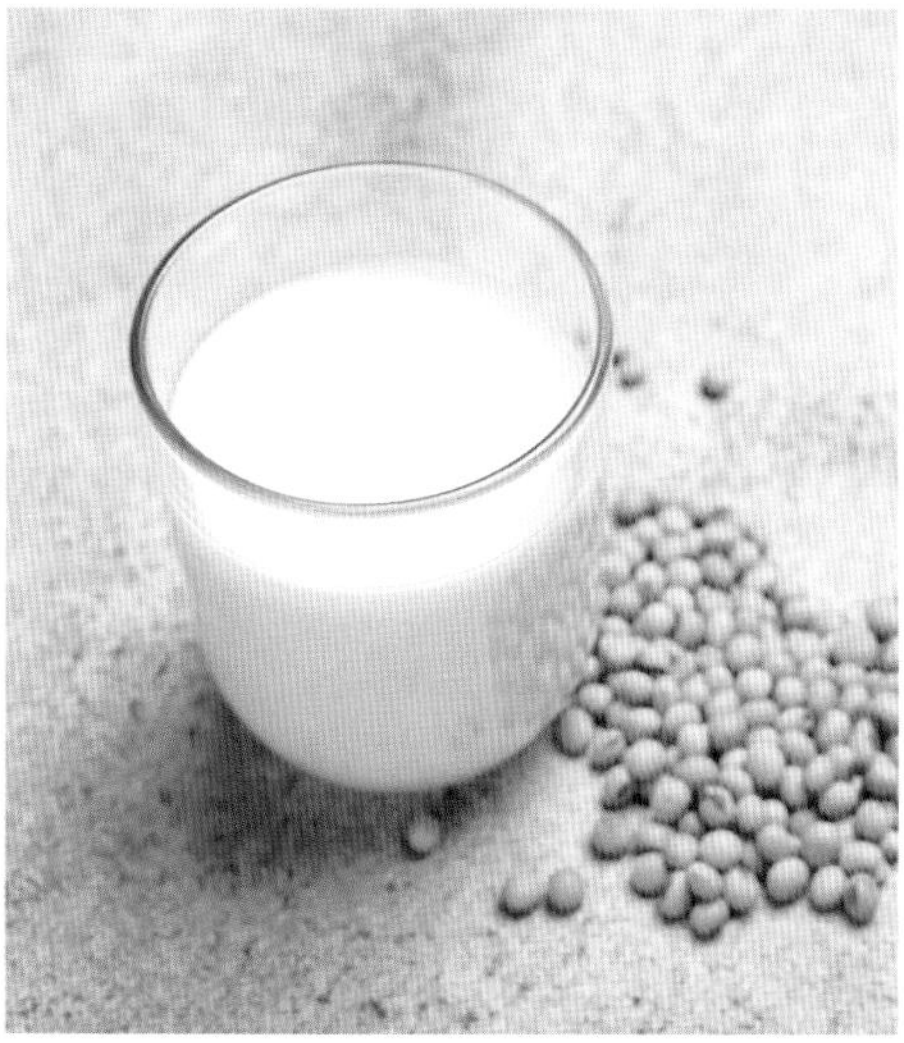

ホロツリン類

英名 holothurins

なまこから単離されたトリテルペノイドサポニン。強い毒物で、わずかに向精神薬活性を示します

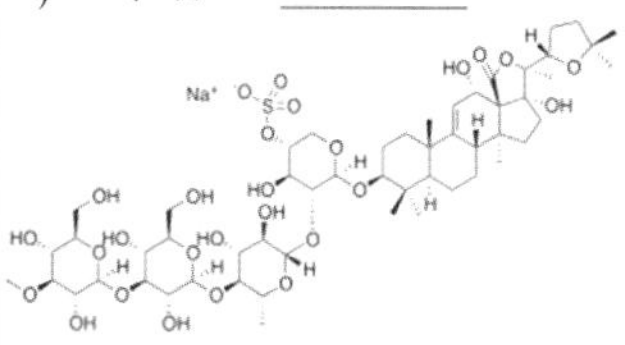

が幻覚作用は知られていません。マウスを使った研究で、さまざまながん細胞の成長を阻害することが明らかにされています。有糸分裂の抑制作用を有し、DNA複製やRNAの合成を阻害します。マウスを用いた試験では、食物に含まれる脂肪の蓄積を抑制する働きがあり、肥満の改善に役立つとの報告もあります。

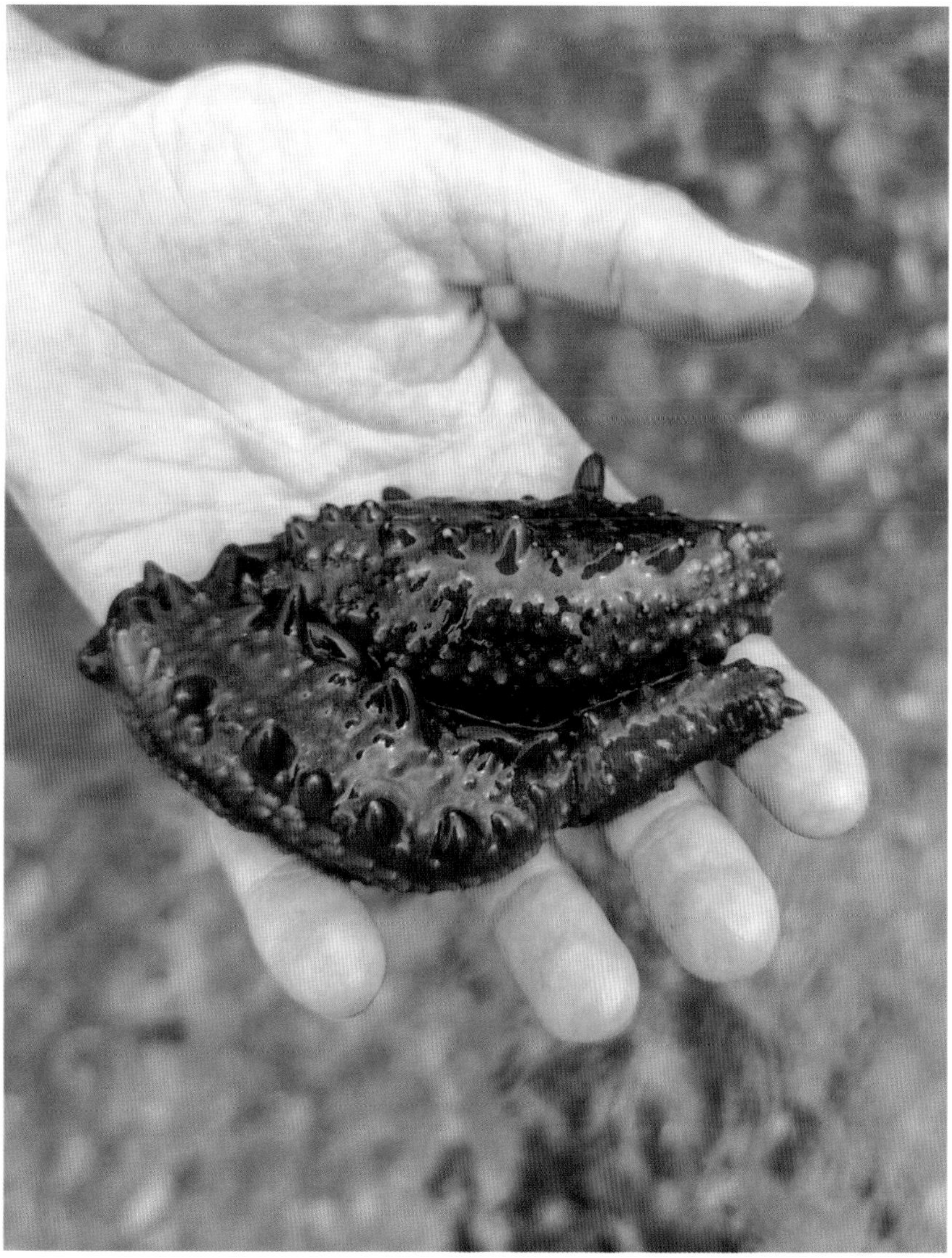

ラクトン

ラクトンとは2個以上の炭素原子と酸素原子1個からなる環状エステルを指します。炭素の数により、環状の大きさや安定性が異なり、12員環以上の大環状ラクトンはマクロライドと総称されます。抗菌作用や抗腫瘍作用など強い生理活性を示すものが多くあり、抗生物質や抗真菌剤、免疫抑制剤などの医薬品にも使われています。香りのよいものが多くあり、ジャスミンの花やジャコウなどにも含まれます。

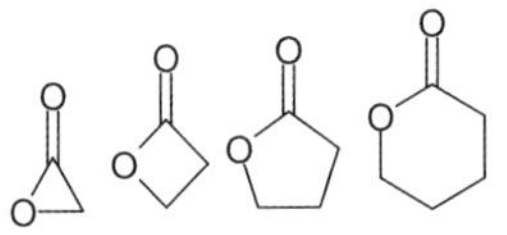

α《アルファ》,β《ベータ》-不飽和ラクトン

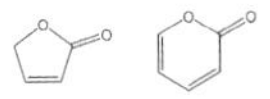

α,β-不飽和ラクトンは化合物内に二重結合があるもので、反応性に富んでいます。自然界から得られたα,β-不飽和ラクトンは生理活性が強いものが多い傾向にあります。

ギンコライド類

英名 ginkgolides

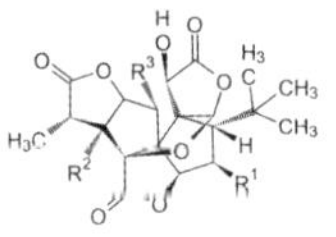

イチョウの葉に含まれるα,β-不飽和ラクトン構造を持つテルペノイド。抗酸化作用、血小板活性化因子抑制作用、血栓予防効果のほか、アレルギーや喘息改善、認知症の改善など、さまざまな効果があるとされます。その健康効果から、「イチョウ葉エキス」として、サプリメントなどに添加されています。

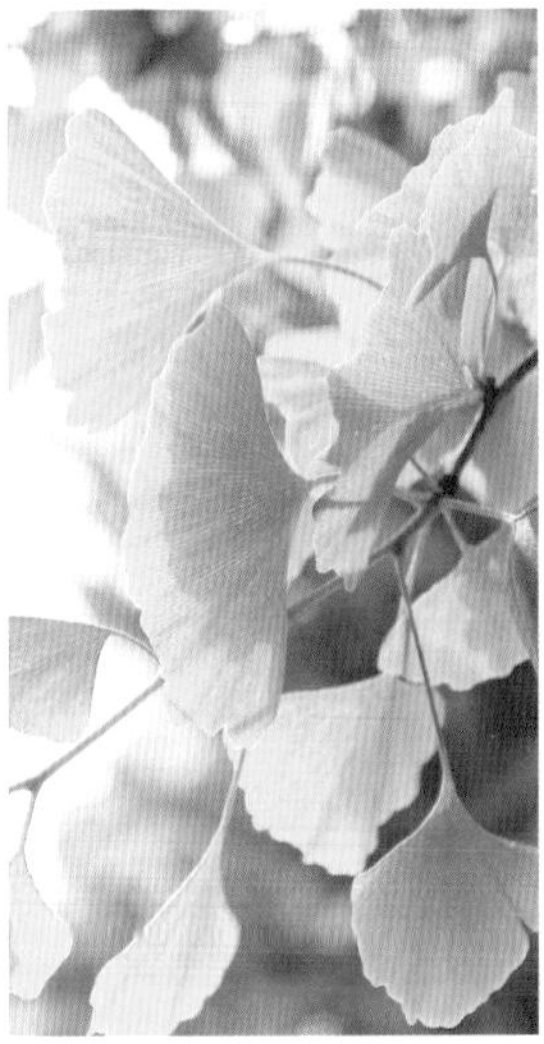

サントニン

英名 santonin

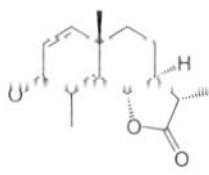

ミブヨモギに含まれる抗菌成分。α,β-不飽和ラクトン構造を持つセスキテルペノイドで、回虫の運動能力を奪う作用があり、虫下し剤として使われました。苦味がありますがヒトには比較的無害な物質です。

ナギラクトン類

英名 nagilactones

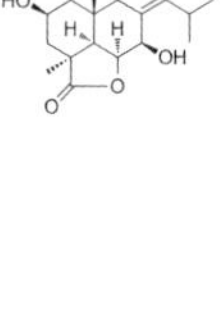

ナギラクトンBはマキ科の樹木ナギに含まれるα,β-不飽和ラクトン構造を持つテルペノイドです。ナギラクトンBは鹿の摂食阻害物質として発見されました。一方、ヒトでは動脈硬化を促進する物質である可能性があります。

パツリン

英名 patulin

ペニシリウム属のかびが小麦などに感染したときに生産されるマイコトキシン（かび毒）。α,β-不飽和ラクトン構造を持つポリケチドで、抗菌性があり、熱に安定な物質です。菌が付着して腐敗したりんご、ぶどう、もも等から検出されます。

ヒドロキシクエン酸ラクトン

英名 hydroxycitric acid lactone

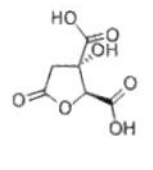

フクギ科のガルシニア（*Garcinia gummi-gutta*）の乾燥果皮から得られたα，β-不飽和ラクトン構造を持つ有機酸です。ガルシニアの乾燥果皮には、ヒドロキシクエン酸は遊離酸とラクトン体の両者が存在することが確認されています。過体重の女性がガルシニア抽出物または偽薬を60日間摂取した結果、ガルシニアを摂取した女性では、中性脂肪レベルがおよそ1／3にまで低下したとの報告があります。

一方、別の研究では、過体重の人がガルシニア抽出物、大豆葉抽出物または偽薬を摂取したが、10週間後どれも体重減少や総コレステロール値低下を促進させる効果はなかったとの結果もあります。まだ検証が足りず、十分な結果が得られていません。

プロトアネモニン

英名 protoanemonin

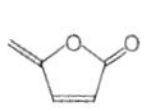

キンポウゲ科のキツネノボタン、オキナグサ、センニンソウなどに含まれるα，β-不飽和ラクトン。抗菌性があり、ヒトにとっては皮膚がかぶれるなどの毒となります。加熱などにより直ちに二分子重合してアネモニン（p．220）になります。アネモニンになると揮発性や刺激性はなくなるため、乾燥したキンポウゲ科の植物では皮膚炎は起こりません。

マタタビラクトン類

英名 matatabilactones

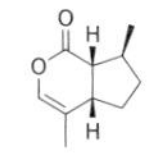

ネペタラクトン

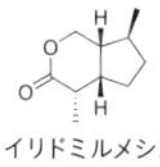

イリドミルメシン

またたびやキウイフルーツに含まれるα，β-不飽和ラクトン。猫のフェロモンです。単一の化合物ではなく、ネペタラクトン、イリドミルメシン、アクチニジンなどの混合物で、ネコ属動物に対して特有の興奮作用を示し、ヒトに対しても強壮作用があるようです。

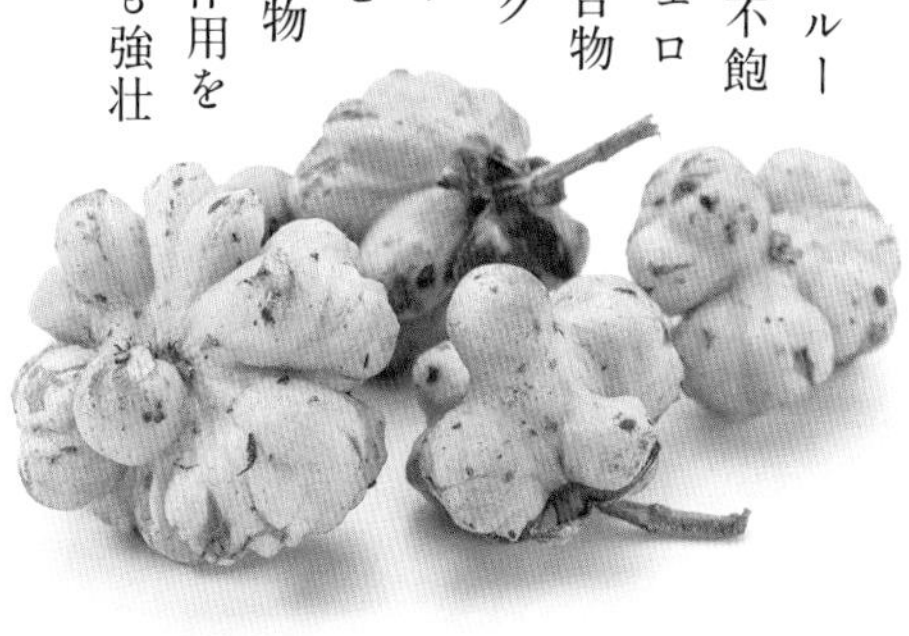

ラヌンクリン

英名 ranunculin

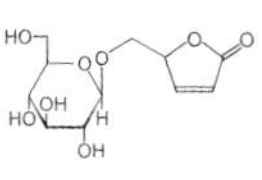

キンポウゲ科の植物に含まれるα，β-不飽和ラクトンです。無毒ですが、組織が破壊されると酵素反応によりプロトアネモニンを生成し、抗菌性、ヒトへの毒性を発揮します。

またたび虫《ちゅう》癭《えい》果《か》とは？ 人間への効果は？

またたびはマタタビ科マタタビ属の落葉蔓性木で、6～7月にうめに似た花が咲きます。蕾や花が咲く直前に花の中心の子房に「マタタビノアブラムシ」という虫が卵を産み、こぶのようなものができます。これが「またたび虫癭果」。古くから漢方薬として利用され、疲労回復や滋養強壮、鎮静作用などがあるといわれています。服用すると元気が出て、また旅ができるので「またたび」と名付けられたともいわれます。また、熱処理をし、乾燥させた虫癭果、茎、葉をよもぎと一緒に煎じたものを入浴剤として使う方法もあり、肩こりや神経痛などが緩和されるといわれています。またたびは猫が反応するものとしても知られていますが、またたびに含まれる「マタタビラクトン」「アクチニジン」「β-フェニルエチルアルコール」という3つの成分に反応するといわれています。猫によって反応の違いはありますが、ゴロゴロと喉を鳴らしたり、体をこすりつけたりします。

クマリン

ポリフェノールの一種で、植物の芳香成分です。これまでに５００種類以上見つかっています。紫外線を当てると、蛍光を発するので見分けることができます。クマリン類には、皮膚に光過敏症を引き起こすフラノクマリン類（フロクマリン類）、抗血液凝固作用があり、血液が血管内で固まって血栓ができるのを防ぐ作用があるジクマロール、発がん物質であるアフラトキシンなどがあります。

アネモニン

英名 anemonin

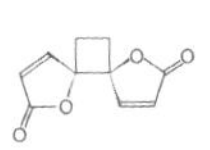

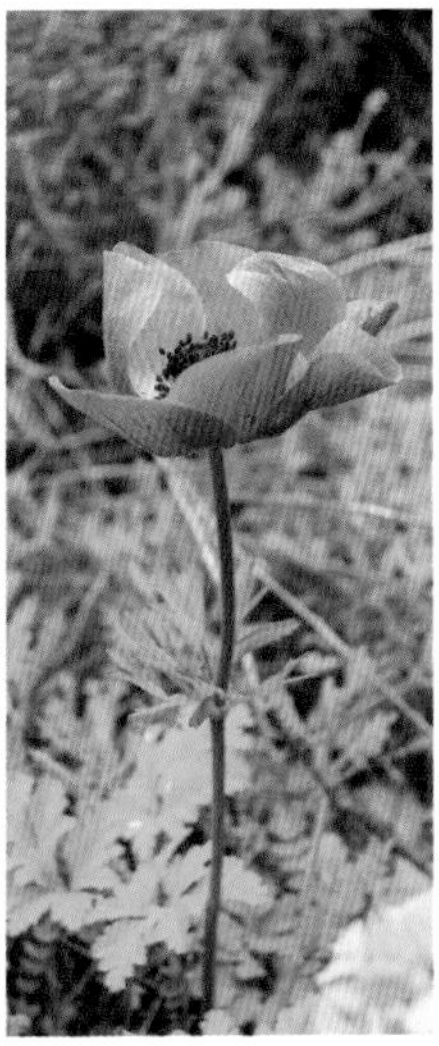

キンポウゲ科植物に含まれるクマリン類。有毒物質プロトアネモニン（p．２１９）は不安定な化合物で、加熱などにより直ちに二分子重合してアネモニンになります。アネモニンになると揮発性や刺激性はなくなります。このため、乾燥したキンポウゲ科の植物では皮膚炎は起こりません。

アフラトキシン

英名 aflatoxin

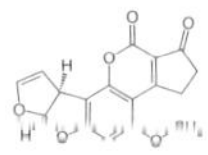

熱帯から亜熱帯地域にかけて生息するアスペルギルス・フラブス（*Aspergillus flavus*）などのかびにより生成されるクマリン類で、かび毒（マイコトキシン）の一種です。主に発がん機構として、この物質が肝臓の薬物代謝酵素シトクロムＰ４５０によって活性化され、それがＤＮＡと結合して付加体を形成し、付加体はＤＮＡの変異や複製阻害を引き起こし、がん化のイニシエーター［＊］となることが報告されています。

アンゲリシン

英名 angelicin

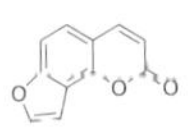

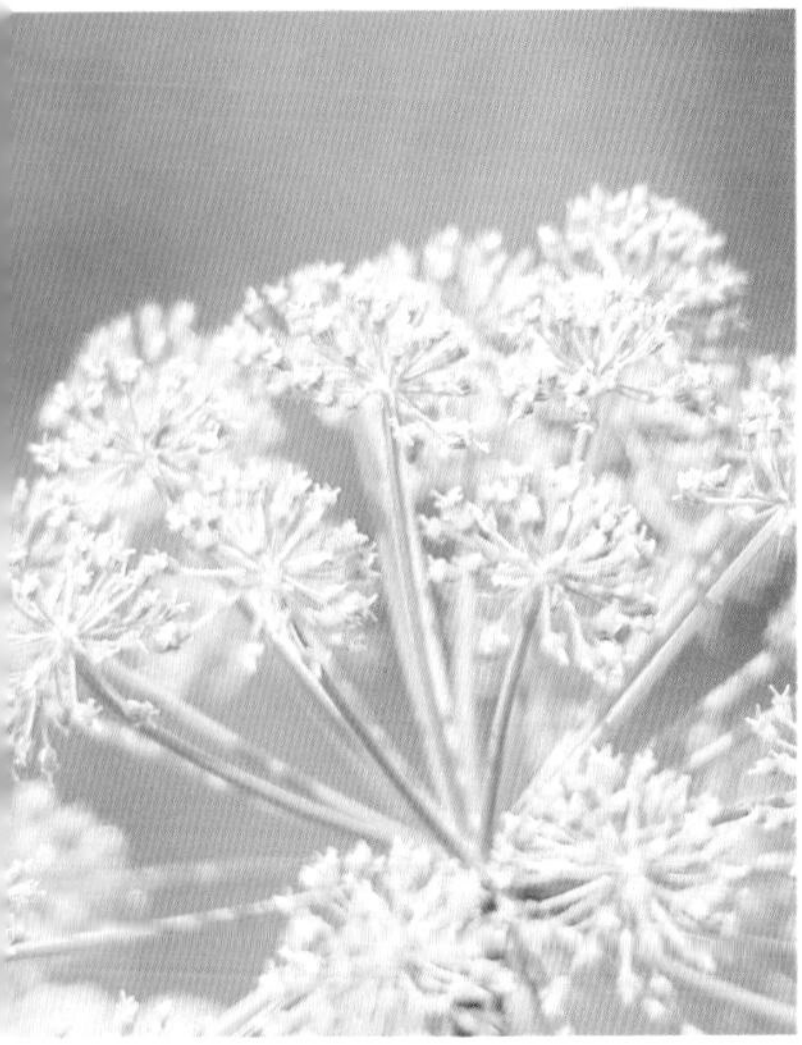

オオハナウドやセイヨウトウキ（アンゲリカ）の根に含まれるクマリン類でフラノクマリンというグループに属します。光毒性があり、皮膚についた状態で太陽光（紫外線）に当たると発がんを促進する可能性があります。

イヌマキラクトンA

英名 inumakilactone

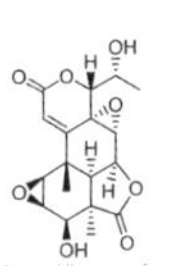

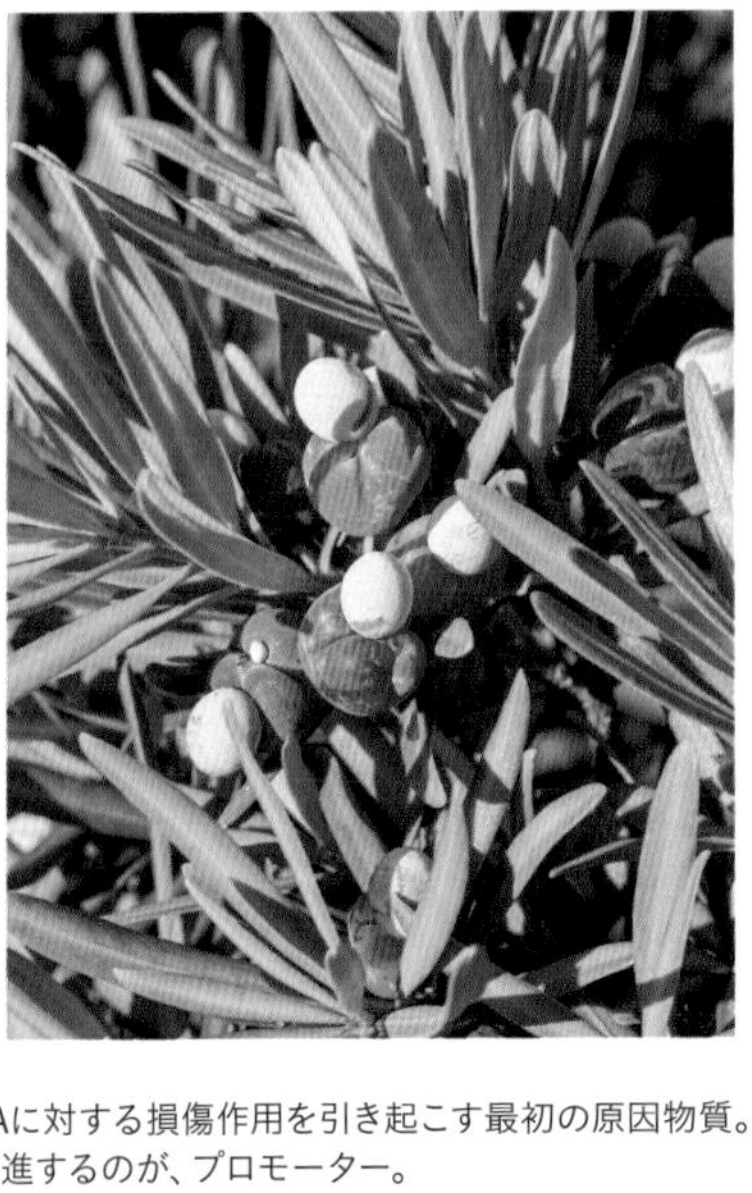

イヌマキという植物に含まれるα，β－不飽和ラクトン構造を持つテルペノイドでクマリン構造も持っています。鹿の摂食阻害物質であり、アレロケミカルとして働いているのではないかと思われます。

＊ イニシエーター：DNAに対する損傷作用を引き起こす最初の原因物質。発がんのプロセスにおいて、決定的な役割を果たす。引き起こされたがんを促進するのが、プロモーター。

インペラトリン

英名 imperatorin

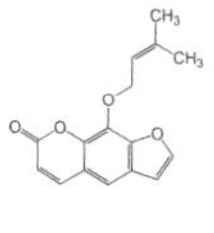

ボウフウ、ハマボウフウ、セイヨウトウキ、ヨロイグサ等の植物から単離され、ウンベリフェロンから生合成されるフラノクマリン。インペラトリンには炎症を引き起こすサイトカイン［*］を抑制し、乾癬や関節炎を抑える作用があります。

ウンベリフェロン

英名 umbelliferone

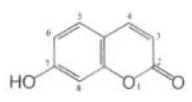

天然に広く存在するクマリン類で、セイヨウトウキなどのセリ科植物、ココナッツ、コリアンダー、ジンチョウゲなどに含まれています。消炎・鎮痛効果があるとされます。

エスクリン

英名 aesculin

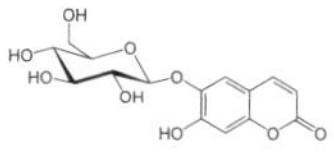

セイヨウトチノキ、タンポポコーヒーなどに含まれるエスクレチンのグルコシド。エスクリンは、長波長の紫外線（360㎚）で蛍光を発します。酸化ストレスによるＤＮＡ酸化傷害に対する防御効果があることが報告されています。

エスクレチン

英名 aesculetin

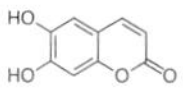

クマリンの誘導体で、イネ科の牧草チモシーなどの植物に含まれる青色蛍光化合物です。天然のラクトンで、ケイ皮酸誘導体の分子間環化によって生成されます。配糖体またはコーヒー酸複合体の形で、多くの植物・薬草に含まれています。エスクレチンには抗凝固作用があるため、ワルファリン等の抗凝固薬と併用すると相互作用を起こすと考えられます。

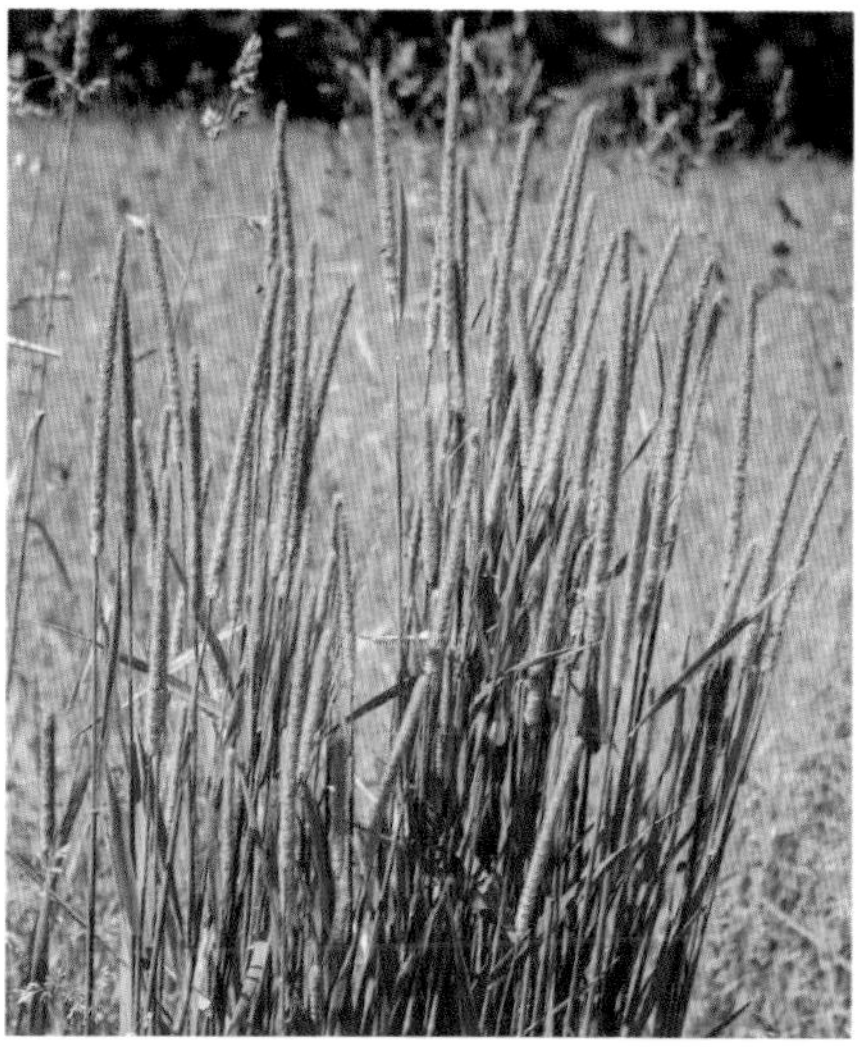

クマリン

英名 coumarin

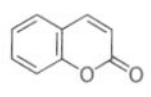

クマリンはサクラの葉、シナモン、トンカマメなどに含まれる芳香成分です。桜餅の香りはクマリンによるものです。ポーランドの蒸留酒ズブロッカではバイソングラスという草を漬け込み、クマリンの香りを楽しみます。抗酸化作用や抗菌作用、抗血液凝集作用があります。過量に摂取すると肝毒性や腎毒性があることが報告されています。

スコパロン

英名 scoparone

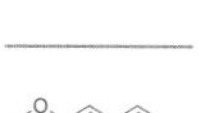

カワラヨモギ（茵蔯蒿《いんちんこう》）やハマヨモギに含まれるクマリン類で、免疫抑制や血管拡張薬としての薬理作用が報告されています。

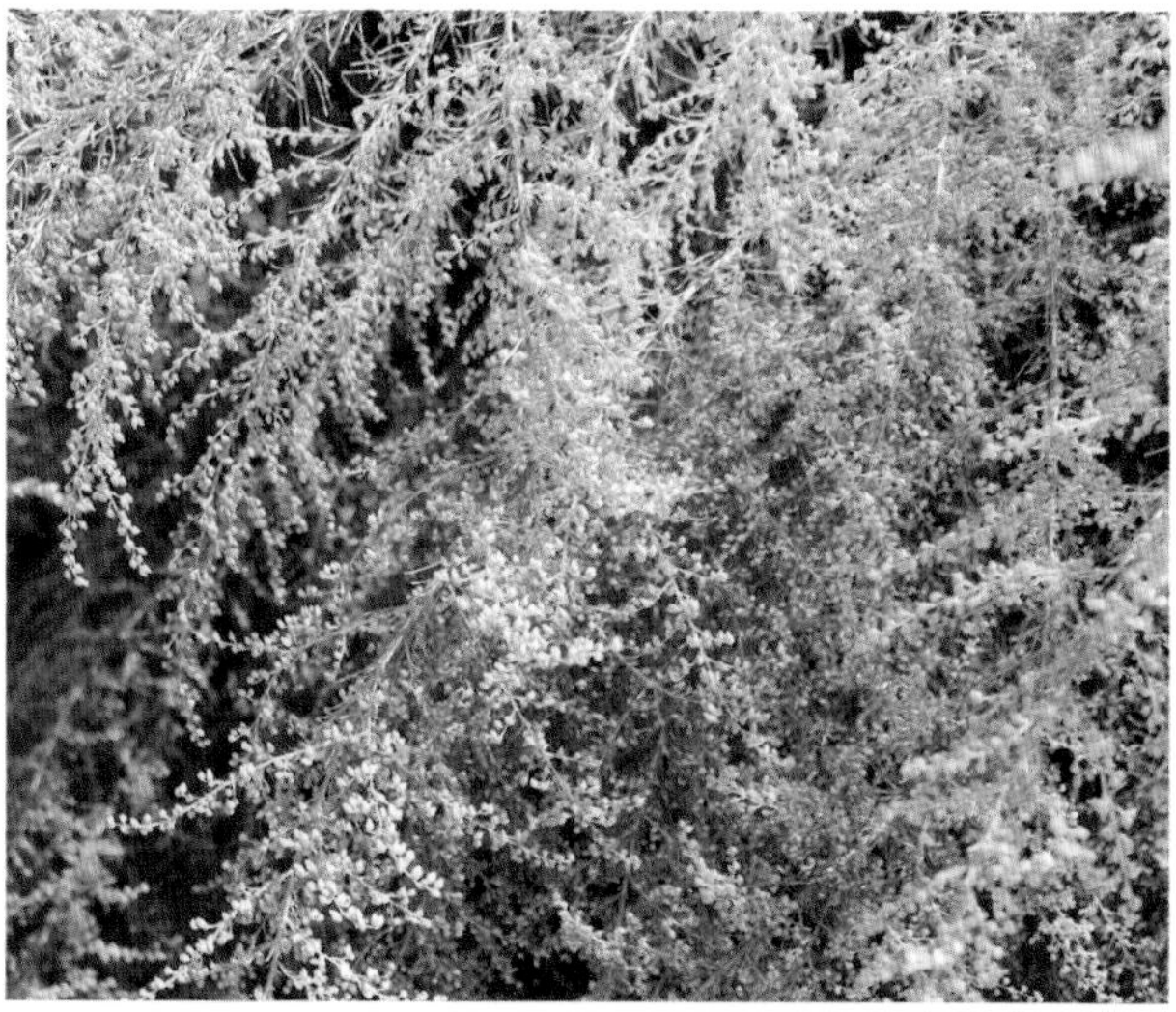

＊ サイトカイン：細胞内の相互作用に関わる生理活性物質。免疫や炎症に関与していることが多く、シグナルを伝達して応答を引き起こす。

スコポレチン

英名 scopoletin

チコリ、オーツ麦、ノニ、ウイスキーやタンポポコーヒーなどに含まれるクマリン類。抗菌作用、血圧降下作用、鎮痛作用があり炎症を抑える効果もあります。

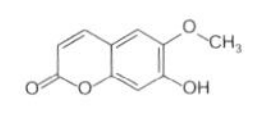

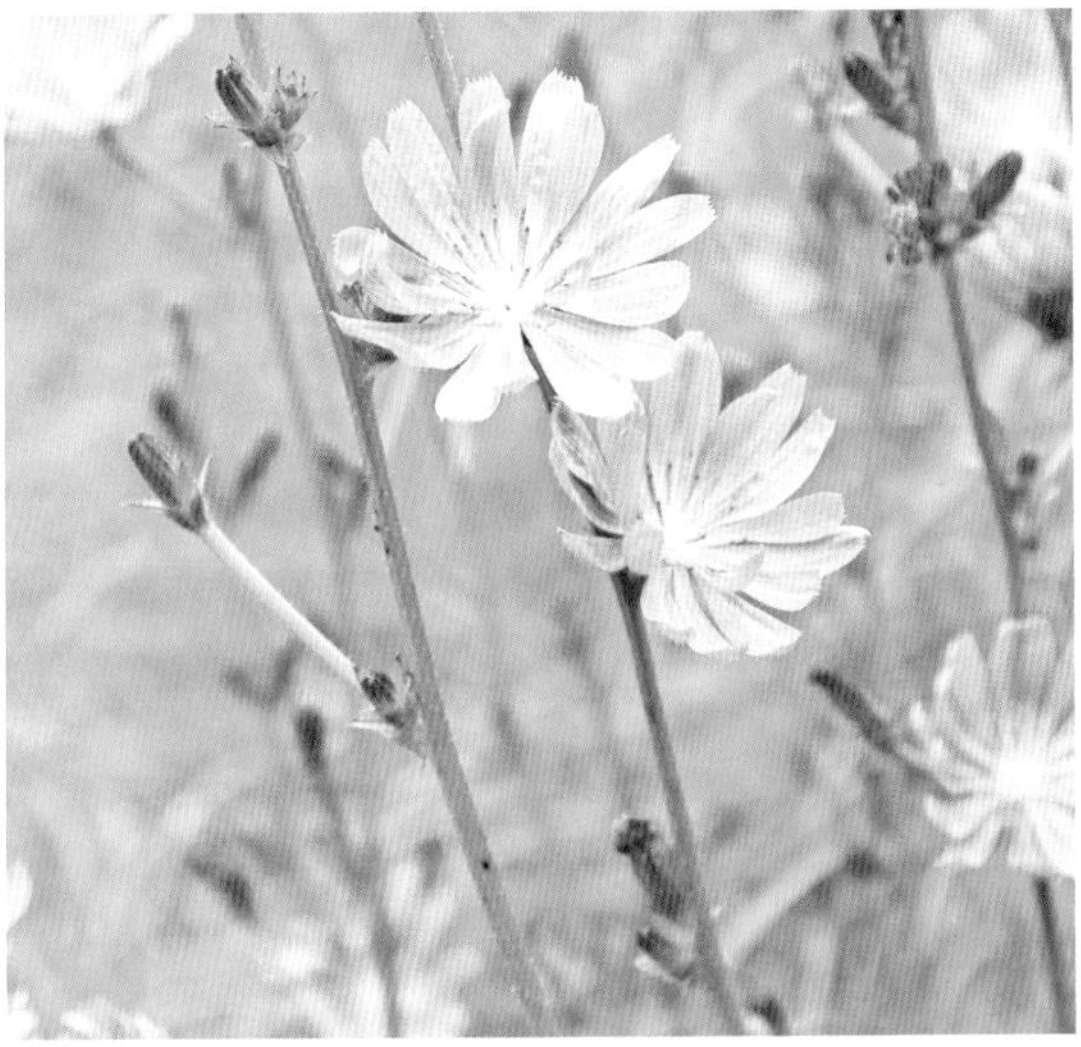

ソラレン

英名 psoralen

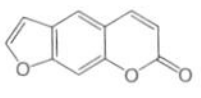

オランダビユ（*Psoralea corylifolia*）の種子のほか、いちじくの葉、セロリ、パセリ、さんしょう、多くのかんきつ類にも含まれているクマリン類です。クマリンにフラン環が結合したフラノクマリンで、ウンベリフェロン（p.221）の誘導体でもあります。いちじくに含まれるソラレンはアレロケミカルとしての報告があります。フラノクマリンは魚類にとって猛毒で、インドネシアでは小川に投じて魚を捕まえるのに用いられています。発がん性がありますが、1996年まで日焼け促進剤として用いられていました。

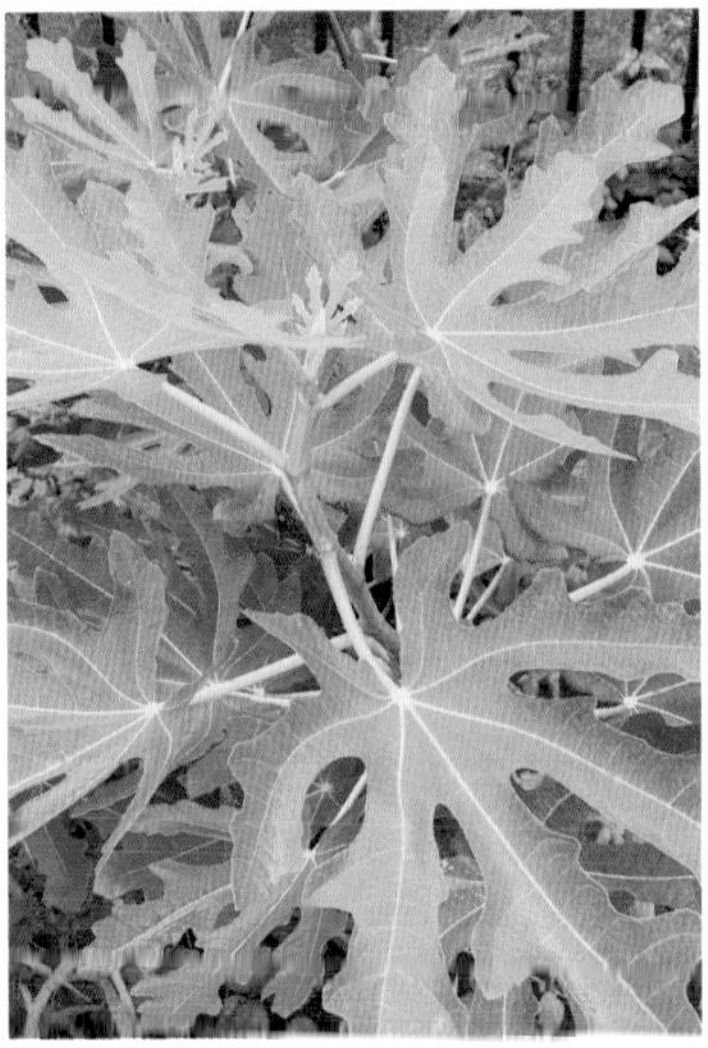

ノダケニン

英名 nodakenin

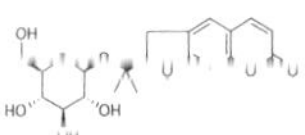

オノノダケ（*Peucedanum decursivum*）やオニノダケ（*Angelica gigas*）に含まれるクマリン類です。スコポラミン（p.199）の投与によって引き起こされる記憶喪失を回復する活性があること、学習効果を高める効果があることを示唆する論文があり、アセチルコリンエステラーゼ（p.197）の阻害活性もあります。

ベルガプテン

英名 bergapten

ハナウドなどセリ科の植物に含まれ、西洋のかんきつであるベルガモットから単離されたクマリン類。アールグレイ紅茶にはベルガプテンが少量含まれており、特有の香気成分となっています。

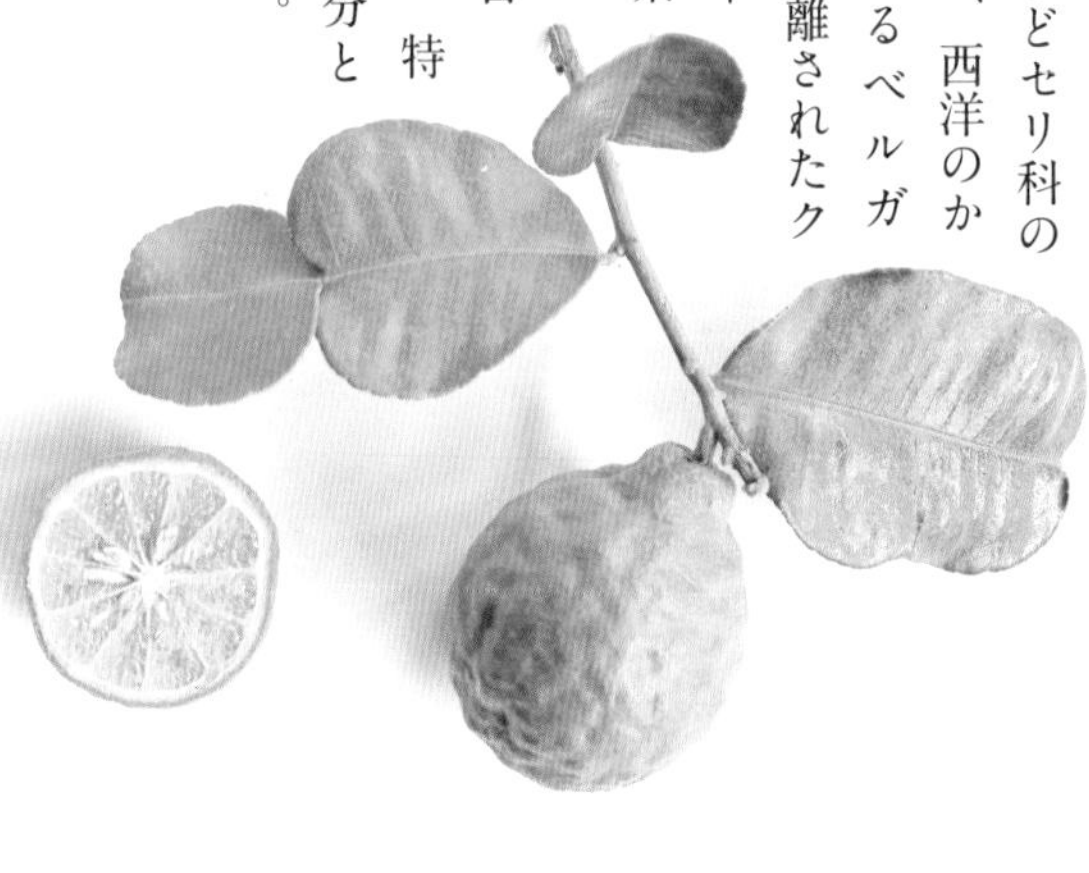

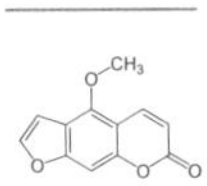

ベルガモチン

英名 bergamotin

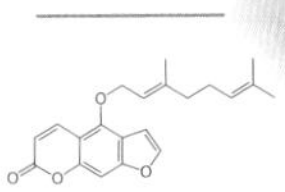

グレープフルーツに含まれるフラノクマリン類。人間の体内で薬物や毒物を解毒する酵素（シトクロムP450）を阻害する作用があるため、特定の薬を飲むときに同時にグレープフルーツジュースを飲むとその働きを強めてしまう危険性があるとして、注意が喚起されています。

カルボン酸

カルボン酸はカルボキシ基（-ＣＯＯＨ）を持つ有機化合物の総称。酢酸、ギ酸、クエン酸、コハク酸、シュウ酸等よく知られているものがたくさんあります。ヒドロキシ基（-ＯＨ）が結合したヒドロキシカルボン酸には乳酸やリンゴ酸、クエン酸などがあり、カルボキシ基が2つあるジカルボン酸にはシュウ酸、マロン酸、コハク酸、フマル酸、マレイン酸などがあります。そのほかに、オキソカルボン酸（ピルビン酸、オキサロ酢酸）や、芳香族カルボン酸（安息香酸やサリチル酸、ケイ皮酸など）があります。ベンゼン環を持つ芳香族カルボン酸はフェノール性物質（p・156）の項で紹介しています。

アジピン酸

英名 adipic acid

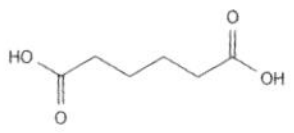

穏やかで爽快な酸味があり、食品添加物として使われます。ジカルボン酸の一種で、天然に存在する脂肪の加水分解により生成されます。ナイロンはアジピン酸とヘキサメチレンジアミンを原料にして作られた世界初の合成繊維です。

アセチルカルニチン

英名 acetylcarnitine

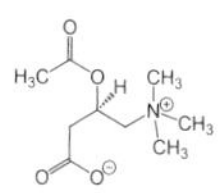

あさりなどの貝類、羊肉や牛肉に多く含まれるカルボン酸で、カルニチン（p・224）がアセチル化した物質です。口から摂取すると腸で吸収されて全身に送られ、血液脳関門を通って脳内に入ります。神経伝達物質を増やしたり、細胞膜の機能を高めたり、脂肪酸を代謝してエネルギーを産生するなどの働きがあります。脂肪燃焼促進作用があり、ダイエット効果を期待するサプリメントに利用されます。うつ病や認知症、アルツハイマー型認知症、糖尿病性の神経痛の緩和に効果があるとの報告がありますが、まだ十分に確認されていないようです。

α《アルファ》-ケトグルタル酸

英名 α-ketoglutaric acid

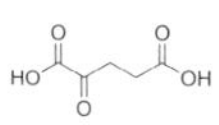

生体内のクエン酸回路（p・76）の構成要素の1つで、ジカルボン酸であると同時にケトン（p・235）でもあります。線虫に与えると寿命が平均で50％も延びたとの報告があり、人間の寿命を延ばすサプリメントになるかもしれません。

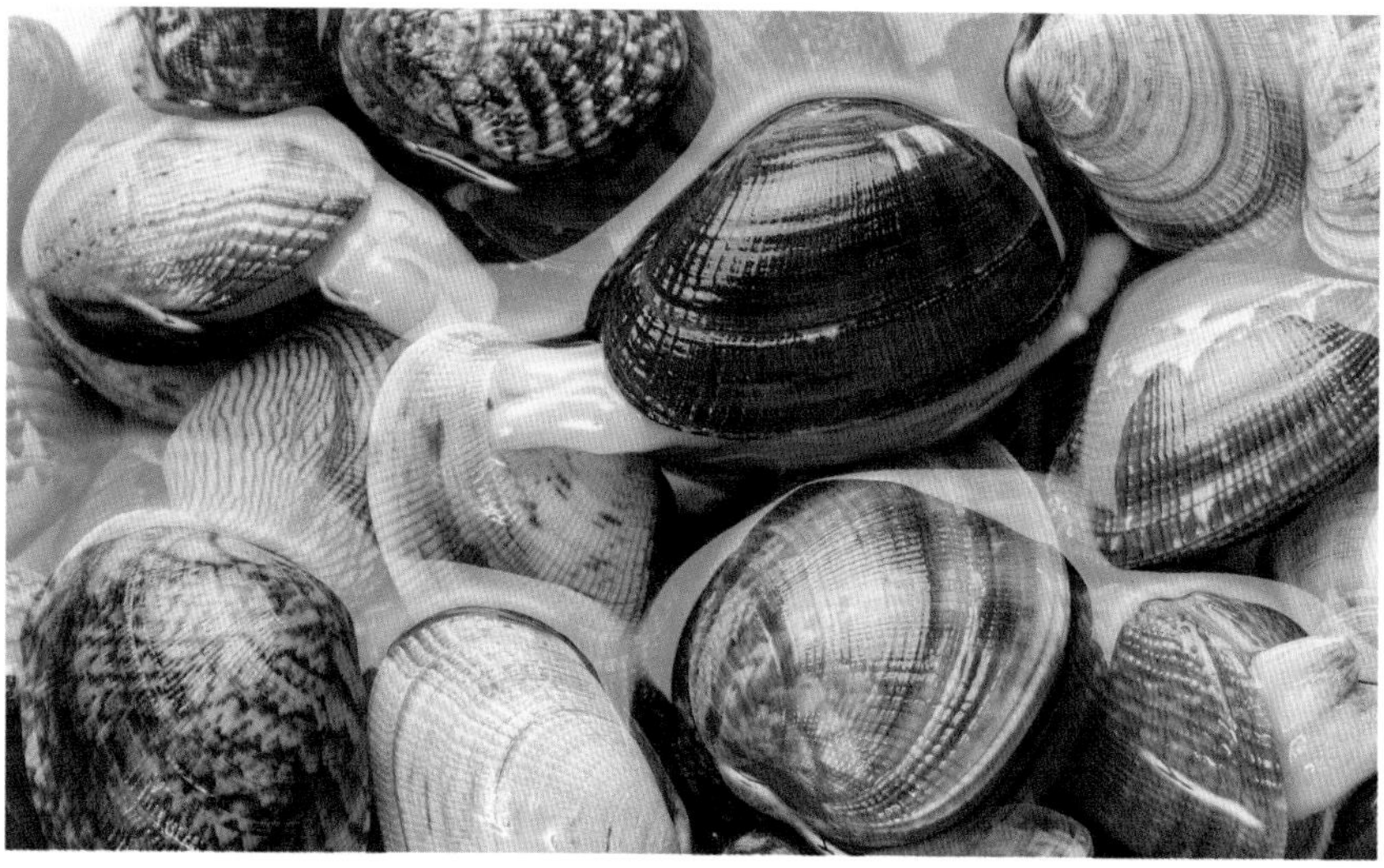

安息香酸

英名 benzoic acid

抗菌・静菌作用がある芳香族カルボン酸。水溶性の安息香酸ナトリウム塩は保存料として食品に添加されますが、キャビア、マーガリン、清涼飲料水、シロップおよびしょうゆのみに使用が認められています。天然物としてチョウセンニンジン、チーズ、うめにも微量が含まれています。

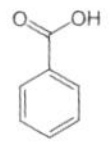

オキサロ酢酸

英名 oxaloacetic acid

ジカルボン酸で、2-オキソブタン二酸とも呼ばれ、活性化されたピルビン酸（p.227）と考えられます。ピルビン酸がピルビン酸カルボキシラーゼという酵素によりカルボキシ化して生成されます。

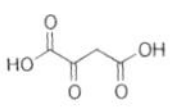

カルニチン

英名 carnitine

牛肉、羊肉、かつお、あさり、かきなどに多く含まれるカルボン酸です。アミノ酸に似た構造をしており、アミノ酸の誘導体とされることがありますが、アミノ基を持たないので厳密にはアミノ酸ではありません。肉を意味するラテン語の「carnus」が語源で、赤身肉に特に多く含まれます。脂肪を燃焼してエネルギーを生産するときに、脂肪酸をミトコンドリアに運搬する働きがあり、脂質代謝に不可欠な物質であるため、ビタミンB_tとされたことがありますが、必須アミノ酸のリジンとメチオニンによってヒトの体内で合成されること、欠乏症が見つからなかったことから、ビタミンから外され、現在はビタミン様物質とされています。カルニチンは体内で合成されますが、子どもや高齢者は合成能力が低いので、積極的に摂ることがすすめられています。

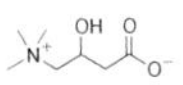

ギ酸（蟻酸）

英名 formic acid

最も小さいカルボン酸で、アリに含まれるのがその名の由来。植物ではイラクサの棘に存在し、刺されたときの刺激の原因は、ギ酸とヒスタミンとアセチルコリンによるとする説が有力です。

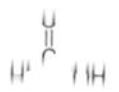

クエン酸

英名 citric acid

レモンをはじめとしたかんきつ類に多く含まれ、その酸味はクエン酸によるものです。梅干し、トマトピューレ、グレープフルーツジュースなどにも含まれます。生体内ではクエン酸回路の構成成分で、エネルギーを作っていますが、サプリメントとして摂取したものがそのまま吸収されて疲労回復に役立っているという確実な証拠はなく、まだ研究が進められているところです。

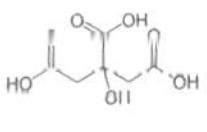

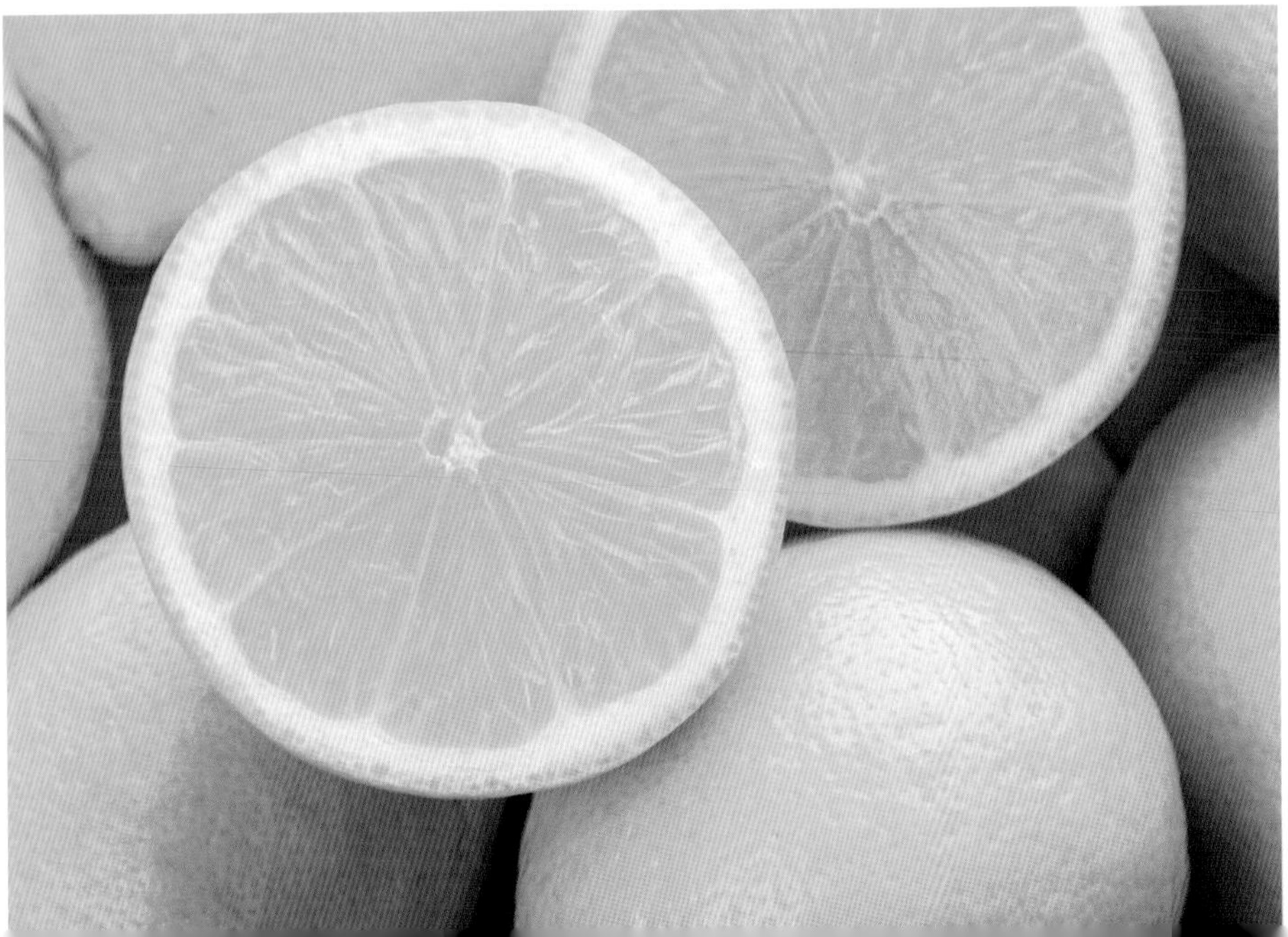

グリオキシル酸

英名 glyoxylic acid

未熟なスグリの果実に大量に含まれます。ヒトの体内で酸化されてシュウ酸に変化し、腎臓障害を引き起こします。縮毛矯正に使われる「酸熱トリートメント」の主成分で、髪のゆがみやガタつきの改善に利用されています。

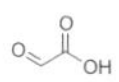

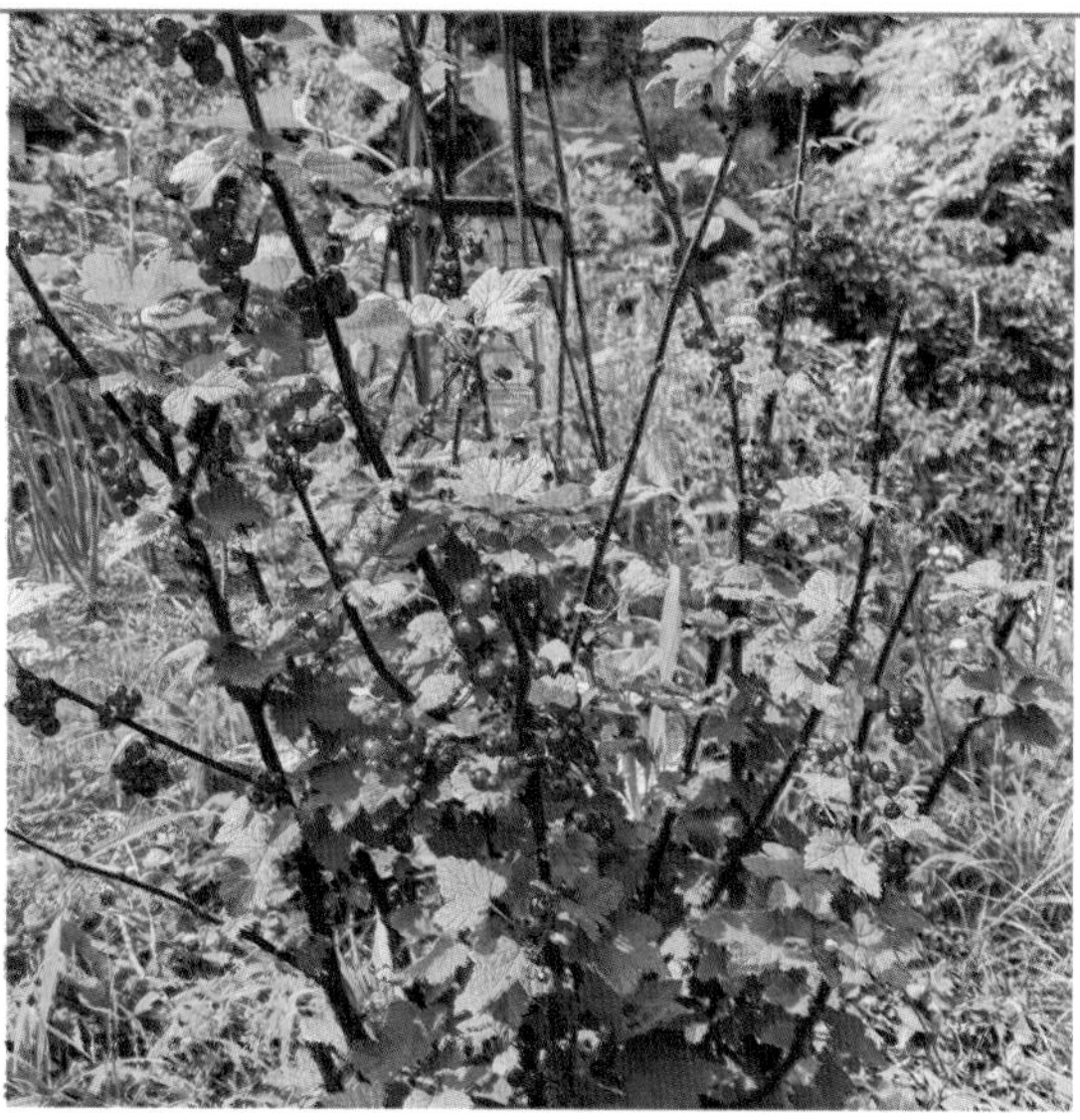

グルタル酸

英名 glutaric acid

トリプトファン（p.25）の代謝経路であるグルタル酸経路に関与しているジカルボン酸です。まれではありますが、遺伝か突然変異によってこの経路に障害が生じると、「グルタル酸血症」という病気になります。

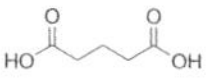

コハク酸

英名 succinic acid

コハクの乾留［*］により発見されたジカルボン酸。うま味物質であり、酸味調味料として食品に用いられます。タロイモや貝類にも大量に含まれ、外用薬としてリウマチに、内服薬として淋病に用いられていました。クエン酸回路の構成成分で、コハク酸デヒドロゲナーゼという酵素によって酸化され、フマル酸（p.227）となります。

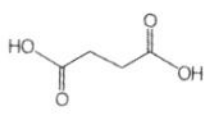

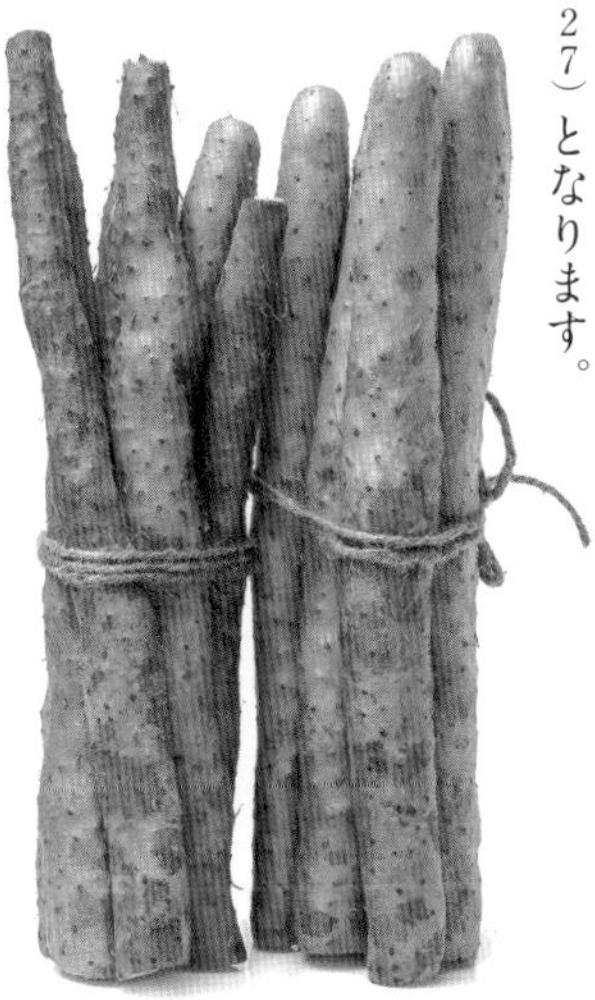

酢酸

英名 acetic acid

酢（醸造酢）に含まれるカルボン酸で、強い酸味と刺激臭があります。酢の酢酸の濃度は普通は3～5%程度ですが、15%に達するものもあります。純度が99%以上の純粋な酢酸は、摂氏16℃以下になると凍って氷に似るので「氷酢酸」と呼ばれます。血糖値の上昇を抑制する効果、血圧の上昇を抑制する効果、脂肪の燃焼を促進して肥満を予防する効果があります。

サリシン

英名 salicin

ヤナギの樹皮で産生される、芳香族カルボン酸の誘導体です。人体に対しては鎮痛剤として働き、代表的な解熱鎮痛剤であるアスピリンはこの物質を元に開発されました。服用すると体内でサリチル酸に分解されますが、服用時にはキニーネのような苦味があります。

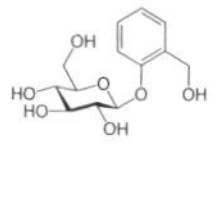

サリチル酸

英名 salicylic acid

天然に広く存在する芳香族カルボン酸です。いちご、トマト、オレンジ、パイナップル、ぶどうなどの植物の果実中にあり、ウイルスやバクテリアなどさまざまな病原微生物に対する抵抗性（全身獲得抵抗性）を誘導する植物ホルモンとして働くことが知られています。解熱鎮痛作用があり、古くから薬として使われましたが、胃を荒らす副作用が強かったので、代わりにアセチルサリチル酸（アスピリン）が開発されました。

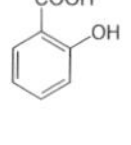

＊乾留：空気を絶って固体有機物を高温で熱分解し、揮発性分と不揮発性分とに分けること。

シュウ酸

英名 oxalic acid

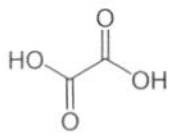

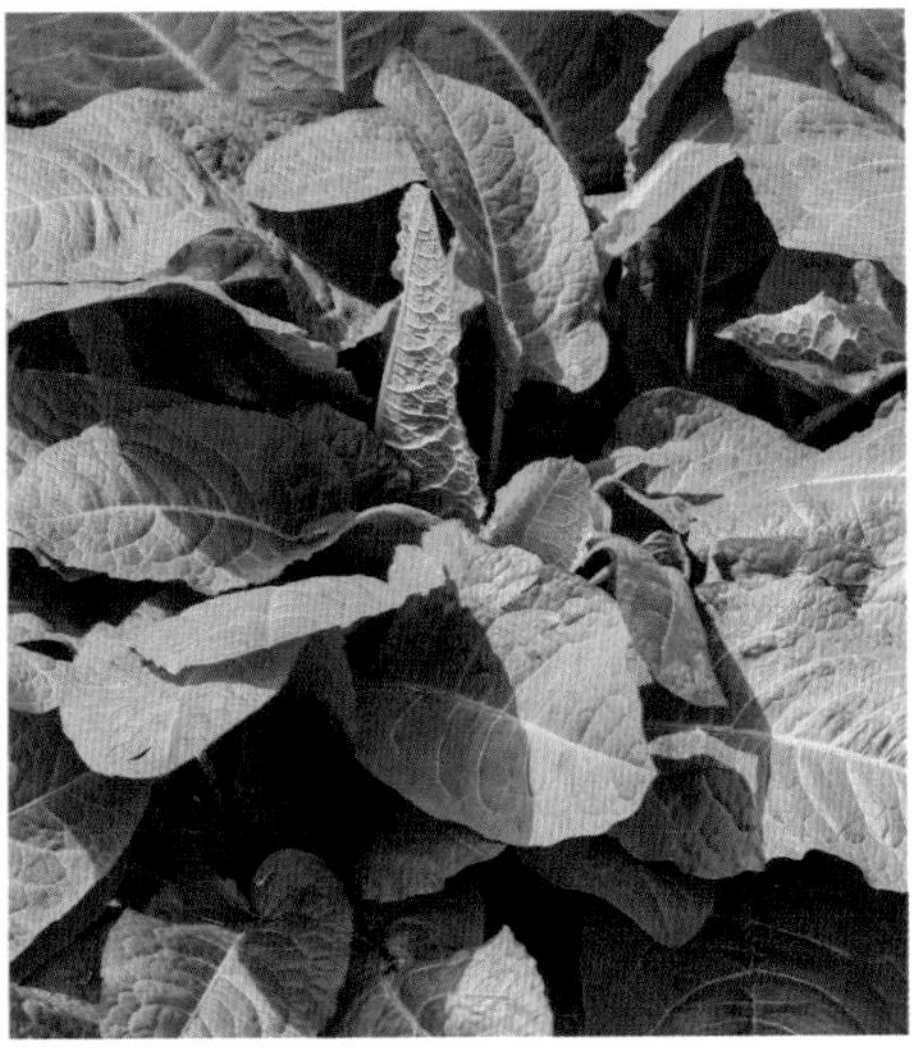

最も単純なジカルボン酸で、多くの植物に含まれています。タデ科のスイバ、ギシギシ、イタドリ、アカザ科のアカザ、ほうれんそう、カタバミ科の植物などには水溶性シュウ酸塩（シュウ酸水素ナトリウムなど）が、サトイモ科のさといも、ザゼンソウ、マムシグサなどには不溶性シュウ酸塩（シュウ酸カルシウムなど）が含まれています。シュウ酸はカルシウムイオンと強く結合する性質があり、体内に入ると血液中でカルシウムと結合して結石を生じます。このためシュウ酸は「毒物及び劇物取締法」により劇物（毒物ではない）に指定されています。

酒石酸

英名 tartaric acid

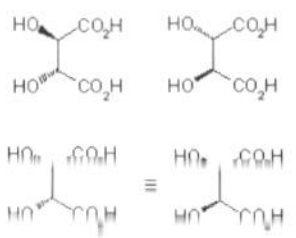

酸味のある果実、特にぶどうに多く含まれるカルボン酸。ヒドロキシ基（-OH）を持ち、酸性がやや強いです。ワインの醸造樽に付着して結晶化する成分でもあります。わずかな渋味と爽快な酸味があり、食品添加物として使われています。

トランスアコニット酸

英名 trans-aconitic acid

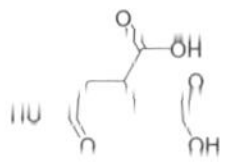

トランスアコニット酸は、トリカブト属、トクサ、サトウキビ、テンサイなどに含まれているシスアコニット酸の異性体です。アコニチン（p．194）のような猛毒ではありませんが、動物や昆虫に摂食されないために体内に蓄えている物質だと考えられています。

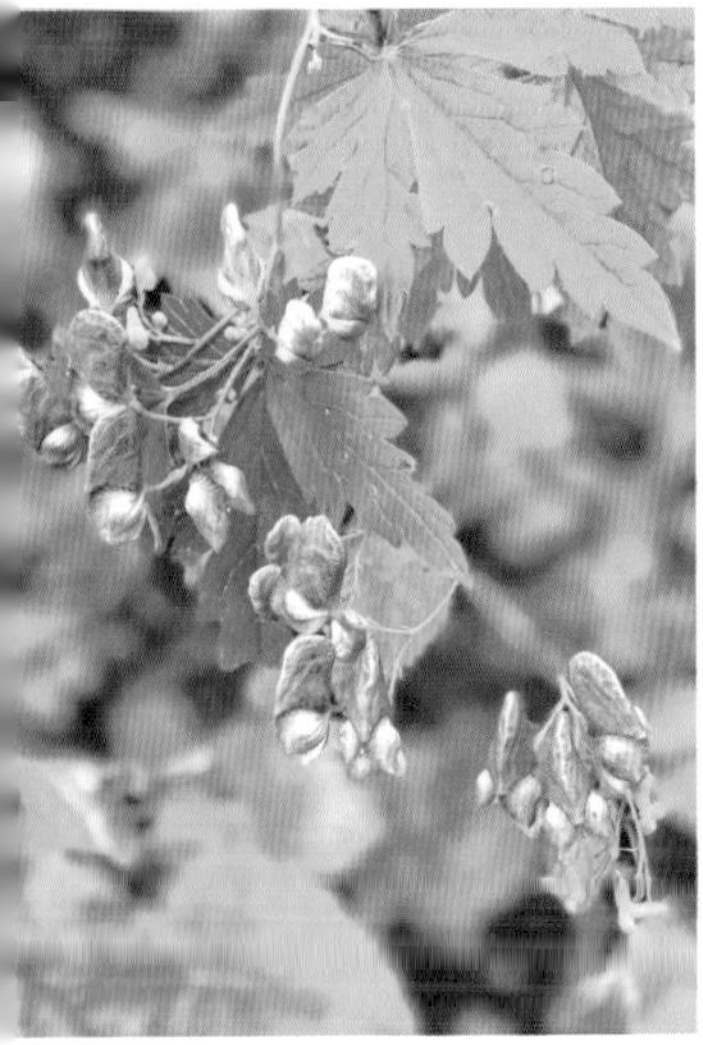

乳酸

英名 lactic acid

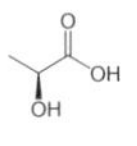

多くの食品に存在しますが、特に、乳製品や漬物などの発酵食品に多く含まれています。クセのない穏やかな酸味があり、食品添加物として使われます。また、酸臭が少ないため、pH調整や酸度の調整に幅広く使用されています。そのほかに、たんぱく質に柔軟性を与えたり、抗菌作用があるので日持ち向上に寄与したりします。なお、昔は乳酸は筋肉疲労の原因物質と考えられてきましたが、現在ではカリウムイオンが筋肉疲労の鍵物質であることが判明し、乳酸はむしろ疲労回復に寄与している物質であると考えられています。

ヒドロキシクエン酸

英名 hydroxycitric acid

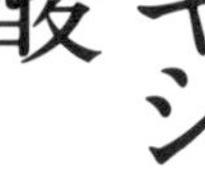

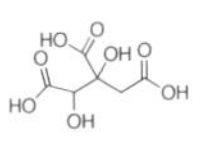

ロゼル（ハイビスカスのガク）、およびガルシニアに含まれる有機酸です。糖から脂肪酸へと脂肪が合成され

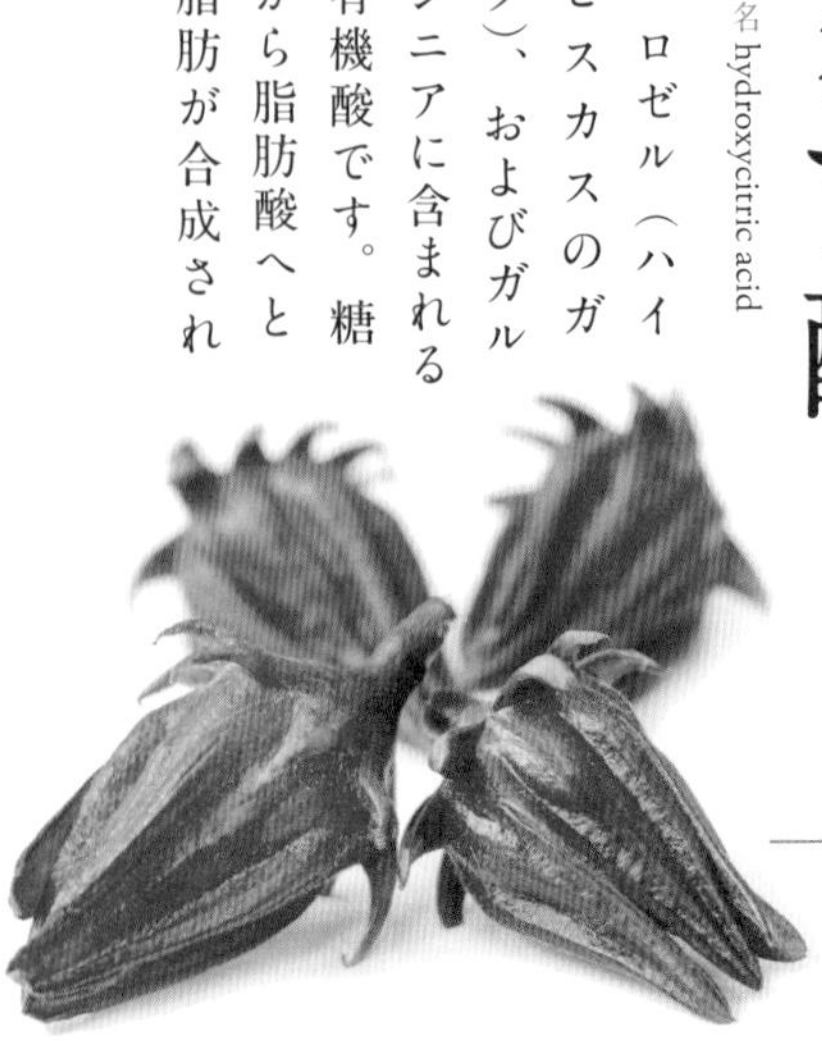

るのを抑制するため、脂肪酸の燃焼を促進し、体脂肪蓄積を抑える作用があります。炭水化物をたくさん食べたとき、余剰の糖分が脂肪酸合成に向けられるのを抑制し、脂肪の蓄積を防ぐことができるのでやせる薬になる可能性があるという報告があります。

ピルビン酸

英名 pyruvic acid

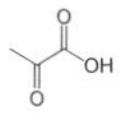

解糖系として知られるグルコースの嫌気性代謝の生産物で、動植物体内に存在しています。グルコース1分子はピルビン酸2分子へと分解され、ピルビン酸はさらにエネルギーを得るために使われます。ピルビン酸は、クエン酸回路（p.76）の主要な材料であるアセチルCoAへと変換されます。また、補充反応によってオキサロ酢酸（p.224）へ変換されます。オキサロ酢酸はクエン酸回路の中間体を補充し、糖新生にも使用されます。

フマル酸

英名 fumaric acid

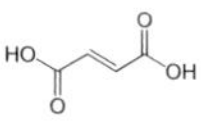

カラクサケマンなどケマンソウ科の植物、イグチ科のきのこ類や地衣類にも含まれる不飽和ジカルボン酸。ヒトの肌は、日光が当たると自然にフマル酸を生成して皮膚を守っているとされ、乾癬治療にはフマル酸のエステルを用いることがあります。鋭く強い酸味があり、食品添加物としても使われます。クエン酸回路の構成成分です。

マレイン酸と無水マレイン酸

英名 maleic acid, maleic anhydride

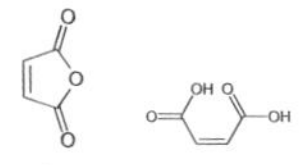

無水マレイン酸　マレイン酸

合成樹脂の原料として重要な物質ですが、ヒトに対しては腎臓機能に障害を与える毒物です。でんぷんに添加すると食感が改善されることから、２０１３年に台湾で違法に添加され、毒でんぷん事件として摘発されたことがあります。フマル酸の立体異性体で二重結合を持つジカルボン酸です。

マロン酸

英名 malonic acid

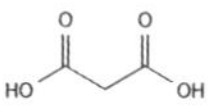

天然にはカルシウム塩としてテンサイ中に存在するジカルボン酸です。マロンの名称はギリシャ語のりんごに由来します。構造がコハク酸（p.２２５）に似ているため、生物体内のクエン酸回路においてコハク酸デヒドロゲナーゼの活性を阻害し、細胞呼吸を妨害します。また、抗インフルエンザウイルス薬であるアビガンの原料となります。

リンゴ酸

英名 malic acid

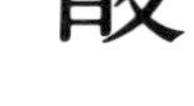

りんごから見つかったことがその名の由来。多くの食品に含まれるカルボン酸で、やや刺激のある酸味があり、食品添加物として利用されます。また、角質剥離作用（ピーリング作用）があり、化粧品にも添加されます。化粧品としては比較的安全な物質で、2％以下の濃度およびpH2以上では皮膚刺激性および皮膚感作性はほとんどないとのデータがあります。

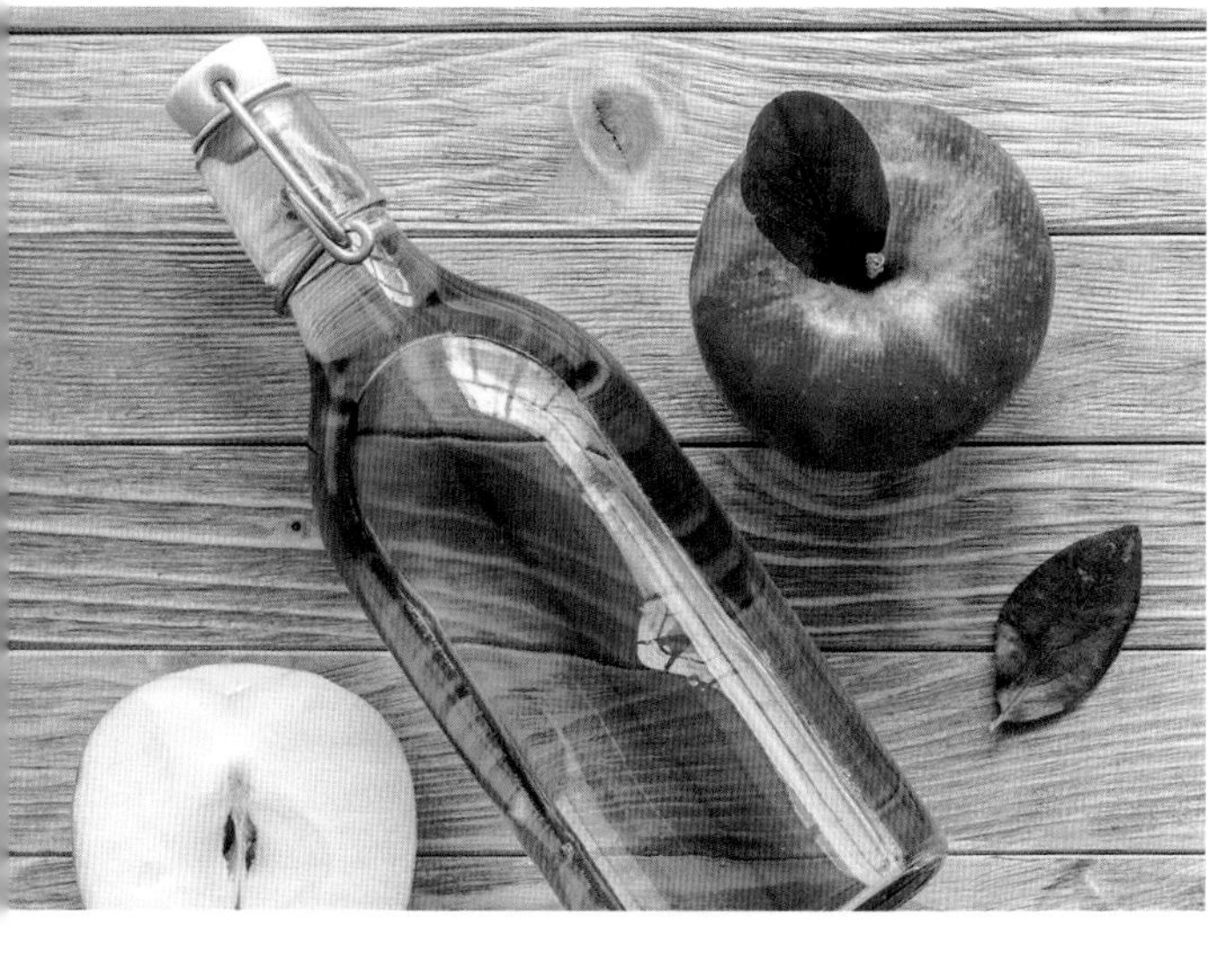

アルコール

炭化水素の水素原子をヒドロキシ基（-OH）で置き換えた有機化合物の総称。ヒドロキシ基を持つアルコールは水に溶けやすい性質を持っていますが、炭素数が多くなるほど水に溶けにくくなります。一般にアルコールと呼ばれているのはエチルアルコール（エタノール）のことです。メタノール、エタノール、イソプロパノールなどの低分子のアルコールは、水に溶けやすい親水性物質も水に溶けにくく油に溶ける脂溶性物質も溶かす力があるので、植物に含まれる多くの物質を抽出する目的で使われます。

青葉アルコール

英名 leaf alcohol

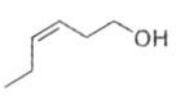

ほとんどの緑色の植物の若葉に含まれ、葉をもんだときに発生する香り成分の1つ。野菜など、植物の青臭い香りの主成分で、ストレスに対する植物の防御機構に関わっていると考えられています。香水の原料として工業生産されています。

イソプロピルアルコール（イソプロパノール）

英名 isopropyl alcohol

果実、野菜、乳製品、酒類等の食品に天然に含まれる天然の成分です。溶媒や殺菌剤として使われます。特異な香気を有し、プロピルアルコール（p.229）の異性体。

エタノール

英名 ethanol

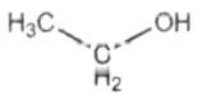

酒類の主成分メタノールに次いで単純な、炭素数2個のアルコールで、摂取すると人間は酔います。酔いのメカニズムについては、エタノールによる脳の中枢神経の麻痺が原因と考えられていますが、実際のところ詳しくはわかっていません。飲酒後の体内でエタノールが分解して生じるアセトアルデヒドによる酔いは、二日酔いと呼ばれます。

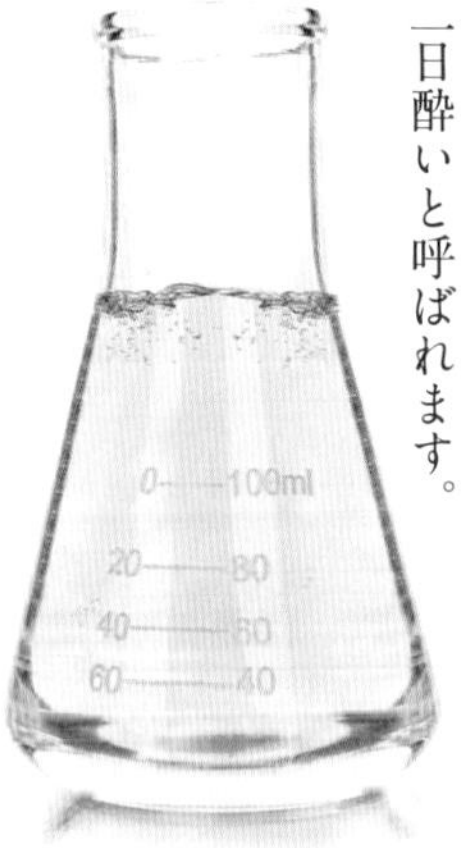

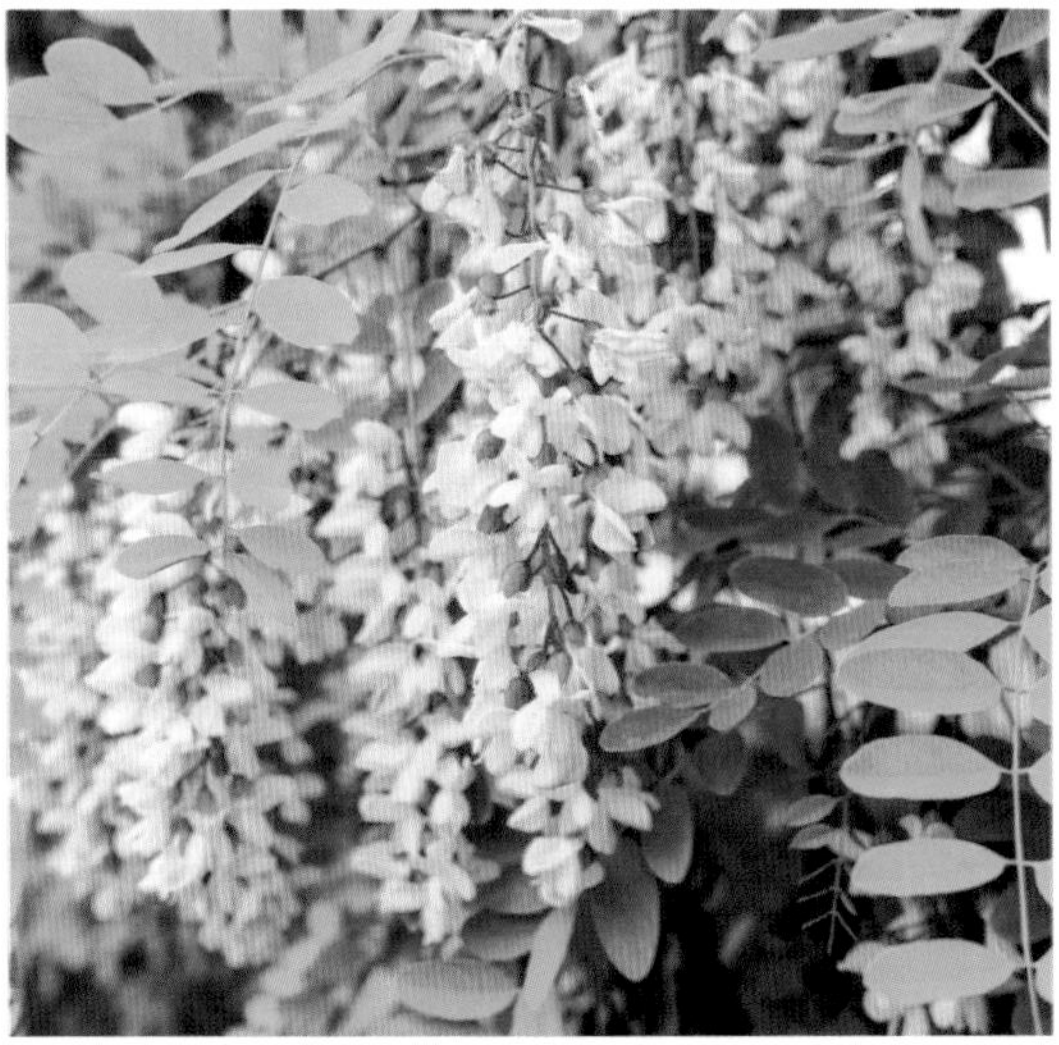

オクタコサノール

英名 1-octacosanol

アカシア、えんどう、小麦胚芽やりんごの皮のワックスに含まれている、炭素数28個の高級アルコール（高級というのは炭素数が多いという意味で上等という意味ではありません）。パーキンソン病の予防、コレステロールの蓄積防止、ストレスによる睡眠障害に効果があるといわれています。渡り鳥のエネルギー源と考えられています。

オクタノール

英名 1-octanol

セリ科のハナウド属の植物に含まれる炭素数が8個の直鎖のアルコール。オオハナウドの香気成分で、抗菌活性があり、アレロケミカルとしての報告もあります。

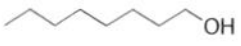

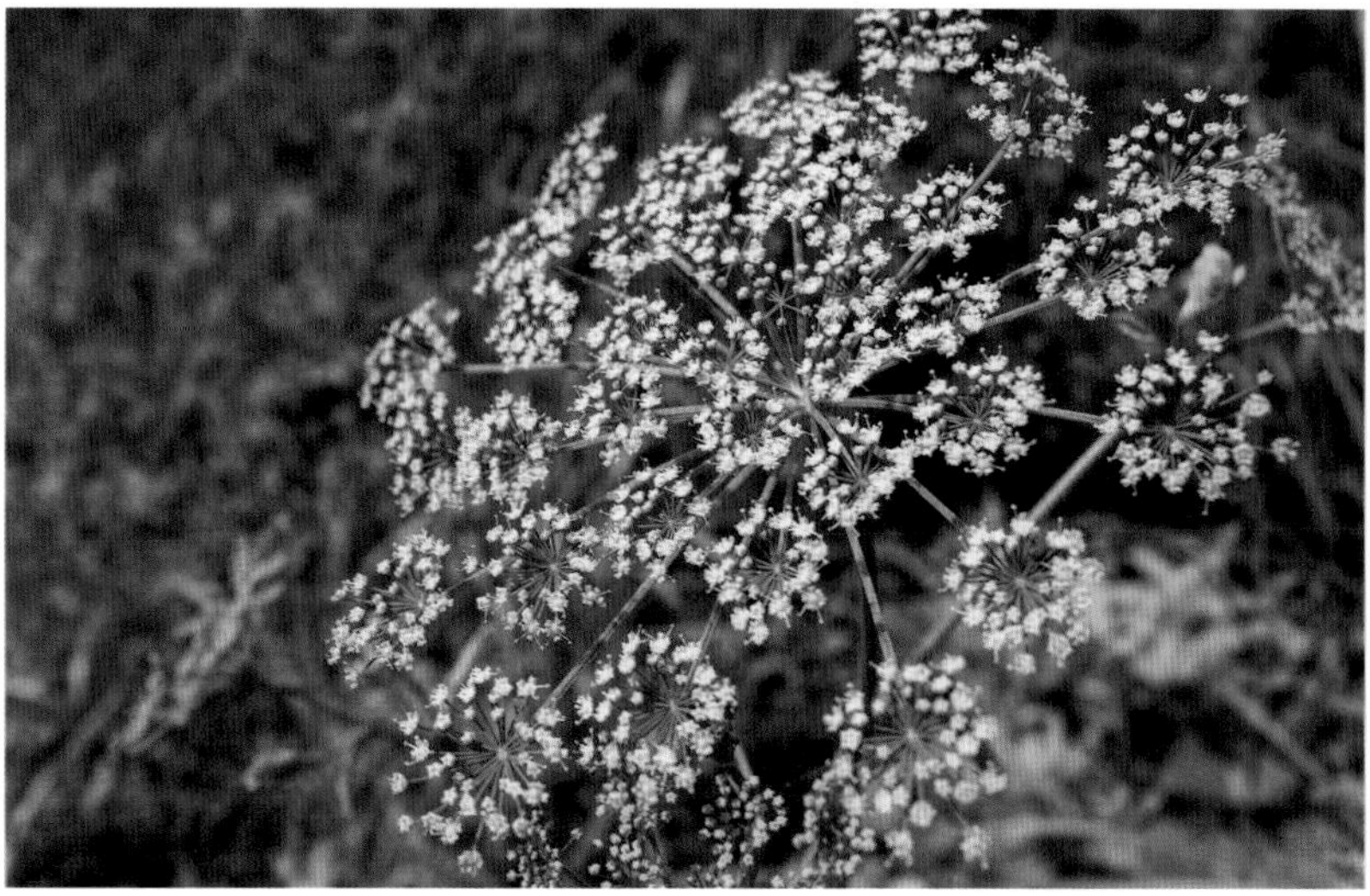

フェネチルアルコール

英名 phenethyl alcohol

バラ、カーネーション、ヒヤシンス、イランイラン、ゼラニウム、ネロリなど、さまざまな植物の精油に含まれている、ベンゼン環を持つ芳香族アルコール。日本酒、ビール、ワインなどにも含まれ、酒類の香気成分として重要な役割を果たしています。芳香族アルコールで、香料、保存料などに利用されるほか、スズメバチの忌避作用があることも報告されています。

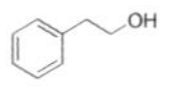

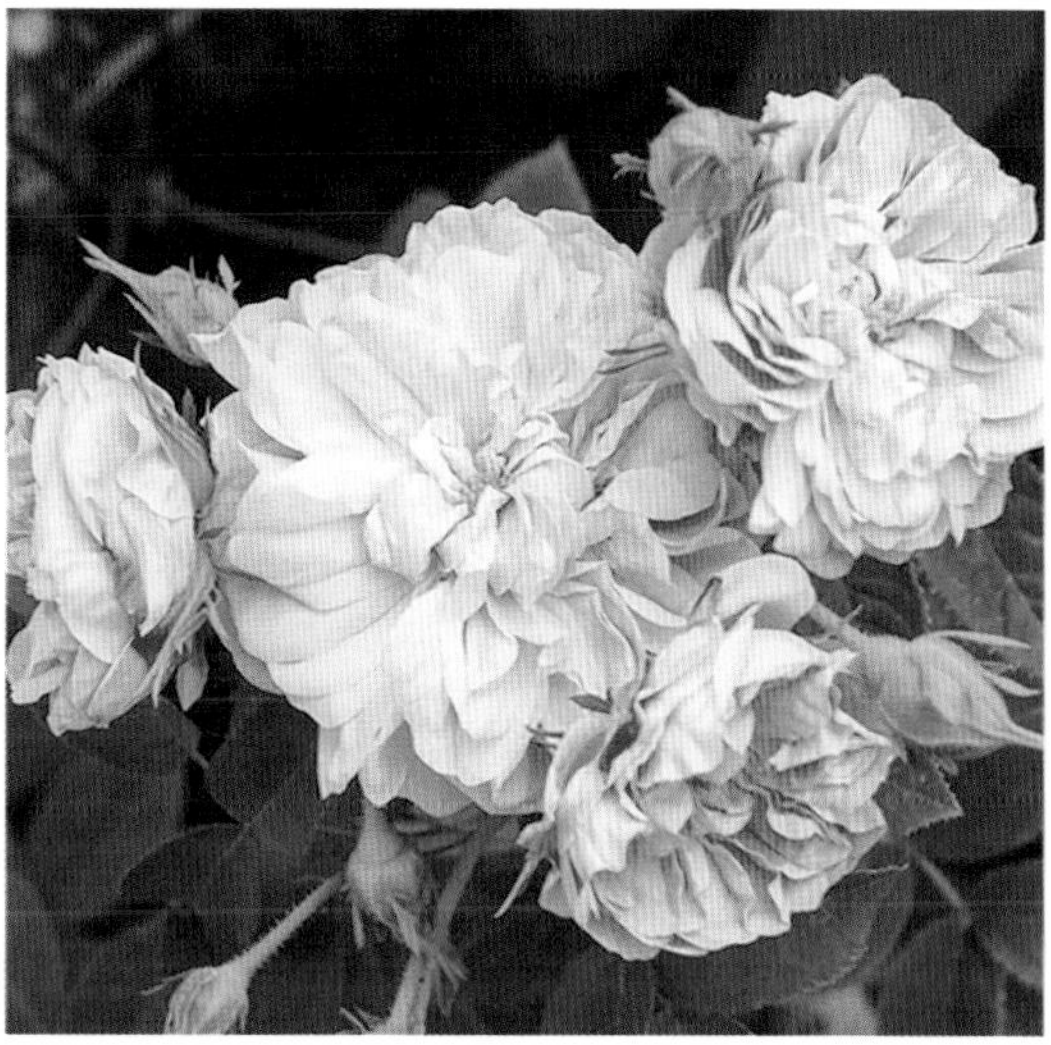

ブタノール

英名 butanol

果実等に含まれている炭素数4個のアルコールで、フルーツ様の香気を有します。香料として食品に添加されるほか、嫌気性菌のクロストリジウム属細菌がアセトン-ブタノール発酵という経路で大量に生産するので、バイオ燃料としての研究もされています。

プロピルアルコール

英名 propyl alcohol

果実等の食品に天然に含まれる、炭素数3個のアルコールです。フルーツ様の香気を持っています。人体への毒性が低いことから、日本や欧米など多くの国で食品添加物や香料として使用されています。

ペンタノール

英名 pentanol

炭素数が5個の直鎖アルコールで、無色油状で不快な臭いを持っています。ペンタノールには8つの構造異性体がありますが、どの異性体も悪臭があります。

ヘキサノール

英名 1-hexanol

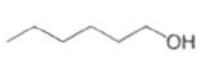

炭素数が6個の直鎖のアルコールで、無色の液体。芝を刈ったばかりのときの匂いはこの物質によるもので、香料として工業的に用いられます。水にはわずかに溶け、ジエチルエーテルやエタノールなどの有機溶媒にはよく溶けます。ヒドロキシ基の位置が異なる位置異性体として2-ヘキサノール、3-ヘキサノールがあります。

マツタケオール

英名 mushroom alcohol

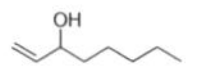

マツタケオールの正式名称は1-オクテン-3-オールで、まつたけ特有の香り成分です。日本人はよい匂いと感じますが、西洋人には靴下の臭いや汗の臭いとして嫌われています。

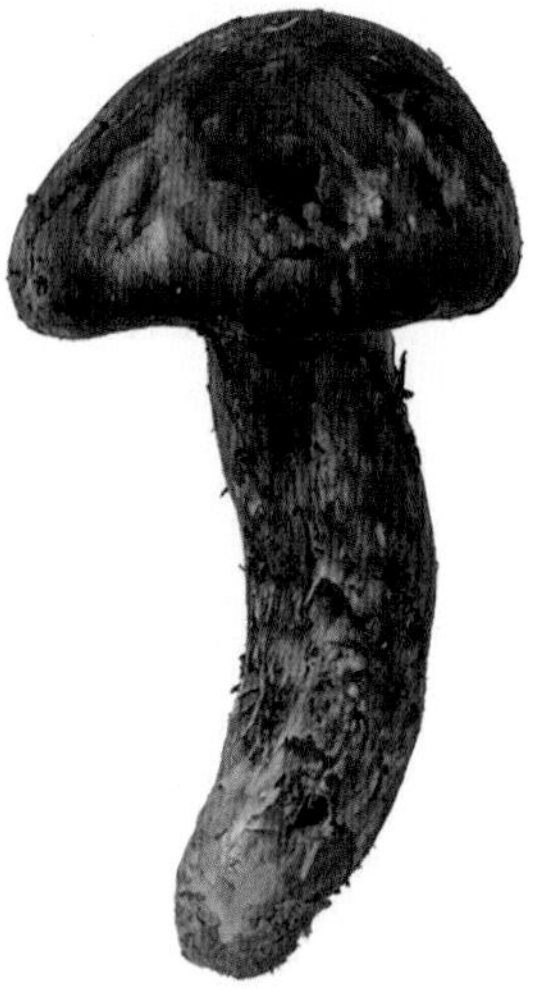

メタノール

英名 methanol

炭素数1個の最も単純なアルコールで、果物（りんご、洋なし等）のペクチン部分に多く含まれます。果物を原料とした醸造を行うことで、エタノールと同時に微量のメタノールが発生します。メタノールはエタノールと共沸するため蒸留で取り除くことが困難で、酒や食品中に含まれることがあり、果実を原料に製造されるブランデーには特に多く含まれます。メタノールの致死量は個人差が大きいのですが、ヒト経口での最小致死量は、体重1kgあたり0.3～1.0g程度で、エタノールの1／10分程度の量です。

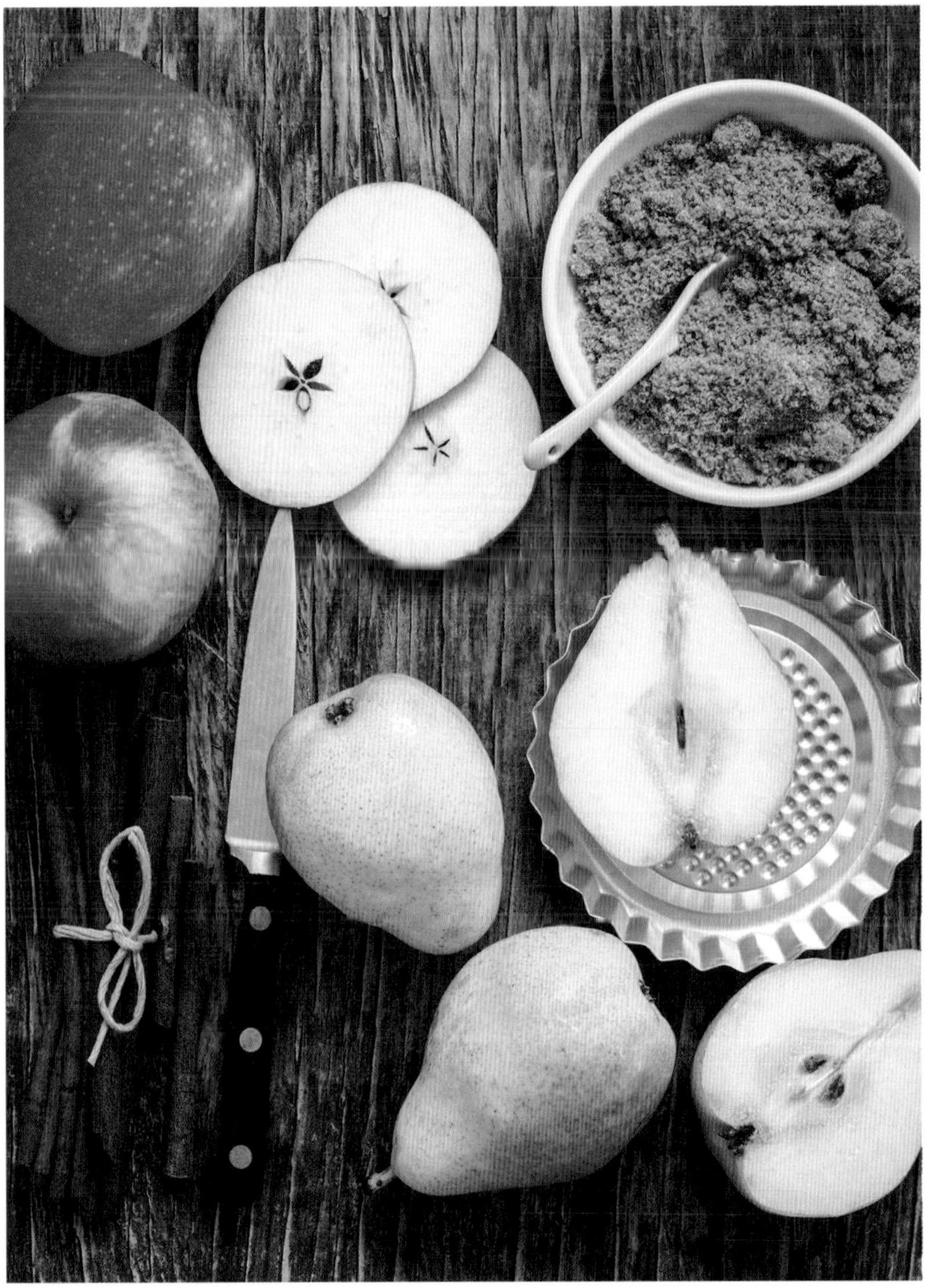

アルデヒド

カルボニル基に水素原子が1つ結合したアルデヒド基（またはホルミル基）（-CHO）を分子内に持つ有機化合物を総称して、アルデヒドといいます。反応性が高く、特有の臭いを持っていて、水や有機溶媒に溶けやすい性質があります。有毒であることが多い物質です。

青葉アルデヒド

英名 leaf aldehyde / trans-2-hexenal

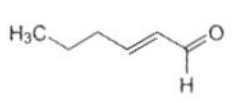

草や葉の匂いの主要な成分で、トランス-2-ヘキセナールが正式名。炭素数6個のアルデヒドです。天然にはきゅうりやトマト、キャベツなどの野菜類、りんごやバナナ、いちごなどの果物、茶葉などに含まれます。カメムシの臭いの主成分でもあります。

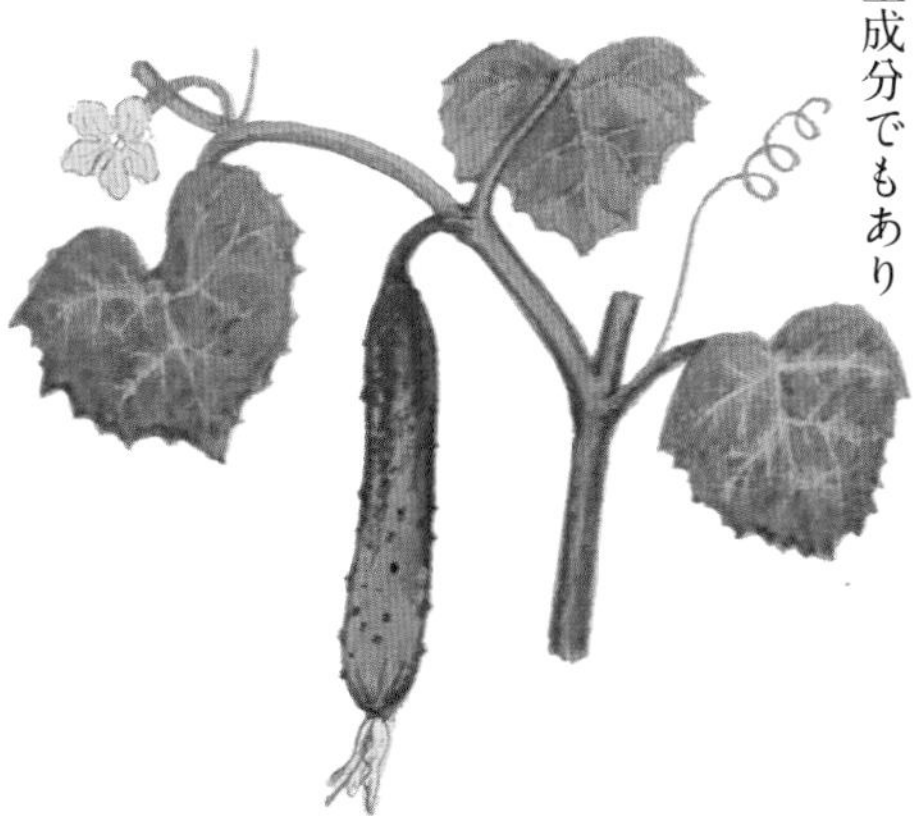

アセトアルデヒド

英名 acetaldehyde

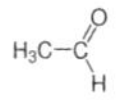

多くの果実に含まれている炭素数2個のアルデヒドです。人体ではアルコールの代謝によって生成され、二日酔いの原因と考えられています。飲酒により生成されるアセトアルデヒドは、DNAやたんぱく質に結合してさまざまな病気の原因となります。たばこの煙にも含まれており、ニコチンとの相乗作用でたばこへの依存性を高める物質であるともいわれています。

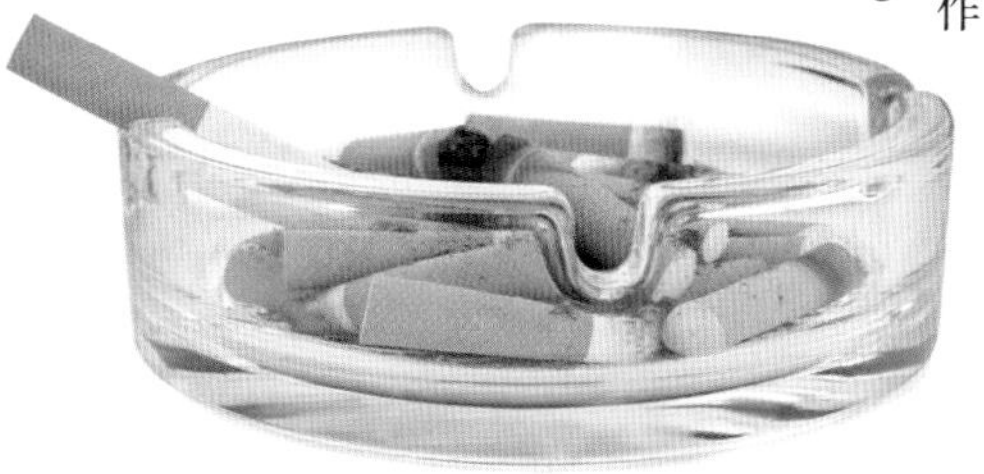

オクタナール

英名 octanal

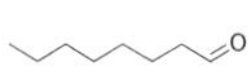

オオハナウドの葉や果実に含まれる炭素数8個の直鎖のアルデヒド。果物のような香りを持っており、無色ないし淡黄色の、可燃性の液体です。

サフラナール

英名 safranal

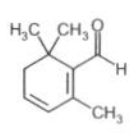

サフランの香りの主成分で、サフランの花のめしべに大量に含まれます。鎮痙剤として利用され、高い抗酸化活性、フリーラジカル除去活性［*］を持ちます。抗うつ薬としても効果があり、悪性腫瘍に対する抗がん作用も報告されています。

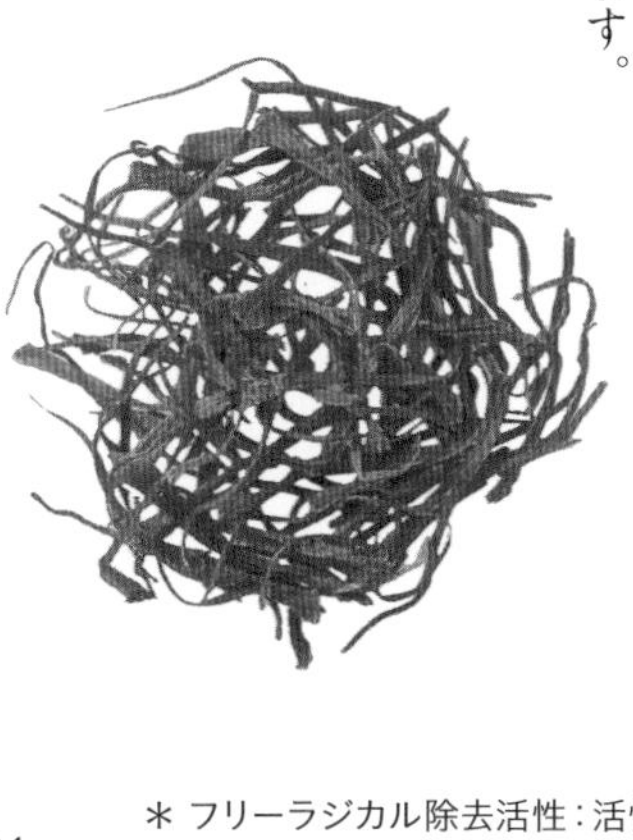

＊ フリーラジカル除去活性：活性酸素を除去したり、また発生そのものを抑えたりすること。

2-ノネナール

英名 2-nonenal

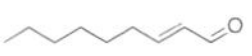

熟成したビールとそばに含まれ、品質劣化したビールや長時間加熱した食用油から検出されます。ヒトの体臭中にも存在し、加齢臭の1つとされています。炭素数が9個で二重結合を持つ不飽和アルデヒドです。油臭く、青臭い臭いを持っています。

ノナナール

英名 nonanal

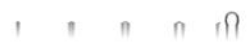

花や果実の香りの成分で香料の原料となり、炭素数9個の直鎖のアルデヒド。最近の研究で、二酸化炭素との相乗効果により蚊を誘引する作用があることが報告されています。

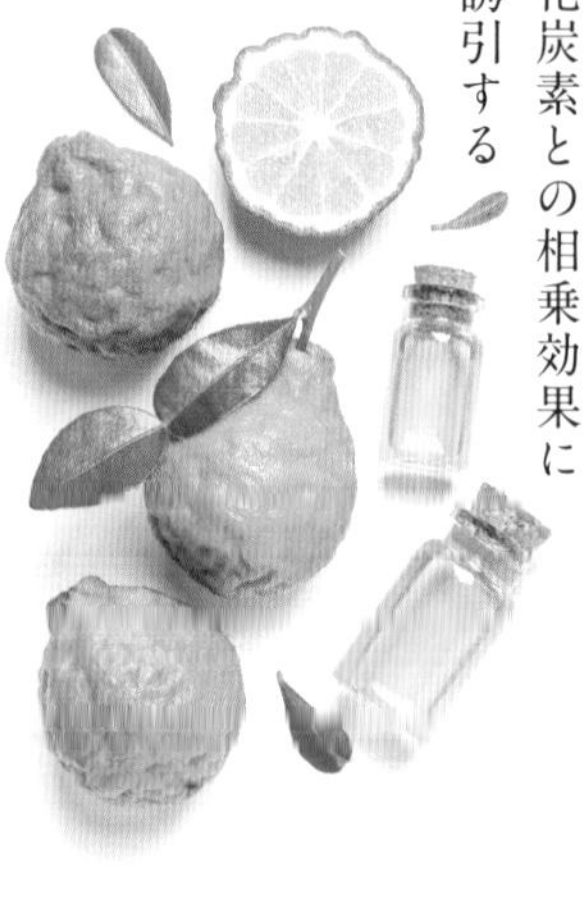

ホルムアルデヒド

英名 formaldehyde

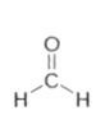

最も単純な構造のアルデヒドで、ホルマリンとも呼ばれます。人体には粘膜への刺激を中心とした急性毒性があり、呼吸器系、目、のどなどの炎症を引き起こします。発がん性物質に指定され食品衛生法でも規制されていますが、干ししいたけには多量に含まれており、まだら、すけとうだらにも健康に影響のない範囲で含まれています。これらの食品はよく加熱することで、含まれるホルムアルデヒドを除去することができます。

加齢臭の原因物質

加齢臭は皮脂成分が酸化することで発生し、中年以降の男女によくみられる体臭ですが、若くても体の酸化が進んでいる場合は発生する可能性があります。主に腋や耳、首の後ろ、後頭部などに出やすいといわれ、自分ではなかなか気づきにくいのがやっかいなところです。

いちばんの原因と考えられているのが、皮脂腺の中にある「2-ノネナール」という物質。加齢とともに増加する脂肪酸が体内の活性酸素と結びついて2-ノネナールに変化します。体内と体外、両方から予防するのがよいといわれています。

体内からの予防には脂質を摂りすぎないこと、アルコールを飲みすぎないことです。脂質を多く摂取すると皮脂の分泌量が増加し、2-ノネナールが発生しやすくなります。アルコールの飲みすぎは活性酸素を増やします。体外からの予防はシャワーを浴びるだけでなく、40～42℃の湯船にしっかり浸かるのが有効。入浴で汗をかくと汗腺内が掃除されます。さらに臭いが出やすい部位もしっかり洗うし、臭いの解消が期待できます

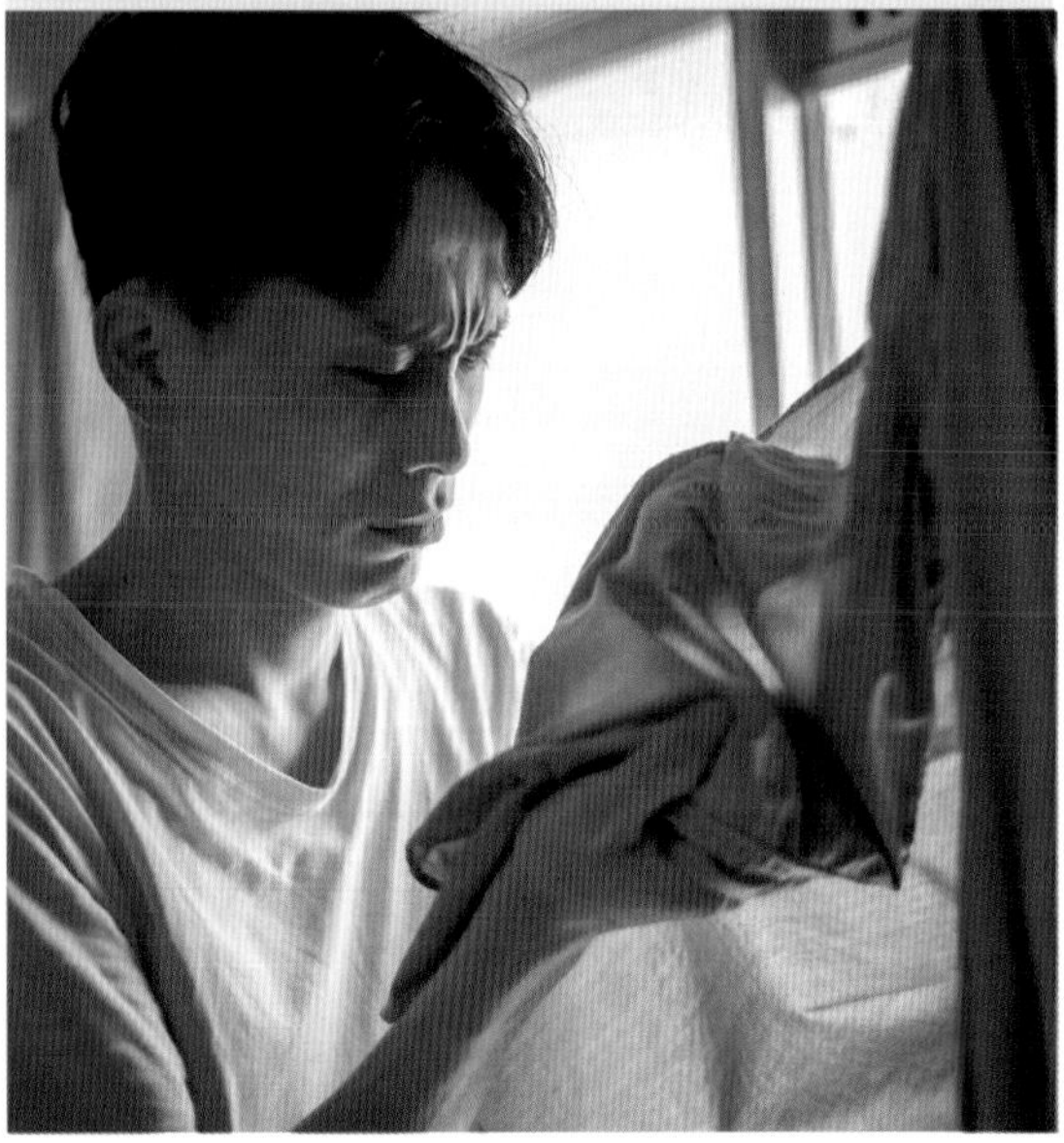

エステル

エステルとは有機酸［＊1］または無機酸［＊2］のオキソ酸［＊3］とアルコール化合物などとの化合物を指し、構造にエステル基（-COO-）を持ちます。低分子量のカルボン酸エステルには果物のような香りがあるのが特徴です。以下はその例です。

・カプロン酸エチル……りんご
・ギ酸エチル……ラズベリー
・酢酸アミル……なし
・酢酸イソブチル……バナナ
・酢酸エチル……パイナップル
・酢酸オクチル……オレンジ
・酢酸ブチル……バナナ
・酢酸ペンチル……なし
・サリチル酸メチル……ヒメコウジの油
・プロピオン酸エチル……パイナップル
・酪酸エチル……パイナップル
・酪酸ペンチル……洋なしやアプリコット
・酪酸メチル……りんご
・吉草酸ペンチル……りんご

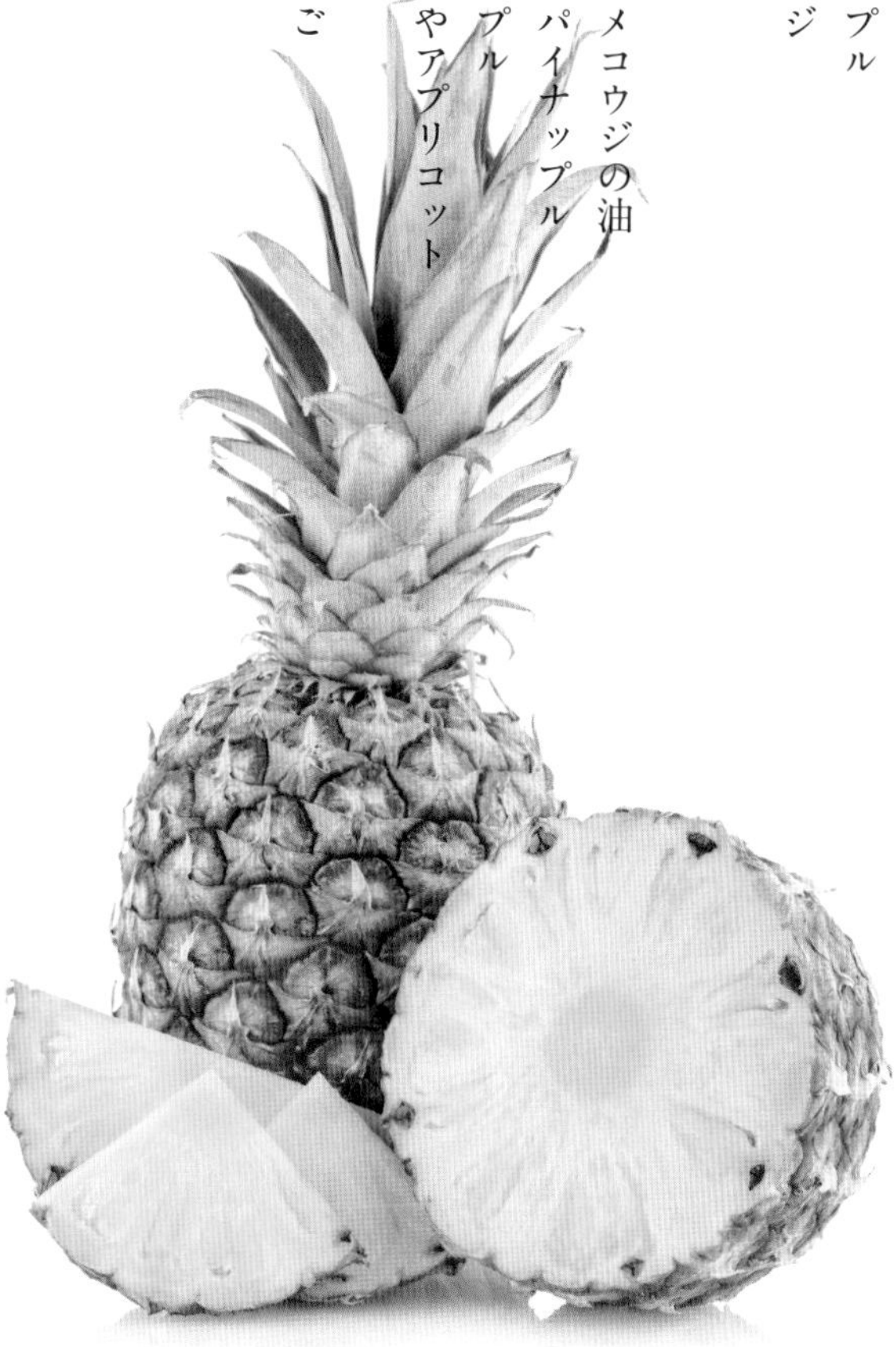

ギ酸エチル

英名 ethyl formate

パイナップルやラズベリー、キャベツ、酢、バター、ブランデーに存在しており、甘い果実香（ラズベリー臭）を持ちます。ギ酸とエタノールのエステルで、香料として幅広く利用されています。人体に対しては目・皮膚への刺激性や中枢神経への影響が生じることがあるとされます。

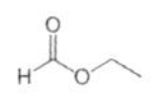

酢酸アミル

英名 amyl acetate

なしに似た香りを持つ、酢酸と1-ペンタノールのエステルです。

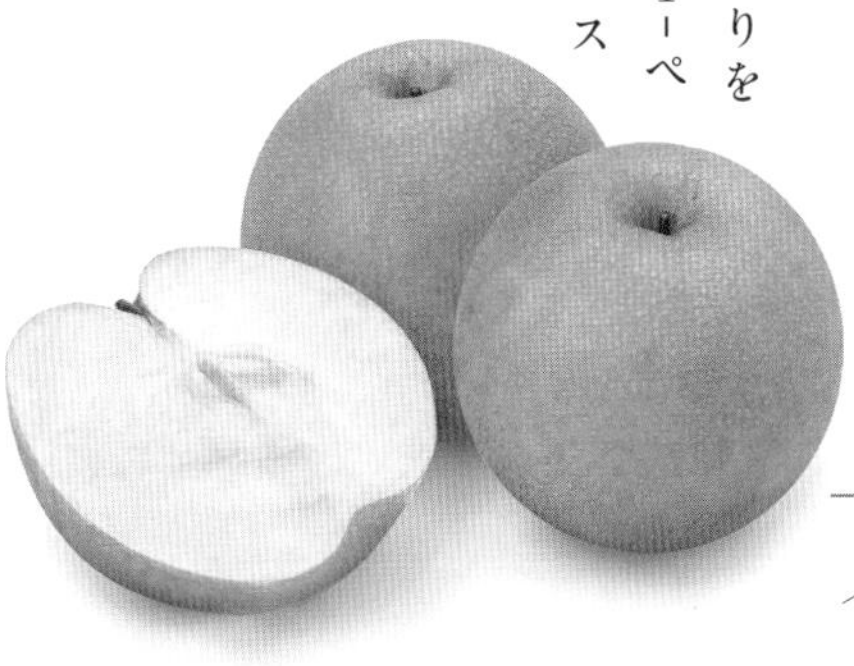

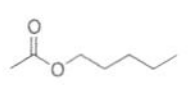

酢酸エチル

英名 ethyl acetate

パイナップルやバナナ等の天然果実の中に広く含まれる香り成分で、酢酸とエタノールのエステル。日本酒にも含まれますがセメダイン臭として嫌われる場合があり、ワインでは味を落とす原因ともいわれます。食品添加物として利用されるほか、殺虫（安楽死）・硬化防止・防腐効果があるため、昆虫の標本を作製する際にも使われます。

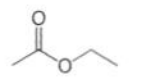

＊1 有機酸：酸性を示す有機化合物（炭素を含む化合物）の総称。カルボン酸やスルフォン酸などがある。
＊2 無機酸：酸性を示す無機化合物。硫酸、硝酸、塩酸などがある。
＊3 オキソ酸：ヒドロキシ基（-OH）とオキソ基（=O）が結合しており、ヒドロキシ基からプロトン（H^+）を供与できる化合物。

酢酸ブチル

英名 butyl acetate

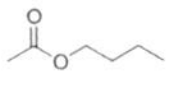

バナナ様の甘い芳香を持つ無色の液体で、多くの果物に微量芳香成分として含まれ、ほかの物質と組み合わさって特徴的な香りを作っています。たとえばりんご、特にレッドデリシャスの香りの一部はこの物質によるものです。酢酸とブタノールのエステルで、ラッカーの製造などに用いられます。

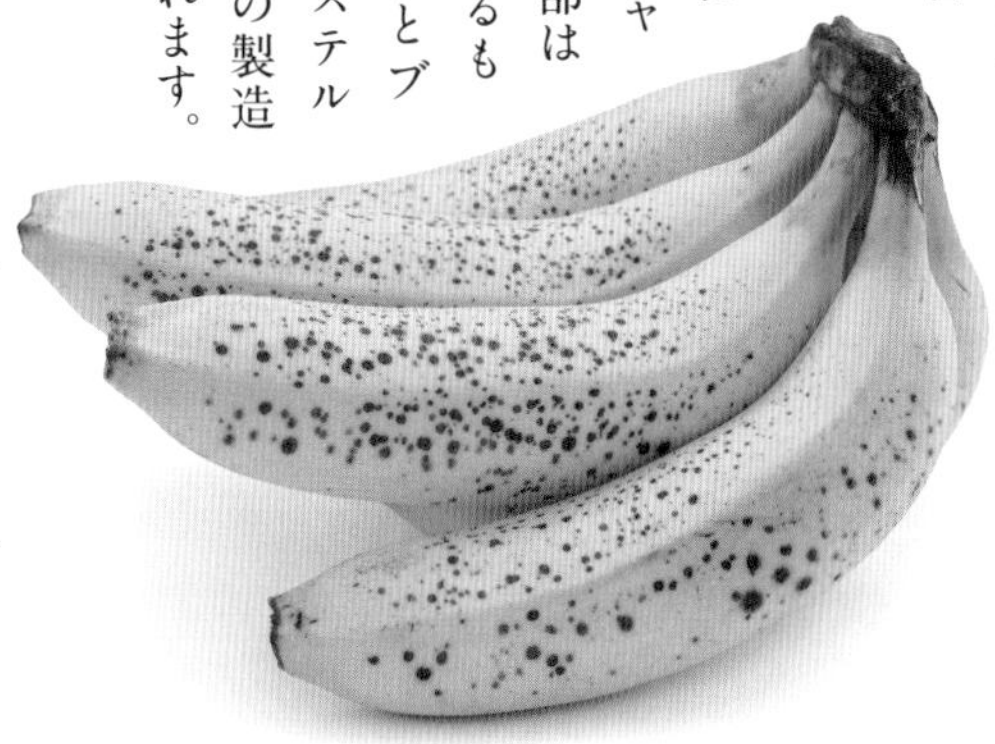

サリチル酸メチル

英名 methyl salicylate

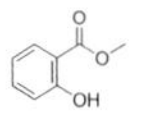

カバノキ科カバノキ属のミズメ（ヨグソミネバリ）、ツツジ科のシラタマノキ、ヒメコウジ、イチヤクソウなどの植物に多量に含まれ、メントールのような清涼感のある香りを持ちます。サリチル酸とメタノールのエステルで、植物体内では植物ホルモンであるサリチル酸の前駆体として機能しており、個体間で食害を伝えるシグナル物質（アレロケミカル）として働くと考えられています。

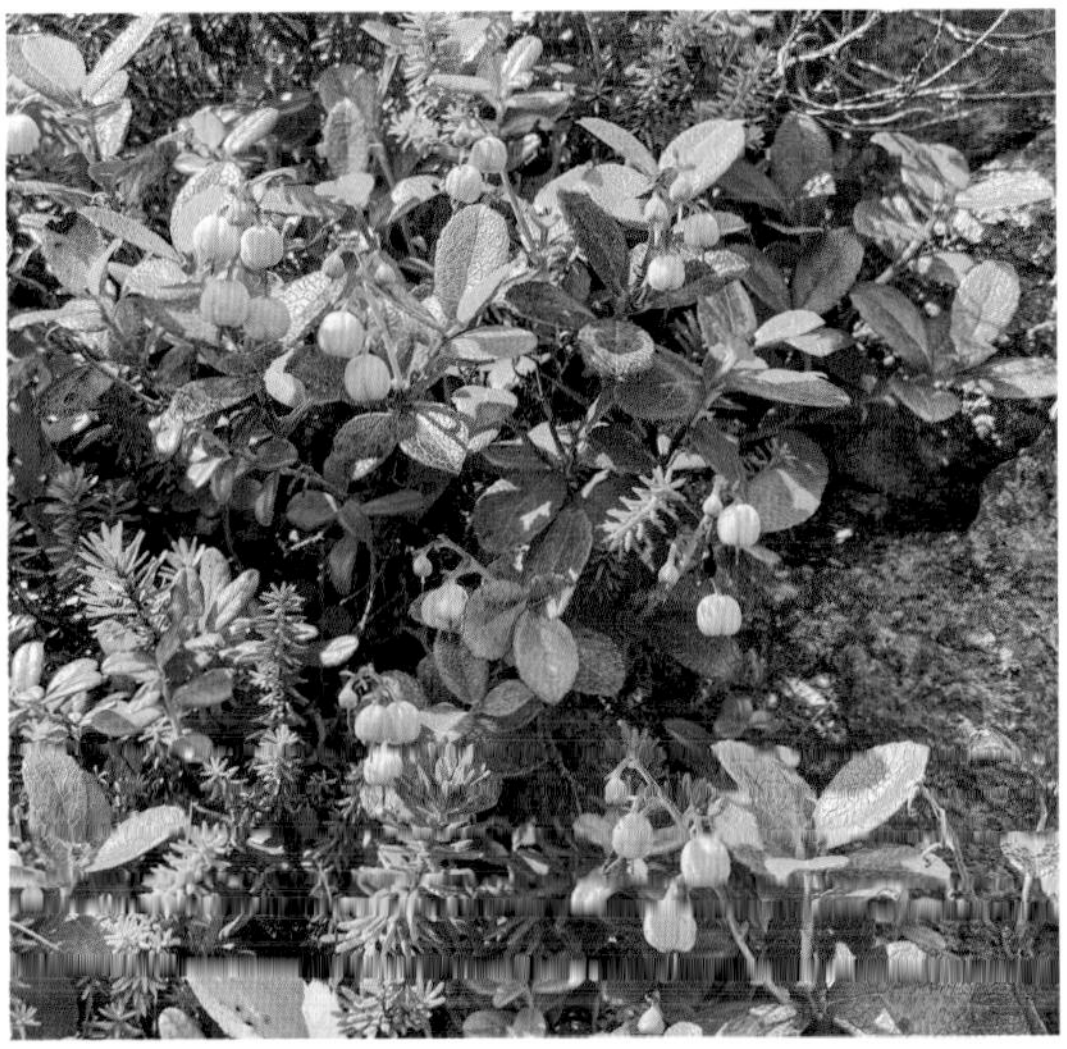

プロピオン酸エチル

英名 ethyl propionate

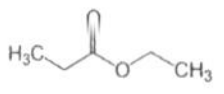

ぶどう、ワイン、キウイフルーツ、いちごなどに含まれるバナナやパイナップルのような果実香の物質。プロピオン酸とエタノールのエステルで、食品用香料として用いられます。

酪酸メチル

英名 methyl butanoate

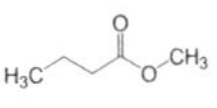

りんごのような香りを持ち、多くの果実類に存在しています。食品用香料に用いられます。酪酸とメタノールのエステルです。

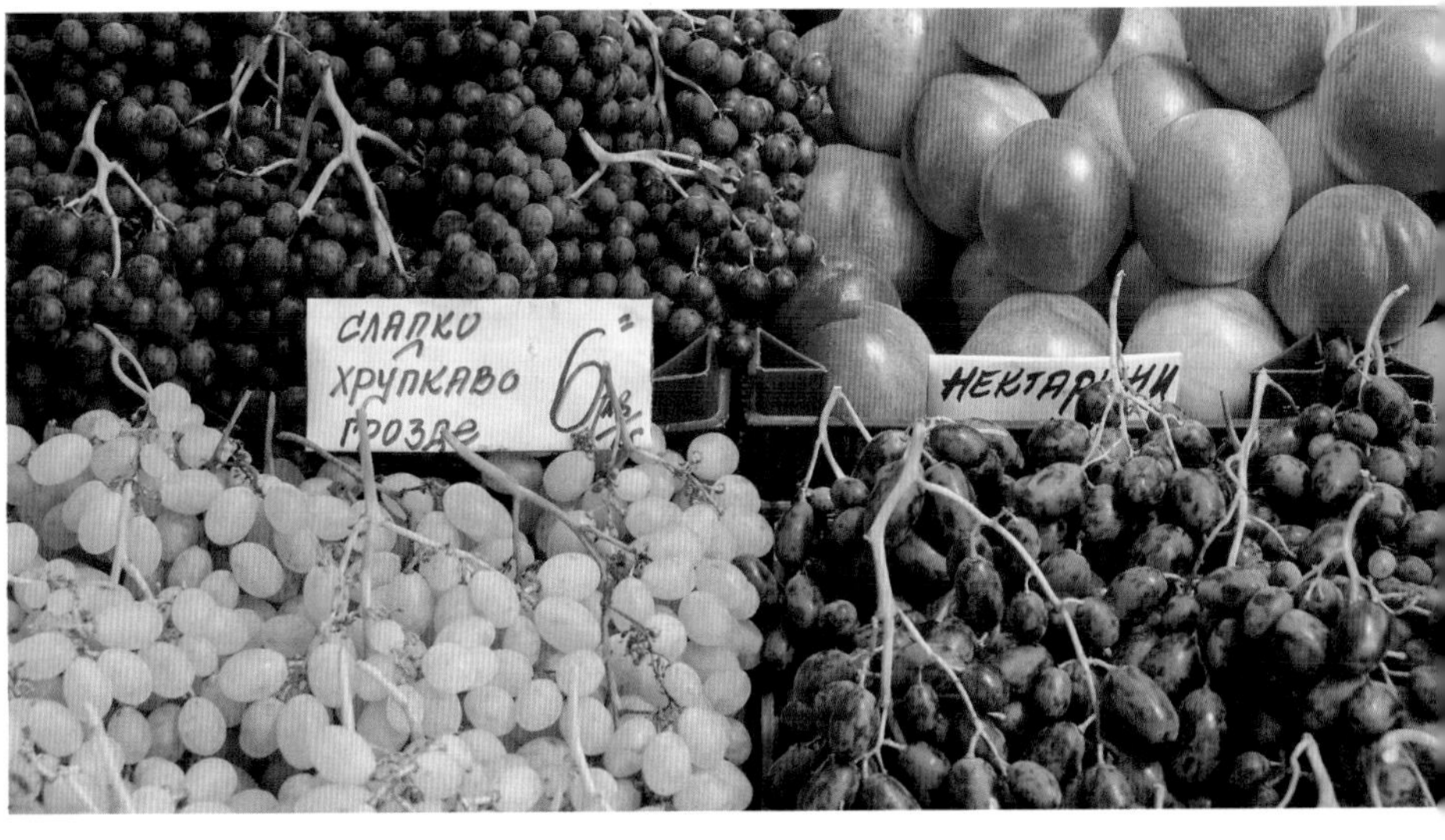

ケトン

ケトンは、炭化水素基とカルボニル基（＞C＝O）が結合した構造を分子内に持つ有機化合物の総称です。身近なところにあるケトンはマニキュアの除光液として使われるアセトンです。納豆のクセのある臭いはケトンの一種のジアセチルです。

アセトン

英名 acetone

いちばん単純な構造のケトン。たまねぎ、ぶどう、カリフラワー、トマト、牛乳、チーズ、豆類、さやえんどう、母乳などに含まれています。糖尿病患者が糖尿病性ケトアシドーシス［＊］に陥ると大量にアセトンが生成し、呼気がアセトン臭を呈します。

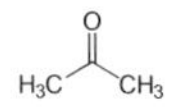

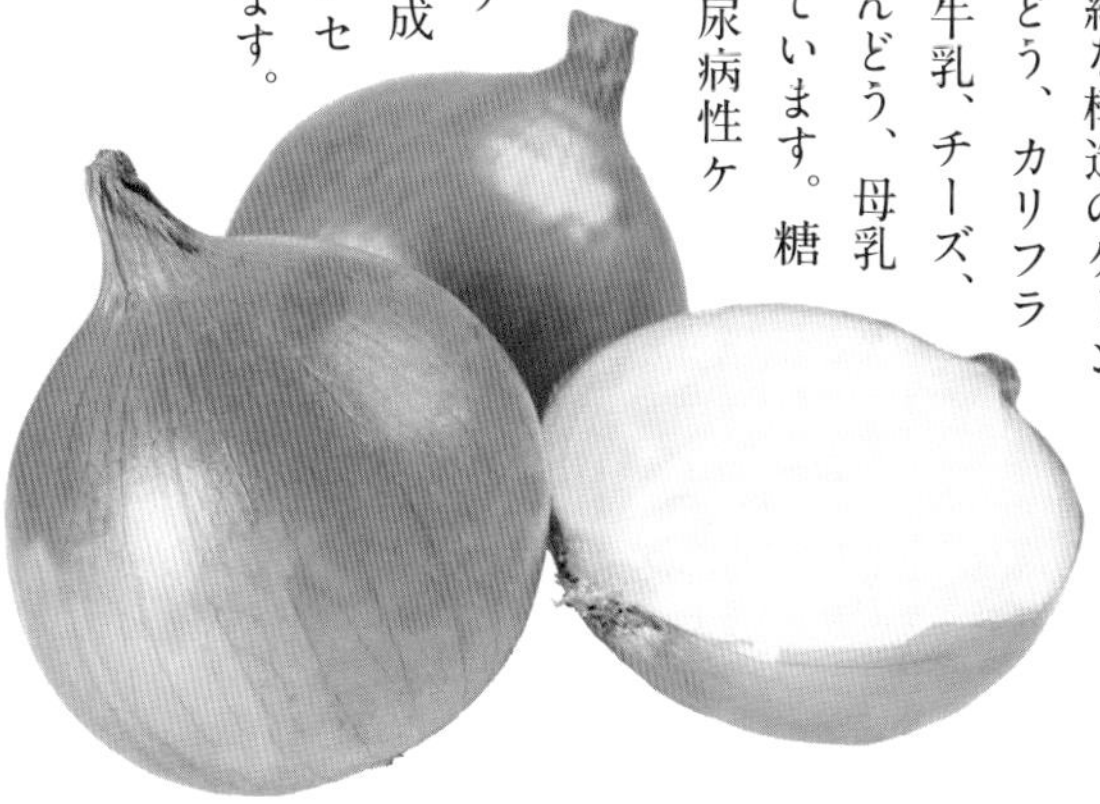

イソホロン

英名 isophorone

アセトンから生成されるイソホロンは、爽やかな香りを持つケトン化合物で、第三石油類に該当する危険物第四類の1つです。主に溶剤として用いられます。天然ではクランベリーに含まれています。

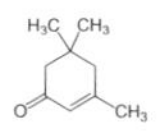

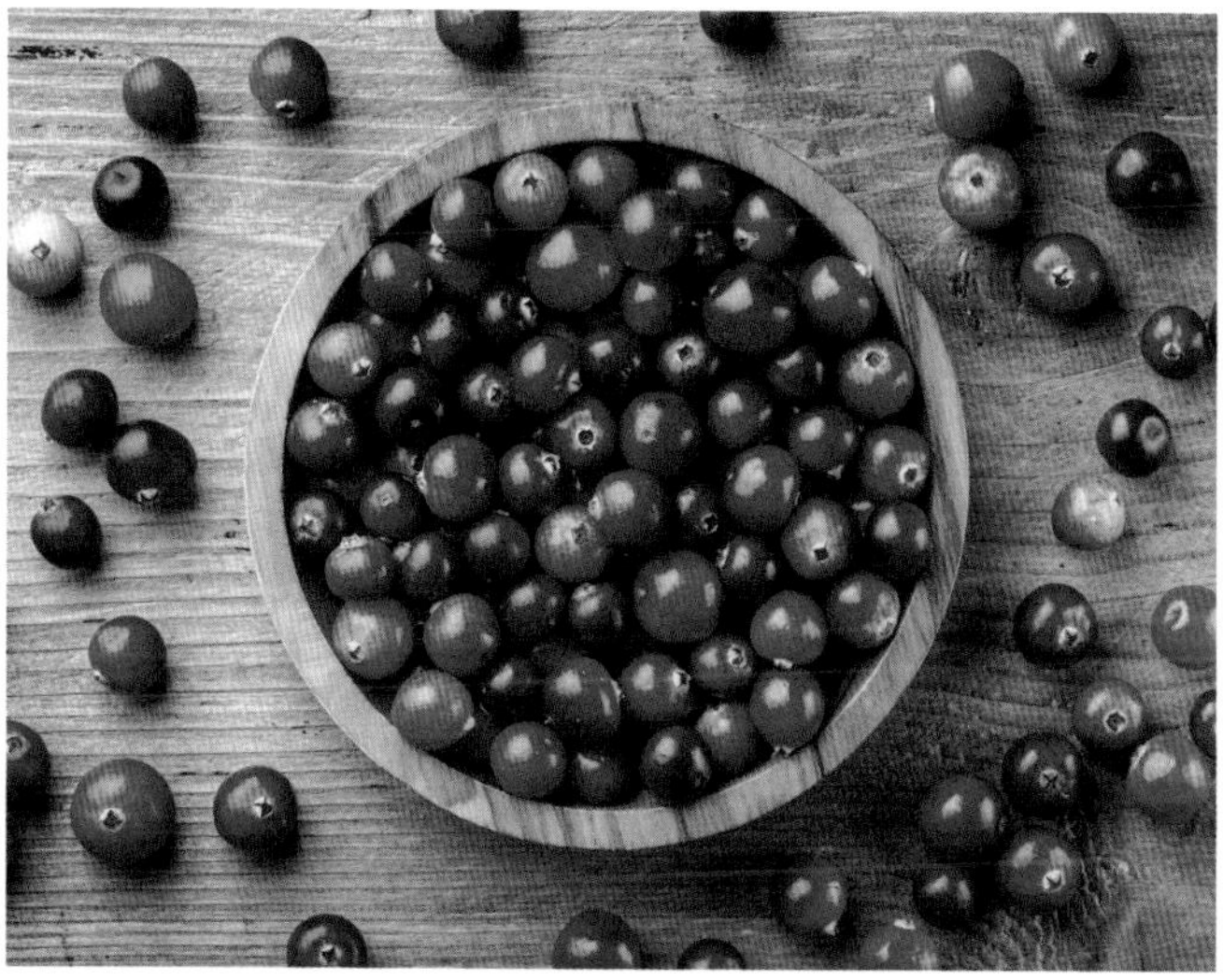

ジアセチル（ダイアセチル）

英名 diacetyl

乳酸菌などの微生物が生成する物質で、古くなった納豆や発酵バターに含まれます。バターやチーズなどの乳製品の特徴的な匂いですが、酒類などアルコール発酵で製造される飲食品では好ましくない異臭とされます。昔は「つわり臭」と呼ばれましたが、最近は「おやじ臭」の原因物質であるとする報告があります。

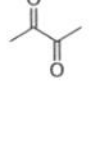

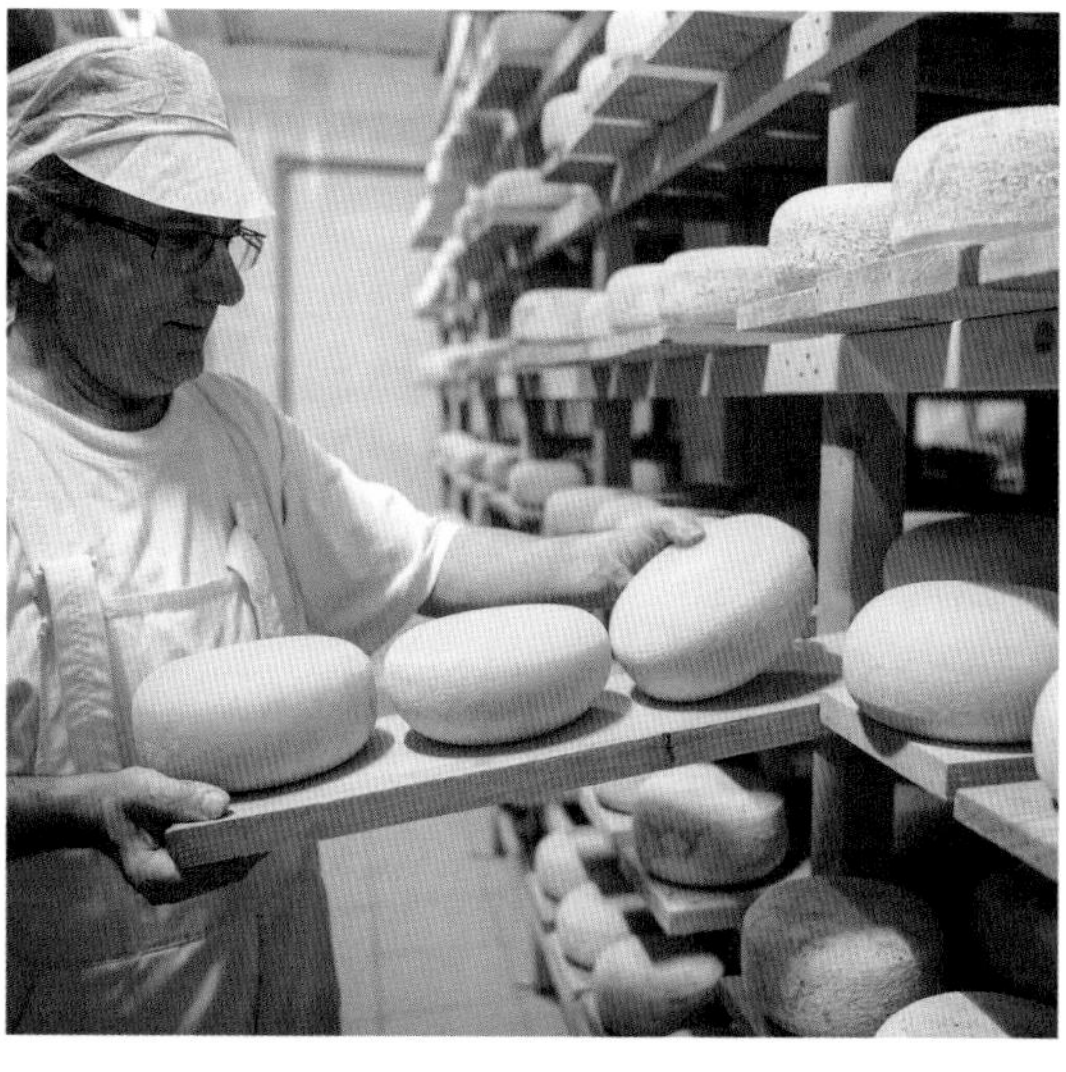

＊ 糖尿病性ケトアシドーシス：糖尿病の急性合併症の1つで、インスリンの不足により体内にケトン体が過度に蓄積し、血液が酸性になってしまう症状。

スルフィド

スルフィド類は分子内に硫黄を含む有機化合物の総称で、連結する硫黄原子2つでジスルフィド、3つでトリスルフィドと呼ばれています。スルフィド類には特有の悪臭があり、にんにくやたまねぎにも含まれています。にんにくの臭気に含まれるジアリルトリスルフィドに抗がんや抗アルツハイマー型認知症作用があるとして、研究が行われています。

アスパラガス酸

英名 asparagusic acid

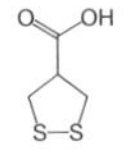

アスパラガスに存在する硫黄を含んだカルボン酸で、アスパラガス特有の臭気成分。血糖値降下作用や抗酸化作用が期待されます。レタスなど植物の生育を阻害するアレロケミカルとして報告されていますが、アスパラガス自体の生育を促進する活性があります。

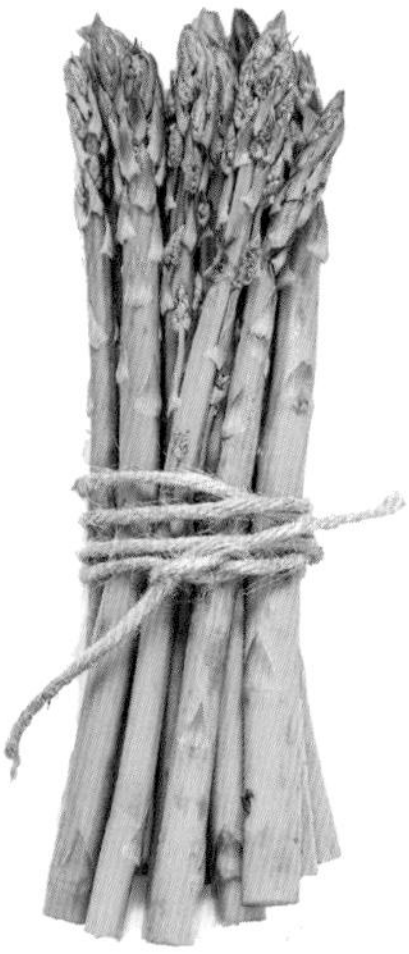

アリイン

英名 alliin

アミノ酸であるシステイン（p 29）の誘導体で、新鮮なにんにくに含まれるスルフィド類です。酵素アリナーゼによってアリシンに変換されます。

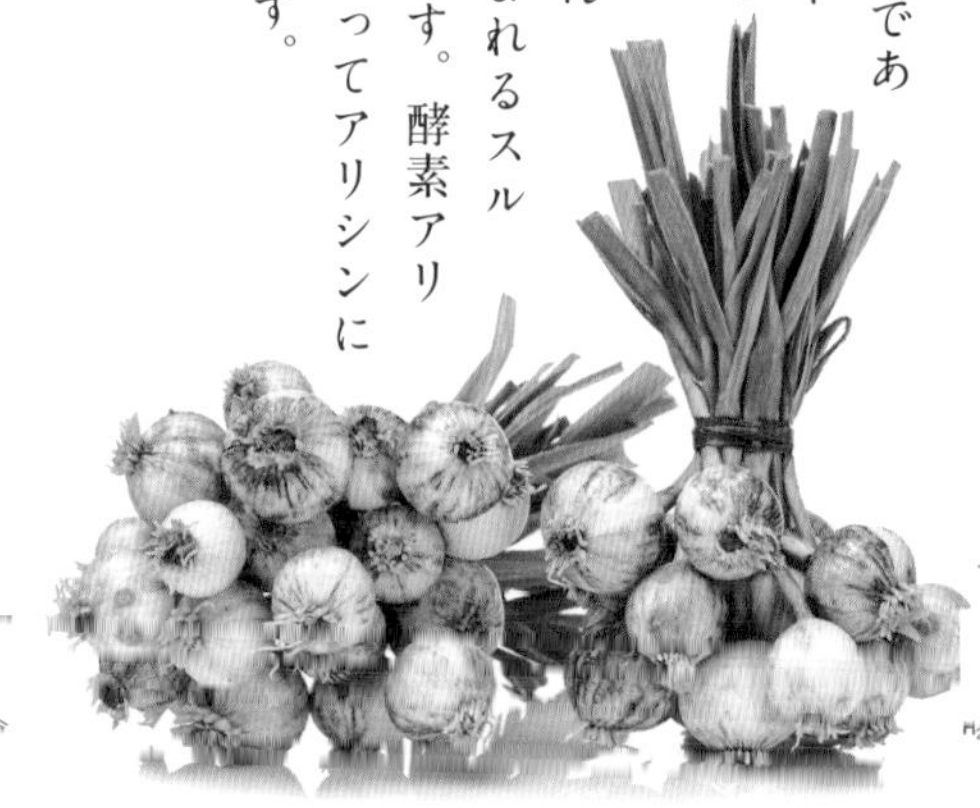

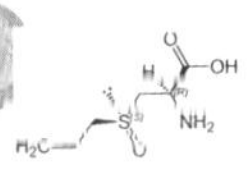

アリシン

英名 allicin

にんにくの独特な芳香の原因物質で、強い抗菌・抗かび作用を持っています。生のにんにくを刻んだりすることで組織を破壊すると、酵素アリナーゼの作用により、アリインから変換されて生成します。アリシンは、豚肉などに多く含まれるビタミンB_1の吸収を高め、疲労回復や睡眠改善に効果が期待できます。

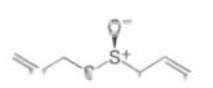

アリルイソチオシアネート（AITC）

英名 allyl isothiocyanate

（p．167参照）

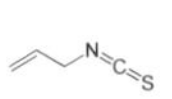

グルコシノレート

英名 glucosinolates

からしなやわさび、ホースラディッシュなど辛味を持つアブラナ目の多くに含まれる、硫黄を含んだ配糖体で、からし油配糖体とも呼ばれます。これらの野菜の辛味は、植物体が損傷した際、からし油配糖体から生じるイソチオシアン酸アリルのためです。

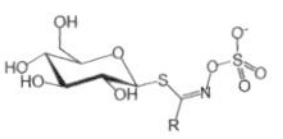

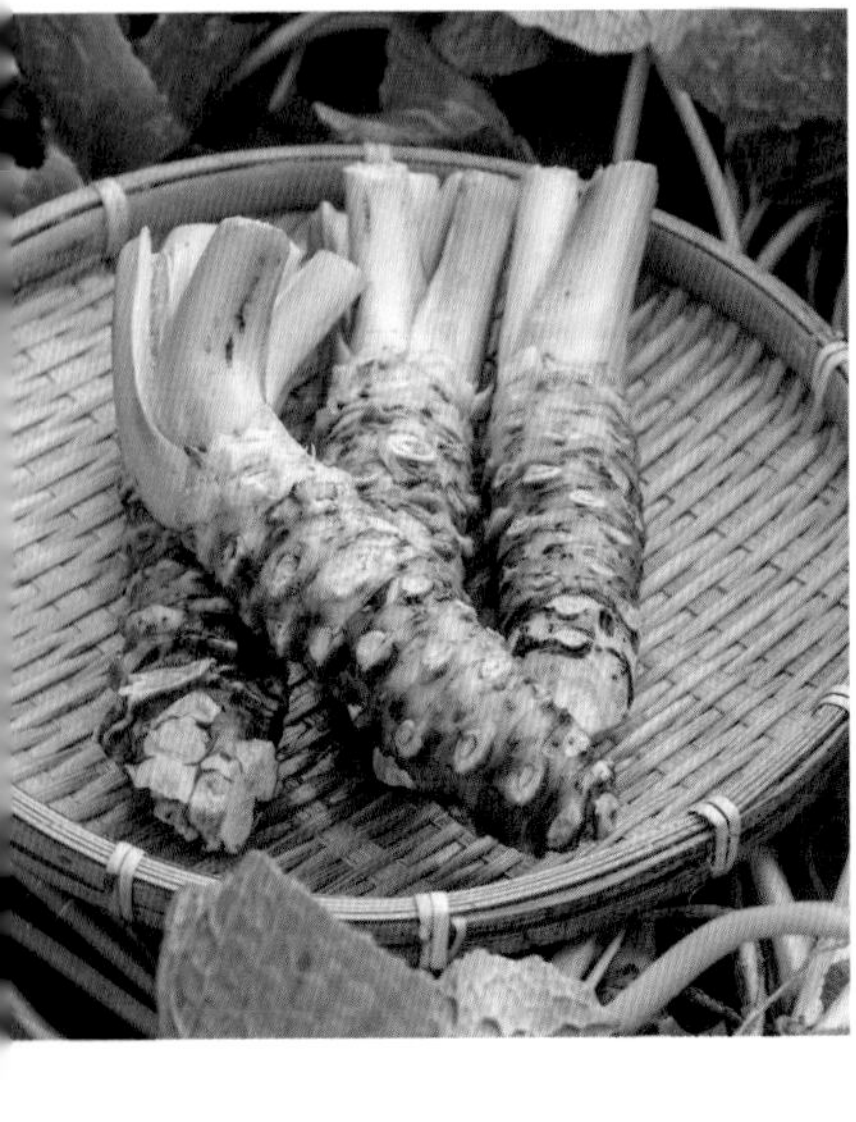

ゴイトリン

英名 goitrin

キャベツ、芽キャベツ、セイヨウアブラナ等、アブラナ科の野菜に含まれる、環状チオカーバメイト［*］です。チロキシン等の甲状腺ホルモンの生産を抑制する作用を持っていますが、甲状腺機能に影響が出るほどアブラナ科野菜を摂取することは、通常の食生活ではほぼありません。

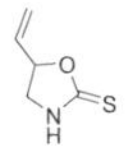

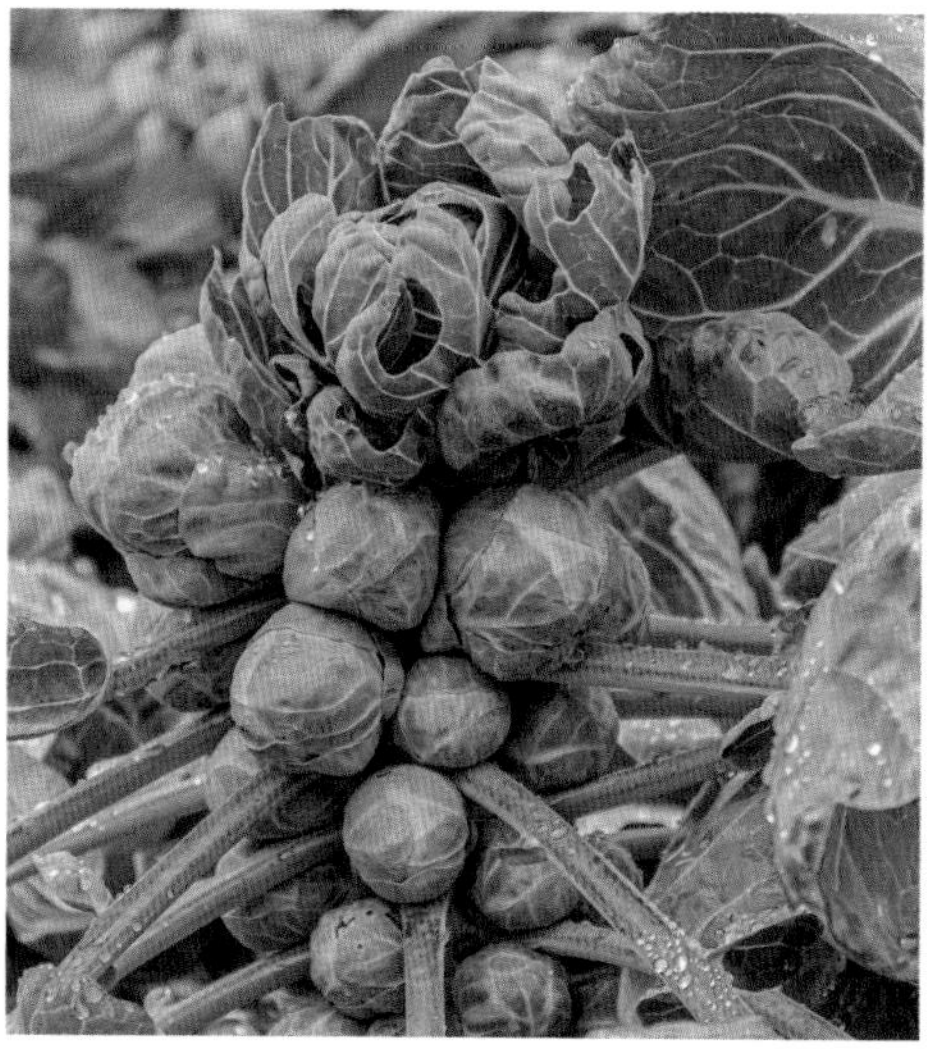

シニグリン

英名 sinigrin

アブラナ科の植物、特にわさび、クロガラシ、ホースラディッシュ等に含まれるグルコシノレート（からし油配糖体）で、組織を破壊すると酵素ミロシナーゼの作用でアリルイソチオシアネートを生成します。これが、わさびやからしの辛味成分の本体です。ヒトに対しては、消化促進作用や利尿作用があるほか、抗がん作用が発見されています。

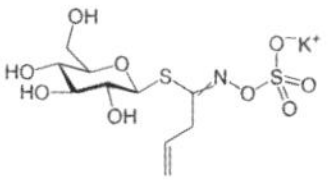

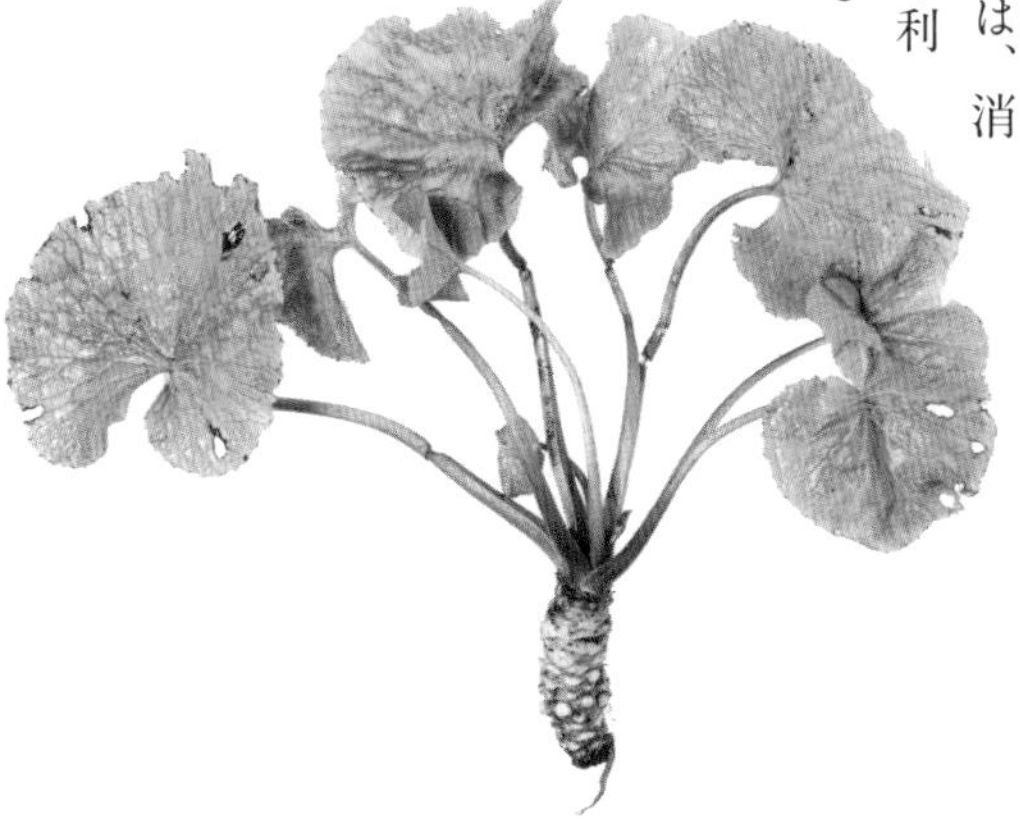

ジメチルジスルフィド

英名 dimethyl disulfide

にんにくに似た硫黄臭を持ち、特定悪臭物質に指定されています。こちなど一部の魚、アブラナ科の植物、にんにくなどに含まれ、特に腐敗したときに発生します。しかし、薄い濃度では青のりやキャベツ、たまねぎなどの風味を特徴づける物質なので、たまねぎやキャベツなどを原料とする食品用香料として使用されます。

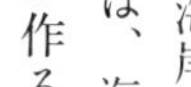

ジメチルスルフィド

英名 dimethyl sulfide

ミズゴケやプランクトンなどが作る硫黄を含んだ化合物で、キャベツが腐ったような悪臭を持ちます。のりの香り成分にも含まれており、海岸で感じる「潮臭さ」は、海洋プランクトンが作るジメチルスルフィドによるものです。ヒトの口臭の原因となる物質でもあります。

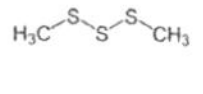

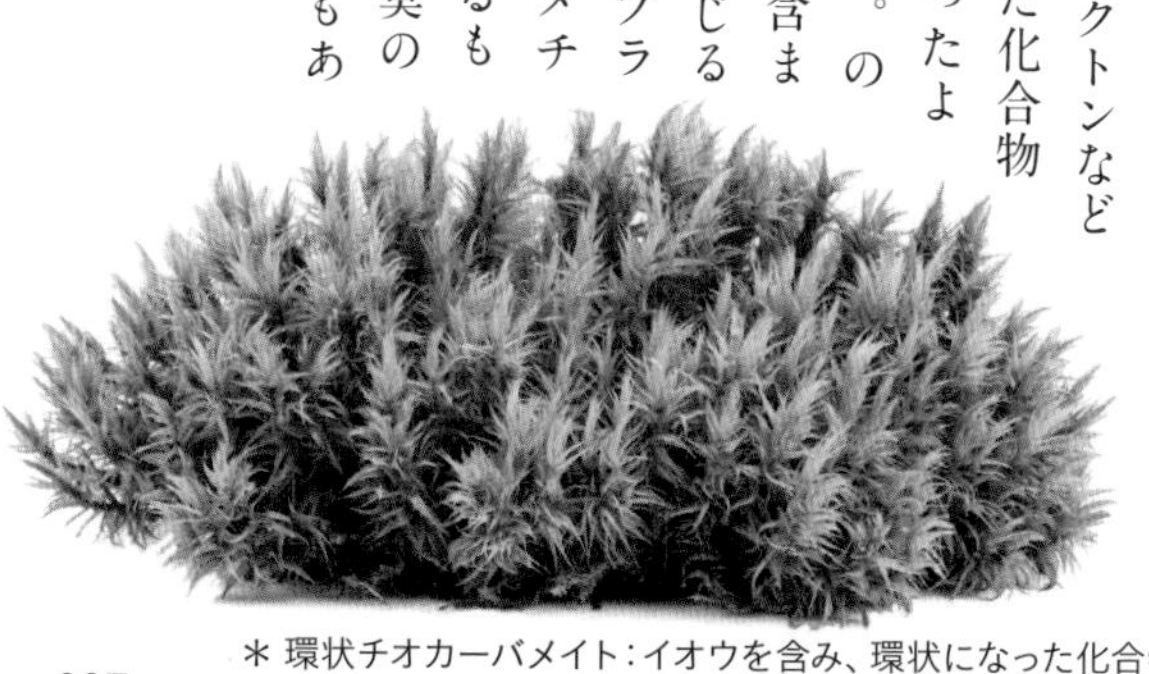

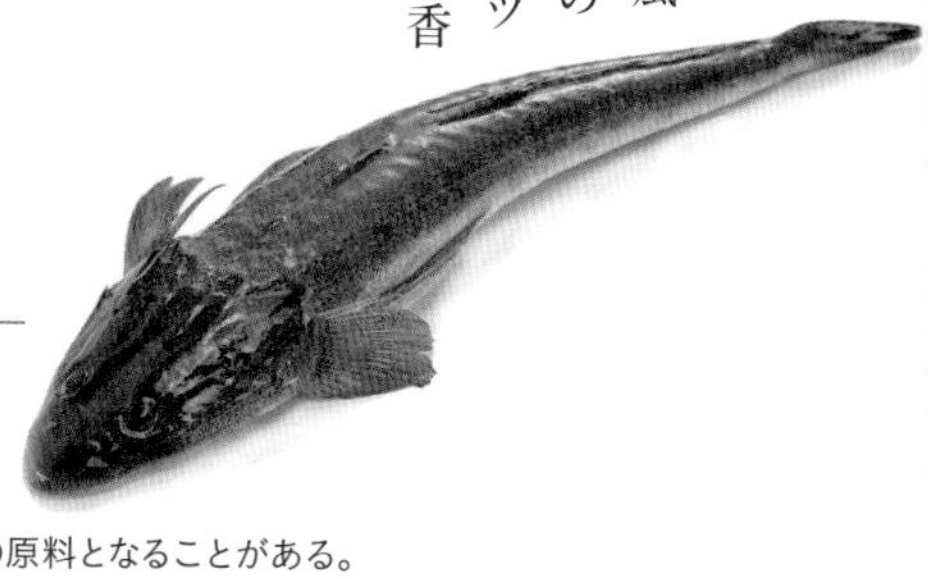

＊ 環状チオカーバメイト：イオウを含み、環状になった化合物。反応性が高く、薬の原料となることがある。

ジメチルトリスルフィド

英名 dimethyl trisulfide

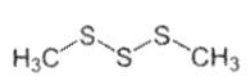

ホップ、キャベツ、ブロッコリー、カリフラワーなどに存在し、新鮮なたまねぎ様の臭気を持つ物質です。

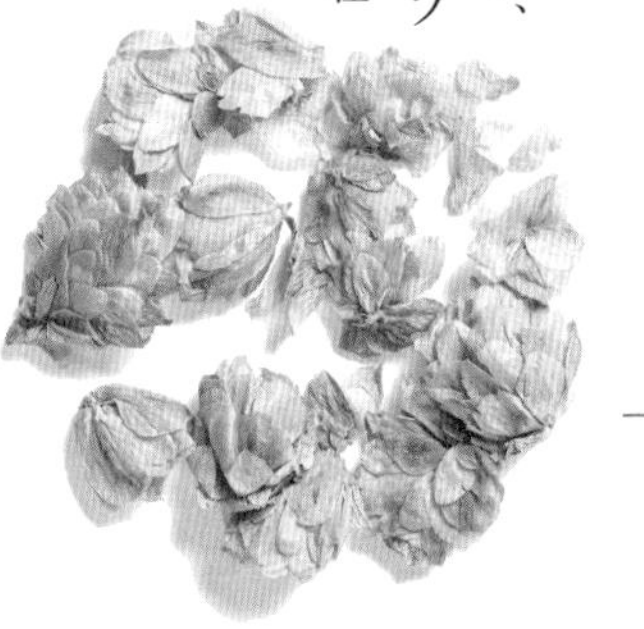

スルフォラファン

英名 sulforaphane

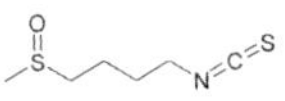

ブロッコリーとそのスプラウトに微量に含まれるイソチオシアネート［*］で、体内の解毒酵素や抗酸化酵素の生成を促進し、体内の抗酸化力や解毒力を高める機能があります。がん予防効果があるとの報告も。

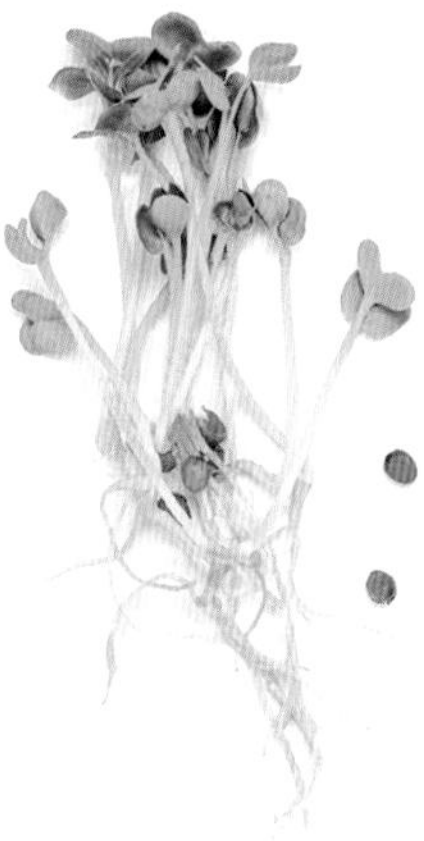

二硫化アリル（ジアリルジスルフィド）

英名 diallyl disulfide

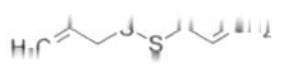

にんにくの精油の主成分で、たまねぎ、リーキなど、ネギ科の植物の細胞が壊れるときにアリシン（p.236）の分解によって放出される、有機硫黄化合物スルフィド。かびや微生物の生長を阻害し、胃潰瘍原因菌であるヘリコバクターピロリ菌に対しても抑制効果を持っています。

プロゴイトリン

英名 progoitrin

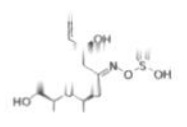

キャベツ、芽キャベツ、セイヨウアブラナ等のアブラナ科の野菜に含まれるグルコシノレート（p.236）で、体内で消化されるとゴイトリンに変換され、甲状腺ホルモンの生産抑制作用を持つようになります。

プロパンチアール-S-オキシド

英名 propanethial-s-oxide

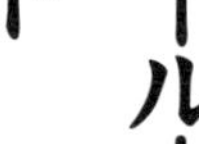

日本の研究者により、たまねぎを切ったときに涙を出させる成分（催涙性のガス）であることが明らかにされました。この物質の生成には2つの酵素が働いています。たまねぎを切って細胞が壊れると、「アリナーゼ」という酵素によってスルフェン酸という有機硫黄化合物が生成します。スルフェン酸に「催涙因子合成酵素」が作用してプロパンチアール-S-オキシドが生成し、涙が激しく出るのです。これも植物が動物から身を守ろうとする物質（アレロケミカル）であるといえます。涙が出ないたまねぎとして、アリナーゼを持たないたまねぎが育種技術で開発され、すでに市場に出回っています。RNA干渉技術で催涙因子合成酵素の遺伝子の発現を抑制したたまねぎも育種されていますが、遺伝子組換え体なのでまだ市場に出ていません。

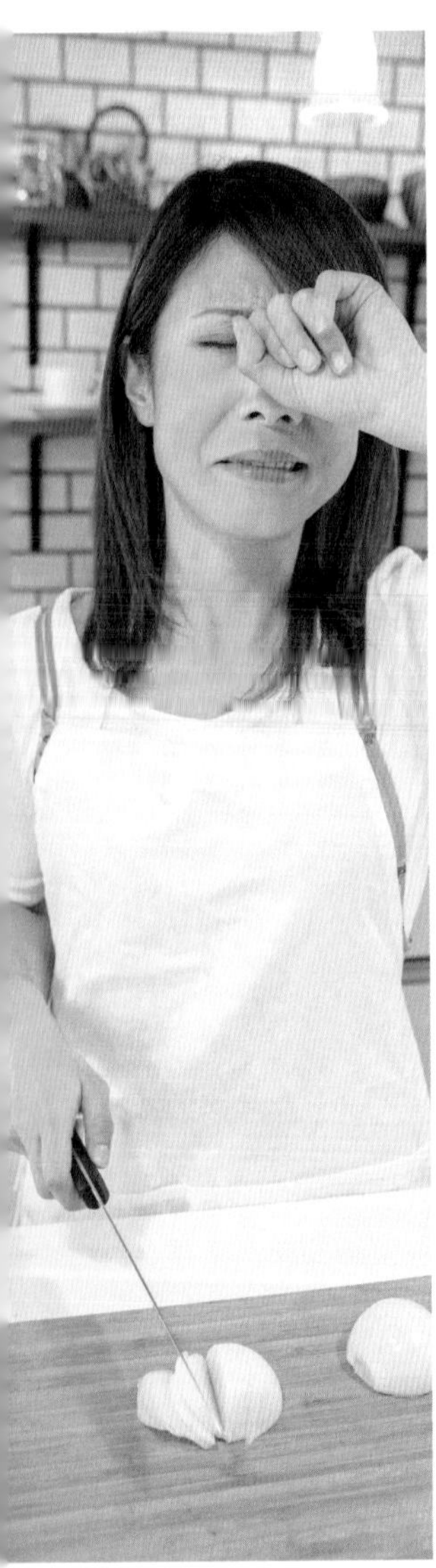

＊ イソチオシアネート：-N=C=Sという化学基を持つ物質の総称。植物由来の天然イソチオシアネートはグルコシノレート（p.236）が酵素ミロシナーゼによって加水分解されて生成する。アブラナ科やフウチョウソウ科の植物に含まれ、辛味の原因となっている。

メチルイソチオシアネート

英名 methyl isothiocyanate

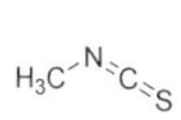

フウチョウソウ科のクレオメ（セイヨウフウチョウソウ）やケイパーに含まれており、グルコカッパリン［*］の酵素分解により生成する、強い抗菌性を持った物質です。強力な催涙作用を持ち、ヒトの神経系にも影響します。この合成物が農薬として、菌類や線虫防除の目的で土壌燻蒸剤に使用されます。

モリンギン

英名 moringin

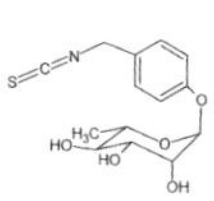

ワサビノキ科の植物、モリンガに含まれるイソチオシアネートで、抗菌性、低血糖改善、抗がん性のほか、痛みを抑える活性が報告されています。

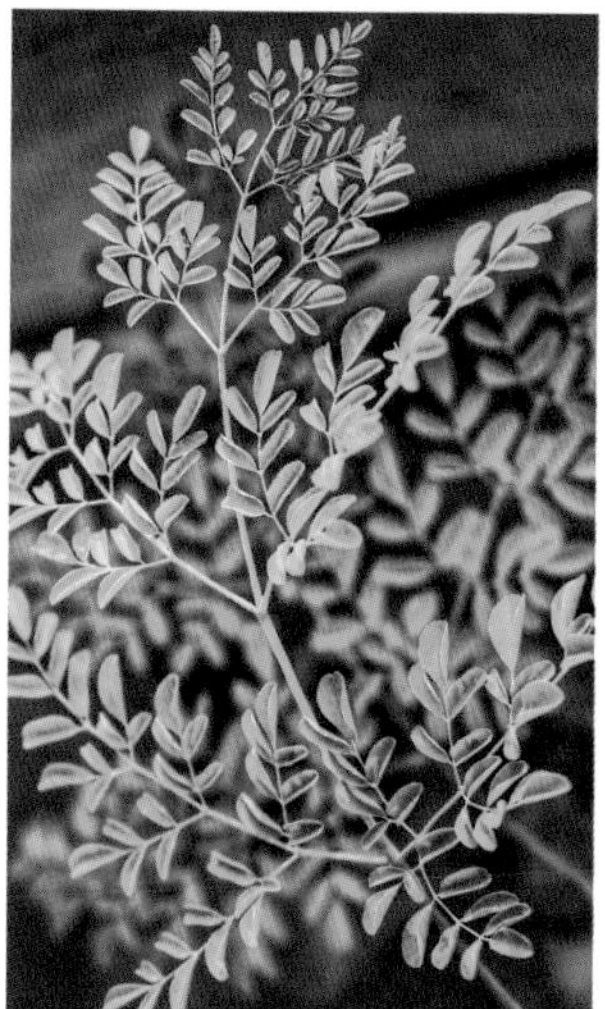

硫化アリル（ジアリルスルフィド）

英名 diallyl sulfide

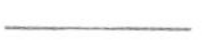

たまねぎの催涙成分として有名で、ねぎ、にら、わさび、らっきょう等にも含まれる成分です。ヒトに対して、血液凝固の抑制、抗菌、抗酸化、消化・吸収の促進、血中コレステロール低下、動脈硬化防止などの効果が知られています。また、ヒトの体内では抗炎症薬アスピリンとほぼ同じ機能を発揮し、鎮痛・解熱作用があることが最近報告されています。硫化アリルは体内で分解されアリシン（p.236）に変化します。

レンチオニン

英名 lenthionine

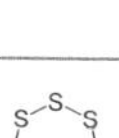

しいたけの香り成分となる有機硫黄化合物で、血小板凝集能を阻害する効果があるため血栓症の治療に用いられます。にんにくに含まれる有機硫黄化合物にも同様の効果が認められています。

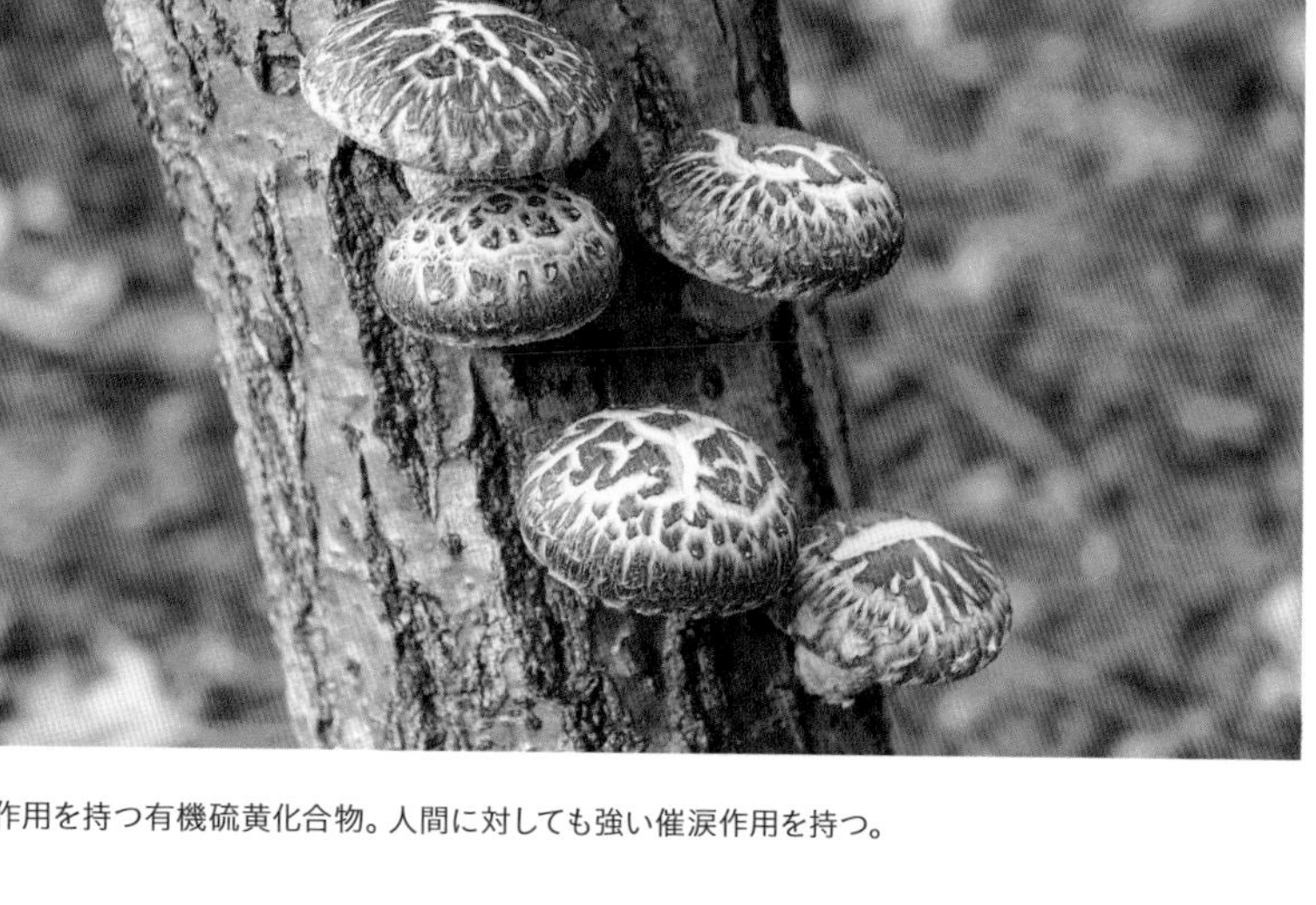

レンチニン酸

英名 lentinic acid

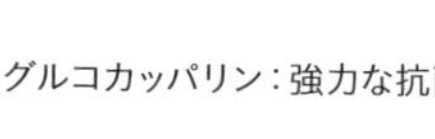

しいたけに含まれるペプチドで、しいたけの香り成分のレンチオニンの前駆体です。体内でのエタノール代謝を促進し、血中エタノール濃度の上昇を抑制する作用があることが見つかっています。

＊ グルコカッパリン：強力な抗菌作用を持つ有機硫黄化合物。人間に対しても強い催涙作用を持つ。

その他の物質

アスタキサンチン

英名 astaxanthin

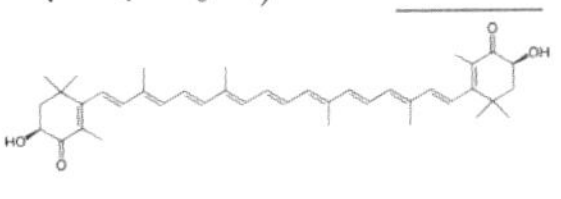

色素成分カロテノイドの1つで、キサントフィル類（p.124）に分類されます。えび、かに、おきあみ、たい、さけ、藻類などに含まれる赤い天然色素で、その名はザリガニの属名のアスタクスに由来しています。

甲殻類では殻に存在し、それらをエサとする魚類では表皮や筋肉などに存在しています。赤色でない場合もありますが、たんぱく質と結合して存在しているので、加熱などによりたんぱく質が変性すると、赤い色が現れます。えびやかにをゆでると赤くなるのは、そのためです。

アスタキサンチンには高い抗酸化作用があり、その能力はβ-カロテンの40倍、ビタミンEの550倍、ビタミンCの6000倍ともいわれています。紫外線や脂質過酸化反応から生体を守る働きがあり、化粧品やサプリメントにも利用されています。

1-デシン

英名 1-decyne

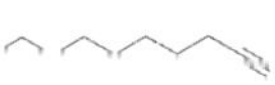

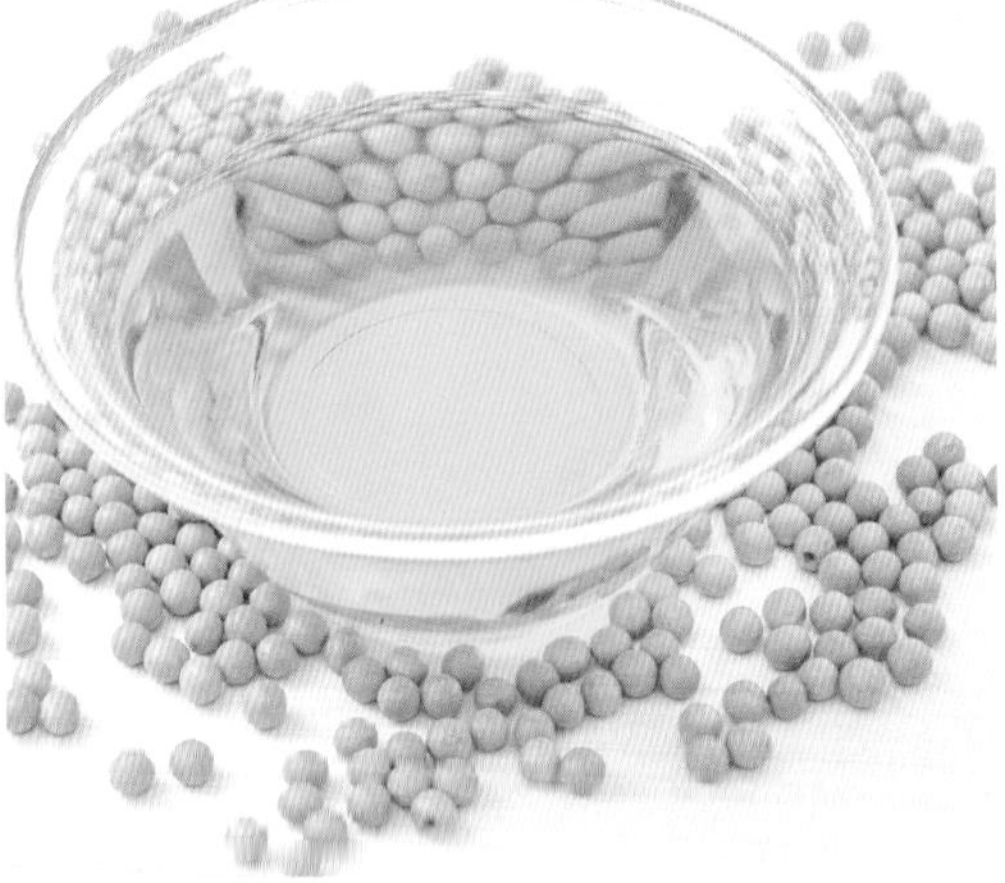

大豆油やバオバブの葉に含まれます。大豆油では「戻り臭」と呼ばれ、青臭さや豆臭さを感じさせる独特の異臭とされます。オレイン酸の酸化によって生じると考えられています。アフリカで食用にされるバオバブの葉にも多量に含まれ、抗菌活性があるアレロケミカルであるとの報告があります。三重結合を持ったアルキン［＊］の一種です。

イポメアマロン

英名 ipomeamarone

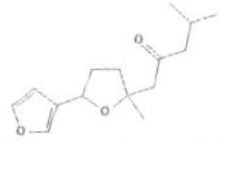

さつまいもが傷を受けたときに生産するファイトアレキシンと呼ばれる防御物質で、テルペノイド（p.208）の一種。肝毒性があり、マウスに対する経口急性毒性は230㎎／㎏で、呼吸困難、頻呼吸、泡沫性流涎を引き起こします。

エナントトキシン

英名 oenanthotoxin

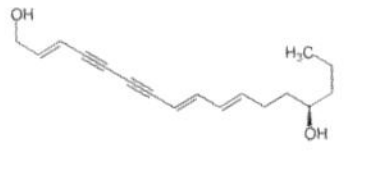

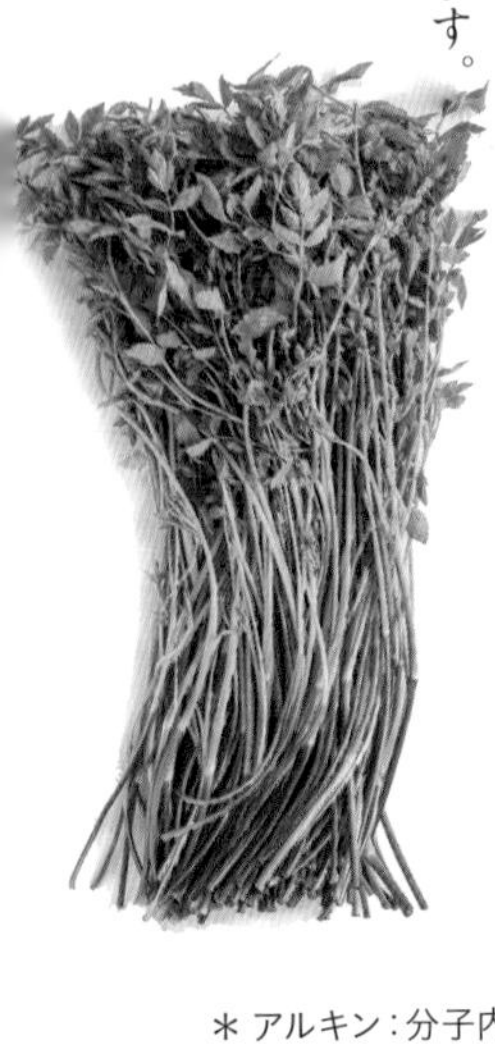

セリ科セリ属のエナントサフランやその他のセリ科植物に含まれる毒素です。古代イタリアのサルデーニャ地方では、在来のせりに含まれるこの物質を安楽死に用いていたとされます。中枢神経系に影響し、γ-アミノ酪酸（GABA）（p.36）と拮抗して有毒作用を発揮します。

＊アルキン：分子内に炭素と炭素の三重結合を1つ持つ鎖式不飽和炭化水素のこと。C_nH_{2n-2}（n≧2）で表される物質。

クロロフィル
（葉緑素）

英名 chlorophyll

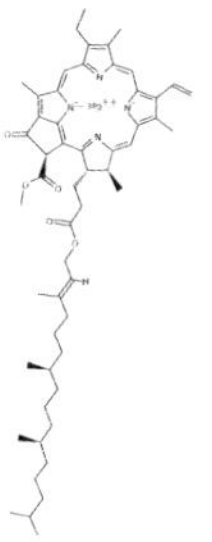

植物の葉の葉緑体に存在する緑色の色素。緑色が濃い野菜、たとえば、ほうれんそう、パセリ、レタスなどに比較的多く含まれています。光合成の際、光エネルギーを吸収し、化学エネルギーへ変換する重要な役割を果たしています。食品添加物としては、着色料として欧州および米国において認可されています。

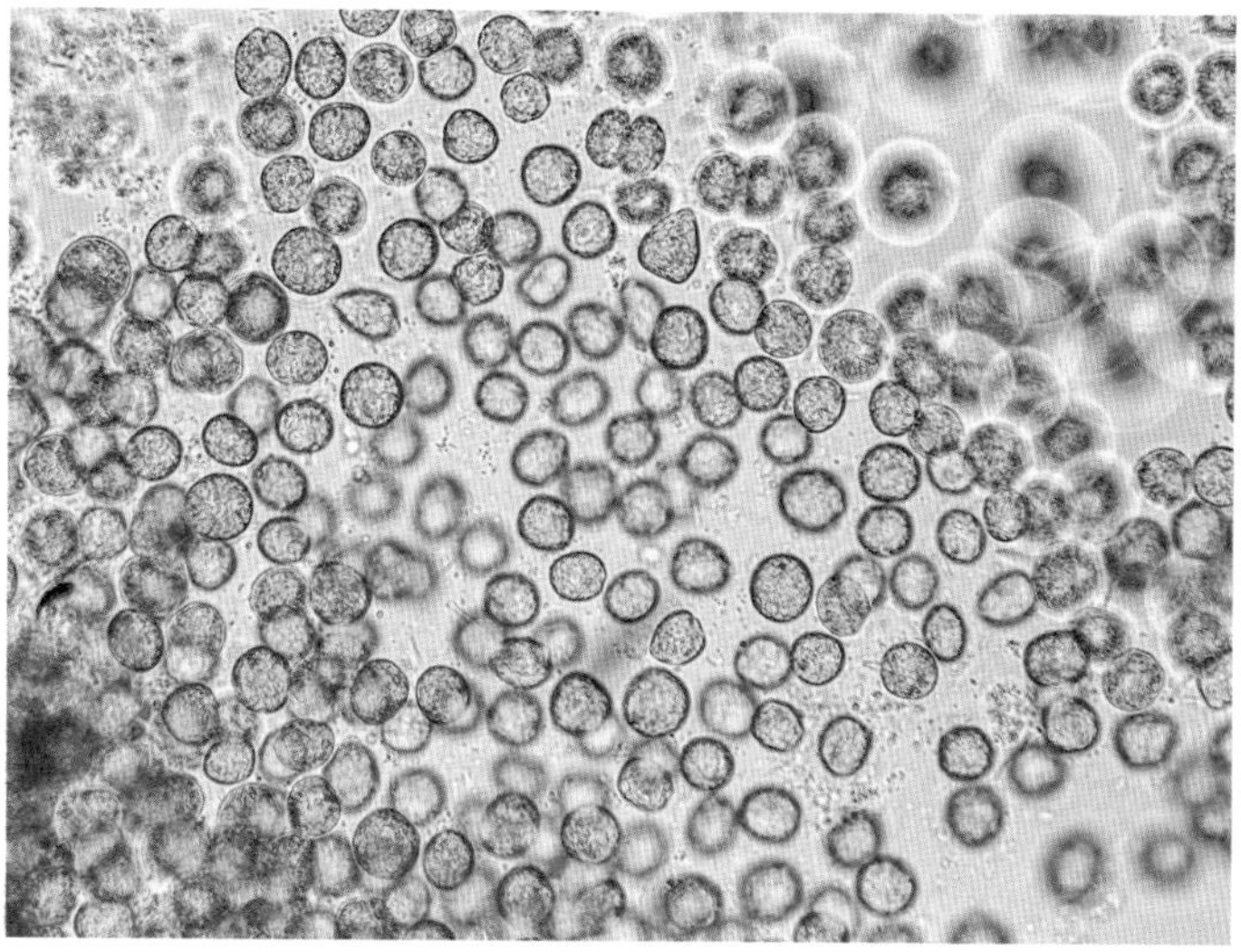

シュールストレミングについて

「世界一臭い食べ物」といわれているシュールストレミングは、スウェーデン語で「発酵したバルト海のにしん」。14世紀ごろから作られているといわれています。強烈な臭いの原因が「ハロアナエロビウム」という嫌気性細菌。缶詰は滅菌処理を行うのが通常ですが、シュールストレミングは塩水に浸けたにしんを滅菌処理をせずにそのまま缶詰にするため、缶の中でも発酵が進み、強烈な臭いが発生します。悪臭物質はプロピオン酸、硫化水素、酪酸、酢酸など。うま味成分はたんぱく質が分解してできたアミノ酸とイノシン酸などとされています。消化吸収もよいようです。

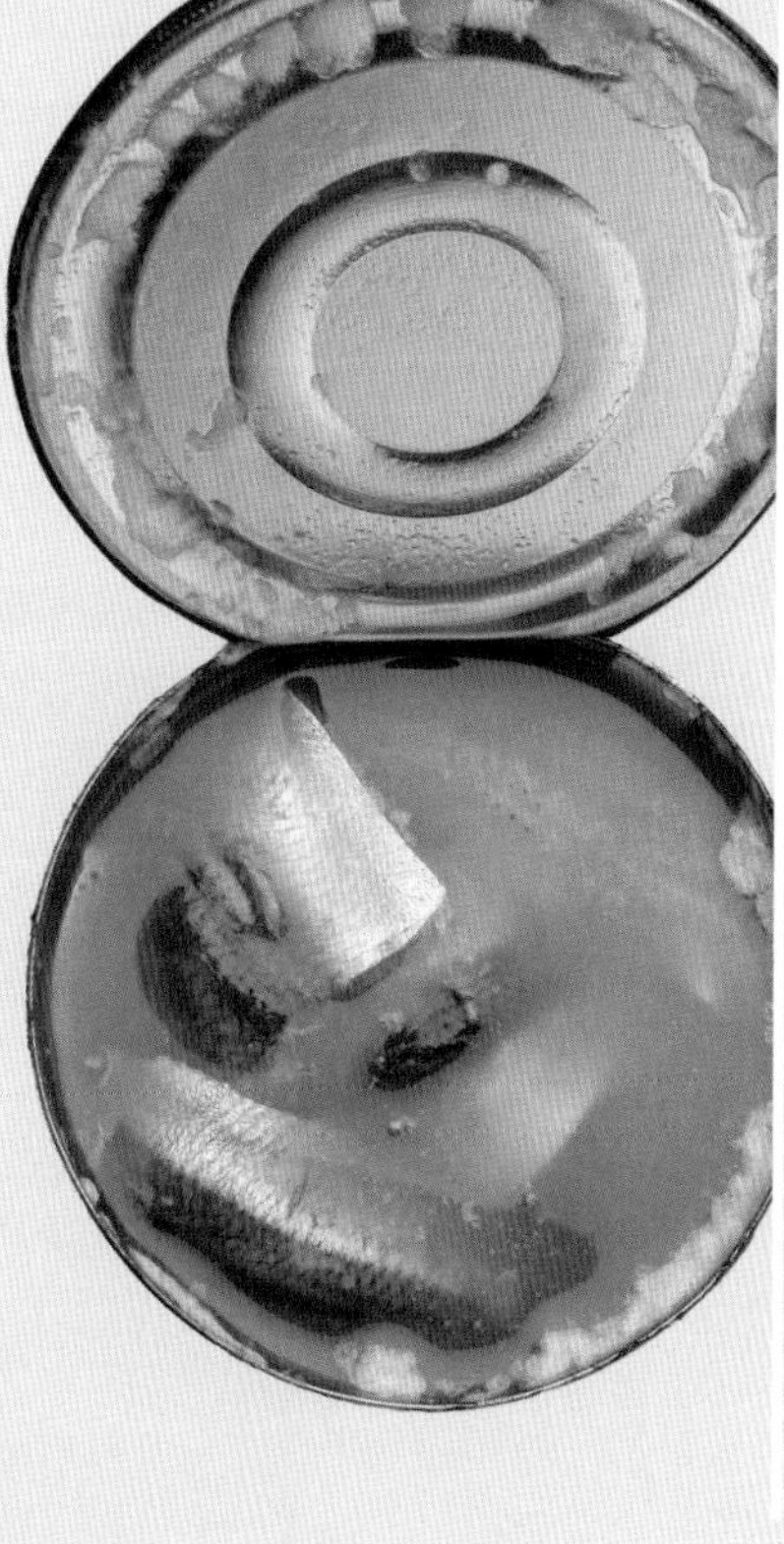

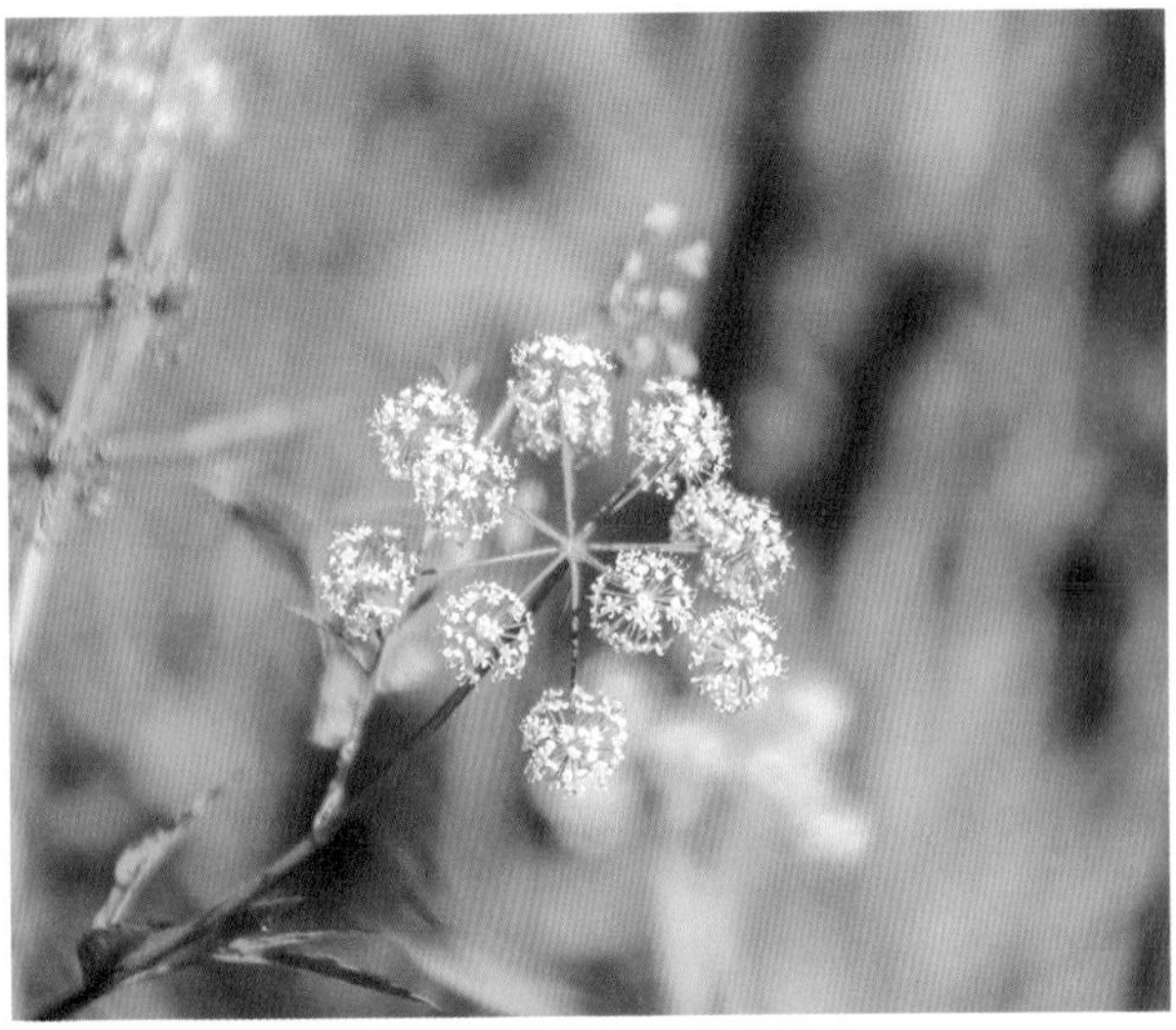

シクトキシン

英名 cicutoxin

ドクゼリに含まれる猛毒です。中枢神経系の延髄および中脳を刺激し、痙攣、頻脈、呼吸困難を起こし、最悪の場合死亡します。人間の致死量は、体重1kgあたり50mgです。消化管だけでなく皮膚からも吸収されるため、ドクゼリの汁に触れて死亡した例もあります。山菜採りでせりと間違って採取し、中毒を起こすことがあるので注意が必要です。三重結合を持ったアルコールです。

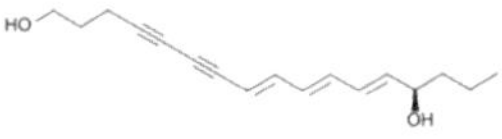

トリメチルアミン

英名 trimethylamine

魚介類の腐敗臭の元となる成分。魚介類の体の分解が始まるとトリメチルアミン-N-オキシドが分解し、トリメチルアミンに変わり、臭いを発生します。

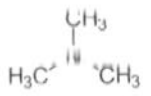

トリメチルアミン-N-オキシド

英名 trimethylamine N-oxide

魚介類のうま味成分の1つで、たらの独特な臭い成分です。海水魚、さめ、えい、軟体動物および甲殻類において、高い水圧によってたんぱく質が変性しないために存在しているようです。海産物の腐敗臭の原因は、この物質が分解して生じたトリメチルアミンによります。

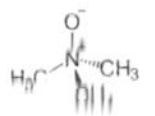

トリメチルチアゾリン

英名 2,5-dihydro-2,4,5-trimethylthiazoline

アカギツネの糞の臭いの成分で、調理した牛肉や、高温高圧下で練った小麦粉にも含まれます。齧歯類に恐怖を引き起こさせる臭い成分であるという報告があります。牛肉を食べた際は、赤身肉中のアラキドン酸から脳内で生成される至福物質アナンダミド（p.59参照）による幸福感のほうが強く出ると思われます。

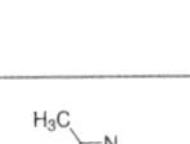

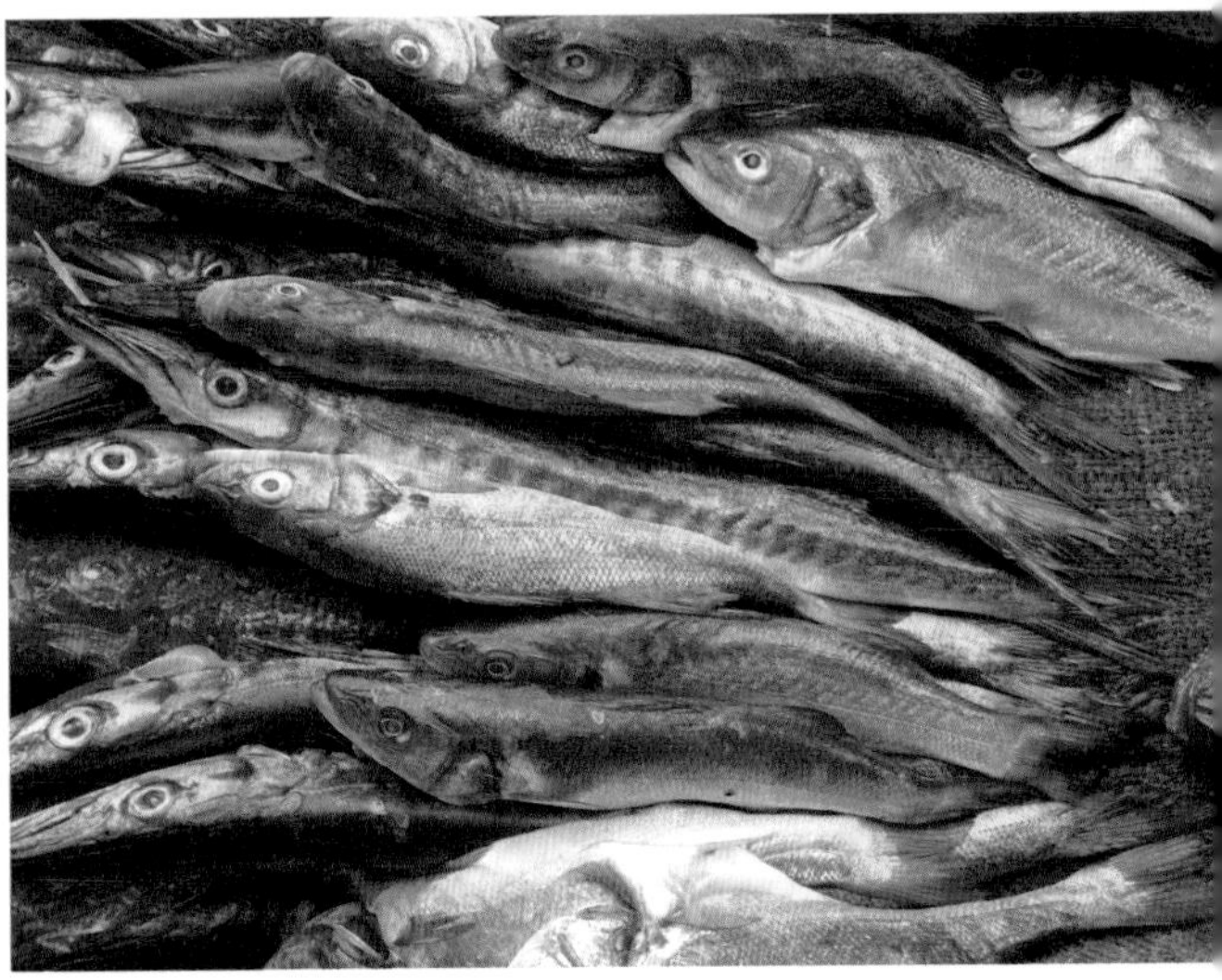

ファルカリノール（カロタトキシン）

英名 falcarinol,carotatoxin

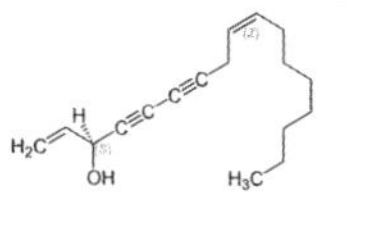

三重結合を持つ脂肪族アルコールで、カロタトキシンの別名もあります。にんじんやチョウセンニンジンに含まれ、抗菌・殺虫性物質として病害虫による被害から根を守っています。ヒトにおいては皮膚にアレルギー誘発作用を示し、接触皮膚炎の原因となりますが、通常の量のにんじんの摂取では毒性はありません。ただし乳幼児は感受性が強いので、多量のにんじんを無理に食べさせないほうが無難です。

フェオホルビド

英名 pheophorbide

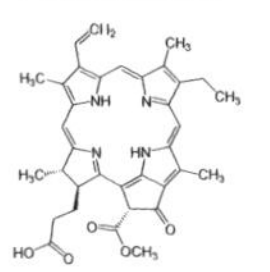

クロロフィル（p.241）の分解産物で、紫外線に当たると過酸化脂質を合成し、顔面、手、指に発赤、はれ、疼痛などが引き起こされ、火傷様の水疱ができて化膿します。春先に採れるあわびの内臓にエサの海藻のクロロフィルを分解したフェオホルビドが含まれることがあり、食中毒の被害が報告されていますが、死亡例はありません。漬物（野沢菜、たかな）やクロレラ、スピルリナなどの藻類に含まれていることもあります。

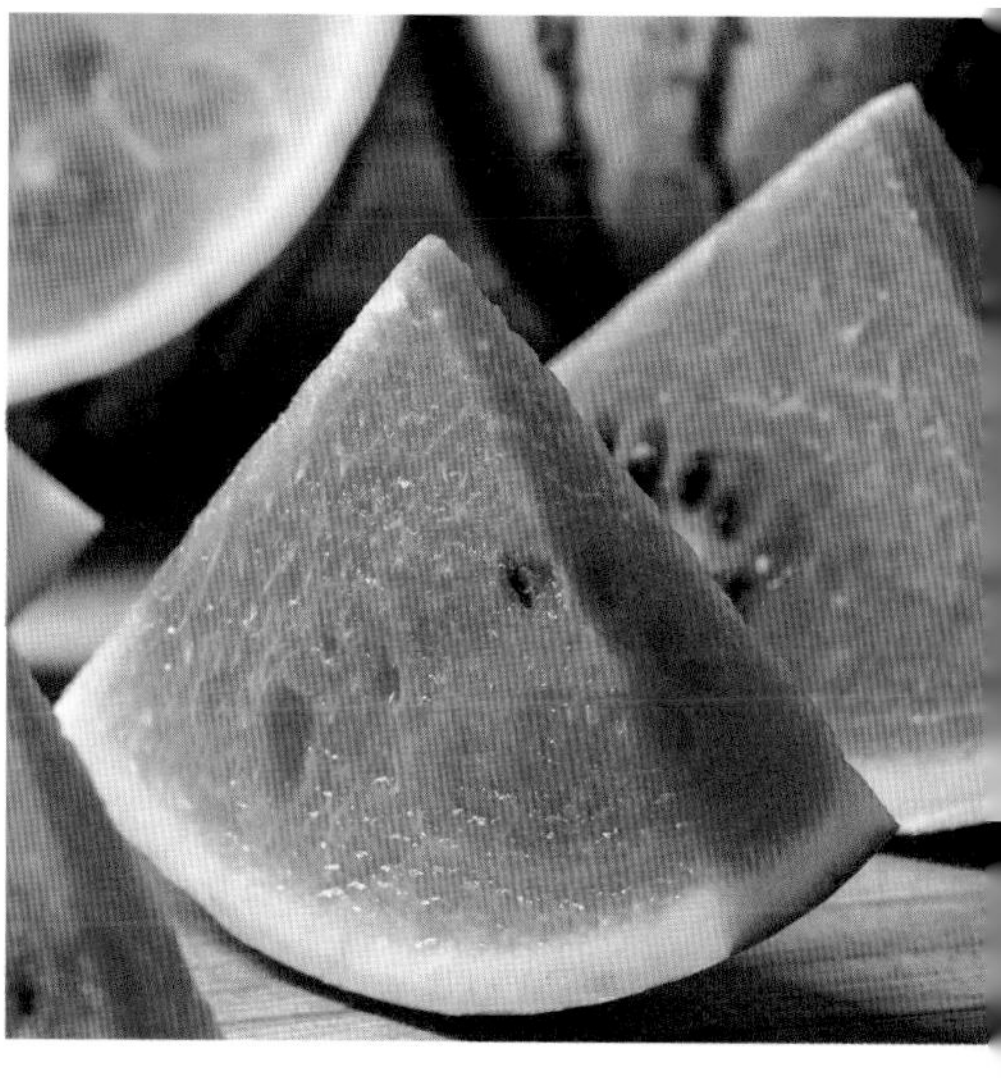

リコペン（リコピン）

英名 lycopene

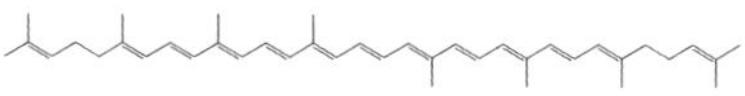

色素成分であるカロテノイドの1つで、鮮やかな赤色の化合物です。トマトやすいか、パパイヤ、ピンクグレープフルーツなど、赤い色の野菜や果物に多く含まれていますが、さくらんぼやいちごには含まれていません。

プロビタミンA活性［*］はありませんが、抗酸化性が高いのが特徴。活性酸素を除去する働きがあるので、動脈硬化や高血圧といった生活習慣病の予防に有効との報告があるほか、ダイエットやスキンケアなどに効果があるともいわれています。植物性の着色剤としても利用されています。

リコペンは英語読み。リコピンというドイツ語読みも使われています。

ロテノン

英名 rotenone

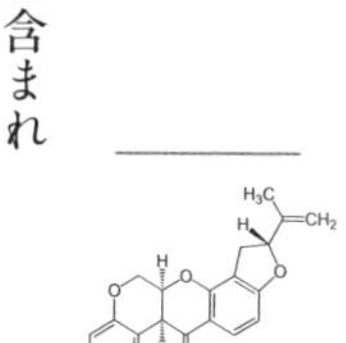

ヤムビーン（マメ科）に含まれるフェニルプロパノイド（p.162）の一種で、伝統的に殺虫剤・殺魚剤として利用されてきました。「毒物及び劇物取締法」により劇物に指定されています。

これを含む植物を水中に散布して魚を捕らえる漁法が東南アジアにありますが、ロテノンは消化器からは吸収されないため、このようにして捕らえた魚は食用に供することができます。ヤムビーンは全草にロテノンを含みますがイモには含まないので食用にされます。

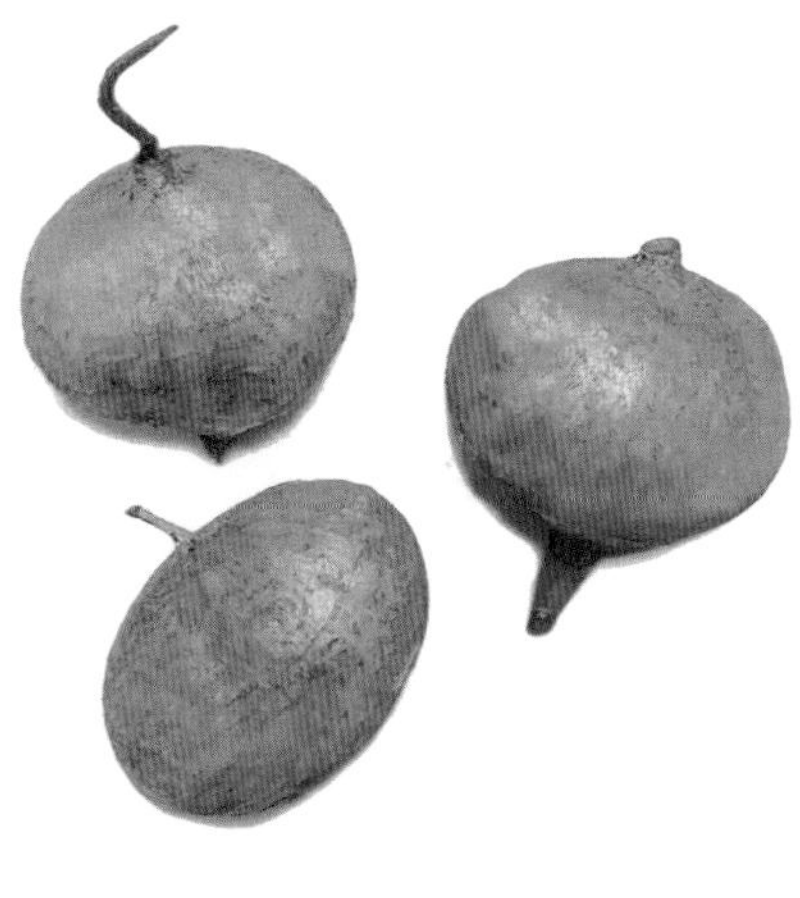

＊ プロビタミンA活性：体内でビタミンAに変化してビタミンAと同等の効力を示す物質をプロビタミンAと呼ぶ。カロテノイドのα-カロテン、β-カロテン、β-クリプトキサンチンなど。

添加物の有効性とリスク

食品添加物＝危険な化学物質、無添加＝安全と思っている人は多いのではないでしょうか？

食品添加物として認められているのは、原則として厚生労働大臣が指定したものだけで、食品衛生法により、「食品の製造の過程において又は食品の加工若しくは保存の目的で、食品に添加、混和、浸潤その他の方法によって使用する物」と定義づけられています。また、どの食品にどのくらい使っていいのかという「使用基準」が定められているほか、添加物を製造する際の原料を制限する「製造基準」や効果を保つための「保存基準」も、必要に応じて決められています。

添加物を使うことの有効性には主に次のようなものがあります。①雑菌の繁殖を抑え、食中毒を予防する②食感や風味、彩りをよくし、食文化を豊かにする③保存期間を長くし、食品ロスを軽減する④流通コストを抑え、価格を安定させる⑤添加物がないと作れない商品がある、などです。

以上のことからも食品添加物は決して悪いものではなく、むしろ我々の食生活を支え、豊かにしていることがわかります。さらには介護現場などで使われているとろみ剤にも使用されており、社会生活になくてはならないものといえるでしょう。

一方、リスクとして考えられるのが、①塩分や糖分、脂質などが過多になる②過剰摂取すると健康を害する可能性がある③アレルギー物質が使用されている可能性がある、などです。また、発がん性などの影響もあるといわれていますが、発がん性が認められた添加物は使用禁止になっています。

厚生労働大臣の指定を受けずに使用できるものは？

食品添加物の中でも「既存添加物」「天然香料」「一般飲食物添加物」は、例外として厚生労働大臣の指定を受けずに使用できます。既存添加物とはかんきつ類の実や果皮に含まれているペクチンなどから作られ、長い間さまざまな食品に使われてきたもので、約400品目あります。天然香料とは、レモンやオレンジ、かになど動植物由来の食品の香り成分から得たもので、約600品目が使われています。一般飲食物添加物とは、通常は食品として飲食されているものを添加物として使用したもの。たとえば、オレンジ果汁やいちご果汁をお菓子に使うなどの場合がそれにあたり、約100品目あります。

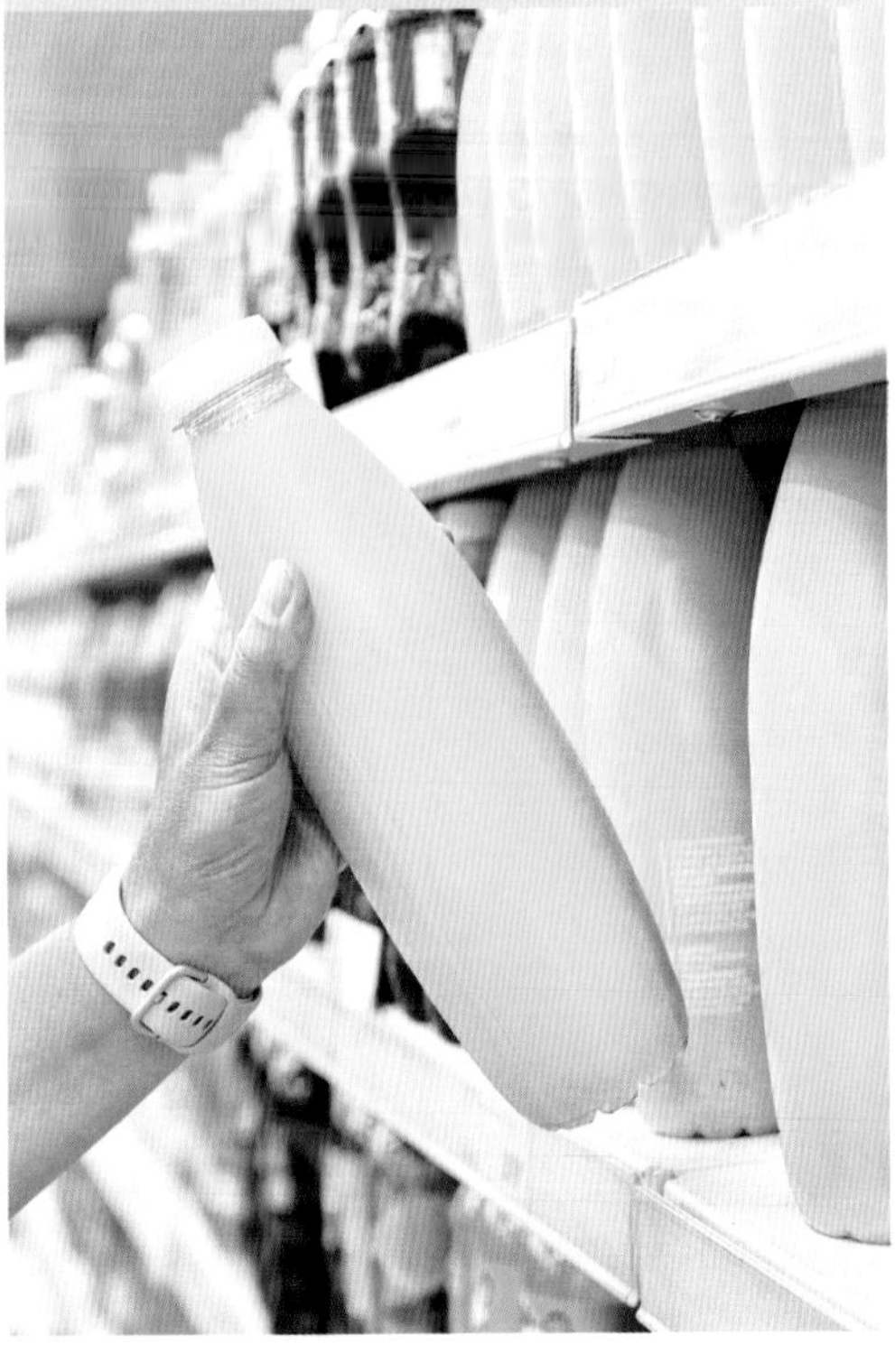

食品添加物の1日の摂取量を調査するマーケットバスケット方式

国の定めた安全基準を満たしていても、食品添加物の種類によっては、大量に摂取すると人体に悪影響を及ぼす可能性もあります。それを回避するために使用基準が決められているのです。

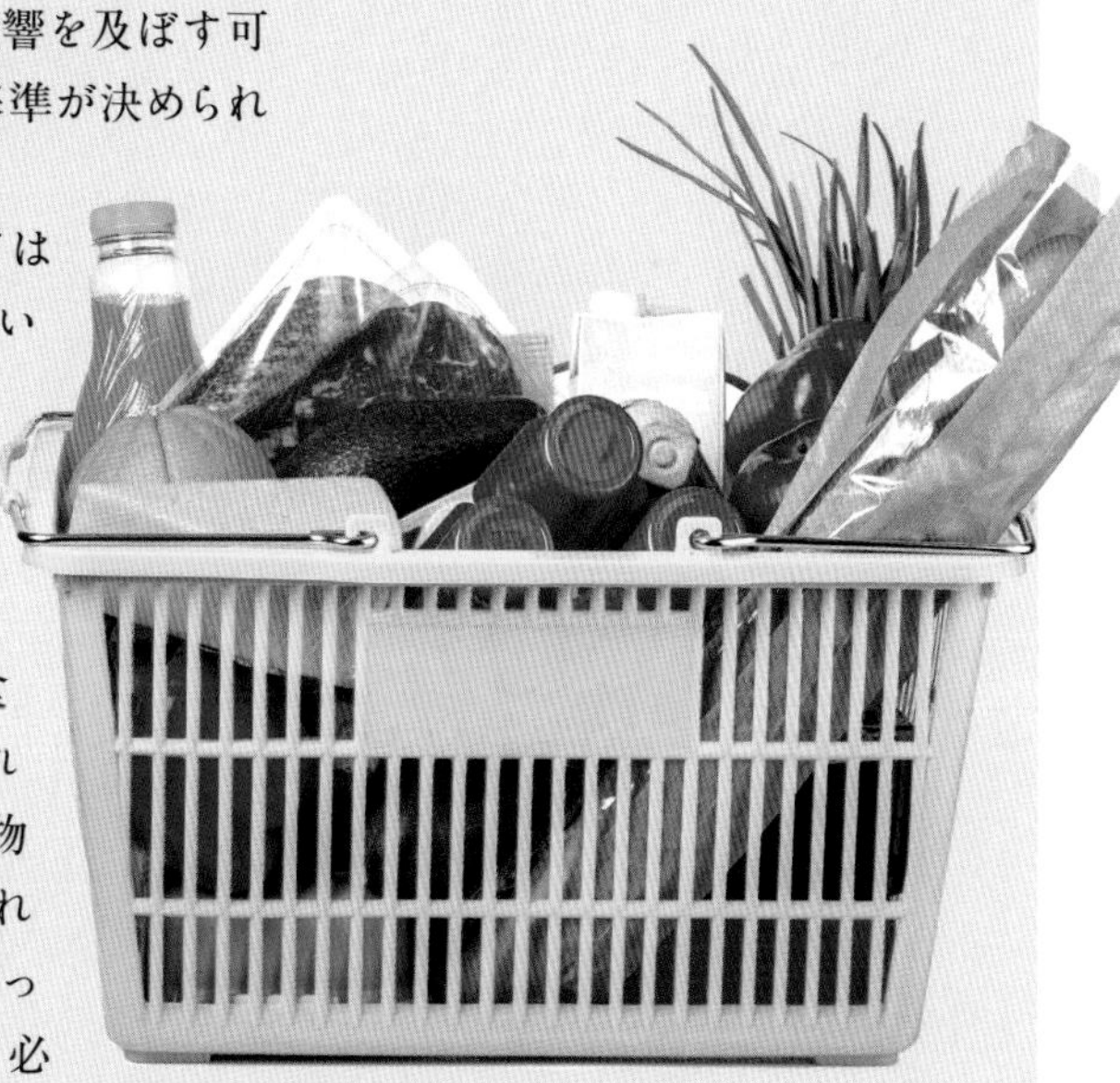

厚生労働省では、1日の摂取量については「マーケットバスケット方式」という方法を用いて調査を行っています。

マーケットバスケット方式は、スーパーマーケットなどで販売されている食品の中に含まれる食品添加物の量を分析して測り、それに平均的な1日あたりの食品の喫食量（食事量）を掛けて摂取量を求めるものです。これまでにこの方法を用いて導き出した食品添加物の摂取量は、安全性に問題ないことが確認されています。もしも問題があることが明らかになった場合、食品添加物の基準を改正するなど、必要な措置を講じることとしています。

国際間で整合性のある規制を行うために

日本には世界中からさまざまな食品が輸入されていますが、国際社会では添加物も原材料の一部と考えられています。国によって使用できる添加物の種類や用途が違うため、輸入食材には日本では禁止されている添加物が使われている可能性もあり、またその逆もあります。こうしたことを解消するために、国際間で整合性のある規制を行う取り組みがなされています。国連食糧農業機関（FAO）と世界保健機関（WHO）が協力し、世界保健機関合同食品添加物専門家会議（JECFA）の合同食品規格委員会（コーデックス委員会）というものを設け、安全性の評価の情報を各国に提供しています。

日本も、食品添加物の品質の規格や使用量の基準は、国際的な規格や基準にできるだけ沿うように定めています。しかし、日本と諸外国では食生活や制度の違いなどもあり、添加物の定義や使用可能なもの、使用量などが異なっていることから単純に比較することができないのも実情です。

ハーブ～植物が持つチカラとは

今ではすっかり身近になったハーブ。食べたり飲んだり、香りを楽しんだりするだけでなく、布や糸を染めたり、入浴剤にしたり、クラフトに使ったりと、ハーブの用途は多岐にわたります。

ハーブとは、暮らしに役立つ植物全般のこと。野菜も果物も、茶葉も、広い意味ではハーブの仲間です。そしてそこには、植物が持つ特別なチカラが存在しているのです。

動物と違い、植物は動くことができません。エサ（栄養源）を探しに行くことができない植物は、生きるための栄養を自分で作り出しています。また、細菌に感染したり、虫や草食動物に食べられたり、強い紫外線を浴びたりしても、動物のように逃げるわけにいかないため、植物は外部からの脅威に備えて、「紫外線による酸化を抑える」「細菌や昆虫などの外敵から生体を防御する」といった特別な機能性成分を身につけました。これがファイトケミカル（植物性化学物質）です。その成分が人間の体にとっても有効であるという研究が、今、盛んに行われ、その成分を取り入れた健康食品も多く見かけるようになりました。

長い歴史の中で人間は、体調管理にハーブを使ってきました。積み重ねられた経験が伝承として受け継がれています。さらに、ハーブを源として医薬品も生まれました。現在使われている医薬品の約3/4は、ハーブ由来のものなのです。

ハーブの持つ機能性成分の特徴は、1種類のハーブの中にたくさんの成分が少しずつ一緒に存在しているという点です。医薬品と比べるとその作用は弱いものですが、多くの成分同士の相乗効果があり、その作用はより複雑になっています。また、作用が穏やかであり、副作用が少ないため、継続して利用しても体に大きな負担をかけることはないと考えられています。

ハーブを使った植物療法は、自然治癒力を高めるとして大変注目を集めています。統合医療が広がっていくこれからの時代、ハーブのチカラはその中で大きな役割を果たすのではないでしょうか

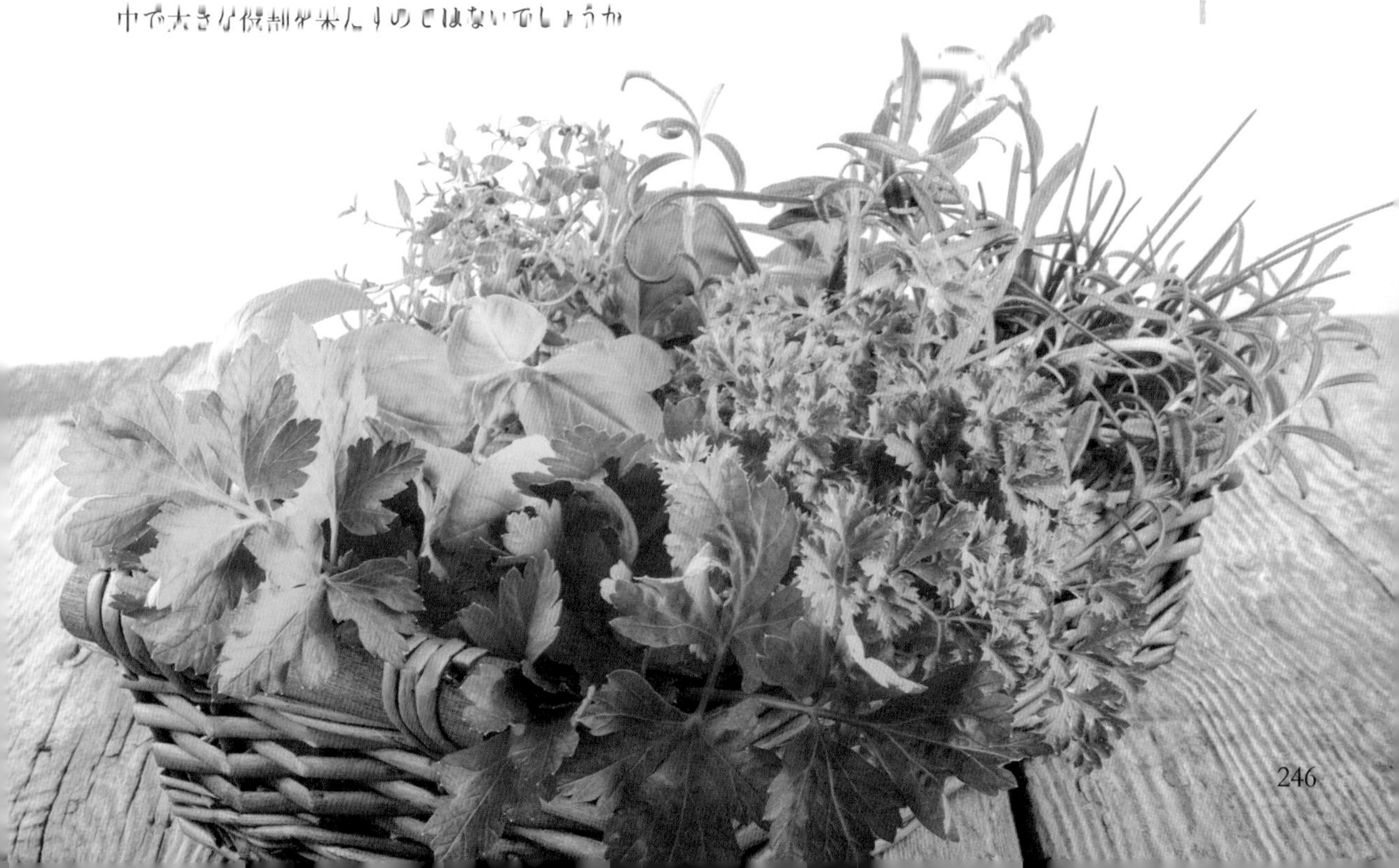

身近なハーブ

ジャーマンカモミール

おそらく世界でいちばん多く飲まれているハーブティーは、ジャーマンカモミールティーでしょう。胃炎や不眠、冷えなどによいとされています。ジャーマンカモミールにはフラボノイドのアピゲニンやルテオリン（p.187）が多く含まれ、抗酸化作用や消炎作用があります。就寝前に飲むと、寝つきがよくなる人も多いようです。また、そのエキスは化粧品にも多く利用されています。

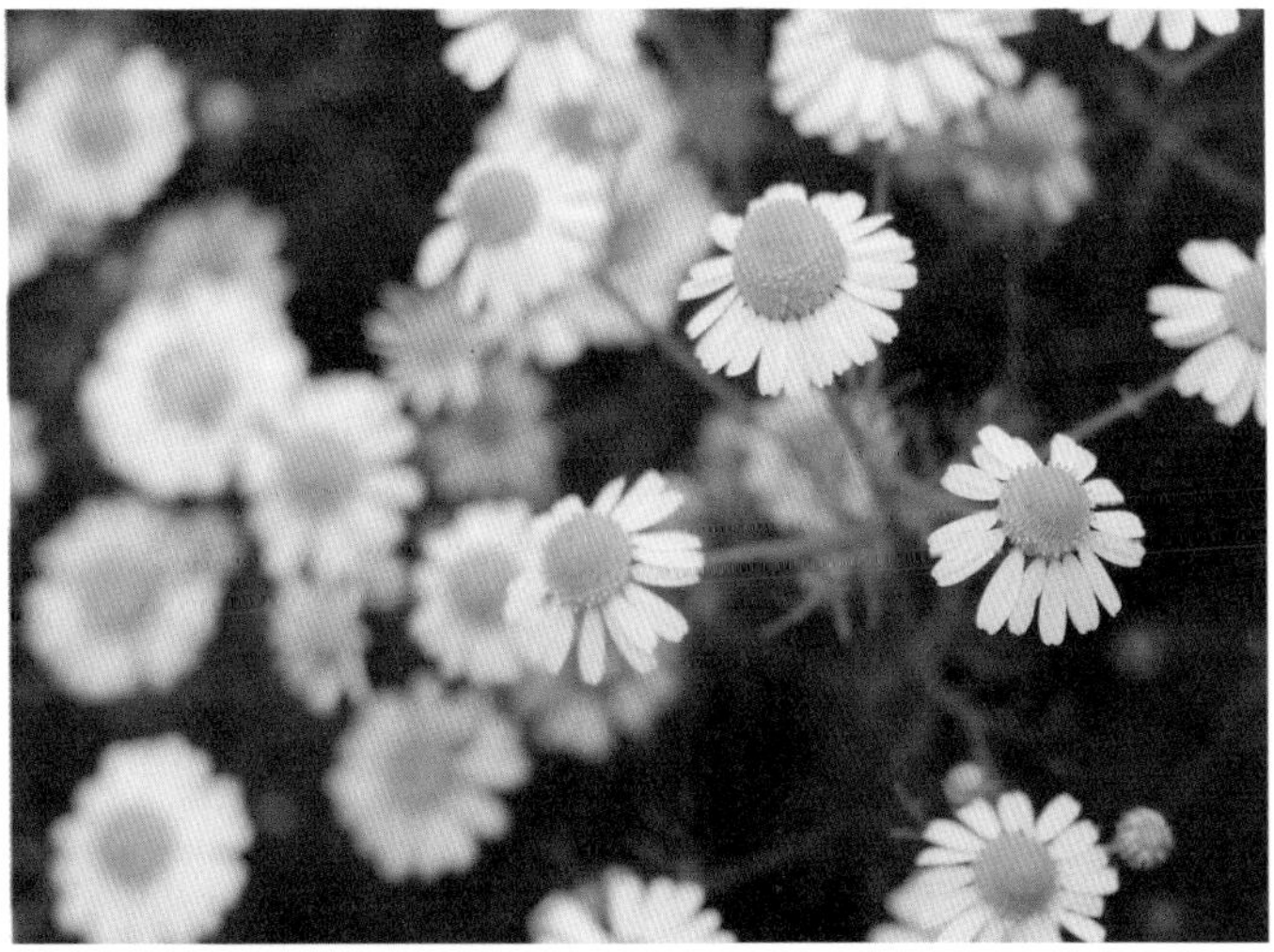

バジル

イタリア料理には欠かせないハーブです。香りがよく、クローブに似た香りのオイゲノール（p.157）、キリッとした香りの1,8-シネオール（p.208）、甘い香りのリナロール（p.215）など、多くの揮発性成分を含みます。野菜として多量に摂取するわけではないので、量は期待できませんが、β-カロテンやビタミンE、カリウムやカルシウムも含んでいます。抗酸化作用、消化促進作用、鎮静作用があります。

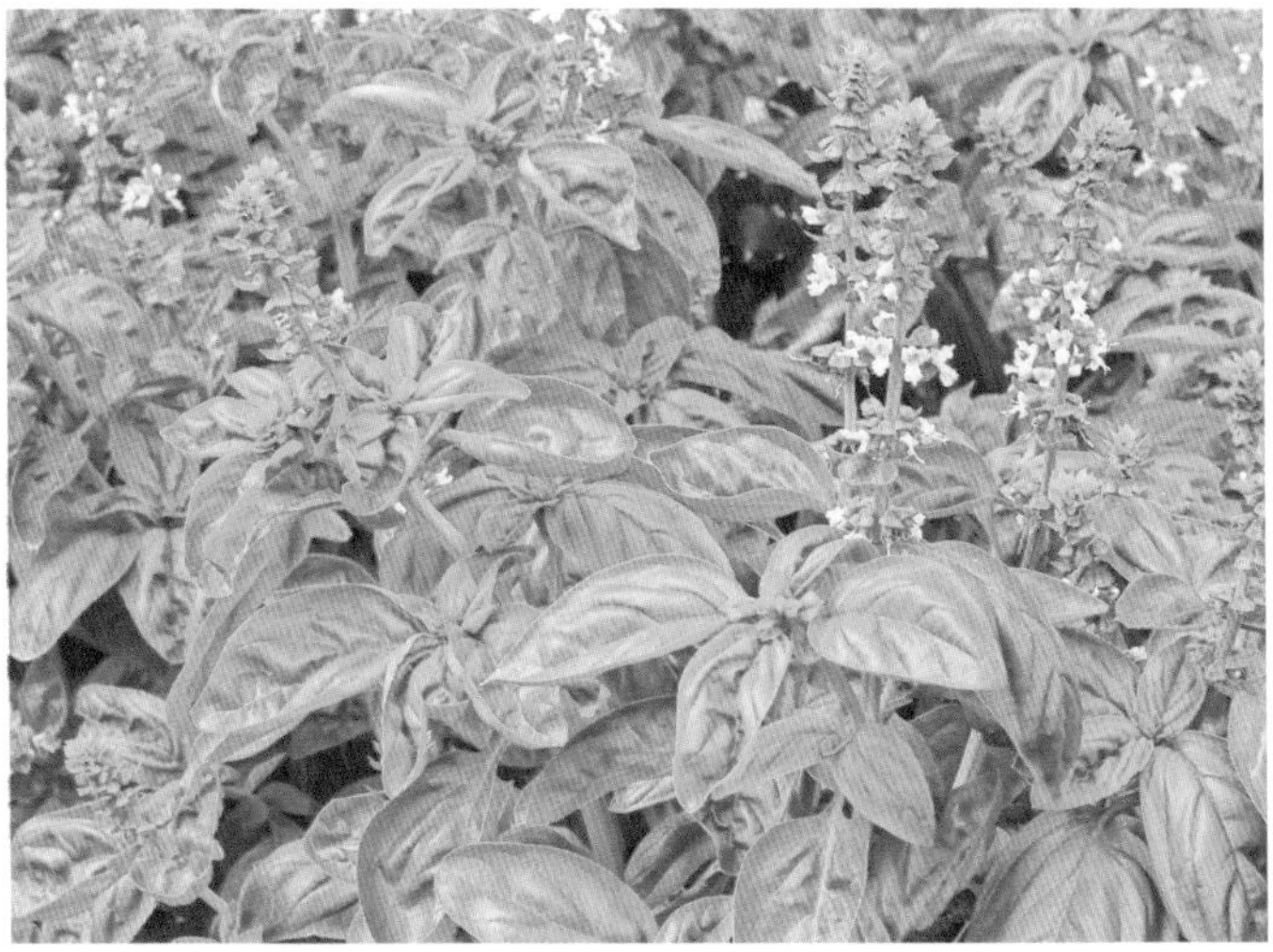

ラベンダー

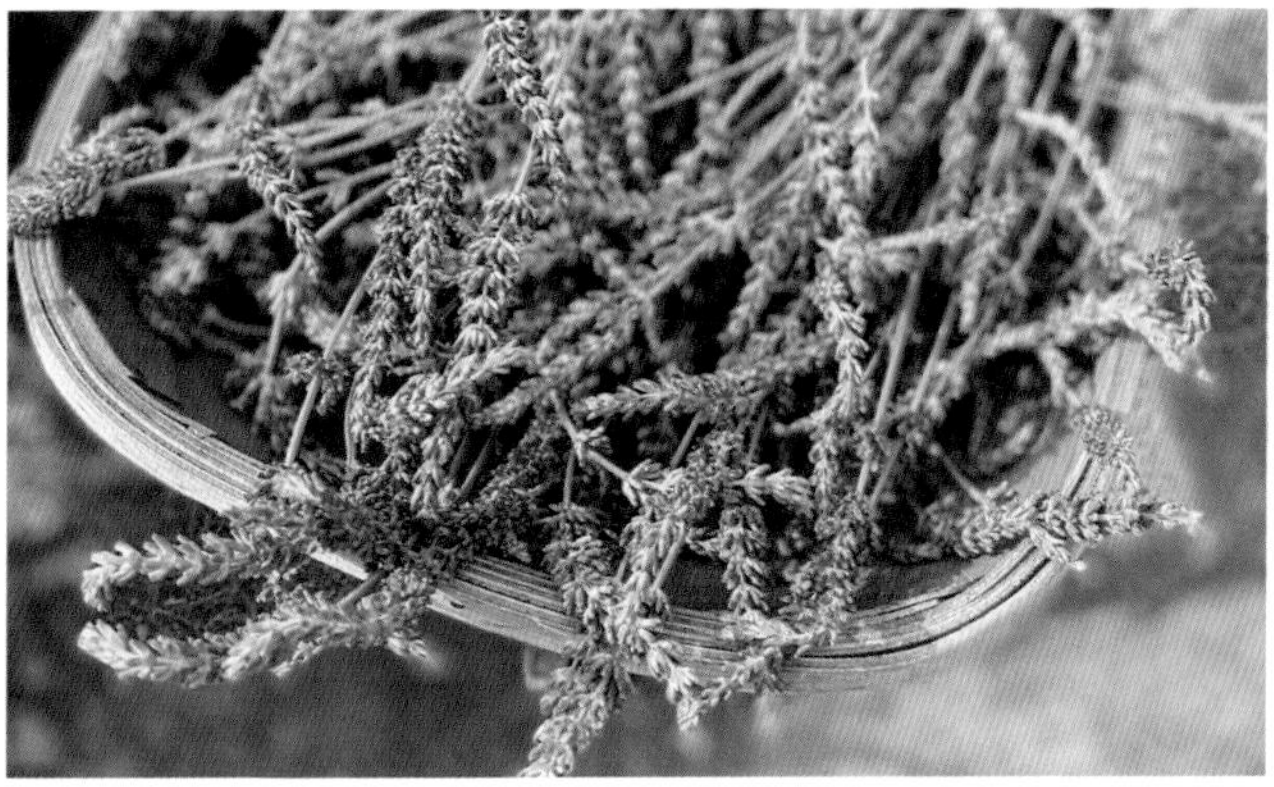

甘く清々しい香りがあり、「香りの女王」とも呼ばれています。人気が高く、多くの生活日用品にもその香りが取り入れられています。揮発性の芳香成分である精油には抗菌や抗真菌作用があるだけでなく、ストレスを鎮めて不安や緊張をほぐしたり、頭痛などの痛みを和らげる作用も。ぐっすりと眠りたい人は希釈して枕にスプレーするのもよいでしょう。リナロール(p.215)や酢酸リナリルが香りの主成分です。

ローズマリー

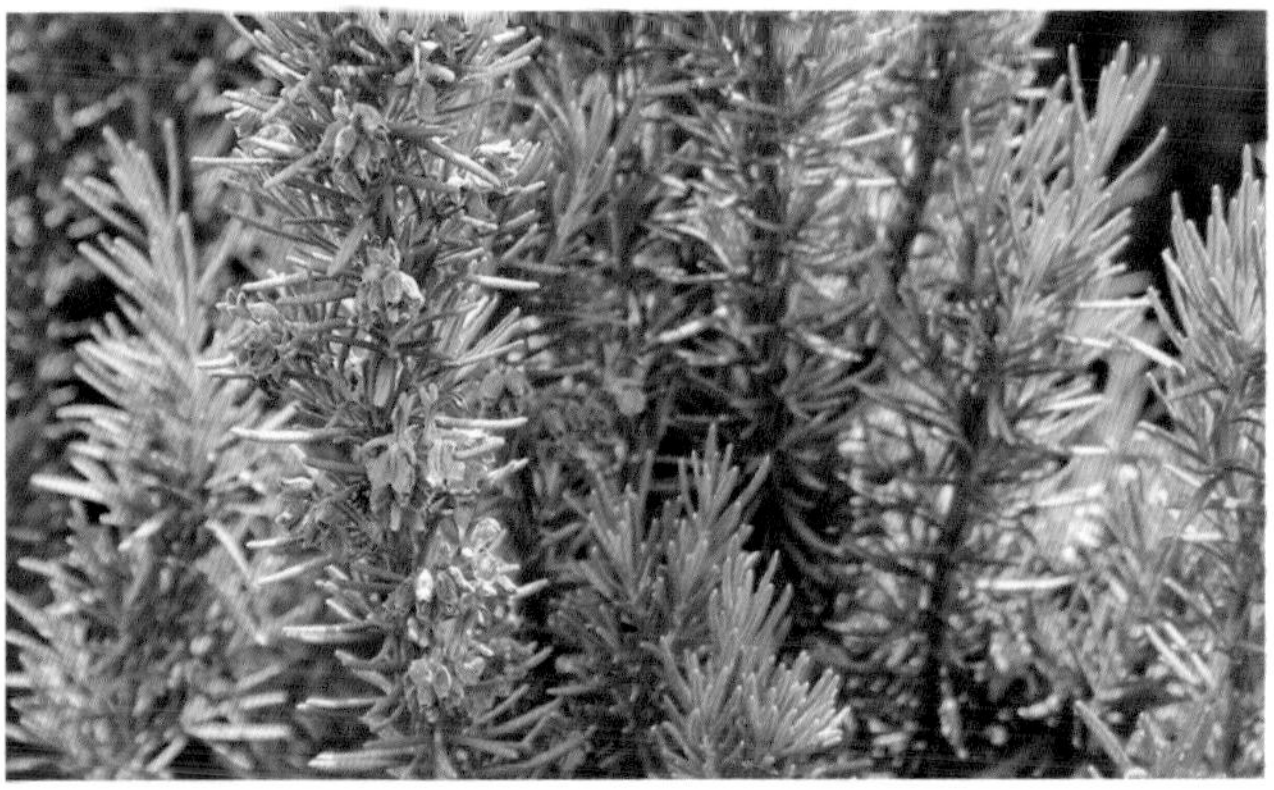

強力な抗酸化成分を多く含むため、「若返りのハーブ」の別名もあります。針葉樹を思わせるシャープな香りの主成分は、1,8-シネオール（p.208）やカンファーなど。中世では、ローズマリーの１枝を漬け込んで香りを移した白ワインを薬代わりに飲んでいたそうです。血行促進作用があるため、消化を促進したり、脳機能を亢進して記憶力を高めたりする働きがあります。ただし、高血圧の人は使用に注意が必要です。

タンポポ（ダンデライオン）

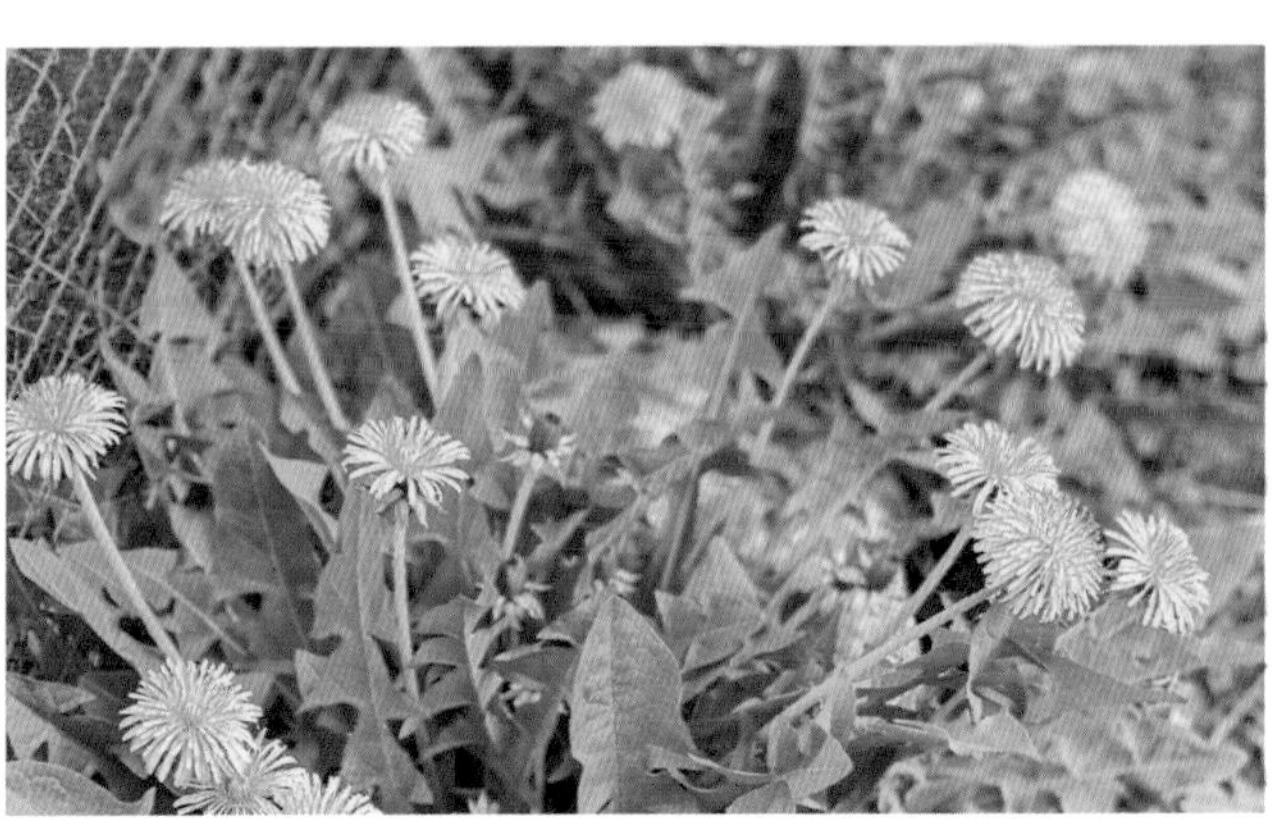

タンポポの根を乾燥させたタンポポ茶には、ほのかな苦味と甘味があり、お腹にやさしいお茶として広く飲まれています。焙煎して苦味が加わるとコーヒーと似ているため、カフェインが摂れない人にとってはコーヒーの代用品としても好まれています。苦味のほか、イヌリン（p.106）や植物ステロール、コーヒー酸（カフェ酸）（p.157）などが含まれ、健胃のほか、利胆や強肝作用が知られています。若葉にはミネラルも豊富に含まれています。

第三章

栄養成分表

日本食品標準成分表２０２０年版（八訂）

果実野菜

日本食品標準成分表2020年版（八訂）

食品	エネルギー（kcal）	水分（g）	たんぱく質（g）	脂質		炭水化物（g）	有機酸（g）	無機質													ビタミン													
				脂質（g）	コレステロール（mg）			ナトリウム（mg）	カリウム（mg）	カルシウム（mg）	マグネシウム（mg）	リン（mg）	鉄（mg）	亜鉛（mg）	銅（mg）	マンガン（mg）	ヨウ素（μg）	セレン（μg）	クロム（μg）	モリブデン（μg）	ビタミンA（μg）	ビタミンD（μg）	ビタミンE α-トコフェロール（mg）	ビタミンE γ-トコフェロール（mg）	ビタミンK（μg）	ビタミンB_1（mg）	ビタミンB_2（mg）	ナイアシン当量（mg）	ビタミンB_6（mg）	ビタミンB_{12}（μg）	葉酸（μg）	パントテン酸（mg）	ビオチン（μg）	ビタミンC（mg）
トマト	20	94.0	0.7	0.1	0	4.7	0.4	3	210	7	9	26	0.2	0.1	0.04	0.08	Tr	1	Tr	2	45	(0)	0.9	0.2	4	0.05	0.02	0.8	0.08	0	22	0.17	2.3	15
なす	18	93.2	1.1	0.1	1	5.1	0.4	Tr	220	18	17	30	0.3	0.2	0.06	0.16	0	0	0	10	8	(0)	0.3	0	10	0.05	0.05	0.7	0.05	(0)	32	0.33	2.3	4
かぼちゃ	78	76.2	1.9	0.3	0	20.6	0.4	1	450	15	25	43	0.5	0.3	0.07	0.13	Tr	1	0	5	330	(0)	4.9	1.3	25	0.07	0.09	1.9	0.22	(0)	42	0.62	1.7	43
きゅうり	13	95.4	1.0	0.1	0	3.0	0.3	1	200	26	15	36	0.3	0.2	0.11	0.07	1	1	1	4	28	(0)	0.3	0	34	0.03	0.03	0.4	0.05	(0)	25	0.33	1.4	14
ズッキーニ	16	94.9	1.3	0.1	(0)	2.8	-	1	320	24	25	37	0.5	0.4	0.07	0.15	Tr	Tr	1	6	27	(0)	0.4	0.4	35	0.05	0.05	(0.6)	0.09	(0)	36	0.22	2.7	20
ピーマン	20	93.4	0.9	0.2	0	5.1	0.2	1	190	11	11	22	0.4	0.2	0.06	0.10	Tr	0	1	3	33	(0)	0.8	0	20	0.03	0.03	0.8	0.19	(0)	26	0.30	1.6	76
パプリカ	28	91.1	1.0	0.2	(0)	7.2	-	Tr	210	7	10	22	0.4	0.2	0.03	0.13	-	-	-	-	88	(0)	4.3	0.2	7	0.06	0.14	(1.4)	0.37	(0)	68	0.28	-	170
とうがらし	32	86.7	3.4	0.1	(0)	7.3		3	650	490	79	65	2.2	0.4	0.12	0.43	-	-	-	-	430	(0)	7.7	0.1	230	0.08	0.28	(2.0)	0.25	(0)	87	0.41	-	92
ししとうがらし	24	91.4	1.9	0.3	(0)	5.7	0.3	1	340	11	21	34	0.5	0.3	0.10	0.18	0	4	1	4	44	(0)	1.3	0	51	0.07	0.07	1.8	0.39	(0)	33	0.35	4.2	57
にがうり	15	94.4	1.0	0.1	(0)	3.9	Tr	1	260	14	14	31	0.4	0.2	0.05	0.10	1	0	1	7	17	(0)	0.8	0.1	41	0.05	0.07	(0.5)	0.06	(0)	72	0.37	0.5	76
とうがん	15	95.2	0.5	0.1	(0)	3.8	-	1	200	19	7	18	0.2	0.1	0.02	0.02	7	0	0	4	(0)	(0)	0.1	0	1	0.01	0.01	(0.5)	0.03	(0)	26	0.21	0.2	39
はやとうり	20	94.0	0.6	0.1	(0)	4.9	-	Tr	170	12	10	21	0.3	0.1	0.03	0.15	-	-	-	-	(0)	(0)	0.2	0	9	0.02	0.03	(0.4)	0.04	(0)	44	0.46	-	11
しろうり	15	95.3	0.9	0.1	(0)	3.3	-	1	220	35	12	20	0.2	0.2	0.03	0.05	5	0	0	2	6	(0)	0.2	0.1	29	0.03	0.03	(0.4)	0.04	(0)	39	0.30	1.3	8
とうもろこし	89	77.1	3.6	1.7	0	16.8	0.2	Tr	290	3	37	100	0.8	1.0	0.10	0.32	0	Tr	1	6	4	(0)	0.3	1.0	1	0.15	0.10	2.8	0.14	(0)	95	0.58	5.4	8
オクラ	26	90.2	2.1	0.2	Tr	6.6	0.1	4	260	92	51	58	0.5	0.6	0.13	0.48	Tr	Tr	1	4	56	(0)	1.2	0.2	71	0.09	0.09	1.2	0.10	(0)	110	0.42	6.0	11
とんぶり（ゆで）	89	76.7	6.1	3.5	(0)	12.9	-	5	190	15	74	170	2.8	1.4	0.25	0.78	-	-	-	-	67	(0)	4.6	1.1	120	0.11	0.17	1.3	0.16	(0)	100	0.48	-	1
さやえんどう	38	88.6	3.1	0.2	0	7.5	-	1	200	35	24	63	0.9	0.6	0.10	0.40	Tr	0	0	24	47	(0)	0.7	0.2	47	0.15	0.11	1.2	0.08	(0)	73	0.56	5.1	60
さやいんげん	23	92.2	1.8	0.1	Tr	5.1	0.3	1	260	48	23	41	0.7	0.3	0.06	0.33	0	Tr	1	34	49	(0)	0.2	0.4	60	0.06	0.11	0.9	0.07	(0)	50	0.17	3.9	8
えだまめ	125	71.7	11.7	6.2	(0)	8.8	-	1	590	58	62	170	2.7	1.4	0.41	0.71	0	1	1	240	22	(0)	0.8	6.5	30	0.31	0.15	4.2	0.15	(0)	320	0.53	11.0	27
そらまめ	102	72.3	10.9	0.2	(0)	15.5	-	1	440	22	36	220	2.3	1.4	0.39	0.21	0	Tr	0	150	20	(0)	Tr	1.3	18	0.30	0.20	2.9	0.17	(0)	120	0.46	6.0	33
ピーナッツ	306	50.1	12.0	24.2	(0)	12.4	-	1	450	15	100	200	0.9	1.2	0.50	0.75	0	1	0	58	Tr	(0)	7.2	2.0	9	0.54	0.09	(13.0)	0.31	(0)	160	1.10	11.0	20
ふじまめ	23	92.3	2.5	0.1	(0)	7.4		Tr	[illegible]	[illegible]	[illegible]	[illegible]	0.8	0.4	0.07	0.33	-	-	-	-	20	(0)	0.1	0.8	29	0.08	0.10	1.3	0.08	(0)	120	0.35	-	13
しかくまめ	19	92.8	2.4	0.1	(0)	3.8	-	1	270	80	38	48	0.7	0.3	0.09	0.54	-	-	-	-	36	(0)	0.4	1.6	63	0.09	0.09	(1.8)	0.10	(0)	29	0.36	-	16
ぎんなん	168	57.4	4.7	1.6	(0)	34.8	-	Tr	710	5	48	120	1.0	0.4	0.25	0.26	2	0	0	3	24	(0)	2.5	0.6	3	0.28	0.08	2.5	0.07	(0)	45	1.27	6.2	23
ひし	183	51.8	5.8	0.5	(0)	40.6	-	5	430	45	84	150	1.1	1.3	0.06	0.60	Tr	Tr	0	2	1	(0)	1.6	8.1	2	0.42	0.08	(3.1)	0.32	(0)	430	0.71	11.0	12
なつめ（乾）	294	21.0	3.9	2.0	0	71.4	-	3	810	65	39	80	1.5	0.8	0.24	0.46				-	1	(0)	0.1	0	-	0.10	0.21	2.3	0.14	0	140	0.86	-	1
くるみ（いり）	713	3.1	14.6	68.8	(0)	11.7	-	4	540	85	150	280	2.6	2.6	1.21	3.44	-	-	-	-	2	(0)	1.2	24.0	7	0.26	0.15	4.4	0.49	(0)	91	0.67	-	0
くり	147	58.8	2.8	0.5	(0)	36.9	-	1	420	23	40	70	0.8	0.5	0.32	3.27	0	3	0	2	3	(0)	0	3.0	1	0.21	0.07	1.6	0.27	(0)	74	1.04	3.9	33
アーモンド（乾）	609	4.7	19.6	51.8	-	20.9	-	1	760	250	290	460	3.6	3.6	1.17	2.45	-	-	-	-	1	(0)	30.0	0.8	0	0.20	1.06	7.2	0.09	(0)	65	0.49	-	0

可食部100gあたりの成分量

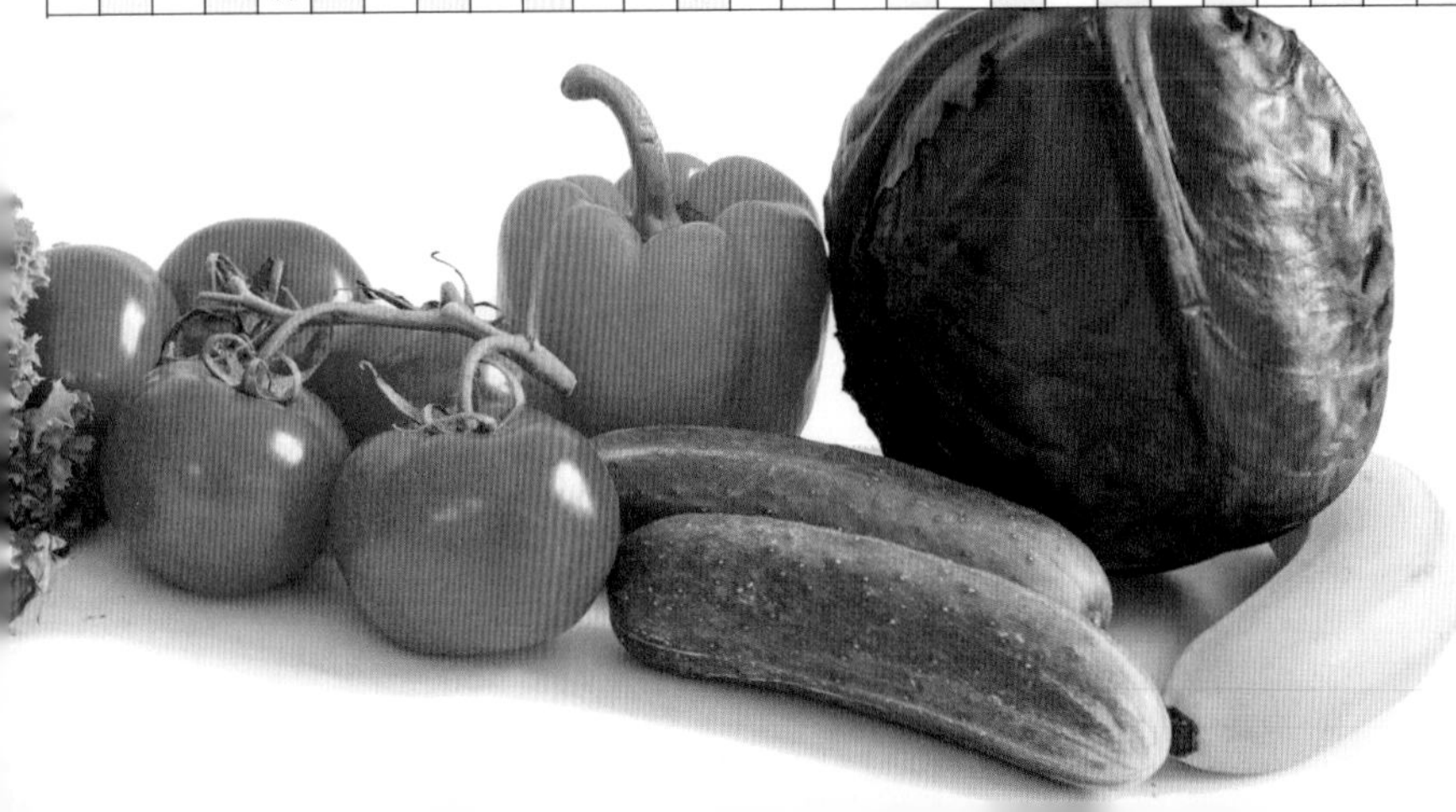

＊イメージ写真

葉野菜

	ビタミン														無機質													有機酸(g)	炭水化物(g)	脂質		たんぱく質(g)	水分(g)	エネルギー(kcal)
	ビタミンC(mg)	ビオチン(Mg)	パントテン酸(mg)	葉酸(Mg)	ビタミンB12(Mg)	ビタミンB6(mg)	ナイアシン当量(mg)	ビタミンB2(mg)	ビタミンB1(mg)	ビタミンK(Mg)	ビタミンE		ビタミンD(Mg)	ビタミンA(Mg)	モリブデン(Mg)	クロム(Mg)	セレン(Mg)	ヨウ素(Mg)	マンガン(mg)	銅(mg)	亜鉛(mg)	鉄(mg)	リン(mg)	マグネシウム(mg)	カルシウム(mg)	カリウム(mg)	ナトリウム(mg)			コレステロール(mg)	脂質(g)			
											γ-トコフェロール(mg)	α-トコフェロール(mg)																						
キャベツ	41	1.6	0.22	78	(0)	0.11	0.4	0.03	0.04	78	0	0.1	(0)	4	4	1	Tr	0	0.16	0.02	0.2	0.3	27	14	43	200	5	0.1	5.2	(0)	0.2	1.3	92.7	21
ほうれんそう	35	2.9	0.20	210	(0)	0.14	1.3	0.20	0.11	270	0.2	2.1	(0)	350	5	2	3	3	0.32	0.11	0.7	2.0	47	69	49	690	16	0.9	3.1	0	0.4	2.2	92.4	18
レタス	5	1.2	0.20	73	(0)	0.05	0.3	0.03	0.05	29	0.2	0.3	(0)	20	Tr	0	0	1	0.13	0.04	0.2	0.3	22	8	19	200	2	-	2.8	(0)	0.1	0.6	95.9	11
はくさい	19	1.4	0.25	61	(0)	0.09	0.7	0.03	0.03	59	0	0.2	(0)	8	6	0	Tr	1	0.11	0.03	0.2	0.3	33	10	43	220	6	-	3.2	(0)	0.1	0.8	95.2	13
こまつな	39	2.9	0.32	110	(0)	0.12	1.6	0.13	0.09	210	0.1	0.9	(0)	260	10	2	1	2	0.13	0.06	0.2	2.8	45	12	170	500	15	-	2.4	(0)	0.2	1.5	94.1	13
からしな	64	-	0.32	310	(0)	0.25	2.2	0.27	0.12	260	0.1	3.0	(0)	230	-	-	-	-	1.02	0.08	0.9	2.2	72	21	140	620	60	-	4.7	(0)	0.1	3.3	90.3	26
たかな	69	2.1	0.27	180	(0)	0.16	(0.9)	0.10	0.06	120	0.1	0.8	(0)	190	4	4	Tr	2	0.24	0.04	0.3	1.7	35	16	87	300	43	-	4.2	(0)	0.2	1.8	92.7	21
なばな	130	12.0	0.73	340	(0)	0.26	(2.6)	0.28	0.16	250	0.6	2.9	(0)	180	6	1	1	1	0.32	0.09	0.7	2.9	86	29	160	390	16	-	5.8	(0)	0.2	4.4	88.4	34
みずな	55	3.1	0.50	140	(0)	0.18	(1.5)	0.15	0.08	120	0.1	1.8	(0)	110	20	3	2	7	0.41	0.07	0.5	2.1	64	31	210	480	36	-	4.8	(0)	0.1	2.2	91.4	23
しゅんぎく	19	3.5	0.23	190	(0)	0.13	1.5	0.16	0.10	250	0.1	1.7	(0)	380	12	2	2	5	0.40	0.10	0.2	1.7	44	26	120	460	73	-	3.9	(0)	0.3	2.3	91.8	20
ねぎ	14	1.0	0.17	72	(0)	0.12	0.6	0.04	0.05	8	0	0.2	(0)	7	2	0	Tr	0	0.12	0.04	0.3	0.3	27	13	36	200	Tr	-	8.3	2	0.1	1.4	89.6	35
たまねぎ	7	0.6	0.17	15	0	0.14	0.3	0.01	0.04	0	0	Tr	0	0	1	0	1	1	0.15	0.05	0.2	0.3	31	9	17	150	2	0.2	8.4	1	0.1	1.0	90.1	33
らっきょう	23	0.9	0.56	29	(0)	0.12	2.4	0.05	0.07	1	0	0.8	(0)	(0)	14	0	1	1	0.45	0.06	0.5	0.5	35	14	14	230	2	-	29.3	(0)	0.2	1.4	68.3	83
エシャレット	21	-	0.33	55	(0)	0.11	(1.2)	0.05	0.03	6	0	0.4	(0)	2	-	-	-	-	0.37	0.06	0.5	0.8	47	14	20	290	2	-	17.8	(0)	0.2	2.3	79.1	59
にら	19	2.1	0.50	100	(0)	0.16	1.1	0.13	0.06	180	0.5	2.5	(0)	290	15	1	1	1	0.39	0.07	0.3	0.7	31	18	48	510	1	-	4.0	Tr	0.3	1.7	92.6	18
くうしんさい	19	-	0.40	120	(0)	0.11	(1.4)	0.20	0.10	250	0.3	2.2	(0)	360	-	-	-	-	1.07	0.20	0.5	1.5	44	28	74	380	26	-	3.1	(0)	0.1	2.2	93.0	17
つるむらさき	41	-	0.21	78	(0)	0.09	(0.5)	0.07	0.03	350	0.2	1.1	(0)	250	-	-	-	-	0.29	0.05	0.4	0.5	28	67	150	210	9	-	2.6	(0)	0.2	0.7	95.1	11
チコリ	2	1.1	0.14	41	(0)	0.03	(0.4)	0.02	0.06	8	0.1	0.2	(0)	1	1	1	0	1	0.07	0.05	0.2	0.2	25	9	24	170	3	-	3.9	(0)	Tr	1.0	94.7	17
トレビス	6	-	0.24	41	(0)	0.03	(0.4)	0.04	0.04	13	0.1	0.1	(0)	1	-	-	-	-	0.15	0.06	0.2	0.3	34	11	21	290	11	-	3.9	(0)	0.2	1.1	94.1	17
エンダイブ	7	-	0.16	90	(0)	0.08	(0.4)	0.08	0.06	120	0.5	0.8	(0)	140	-	-	-	-	1.10	0.05	0.4	0.6	30	19	51	270	35	-	2.9	(0)	0.2	1.2	94.6	14

可食部100gあたりの成分量

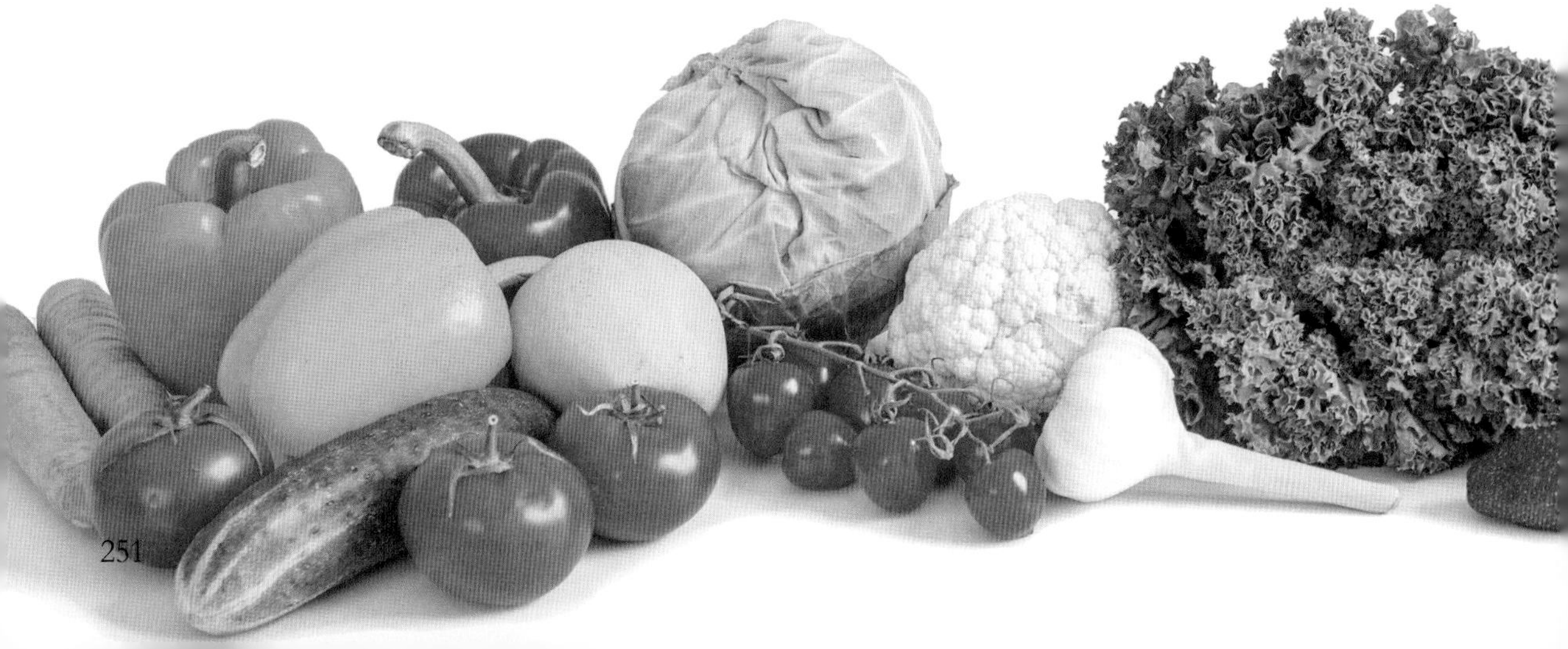

葉野菜

食品	エネルギー(㎉)	水分(g)	たんぱく質(g)	脂質 脂質(g)	脂質 コレステロール(mg)	炭水化物(g)	有機酸(g)	無機質 ナトリウム(mg)	無機質 カリウム(mg)	無機質 カルシウム(mg)	無機質 マグネシウム(mg)	無機質 リン(mg)	無機質 鉄(mg)	無機質 亜鉛(mg)	無機質 銅(mg)	無機質 マンガン(mg)	無機質 ヨウ素(㎍)	無機質 セレン(㎍)	無機質 クロム(㎍)	無機質 モリブデン(㎍)	ビタミン ビタミンA(㎍)	ビタミン ビタミンD(㎍)	ビタミン ビタミンE α-トコフェロール(mg)	ビタミン ビタミンE γ-トコフェロール(mg)	ビタミン ビタミンK(㎍)	ビタミン ビタミンB_1(mg)	ビタミン ビタミンB_2(mg)	ビタミン ナイアシン当量(mg)	ビタミン ビタミンB_6(mg)	ビタミン ビタミンB_{12}(㎍)	ビタミン 葉酸(㎍)	ビタミン パントテン酸(mg)	ビタミン ビオチン(㎍)	ビタミン ビタミンC(mg)
つるな	15	93.8	1.8	0.1	(0)	2.8	-	5	300	48	35	75	3.0	0.5	0.06	0.81	-	-	-	-	230	(0)	1.3	0	310	0.08	0.30	1.3	0.13	(0)	90	0.46	-	22
おかひじき	16	92.5	1.4	0.2	(0)	3.4	-	56	680	150	51	40	1.3	0.6	0.10	0.66	-	-	-	-	280	(0)	1.0	0	310	0.06	0.13	0.7	0.04	(0)	93	0.22	-	21
じゅんさい(水煮)	4	98.6	0.4	0	(0)	1.0	-	2	2	4	2	5	0	0.2	0.02	0.02	-	-	-	-	2	(0)	0.1	0	16	0	0.02	0.1	0	(0)	3	0	-	0
ふだんそう	17	92.2	2.0	0.1	(0)	3.7	-	71	1200	75	74	33	3.6	0.3	0.06	3.60	-	-	-	-	310	(0)	1.7	0	180	0.07	0.23	0.7	0.25	(0)	120	0.53	-	19
あしたば	30	88.6	3.3	0.1	(0)	6.7	-	60	540	65	26	65	1.0	0.6	0.16	1.05	-	-	-	-	440	(0)	2.6	1.4	500	0.10	0.24	(2.2)	0.16	(0)	100	0.92	-	41
ブロッコリー	37	86.2	5.4	0.6	0	6.6	0.3	7	460	50	29	110	1.3	0.8	0.10	0.28	0	2	0	11	75	0	3.0	0.4	210	0.17	0.23	2.0	0.30	0	220	1.42	13.0	140
カリフラワー	28	90.8	3.0	0.1	0	5.2	0.3	8	410	24	18	68	0.6	0.6	0.05	0.22	0	0	0	4	2	(0)	0.2	0.4	17	0.06	0.11	1.3	0.23	(0)	94	1.30	8.5	81
アスパラガス	21	92.6	2.6	0.2	Tr	3.9	0.2	2	270	19	9	60	0.7	0.5	0.10	0.19	1	0	0	2	31	(0)	1.5	0.2	43	0.14	0.15	1.4	0.12	(0)	100	0.59	1.8	15
たけのこ	27	90.8	3.6	0.2	(0)	4.3	0.1	Tr	520	16	13	62	0.4	1.3	0.13	0.68	4	1	0	2	1	(0)	0.7	0.3	2	0.05	0.11	1.2	0.13	(0)	63	0.63	0.8	10
セロリ	12	94.7	0.4	0.1	(0)	3.6	Tr	28	410	39	9	39	0.2	0.2	0.03	0.11	1	0	0	2	4	(0)	0.2	0	10	0.03	0.03	0.1	0.08	(0)	29	0.26	1.2	7
チンゲンサイ	9	96.0	0.6	0.1	(0)	2.0	0.1	32	260	100	16	27	1.1	0.3	0.07	0.12	Tr	1	1	7	170	(0)	0.7	0	84	0.03	0.07	0.6	0.08	(0)	66	0.17	1.3	24
タアサイ	12	94.3	1.3	0.2	(0)	2.2	-	29	430	120	23	46	0.7	0.5	0.05	0.38	-	-	-	-	180	(0)	1.5	Tr	220	0.05	0.09	(1.4)	0.12	(0)	65	0.19	-	31
モロヘイヤ	36	86.1	4.8	0.5	(0)	6.3	-	1	530	260	46	110	1.0	0.6	0.33	1.32	4	1	2	15	840	(0)	6.5	0.5	640	0.18	0.42	(1.6)	0.35	(0)	250	1.83	14.0	65
アーティチョーク	39	85.1	2.3	0.2	(0)	11.3	-	21	430	52	50	61	0.8	0.2	0.05	0.19	-	-	-	-	1	(0)	0.4	0	2	0.08	0.10	(1.9)	0.08	(0)	81	0.51	-	15
コールラビ	21	93.2	1.0	0	(0)	5.1	-	7	240	29	15	29	0.2	0.1	0.02	0.07	-	-	-	-	1	(0)	0	0	7	0.04	0.05	(0.3)	0.09	(0)	73	0.20	-	45
ルバーブ	23	92.1	0.7	0.1	0	6.0	-	1	400	74	19	37	0.2	0.1	0.02	0.05	-	-	-	-	3	(0)	0.2	0	7	0.04	0.05	0.3	0.02	(0)	31	0.10	-	5
ケール	26	90.2	2.1	0.4	(0)	5.6	-	9	420	220	44	45	0.8	0.3	0.05	0.55	1	4	1	38	240	(0)	2.4	0.2	210	0.06	0.15	(1.3)	0.16	(0)	120	0.31	4.0	81
食用ぎく	25	91.5	1.4	0	(0)	6.5	-	2	280	22	12	28	0.7	0.3	0.04	0.36	-	-	-	-	6	(0)	4.6	0.3	11	0.10	0.11	(0.9)	0.08	(0)	73	0.20	-	11
ブロッコリースプラウト	18	94.3	1.9	0.6	(0)	2.6	0.1	4	100	57	32	60	0.7	0.4	0.03	0.37	-	-	-	-	120	(0)	1.9	1.3	150	0.08	0.11	(1.6)	0.20	(0)	74	0.52	-	64
だいずもやし	29	92.0	3.7	1.5	Tr	2.3	-	3	160	23	23	51	0.5	0.4	0.12	0.30	-	-	-	-	(0)	(0)	0.5	1.6	57	0.09	0.07	1.2	0.08	(0)	85	0.36	-	5

可食部100gあたりの成分量

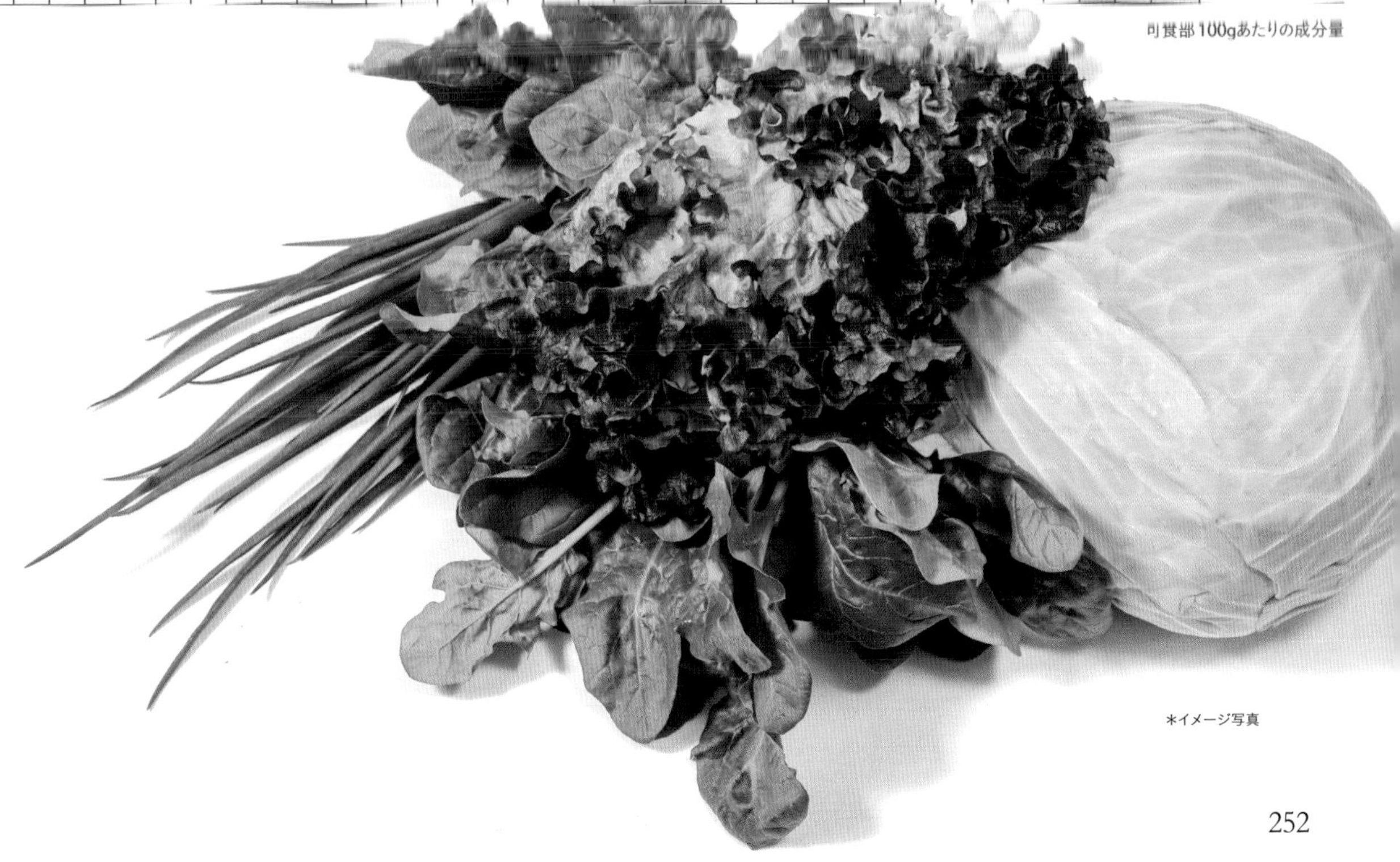

＊イメージ写真

根野菜

ビタミン

	ビタミンC(mg)	ビオチン(Mg)	パントテン酸(mg)	葉酸(Mg)	ビタミンB12(Mg)	ビタミンB6(mg)	ナイアシン当量(mg)	ビタミンB2(mg)	ビタミンB1(mg)	ビタミンK(Mg)	ビタミンE γ-トコフェロール(mg)	ビタミンE α-トコフェロール(mg)	ビタミンD(Mg)	ビタミンA(Mg)
だいこん	12	0.3	0.12	34	(0)	0.04	0.4	0.01	0.02	Tr	0	0	(0)	(0)
かぶ	19	-	0.25	48	(0)	0.08	0.8	0.03	0.03	0	0	0	(0)	(0)
にんじん	6	-	0.37	21	(0)	0.10	1.0	0.06	0.07	17	0	0.4	(0)	720
れんこん	48	2.9	0.89	14	0	0.09	0.7	0.01	0.10	0	0	0.6	(0)	Tr
ごぼう	3	1.3	0.23	68	(0)	0.10	0.6	0.04	0.05	Tr	0	0.6	(0)	Tr
ホースラディシュ	73	5.5	0.32	99	(0)	0.23	(1.0)	0.10	0.10	0	0	0	(0)	1
ヤーコン	3	-	0.02	25	(0)	0.08	1.1	0.01	0.04	(0)	0	0.2	(0)	2
ビーツ	5	-	0.31	110	(0)	0.07	(0.6)	0.05	0.05	0	0	0.1	(0)	(0)
きくいも	10	3.7	0.37	20	(0)	0.09	1.9	0.04	0.08	(0)	0	0.2	(0)	0
くわい	2	7.2	0.78	140	(0)	0.34	3.0	0.07	0.12	1	0	3.0	(0)	(0)
ゆりね	9	1.6	0	77	(0)	0.12	(1.4)	0.07	0.08	0	0	0.5	(0)	(0)
アピオス	15	3.1	0.69	47	-	0.16	2.9	0.03	0.12	3	Tr	0.8	-	0
さつまいも	25	4.8	0.48	49	(0)	0.20	0.8	0.02	0.10	(0)	Tr	1.0	(0)	3
じゃがいも	28	0.5	0.49	20	(0)	0.20	1.9	0.03	0.08	1	0	Tr	(0)	0
さといも	6	3.1	0.48	30	(0)	0.15	1.5	0.02	0.07	(0)	0	0.6	(0)	Tr
やまいも	7	2.6	0.85	13	(0)	0.11	1.5	0.05	0.15	(0)	0	0.3	(0)	Tr
板こんにゃく	(0)	-	0	1	(0)	0.02	(Tr)	(0)	(0)	(0)	0	0	(0)	(0)

無機質・有機酸・炭水化物・脂質・たんぱく質・水分・エネルギー

	モリブデン(Mg)	クロム(Mg)	セレン(Mg)	ヨウ素(Mg)	マンガン(mg)	銅(mg)	亜鉛(mg)	鉄(mg)	リン(mg)	マグネシウム(mg)	カルシウム(mg)	カリウム(mg)	ナトリウム(mg)	有機酸(g)	炭水化物(g)	脂質 コレステロール(mg)	脂質 脂質(g)	たんぱく質(g)	水分(g)	エネルギー(kcal)
だいこん	3	0	1	3	0.04	0.02	0.2	0.2	18	10	24	230	19	-	4.1	0	0.1	0.5	94.6	15
かぶ	-	-	-	-	0.06	0.03	0.1	0.3	28	8	24	280	5	0.1	4.6	(0)	0.1	0.7	93.9	18
にんじん	-	-	-	-	0.12	0.05	0.2	0.2	26	10	28	300	28	-	9.3	(0)	0.2	0.7	89.1	35
れんこん	1	0	1	9	0.78	0.09	0.3	0.5	74	16	20	440	24	-	15.5	0	0.1	1.9	81.5	66
ごぼう	1	1	1	2	0.18	0.21	0.8	0.7	62	54	46	320	18	-	15.4	(0)	0.1	1.8	81.7	58
ホースラディシュ	1	Tr	0	0	0.40	0.19	2.3	1.0	58	65	110	510	1	-	17.7	(0)	0.3	3.1	77.3	69
ヤーコン	-	-	-	-	0.07	0.07	0.1	0.2	31	8	11	240	0	-	12.4	0	0.3	0.6	86.3	52
ビーツ	-	-	-	-	0.15	0.09	0.3	0.4	23	18	12	460	30	-	9.3	(0)	0.1	1.6	87.6	38
きくいも	2	Tr	Tr	1	0.08	0.17	0.3	0.3	66	16	14	610	1	0.5	14.7	(0)	0.4	1.9	81.7	66
くわい	4	Tr	1	1	0.13	0.71	2.2	0.8	150	34	5	600	3	-	26.6	(0)	0.1	6.3	65.5	128
ゆりね	1	2	1	1	0.96	0.16	0.7	1.0	71	25	10	740	1	-	28.3	(0)	0.1	3.8	66.5	119
アピオス	54	0	Tr	0	0.26	0.13	0.6	1.1	120	39	73	650	5	0.4	35.6	-	0.6	5.9	56.5	146
さつまいも	5	0	0	1	0.37	0.13	0.2	0.5	46	24	40	380	23	0.4	33.1	(0)	0.5	0.9	64.6	127
じゃがいも	3	1	0	1	0.42	0.09	0.2	1.0	46	19	4	420	1	0.5	15.9	(0)	0.1	1.8	81.1	51
さといも	8	0	1	Tr	0.19	0.15	0.3	0.5	55	19	10	640	Tr	0.6	13.1	(0)	0.1	1.5	84.1	53
やまいも	3	0	1	1	0.05	0.20	0.4	0.6	65	19	12	590	5	0.7	22.6	(0)	0.5	4.5	71.1	108
板こんにゃく	-	-	-	-	0.02	0.02	0.1	0.4	5	2	43	33	10	-	2.3	(0)	Tr	0.1	97.3	5

可食部100gあたりの成分量

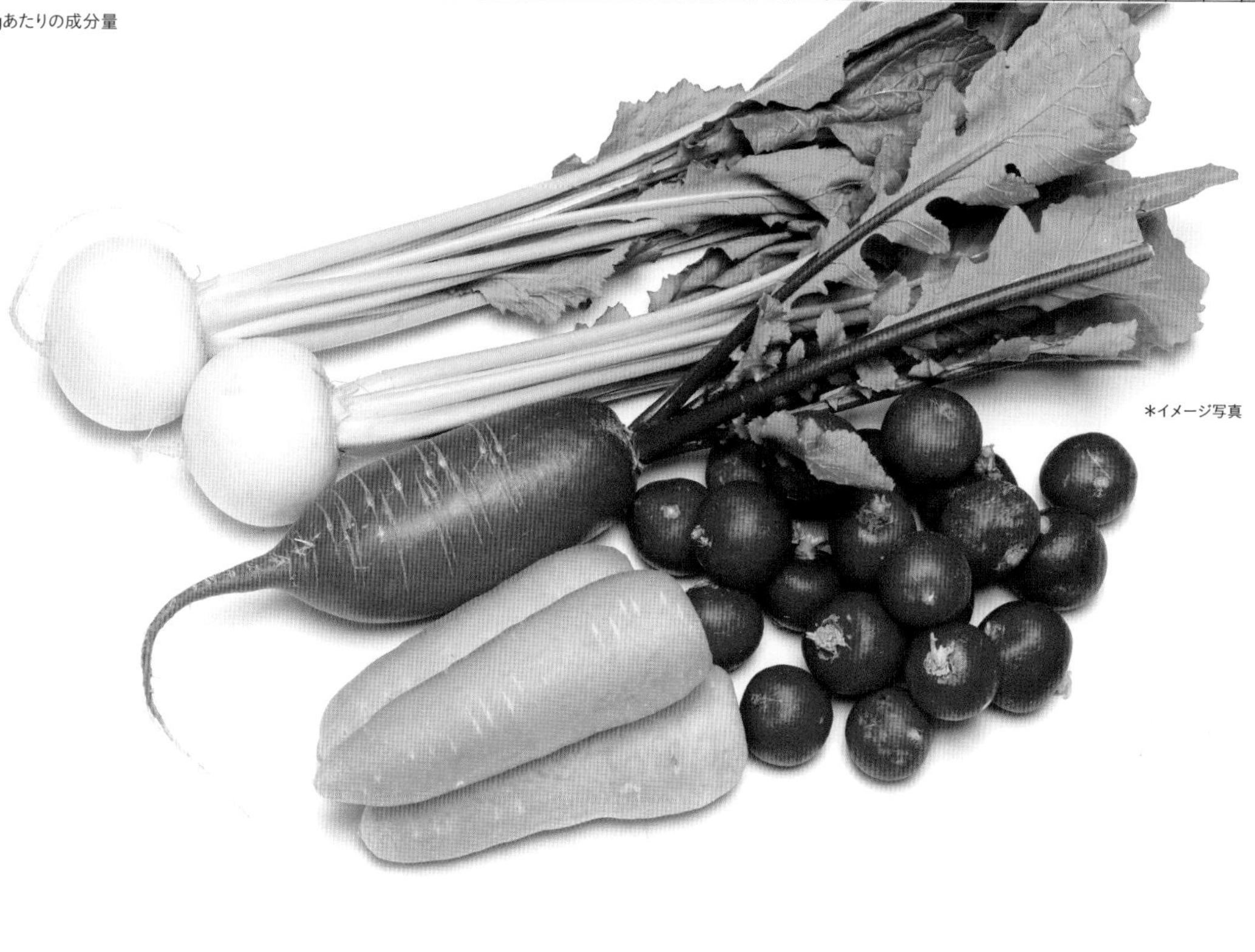

＊イメージ写真

山菜・香菜

食品名	エネルギー (kcal)	水分 (g)	たんぱく質 (g)	脂質 脂質 (g)	脂質 コレステロール (mg)	炭水化物 (g)	有機酸 (g)	無機質 ナトリウム (mg)	無機質 カリウム (mg)	無機質 カルシウム (mg)	無機質 マグネシウム (mg)	無機質 リン (mg)	無機質 鉄 (mg)	無機質 亜鉛 (mg)	無機質 銅 (mg)	無機質 マンガン (mg)	無機質 ヨウ素 (μg)	無機質 セレン (μg)	無機質 クロム (μg)	無機質 モリブデン (μg)	ビタミン ビタミンA (μg)	ビタミン ビタミンD (μg)	ビタミン ビタミンE α-トコフェロール (mg)	ビタミン ビタミンE γ-トコフェロール (mg)	ビタミン ビタミンK (μg)	ビタミン ビタミンB_1 (mg)	ビタミン ビタミンB_2 (mg)	ビタミン ナイアシン当量 (mg)	ビタミン ビタミンB_6 (mg)	ビタミン ビタミンB_{12} (μg)	ビタミン 葉酸 (μg)	ビタミン パントテン酸 (mg)	ビタミン ビオチン (μg)	ビタミン ビタミンC (mg)
ふき	11	95.8	0.3	0	(0)	3.0	-	35	330	40	6	18	0.1	0.2	0.05	0.36	Tr	0	0	2	4	(0)	0.2	0	6	Tr	0.02	0.2	0.01	(0)	12	0.07	0.2	2
ふきのとう	38	85.5	2.5	0.1	(0)	10.0	-	4	740	61	49	89	1.3	0.8	0.36	0.23	-	-	-	-	33	(0)	3.2	0.7	92	0.10	0.17	1.3	0.18	(0)	160	0.45	-	14
たらのめ	27	90.2	4.2	0.2	(0)	4.3	-	1	460	16	33	120	0.9	0.8	0.35	0.47	0	1	0	1	48	(0)	2.4	1.6	99	0.15	0.20	3.2	0.22	(0)	160	0.53	6.7	7
わらび	19	92.7	2.4	0.1	(0)	4.0	-	Tr	370	12	25	47	0.7	0.6	0.13	0.14	-	-	-	-	18	(0)	1.6	0.1	17	0.02	1.09	1.3	0.05	(0)	130	0.45	-	11
ぜんまい	27	90.9	1.7	0.1	(0)	6.6	-	2	340	10	17	37	0.6	0.5	0.15	0.40	-	-	-	-	44	(0)	0.6	0.1	34	0.02	0.09	(1.8)	0.05	(0)	210	0.64	-	24
うど	19	94.4	0.8	0.1	(0)	4.3	-	Tr	220	7	9	25	0.2	0.1	0.05	0.04	Tr	0	0	0	(0)	(0)	0.2	0	2	0.02	0.01	(0.7)	0.04	(0)	19	0.12	0.5	4
つくし	31	86.9	3.5	0.1	(0)	8.1	-	6	640	50	33	94	2.1	1.1	0.22	0.22	-	-	-	-	88	(0)	4.9	0	19	0.07	0.14	2.8	0.35	(0)	110	0.90	-	33
ぎょうじゃにんにく	35	88.8	3.5	0.2	(0)	6.6	-	2	340	29	22	30	1.4	0.4	0.16	-	-	-			170	0	0.4	0.4	320	0.10	0.16	(1.7)	0.15	(0)	85	0.39	-	59
こごみ	25	90.7	3.0	0.2	(0)	5.3	-	1	350	26	31	69	0.6	0.7	0.26	0.33	-	-	-	-	100	(0)	1.7	0.1	120	0	0.12	(3.5)	0.03	(0)	150	0.60	-	27
うるい	19	92.8	1.9	0.4	(0)	4.0	-	1	390	40	14	52	0.5	0.5	0.09	0.79	1	1	0	4	160	(0)	1.3	0.4	160	0.09	0.12	1.0	0.10	(0)	120	0.31	3.1	50
のびる	63	80.2	3.2	0.2	(0)	15.5	-	2	590	100	21	96	2.6	1.0	0.06	0.41	-	-	-	-	67	(0)	1.3	0.2	160	0.08	0.22	1.6	0.16	(0)	110	0.29	-	60
よめな	40	84.6	3.4	0.2	(0)	10.0	-	2	800	110	42	89	3.7	0.7	0.24	0.78	-	-	-	-	560	(0)	4.1	0.1	440	0.23	0.32	(4.2)	0.10	(0)	170	0.50	-	42
しょうが（皮なし）	28	91.4	0.9	0.3	(0)	6.6	0.1	6	270	12	27	25	0.5	0.1	0.06	5.01	0	1	1	6	Tr	(0)	0.1	0.8	0	0.03	0.02	0.8	0.13	(0)	8	0.21	0.7	2
わさび	89	74.2	5.6	0.2	(0)	18.4	-	24	500	100	46	79	0.8	0.7	0.03	0.14	1	9	1	2	1	(0)	1.4	0	49	0.06	0.15	1.5	0.32	(0)	50	0.20	3.5	75
さんしょう（粉）	375	8.3	10.3	6.2	(0)	69.6	-	10	1700	750	100	210	10.0	0.9	0.33	-	32	6	21	19	17	(0)	-	-	-	0.10	0.45	(4.5)	-	-	-	-	27.0	0
にんにく	129	63.9	6.4	0.9	(0)	27.5	0	8	510	14	24	160	0.8	0.8	0.16	0.28	0	1	0	16	0	(0)	0.5	0	0	0.19	0.07	1.8	1.53	(0)	93	0.55	2.0	12
しそ	32	86.7	3.9	0.1	(0)	7.5	-	1	500	230	70	70	1.7	1.3	0.20	2.01	6	1	2	30	880	(0)	3.9	0	690	0.13	0.34	2.4	0.19	(0)	110	1.00	5.1	26
みょうが	11	95.6	0.9	0.1	(0)	2.6	-	1	210	25	30	12	0.5	0.4	0.05	1.17	1	1	0	8	3	(0)	0.1	1.2	20	0.05	0.05	(0.6)	0.07	(0)	25	0.20	1.1	2
みつば	16	93.8	1.0	0.1	(0)	4.0	-	8	640	25	17	50	0.3	0.1	0.07	0.14	3	1	Tr	3	61	(0)	0.7	Tr	63	0.03	0.09	(0.6)	0.04	(0)	44	0.29	1.9	8
せり	17	93.4	2.0	0.1	(0)	3.3	-	19	410	34	24	51	1.6	0.3	0.15	1.24	-	-	-	-	160	(0)	0.7	0.8	160	0.04	0.13	(1.7)	0.11	(0)	110	0.42	-	20
よもぎ	43	83.6	5.2	0.3	(0)	8.7		10	890	180	29	100	4.3	0.6	0.29	0.84				-	440	(0)	3.2	0.5	340	0.19	0.34	(3.9)	0.08	(0)	190	0.55	-	35
パクチー	18	92.4	1.4	0.4	-	4.0	-	4	590	84	16	60	1.4	0.4	0.06	0.30	3	Tr	2	23	150	0	1.9	0.2	190	0.09	0.11	1.5	0.11	-	69	0.52	[illegible]	40
クレソン	13	94.1	2.1	0.1	(0)	2.5	-	23	330	110	13	57	1.1	0.2	0.05	-	2	2	1	20	230	(0)	1.6	0	190	0.10	0.20	(1.0)	0.13	(0)	150	0.30	4.0	26
パセリ	34	84.7	4.0	0.7	(0)	7.8	-	9	1000	290	42	61	7.5	1.0	0.16	1.05	7	3	4	39	620	(0)	3.3	0.9	850	0.12	0.24	2.7	0.27	(0)	220	0.48	4.1	120
バジル	21	91.5	2.0	0.6	(0)	4.0	-	1	420	240	69	41	1.5	0.6	0.20	1.91	-	-	-	-	520	(0)	3.5	0.4	440	0.08	0.19	(1.0)	0.11	(0)	69	0.29	-	16
ルッコラ	17	92.7	1.9	0.4	(0)	3.1	-	14	480	170	46	40	1.6	0.8	0.07	0.69	-	-	-	-	300	(0)	1.4	Tr	210	0.06	0.17	0.8	0.11	(0)	170	0.55	-	66
タイム（粉）	342	9.8	6.5	5.2	(0)	69.8	-	13	980	1700	300	85	110.0	2.0	0.57	6.67	-	-	-	-	82	(0)	-	-	-	0.09	0.69	4.5	-	0	0	-	-	0
セージ（粉）	377	9.2	6.4	10.1	(0)	66.9	-	120	1600	1500	270	100	50.0	3.3	0.53	2.85	-	-	-	-	120	(0)	-	-	-	0.09	0.55	3.8	-	(0)	-	-	-	(0)

可食部100gあたりの成分量

きのこ

	ビタミン													
	ビタミンC(mg)	ビオチン(Mg)	パントテン酸(mg)	葉酸(Mg)	ビタミンB_{12}(Mg)	ビタミンB_6(mg)	ナイアシン当量(mg)	ビタミンB_2(mg)	ビタミンB_1(mg)	ビタミンK(Mg)	ビタミンE γ-トコフェロール(mg)	ビタミンE α-トコフェロール(mg)	ビタミンD(Mg)	ビタミンA(Mg)
しいたけ	0	7.6	1.21	49	0	0.21	4.0	0.21	0.13	0	0	0	0.3	0
まいたけ	0	24.0	0.56	53	(0)	0.06	5.4	0.19	0.09	(0)	(0)	(0)	4.9	(0)
ぶなしめじ	0	8.7	0.81	29	0.1	0.09	6.4	0.17	0.15	0	0	0	0.5	(0)
えのきたけ	0	11.0	1.40	75	(0)	0.12	7.4	0.17	0.24	0	0	0	0.9	(0)
エリンギ	0	6.9	1.16	65	(0)	0.14	6.7	0.22	0.11	(0)	0	0	1.2	(0)
きくらげ(乾)	0	27.0	1.14	87	(0)	0.10	5.5	0.87	0.19	0	0	0	85.0	(0)
なめこ	0	7.4	1.29	60	Tr	0.05	5.5	0.12	0.07	(0)	0	0	0	(0)
マッシュルーム	0	11.0	1.54	28	(0)	0.11	3.6	0.29	0.06	0	0	0	0.3	(0)
まつたけ	0	18.0	1.91	63	(0)	0.15	8.3	0.10	0.10	0	(0)	(0)	0.6	(0)
くろあわびたけ	0	10	1.32	65	(0)	0.09	(3.6)	0.22	0.21	0	0	0	0.3	(0)
はたけしめじ	0	-	2.08	20	(0)	0.11	5.7	0.44	0.12	(0)	0	0	0.9	(0)

	無機質													有機酸(g)	炭水化物(g)	脂質		たんぱく質(g)	水分(g)	エネルギー(kcal)
	モリブデン(Mg)	クロム(Mg)	セレン(Mg)	ヨウ素(Mg)	マンガン(mg)	銅(mg)	亜鉛(mg)	鉄(mg)	リン(mg)	マグネシウム(mg)	カルシウム(mg)	カリウム(mg)	ナトリウム(mg)			コレステロール(mg)	脂質(g)			
しいたけ	4	1	5	0	0.21	0.10	0.9	0.4	87	14	1	290	1	0.2	6.4	0	0.3	3.1	89.6	25
まいたけ	1	1	2	0	0.04	0.22	0.7	0.2	54	10	Tr	230	0	-	4.4	(0)	0.5	2.0	92.7	22
ぶなしめじ	6	0	2	1	0.16	0.06	0.5	0.5	96	11	1	370	2	0.3	4.8	0	0.5	2.7	91.1	26
えのきたけ	Tr	0	1	0	0.07	0.10	0.6	1.1	110	15	Tr	340	2	-	7.6	0	0.2	2.7	88.6	34
エリンギ	2	0	2	1	0.06	0.10	0.6	0.3	89	12	Tr	340	2	-	6.0	(0)	0.4	2.8	90.2	31
きくらげ(乾)	6	27	9	7	6.18	0.31	2.1	35.0	230	210	310	1000	59	-	71.1	0	2.1	7.9	14.9	216
なめこ	1	Tr	2	Tr	0.06	0.11	0.5	0.7	68	10	4	240	3	-	5.4	1	0.2	1.8	92.1	21
マッシュルーム	2	0	14	1	0.04	0.32	0.4	0.3	100	10	3	350	6	-	2.1	0	0.3	2.9	93.9	15
まつたけ	1	14	82	3	0.12	0.24	0.8	1.3	40	8	6	410	2	-	8.2	(0)	0.6	2.0	88.3	32
くろあわびたけ	1	Tr	3	0	0.07	0.15	0.7	0.5	100	18	2	300	3	-	4.9	(0)	0.4	3.7	90.2	28
はたけしめじ	-	-	-	-	0.14	0.13	0.4	0.6	64	8	1	260	4	-	4.5	(0)	0.3	2.6	92.0	25

可食部100gあたりの成分量

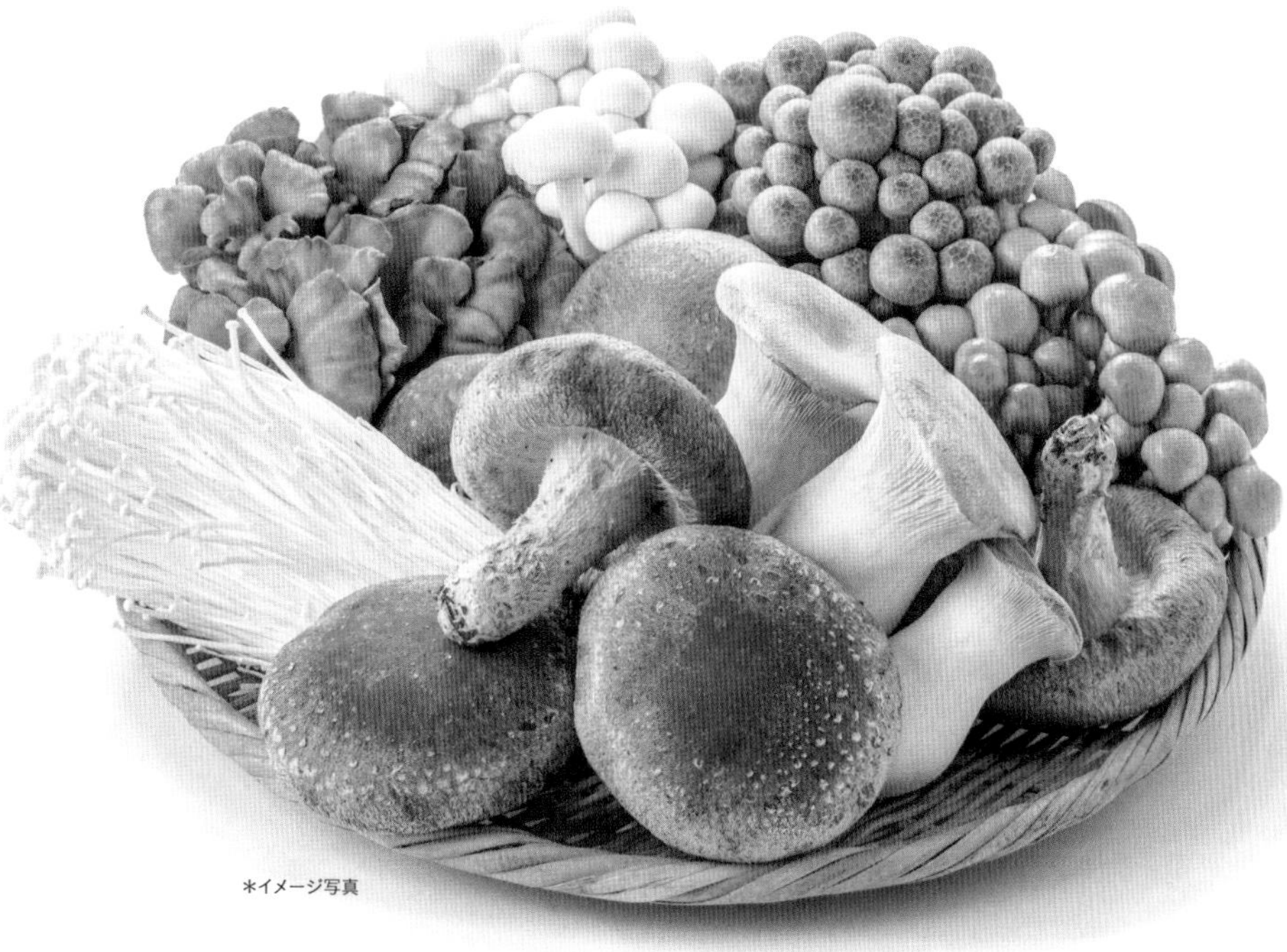

＊イメージ写真

果物

食品名	エネルギー(kcal)	水分(g)	たんぱく質(g)	脂質 脂質(g)	脂質 コレステロール(mg)	炭水化物(g)	有機酸(g)	無機質 ナトリウム(mg)	無機質 カリウム(mg)	無機質 カルシウム(mg)	無機質 マグネシウム(mg)	無機質 リン(mg)	無機質 鉄(mg)	無機質 亜鉛(mg)	無機質 銅(mg)	無機質 マンガン(mg)	無機質 ヨウ素(μg)	無機質 セレン(μg)	無機質 クロム(μg)	無機質 モリブデン(μg)	ビタミン ビタミンA(μg)	ビタミン ビタミンD(μg)	ビタミン ビタミンE α-トコフェロール(mg)	ビタミン ビタミンE γ-トコフェロール(mg)	ビタミン ビタミンK(μg)	ビタミン ビタミンB_1(mg)	ビタミン ビタミンB_2(mg)	ビタミン ナイアシン当量(mg)	ビタミン ビタミンB_6(mg)	ビタミン ビタミンB_{12}(μg)	ビタミン 葉酸(μg)	ビタミン パントテン酸(mg)	ビタミン ビオチン(μg)	ビタミン ビタミンC(mg)
りんご	56	83.1	0.2	0.3	(0)	16.2	0.4	Tr	120	4	5	12	0.1	0.1	0.05	0.04	0	0	0	1	2	(0)	0.4	0	2	0.02	0.01	(0.1)	0.04	(0)	3	0.05	0.7	6
いちご	31	90.0	0.9	0.1	0	8.5	0.8	Tr	170	17	13	31	0.3	0.2	0.05	0.20	1	Tr	0	9	1	(0)	0.4	0.2	(2)	0.03	0.02	0.5	0.04	(0)	90	0.33	0.8	62
ぶどう	69	81.7	0.6	0.2	(0)	16.9	0.7	0	220	8	7	23	0.2	Tr	0.07	0.03	0	0	0	1	3	(0)	0.4	0.2	22	0.05	0.01	0.2	0.05	(0)	19	0.04	1.0	3
うんしゅうみかん	49	86.9	0.7	0.1	0	12.0	-	1	150	21	11	15	0.2	0.1	0.03	0.07	0	0	0	Tr	84	0	0.4	0	(0)	0.10	0.03	0.3	0.06	(0)	22	0.23	0.5	32
ゆず（果汁）	30	92.0	0.5	0.1	(0)	7.0	-	1	210	20	11	11	0.1	0.1	0.02	0.10	-	-	-	-	1	(0)	0.2	0	-	0.05	0.02	(0.2)	0.02	(0)	11	0.29	-	40
きよみ	45	88.4	0.8	0.2	(0)	10.3	-	1	170	11	11	21	0.1	0.1	0.04	0.05	(0)	(0)	(1)	(0)	45	(0)	0.3	0	(0)	0.10	0.02	(0.4)	0.08	(0)	24	0.27	(0.3)	42
いよかん	50	86.7	0.9	0.1	(0)	11.8	-	2	190	17	14	18	0.2	0.1	0.04	0.07					13	(0)	0.1	0	(0)	0.06	0.03	(0.4)	0.07	(0)	19	0.36	-	35
オレンジ	48	86.8	0.9	0.1	0	11.8	0.9	1	180	24	9	22	0.2	0.1	0.06	0.06	0	0	0	0	11	(0)	0.3	0	(0)	0.07	0.04	0.4	0.06	(0)	34	0.28	0.6	60
しらぬい	56	85.8	0.8	0.2	(0)	12.9	-	Tr	170	9	9	18	0.1	0.1	0.03	0.07	(0)	(0)	(1)	(0)	30	(0)	0.3	0	(0)	0.09	0.03	(0.4)	0.04	(0)	17	0.25	(0.4)	48
セミノール	53	86.0	1.1	0.1	(0)	12.4	-	2	200	24	16	18	0.2	0.1	0.04	0.10	-	-	-	-	89	(0)	0.3	0	(0)	0.01	0.04	0.5	0.09	(0)	27	0.45		41
グレープフルーツ	40	89.0	0.9	0.1	0	9.6	1.1	1	140	15	9	17	Tr	0.1	0.04	0.01	0	0	0	1	(0)	(0)	0.3	0	(0)	0.07	0.03	0.4	0.04	(0)	15	0.39	0.5	36
なつみかん	35	90.7	0.6	0.1	(0)	8.3	-	1	110	5	6	9	0.1	Tr	0.02	0.04	-	-	-	-	1	(0)	0.1	0	(0)	0.06	0.03	(0.3)	0.05	(0)	13	0.27	-	21
ぶんたん	41	89.0	0.7	0.1	(0)	9.8	-	1	180	13	7	19	0.1	0.1	0.04	0.02	-	-	-	-	1	(0)	0.5	0	(0)	0.03	0.04	(0.4)	0	(0)	16	0.32	-	45
オロブランコ	43	88.7	0.8	0.1	0	10.1	-	1	150	12	9	19	0.2	0.1	0.05	0.02	-	-	-	-	Tr	(0)	0.3	0	-	0.09	0.02	(0.4)	0.04	0	34	0.47	-	38
きんかん	67	80.8	0.5	0.7	0	17.5	-	2	180	80	19	12	0.3	0.1	0.03	0.11	-	-	-	-	11	(0)	2.6	0.2	(0)	0.10	0.06	0.7	0.06	(0)	20	0.29	-	49
かぼす（果汁）	36	90.7	0.4	0.1	(0)	8.5	-	1	140	7	8	8	0.1	Tr	0.03	0.04	-	-	-	-	1	(0)	0.1	0	-	0.02	0.02	0.2	0.03	(0)	13	0.15	-	42
すだち（果汁）	29	92.5	0.5	0.1	(0)	6.6	-	1	140	16	15	11	0.2	0.2	0.03	0.05	-	-	-	-	0	(0)	0.3	0	-	0.03	0.02	0.3	0.08	(0)	13	0.13	-	40
だいだい（果汁）	35	91.2	0.3	0.2	(0)	8.0	-	1	190	10	10	8	0.1	Tr	0.02	0.02	-	-	-	-	2	(0)	0.1	0	-	0.03	0.02	0.5	0.02	(0)	13	0.12	-	35
ライム（果汁）	39	89.8	0.4	0.1	(0)	9.3	-	1	160	16	9	16	0.2	0.1	0.03	0.01	-	-	-	-	(0)	(0)	0.2	0	(1)	0.03	0.02	(0.1)	0.05	(0)	17	0.16	-	33
シークヮーサー（果汁）	35	90.9	0.8	0.1	(0)	7.9	-	2	180	17	15	8	0.1	0.1	0.06	0.06	-			-	7	(0)	0.5	0	-	0.08	0.03	0.4	0.03	(0)	7	0.10	-	11
さくらんぼ	04	83.1	1.0	0.2	(0)	15.2	-	1	210	13	6	17	0.3	0.1	0.05	-	0	0	Tr	1	8	(0)	0.5	0	(2)	0.03	0.03	(0.3)	[illegible]	(0)	[illegible]	[illegible]	0.7	10
もも	[illegible]	[illegible]	[illegible]	0.1	0	[illegible]	0.4	1	[illegible]	4	7	[illegible]	0.1	0.1	[illegible]	0.04	0	0	0	1	[illegible]	(0)	[illegible]	[illegible]	(1)	[illegible]	[illegible]	[illegible]	[illegible]	(0)	5	0.10	[illegible]	8
メロン	40	87.8	1.1	0.1	(0)	10.3	-	7	340	8	13	21	0.3	0.2	0.05	0.04	0	2	1	4	3	(0)	0.2	0.1	(3)	0.06	0.02	(0.6)	0.10	(0)	32	0.19	0.9	18
すいか	41	89.6	0.6	0.1	0	9.5	-	1	120	4	11	8	0.2	0.1	0.03	0.03	0	0	0	1	69	(0)	0.1	0	0	0.03	0.02	0.3	0.07	(0)	3	0.22	0.9	10
うめ	33	90.4	0.7	0.5	0	7.9	-	2	240	12	8	14	0.6	0.1	0.05	0.07	0	0	Tr	1	20	(0)	3.3	2.0	(3)	0.03	0.05	0.5	0.06	(0)	8	0.35	0.5	6
かき	63	83.1	0.4	0.2	0	15.9	-	1	170	9	6	14	0.2	0.1	0.03	0.50	0	0	1	1	35	(0)	0.1	0	(2)	0.03	0.02	0.4	0.06	(0)	18	0.28	2.0	70
なし	38	88.0	0.3	0.1	0	11.3	-	Tr	140	2	5	11	0	0.1	0.06	0.04	0	0	0	Tr	(0)	(0)	0.1	0	(5)	0.02	Tr	0.2	0.02	(0)	6	0.14	0.5	3
洋なし	48	84.9	0.3	0.1	(0)	14.4	-	Tr	140	5	4	13	0.1	0.1	0.12	0.04	0	0	0	1	(0)	(0)	0.3	0	(4)	0.02	0.01	(0.2)	0.02	(0)	4	0.09	0.3	3
かりん	58	80.7	0.4	0.1	(0)	18.3	-	2	270	12	12	17	0.3	0.2	0.09	0.05	-	-	-	-	11	(0)	0.6	0	-	0.01	0.03	0.4	0.04	(0)	12	0.31	-	25
マルメロ	48	84.2	0.3	0.1	0	15.1	-	1	160	11	7	14	0.1	0.2	0.05	0.02	-	-		-	4	(0)	1.0	0	-	0.02	0.02	0.3	0.05	0	12	0.25	-	18

可食部100gあたりの成分量

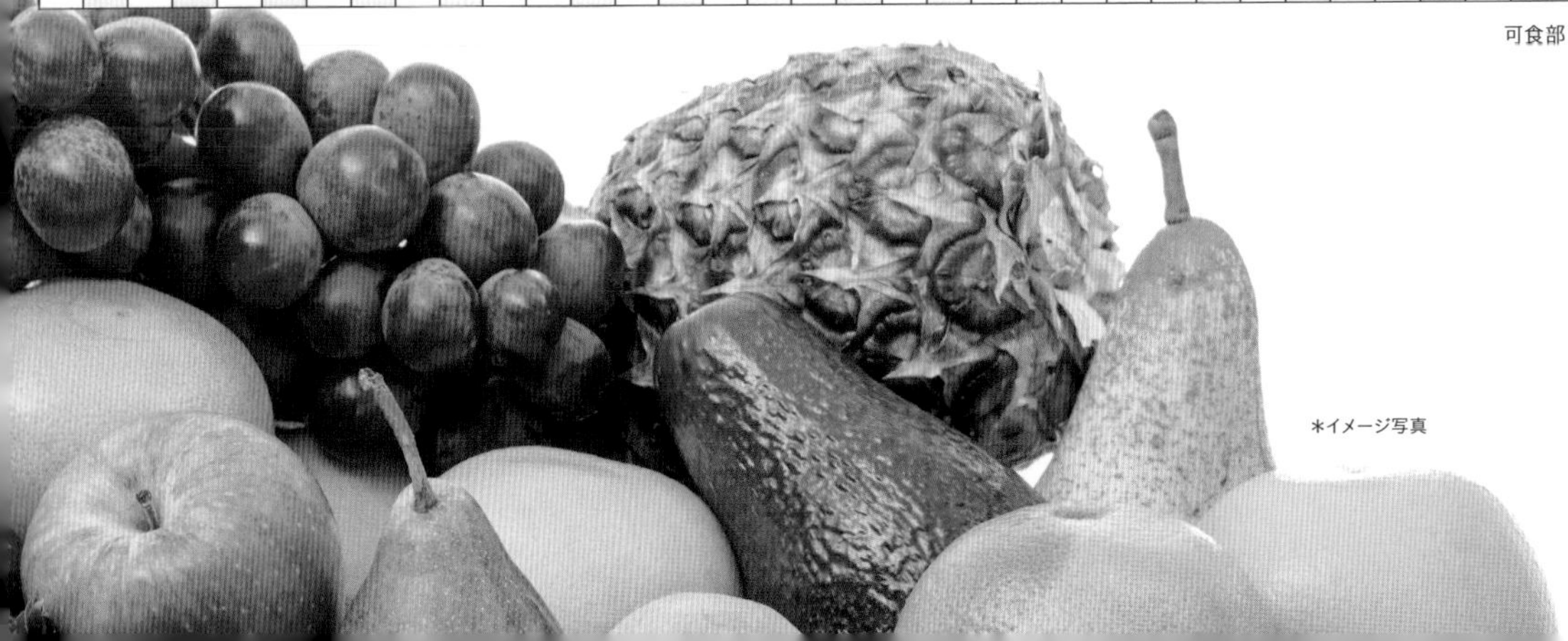

＊イメージ写真

果物

	ビタミン														無機質													有機酸（g）	炭水化物（g）	脂質		たんぱく質（g）	水分（g）	エネルギー（kcal）
	ビタミンC（mg）	ビオチン（Mg）	パントテン酸（mg）	葉酸（Mg）	ビタミンB_{12}（Mg）	ビタミンB_6（mg）	ナイアシン当量（mg）	ビタミンB_2（mg）	ビタミンB_1（mg）	ビタミンK（Mg）	ビタミンE γ-トコフェロール（mg）	ビタミンE α-トコフェロール（mg）	ビタミンD（Mg）	ビタミンA（Mg）	モリブデン（Mg）	クロム（Mg）	セレン（Mg）	ヨウ素（Mg）	マンガン（mg）	銅（mg）	亜鉛（mg）	鉄（mg）	リン（mg）	マグネシウム（mg）	カルシウム（mg）	カリウム（mg）	ナトリウム（mg）			コレステロール（mg）	脂質（g）			
キウイフルーツ	71	1.4	0.31	37	(0)	0.11	0.5	0.02	0.01	6	0	1.3	(0)	4	Tr	0	1	0	0.09	0.10	0.1	0.3	30	14	26	300	1	2.0	13.4	0	0.2	1.0	84.7	51
レモン	100	1.2	0.39	31	(0)	0.08	0.4	0.07	0.07	(0)	0.1	1.6	(0)	2	1	0	1	0	0.05	0.08	0.1	0.2	15	11	67	130	4	3.2	12.5	0	0.7	0.9	85.3	43
ブルーベリー	9	1.1	0.12	12	0	0.05	(0.2)	0.03	0.03	(15)	0.6	1.7	(0)	5	1	Tr	0	0	0.26	0.04	0.1	0.2	9	5	8	70	1	-	12.9	0	0.1	0.5	86.4	48
グーズベリー	22	-	0.40	47	0	0.02	0.4	0.02	0.02	-	0.1	1.0	(0)	10	-	-	-	-	0.15	0.05	0.1	1.3	24	10	14	200	1	-	13.2	0	0.1	1.0	85.2	51
ハスカップ	44	-	0.29	7	0	0.04	0.6	0.03	0.02	-	0.3	1.1	(0)	11	-	-	-	-	-	0.06	0.1	0.6	25	11	38	190	Tr	-	12.8	0	0.6	0.7	85.5	55
バナナ	16	1.4	0.44	26	(0)	0.38	0.9	0.04	0.05	(Tr)	0	0.5	(0)	5	7	0	1	0	0.26	0.09	0.2	0.3	27	32	6	360	Tr	0.7	22.5	0	0.2	1.1	75.4	93
びわ	5	0.1	0.22	9	(0)	0.06	(0.3)	0.03	0.02	-	0	0.1	(0)	68	0	0	0	0	0.27	0.04	0.2	0.1	9	14	13	160	1	-	10.6	(0)	0.1	0.3	88.6	41
いちじく	2	0.4	0.23	22	(0)	0.07	0.3	0.03	0.03	(3)	0.1	0.4	(0)	1	4	Tr	0	0	0.08	0.06	0.2	0.3	16	14	26	170	2	0.1	14.3	(0)	0.1	0.6	84.6	57
すもも	4	0.2	0.14	37	(0)	0.04	0.3	0.02	0.02	-	0	0.6	(0)	7	1	1	0	0	0.07	0.03	0.1	0.2	14	5	5	150	1	-	9.4	0	1.0	0.6	88.6	46
あんず	3	0.5	0.30	2	(0)	0.05	(0.2)	0.02	0.02	-	0.1	1.7	(0)	120	1	0	0	0	0.21	0.04	0.1	0.3	15	8	9	200	2	-	8.5	(0)	0.3	1.0	89.8	37
パイナップル	35	0.2	0.23	12	(0)	0.10	0.3	0.02	0.09	1	0	Tr	(0)	3	Tr	0	0	0	1.33	0.11	0.1	0.2	9	14	11	150	Tr	0.9	13.7	0	0.1	0.6	85.2	54
マンゴー	20	0.8	0.22	84	(0)	0.13	(0.9)	0.06	0.04	(3)	0.1	1.8	(0)	51	0	0	0	0	0.10	0.08	0.1	0.2	12	12	15	170	1	-	16.9	(0)	0.1	0.6	82.0	68
あけび	65	-	0.29	30	0	0.08	0.4	0.03	0.07	-	0	0.2	(0)	(0)	-	-	-	-	0.15	0.09	0.1	0.3	22	14	11	95	Tr	-	22.0	0	0.1	0.5	77.1	89
くこ（乾）	9	24.0	0.71	99	Tr	0.32	(4.6)	0.40	0.28	10	0.8	5.7	0	250	13	6	3	2	0.71	0.69	1.2	4.0	180	77	47	1400	510	-	75.3	-	4.1	12.3	4.8	387
やまもも	4	-	0.21	26	0	0.05	0.4	0.03	0.04	-	0	0.3	(0)	2	-	-	-	-	0.22	0.03	0.1	0.4	5	7	4	120	4	-	11.3	0	0.2	0.5	87.8	47
ざくろ	10	-	0.32	6	(0)	0.04	0.2	0.01	0.01	(12)	0	0.1	(0)	(0)	-	-	-	-	0.05	0.06	0.2	0.1	15	6	8	250	1	-	15.5	(0)	Tr	0.2	83.9	63
パパイヤ	50	0.2	0.42	44	(0)	0.01	(0.4)	0.04	0.02	(2)	0.3	0.3	(0)	40	1	0	Tr	0	0.04	0.05	0.1	0.2	11	26	20	210	6	-	9.5	(0)	0.2	0.5	89.2	33
ドラゴンフルーツ	7	-	0.53	44	0	0.05	0.6	0.06	0.08	-	0.1	0.4	(0)	(0)	-	-	-	-	0.09	0.03	0.3	0.3	29	41	6	350	Tr	-	11.8	0	0.3	1.4	85.7	52
アボカド	12	5.3	1.55	83	(0)	0.29	2.3	0.20	0.09	21	0.2	3.3	(0)	7	2	0	1	0	0.19	0.24	0.7	0.6	52	34	8	590	7	-	7.9	Tr	17.5	2.1	71.3	176
ライチ	36	-	0	100	0	0.09	(1.0)	0.06	0.02	(Tr)	0	0.1	(0)	(0)	-	-	-	-	0.17	0.14	0.2	0.2	22	13	2	170	Tr	-	16.4	0	0.1	1.0	82.1	61
ホワイトサポテ	18	-	0.22	36	0	0.06	(1.4)	0.05	0.05	-	0	0.4	(0)	1	-	-	-	-	0.09	0.09	0.2	0.2	28	17	13	220	Tr	-	18.9	0	0.1	1.5	79.0	73
キワノ	2	-	0.14	2	0	0.04	0.5	0.01	0.03	-	1.2	0.7	(0)	3	-	-	-	-	0.13	0.09	0.4	0.4	42	34	10	170	2	-	8.0	0	0.9	1.5	89.2	41
スターフルーツ	12	-	0.38	11	0	0.02	(0.4)	0.02	0.03	(0)	0.2	0.2	(0)	6	-	-	-	-	0.10	0.02	0.2	0.2	10	9	5	140	1	-	7.5	0	0.1	0.7	91.4	30
グアバ	220	-	0.32	41	(0)	0.06	(0.9)	0.04	0.03	(2)	0	0.3	(0)	50	-	-	-	-	0.09	0.06	0.1	0.1	16	8	8	240	3	-	9.9	(0)	0.1	0.6	88.9	33
パッションフルーツ（果汁）	16	-	0.63	86	(0)	0.18	2.0	0.09	0.01	(1)	0	0.2	(0)	89	-	-	-	-	0.10	0.08	0.4	0.6	21	15	4	280	5	2.8	16.2	(0)	0.4	0.8	82.0	67
ドリアン	31	5.9	0.22	150	0	0.25	1.8	0.20	0.33	-	0.1	2.3	(0)	3	10	0	1	0	0.31	0.19	0.3	0.3	36	27	5	510	Tr	-	27.1	0	3.3	2.3	66.4	140
マンゴスチン	3	0.6	0.33	20	0	0.04	0.6	0.03	0.11	-	0.1	0.6	(0)	(0)	0	0	1	0	0.35	0.07	0.2	0.1	12	18	6	100	1	-	17.5	0	0.2	0.6	81.5	71
チェリモヤ	34	-	0.36	90	0	0.23	(1.1)	0.09	0.09	-	0	0.2	(0)	Tr	-	-	-	-	0.07	0.08	0.1	0.2	20	12	9	230	8	-	19.8	0	0.3	1.3	78.1	82
アテモヤ	14	-	0.23	23	0	0.28	(1.5)	0.12	0.08	-	0	0.2	(0)	(0)	-	-	-	-	0.20	0.09	0.2	0.3	24	29	26	340	4	-	19.4	0	0.4	1.8	77.7	81
アセロラ	1700	-	0.25	45	0	0	0.4	0.04	0.03	-	1.4	0.7	(0)	31	-	-	-	-	-	0.31	0.5	0.5	18	10	11	130	7	-	9.0	0	0.1	0.7	89.9	36

可食部100gあたりの成分量

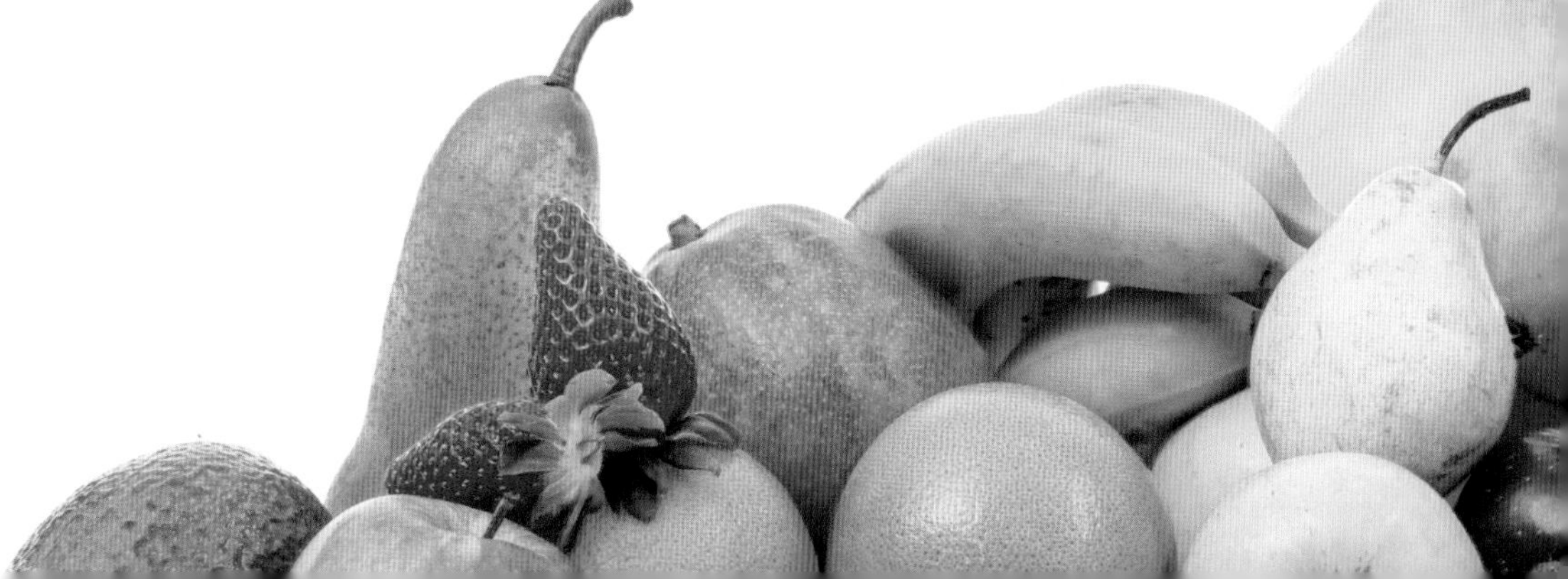

穀物・豆

食品	エネルギー（kcal）	水分（g）	たんぱく質（g）	脂質 脂質（g）	脂質 コレステロール（mg）	炭水化物（g）	有機酸（g）	無機質 ナトリウム（mg）	無機質 カリウム（mg）	無機質 カルシウム（mg）	無機質 マグネシウム（mg）	無機質 リン（mg）	無機質 鉄（mg）	無機質 亜鉛（mg）	無機質 銅（mg）	無機質 マンガン（mg）	無機質 ヨウ素（Mg）	無機質 セレン（Mg）	無機質 クロム（Mg）	無機質 モリブデン（Mg）	ビタミン ビタミンA（Mg）	ビタミン ビタミンD（Mg）	ビタミン ビタミンE α-トコフェロール（mg）	ビタミン ビタミンE γ-トコフェロール（mg）	ビタミン ビタミンK（Mg）	ビタミン ビタミンB_1（mg）	ビタミン ビタミンB_2（mg）	ビタミン ナイアシン当量（mg）	ビタミン ビタミンB_6（mg）	ビタミン ビタミンB_{12}（Mg）	ビタミン 葉酸（Mg）	ビタミン パントテン酸（mg）	ビタミン ビオチン（Mg）	ビタミン ビタミンC（mg）
米（玄米）	346	14.9	6.8	2.7	(0)	74.3	-	1	230	9	110	290	2.1	1.8	0.27	2.06	Tr	3	0	65	Tr	(0)	1.2	0.1	(0)	0.41	0.04	8.0	0.45	(0)	27	1.37	6.0	(0)
大麦	333	14.0	7.0	2.1	(0)	76.2	-	2	170	17	25	140	1.2	1.2	0.37	-	Tr	1	Tr	9	(0)	(0)	0.1	0	(0)	0.19	0.05	(4.0)	0.19	(0)	10	0.64	3.5	(0)
小麦	349	14.0	8.3	1.5	(0)	75.8	-	Tr	110	20	12	60	0.5	0.3	0.08	0.43	Tr	4	2	12	(0)	0	0.3	0	(0)	0.11	0.03	2.4	0.03	0	9	0.53	1.2	(0)
ハトムギ	353	13.0	13.3	1.3	(0)	72.2	-	1	85	6	12	20	0.4	0.4	0.11	0.81	-	-	-	-	(0)	(0)	0	0.1	(0)	0.02	0.05	1.7	0.07	(0)	16	0.16	-	(0)
ライ麦	324	13.5	8.5	1.6	(0)	75.8	-	1	140	25	30	140	1.5	0.7	0.11	-	-	-	-	-	(0)	(0)	0.7	0	(0)	0.15	0.07	2.6	0.10	(0)	34	0.63	-	(0)
きび	353	13.8	11.3	3.3	(0)	70.9	-	2	200	9	84	160	2.1	2.7	0.38	-	0	2	1	16	(0)	(0)	Tr	0.5	(0)	0.34	0.09	6.2	0.20	(0)	13	0.95	7.9	0
あわ	346	13.3	11.2	4.4	(0)	69.7	-	1	300	14	110	280	4.8	2.5	0.49	0.88	0	2	1	22	(0)	(0)	0.6	2.2	(0)	0.56	0.07	6.4	0.18	(0)	29	1.83	14.0	0
キヌア	344	12.2	13.4	3.2	0	69.0	-	35	580	46	180	410	4.3	2.8	0.47	2.45	2	3	3	23	1	(0)	2.6	4.0	Tr	0.45	0.24	4.0	0.39	Tr	190	0.95	23.0	0
アマランサス	343	13.5	12.7	6.0	(0)	64.9	-	1	600	160	270	540	9.4	5.8	0.92	6.14	1	13	7	59	Tr	(0)	1.3	0.2	(0)	0.04	0.14	(3.8)	0.58	(0)	130	1.69	16.0	(0)
ひえ	361	12.9	9.4	3.3	(0)	73.2	-	6	240	7	58	280	1.6	2.2	0.15	1.37	0	4	2	10	(0)	(0)	0.1	1.2	(0)	0.25	0.02	2.3	0.17	(0)	14	1.50	3.6	0
黒米	341	15.2	7.8	3.2	-	72.0	-	1	270	15	110	310	0.9	1.9	0.22	4.28	0	3	3	72	3	0	1.3	0.3	-	0.39	0.10	8.2	0.49	-	49	0.83	5.8	-
赤米	150	61.3	3.8	1.3	-	32.7	-	1	120	5	55	150	0.5	1.0	0.12	1.00	-	1	Tr	24	0	-	0.6	0.1	-	0.15	0.02	3.4	0.19	-	9	0.47	2.8	-
ごま（乾）	604	4.7	19.8	53.8	(0)	16.5	-	2	400	1200	370	540	9.6	5.5	1.66	2.24	Tr	10	4	92	1	(0)	0.1	22.0	7	0.95	0.25	11.0	0.60	(0)	93	0.56	12.0	Tr
そば（生）	271	33.0	9.8	1.9	(0)	54.5	-	1	160	18	65	170	1.4	1.0	0.21	0.86	4	24	3	25	(0)	(0)	0.2	1.9	-	0.19	0.09	5.4	0.15	(0)	19	1.09	5.5	(0)
大豆	354	12.5	33.5	19.3	Tr	30.1	1.6	3	1700	160	200	600	6.5	3.9	0.96	2.11	Tr	9	1	450	1	0	2.3	12.0	36	0.74	0.24	11.0	0.55	0	260	0.83	24.0	2
いんげんまめ	280	15.3	22.1	2.5	(0)	56.4	-	Tr	1400	140	150	370	5.9	2.5	0.77	1.93	0	1	3	110	Tr	(0)	0.1	2.0	8	0.64	0.16	6.1	0.37	(0)	87	0.65	9.5	Tr
あずき	304	14.2	20.8	2.0	0	59.6	1.2	1	1300	70	130	350	5.5	2.4	0.68	1.09	0	1	2	210	1	(0)	0.1	3.0	8	0.46	0.16	6.2	0.40	(0)	130	1.02	9.6	2
ささげ	280	15.5	23.9	2.0	(0)	55.0	-	1	1400	75	170	400	5.6	4.9	0.71	-	0	6	6	380	2	(0)	Tr	6.2	14	0.50	0.10	7.2	0.24	(0)	300	1.30	11.0	Tr
えんどうまめ	310	13.4	21.7	2.3	(0)	60.4	-	1	870	65	120	360	5.0	4.1	0.49	-	1	11	2	280	8	(0)	0.1	6.7	16	0.72	0.15	5.8	0.29	(0)	24	1.74	16.0	Tr
花まめ	273	15.4	17.2	1.7	(0)	61.2	-	1	1700	70	190	430	5.4	3.4	0.71	1.50	0	1	2	41	Tr	(0)	0.1	3.2	8	0.67	0.15	(5.7)	0.51	0	140	0.81	8.4	Tr
そらまめ（乾）	323	13.3	26.0	2.0	(0)	55.9	-	1	1100	100	120	440	5.7	4.6	1.20	-	0	3	1	260	Tr	(0)	0.7	5.0	13	0.50	0.20	6.2	0.41	(0)	260	0.48	13.0	Tr
ひよこまめ	[illegible]	10.4	[illegible]	[illegible]	(0)	61.5		17	[illegible]	100	110	[illegible]	[illegible]	[illegible]	[illegible]		1	11	1	[illegible]	[illegible]	(0)	[illegible]	[illegible]	[illegible]	[illegible]	[illegible]	[illegible]	[illegible]	[illegible]	[illegible]	[illegible]	[illegible]	Tr

可食部100gあたりの成分量

＊イメージ写真

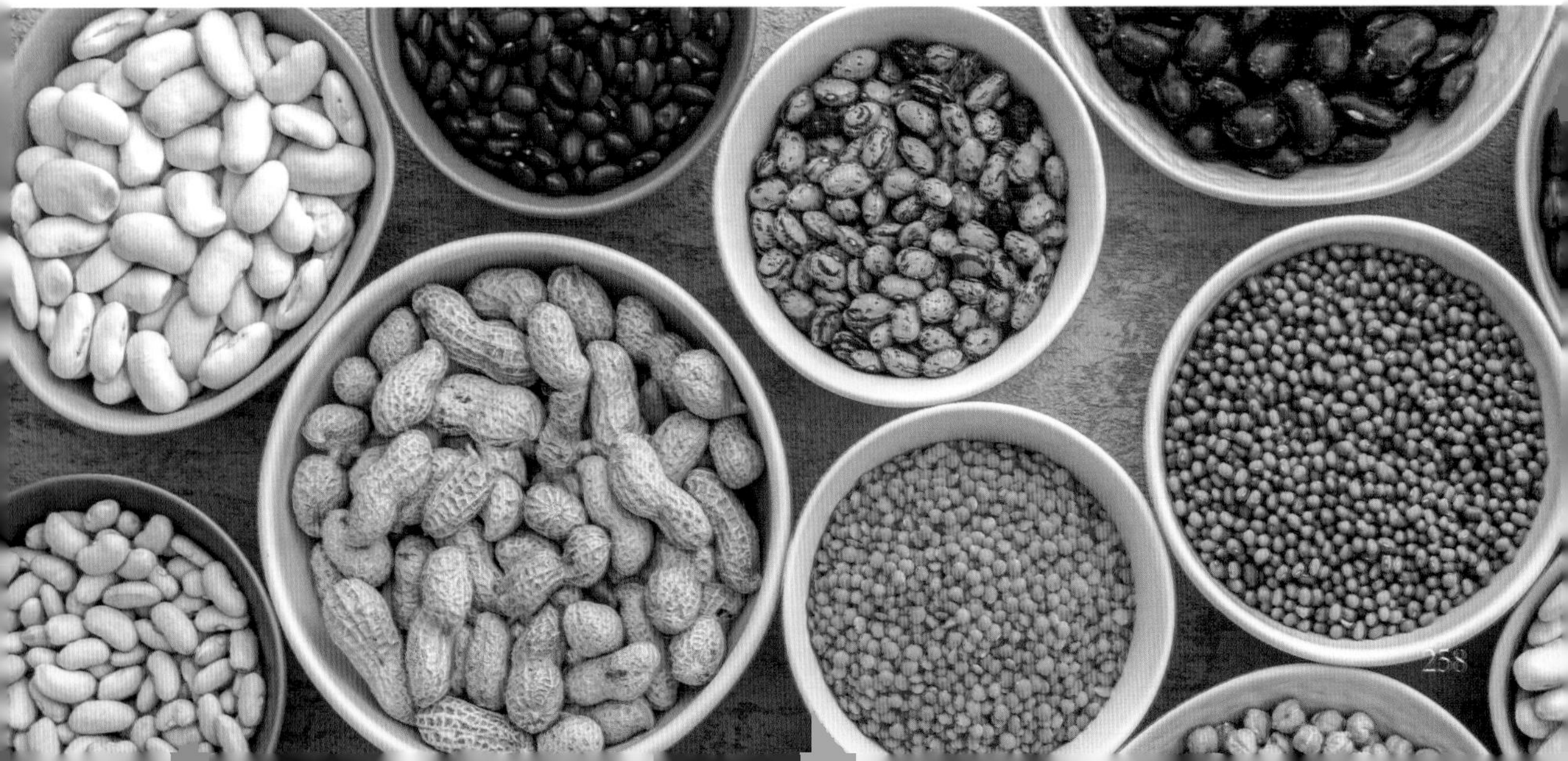

	ビタミン														無機質													有機酸（g）	炭水化物（g）	脂質		たんぱく質（g）	水分（g）	エネルギー（kcal）
	ビタミンC（mg）	ビオチン（Mg）	パントテン酸（mg）	葉酸（Mg）	ビタミンB12（Mg）	ビタミンB6（mg）	ナイアシン当量（mg）	ビタミンB2（mg）	ビタミンB1（mg）	ビタミンK（Mg）	ビタミンE γ-トコフェロール（mg）	ビタミンE α-トコフェロール（mg）	ビタミンD（Mg）	ビタミンA（Mg）	モリブデン（Mg）	クロム（Mg）	セレン（Mg）	ヨウ素（Mg）	マンガン（mg）	銅（mg）	亜鉛（mg）	鉄（mg）	リン（mg）	マグネシウム（mg）	カルシウム（mg）	カリウム（mg）	ナトリウム（mg）			コレステロール（mg）	脂質（g）			
和牛 かたロース、脂身つき	1	-	0.90	6	1.1	0.18	(5.9)	0.17	0.06	8	Tr	0.5	0	3	-	-	-	-	0.01	0.06	4.6	0.7	120	14	3	210	42	-	0.2	89	37.4	13.8	47.9	380
和牛 リブロース、脂身つき	1	1.1	0.35	3	1.1	0.15	4.2	0.09	0.04	8	0.1	0.6	0	11	1	0	8	1	0	0.03	2.6	1.2	84	10	2	150	39	-	0.1	86	56.5	9.7	34.5	514
和牛 サーロイン、脂身つき	1	-	0.66	5	1.1	0.23	(5.8)	0.12	0.05	10	0.1	0.6	0	3	-	-	-	-	0	0.05	2.8	0.9	100	12	3	180	32	-	0.3	86	47.5	11.7	40.0	460
和牛 もも、赤肉	1	-	1.19	9	1.3	0.38	(11.0)	0.22	0.10	4	0	0.2	0	0	-	-	-	-	0.01	0.08	4.5	2.8	180	24	4	350	48	-	0.6	70	10.7	21.3	67.0	176
和牛 ランプ、赤肉	1	-	1.54	9	1.6	0.42	(9.5)	0.25	0.10	5	0	0.4	0	1	-	-	-	-	0	0.10	4.9	2.9	180	22	3	320	47	-	0.5	69	13.6	19.2	65.7	196
和牛 ヒレ、赤肉	1	-	1.28	8	1.6	0.37	(8.4)	0.24	0.09	4	0	0.4	0	1	-	-	-	-	0.01	0.09	4.2	2.5	180	22	3	340	40	-	0.3	66	15.0	19.1	64.6	207
輸入牛肉 かたロース、脂身つき	1	-	1.00	7	1.8	0.25	(7.1)	0.20	0.07	5	0	0.7	0.4	10	-	-	-	-	0.01	0.07	5.8	1.2	150	18	4	300	49	-	0.1	69	17.4	17.9	63.8	221
輸入牛肉 リブロース、脂身つき	2	1.4	0.85	7	1.3	0.37	9.1	0.16	0.08	4	0	0.7	0.4	9	1	0	20	1	0.01	0.07	4.7	2.2	170	20	4	330	44	-	0.4	66	15.4	20.1	63.8	212
輸入牛肉 サーロイン、脂身つき	1	-	0.52	5	0.6	0.42	(8.4)	0.12	0.05	5	0	0.7	0.6	11	-	-	-	-	0	0.06	3.1	1.4	150	18	3	290	39	-	0.4	59	23.7	17.4	57.7	273
輸入牛肉 もも、赤肉	1	-	0.82	8	1.6	0.48	(9.7)	0.21	0.09	3	0	0.4	0.1	3	-	-	-	-	0.01	0.08	4.1	2.6	180	23	4	340	44	-	0.4	62	4.3	21.2	74.2	117
輸入牛肉 ランプ、赤肉	1	-	1.03	8	2.3	0.52	(9.0)	0.29	0.11	1	0	0.7	0.2	4	-	-	-	-	0	0.12	4.1	2.6	210	23	4	360	52	-	0.5	60	3.0	21.6	73.8	112
輸入牛肉 ヒレ、赤肉	1	-	1.26	5	2.0	0.39	(8.7)	0.25	0.10	2	0	0.7	0.4	4	-	-	-	-	0.02	0.11	2.8	2.8	180	24	4	370	45	-	0.3	62	4.8	20.5	73.3	123
牛ひき肉	1	1.8	0.72	5	1.6	0.25	7.5	0.19	0.08	9	0	0.5	0.1	13	1	2	11	1	Tr	0.06	5.2	2.4	100	17	6	260	64	-	0.3	64	21.1	17.1	61.4	251
牛副生物 舌	1	1.9	0.68	14	3.8	0.14	6.4	0.23	0.10	9	0	0.9	0	3	2	0	10	1	0.01	0.09	2.8	2.0	130	15	3	230	60	-	0.2	97	31.8	13.3	54.0	318
牛副生物 心臓	4	-	2.16	16	12.0	0.29	9.4	0.90	0.42	5	0.1	0.6	0	9	-	-	-	-	-	0.42	2.1	3.3	170	23	5	260	70	-	0.1	110	7.6	16.5	74.8	128
牛副生物 第一胃（ゆで）	2	-	0.49	3	2.0	0.01	(5.6)	0.14	0.04	6	0	0.4	Tr	1	-	-	-	-	0.03	0.08	4.2	0.7	82	14	11	130	51	-	0	240	8.4	24.5	66.6	166
牛副生物 第二胃（ゆで）	0	-	0.44	12	2.0	0.01	(3.0)	0.10	0.02	16	0	0.3	0.1	3	-	-	-	-	0.07	0.04	1.5	0.6	55	6	7	64	39	-	0	130	15.7	12.4	71.6	186
牛副生物 第三胃	4	-	0.64	33	4.6	0.02	(3.6)	0.32	0.04	4	0	0.1	0	4	-	-	-	-	0.07	0.08	2.6	6.8	80	10	16	83	50	-	0	120	1.3	11.7	86.6	57
牛副生物 第四胃（ゆで）	0	-	0.34	10	3.6	0.01	(2.4)	0.14	0.05	35	0	0.5	0.2	5	-	-	-	-	0.07	0.11	1.4	1.8	86	8	8	51	38	-	0	190	30.0	11.1	58.5	308
牛副生物 小腸	15	-	1.21	15	21.0	0.05	(4.7)	0.23	0.07	9	0	0.3	0	2	-	-	-	-	0.10	0.07	1.2	1.2	140	10	7	180	77	-	0	210	26.1	9.9	63.3	268
牛副生物 大腸	6	-	0.66	8	1.3	0.01	(3.6)	0.14	0.04	15	0	0.2	0	2	-	-	-	-	0.05	0.05	1.3	0.8	77	8	9	120	61	-	0	150	13.0	9.3	77.2	150
牛副生物 直腸	6	-	0.85	24	1.7	0.01	(4.2)	0.15	0.05	12	0	0.2	0	2	-	-	-	-	0.04	0.05	1.7	0.6	100	10	9	190	87	-	0	160	7.0	11.6	80.7	106
牛副生物 腱（ゆで）	0	-	0.11	3	0.4	0	4.9	0.04	0	8	0	0.1	0	(0)	-	-	-	-	Tr	0.02	0.1	0.7	23	4	15	19	93	-	0	67	4.9	28.3	66.5	152
牛副生物 尾	1	-	1.95	3	1.8	0.26	4.5	0.17	0.06	Tr	0.1	0.3	0	20	-	-	-	-	-	0.08	4.3	2.0	85	13	7	110	50	-	Tr	76	47.1	11.6	40.7	440

可食部100gあたりの成分量

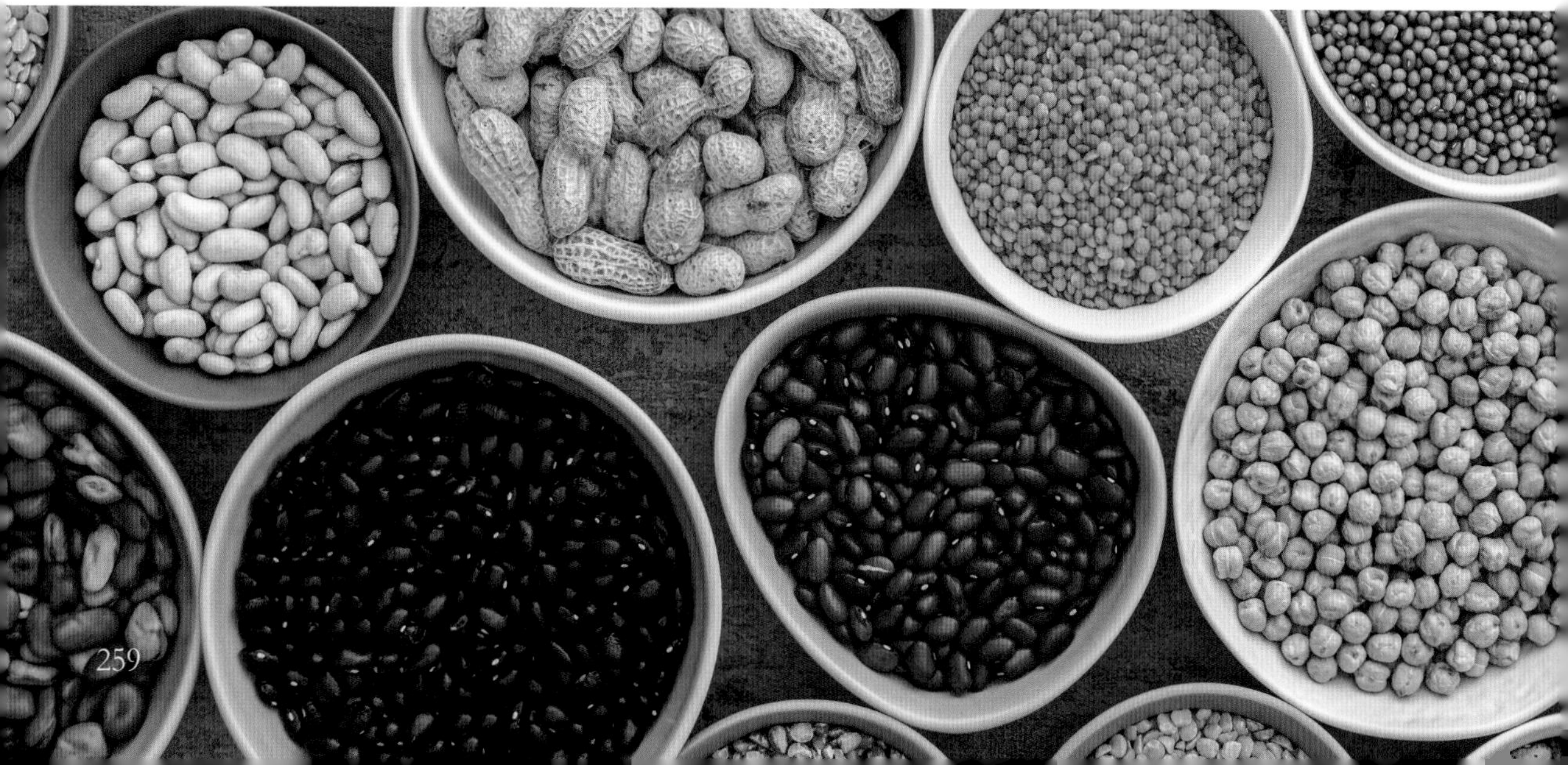

肉・卵・乳製品

食品名	エネルギー(kcal)	水分(g)	たんぱく質(g)	脂質 脂質(g)	脂質 コレステロール(mg)	炭水化物(g)	有機酸(g)	無機質 ナトリウム(mg)	カリウム(mg)	カルシウム(mg)	マグネシウム(mg)	リン(mg)	鉄(mg)	亜鉛(mg)	銅(mg)	マンガン(mg)	ヨウ素(Mg)	セレン(Mg)	クロム(Mg)	モリブデン(Mg)	ビタミン ビタミンA(Mg)	ビタミンD(Mg)	ビタミンE α-トコフェロール(mg)	ビタミンE γ-トコフェロール(mg)	ビタミンK(Mg)	ビタミンB_1(mg)	ビタミンB_2(mg)	ナイアシン当量(mg)	ビタミンB_6(mg)	ビタミンB_{12}(Mg)	葉酸(Mg)	パントテン酸(mg)	ビオチン(Mg)	ビタミンC(mg)
豚 大型種肉、かたロース、脂身つき	237	62.6	17.1	19.2	69	0.1	-	54	300	4	18	160	0.6	2.7	0.09	0.01	-	-	-	-	6	0.3	0.4	Tr	2	0.63	0.23	(7.0)	0.28	0.5	2	1.18	-	2
豚 大型種肉、ロース、脂身つき	248	60.4	19.3	19.2	61	0.2	-	42	310	4	22	180	0.3	1.6	0.05	0.01	1	21	3	Tr	6	0.1	0.3	Tr	3	0.69	0.15	11.0	0.32	0.3	1	0.98	3.7	1
豚 大型種肉、バラ、脂身つき	366	49.4	14.4	35.4	70	0.1	-	50	240	3	15	130	0.6	1.8	0.04	0.01	0	13	0	Tr	11	0.5	0.5	0.1	6	0.51	0.13	7.3	0.22	0.5	2	0.64	3.7	1
豚 大型種肉、ヒレ、赤肉	118	73.4	22.2	3.7	59	0.3	-	56	430	3	27	230	0.9	2.2	0.07	0.01	1	21	1	1	3	0.3	0.3	0	3	1.32	0.25	12.0	0.54	0.5	1	0.93	3.0	1
豚ひき肉	209	64.8	17.7	17.2	74	0.1	-	57	290	6	20	120	1.0	2.8	0.07	0.01	1	19	2	1	9	0.4	0.5	0	5	0.69	0.22	8.9	0.36	0.6	2	1.22	3.3	1
豚副生物 舌	205	66.7	15.9	16.3	110	0.1	-	80	220	8	15	160	2.3	2.0	0.20	-	-	-	-	-	7	2.0	0.3	0	Tr	0.37	0.43	7.8	0.21	2.2	4	1.49	-	3
豚副生物 心臓	118	75.7	16.2	7.0	110	0.1	-	80	270	5	17	170	3.5	1.7	0.35	-	-	-	-	-	9	0.7	0.4	0	1	0.38	0.95	9.5	0.32	2.5	5	2.70	-	4
豚副生物 肝臓	114	72.0	20.4	3.4	250	2.5	-	55	290	5	20	340	13.0	6.9	0.99	-	1	67	0	120	13000	1.3	0.4	0	Tr	0.34	3.60	19.0	0.57	25.2	810	7.19	80.0	20
豚副生物 胃(ゆで)	111	76.8	17.4	5.1	250	0	-	100	150	9	15	140	1.5	2.4	0.19	0.05	-	-	-	-	4	0.5	0.4	0	14	0.10	0.23	(6.4)	0.04	0.9	31	0.50	-	5
豚副生物 小腸(ゆで)	159	73.7	14.0	11.9	240	0	-	13	14	21	13	130	1.4	2.0	0.08	0.04	-	-	-	-	15	0.3	0.3	0	5	0.01	0.03	(2.9)	0	0.4	17	0.24	-	0
豚副生物 大腸(ゆで)	166	74.1	11.7	13.8	210	0	-	21	27	15	10	93	1.6	1.8	0.12	0.03	-	-	-	-	8	0.5	0.5	0	26	0.03	0.07	(2.4)	0	1.0	25	0.27	-	0
豚副生物 子宮	64	83.8	14.6	0.9	170	0	-	130	150	7	8	100	1.9	1.3	0.11	0.01	-	-	-	-	8	0.2	0.2	0	5	0.06	0.14	(5.1)	0.01	3.8	8	0.38	-	11
豚副生物 豚足(ゆで)	227	62.7	20.1	16.8	110	Tr	-	110	50	12	5	32	1.4	1.0	0.07	-	-	-	-	-	6	1.0	0.4	0	1	0.05	0.12	4.1	0.02	0.4	1	0.16	-	0
豚副生物 軟骨(ゆで)	229	63.5	17.8	17.9	140	0	-	120	110	100	13	120	1.6	1.5	0.11	0.02	-	-	-	-	7	0.5	0.1	0	13	0.08	0.15	(2.3)	0.05	0.6	2	0.47	-	2
鶏 若鶏、手羽、皮つき	189	68.1	17.8	14.3	110	0	-	79	220	14	17	150	0.5	1.2	0.02	0	2	14	1	4	47	0.4	0.6	0.1	42	0.07	0.10	(9.4)	0.38	0.4	10	0.87	3.1	2
鶏 若鶏、むね、皮つき	133	72.6	21.3	5.9	73	0.1	-	42	340	4	27	200	0.3	0.6	0.03	0.01	0	17	1	2	18	0.1	0.3	Tr	23	0.09	0.10	15.0	0.57	0.2	12	1.74	2.9	3
鶏 若鶏、もも、皮つき	190	68.5	16.6	14.2	89	0	-	62	290	5	21	170	0.6	1.6	0.04	0.01	Tr	17	0	2	40	0.4	0.7	0.1	29	0.10	0.15	8.5	0.25	0.3	13	0.81	3.5	3
鶏 若鶏、ささみ	98	75.0	23.9	0.8	66	0.1	0.7	40	410	4	32	240	0.3	0.6	0.03	0.01	0	22	0	4	5	0	0.7	Tr	12	0.09	0.11	17.0	0.62	0.2	15	2.07	2.8	3
鶏ひき肉	171	70.2	17.5	12.0	80	0	-	55	250	8	24	110	0.8	1.1	0.04	0.01	2	17	1	2	37	0.1	0.9	0.1	26	0.09	0.17	9.3	0.52	0.3	10	1.40	3.3	1
鶏副品目 心臓	186	69.0	14.5	15.5	160	Tr	-	85	240	5	15	170	5.1	2.3	0.32	-	-	-	-	-	700	0.4	1.0	0.3	51	0.22	1.10	9.4	0.21	1.7	43	4.41	-	5
鶏副品目 肝臓	100	75.7	18.9	3.1	370	0.6	-	85	330	5	19	300	9.0	3.3	0.32	0.33	1	60	1	82	14000	0.2	0.4	0.1	14	0.38	1.80	9.0	0.65	44.0	1300	10.00	232.4	20
鶏副品目 すなぎも	86	79.0	18.3	1.8	200	Tr	-	55	230	7	14	140	2.5	2.8	0.10	-	-	-	-	-	4	0	0.3	0	28	0.06	0.26	6.7	0.04	1.7	36	1.30	-	5
鶏副品目 皮、もも	474	41.6	6.6	51.6	120	0	-	23	33	6	6	34	0.3	0.4	0.02	0.01	1	9	3	1	120	0.3	0.2	0.1	120	0.01	0.05	3.5	0.04	0.3	2	0.25	2.9	1
鶏副品目 軟骨(むね)	54	85.0	12.5	0.4	29	0.4	-	390	170	47	15	78	0.3	0.3	0.03	0.02	-	-	-	-	1	0	Tr	0	5	0.03	0.03	5.7	0.03	0.1	5	0.64	-	3

可食部100gあたりの成分量

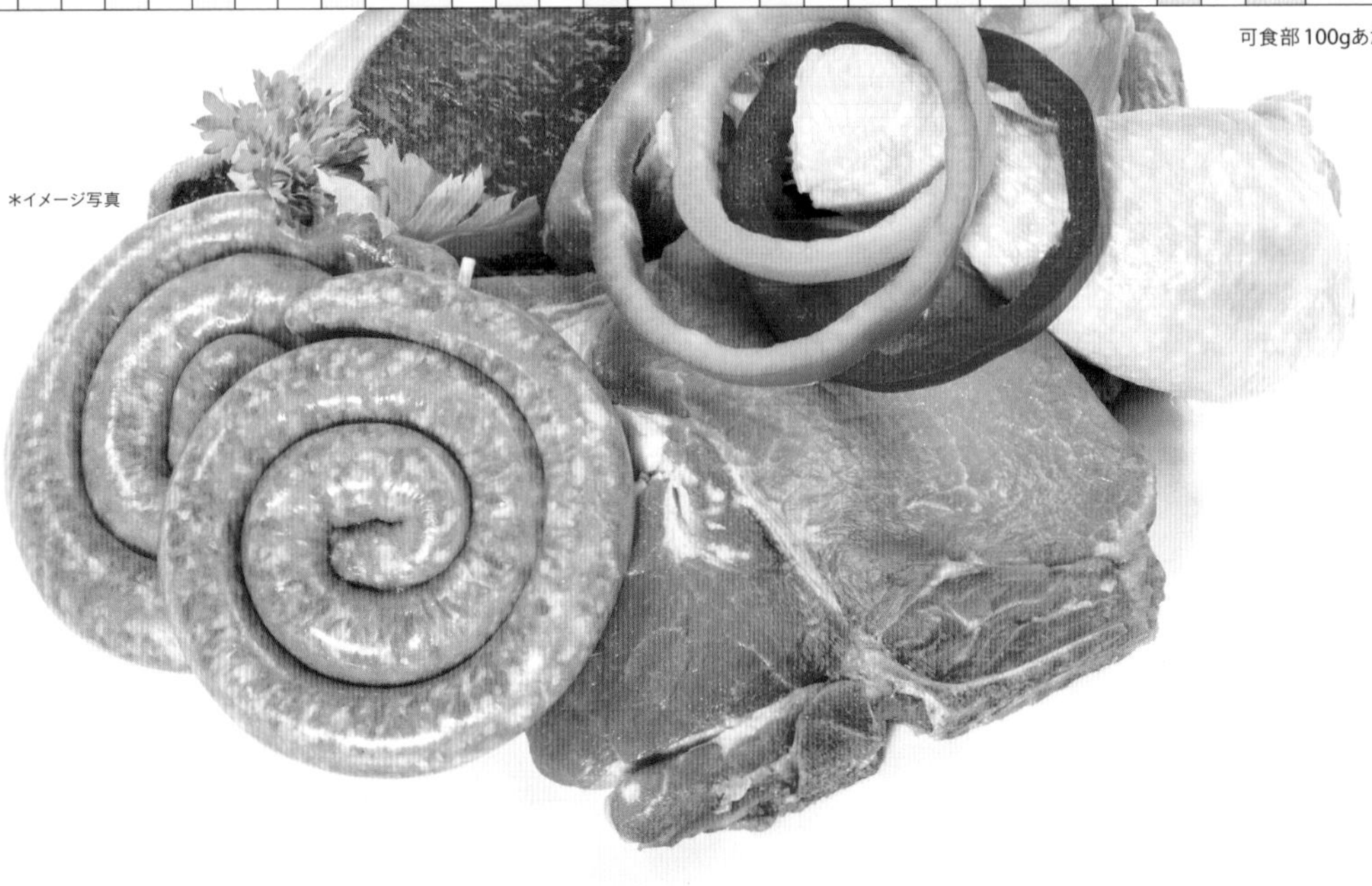

*イメージ写真

肉・卵・乳製品

	ビタミン														無機質													有機酸（g）	炭水化物（g）	脂質		たんぱく質（g）	水分（g）	エネルギー（kcal）
	ビタミンC（mg）	ビオチン（Mg）	パントテン酸（mg）	葉酸（Mg）	ビタミンB_{12}（Mg）	ビタミンB_6（mg）	ナイアシン当量（mg）	ビタミンB_2（mg）	ビタミンB_1（mg）	ビタミンK（Mg）	ビタミンE		ビタミンD（Mg）	ビタミンA（Mg）	モリブデン（Mg）	クロム（Mg）	セレン（Mg）	ヨウ素（Mg）	マンガン（mg）	銅（mg）	亜鉛（mg）	鉄（mg）	リン（mg）	マグネシウム（mg）	カルシウム（mg）	カリウム（mg）	ナトリウム（mg）			コレステロール（mg）	脂質（g）			
											γ-トコフェロール（mg）	α-トコフェロール（mg）																						
羊肉 マトン、ロース、脂身つき	1	1.4	0.51	1	1.3	0.32	9.8	0.21	0.16	19	0	0.7	0.7	12	1	1	8	1	0.01	0.08	2,5	2.7	180	17	3	330	62	-	0.2	65	15	19.3	68.2	192
羊肉 ラム、ロース、脂身つき	1	2.0	0.64	1	1.4	0.23	7.3	0.16	0.12	22	0	0.6	0	30	Tr	1	8	1	0.01	0.08	2.6	1.2	140	17	10	250	72	-	0.2	66	25.9	15.6	56.5	287
鴨肉 マガモ、肉、皮なし	1	-	2.17	3	3.5	0.61	(14.0)	0.69	0.40	14	0	Tr	3.1	15	-	-	-	-	0.03	0.36	1.4	4.3	260	27	5	400	72	-	0.1	86	3.0	23.6	72.1	118
鴨肉 アイガモ、肉、皮つき	1	-	1.67	2	1.1	0.32	(6.5)	0.35	0.24	21	0.2	0.2	1.0	46	-	-	-	-	0.02	0.26	1.4	1.9	130	16	5	220	62	-	0.1	86	29.0	14.2	56.0	304
鴨肉 アヒル、肉、皮つき	2	4.0	1.20	10	2.1	0.34	(8.2)	0.26	0.30	41	0.1	0.5	0.8	62	2	Tr	16	7	0.01	0.20	1.6	1.6	160	17	5	250	67	-	0.1	85	19.8	14.9	62.7	237
ウズラ、肉、皮つき	Tr	-	1.85	11	0.7	0.53	(11.0)	0.50	0.12	53	0.2	0.8	0.1	45	-	-	-	-	0.02	0.11	0.8	2.9	100	27	15	280	35	-	0.1	120	12.9	20.5	65.4	194
ハト、肉、皮なし	3	-	4.48	2	2.0	0.53	(16.0)	1.89	0.32	5	0.1	0.3	0.2	16	-	-	-	-	0.04	0.17	0.6	4.4	260	28	3	380	88	-	0.3	160	5.1	21.8	71.5	131
猪肉、肉、脂身つき	1	5.0	1.02	1	1.7	0.35	(9.0)	0.29	0.24	1	0.1	0.5	0.4	4	1	Tr	11	0	0.01	0.12	3.2	2.5	170	20	4	270	45	-	0.5	86	19.8	18.8	60.1	249
馬肉、肉、赤肉	1	1.1	1.01	4	7.1	0.02	9.9	0.24	0.10	2	0	0.9	-	9	1	0	17	0	-	0.11	2.8	4.3	170	18	11	300	50	-	0.3	65	2.5	20.1	76.1	102
ボンレスハム	49	2.1	0.70	1	1.3	0.24	10.0	0.28	0.90	2	Tr	0.2	0.6	(Tr)	1	4	19	1	0.01	0.07	1.6	0.7	340	20	8	260	1100	0.5	1.8	49	4.0	18.7	72.0	115
ロースハム	25	3.8	0.71	1	0.5	0.28	11.0	0.12	0.70	6	0	0.1	0.2	3	1	12	21	0	0.01	0.04	1.6	0.5	280	20	4	290	910	0.5	2.0	61	14.5	18.6	61.1	211
生ハム、長期熟成	Tr	5.6	1.81	2	0.6	0.52	13.0	0.27	0.90	12	0	0.3	0.8	5	1	1	28	1	0.03	0.11	3.0	1.2	200	25	11	480	2200	0.7	0	98	18.4	25.7	49.5	253
プレスハム	43	2.0	0.50	3	1.8	0.14	7.0	0.18	0.55	3	0.1	0.3	0.3	(Tr)	3	5	21	41	0.03	0.09	1.5	1.2	260	13	8	150	930	0.5	3.9	43	4.5	15.4	73.3	113
ウインナーソーセージ	32	4.0	0.60	1	0.6	0.14	5.7	0.12	0.35	9	0.1	0.4	0.4	2	2	2	17	3	0.03	0.05	1.3	0.5	200	12	6	180	740	0.2	3.3	60	30.6	11.5	52.3	319
フランクフルトソーセージ	10	4.3	0.61	2	0.4	0.15	4.6	0.13	0.21	6	0.1	0.4	0.4	5	4	4	15	36	0.05	0.08	1.8	0.9	170	13	12	200	740	0.4	6.2	59	24.7	12.7	54.0	295
バラベーコン	35	6.3	0.64	1	0.7	0.18	5.5	0.14	0.47	1	0	0.6	0.5	6	1	2	15	60	-	0.08	1.8	0.6	230	18	6	210	800	0.6	0.3	50	39.1	12.9	45.0	400
ショルダーベーコン	39	3.4	0.74	4	1.0	0.18	7.9	0.34	0.58	2	0.1	0.2	0.4	4	4	2	28	130	0.02	0.07	1.6	0.8	290	17	12	240	940	0.7	2.5	51	11.9	17.2	65.4	178
ビーフジャーキー	1	4.5	1.25	12	3.5	0.85	23.0	0.45	0.13	8	0.2	2.2	0.3	5	3	11	38	5	0.13	0.25	8.8	6.4	420	54	13	760	1900	1.6	6.4	150	7.8	54.8	24.4	304
コンビーフ缶詰	0	1.6	0.20	5	1.3	0.04	12.0	0.14	0.02	5	0.3	0.8	0	Tr	1	4	10	9	0.04	0.11	4.1	3.5	120	13	15	110	690	0.3	1.7	68	13.0	19.8	63.4	191
牛乳 生乳、ジャージー種	1	2.1	0.25	3	0.4	0.03	1.0	0.21	0.02	1	Tr	0.1	0.1	53	5	0	4	22	0	0.01	0.4	0.1	110	13	140	140	58	0.2	4.7	17	5.2	3.9	85.5	77
牛乳 生乳、ホルスタイン種	1	2.4	0.53	5	0.3	0.03	0.8	0.15	0.04	1	0	0.1	Tr	38	4	0	3	14	Tr	Tr	0.4	Tr	91	10	110	140	40	0.1	4.7	12	3.7	3.2	87.7	63
普通牛乳	1	1.8	0.55	5	0.3	0.03	0.9	0.15	0.04	2	0	0.1	0.3	38	4	0	3	16	Tr	0.01	0.4	0.02	93	10	110	150	41	0.2	4.8	12	3.8	3.3	87.4	61
加工乳 濃厚	Tr	3.5	0.52	0	0.4	0.05	0.9	0.17	0.03	1	Tr	0.1	Tr	35	4	0	3	24	0	Tr	0.4	0.1	100	13	110	170	55	0.2	5.3	16	4.2	3.4	86.3	70

可食部100gあたりの成分量

肉・卵・乳製品

食品	エネルギー（kcal）	水分（g）	たんぱく質（g）	脂質		炭水化物（g）	有機酸（g）	無機質													ビタミン													
				脂質（g）	コレステロール（mg）			ナトリウム（mg）	カリウム（mg）	カルシウム（mg）	マグネシウム（mg）	リン（mg）	鉄（mg）	亜鉛（mg）	銅（mg）	マンガン（mg）	ヨウ素（Mg）	セレン（Mg）	クロム（Mg）	モリブデン（Mg）	ビタミンA（Mg）	ビタミンD（Mg）	ビタミンE α-トコフェロール（mg）	ビタミンE γ-トコフェロール（mg）	ビタミンK（Mg）	ビタミンB_1（mg）	ビタミンB_2（mg）	ナイアシン当量（mg）	ビタミンB_6（mg）	ビタミンB_{12}（Mg）	葉酸（Mg）	パントテン酸（mg）	ビオチン（Mg）	ビタミンC（mg）
加工乳 低脂肪	42	88.8	3.8	1.0	6	5.5	0.2	60	190	130	14	90	0.1	0.4	0.01	0.01	19	3	0	4	13	Tr	Tr	Tr	Tr	0.04	0.18	1.0	0.04	0.4	Tr	0.52	2.0	Tr
チーズ エメンタール	398	33.5	27.3	33.6	85	1.6	-	500	110	1200	32	720	0.3	4.3	0.76	0.01	-	-	-	-	220	0.1	1.3	0	8	0.02	0.48	(6.9)	0.07	1.0	10	0.72	-	(0)
チーズ カテージ	99	79.0	13.3	4.5	20	1.9	0.2	400	50	55	4	130	0.1	0.5	0.03	-	9	14	0	4	37	0	0.1	0	2	0.02	0.15	3.2	0.03	1.0	21	0.48	2.2	(0)
チーズ カマンベール	291	51.8	19.1	24.7	87	0.9	0.3	800	120	460	20	330	0.2	2.8	0.02	0.01	17	14	1	8	240	0.2	0.9	0	1	0.03	0.48	4.7	0.08	1.3	47	0.49	6.3	(0)
チーズ クリーム	313	55.5	8.2	33.0	99	2.3	0.4	260	70	70	8	85	0.1	0.7	0.01	0.01	14	7	0	10	250	0.2	1.2	0	12	0.03	0.22	2.1	0.03	0.1	11	0.42	2.2	(0)
チーズ チェダー	390	35.3	25.7	33.8	100	1.4	1.3	800	85	740	24	500	0.3	4.0	0.07	-	20	12	0	7	330	0	1.6	0	12	0.04	0.45	5.5	0.07	1.9	32	0.43	2.7	(0)
チーズ パルメザン	445	15.4	44.0	30.8	96	1.9	-	1500	120	1300	55	850	0.4	7.3	0.15						240	0.2	0.8	0	15	0.05	0.68	(10)	0.05	2.5	10	0.50	-	(0)
チーズ ブルー	326	45.6	18.8	29.0	90	1.0	-	1500	120	590	19	440	0.3	2.5	0.02	0.01	-	-	-	-	280	0.3	0.6	0	11	0.03	0.42	(5.4)	0.15	1.1	57	1.22	-	(0)
チーズ モッツァレラ	269	56.3	18.4	19.9	62	4.2	-	70	20	330	11	260	0.1	2.8	0.02	0.01	-	-	-	-	280	0.2	0.6	0	6	0.01	0.19	3.1	0.02	1.6	9	0.06	-	-
プロセスチーズ	313	45.0	22.7	26.0	78	1.3	1.3	1100	60	630	19	730	0.3	3.2	0.08	-	19	13	2	10	260	Tr	1.1	0	2	0.03	0.38	5.0	0.01	3.2	27	0.14	2.1	0
無発酵バター 有塩	700	16.2	0.6	81.0	210	0.2	-	750	28	15	2	15	0.1	0.1	Tr	0	2	Tr	1	3	520	0.6	1.5	0.1	17	0.01	0.03	0.1	Tr	0.1	Tr	0.06	0.4	0
無発酵バター 無塩	720	15.8	0.5	83.0	220	0.2	-	11	22	14	2	18	0.4	0.1	0.01	0.01	3	Tr	0	3	800	0.7	1.4	0.1	24	0	0.03	(0.1)	Tr	0.1	1	0.08	0.3	0
発酵バター 有塩	713	13.6	0.6	80.0	230	4.4	-	510	25	12	2	16	0.4	0.1	0.01	0.01	-	-	-	-	780	0.7	1.3	0.1	30	0	0.02	(0.1)	0	0.1	1	0	-	0
ヨーグルト 全脂無糖	56	87.7	3.6	3.0	12	4.9	0.9	48	170	120	12	100	Tr	0.4	0.01	Tr	17	3	0	4	33	0	0.1	0	1	0.04	0.14	0.9	0.04	0.1	11	0.49	2.5	1
ヨーグルト 低脂肪無糖	40	89.2	3.7	1.0	5	5.2	0.8	48	180	130	13	100	Tr	0.5	0.01	0	14	2	0	4	12	0	0	0	0	0.04	0.19	1.0	0.04	0.1	15	0.41	1.6	2
ヨーグルト ドリンクタイプ、加糖	64	83.8	2.9	0.5	3	12.2	1.0	50	130	110	11	80	0.1	Tr	Tr	0.01	10	2	0	3	5	Tr	Tr	0	Tr	0.01	0.12	0.8	0.03	0.2	1	0.30	1.2	Tr
アイスクリーム 普通脂肪	178	63.9	3.9	8.0	53	23.2	0.1	110	190	140	13	120	0.1	0.4	0.01	0.01	17	4	Tr	6	58	0.1	0.2	0.1	3	0.06	0.20	1.0	0.02	0.2	Tr	0.50	2.7	Tr
加糖練乳	314	26.1	7.7	8.5	19	56.0	0.4	96	400	260	25	220	0.1	0.8	0.02	0.01	35	6	0	9	120	0.1	0.2	Tr	0	0.08	0.37	1.9	0.02	0.7	1	1.29	3.2	2
全粉乳	490	3.0	25.5	26.2	93	39.3	1.2	430	1800	890	92	730	0.4	2.5	0.04	0.02	-	-	-	-	180	0.2	0.6	0	8	0.25	1.10	(6.7)	0.13	1.6	2	3.59	-	5
脱脂粉乳	354	3.8	34.0	1.0	25	53.3	1.8	570	1800	1100	110	1000	0.5	3.9	0.10	-	120	27	1	35	6	Tr	Tr	0	Tr	0.30	1.60	(9.0)	0.27	1.8	1	4.17	19.0	5
鶏卵 全卵	142	75.0	12.2	10.2	370	0.4		140	130	46	10	170	1.5	1.1	0.05	0.02	33	24	0	4	210	3.8	1.3	0.5	12	0.06	0.37	(3.2)	0.09	1.1	49	1.16	24.0	0
ウズラ卵 全卵	157	72.9	12.6	13.1	470	0.3	-	130	150	60	11	220	3.1	1.8	0.11	0.03	140	46	0	8	350	2.5	0.9	0.4	15	0.14	0.72	3.2	0.13	4.7	91	0.98	19.0	(0)

可食部100gあたりの成分量

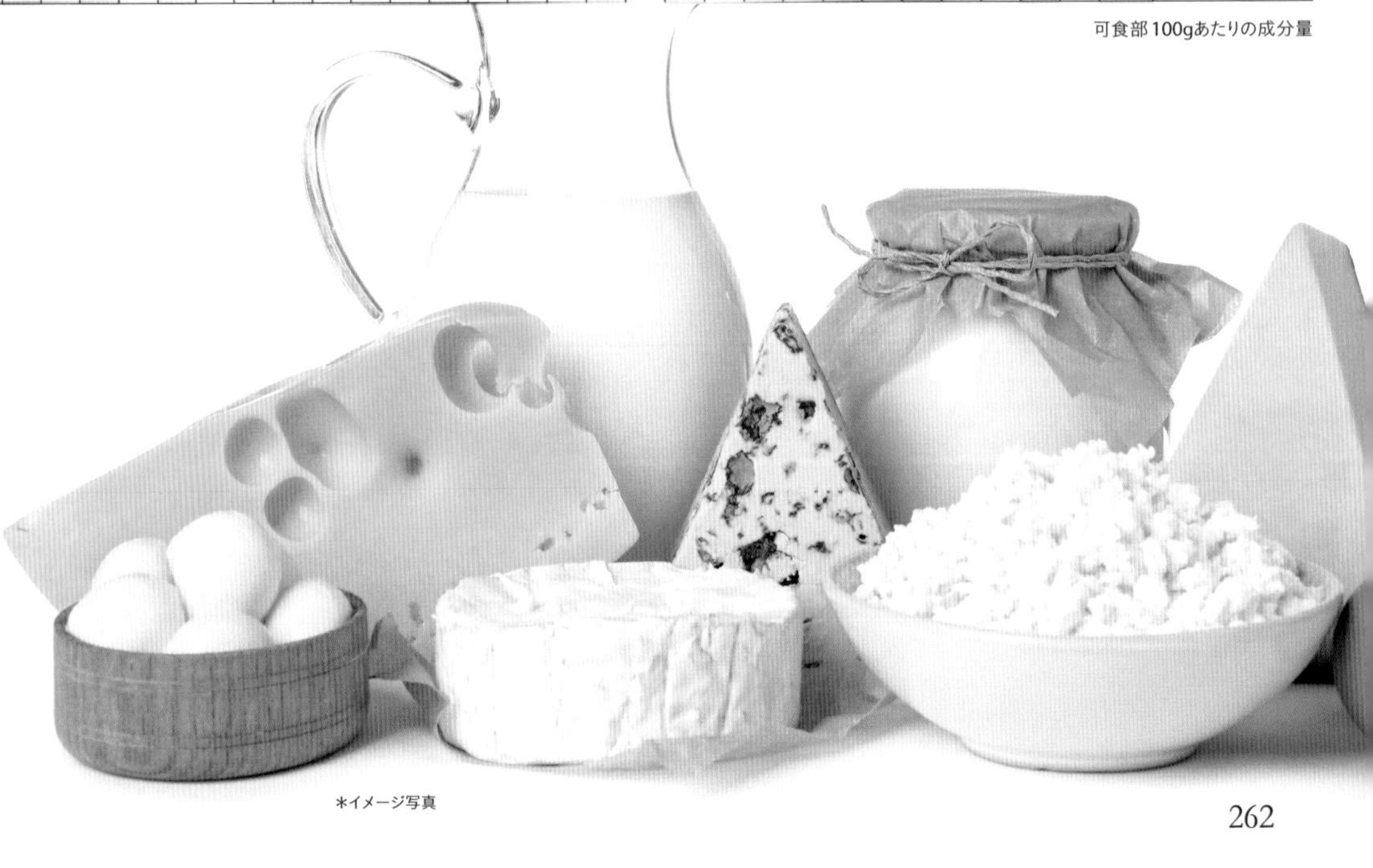

*イメージ写真

魚介

	ビタミン														無機質													有機酸(g)	炭水化物(g)	脂質		たんぱく質(g)	水分(g)	エネルギー(kcal)
	ビタミンC(mg)	ビオチン(μg)	パントテン酸(mg)	葉酸(μg)	ビタミンB_{12}(μg)	ビタミンB_6(mg)	ナイアシン当量(mg)	ビタミンB_2(mg)	ビタミンB_1(mg)	ビタミンK(μg)	ビタミンE γ-トコフェロール(mg)	ビタミンE α-トコフェロール(mg)	ビタミンD(μg)	ビタミンA(μg)	モリブデン(μg)	クロム(μg)	セレン(μg)	ヨウ素(μg)	マンガン(mg)	銅(mg)	亜鉛(mg)	鉄(mg)	リン(mg)	マグネシウム(mg)	カルシウム(mg)	カリウム(mg)	ナトリウム(mg)			コレステロール(mg)	脂質(g)			
あじ 皮つき	Tr	3.3	0.41	5	7.1	0.30	9.2	0.13	0.13	Tr	0	0.6	8.9	7	0	1	46	20	0.01	0.07	1.1	0.6	230	34	66	360	130	-	0.1	68	4.5	19.7	75.1	112
いわし	0	15.0	1.14	10	16.0	0.49	11.0	0.39	0.03	1	0	2.5	32.0	8	Tr	Tr	48	24	0.04	0.20	1.6	2.1	230	30	74	270	81	-	0.2	67	9.2	19.2	68.9	156
さんま 皮つき	0	7.4	0.74	15	16.0	0.54	11.0	0.28	0.01	1	0	1.7	16.0	16	1	2	32	22	0.02	0.12	0.8	1.4	180	28	28	200	140	-	0.1	68	25.6	18.1	55.6	287
ぶり 成魚	2	7.7	1.01	7	3.8	0.42	14.0	0.36	0.23	(0)	0	2.0	8.0	50	0	Tr	57	24	0.01	0.08	0.7	1.3	130	26	5	380	32	-	0.3	72	17.6	21.4	59.6	222
さば	1	4.9	0.66	11	13.0	0.59	16.0	0.31	0.21	2	0	1.3	5.1	37	0	2	70	21	0.01	0.12	1.1	1.2	220	30	6	330	110	-	0.3	61	16.8	20.6	62.1	211
さわら	Tr	-	1.16	8	5.3	0.40	13.0	0.35	0.09	(0)	0	0.3	7.0	12	-	-	-	-	0.01	0.03	1.0	0.8	220	32	13	490	65	-	0.1	60	9.7	20.1	68.6	161
にしまあじ	Tr	4.0	0.59	11	8.1	0.29	9.8	0.21	0.10	(0)	Tr	0.3	8.0	16	0	0	47	41	0.01	0.08	0.9	1.0	230	37	26	360	160	-	0.1	78	9.1	19.6	69.9	156
かんぱち 三枚おろし	Tr	2.4	0.52	10	5.3	0.32	(12.0)	0.16	0.15	(0)	0	0.9	4.0	4	0	0	29	11	0.01	0.05	0.7	0.6	270	34	15	490	65	-	0.1	62	4.2	21.0	73.3	119
とびうお	1	-	0.42	8	3.3	0.47	11.0	0.10	0.01	(0)	0	2.3	2.0	3	-	-	-	-	0.01	0.06	0.8	0.5	340	37	13	320	64	-	0.1	59	0.7	21.0	76.9	89
にしん	Tr	-	1.06	13	17.0	0.42	7.3	0.23	0.01	(0)	0	3.1	22.0	18	-	-	-	-	0.02	0.09	1.1	1.0	240	33	27	350	110		0.1	68	15.1	17.4	66.1	196
さより	2	-	0.44	10	5.5	0.33	(8.8)	0.12	Tr	(0)	0	0.9	3.0	(Tr)	-	-	-	-	0.02	0.03	1.9	0.3	190	37	41	290	190	-	Tr	100	1.3	19.6	77.9	88
かつお 春獲り	Tr	2.6	0.70	6	8.4	0.76	24.0	0.17	0.13	(0)	0	0.3	4.0	5	0	0	43	11	0.01	0.11	0.8	1.9	280	42	11	430	43	-	0.1	60	0.5	25.8	72.2	108
まぐろ 天然、赤身	2	1.9	0.41	8	1.3	0.85	19.0	0.05	0.10	Tr	0	0.8	5.0	83	0	0	110	14	0.01	0.04	0.4	1.1	270	45	5	380	49	-	0.1	50	1.4	26.4	70.4	115
まだい 天然	1	-	0.64	5	1.2	0.31	9.8	0.05	0.09	(0)	0	1.0	5.0	8	-	-	-	-	0.01	0.02	0.4	0.2	220	31	11	440	55	-	0.1	65	5.8	20.6	72.2	129
いしだい	Tr	-	0.31	2	1.3	0.34	(8.4)	0.15	0.15	(0)	0	2.1	3.0	39	-	-	-	-	0.01	0.03	0.6	0.3	240	26	20	390	54	-	Tr	56	7.8	19.5	71.6	138
あまだい	1	1.7	0.43	6	2.1	0.08	4.9	0.06	0.04	(0)	Tr	1.3	1.0	27	0	1	75	41	Tr	0.02	0.3	0.3	190	29	58	360	73	-	Tr	52	3.6	18.8	76.5	102
きんめだい	1	-	0.23	9	1.1	0.28	5.8	0.05	0.03	(0)	0	1.7	2.0	63	-	-	-	-	0.01	0.02	0.3	0.3	490	73	31	330	59	-	0.1	60	9.0	17.8	72.1	147
めばる	2	-	0.37	5	1.5	0.11	5.0	0.17	0.07	(0)	0	1.5	1.0	11	-	-	-	-	-	0.05	0.4	0.4	200	27	80	350	75	-	Tr	75	3.5	18.1	77.2	100
いさき	Tr	-	0.77	12	5.8	0.31	(7.1)	0.12	0.06	(0)	0	0.9	15.0	41	-	-	-	-	0.01	0.04	0.6	0.4	220	32	22	300	160	-	0.1	71	5.7	17.2	75.8	116
すずき	3	-	0.93	8	2.0	0.27	(7.5)	0.20	0.02	(0)	0	1.2	10.0	180	-	-	-	-	0.01	0.02	0.5	0.2	210	29	12	370	81	-	Tr	67	4.2	19.8	74.8	113
かれい	1	22.0	0.66	4	3.1	0.15	6.3	0.35	0.03	(0)	0	1.5	13.0	5	0	0	110	21	0.01	0.03	0.8	0.2	200	28	43	330	110	-	0.1	71	1.3	19.6	77.8	89
ひらめ 天然	3	-	0.82	16	1.0	0.33	(8.6)	0.11	0.04	(0)	0	0.6	3.0	12	-	-	-	-	0.01	0.03	0.4	0.1	240	26	22	440	46	-	Tr	55	2.0	20.0	76.8	96
したびらめ	1	-	0.26	12	2.6	0.20	(6.8)	0.14	0.06	(0)	0	0.6	2.0	30	-	-	-	-	0.02	0.02	0.5	0.3	160	31	36	310	140	-	Tr	75	1.6	19.2	78.0	89
かます	Tr	-	0.47	8	2.3	0.31	8.0	0.14	0.03	(0)	0	0.9	11.0	12	-	-	-	-	0.01	0.04	0.5	0.3	140	34	41	320	120	-	0.1	58	7.2	18.9	72.7	137
かさご	1	0.8	0.47	3	1.2	0.06	5.1	0.06	0.03	(0)	0	0.3	2.0	3	0	1	50	48	0.01	0.01	0.5	0.3	180	27	57	310	120	-	0.1	45	1.1	19.3	79.1	83
きんき	2	0.8	0.20	2	1.0	0.04	3.1	0.07	0.03	(0)	0	2.4	4.0	65	0	0	58	84	-	0.11	0.4	0.3	130	32	32	250	75	-	Tr	74	21.7	13.6	63.9	238
さけ	1	9.0	1.27	20	5.9	0.64	11.0	0.21	0.15	(0)	Tr	1.2	32.0	11	0	1	31	5	0.01	0.07	0.5	0.5	240	28	14	350	66	-	0.1	59	4.1	22.3	72.3	124
うなぎ 養殖	2	6.1	2.17	14	3.5	0.13	5.3	0.48	0.37	(0)	0.1	7.4	18.0	2400	5	0	50	17	0.04	0.04	1.4	0.5	260	20	130	230	74	-	0.3	230	19.3	17.1	62.1	228
あんこう	1	-	0.21	5	1.2	0.11	(4.1)	0.16	0.04	(0)	0	0.7	1.0	13	-	-	-	-	Tr	0.04	0.6	0.2	140	19	8	210	130	-	0.3	78	0.2	13.0	85.4	54
しらうお	4	-	0.94	58	3.3	0.12	(4.3)	0.10	0.08	(0)	Tr	1.8	1.0	50	-	-	-	-	0.09	0.03	1.2	0.4	270	39	150	250	170	-	0.1	220	2.0	13.6	82.6	70
あゆ 天然	2	5.6	0.67	27	10.0	0.17	(6.5)	0.15	0.13	(0)	0	1.2	1.0	35	0	1	14	13	0.16	0.06	0.8	0.9	310	24	270	370	70	-	0.1	83	2.4	18.3	77.7	93
わかさぎ	1	4.0	0.51	21	7.9	0.17	4.0	0.14	0.01	Tr	Tr	0.7	2.0	99	1	1	22	29	0.13	0.19	2.0	0.9	350	25	450	120	200	-	0.1	210	1.7	14.4	81.8	71
ふぐ	0	-	0.23	3	3.0	0.50	11.0	0.17	0.04	(0)	0	0.6	6.0	7	-	-	-	-	0	0.02	1.5	0.2	260	24	5	470	83	-	Tr	55	0.4	18.9	79.3	78
かじか	1	-	0.54	15	28.0	0.08	(4.2)	0.38	0.07	1	0	1.3	3.0	180	-	-	-	-	0.31	0.15	1.7	2.8	400	31	520	260	110	-	0.2	220	5.0	15.0	76.4	98

可食部100gあたりの成分量

魚介

ビタミン														無機質													有機酸(g)	炭水化物(g)	脂質		たんぱく質(g)	水分(g)	エネルギー(㎉)	
ビタミンC(mg)	ビオチン(μg)	パントテン酸(mg)	葉酸(μg)	ビタミンB_{12}(μg)	ビタミンB_6(mg)	ナイアシン当量(mg)	ビタミンB_2(mg)	ビタミンB_1(mg)	ビタミンK(μg)	ビタミンE γ-トコフェロール(mg)	ビタミンE α-トコフェロール(mg)	ビタミンD(μg)	ビタミンA(μg)	モリブデン(μg)	クロム(μg)	セレン(μg)	ヨウ素(μg)	マンガン(mg)	銅(mg)	亜鉛(mg)	鉄(mg)	リン(mg)	マグネシウム(mg)	カルシウム(mg)	カリウム(mg)	ナトリウム(mg)			コレステロール(mg)	脂質(g)				
0	-	0.81	10	2.3	0.16	(4.2)	0.10	0.33	(0)	0.1	6.3	4.0	71	-	-	-	-	0.02	0.03	0.6	0.4	170	23	18	320	46	-	Tr	73	8.6	18.4	72.0	145	なまず
Tr	2.5	0.44	5	1.3	0.07	4.4	0.10	0.10	(0)	0	0.8	1.0	10	0	0	31	350	0.01	0.04	0.5	0.2	230	24	32	350	110	-	0.1	58	0.2	17.6	80.9	72	たら
2	3.3	0.86	9	2.3	0.10	6.2	0.14	0.05	Tr	0	2.3	0.4	500	0	0	39	15	0.20	0.04	0.7	0.8	210	23	75	370	150	-	Tr	140	9.3	17.3	72.2	146	あなご
1	-	0.56	2	0.9	0.20	6.9	0.07	0.01	(0)	0	1.2	14.0	52	-	-	-	-	0.02	0.02	0.5	0.2	180	29	12	290	88	-	Tr	72	20.9	16.5	61.6	238	たちうお
1	-	0.46	21	1.9	0.23	7.8	0.18	0.04	(0)	0	1.1	5.0	59	-	-	-	-	0.07	0.03	0.6	0.2	280	29	79	450	66	-	Tr	75	5.3	22.3	71.0	132	はも
1	18.0	1.95	37	7.5	0.07	(5.5)	0.25	0.02	1	Tr	0.8	0.6	100	1	1	35	74	0.11	0.10	1.8	1.6	430	48	330	380	490	-	0.2	230	8.1	21.0	67.6	152	ししゃも 生干し
0	3.2	0.50	7	1.7	0.08	5.6	0.14	0.02	(0)	0	2.2	2.0	20	0	Tr	37	32	-	0.06	0.6	0.5	120	18	60	250	180	-	Tr	100	5.7	14.1	78.8	101	はたはた
1	2.3	0.18	11	2.2	0.22	6.1	[illegible]	[illegible]		[illegible]	[illegible]	0.7	1		1	37	21	[illegible]	[illegible]	[illegible]	[illegible]	[illegible]	[illegible]	[illegible]	[illegible]	[illegible]		[illegible]	[illegible]	[illegible]	[illegible]	[illegible]	[illegible]	ます
Tr	0.9	0.17	6	1.3	0.45	6.6	0.07	0.02	(0)	0	0.6	43.0	2	0	0	35	33	0.02	0.03	0.4	0.2	240	28	13	380	110	-	Tr	47	0.4	18.8	79.9	77	かわはぎ
2	-	0.98	8	2.2	0.18	(6.1)	0.26	0.24	(0)	0	1.7	9.0	6	-	-	-	-	-	0.06	0.5	0.4	220	39	55	370	150		0.1	76	3.4	19.1	76.0	105	あいなめ
1	4.9	0.34	5	4.9	0.21	(6.5)	0.05	0.07	-	Tr	2.1	0.3	13	1	Tr	41	7	Tr	0.29	1.5	0.1	250	46	11	300	210	-	0.1	250	0.8	17.9	80.2	76	するめいか
Tr	-	0.24	4	1.3	0.07	4.3	0.09	0.03	Tr	0	1.9	(0)	5	-	-	-	-	0.03	0.30	1.6	0.6	160	55	16	290	280	-	0.1	150	0.7	16.4	81.1	70	たこ
Tr	2.6	1.11	23	1.9	0.12	7.0	0.06	0.11	(0)	0	1.6	(0)	4	1	0	35	4	0.02	0.42	1.4	0.7	310	46	41	430	170	-	Tr	170	0.6	21.6	76.1	90	くるまえび
Tr	3.0	0.48	15	4.3	0.13	10.0	0.60	0.24	(0)	0	2.1	(0)	(Tr)	2	1	97	58	0.02	0.35	2.6	0.5	170	42	90	310	310	-	0.1	44	0.4	13.9	84.0	59	ずわいがに
1	23.0	0.39	11	52.0	0.04	2.4	0.16	0.02	Tr	0	0.4	0	4	9	4	38	55	0.10	0.06	1.0	3.8	85	100	66	140	870	-	0.4	40	0.3	6.0	90.3	27	あさり
2	-	0.53	26	68.0	0.10	3.1	0.44	0.02	2	0	1.7	0.2	33	-	-	-	-	2.78	0.41	2.3	8.3	120	10	240	83	180	-	4.5	62	1.4	7.5	86.0	54	しじみ
1	1.9	0.24	16	1.3	0.05	4.1	0.09	0.04	3	0	2.3	(0)	31	5	6	19	97	0.02	0.39	2.2	0.8	140	54	22	250	240	-	0.8	140	0.4	19.4	78.0	83	さざえ
1	1.2	2.44	20	0.4	0.02	2.6	0.09	0.15	-	0	0.3	(0)	1	15	6	8	200	0.01	-	-	2.2	82	69	25	160	430	0.1	3.6	110	0.8	14.3	79.5	76	くろあわび
3	-	0.66	87	11.0	0.07	3.4	0.29	0.05	1	0	0.9	(0)	23	-	-	-	-	0.12	0.13	2.7	2.2	210	59	22	310	320	-	1.5	33	0.9	13.5	82.3	66	ほたて
1	-	0.37	20	28.0	0.08	2.1	0.16	0.08	Tr	0	0.6	(0)	9	-	-	-	-	0.14	0.10	1.7	2.1	96	81	130	160	780	-	1.8	25	0.6	6.1	88.8	35	はまぐり
5	6.4	0.63	42	10.0	0.02	3.7	0.37	0.01	Tr	0	1.1	(0)	34	9	5	37	65	0.86	0.05	1.0	[illegible]	160	[illegible]	43	230	540	Tr	3.2	47	1.6	10.3	82.9	63	ムールがい
2	-	0.20	45	40.0	0.12	(3.0)	[illegible]	0.01	(0)	[illegible]	[illegible]	[illegible]	[illegible]	-	-	-		0.11	0.15	1.8	4.4	160	75	62	260	250	-	3.8	51	1.1	11.1	82.1	66	ほっきがい
1	-	0.79	18	7.9	0.08	3.8	0.06	0.14	(0)	0	0.8	(0)	5	-	-	-	-	0.07	0.05	1.8	1.1	150	51	42	220	300	-	2.4	120	0.5	10.9	84.6	56	あおやぎ
1	-	1.10	18	10.0	0.04	3.7	0.06	0.16	(0)	0	1.2	(0)	Tr	-	-	-	-	0.11	0.05	1.6	2.9	120	43	19	150	100	-	6.9	22	0.3	12.9	78.6	81	とりがい 斧足
2	-	1.02	20	59.0	0.10	4.6	0.20	0.20	1	0	0.9	(0)	35	-	-	-	-	-	0.06	1.5	5.0	140	55	40	290	300	-	3.5	46	0.3	13.5	80.4	70	あかがい
3	-	0.72	360	1.3	0.15	4.4	0.44	0.10	27	Tr	3.6	(0)	58	-	-	-	-	0.05	0.05	2.0	0.9	390	27	12	340	220	-	3.3	290	4.8	16.0	73.8	109	うに
29	9.7	0.35	240	(0)	0.03	1.3	0.31	0.26	110	0	2.6	(0)	130	11	14	2	200000	0.21	0.11	0.9	3.2	180	530	760	6100	2600	-	64.3	0	1.3	5.8	9.5	170	まこんぶ
15	4.2	0.19	29	0.3	0.03	(1.5)	0.18	0.07	140	0	0.1	(0)	79	3	1	1	1600	0.05	0.02	0.3	0.7	36	110	100	730	610	-	5.6	0	0.2	1.9	89.0	24	わかめ
210	47.0	1.18	1900	58.0	0.59	20.0	2.33	0.69	390	0	4.6	(0)	2300	220	6	9	2100	3.72	0.55	3.6	11.0	700	300	280	2400	530	-	44.3	22	3.7	41.4	2.3	297	焼きのり
0	-	0	2	0.1	Tr	0.1	0.01	Tr	14	0	0.1	(0)	15	-	-	-	-	0.03	0.01	0.3	0.7	2	12	22	2	90	-	1.4	0	0.1	0.2	97.7	4	もずく 塩蔵、塩抜き
0	17.0	0.30	93	0	0	4.4	0.42	0.09	580	0.4	5.0	(0)	360	17	26	7	45000	0.82	0.14	1.0	6.2	93	640	1000	6400	1800	-	58.4	Tr	3.2	9.2	6.5	180	ひじき(乾)

可食部100gあたりの成分量

調味料

	ビタミン														無機質														有機酸（g）	炭水化物（g）	脂質		たんぱく質（g）	水分（g）	エネルギー（kcal）
	ビタミンC（mg）	ビオチン（Mg）	パントテン酸（mg）	葉酸（Mg）	ビタミン B_{12}（Mg）	ビタミン B_6（mg）	ナイアシン当量（mg）	ビタミン B_2（mg）	ビタミン B_1（mg）	ビタミンK（Mg）	ビタミンE γ-トコフェロール(mg)	ビタミンE α-トコフェロール(mg)	ビタミンD（Mg）	ビタミンA（Mg）	モリブデン（Mg）	クロム（Mg）	セレン（Mg）	ヨウ素（Mg）	マンガン（mg）	銅（mg）	亜鉛（mg）	鉄（mg）	リン（mg）	マグネシウム（mg）	カルシウム（mg）	カリウム（mg）	ナトリウム（mg）			コレステロール（mg）	脂質（g）			
こいくちしょうゆ	0	12.0	0.48	33	0.1	0.17	1.6	0.17	0.05	0	0	0	(0)	0	48	3	11	1	1.00	0.01	0.9	1.7	160	65	29	390	5700	0.9	7.9	(0)	0	7.7	67.1	76
米みそ	(0)	5.4	Tr	21	0.1	0.04	3.5	0.10	0.05	8	3.0	0.3	(0)	(0)	33	2	2	Tr	-	0.22	0.9	3.4	130	32	80	340	2400	-	37.9	(0)	3.0	9.7	42.6	206
黒酢	(0)	1.0	0.07	1	0.1	0.06	0.8	0.01	0.02	(0)	(0)	(0)	(0)	(0)	9	2	0	0	0.55	0.01	0.3	0.2	52	21	5	47	10	4.0	9.0	(0)	0	1.0	85.7	54
本みりん	-	0	0	0	0.01	Tr	Tr	0	Tr	-	-	-	-	(0)	-	-	-	-	0.04	0.05	0	0	7	2	2	7	3	-	43.2	-	tr	0.3	47	241
酒	0	Tr	0	0	0	0.01	Tr	0	Tr	0	0	0	0	0	2	2	0	Tr	0.04	Tr	Tr	Tr	4	2	2	6	870	-	4.7	0	Tr	0.2	82.4	88
麹	(0)	4.2	0.42	71	(0)	0.11	2.8	0.13	0.11	(0)	0	0.2	(0)	(0)	48	0	2	0	0.74	0.16	0.9	0.3	83	16	5	61	3	-	59.2	(0)	1.7	5.8	33.0	260
食塩	(0)	0	(0)	(0)	(0)	(0)	0	(0)	(0)	(0)	-	-	(0)	(0)	0	0	1	1	Tr	0.01	Tr	Tr	(0)	18	22	100	39000	-	0	(0)	0	0	0.1	0
黒砂糖	(0)	34.0	1.39	10	(0)	0.72	0.9	0.07	0.05	(0)	(0)	(0)	(0)	1	9	13	4	15	0.93	0.24	0.5	4.7	31	31	240	1100	27	-	90.3	(0)	Tr	1.7	4.4	352
ごま油	(0)	0	(0)	(0)	(0)	(0)	0.1	0	0	5	44.0	0.4	(0)	0	0	1	1	0	0	0.01	Tr	0.1	1	Tr	1	Tr	Tr	-	0	0	100	0	0	890
オリーブオイル	(0)	0	(0)	(0)	(0)	(0)	0	0	0	42	1.2	7.4	(0)	15	0	Tr	0	0	0	0	0	0	0	0	Tr	0	Tr	-	0	0	100	0	0	894
調合油	(0)	0	(0)	(0)	(0)	(0)	0	0	0	170	56.0	13.0	(0)	0	0	0	0	0	0	0	Tr	0	Tr	0	Tr	Tr	0	-	0	2	100	0	0	886
えごま油	(0)	-	-	-	-	-	0	0	0	5	59.0	2.4	(0)	2	-	-	-	-	0.01	0	0	0.1	1	Tr	1	Tr	Tr	-	0	0	100	0	Tr	897
グレープシードオイル	(0)	(0)	(0)	(0)	(0)	(0)	0	0	0	190	5.8	28.0	0	Tr	-	-	-	-	0	0.02	0	0	0	0	0	0	0	-	0	0	100	0	0	882
米ぬか油	(0)	0	(0)	(0)	(0)	(0)	0	0	0	36	3.4	26.0	(0)	0	0	1	0	0	0	0	0	0	Tr	0	Tr	Tr	0	-	0	0	100	0	0	880
落花生油	(0)	-	(0)	(0)	(0)	(0)	0	0	0	4	5.4	6.0	(0)	0	-	-	-	-	0	0	0	0	Tr	0	Tr	0	0	-	0	0	100	0	0	882
綿実油	(0)	-	(0)	(0)	(0)	(0)	0	0	0	29	27.0	28.0	(0)	0	-	-	-	-	0	0	0	0	0	0	0	0	0	-	0	0	100	0	0	883
ベニバナ油	(0)	-	(0)	(0)	(0)	(0)	0	0	0	10	2.3	27.0	(0)	0	-	-	-	-	0	0	0	0	Tr	0	0	0	0	-	0	0	100	0	0	892
菜種油	(0)	0	(0)	(0)	(0)	(0)	0	0	0	120	32.0	15.0	(0)	0	0	0	0	0	0	0	Tr	0	Tr	0	Tr	Tr	0	-	0	2	100	0	0	887
大豆油	(0)	0	(0)	(0)	(0)	(0)	0	0	0	210	81.0	10.0	(0)	0	0	0	0	0	0	0	0	0	0	0	0	Tr	0	-	0	1	100	0	0	885
コーン油	(0)	0	(0)	(0)	(0)	(0)	0	0	0	5	70.0	17.0	(0)	0	0	Tr	0	0	0	0	0	0	0	0	Tr	0	0	-	0	0	100	0	0	884
ひまわり油 ハイオレイック	(0)	-	(0)	(0)	(0)	(0)	0	0	0	11	2.0	39.0	(0)	0	-	-	-	-	0	0	0	0	0	0	0	0	0	-	0	0	100	0	0	899
ココナッツオイル	(0)	-	(0)	(0)	(0)	(0)	0	0	0	Tr	0.2	0.3	(0)	0	-	-	-	-	0	0	Tr	0	0	0	Tr	0	0		0	1	100	0	0	889
亜麻仁油	(0)	-	-	-	-	-	0	0	0	11	39.0	0.5	(0)	1	-	-	-	-	0	0	0	0	0	0	Tr	0	0	-	0	2	100	0	Tr	897
煎茶 浸出液	6	0.8	0.04	16	(0)	0.01	(0.3)	0.05	0	Tr	-	-	(0)	(0)	0	0	0	0	0.31	0.01	Tr	0.2	2	2	3	27	3	-	0.2	(0)	(0)	0.2	99.4	2
紅茶 浸出液	0	0.2	0	3	(0)	0.01	0.1	0.01	0	6	-	-	(0)	(0)	0	0	0	0	0.22	0.01	Tr	0	2	1	1	8	1	-	0.1	(0)	(0)	0.1	99.7	1

可食部100gあたりの成分量

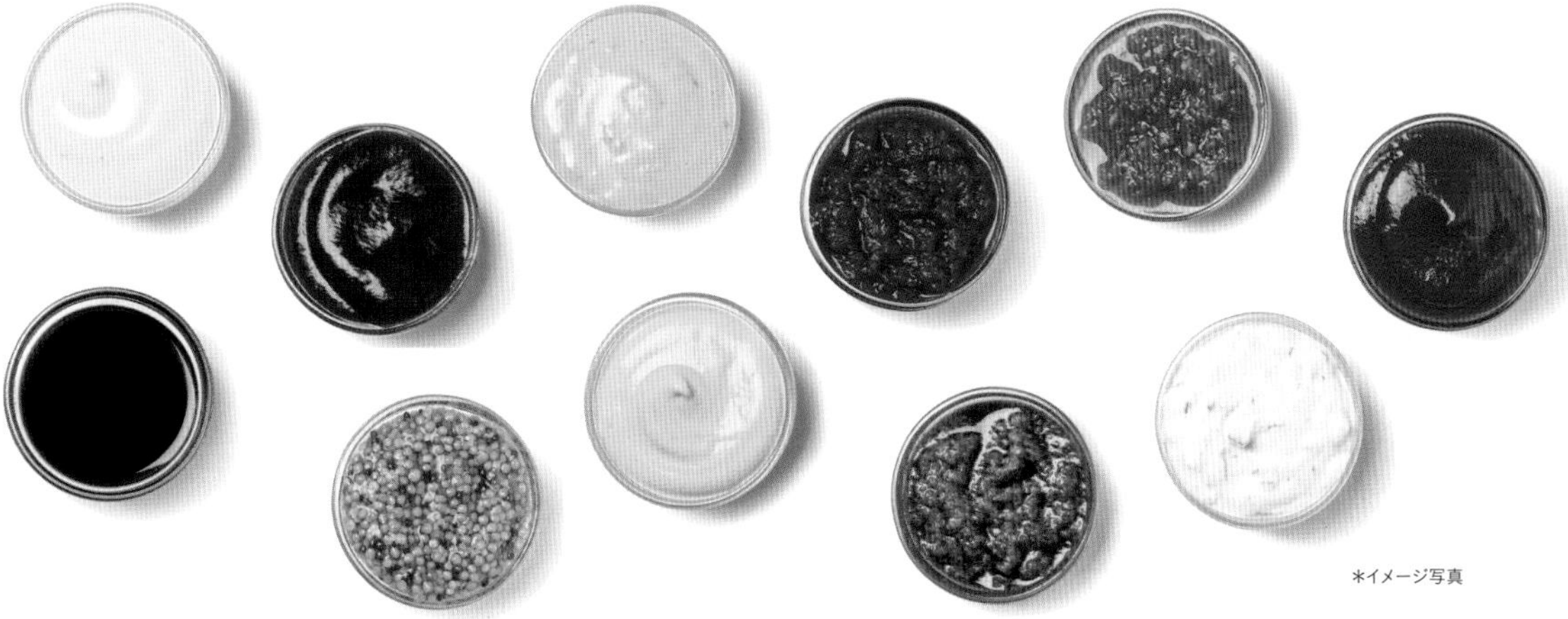

*イメージ写真

索引

参考文献

『食品の毒性学』von Ernst Lindner 著　羽賀正信・赤木満洲雄訳　講談社サイエンティフィック

『消化・吸収・代謝と栄養素のすべてがわかるイラスト図鑑』ニュートリションケア編集室編　メディカ出版

『人体の構造と機能　臨床生化学』メディカ出版

『栄養学の基本』渡邊昌監修　マイナビ

『栄養学の基本がわかる事典』川島由起子監修　西東社

『健康になる食べ物と栄養素の教科書』藤原大美著　現代書林

『最新食品学　総論・各論』甲斐達男・石川洋哉編　講談社

『Newton 食品の科学知識』ニュートンプレス

『とろみ調整剤ハンドブック』大越ひろ・品川喜代美他著（東京堂出版）

『植物色素フラボノイド』文一総合出版

『薬学性のための天然物化学テキスト』高石喜久・馬場きみ江・本多義昭編　廣川書店

『栄養素の通になる』上西一弘著（女子栄養大学出版部）

『新しいタンパク質の教科書』上西一弘監修　池田書店

『最新カタカナ栄養素事典』藤井義晴著　主婦の友社

『薬のギモン早わかり帖』藤井義晴著　主婦の友社

『アレロパシー ー他感物質の作用と利用ー』藤井義晴著　農文協（自然と科学技術シリーズ）

『エッセンシャル栄養化学』佐々木努編　吉田宗弘執筆（講談社）

『食べ物の履歴書』吉田宗弘著（関西大学出版）

参考サイト

「健康食品」の安全性・有効性情報
https://hfnet.nibiohn.go.jp/contents/index32.html

厚生労働省『「統合医療」に係る 情報発信等推進事業』eJIM
https://www.ejim.ncgg.go.jp/public/index.html

e- ヘルスネット（厚生労働書　生活習慣病予防のための健康情報サイト）
https://www.e-healthnet.mhlw.go.jp

国立医薬品食品衛生研究所
http://www.nihs.go.jp/index-j.html

内閣府　食品安全委員会
https://www.fsc.go.jp

日本食品標準成分表2020年版（八訂）
https://www.mext.go.jp/a_menu/syokuhinseibun/mext_01110.html

監修

上西一弘（うえにし かずひろ）

徳島県三好郡（現三好市）池田町生まれ。徳島大学医学部栄養学科、同大学院栄養学研究科を経て、旧雪印乳業生物科学研究所で経腸栄養剤の開発に関わる。その後女子栄養大学に異動、現在女子栄養大学栄養生理学研究室教授。専門は栄養生理学、特にヒトを対象としたカルシウムの吸収・利用に関する研究、骨の健康と栄養、身体計測とライフスタイルをあわせた栄養評価、スポーツ選手の栄養アセスメントとそれに基づく栄養サポートなど。著書に『栄養素の通になる』（女子栄養大学出版部）、『新しいタンパク質の教科書』（池田書店）などがある。

藤井義晴（ふじい よしはる）

兵庫県加古川市生まれ。京都大学農学部栄養化学研究室、同大学院博士課程、農林水産省農業技術研究所、農業環境技術研究所、東京農工大学教授などを経て、現在東京農工大学特任教授（名誉教授）。専門はアレロパシー（他感作用）。日本と世界からアレロパシーの強い植物を探索し、植物が作る生理活性物質の研究を行なっている。著書に『アレロパシー』（農文協）、『植物たちの静かな戦い』（化学同人）、『ヘンな名前の植物』（化学同人）、『植物たちの生き残り大作戦』（新星出版社）、『薬のギモン早わかり帖』（主婦の友社）などがある。

吉田宗弘（よしだ むねひろ）

京都市生まれ。京都大学農学部栄養化学研究室、同大学院博士課程、関西医科大学公衆衛生学講座、関西大学教授などを経て、現在関西大学特別契約教授（名誉教授）。本当は歴史学を志望していたが、父親から「歴史では飯が食えない」といわれ、消去法で農学部に進学した。元々の専門であった微量元素の栄養学・毒性学に加えて、昆虫を対象とした環境生態学や食文化にも手を広げており、文系理系という分け方には常に違和感を抱いている。著書に、『食と環境』（晃洋書房）、『改訂基礎栄養学』（光生館）、『ビタミン・ミネラルの科学』（朝倉書店）、『身のまわりの食品分析実験』（三共出版）、『ヒト社会と環境ーヒトは環境とどのように向き合ってきたかー』（古今書院）、『食と農の環境問題』（すいれん舎）、『新・食生活を科学する』（文教出版）、『エッセンシャル栄養化学』（講談社）、『食べ物の履歴書』（関西大学出版）などがある。

staff

企画制作／株式会社レジア
アートディレクション／石倉ヒロユキ
編集／真木文絵
テキスト／石倉ヒロユキ、上西一弘、須藤桃子、羽鳥明弓、藤井義晴、
真木文絵、吉田宗弘
イラスト／浅田弥彦、Adobe Stock
写真／石倉ヒロユキ、真木文絵、Adobe Stock、Wikimedia Commons
デザイン／上條美来、若月恭子、和田美沙季
校正／円水社

NHK出版

健やかな毎日のための栄養大全

2022年11月20日　第1刷発行

監修者　上西一弘、藤井義晴、吉田宗弘
編　者　NHK出版
発行者　土井成紀
発行所　NHK出版
〒150-0042 東京都渋谷区宇田川町10-3
［電話］0570-009-321（問い合わせ）0570-000-321（注文）
［ホームページ］https://www.nhk-book.co.jp/
印刷・製本　共同印刷

©2022 NHK出版　Printed in Japan　ISBN 978-4-14-011375-2 C2077